医学

YIXUE
YINGXIANG
JISHU

影像

技术

主编　王　骏　甘　泉

主审　吴泽新　彭振军

江苏大学出版社

内 容 提 要

本书主要分对比剂、传统 X 线摄影、数字 X 线摄影、计算机断层扫描、磁共振成像、数字减影血管造影、图像显示与记录、图像处理与计算机辅助诊断、图像存档与通信系统、医学影像质量管理与成像防护、医学影像技术的临床应用等 11 篇,全面、细致地阐述了每一项检查的操作技能和方法;同时也介绍了相应的适应证及有关注意事项,基本上涵盖了医学影像技术的所有领域。本书可供医学影像技术专业学生及临床各科医生参考,也能帮助和指导专业人员提高检查质量和解决实际工作中的问题。

图书在版编目(CIP)数据

医学影像技术/王骏,甘泉主编. —镇江:江苏大学出版社,2008.8
ISBN 978-7-81130-028-4

Ⅰ. 医… Ⅱ. ①王…②甘… Ⅲ. 影像诊断 Ⅳ. R445

中国版本图书馆 CIP 数据核字(2008)第 124866 号

医学影像技术

主　　编/王　骏　甘　泉
责任编辑/何承志　易丽芳
出版发行/江苏大学出版社
地　　址/江苏省镇江市梦溪园巷 30 号(邮编:212003)
电　　话/0511-84446464
排　　版/镇江文苑制版印刷有限责任公司
印　　刷/丹阳市教育印刷厂
经　　销/江苏省新华书店
开　　本/787 mm×1 092 mm　1/16
印　　张/39.5
字　　数/1 060 千字
版　　次/2008 年 8 月第 1 版　2008 年 8 月第 1 次印刷
书　　号/ISBN 978-7-81130-028-4
定　　价/68.00 元

序

南京军区南京总医院的王骏教授将《医学影像技术》交给我，让我给写个序，在翻看这100多万字的书稿后，我感到它是一部全面系统地介绍医学影像技术的书籍，内容几乎包括了医学影像技术的所有领域，是一部优秀的医学影像技术类参考书，便欣然答应了他为本书作序的要求。

20年，在历史长河中是短暂的瞬间，但刚过去的20年却是医学影像技术迅速膨胀的20年，是数字化在医学影像范畴大发展的20年。这20年我们目睹了太多变革，我们见证了医学影像技术的进步和发展。

1895年伦琴发现X射线，20世纪70年代中期，开发了计算机X线摄影技术。此后，直接数字化X线成像系统通过平板或数字化探测器，将X线影像直接转化为数字化信号输入计算机，并由计算机将该影像还原在显示器上，由医生观察显示器而无需拍片。文字和图像可以存储和交流，并通过网络进行传输。

近年发展起来的图像引导手术导航系统是医学影像技术取得的重大进展。利用图像引导技术可显示出器官的内部构造，便于脑部肿瘤、动脉肿瘤和其他缺陷的诊疗，增强了诊断和治疗之间的联系。用图像引导可缩小外科计划和实施两者之间的差距，结合先进的示踪技术，可在数字化的图像上测出外科器械的精确位置，使医生能观察到内窥镜或激光纤维之类的器械在体内的部位。另外，图像引导还拓展了介入性外科的应用范围，可在X线的引导下施行阑尾切除和其他外科手术。

由于各种医学成像设备原理不同，反映的信息也各有侧重，并且具有应用上的互补性。如X线、CT等对人体骨组织成像清晰，而对脂肪、肌肉、血管等的成像清晰度欠佳。PET能很好地获取功能和代谢信息，但空间分辨率较低，组织对比分辨率更低，将高分辨率CT或MR影像与之融合有利于定位和诊断，数字减影血管造影较CT、MR影像更能清楚显示颅内细小血管的分支，但不能显示周围结构。可见单纯从一种成像方式获得的信息是不全面的，这就导致了融合技术的产生。目前，影像融合技术已经在放射诊断学、神经科学、外科手术等领域得到应用。如将CT图像或MR图像与SPECT图像融合能精确定位病灶，确定肿瘤大小，运用介入手段，进行局部用药或活检，不易伤害正常组织，降低了手术风险。

随着信息放射学的发展，远程放射技术作为传送图像信息的一种新方式越来越显示出其必要性和重要性。远程放射技术分别采用普通电话线、同轴电缆、光纤电缆、激光与通讯卫星相连的微波发射装置和远程通讯系统传送图像。远程放射技术的应用在今后还会有更大的发展，采用远程放射技术进行医学影像的诊断是未来发展的必然趋势。

技术的发展使过去仅能拍摄 X 光片的放射科室,成为了诊断与治疗相结合、动态与功能相结合的大型临床影像科室,承担着为临床医师及影像科诊断医师提供优质影像资料的重任,可以说如果没有影像技术的发展,现代医学的诊断和治疗就寸步难行。因此,高度重视医学影像技术教育,促进我国现代医学的发展,就显得尤为重要。

王骏教授担任南方医科大学(第一军医大学)及南京卫生学校医学影像技术的主讲教师,始终奋战在医学影像技术的医疗与科研第一线,具有丰富的教学经验和临床经验,他深知师生教学用书和医务工作者更新知识所需参考书的特点,同时适应了医学影像技术日新月异的发展,系统的介绍了现代各种医学影像技术,并将视角投向了学科最前沿,在编写过程中充分地体现了科学性、启发性、先进性和适用性。

与同类书相比,本书具有以下几个方面的特点:

第一,本书编者采用最新的有关医学影像技术的文献和资料,站在医学影像技术的前沿,采用"大影像"的先进观念,打破了传统《医学影像技术》的编写格式。

第二,本书密切联系目前国内大中型医院影像设备的客观实际,强调理论与实际并重,将 X 线、CT、磁共振、DSA 等影像检查技术按照人体部位为线索,加以介绍,使之有机地融为一体。

第三,本书细致地阐述了每一项检查的操作方法以及注意事项,具有很强的实用性,便于医学院影像专业学生学习,也方便临床一线医务工作者学习和查阅。

第四,本书重点介绍螺旋 CT、电子束 CT、多排探测器 CT 和双源 CT 等国内最新影像检查设备的结构、原理、功能及操作要点,具有先进性,可为国内大中型医院的医学影像技术工作者提供专业理论指导,提高他们在实际工作中解决问题的能力。

总的说来,本书布局合理、行文流畅、内容充实、图文并茂、易读易懂。读后可以使读者全面了解各种医学影像技术,掌握当今主流医学影像设备的操作方法。

在此写下我的初浅感受,是为序。

中华医学会影像技术分会顾问
全军医学会影像技术专业委员会名誉主任委员

2008 年 6 月

目　　录

第一篇　对比剂

第二篇　传统 X 线摄影

第三篇　数字 X 线摄影

第四篇　计算机断层扫描

第六篇　数字减影血管造影及介入影像学

第七篇　图像显示与记录

第八篇 图像处理与计算机辅助诊断

对比剂

第一章　X线对比剂

普通X线摄影,X线CT平扫检查以及常规磁共振成像等,对组织间,特别是病灶内、外结构的显示分辨率不足,给临床上的定位、定性、定量诊断带来困难。因此需要引入一种物质,将其周围组织的密度或信号的差异尽可能地加大,以强烈的对比充分展示组织结构、病灶特征及其与周围器官的毗邻关系,这种物质就叫对比剂(contrast media)。对比剂引入人体后,经X线照射时,与人体组织产生明显的吸收差,使人体组织或是病灶结构显示得更为清晰,这种对比剂就是X线对比剂。

第一节　概　　述

一、X线对比剂的条件

X线对比剂与人体组织产生吸收差;无毒、刺激性小,在嗅觉、视觉、味觉上无特别感受;在检查时间内,受检器官内对比剂的蓄积有充分的浓度;检查完毕能迅速排出体外;理化性能稳定,久贮不变质;使用方便,成本低廉。

二、X线对比剂的分类

X线对比剂通常分为阴性对比剂与阳性对比剂两大类。

阴性对比剂:与软组织相比,X线衰减系数小的对比剂,称为阴性对比剂,其特点是密度低、原子序数低、比重小、吸收X线少(如空气、氧气、二氧化碳、氮气等),在X线照片上显示为低密度或黑色影像。

阳性对比剂:与软组织相比,X线衰减系数大的对比剂,称为阳性对比剂,其特点是密度高、原子序数高、比重大、吸收X线多(如硫酸钡、碘剂),在X线照片上显示为高密度或白色影像。

碘剂可分为碘油和碘水两类。碘油类对比剂有碘化油和碘苯酯等。碘水类对比剂指含碘的水溶性对比剂,它又分为无机碘剂和有机碘剂。无机碘剂以碘化钠为代表,可用于逆行肾盂造影、膀胱造影和尿道造影等,因其对人体组织刺激性大,现已被有机碘水溶性对比剂取代。有机碘水溶性对比剂分为离子型和非离子型两大类,依结构又分为单体和二聚体两种类型。所谓"单体"是指含有一个三碘苯环结构;所谓"二聚体"是指含有两个三碘苯环结构。

离子型对比剂(ionic contrast media)的主要成分是三碘苯甲酸盐,以泛影葡胺(angiografin)为代表,由于是盐类,对比剂溶液中带有阴阳离子,因此被称为离子型对比剂,分子中有1个羧基(—COOH),0~1个羟基(—OH),离子型单体渗透压高达1 500 mosmol/kg以上,二聚体的渗透压为600 mosmol/kg。非离子型对比剂(non-ionic contrast media)的主要成分也是三碘苯环结构,有单体或二聚体之分,不属于盐类,分子中没有羧基,有4~8个羟基,临床常用的单体非离子型对比剂有碘苯六醇、碘普罗胺,其渗透压为500~700 mosmol/kg;临床常用的二聚体非离子型对比剂有碘曲仑(iotrolan),其渗透压为300 mosmol/kg,它们都是经肾脏排泄的对比剂。而经肝脏排泄的对比剂按引入途径可分为口服型和静脉注射型,口服型对比剂以碘番酸为代表,静脉注射型对比剂以胆影葡胺为代表。

X线CT检查中,使用最多的是阳性水溶性对比剂,在腹部X线CT检查中常口服水或稀释的阳性对比剂,作用是使胃肠道充盈,使所观察的部位与胃肠道区分开,并减少射线硬化伪影。对比剂按1%~1.5%的比例调制,口服剂量依据检查目的而定,小儿口服对比剂量需酌减。

如果重点观察胆囊及胆道系统,或阻塞性黄疸的病例,一般口服阴性对比剂或水;而对于急腹症的患者,如外伤、肠梗阻、胃肠道穿孔、急性胰腺炎、胆系及泌尿系结石CT平扫和CT血管造影时不采用口服对比剂的方法。

三、X线对比剂引入体内方式

X线对比剂引入体内通常有两种方式,即直接引入法和生理排泄法。

(一) 直接引入法

通过人体自然管道、病理性瘘管或体表穿刺方式,将对比剂直接引入受检组织或器官内的引入方法,称为直接引入法。它可分为口服直接引入法、灌注直接引入法和穿刺直接引入法。

1. 口服直接引入法

口服直接引入法指口服硫酸钡进行食管造影、胃十二指肠造影的引入方法。

2. 灌注直接引入法

逆行肾盂造影,子宫输卵管造影,直肠、结肠的灌注造影等,属于经自然管道直接灌注法;肠道瘘管造影、软组织瘘管造影、术后胆道造影等,属于经病灶瘘管直接灌注法。

3. 穿刺直接引入法

关节造影、椎管造影、经皮肝穿刺胆管造影、浅表血管造影等,属于体表穿刺直接引入法;心腔造影、大血管及各种深部血管造影等用直接穿刺法,利用导管将对比剂注入。另外某些部位的脓肿、囊肿亦可用直接穿刺方法,抽出腔内液体后再注入对比剂进行造影。

(二) 生理排泄法

对比剂经口服或血管注入体内后,通过血液循环,使对比剂聚集于拟显影的器官或组织并使之显影的方法,称为生理排泄法。对比剂进入体内后,需经过生理功能的吸收、聚积或排泄,使得受检器官显影。如口服胆囊造影和静脉胆系造影是口服或静脉注入胆系对比剂,经肝脏排泄至胆汁中,使胆管和胆囊显影;静脉肾盂造影是由静脉注入对比剂,经肾小球滤过,将对比剂排泄至尿路,使肾盂、肾盏、输尿管和膀胱显影。

四、CT增强对比剂的注入方法

(一) 静脉滴注法

常规用100~150 ml碘水对比剂由静脉快速滴注,维持整个扫描过程。该方法可较长时间维持血管内对比剂的相对浓度,能提高血管与组织间的对比度,对脏器的实质有一定的增强作用(图1-1)。但是,此法不能在短时间内提高病灶与组织间的对比度而使病灶显示更清晰,故不作常规

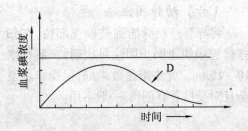

图1-1 滴注法血浆碘浓度曲线分布

4

使用。

（二）静脉团注法

采用手推或高压注射器，一般以每秒 2～5 ml 的速率将 60～100 ml 的碘水对比剂快速注入静脉，血液中对比剂浓度因对比剂的快速注入而急速升高。根据扫描时间的不同，可分别看到脏器内血管的动脉期、平衡期和静脉期，能清楚地显示病灶，并可观察病灶内对比剂浓度的变化，从而对病灶的性质进行诊断。该法是 CT 增强检查常用的方法（图 1-2）。

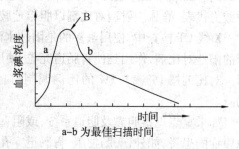

图 1-2 静脉团注法碘浓度曲线分布

（三）静脉滴注团注法

先由静脉滴注 150 ml 碘水对比剂，然后再将 60 ml 对比剂采用团注法快速注入静脉。该方法除了能保持血液中一定的对比剂浓度外，还有一个对比剂浓度增强的峰值，适用于显示血管的结构，有利于血管渗出性病变的显示（图 1-3）。

（四）静脉团注滴注法

该方法顺序与静脉滴注团注法相反，团注对比剂后再行静脉滴注，使血液中能维持一定的对比剂浓度，该法较适用于头颅 CT 扫描（图 1-4）。

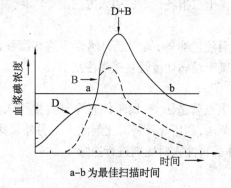

图 1-3 静脉滴注团注法碘浓度曲线分布

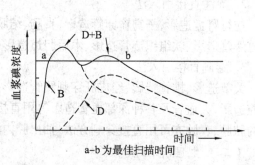

图 1-4 静脉团注滴注法碘浓度曲线分布

（五）静脉多次团注法

采用手推或高压注射器，总量 150 ml 的对比剂分 3～4 次团注完成，首次注入剂量稍多，此法适用于胸部纵隔血管性病变的显示（图 1-5）。

（六）动脉团注法

将导管经动脉插到被检查部位，在扫描过程中快速同步团注对比剂，一般每次 10～15 ml。此法增强效果好，但操作较复杂且对受检者有创伤，一般不用。

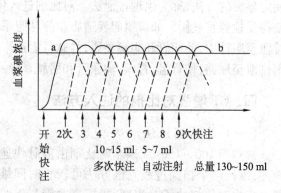

图 1-5 静脉多次团注法碘浓度曲线分布

第二节　高压注射器

血管造影时对比剂的总量、流速控制及与曝光时间匹配,是关系到检查成功与否及受检者安全的关键问题。高压注射器能够确保在短时间内按设置要求将对比剂注入血管内,高浓度显示目标血管,形成高对比度影像,提高检查成功率。

一、高压注射器结构

目前高压注射器主要为流率型。其结构主要包括:注射头、控制台、多向移动臂及机架(图 1-6),其实物见图 1-7。

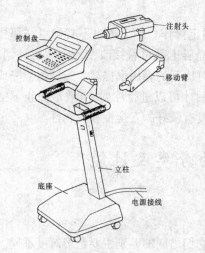
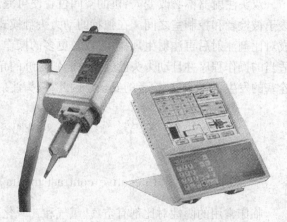

图 1-6　计算机控制式高压注射器分解图　　图 1-7　计算机控制式高压注射器实物图

1. 注射头

注射头包括针筒及控制针筒活塞,显示容量刻度装置、指示灯及加热器等。

(1)针筒:一般规格有 150,200 ml 等。

(2)加热器:将针筒内对比剂预热、保温。

(3)注射筒活塞:用以控制注射剂量。

(4)指示灯:主要显示注射筒的工作状态。灯亮为工作状态,反之则表示非工作状态。

2. 控制台

控制台由主控板和系统显示构成。控制台功能主要包括信息显示、技术参数选择、注射控制等。

(1)信息显示:主要显示注射器的工作状态及操作提示,如对比剂每次实际注射量、对比剂累积总量、剩余对比剂量及操作运行中的故障提示。

(2)参数选择:按照检查要求,可分别选择对比剂总量、流速(ml/s)、单次或多次重复注射(针筒内有足够量对比剂)、注射或 X 线曝光延时选择。注射延迟方式为先 X 线曝光后注射。X 线曝光延迟方式为先注射后曝光。

3. 多向移动臂及机架

高压注射器多向移动臂具有三轴方向,可安置在落地机架或天轨上,移动方便,不占地面空间。

二、高压注射器工作原理

高压注射器的主要功能就是满足造影时所需的对比剂注射速度、压力及剂量控制。其工作原理是由微处理器处理设定速度后,经控制电路控制注射电机速度。当设定速度和实际速度不等时,电机就转动。将处理器传来的设定速度和实际速度的差进行积分,产生一个校准因数,当设定速度与实际速度相等时,此因数为零。注射时的压力由采样电机电流控制,如果实际压力试图超过预置压力,注射速度就会被限制。对比剂剂量和注射剂量分别由两套电路控制。如果实际注射量超出设定量,将会出现注射故障,注射筒活塞(等于注射量)位置监测控制将切断注射。在注射结束时控制制动交换器切断电机电源,使电机停转。

三、双头注射器

双头注射器不必改变人、机的空间位置便可完成预定操作。护士再也不必像以往那样穿梭于被检者和控制室之间。在独特的动力头触摸式液晶屏上就可直接改变预定注射计划,完成对比剂注射后再注射生理盐水,以及更多的操作,使对比剂的利用率提高。当注射器完成了适当的操作程序并且动力头已经向下倾斜足够的角度后才可以进行注射,有效地防止了空气栓塞的发生,保证了被检者的安全。因此,双头注射器具有较好的安全性和便利性。

第三节 X 线对比剂的分类及性能

一、阴性对比剂(negative contrast media)

临床常用的阴性对比剂有空气、氧气和二氧化碳,它们之间的差别主要是溶解度不同。空气在组织或器官内溶解度小,不易弥散,停留时间较长,可以反复地进行检查,由于空气采集方便,清洁过滤后就可使用,故临床经常使用。但空气不良反应持续时间较长,进入血液循环会有产生气栓的危险。二氧化碳溶解度大,易于弥散,停留在组织和器官内的时间短,不良反应小,即使进入血液循环也不至于发生气栓。但是二氧化碳吸收快,因此检查操作必须迅速完成。氧气的溶解度介于空气和二氧化碳之间,停留在组织与器官内的时间较二氧化碳长,产生气栓的可能性较空气小。虽然氧气比空气更有优越性,但临床还是常用洁净的空气作为阴性对比剂。

二、阳性对比剂(positive contrast media)

临床常用的阳性对比剂有两类,即钡类和碘类。根据这些对比剂的性状和排泄途径通常分成 4 类:① 难溶性固体对比剂;② 主要经肾脏排泄的对比剂;③ 主要经肝脏排泄的对比剂;④ 油脂类对比剂。后 3 类阳性对比剂主要是含碘化合物,其显影效果与碘含量成正比。

(一) 医用硫酸钡(barium sulfate)

医用硫酸钡为纯净的硫酸钡,不含可溶性钡盐。硫酸钡化学分子式为 $BaSO_4$,分子含钡量 54%,白色粉末状,无味,耐热,不怕光,性质稳定,久贮不变质,难溶于水、有机溶剂及酸碱性溶液。它能吸收较多量 X 线,是良好的胃肠道造影检查对比剂。它能较好地涂布于腔道黏膜表面,若同时引入气体对比剂,即气钡双重造影(double contrast),则能更清晰地显示腔道内表面的细微结构。经口服或灌注后,医用硫酸钡在胃肠道内不被吸收,以原形随粪便排出。

医用硫酸钡制剂有粉剂和钡胶浆两种,粉剂使用时临时配制,对于不同造影用途,其钡、水重量比应有区别,通常食道造影约为 3∶1～4∶1,胃与小肠造影约为 1∶1,结肠造影约为 1∶4。若做瘘管造影,应根据具体情况决定用量。

（二）泛影葡胺（meglumine diatrizoate）

泛影葡胺别名优路芬,化学名:3,5-二乙酰胺基-2,4,6-三碘苯甲酸葡胺盐(图 1-8),为无色透明溶液,分子含碘量 47%。其浓度有 60%、65% 和 76% 3 种,常用于静脉肾盂造影、心血管及脑血管造影等。成人用量:静脉肾盂造影用浓度 60% 或 76% 的泛影葡胺 20 ml;逆行肾盂造影时稀释成 15%～25%,一次 5～

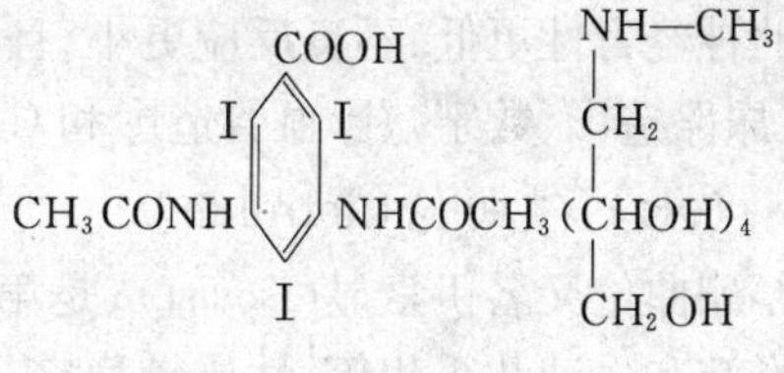

图 1-8　泛影葡胺结构式

10 ml;心血管造影一次 40 ml;脑血管造影用 60% 对比剂,每次 10 ml,共注 2 次;周围动脉或静脉造影用 6% 对比剂,一次 10～40 ml。该药黏稠度较大,不易高浓度快速注射。

（三）复方泛影葡胺

复方泛影葡胺为泛影葡胺与泛影钠的混合物,为微黄色透明的水溶液,黏稠度低,含碘量高,浓度有 60% 和 76% 2 种。根据不同的混合比例,可配成不同的盐。该对比剂毒性低,不良反应小,故应用广泛。成人用量:静脉肾盂造影用 60%～76% 复方泛影葡胺 20 ml,周围血管造影用 60% 或 76% 复方泛影葡胺 15～40 ml,心血管造影 76% 复方泛影葡胺 40 ml,脑血管造影用 60% 复方泛影葡胺 20 ml。此外,复方泛影葡胺还常用于 CT 增强及瘘管和关节腔造影。

（四）碘酞葡胺（meglumine iothalamate）

碘酞葡胺别名康锐(conray)、新泛影葡胺,即泛影葡胺的同分异构体,化学名:5-乙酰胺基-2,4,6-三碘-3-N-甲基乙酰胺酸-N-甲基葡胺盐,为无色透明的水溶液,黏稠度低,毒性小,分子含碘量 47%,浓度为 60%,常用于静脉肾盂造影、血管造影等。成人静脉肾盂造影用 60% 碘酞葡胺 25～30 ml,静脉滴注尿路造影因用药量较大,应按 2 ml/kg 体质量计算,但总量不应超过 120 ml。儿童用量酌情减少或按体质量计算。60% 的碘酞葡胺可进行腰麻下腰段椎管造影,但应慎重。

（五）甲泛葡糖（metrizamide,碘葡酰胺）

甲泛葡糖别名阿米培克(amipaque),化学名:2-(3-乙酰胺-5-N-甲基乙酰胺-2,4,6-三碘苯酰胺)-2-去氧-D-葡萄糖(图 1-9),为非离子型单聚体对比剂(即在溶液中不电离成离子),白色结晶体,易溶于水,但溶液性质不稳定,故宜在使用前临时配制成注射液。分子含碘量 48.25%,可用于椎管、心血管等重要部位造影,也可用于 CT 增强。椎管造影可用 30%～60% 溶液,颈段 5～10 ml,胸段 12～14 ml,腰段 10 ml,能清晰显示蛛网膜下腔及神经根鞘膜,对脊髓内外病变的诊断优于碘苯酯。这是由于甲泛葡糖以分子形式存在,渗透压接近于人体血浆,黏稠度低,毒性小,入血后几乎不与血浆蛋白结合,因此在体内不影

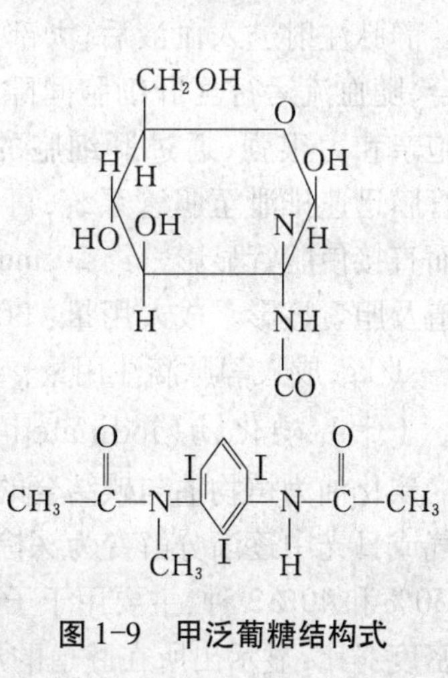

图 1-9　甲泛葡糖结构式

响生物细胞的正常代谢,对脑脊膜刺激轻微,是一种较好的血管和中枢神经系统对比剂,适用于高危患者做静脉尿路造影及心血管造影。

（六）碘苯六醇（Iohexol，三碘三酰苯）

碘苯六醇别名欧乃派克（omnipeque），为非离子型单聚体对比剂，分子含碘量46.36%。碘苯六醇具有低渗透压和低化学毒性，对红细胞、内皮细胞及体液影响小，对心律无影响，对血脑屏障影响小，快速注射后很少引起血液循环障碍，故可直接用于心血管造影。此药较甲泛葡糖的神经毒性更低，不良反应更小，且不需要临时配制，故常取代甲泛葡糖。多用于椎管、心血管、尿路造影、数字减影血管造影和CT增强检查等。

（七）碘曲伦（iotrolan）

碘曲伦又名伊索显（isovist），是第一个研制成功的非离子型二聚体对比剂。其渗透压与脑脊液和血液几乎相等，性质较稳定，分子含碘量46.82%，是目前临床上较理想的椎管造影对比剂。各段椎管造影用浓度300 mg/ml碘曲伦10~15 ml，也常用于选择性血管造影等。

（八）碘番酸（acidum iopnoicum）

碘番酸别名三碘氨苯乙基丙酸（iopanoic acid），化学名：β-（3-氨基-2,4,6-三碘苯基）-α-乙基丙酸（图1-10），为白色粉末，不溶于水，但溶于乙醇及碱性溶液，分子含碘量66.6%。该药为片剂，每片0.5 g，应避光密闭保存，用于胆囊造影，口服后在胃内不溶解，在小肠内溶于碱性肠液中，依靠被动弥散透过肠粘膜吸收，其蛋白结合率高，主要与血浆蛋白结合运行至肝脏，在肝脏代谢中，主要转化为不透X线的葡萄糖醛酸结合物（糖苷体），流入具有浓缩功能的胆囊，使胆囊显影。造影时每5 min服1片，每次用量3~6 g，口服后12~14 h胆囊显影最佳，然后进脂肪餐，胆囊内对比剂随胆汁排入胆总管，使胆总管显影。

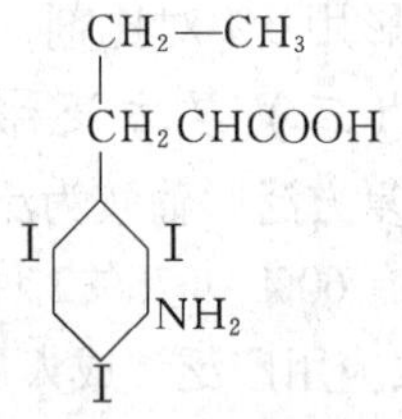

图1-10 碘番酸结构式

（九）胆影葡胺（meglumine adipiodone）

胆影葡胺别名胆影酸葡甲胺，化学名：己二酰（氨基-2,4,6-三碘苯甲酸）葡胺盐（图1-11），为无色透明或微黄色水溶液，分子含碘量49.8%，浓度有30%和50%2种，用于胆管造影。静脉注射进入血液后，大部分与血浆蛋白结合，随血流运行至肝细胞间隙。由于它与肝细胞亲和力很强，通过肝细胞的运转，透过微胆管膜迅速排泄至胆管系统，可不经过浓缩过程而直接使胆管显影。约20 min~2 h即可使胆道及胆囊显影。成人用量：30%胆影葡胺20 ml，肥胖者50%胆影葡胺20 ml；儿童用量：1.5 ml/kg；成人静脉滴注用量：30%胆影葡胺20~30 ml。

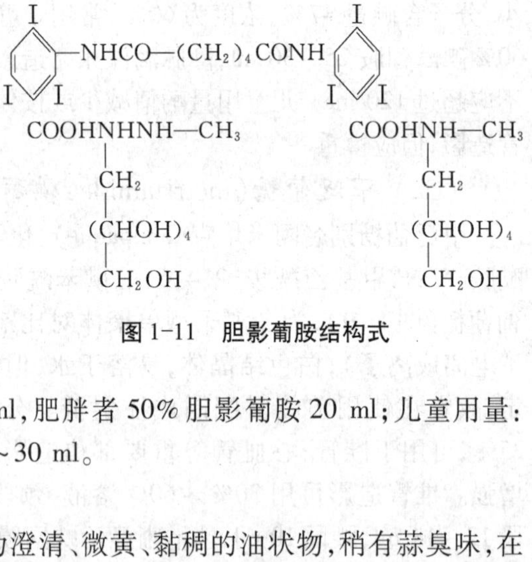

图1-11 胆影葡胺结构式

（十）碘化油（iodinated oil）

碘化油为植物油与碘结合的有机碘化合物，为澄清、微黄、黏稠的油状物，稍有蒜臭味，在空气或日光中逐渐分解变为深棕色，不溶于水，可溶于乙醚。其分子含碘量37%~41%，浓度有30%和40%2种，主要用于子宫输卵管造影及其他腔道和瘘管造影，直接注入检查部位形成密度对比，显示出所在腔道的形态结构，几乎不被人体吸收，绝大部分直接由注入部位排出体外。注入子宫输卵管内的碘化油大部分从阴道排出，小部分经输卵管进入腹腔，主要由吞噬细胞缓慢移去，一般需数月到数年。子宫输卵管造影用量为40%碘化油3~10 ml。

（十一）碘苯酯（aethylium iodophenylundecylicum）

碘苯酯，化学名：11-（对位-碘苯）十一酸乙酯与10-（对位-碘苯）十一酸乙酯的混合物，为微黄的油状液体，不溶于水，可溶于有机溶剂中，黏稠度低，比较稳定。要注意密封避光保存，用于椎管造影，用量3~6 ml。

临床使用的对比剂主要与碘浓度、渗透压和黏稠度有关，离子型碘对比剂在水溶液中会电离成大量的阴、阳离子，具有高渗性、高离子性和弱亲水性的特点。高渗性可以使血浆渗透压升高和血容量增加，并导致人体一系列的生理和病理改变；高离子状态使其离子与血液中钙离子结合，可引起低血钙，导致心功能紊乱；弱亲水性增加了药物的化学毒性。非离子型对比剂在结构上去除了羧基和阳离子，对静脉及蛛网膜下腔的毒性显著降低，并且由阳离子高渗引起的不良反应发生率明显降低。另外，非离子型对比剂有许多亲水的羟基，均匀地分布在对比剂分子周围，增加了水溶性。

综上所述，有机碘对比剂含碘量少于无机碘，但对组织的刺激性小，并可通过增加浓度提高总的含碘量，因此用途广泛；无机碘对比剂仅用于直接引入的腔道造影，不能在血管内注射。经肾排泄的钠盐对比剂，含碘量较葡胺盐类对比剂高，但钠离子影响组织的渗透压，对局部组织的刺激性较葡胺盐类对比剂大；葡胺盐类对比剂在水中溶解度大，稳定性较好，电离成分亦小，因此对组织刺激性小，通过提高葡胺盐制剂的浓度可增加含碘量，故临床多用葡胺盐。经肝排泄的碘对比剂大部分需经肝脏主动转运，因此明显比经肾排泄的碘对比剂具有更大的毒性，故应用范围狭窄，仅用于胆系造影。非离子型对比剂在水溶液中不离解，呈分子状态，渗透压近于人体血浆，对脑组织和心肌刺激性小，毒性明显低于离子型对比剂，可用于重要部位的造影，是一类较理想的对比剂。离子型对比剂由于渗透压大于人体血浆及本身的化学毒性，不良反应大于非离子型对比剂，因此，心脏、冠状动脉、大血管、脑血管等造影宜选用非离子型对比剂，四肢血管及内脏管腔造影可用离子型对比剂。对比剂用量一般按体质量计算，即1.5 ~ 2 ml/kg。根据不同的检查部位、扫描方法、患者年龄、体质等，其用量、流速略有不同。

第四节　碘对比剂不良反应

一、碘对比剂不良反应机理

碘对比剂不良反应的性质、程度及发生率，一方面取决于对比剂本身的内在因素，如对比剂的渗透性、电荷、分子结构等；另一方面取决于对比剂的外在因素，如注入对比剂的剂量、部位、患者的高危因素及造影方法等。其不良反应一般可分为超敏反应和物理-化学反应两类，临床上物理-化学反应较多见。

（一）超敏反应

1. 细胞释放介质

细胞释放介质指注射碘对比剂时，损伤血管内皮系统，引起组织胺的释放，导致一系列的临床症状。

2. 抗原抗体反应

抗原抗体反应指血清中对比剂抗体活性较高，与抗原（对比剂）结合发生超敏反应。

3. 激活系统

激活系统指补体系统的激活使人体处于致敏状态，当注入对比剂后，易产生反应。

(二) 物理-化学反应

物理-化学反应指由于碘对比剂的某些物理或化学因素引起的反应,和剂量有关,这种反应是可以预防的,有时与碘过敏反应同时出现。临床表现主要是与神经、血管功能调节紊乱有关的症状,如恶心、呕吐、面色潮红或苍白、胸闷、心慌、出汗、四肢发冷等。引起物理和化学反应的因素很多,但主要与碘对比剂本身的因素有关。

1. 对比剂的渗透压

对比剂的渗透压越高,不良反应越多。当快速大剂量静脉注入时,会引起血液中红细胞内水分丧失而变形、皱缩和集聚(图1-12),使其通过细小毛细血管的能力下降,导致血液循环障碍,从而使血管扩张,心室收缩减弱,血压降低。同时对比剂的渗透压高,导致血容量增加,心脏负荷加重,引起心肌及传导系统的改变;渗透压高可使血管内皮细胞之间的联结变得松散,增加了血管的通透性,导致碘对比剂粒子或离子易于通过毛细血管壁进入血管外的神经组织液内,对神经细胞造成损害;渗透压高还可以引起肾血管、肾小球和肾小管的损害,最终诱发肾脏衰竭等。

2. 对比剂的电荷

离子型对比剂在血液中可离解成带电荷的正、负离子,增加了体液的传导性,扰乱了体液内电解质的平衡,特别是影响神经组织的传导,可造成一系列交感和副交感神经功能失调引起的临床症状,同时可造成神经毒性,损伤脑组织而引起惊厥或抽搐。对比剂的高浓度离子与钙离子结合,导致血液中钙离子浓度下降,而钙离子主要作用于肌电的耦合过程,这样会导致负性肌力作用,还可能引起血压降低。

3. 对比剂的分子结构

若对比剂的亲脂性强而亲水性弱,引起反应的机会较多,或引起的反应较重。对比剂的亲水性与对比剂苯环侧链上的羧基、羟基有关,若羟基分布均匀且无羧基,对比剂的亲水性强,化学毒性低;反之,其化学毒性就高。碘原子本身有亲脂性,亲脂性越强,与血浆蛋白结合率越高,毒性就越大。故非离子型对比剂在其化学分子结构中都增加了亲水性基团而减少了亲脂性基团,其毒性作用明显降低。

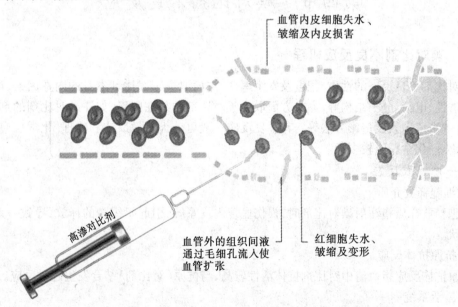

图1-12 高渗对比剂对血管生理的即刻效应

二、对比剂的高危人群

下列情况之一者属于对比剂的高危人群:年龄小于1岁或大于50~60岁者;以前有对比剂不良反应者;过敏及(或)哮喘患者;肝肾功能不良患者、重症甲状腺病患者、糖尿病患者、心脏病患者;焦虑症患者;体质极度衰竭的患者等。对有高危因素的患者,最好不要注射碘对比剂,若必须使用时,一定要加强预防措施,可适量预防性给药。要求患者在造影前4 h禁食,由其家人陪同,并由患者及其家人同时签订造影同意书。

三、碘对比剂不良反应的预防措施

碘类对比剂如果使用得当,绝大多数不良反应是可以预防或者可以减轻反应程度的。通常采取的预防措施有:询问患者有无碘过敏或药物过敏史;严格掌握禁忌证;用药前做常规过敏试验;根据造影部位、方法的不同,选择适当的对比剂,并注意对比剂的浓度和剂量,尤其是小儿应按年龄、体质量准确计算;注射对比剂前做好预防,如注射前1~2 h口服扑尔敏4 mg及注射前15 min静脉注射地塞米松10 mg等;注射对比剂时要密切注意患者的情况,如发生不良反应,轻者可减缓注射速度,重者应立即停止注射,并迅速给氧。常用的碘过敏试验方法有5种:静脉注射试验、皮内试验、眼结膜试验、口服试验、舌下试验。临床常用静脉注射试验方法如下。

(一)静脉注射试验

将同一种对比剂1 ml(30%)缓慢注入静脉,15 min后观察,出现恶心、呕吐、头晕、荨麻疹、心慌、气急等症状者属阳性反应,严重者出现休克。

(二)皮内试验

将同一种对比剂0.1 ml(30%)注入前臂皮内,15 min后观察,若出现直径超过1.5 cm的红斑或丘疹,或有伪足形成者属阳性反应。

(三)眼结膜试验

将碘对比剂1~2滴直接滴入一侧眼内,5 min后对照观察双眼,根据结膜及巩膜充血情况,判断其反应程度:轻度充血为Ⅰ度反应;充血同时有流泪现象为Ⅱ度反应;结膜及巩膜显著充血,血管怒张或曲张为Ⅲ度反应。

(四)口服试验

检查前3日口服10%碘化钾或碘化钠溶液,每日3次,每次10 ml。亦可口服复方碘溶液(lugol溶液)10滴,每日3次,在3日内观察有无反应。出现恶心、呕吐、唾液腺肿胀、唾液增加、皮肤潮红、手脚麻木等症状属阳性反应。

(五)舌下试验

用0.5~1.0 ml对比剂滴入舌下,观察5 min,出现舌下充血、流涎、心慌、眼睑水肿、舌肿胀及荨麻疹等症状属阳性反应。

应该注意碘过敏试验本身也可导致严重的毒性反应,其结果只具有参考价值,因为阴性结果也存在发生严重不良反应的可能性,阳性结果不一定发生不良反应,也不能预示发生不良反应的严重程度。有时碘过敏发生迟发反应,即造影数小时甚至数日后出现轻重不等的不良反应,故一般碘过敏试验应提前1~3天进行较为妥当。在造影进行中及结束后,都须密切观察患者,一旦发生反应,应立即终止检查,组织抢救。

四、碘对比剂不良反应与急救

对比剂不良反应是机体对异体物质进入所产生的免疫性反应,可引起荨麻疹、哮喘、恶心、呕吐等临床症状,严重的可发生过敏性休克,临床上通常分为以下 4 类。

一般反应:头疼、恶心、呕吐、发热、皮肤瘙痒、荨麻疹等。一般为暂时性的,平卧休息即可恢复。

轻度反应:喷嚏、结膜充血、面部红肿。须卧床休息,吸氧,观察血压、脉搏、呼吸。必要时肌肉注射扑尔敏 10 mg 或静脉注射地塞米松 10 mg 或肌内注射异丙嗪(非那根)25 mg。

中度反应:面色苍白、呕吐、出汗、胸闷气急、眩晕、喉干痒并有轻度水肿。须立即静脉注射地塞米松 10 mg 或静脉点滴氢化可的松 50～100 mg,同时吸氧。密切观察血压、脉搏、呼吸,对症处理。

重度反应:呼吸困难、意识不清、休克、心率不齐、心跳骤停、严重喉头水肿、大小便失禁。应立即测血压、脉搏、呼吸,检查瞳孔对光反应,并组织抢救,可给予 0.01% 肾上腺素 0.5～1 ml 皮下注射,必要时气管插管;在出现全身抽搐、惊厥等神经系统损害症状时,可静脉给予地西泮 10 mg,必要时可重复给药;出现循环衰竭、血压下降时,给予升压药阿拉明、多巴胺等;严重者出现心脏停跳、呼吸衰竭时,采用心肺复苏术。

死亡:上述病理反应不可逆的结局就是呼吸、心跳停止。

以上不良反应一般在注射对比剂后立即出现,也可能在几小时后出现,发病急促者往往都较严重。根据统计,60%～70% 严重反应在开始注射后 5 min 以内出现;80%～90% 在 10 min 以内出现;而非离子型对比剂不良反应发生时间有所延缓,29% 的不良反应发生于 15 min 以内;71% 发生于 25 min～72 h。因此,对于需要静脉注射对比剂进行检查的患者来说,检查完毕后,还需留观 15 min 方能离开。为此,医学影像科室应事先准备好必要的急救药品以及氧气吸入装置、吸引器、除颤器等药械装置。

对于严重危及生命的不良反应,在当场抢救的同时,应急邀有关科室共同抢救。抢救原则为:首先复苏心肺,立即进行维持基础生命的"A,B,C,D"。A-airway:保持气道通畅,防止舌后坠,防止呕吐物造成窒息,具体方法是头后仰,气管插管;B-breathing:口对口进行人工呼吸,12 次/min 为佳;C-circulation:有效的心外按摩,60～80 次/min;D-drags:用肾上腺素 0.1 mg/ml,静脉、气管或心内注射。

在以上急救复苏的基础上,还应采取的措施有:立即给氧;使用肾上腺素,抑制反应介质——组织胺的继续释放,用量 5 μg/kg,肌肉、皮下或静脉注射;输液,补充血容量;用组织胺拮抗剂(抗组织胺 H_1——苯海拉明、抗组织胺 H_2——甲氰咪呱);用血管收缩剂升压药,如麻黄素、多巴胺、阿拉明等;对症处理;应用泼尼松龙、地塞米松等。

当然,并非只有静脉注射对比剂才会有不良反应,口服大量对比剂也同样会产生不良反应。对于心力衰竭患者,禁服大量低渗溶液,以防范心脏负担增加;腹泻患者如服用大量等渗溶液,亦应谨慎小心。

第五节　X 线对比剂的评价

优质的 X 线对比剂不仅能提高影像的对比效果,而且可减少对人体的毒性反应。X 线对比剂的优劣,主要从以下几个方面进行评价。

（一）水溶性

血液中的主要成分是水,对比剂必须要有较高的水溶性,水溶性与对比剂的分配系数有关,系数越小,水溶性越高。

（二）黏滞性

对比剂的黏滞性因检查的部位和目的不同而不同。要求快速注射和迅速通过毛细血管时,需用低黏滞性的对比剂,高黏滞性可损伤微循环。一般血管造影用低黏度对比剂,脊髓造影用高黏度对比剂。对比剂的黏滞度随碘浓度的增加而呈指数性增加,当浓度不变时,黏滞度随温度增加而降低。有些对比剂在低温下黏滞度高,但加热至体温时,黏滞度明显降低,因而易于在血管内注射。

（三）渗透压

渗透压大小与单位体积中溶质的颗粒数成正比,离子型对比剂较非离子型对比剂的渗透压高,如图 1-13 所示。对比剂渗透压高,易导致血容量增加,红细胞变形、皱缩,血管通透性增加等。低渗对比剂的渗透压稍高于或等于血浆渗透压,人体对其耐受性好,不良反应少,如图 1-14 所示。

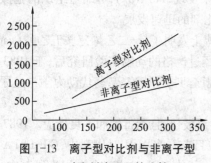

图 1-13　离子型对比剂与非离子型
对比剂渗透压的比较

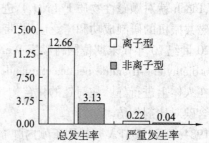

图 1-14　离子型对比剂与非离子型对比剂
不良反应发生率的比较

（四）电荷

离子型对比剂在水溶液中离解的带电荷的正、负离子,增加了体液的传导性,干扰了体内电解质的平衡,影响神经组织的生物学过程,还可引起负性肌力。另外,这些带电荷的离子易与蛋白质结合,发生超敏反应的几率明显增加。

（五）化学毒性

对比剂的化学毒性除各种分子的固有因素外,主要与对比剂的亲水性和亲脂性有关,亲脂性越强,与血浆蛋白结合率越高,毒性就越大。其化学毒性可以在对比剂排出体外后维持很长时间。对于诊断用 X 线对比剂的毒性评估应进行临床前的各种试验,评价化学毒性的常用标准为 LD_{50},即动物的半数致死量,它和动物的种类、注药速度和对比剂浓度等有关。

第二章 磁共振成像对比剂

磁共振成像简称 MRI,主要依靠弛豫时间进行成像。当正常组织与病变组织的弛豫时间有较大的重叠时,仅靠磁共振平扫对病灶进行定性诊断是远远不够的,难以发现小病灶,这就需要在磁共振扫描时引入一种特殊物质,它能改变组织的弛豫时间,从而改变组织的信号强度,提高组织间或病灶的对比,这种物质就是磁共振成像对比剂。

第一节 概 述

磁共振成像对比剂简称 MRI 对比剂。1946 年美国学者 Bloch 和 Percell 发现磁共振现象不久,Bloch 就对顺磁性物质 $Fe(NO_3)_3$ 进行了研究,结果发现,$Fe(NO_3)_3$ 可缩短组织的弛豫时间。磁共振机的研制成功和广泛应用,带动了 MRI 对比剂的迅速发展。

20 世纪 70 年代末期德国科学家 Weinmann H·J 博士发明了钆-二乙烯三胺五乙酸(gadolinium diethylene-triamine pentaacetic acid,Gd-DTPA),经过严格的动物实验研究后,于 1983 年开始在人体上进行静脉注射钆的化合物,临床试验发现该药物性能稳定,药代动力学与经尿排泄的含碘对比剂相仿。

1984 年 Gd-DTPA 开始用于颅内肿瘤患者,增强效果极佳,且无毒性和不良反应。1987 年获得美国 FDA(Food and Drug Administration)批准。在目前众多 MRI 对比剂中,Gd-DTPA 是第一个投入市场的,也是目前应用最多的 MRI 对比剂。其他 MRI 对比剂也在积极研制中,有些已进入临床应用。

1988 年刚投入临床的钆对比剂价格昂贵,使用推广受到限制。随着钆对比剂生产量增加,尤其是国产钆对比剂研制成功后,市场价格直线下降,为临床广泛应用(实质脏器和血管)奠定了基础。

第二节 MRI 对比剂的分类及其性能

一、磁共振成像对比剂的分类

根据 MRI 对比剂在体内的分布、磁敏感性及对组织的特异性等,将其分为细胞内外对比剂、磁敏感性对比剂和组织特异性对比剂三大类。

(一)细胞内、外对比剂

细胞外对比剂:在血管内或细胞外间隙自由通过,在体内分布无特异性的对比剂。临床应用最早、目前应用最广泛的钆制剂属此类对比剂。

细胞内对比剂:以体内某一组织或器官的一些细胞作为目标靶来分布。此类对比剂注入静脉后,立即从血中扩散并与相关组织结合,使未摄取对比剂的组织与摄取对比剂的组织之间产生对比,如网织内皮系统对比剂和肝细胞对比剂。

（二）磁敏感性对比剂

物质在磁场中产生磁性的现象称为磁化,不同物质在单位磁场中产生磁化的能力称为磁敏感性(也称磁化率),用磁化强度表示。根据物质磁敏感性的不同,MRI 对比剂可分为顺磁性、铁磁性和超顺磁性 3 类,这些对比剂的特性见表 2-1。

表 2-1 磁敏感性对比剂特性

对比剂	对 T_1 的影响	对 T_2 的影响	每分子或颗粒的原子偶极数
顺磁性螯合物	缩短(低浓度)	缩短(高浓度)	1
超顺磁性颗粒	基本无改变	明显缩短	10^{10}
铁磁性颗粒	基本无改变	极大缩短	10^{12}

1. 顺磁性对比剂

顺磁性对比剂由顺磁性金属元素组成。顺磁性金属原子的核外有不成对电子,不成对电子与氢质子一样具有磁矩,电子的磁矩比氢质子大 657 倍,故这些电子磁化率较高。当有顺磁性物质存在时,由于电子的磁矩比氢质子大,局部便产生巨大的磁场波动,这时电子的进动频率接近 Larmor 频率,而使临近的氢质子的 T_1 和 T_2 弛豫时间明显缩短,引起氢质子的弛豫增强。顺磁金属原子在磁场中具有磁性,而在磁场外则磁性消失,如钆、锰、铁等均为顺磁性金属元素,其化合物溶于水时,呈顺磁性。当顺磁性对比剂在一般浓度,即浓度比较低时,主要使组织的 T_1 缩短,增强的组织在 T_1 加权像中呈现相对高信号;浓度大大高于常规剂量,即对比剂浓度高时,主要使组织的 T_2 缩短,明显出现超顺磁现象,信号变得很低,掩盖了对比剂对 T_1 的作用。用 T_1 效应作为 T_1 加权像中的对比剂称为阳性对比剂,目前市售商品有 Gd-DTPA、Gd-DOTA 等数种。

2. 铁磁性对比剂

铁磁性对比剂为铁磁性物质组成的一组紧密排列的原子或晶体(如铁-钴合金)。这种物质在一次磁化后,无外加磁场下也会显示磁性。

3. 超顺磁性对比剂

超顺磁性对比剂指由磁化强度介于顺磁性和铁磁性之间的各种磁性微粒或晶体组成的对比剂,其磁化速度比顺磁性物质快,在外加磁场不存在时,其磁性消失。如超顺磁性氧化铁(superparamagnetic iron oxide,SPIO)的粒子磁矩比顺磁性对比剂 Gd-DTPA 大 100 倍,这种对比剂会造成磁场不均匀,而质子通过这种不均匀磁场时,改变了横向磁化相位,加速了去相位过程,明显地缩短了 $T_2(T_2^*)$,即 $T_2(T_2^*)$ 弛豫增强。对比剂的磁化率越大,其去相位作用也越强,这种对比剂使 T_2 弛豫时间缩短,增强信号为低信号,影像呈黑色,这种针对 T_2 加权像的对比剂称为阴性对比剂。磁敏感性对比剂配合快速磁共振技术可用于心肌和脑组织的灌注功能、血流量和血容量研究。利用这种对比剂显示肿瘤组织间差异,有利于定性诊断,对比剂代表名称为 Gd-DTPA-BMA。

（三）组织特异性对比剂

对比剂被体内的某种组织吸收,并在其某种结构中停留较长时间的对比剂,称为组织特异性对比剂。此类对比剂可分为肝特异性对比剂、血池对比剂、淋巴结对比剂和其他组织特异性对比剂 4 类。

1. 肝特异性对比剂

肝特异性对比剂分为网状内皮系统对比剂(SPIO)和肝细胞摄取对比剂(Gd-EOB-DTPA)两种。

2. 血池对比剂

血池对比剂主要用于磁共振血管造影、心肌缺血时心肌生存率的评价,肿瘤血管性能和肿瘤恶性度的评价。

3. 淋巴结对比剂

淋巴结对比剂是用于观察淋巴结改变的对比剂(SPIO)。

4. 其他组织特异性对比剂

其他组织特异性对比剂包括胰腺特异性对比剂(Mn-DPAP)、肾上腺特异性对比剂(Gd-DO3A-cholesterol)等。

如果按照对比剂在溶液中能否电离成阴阳离子又可分为离子型对比剂和非离子型对比剂,如以 Gd 作为中心离子的 MRI 对比剂中,Gd-DTPA 为离子型对比剂,Gd-DTPA-BMA 为非离子型对比剂。根据对比剂化学结构式不同又可分为线形对比剂(如 Gd-DTPA)和巨环形螯合物对比剂(如 Gd-DOTA),结构式见图 2-1。

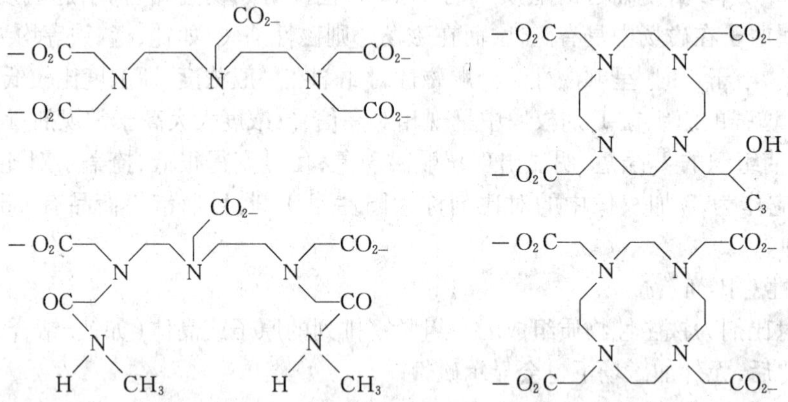

(a) 线形螯合物 (b) 环形螯合物

图 2-1 对比剂分子结构式

二、磁共振对比剂的理化特性

临床常用 MRI 对比剂有马根维显、泰乐影、菲立磁等,它们的理化特性如下。

(一) 马根维显(magnevist)

马根维显属于一种双葡胺盐,化学名:钆-二乙烯三胺五乙酸(gadolinium-diethyl triamine pentoacetic acid, Gd-DTPA)。Gd^{+3}有 7 个不成对的电子,有较大的磁矩,为顺磁性很强的金属离子,能显著缩短弛豫时间,在浓度为 0.1 ~ 1.0 mmol/kg 的范围内,弛豫时间呈线性下降,其螯合物 Gd-DTPA 的有关特性见表 2-2。它不能通过完整的血脑屏障,不能被胃黏膜吸收,完全在细胞外间隙内,又无特殊靶器官分布,有利于鉴别病变的性质,目前已广泛应用于临床。由于 Gd-DTPA 总剂量少,刺激性小,临床计算剂量不必十分精确。开始应用时以 0.2 ml/kg 体质量或以 0.1 ~ 0.2 mmol/kg 体质量计算,随着诊断要求提高(检出微小病灶、心脏大血管及脏器的动态增强等),剂量可加倍,最多可加至 0.3 mmol/kg,增强效果极佳,可检出常规剂量所不能显示的小病灶,且不威胁生命,但肾功能不良者需慎用。对一些不宜做 CT 增强的患者,可采用磁共振增强技术。充盈胃肠道所用 Gd-DTPA,不能用生理盐水、葡萄糖液或山梨醇等稀释,避免螯合物离子被替代,而出现中毒症状。

表 2-2　Gd-DTPA 的特性

浓度	0.5 mol/L	弛豫率(10 MHz,37℃)	
密度(37℃)	1.19 kg/L	R_1　4.5	
粘度(37℃)	2.9 N·S/m^2	R_2　6.0	
pH 值	6.5~8.0	体内生物置换反应　不能测出	
准许剂量(mmol/kg)	0.1~0.2	分布相半衰期　(0.2±0.13)h	
静脉注射速率	<10 ml/min	消除相半衰期　(1.6±0.13)h	
渗透压(37℃)	1 960 mmol/L	稳定性	
肾清除率(ml/min·kg^{-1})	1.76	体外热力学稳定常数　22.46	
血浆清除率(ml/min·kg^{-1})	1.94	钆选择性稳定常数　7.04	
24 h 排出量	91%±13%	LD$_{50}$(mmol/kg)	
分布容积(ml/kg)	266±43	小鼠　6~10	
		大鼠　10	
		安全指数(LD$_{50}$/剂量)　60~100	

Gd-DTPA 采用静脉给药,与碘对比剂相似,生物学分布没有专一性,组织的分布因各组织的血供及微血管的通透性不同而异,不进入毛细血管屏障的组织,如脑、脊髓、眼及睾丸。经静脉注射后,Gd-DTPA 循环于血管及细胞间隙,然后由肾脏浓缩以原形随尿排出,也有少量分泌于肠道后随粪便排出。Gd-DTPA 不透过细胞膜,主要分布在细胞外液,分布容积为256 ml/kg,Gd-DTPA 脂溶性低,与血浆蛋白结合少,不易透过血脑屏障,只有血脑屏障遭受破坏时才能进入脑组织和脊髓。Gd-DTPA 在器官中的浓度,与该器官的血液供应丰富与否有关。血供丰富的器官,则 Gd-DTPA 浓度高。静脉注射 Gd-DTPA 后,肾皮质和肾髓质内浓度增高,T_1 缩短,在 T_1WI 上其信号增强。经尿路排泄时被浓缩,因此肾盏、肾盂、输尿管和膀胱中的浓度很高,T_2 缩短明显,使 MRI 信号减弱,临床上常利用 Gd-DTPA 的这个特性,对肾脏进行功能评价。

Gd-DTPA 药代动力学特征符合二室开放式模型,静脉给药后 5 min 内血中浓度达到高峰,而后血中浓度下降,分布相半衰期为(0.2±0.13)h,消除半衰期为(1.6±0.13)h。静脉给药 3 h后 80% 的药物从尿中排出,7 h 后 90% 的药物从尿中排出,7% 随粪便排出,0.3% 滞留于器官,其中 0.08% 滞留于肝脏,0.1% 滞留于肾脏。正常人体静脉注射 Gd-DTPA 的量为 0.1 mmol/kg,最高血药浓度可达 0.6 mmol/L,45 min 后血药浓度降到 0.25 mmol/L,有利于提高磁共振的成像效果及延长成像时间。

口服 Gd-DTPA 胃肠道不吸收,临床上利用此特性,用其做胃肠道对比剂。将 Gd-DTPA配制成 0.05%~0.1% 的溶液给患者口服,Gd-DTPA 比较均匀地分布在胃肠道,从而增加胃肠道与周围组织器官的对比度。溶液中 Gd-DTPA 引起的弛豫率变化与其浓度呈正比,弛豫率是 T_1 弛豫时间或 T_2 弛豫时间的倒数,即

$$\frac{1}{T_1} \propto (Gd\text{-}DTPA), \frac{1}{T_2} \propto (Gd\text{-}DTPA)$$

因此,增加 Gd-DTPA 溶液的浓度会使组织的 T_1 值与 T_2 值均减少(图 2-2)。T_1 值或 T_2 值

均较长的组织(如液体)比 T_1 值或 T_2 值均较短的组织弛豫率小(如软组织)。对于软组织与液体,它们的 T_1 值总比 T_2 值长,因而 T_1 减少的绝对值总是大于 T_2 减少的绝对值。脂肪中的氢质子与 Gd-DTPA 接近比较难,而水中的氢质子与 Gd-DTPA 接近比较容易,所以脂肪中的氢质子变化较小,而水中的氢质子变化较大。弛豫时间的减少取决于两个因素:T_1 与 T_2 的初始值;Gd-DTPA 的组织浓度。

Gd-DTPA 会使组织的 T_1 与 T_2 值同时减少,但 T_1 减少的绝对值远远大于 T_2 减少的绝对值。对常用的梯度回波、反转恢复(IR)与自旋回波(SE)序列而言,T_1 值减少会使净信号强度增加;T_2 值减少会使净信号强度减弱。因此,这两种作用会相互对抗。但在高度 T_1 加权序列中(如 IR 序列),第一种作用占优势;在高度 T_2 加权序列中(如 SE 序列 T_2 加权像),第二种作用占优势。另外,减少 T_1 值使信号强度增加是有限度的,超过了这个限度继续增加 Gd-DTPA 的浓度,反而会使信号强度减弱。所谓"负增强"就是指应用对比剂后组织的信号强度反而减弱。最重 T_1 加权序列是 IR 序列,当 TI 介于 Gd-DTPA 增强前后组织 T_1 值之间时,对比增加效果最为明显。SE 序列 T_1 加权像与梯度回波序列的准 T_1 加权像显示中度对比增强,当 TR 值介于 Gd-DTPA 增强前后组织 T_1 值之间时,其强化效果最显著。SE 序列 T_2 加权像的对比增强很不敏感。从图 2-3 可看出,IR 序列对比增强最大,其次为 SE 序列 T_1 加权像(SE_1),SE 序列 T_2 加权像对比增强最小。所以,磁共振增强扫描目前仅采用各种序列的重度 T_1 加权像,临床上通常用于 SE 序列的重度 T_1 加权像。

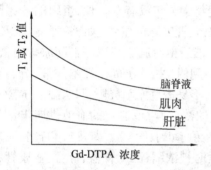

图 2-2　Gd-DTPA浓度加大,T_1、T_2值缩短更明显

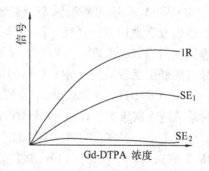

图 2-3　Gd-DTPA浓度与信号增强关系

(二) 泰乐影(锰福地匹三纳,Mn-DPAP)

泰乐影为阳性 MRI 对比剂,静脉给药后 Mn-DPAP 的锰离子通过与血浆交换释放,大量聚集在肝、胰、肾和脾脏,最初血浆半衰期为 50 min 左右。随其代谢 DPAP 在 24 h 内通过尿排泄,少部分通过粪便排出。泰乐影不能直接与其他药物混合使用,必须单独插管。注射速率为 2～3 ml/min,如注射速率过快,则发生轻度和中度不良反应的概率增加(短暂的热感和潮红),严重肝肾功能障碍者禁用。推荐剂量为 0.5 ml/kg 体质量,相当于 70 kg 的患者总剂量为 35 ml,体质量超过 100 kg 的患者总剂量为 50 ml。一般在 15～20 min 观察到正常靶器官肝实质接近强化的最高值,持续约 4 h,病变组织因无正常肝细胞呈低信号,对鉴别转移、原发肝癌和肝硬化再生结节颇有帮助,对发现 <5 mm 的病灶敏感性提高。

(三) 菲立磁(超顺磁性氧化铁,SPIO-AMI-25)

菲立磁为阴性 MRI 对比剂,静脉滴注给药,经肾脏排泄小于 2%,血清浓度的峰值是 $(5.5 \pm 0.6) \mu g/ml$,注射后 25 h 完全由血中清除。对比原理为:肝内正常枯否细胞(Kupffer cell)吞噬对比剂后肝脏信号下降,而肿瘤内缺乏此细胞,信号不变,衬托出相对高信号的病灶

（图2-4）。因此，对已有铁超负荷者，如血色素沉着症患者，使用本品对诊断无帮助。肝硬化患者的信号降低程度不如正常人，老人、儿童、孕妇慎用。约0.5%左右的病例发生不良反应，如恶心、背痛、腿痛、头痛、胸痛、皮疹、呼吸困难等。肝硬化、肝功能不良者背痛等不良反应发生率高。对铁制剂过敏者禁用。药品宜贮存于2℃～30℃室温，严禁冷藏，一旦误入冰箱冷藏，不得再用。

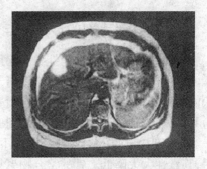

图2-4 菲立磁降低肝实质信号强度

第三节 MRI 对比剂的增强机制

MRI 对比剂与 X 线、CT 对比剂的作用机制不同，MRI 对比剂本身不显示 MRI 信号，MRI 的组织信号强度主要取决于该组织的质子密度和弛豫时间（T_1 或 T_2），MRI 对比剂通过影响质子的弛豫时间 T_1 或 T_2 达到增强或降低其信号强度的目的。

一、顺磁性对比剂的增强机制

某些金属（如钆、锰等）离子具有顺磁性，其原子具有几个不成对的电子，弛豫时间长，有较大的磁矩。这些物质有利于在所激励的质子之间或质子向周围环境传递能量时，使质子弛豫时间缩短。由于游离的钆离子对肝脏、脾脏和骨髓有毒性作用，因此必须用它的螯合物，临床最常用的是钆离子与 DTPA 的螯合物。顺磁性对比剂缩短 T_1 或 T_2 弛豫时间与下列因素有关。

1. 顺磁性物质的浓度

在一定浓度范围内，浓度越高，顺磁性越强，对 T_1 或 T_2 弛豫时间的影响就越明显。

2. 顺磁性物质的磁矩

顺磁性物质的磁矩受不成对电子数的影响，不成对电子数越多，磁矩就越大，顺磁作用就越强，缩短 T_1 或 T_2 弛豫时间的作用就越明显。

3. 顺磁性物质结合水的分子数

顺磁性物质结合水的分子数越多，顺磁作用就越强。

当然，磁场强度、环境温度和金属离子周围结构等也对弛豫时间有影响。

二、超顺磁性对比剂和铁磁性对比剂的增强机制

超顺磁性对比剂和铁磁性对比剂的磁矩和磁化率比人体组织和顺磁性对比剂大得多，此类对比剂会造成磁场不均匀，而质子通过这种不均匀磁场时，改变了横向磁化相位，加速失相位过程，故形成 T_2，T_2^* 弛豫时间缩短，增强信号呈黑色低信号。这类对比剂如 SPIO 对 T_1 的效应较弱。

第四节 MRI 对比剂的不良反应

与其他对比剂一样，理想的 MRI 对比剂应具有造影效果好，对人体无害，使用方便等特点，但实际应用中，MRI 对比剂也有其不良反应。

一、MRI 对比剂的毒理学作用

当前,临床最常用的是钆类对比剂,正常人体内钆离子含量极微,少量自由钆离子进入人体内,便可产生毒性不良反应。钆离子进入血液后,与血清蛋白结合形成胶体,这些胶体被网状内皮系统吞噬后分布于肝、脾、骨髓等器官,引起这些器官的中毒反应。钆中毒严重时表现为共济失调,神经、心血管及呼吸抑制等。

自由钆离子与螯合态钆有明显不同。化学毒性强的自由钆离子与 DTPA 结合形成螯合物后,其毒性大大降低。钆的螯合物聚集会引起一定程度的神经细胞代谢改变。肾功能不全患者慎用,因为它会使肾小球过滤功能下降。

二、MRI 对比剂的不良反应

自由钆离子与 DTPA 结合形成螯合物 Gd-DTPA 后,不但毒性大为降低,而且很少与血浆蛋白结合,不经过肝脏代谢,很快以原状态由肾脏排出。Gd-DTPA 的静脉半数致死量为 6 ~ 10 mmol/kg。试验结果证明,这是一种安全的对比剂。有文献报道,外周静脉给药的不良反应发生率约为 2.4%,血管内离子型 MRI 对比剂不良反应的发生率约为 1.31%,非离子型对比剂约为 0.80%,口服的对比剂约为 0.75%,总之,其不良反应的发生率明显低于非离子型碘对比剂。主要反应为头痛、恶心、呕吐等,一般反应较轻,呈一过性。

Gd-DTPA 发生严重不良反应的几率很低,约为 1/350 000 ~ 1/450 000;发生严重不良反应的患者常有呼吸道病史、哮喘及过敏史,一般表现为呼吸急促、支气管痉挛、喉水肿、肺水肿、血压降低等。对于癫痫患者,可能引起癫痫发作;孕妇不宜使用;哺乳期妇女在用药后 24 h 内禁止哺乳。

第五节 含钆对比剂与肾源性系统性纤维化

肾源性系统性纤维化(nephrogenic systemic fibrosis,NSF)是近年来才发现的一种仅发生于肾病患者的全身性疾病,在肾功能障碍患者中的发生率为 3% ~ 5%,男女发病比例相当,发病年龄为 8 ~ 87 岁(平均 46 岁),各种族人群均可发病。该病病因未明。Sadowski 等研究认为,多种因素(包括肾功能异常、炎症以及使用钆对比剂)可能在 NSF 的发生中起一定作用。

一、临床症状和体征

目前 NSF 均发生于肾病患者,这些患者大多在发生 NSF 前接受过透析治疗。NSF 的发作分为急性、亚急性或慢性病程。典型临床表现为皮肤增厚、硬结和变硬,髋骨和肋骨有深部骨痛。一些患者出现心脏、肺、骨骼和膈肌等全身多器官受累。

二、病理特点及形成机制

病理学上,在大的乳头状裂口与深部真皮之间可见真皮明显增厚并伴有增厚扭曲的胶原束聚集,厚纤维组织束可跨过脂肪组织延伸进入明显增厚的筋膜层,在真皮与筋膜内可见大量的梭形细胞和成纤维细胞弥漫分布于弹力纤维及胶原网中。最近的研究显示,NSF 中导致纤维化的细胞是 CF(circulating fibrocyte,CF),CF 离开血液循环后在真皮内分化为功能和组织学类似正常皮肤成纤维细胞的细胞。导致 CF 分化为最终的成纤维细胞样细胞的原因目前未明。因为多数 NSF 病例与手术和血栓关系密切,血栓和(或)内皮损害可能部分导致了一系列事件的启动从而聚集形成 NSF,外周堆积的钆对比剂也可能是 CF 的靶分子。

三、诊断、治疗与预后

诊断 NSF 的金标准是皮肤活组织病理学检查,目前对 NSF 尚无有效治疗措施,改善肾功能能够延缓或治愈 NSF。其他疗法,如口服类固醇(泼尼松)、体外光分离置换法、血浆置换、物理治疗、高剂量静脉注射免疫球蛋白治疗及肾移植在一些患者中显示有一定疗效。NSF 的自然病程未明。但从本质上讲,NSF 不是患者病死的直接原因,病死的原因可能是有效通气或关节的活动受到限制引起的坠落、骨折和血栓等并发症。

四、钆对比剂与 NSF 的关系

钆对比剂与 NSF 有关的证据可能有:① NSF 被医师认识的时间与使用高剂量钆对比剂迅速增加的时间吻合;② 钆对比剂的使用与 NSF 的发生存在时间上的联系;③ 利用扫描电子显微镜和能量分散 X 线光谱仪在 NSF 患者受累皮肤的活检标本中检测到了钆的存在。但钆对比剂可能不是 NSF 发生的唯一条件。

Marckmann 等推测 NSF 源于在组织中沉积的游离钆离子。还有学者推测 NSF 是由钆螯合剂的不稳定以及活体状态下的去螯合而引起的。钆对比剂引起 NSF 的可能机制:肾功能衰竭患者钆清除的时间延长,可引起钆与配体复合物离解,内源性的金属(如锌、铜、铁以及钙)和内源性酸加速了该离解过程,使得出现更多的游离钆离子,游离的钆离子有高度毒性,可溶性差,可与阴离子(如磷酸盐、碳酸盐和羟基)结合形成沉淀,堆积于肌肉、骨骼、肝脏、皮肤及其他器官,并可能引起转换生长因子 β 表达的炎性细胞浸润,从而导致纤维化。

五、钆对比剂使用的推荐意见

① 中、重度肾疾病患者接受钆制剂的磁共振增强检查和磁共振血管成像检查可能会出现致残或致死的 NSF。② 发现疑诊为 NSF 的患者应与医师取得联系。NSF 患者可能出现皮肤变紧和僵硬以及体部器官瘢痕形成,其他症状和体征包括灼热感、瘙痒、肿胀、皮肤暗红色斑片,巩膜黄点,关节僵直至运动困难,胳膊、手或腿及足伸直困难,髋骨和肋骨深部疼痛和肌肉无力。③ NSF 患者需要进行影像检查时,应尽可能地选择非钆增强的 MRI 或磁共振血管成像技术;如果患者接受了钆对比剂,应考虑立即进行透析治疗。④ 对于需要进行透析治疗的慢性肾病患者以及肾小球滤过率 <30 ml/min 的患者,原则上不使用钆对比剂。如必须使用,应告知患者目前关于 NSF 的相关信息,请患者签署使用钆对比剂的同意书,检查中尽可能地使用最少剂量的对比剂。增强检查前的平扫序列如能获得足够的诊断信息,则无须进行钆增强磁共振检查。血液透析的患者应尽可能在使用钆对比剂后的最初 3 h 内进行血液透析,在 24 h 内进行第 2 次血液透析。腹膜透析患者应至少在应用钆对比剂后 48 h 内进行腹膜透析确保无干腹阶段。对于非透析的肾功能障碍患者应慎重选择透析治疗。

第六节　MRI 对比剂的评价

当前,临床上广泛应用的 MRI 对比剂主要是顺磁性对比剂 Gd-DTPA,常规使用剂量为 0.1 mmol/kg(或 0.2 ml/kg),静脉注射应在 1~2 min 内完成。如果做动态增强扫描,采集首过效应需严格控制注射速度及注射时间,采用大剂量对比剂(如使用剂量为 $0.2 \sim 0.3$ mmol/kg)可提高信号强度,增加小病灶的检出率。在安全性和不良反应方面,常规剂量与大剂量未发现明显差别,但使用大剂量提高了细节可见度。

病变类型与增强效果关系密切。当血脑屏障未被破坏时,脑良性胶质瘤用双倍剂量对比剂也不会增强。对于血供丰富的神经鞘瘤,用常规剂量或常规剂量的一半,便可得到显著的增强效果。因此,增强效果与使用剂量、病变性质、血运情况及病灶大小有关,应根据情况选用常规剂量或半量,甚至常规剂量的1/4剂量,不应片面追求大剂量。

Gd-DTPA 进行磁共振增强扫描时,应充分利用 T_1 效应特性,选用 SE 或 FSE 脉冲序列 T_1 加权,同时要加脂肪抑制或磁化传递成像(MTI),这样能增加对比效果。通常采用横断位、冠状位及矢状位扫描,其中一个扫描方位要包括整个扫描部位,另两个扫描方位可在病灶处进行定位扫描。

(本篇作者:王 骏 姚建新 杨燕敏 荣伟良 徐寿良 佘正明 罗雪莲 张锡龙)

第二篇

传统 X 线摄影

第三章　X 线成像理论

第一节　X 线的产生及其特性

一、X 线的发现

1895 年 11 月 8 日,德国物理学家伦琴(Rontgen)在研究阴极射线管气体放电时,发现附近涂有铂氰化钡的纸板上能发出荧光,将手置于阴极射线管与铂氰化钡板之间,在纸板上显示出手的轮廓及骨骼影像(图 3-1)。伦琴推断这是一种特殊的射线,由于当时对这种射线的性质不清楚,便借用数学上代表未知数的符号"X"来表示,称之为 X 射线(X-ray),后人为了纪念伦琴这一伟大发现,称之为伦琴射线。伦琴把他的发现写成了论文,于 1895 年 12 月 28 日在德国的科

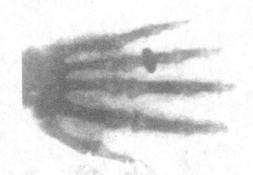

图 3-1　第一张 X 线照片(伦琴夫人的手)

学杂志上发表。1896 年 1 月 23 日又在德国的物理学会上正式宣布了这一伟大的发现。由于这一伟大发现,伦琴获得科学界的最高荣誉——1901 年的诺贝尔奖,他是第一个获得诺贝尔物理学奖的科学家。

二、X 线产生的条件

X 线是在 X 线管中产生的,其过程是高速运动的电子流撞击阳极(anode)靶物质金属原子内部,电子能量发生损失,与原子核的外层电子作用,其损失的能量全部转化为热能,称为碰撞损失(collision loss);与原子核或内层电子作用而损失的能量称为辐射损失(radiation loss),其大部分能量以 X 射线的形式辐射出去。因此,X 线的产生必须具备以下条件:① 电子源;② 高电压使电子流成为高速运动的电子流;③ 适当的障碍物(靶面)接受高速运动电子撞击转变为 X 线能;④ 高真空度。

三、连续放射与标识放射

(一) 连续放射

连续放射又称韧致辐射(bremsstrahlung),是指单位时间内能量不等的电子同时撞击靶面时,其损失的能量各不相同,因此,X 线管放射出的 X 线是一束波长不等的混合射线,又称连续 X 线。通常把连续 X 线的最短波长公式写成

$$\lambda_{min} = \frac{1.24}{V} nm$$

从以上公式可以看出,最短波长仅与管电压有关。连续放射的总能量与下列因素有关:① 与X线管的管电流成正比,管电流越大,阴极电子越多,总能量越大。② 与X线管的管电压平方成正比,当管电压增加时,虽然阴极电子数目未变,但每个电子获得的动能增加,总能量也增加。③ 与阳极物质的原子序数成正比,阳极物质的原子序数越高,阴极电子撞击原子内层轨道电子的机会就越多,总能量也会增加。

（二）标识放射

标识放射又称特征辐射(characteristic radiation),它是高速运动的电子与靶原子的内层轨道电子相互作用产生的,所以它由靶物质性质决定,与X线管的管电流无关。电子撞击靶物质产生标识X线需要的足够能量由管电压决定,管电压与靶物质的原子序数平方成正比,原子序数越高,需要的能量越大,产生的标识X线波长越短。

四、X线产生的效率及其影响因素

X线产生的效率是指发生的X线能量占全部电子撞击阳极靶面总能量的百分比。电子撞击阳极靶面的全部能量中,碰撞损失的能量最后将全部转化为热能,辐射损失的能量仅有极小部分(约0.2%)转变为X线能。产生X线的效率(η)通常可用公式计算,即

$$\eta = K \cdot Z \cdot V$$

式中,K为常数10^{-9},Z为阳极靶面物质的原子序数,V为管电压。产生X线的效率与靶面物质的原子序数和管电压成正比。X线管阳极靶面允许产热(或能承受热量)的最大负荷量,称为X线管的容量,它是选择球管的重要参数之一,影响产生X线效率的因素有如下几点。

（一）管电压的影响

高速电子撞击阳极靶物质的最大能量,取决于管电压的峰值,随着管电压的升高,最短波长向短波方向(高能端)移动,X线强度相应地增强,产生X线的效率越高。

（二）阳极靶面物质的影响

连续放射是高速运动的电子与所撞击的靶原子核相互作用时产生的,其能量与靶物质的原子序数成正比,在其他条件不变时,靶物质的原子序数越高,产生的X线强度越大。标识放射是由X线管阳极靶物质的原子结构特性决定的,靶物质的原子序数越高,轨道电子结合能越大,产生标识放射的能量也越大。因此,靶物质原子序数越大,产生X线的效率越高。

（三）管电流的影响

当管电压固定时,管电流越大,撞击阳极靶面的电子数目越多,产生的X线强度越大。

（四）高压波形的影响

尽管作用于X线管两极间管电压的整流形式不同,但都是脉动电压,三相六脉冲和十二脉冲的峰值电压接近于恒定电压,比半波和全波整流峰值电压平均能量高,X线的硬射线成分相对较多,辐射强度(或输出量)也较大,产生X线的效率也较高。

五、X线的本质

X线属于电磁辐射的一种,具有普通光的性质,又具有波粒二象性,即波动性和微粒性。X线的波长范围约为$6 \times 10^{-13} \sim 5 \times 10^{-8}$ m,医学诊断用X线管电压通常在$25 \sim 150$ kV之间,相应X线的波长约在$8 \times 10^{-12} \sim 3.1 \times 10^{-11}$ m。

（一）波动性

X 线是一种波长很短的电磁波，实验已经证实了 X 线具有波动特有的现象——波的干涉和衍射等。它是一种横波，以波动的方式传播，在真空中的传播速度与可见光相同（$c = 3 \times 10^8$ m/s）。X 线的波长用 λ 表示，频率用 v 表示，c 代表其传播速度，三者的关系为

$$c = \lambda v \text{ 或 } \lambda = \frac{c}{v} \quad v = \frac{c}{\lambda}$$

（二）微粒性

X 线照射荧光屏及增感屏上的某些化学物质（如铂氰化钡、钨酸钙、碘化铯等）的原子外层轨道电子发生跃迁现象而产生荧光，X 线照射气体或某些物质会发生电离。X 线光子与某些金属原子中的轨道电子碰撞，该原子轨道上的电子得到足够能量而脱出，物质会失去负电荷而产生光电效应，X 线光子类似于 X 线管中碰撞阳极靶面的阴极电子。可以把 X 线看作是由一个个的微粒——光子组成的，且这些光子具有一定的能量和质量。

（三）X 线的二象性及其统一

X 线和其他光线一样，在传播的过程中表现出波动性，具有频率和波长，并有干涉、衍射、反射和折射等性质。X 线在与物质相互作用时又表现出微粒性，每个光子具有一定的能量、动量和质量，它能产生光电效应，能激发荧光物质发出荧光等。量子力学把 X 线（光波）看做是几率波——代表光子在空间里存在的几率，X 线不仅具有波动性和微粒性，且把光的波动性和微粒性统一起来。

六、X 线的质与量

自 X 线管靶面发出的 X 线，在各个方向上的强度分布是不均匀的，它的分布与 X 线管靶物质的种类、厚度、靶面倾斜角度等均有一定的关系。所谓 X 线强度（intensity of X-ray）是指在单位时间内垂直于 X 线传播方向的单位面积上所通过的光子数目和能量的总和。

在实际应用中，常用质和量来表示 X 线强度。X 线的质（线质），一般用于表示 X 线的硬度（hardness of X-ray），即穿透物质的能力，它代表光子的能量，有时也指在某一波长范围内 X 线光子的平均能量。

X 线的质仅与光子能量有关，能量越大，X 线的波长越短，则 X 线的质越硬，即 X 线的穿透力越强；反之，X 线的硬度就小。X 线管发出的是波长不等的连续 X 线谱，其质很难用一个数值来表示。由于 X 线的光子能量及波长是由管电压决定的，所以在实际工作中，一般用管电压（kV）数值间接表示 X 线的质，有时也用半价层来表示 X 线的质。半价层（half value layer，HVL）是指入射的 X 线强度减弱为原来的一半时某均匀吸收体的厚度。半价层越厚，表示 X 线质越硬。

X 线的量是 X 线束中的光子数，在实际工作中，常用 X 线管的管电流与照射时间的乘积毫安秒（mAs）来表示 X 线的量。管电流越大，代表 X 线管中被加速的电子数目越多，电子撞击阳极靶面产生的 X 线量越多，则 X 线强度也就越大。X 线照射时间，是指球管产生 X 线的时间。显然，X 线的量与管电流及照射时间成正比。

七、X 线特性

X 射线是一种电磁波，除具有电磁波的共同属性外，由于其能量大，波长短，还具有以下几方面的特性。

（一）物理效应

1. 穿透作用（penetration action）

穿透性是指 X 线穿过物质时不被吸收的特性,穿透性不仅与 X 线的能量有关,还与被穿透物质的本身结构和原子性质有关。光子能量越大,对物质的穿透作用越强。物质的原子序数高、密度大,吸收 X 线量多,X 线穿透力相对较弱;物质原子序数低、密度小,吸收 X 线量少,X 线穿透力相对较强。X 线对人体各组织穿透性的差异是 X 线医学影像学的基础。

2. 荧光作用（fluorescence action）

某些荧光物质如钨酸钙、铂氰化钡、硫化锌镉及某些稀土元素等,受到 X 线照射时,物质原子发生电离或被激发处于受激状态,当被激发的原子恢复到基态时,由电子的能级跃迁辐射出可见光和紫外线光谱,这种光谱即是荧光,具有这种特性的物质叫荧光物质,X 线使荧光物质发生荧光,称荧光作用。透视用的荧光屏、摄影中用的增感屏、影像增强器中的输入屏和输出屏都是利用这种特性做成的。

3. 电离作用（ionization action）

物质受到 X 线照射,使原子核外电子脱离原子轨道,这种作用称电离作用。虽然 X 线本身不带电,但具有足够能量的 X 线光子撞击物质原子中的轨道电子,使电子脱离原子而产生第一次电离;脱离原子的电子获得较大能量后又与其他原子碰撞,产生二次电离。电离作用产生带电荷的正、负离子,在固体和液体中很快又复合,在气体中可由正负电极吸引此种正、负离子形成电离电流。收集气体中的电离电荷,测定 X 线的强弱,便可知道 X 线的量,剂量测量仪就是根据这种原理制成的。电离作用是 X 线损伤和治疗的基础。

（二）化学效应

1. 感光作用（sensitization action）

X 线照射到胶片,由于电离作用,使胶片上的卤化银发生光化学反应,出现银颗粒的沉淀,称为 X 线的感光作用。由于 X 线穿透人体后的强度分布不同,使卤化银的感光度发生差异,经显影后产生一定的黑化度,显示出人体不同密度的影像。

2. 着色作用（pigmentation action）

某些物质,如铂氰化钡、增感屏、铅玻璃、水晶等,经 X 线长时间照射后,其结晶体脱水渐渐改变颜色,发生脱水、着色,称为着色作用（脱水作用）。

（三）生物效应

生物细胞,特别是增殖性细胞经一定量的 X 线照射后,可能产生抑制、损伤,甚至坏死,即为 X 线的生物效应（biological effect）。不同的组织细胞对 X 线的敏感性不同,会出现不同的反应。放射治疗就是利用 X 线的生物效应,对病变组织进行一定量的 X 线照射。X 线的生物效应也是射线工作者及受检者应注意防护的原因。

八、X 线衰减

X 线与物质的相互作用过程是辐射能量在物质中的传递与转移过程。当 X 线与物质相互作用时,通过电离和激发的过程,把能量传递给其他物质,其能量被不同程度地吸收,但这个过程并非是简单的能量传递,而是一个复杂的过程,X 线在物质中可引起物理、化学等各种效应。X 线在物质内传播过程中的强度减弱,包括吸收衰减（absorption attenuation）和扩散衰减（diffusion attenuation）。

（一）X 线与物质相互作用的主要形式

1. 光电吸收

当 X 线光子与物质的原子内层电子相互作用时,将全部能量传递给轨道电子,一部分能量使其克服核电场作用而脱出轨道,释放出来的电子叫光电子;另一部分剩余能量则成为光电子高速运动的动能,这种现象称为光电效应(photo electric effect)。被击原子对光子能量的吸收叫光电吸收,此种吸收多发生在较低能量的光子和原子序数较高的物质作用时。

发生光电效应时,光电子从原子内层脱出产生空位,处于受激状态,当外层的电子跃迁到内层空位时,便产生标识 X 线。光电子的能量在与物质相互作用中逐渐损失,直到被完全吸收。

2. 康普顿散射吸收

若入射的 X 线光子能量比外层轨道电子的结合能大很多,这些被光子碰撞的电子就可视为自由电子。X 线光子与原子外层轨道电子(或物质中自由电子)相互作用时,光子将部分能量传递给电子,轨道电子获得能量后摆脱原子核的束缚,从原子中射出。而入射光子损失掉一部分能量,就改变了频率和方向,与原入射方向成某一角度散射,这个过程称康普顿散射(Compton scattering)。如果这个过程只涉及自由电子对光子能量的吸收,称康普顿散射吸收。

3. 电子对效应

当具有较大能量的入射光子与原子核周围的电场相互作用时,会转变为一个负电子和一个正电子,这一现象称为电子对效应(electric pair effect)。光子的能量一部分转变为正负电子的静止质量,其余转变为正负电子的动能。一般医用 X 线光子的能量较低,不足以引起电子对效应。

（二）扩散衰减（距离衰减）

自焦点发射出的 X 线,向空间各个方向辐射,在半径不同的各球面上,X 线强度与焦点到物体距离的平方成反比。

第二节　X 线影像的形成及影响因素

X 线影像的形成是把三维空间分布的被照体信息,以二维光学影像的形式表现出来。被照体作为信息源,X 线作为传递被照体信息的载体,这是一个 X 线影像信息形成、转换、存储和传递的过程。

自 X 线管发出的 X 线束强度分布均匀,对三维空间的人体照射后,部分射线被人体组织吸收,部分射线穿过人体,由于人体组织结构不同,这些透射线已具有人体对 X 线吸收后的差异,强度分布不均匀,从而形成了具有对比的被照体 X 线影像信息。

不可见的 X 线影像信息通过接收介质(增感屏-胶片体系、荧光屏、影像增强器等)转换为二维可见的、分布不均的荧光强度。增感屏发出强度不均匀的荧光,传递给胶片,使感光乳剂形成银颗粒的潜影分布,经显影加工处理,转换成光学密度分布。借助观察器将光密度分布转换成可见光的空间分布。然后,投射到视网膜形成视觉的可见影像。通过识别、判断,最后作出评价或诊断。

一、X 线照片影像

X 线照片影像是由具有被照体影像信息的透射线作用于增感屏-胶片系统,使胶片中的乳剂感光,经显影后,以光学影像的形式表现出来,即将影像信息记录显示在胶片上,成为可见的光密度影像。

（一）光学密度与感光效应

胶片中的感光乳剂（卤化银）在光（或辐射线）作用下致黑的程度称为照片密度（density），又称光学密度或黑化度。光学密度是由于胶片上乳剂感光后，光量子被卤化银吸收，经过化学处理，使卤化银还原，构成黑色金属银的影像。卤化银吸收光线越多，银沉积越多，照片就越黑；反之，银沉积越少，照片就越透明。

光学密度是形成 X 线影像的基础，人们看到的 X 线影像都是由黑白不同的密度组成的。照片密度可以根据透光率和阻光率来测量，入射光线强度为 I_0，透射光强度为 I，则透光率为 I/I_0，阻光率为透光率的倒数，即 I_0/I。光学密度通常以 D 表示，光学密度值为照片上某点阻光率的常用对数值。

X 线摄影效果，即 X 线对胶片的感光作用，是指 X 线穿过人体被检组织后，使感光系统（屏-片系统）感光的效果，又称"感光效应"（sensitization effect）。X 线对胶片的感光效应（E）可用公式表示为

$$E = K \cdot \frac{kV^n \cdot I \cdot t \cdot S \cdot F \cdot Z}{R^2 \cdot D \cdot Z' \cdot B} \cdot e^{-\mu d}$$

式中 V 代表管电压，n 是管电压的指数，I 代表管电流，t 代表曝光时间，S 代表增感屏的增感率，F 代表胶片感光度，Z 代表靶物质原子序数，R 代表焦-片距，D 代表照射野的面积，Z' 代表被照体的原子序数，B 代表滤线栅的曝光倍数，e 代表自然对数的底，μ 代表被照体的 X 线吸收系数，d 代表被照体的厚度，K 是常数。

由此可见，影响感光效应的因素很多，主要因素有管电压、管电流、照射时间、焦-片距、增感屏、滤线栅等。一些相对固定的因素，在每次 X 线摄影时，相对不变，把这些因素放到上式的常数中，故感光效应（E）公式可简写成

$$E = K \cdot \frac{kV^n \cdot I \cdot t}{R^2}$$

（二）照片密度及其影响因素

照片密度可以直接用光学密度计测量，但是需依赖人眼的识别能力来判断，由于人眼对光学密度的识别范围在 0.25~2.0 之间，因此，该密度范围即是诊断需要的密度范围。密度过高或过低均可影响影像质量，借助强光灯可适当提高识别高密度照片的能力。通常除了胶片本底灰雾外，密度在 0.3~1.5 之间的照片影像，提供的诊断信息较丰富。不同摄影部位的标准 X 线影像，其密度值范围不同。

照片密度（卤化银被还原的多少）受多种因素的影响，固定因素有电源条件、高压发生装置、设备总过滤（包括 X 线管壁、窗口过滤、绝缘油等）、滤线器、胶片特性等。但在 X 线摄影中，影响照片密度的变量因素还有许多。

1. 照射量（mAs）

管电流与曝光时间的乘积称为毫安秒（mAs），是控制照片密度的主要因素。不同的照射量，照片上得到的密度值不同，在适当的曝光量下，密度与照射量成正比。当管电压和焦-片距固定时，管电流与曝光时间成反比。

2. 管电压（kV）

照片密度与管电压的 n 次方成正比。n 值在诊断用 X 线波段内通常为 2~5。

3. 焦-片距离（FFD）

在其他摄影条件不变时，照片的密度随着摄影距离（FFD）增加而减小。为了得到较大密

度值,应尽量缩短焦-片距,但是这样却增加了影像的放大变形与模糊。因此,摄影距离的确定应遵循在 X 线机容量允许的条件下,确保影像清晰的原则。通常四肢及躯干的摄影距离为75~100 cm,胸部摄影距离为180 cm,心脏摄影距离为200 cm(即为远达片),另有一些特殊的部位需采用近距离摄影。

4. 被照体

人体组织对 X 线吸收的量,与被照体的厚度、密度以及组织的有效原子序数有关,照片影像密度随被照体的厚度和密度增加而降低。骨骼的主要成分是钙化合物,能吸收较多的 X 线,在照片上骨皮质、骨小梁等显示为密度低的透亮影像;软组织(皮肤、肌肉、脏器和软骨等)对 X 线的吸收能力差异较小,在 X 线照片上显示为密度较骨组织稍高的深灰色影像,且软组织间密度差异难以分辨;脂肪主要是碳水化合物,吸收 X 线量较少,在 X 线照片上显示为密度较高的深灰色影像;体腔和组织内存有一定量的气体,如肺泡、肠腔内的气体及皮下气肿时,其吸收 X 线量最少,在 X 线照片上显示为密度值最高,呈深灰色至黑色影像。

5. 照射野面积

X 线束照射到被照体,其照射面积的大小称照射野。照射野的大小对 X 线照片的密度、对比度有较大影响,照射野越大,散射线越多,胶片的灰雾度增加,照片对比度下降(图3-2)。

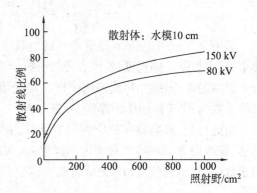

图 3-2　照射野与散射线之间的关系

6. 增感屏-胶片组合

增感屏可提高胶片感光效应数十倍,X 线照片上绝大部分的影像密度是由增感屏的荧光作用形成的,合理的屏-片组合相当重要。增感屏的增感作用,取决于增感屏的增感率,增感率高获得的影像密度大。

7. 照片冲洗因素

照片冲洗因素包括显、定影液的性能,显影温度及显影时间等。新配制的药液显影能力较强,随着洗片数量的增加及显影液在高温下或与空气接触的无效氧化,显影液的显影能力逐渐减弱,密度逐渐降低。显影时间延长或温度升高,照片影像密度也相应增加,但照片的灰雾也有所增加。

二、X 线照片对比度

(一) X 线照片对比度

对比度(contrast)是 X 线影像诊断的依据,X 线到达被照体之前,其强度分布是基本均匀的,当 X 线穿过被照体后,由于人体组织密度差异,对 X 线的吸收系数不同,透过肢体的 X 线强度分布不均,即产生了 X 线对比度,此时已形成了 X 线影像信息。X 线对比度通过胶片或屏-片系统转换成人眼可识别的影像。胶片对 X 线对比度具有一定的放大能力,这种放大能力称为胶片对比度,用胶片反差系数表示。

X 线照片对比度是照片影像上相邻两点的密度差,也称光学对比度,它依赖于被照体吸收 X 线的差异所产生的 X 线对比度,以及胶片对 X 线对比度的放大结果。照片对比度(K)可用数值计算,等于相邻两点的照片密度(D_1、D_2)之差,即

$$D_1 = \lg \frac{I_0}{I_1} \quad D_2 = \lg \frac{I_0}{I_2} \quad K = D_1 - D_2 = \lg \frac{I_0}{I_1} - \lg \frac{I_0}{I_2} = \lg \frac{I_2}{I_1}$$

式中 I_0 代表入射光强度，I_1、I_2 代表照片相邻两点的透光强度。很明显，照片相邻两处的光学对比度就是透过光之比的常用对数值。X线照片影像要有一定的对比度和丰富的层次，对比度过高或过低，都会导致影像信息的丢失。

（二）影响 X 线照片对比度的因素

1. 被照体本身因素

被照体组织的有效原子序数、密度及厚度差异较大时，则透过肢体后的 X 线强度分布差异较大，照片影像对比度大；反之，照片影像对比度就小。

2. 射线因素

X线照片对比度的形成主要是由于被照体本身对 X 线的吸收差异，但有些被照部位吸收 X 线的差异较小，导致照片影像对比度小，必须通过改变 X 线的线质或线量来调整照片影像的对比度。

3. 胶片 γ 值

X线对比度只有通过胶片对比度放大之后才能显示出来，一般用胶片的 γ 值（胶片对比系数）来表示胶片对 X 线对比度反应能力的大小。应用不同 γ 值的胶片摄影时，所得到的照片影像对比度不同。因此，在 X 线摄影中应尽量采用高 γ 值的胶片。一般 X 线胶片的 γ 值范围是 2.7 ~ 3.5。

X线的质是由管电压决定的，它控制着照片对比度。因为高千伏或低千伏摄影时，物质对 X 线的吸收方式不同。低千伏摄影时，物质对 X 线的吸收以光电吸收为主，原子序数所造成的吸收差异大，X 线照片对比度高；当管电压增加时，穿透力增强，物质对 X 线的光电吸收递减，康普顿吸收递增，原子序数所造成的吸收差异减小，导致 X 线照片对比度下降，但照片层次丰富。

X线照射量对照片对比度影响不大，但增加 X 线照射量，照片的影像密度值增加，使密度过低的部分对比度明显好转；反之，减少照射量，密度过高部分对比度也得到改善。

此外，由 X 线管发出的原发射线照射到人体和其他物体时，会产生许多波长较长、方向不定的散射线，它使胶片产生灰雾，对照片对比度影响较大。

三、X 线几何投影

X线对物体的几何投影是 X 线摄影原理的基础，利用焦点、被照体和胶片之间的相互位置关系进行摄影，就可以得到符合诊断要求的被照体 X 线照片影像。

（一）X 线束

当高速运动的电子撞击球管阳极靶面时，由于靶面呈一定倾角（约 17° ~ 19°），从靶面发出的 X 线是以焦点为顶点的圆锥形线束。自靶面射出并垂直于窗口中心的射线称为中心线，它代表 X 线摄影方向，每一个摄影部位均需利用中心线，中心线不准确就不能获得正确的几何投影。在 X 线束中，中心线以外的射线称为斜射线，斜射线与中心线成角，离中心越远，角度越大。某些特殊摄影位置可利用斜射线进行摄影。

（二）焦点、被照体和胶片之间的相互位置关系

中心线对被照体的投射方向，以及被照体与胶片的相对位置关系，决定了被照体在照片上的影像。只有中心线与被照体和胶片的中心在一条直线上，并垂直于被照体和胶片，照射野完

全包括被照体时,才能使被照体全部摄影在胶片上,且影像变形失真度最小。

1. 有效焦点的大小及射线量的分布

X 线管阳极靶面接受高速运动电子撞击的面积,称为实际焦点,简称焦点(focus)。X 线管焦点对各方向的投影均称为有效焦点,其中垂直于窗口方向的投影有效焦点为 X 线管的标称有效焦点。焦点的大小是 X 线机成像性能的重要参数之一。同一个 X 线管有效焦点的大小,随 X 线投射的方向而不同,X 线量的分布也不均匀。在 X 线管的纵轴上,近阳极端的有效焦点小,X 线量分布少;近阴极端的有效焦点大,X 线量分布多,称为 X 线管的阳极效应。阳极靶面倾角延长线以外的部分,因靶面的吸收,其原发射线为零,此为阳极足跟现象。在 X 线管的短轴方向平面上,有效焦点对称分布,X 线量分布是对称的。由于阳极效应的存在,在摄影时应注意肢体的长轴与 X 线管的长轴平行,并将被照体厚度大、密度高的部分置于阴极,使胶片的密度基本趋于平衡。

2. 影像放大与失真

只有当 X 线呈平行射线且垂直于被照体及胶片时,影像才不会产生明显的放大和变形。而 X 线束是以焦点为顶点的锥形放射线束,因此,被照体在胶片上的 X 线影像是放大的,放大率(M)为影像大小与物体大小的比值,也等于焦-片距与焦-肢距的比值。

$$M = \frac{S_2}{D} = \frac{a+b}{a} = 1 + \frac{b}{a}$$

式中 a 代表焦-肢距,b 代表肢-片距,$a+b$ 代表焦-片距。为避免影像过度放大,摄影时应尽量使肢体或病灶靠近胶片,并在机器负荷允许的条件下尽量延长焦-片距。

照片中的影像较原物体大小及形状上的改变称失真(distortion),其改变程度称为失真度。X 线中心线与被照体的中心偏离,造成影像与被照体产生差异,称歪斜失真。摄影中应将焦点置于被照体的正上方,中心线垂直且通过被照体和胶片的中心。摄影时被照体未与胶片平行,导致被照体各部分放大率不一致,称放大失真。近胶片侧放大率小,远离胶片侧放大率大,摄影时应尽量使被照体或病灶平行且靠近胶片。由于组织结构重叠,导致影像的相互重叠,很难把组织器官的病灶全部显示出来,称重叠失真。影像重叠大致有 3 种情况:① 大物体的密度明显高于小物体的密度,重叠后的影像中小物体不易显示,如胸片中看不到胸骨的影像。② 大物体的密度明显低于小物体的密度,重叠后的影像对比度好,小物体易于显示,如胸片肺野中的肋骨影像。③ 大小物体密度较高且相等,重叠后的影像对比度差,小物体隐约可见,如膝关节正位照片中髌骨的影像。

四、X 线照片模糊

一张优质的 X 线照片,除了要有较好的对比度之外,还要具有良好的清晰度。清晰度是指影像边缘的锐利程度,若出现影像边缘不锐利,则称为模糊。可用模糊度来说明清晰度,影像模糊度大,则清晰度差;反之,影像模糊度小,则清晰度好。影响模糊度的因素有:几何学模糊、运动性模糊、增感屏-胶片系统产生的模糊和散射线性模糊。

(一) 几何学模糊

X 线管靶面不是点光源,其有效焦点具有一定的几何面积,称之为面光源。根据光学原理可知,有效焦点面积越小,产生的半影(penumbra)越小,影像越清晰;反之,有效焦点面积越大,产生的半影越大,影像就越模糊,这种由面光源成像时引起的半影模糊称几何学模糊。半影(晕影)的大小称为模糊度(H),其公式为

$$H = \frac{b}{a-b} \cdot F$$

式中 b 代表肢-片距离，a 代表焦-片距，$a-b$ 代表焦-肢距，F 代表有效焦点的大小。显然，模糊度与有效焦点、肢-片距成正比，与焦-肢距成反比。

（二）运动性模糊

在摄影过程中，焦点、被照体、胶片3者任何一个发生移动，都能造成影像模糊，称运动性模糊，此模糊在实际操作中常见，也是最严重的模糊。产生运动性模糊的原因很多，如机械系统固定不牢所致 X 线管及暗盒的移动、被检者的不合作、脏器的生理性运动和病理性运动等。因此，在实际工作中，应注意焦点、被照体、胶片3者的相对固定，控制和降低由运动而产生的模糊（图3-3）。

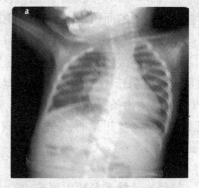

图3-3 患儿移动所致伪影

（三）增感屏-胶片系统产生的模糊

1. 增感屏性模糊

增感屏荧光物质颗粒的大小对模糊度的影响较大，荧光颗粒越大，发光效率越高，荧光扩散现象越严重，产生的模糊度越大。另外，增感屏的荧光层是由多层荧光颗粒叠加而成的，层数越厚，接受 X 线照射的斜角越大，模糊度也越大。

2. 屏-片接触性模糊

虽然增感屏和胶片本身具有一定的模糊性，但两者组合使用接触不良时，继发性产生的模糊对影像质量的影响更明显（图3-4）。

此外，由胶片斑点（卤化银晶体颗粒）形成的模糊，因其模糊度相对较小，对影像质量的影响不明显，可忽略不计。

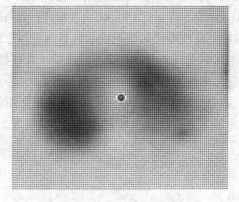

图3-4 屏-片接触不良所致伪影

（四）散射线性模糊

X 线与人体相互作用的主要形式是光电吸收和康普顿散射吸收，康普顿散射吸收会伴有散射线的产生，而散射线对周围其他物体也有穿透、被吸收和再次产生散射等作用，因此，可使照片产生灰雾，增加影像的模糊度。

五、散射线的产生及消除

从 X 线管发出的原发射线穿过人体后，分成两部分：一部分是带有肢体信息的有用射线；另一部分是波长较长、方向不定的散射线，它能使胶片感光。如果散射线大量存在，就会使胶片产生灰雾，对照片影像质量影响很大。管电压越高，产生 X 线能量越大，波长越短，散射线越多；被照体越厚，受照射面积越大，散射线也越多。为了提高影像质量，要尽量减少散射线对照片的影响，减少散射线的主要方法有抑制法和消除法。

（一）抑制法

1. 滤过板

从 X 线管窗口射出的 X 线是波长不等的 X 线束，用铝板或薄铜板等放置于窗口处，可吸收波长较长的原发射线，从而减少散射线的产生，同时也利于被检者的 X 线防护。

2. 遮线器(遮线筒)

在摄影时尽量缩小照射野的面积,减少不必要的原发射线,从而减少散射线,常用的有遮线筒或遮线器。遮线筒用铜或其他金属制成,根据摄影位置的需要,可制成不同的形状,如圆柱形、圆锥形等。遮线器是控制铅板活动的机械装置,使相互垂直的两对铅板并拢或张大,从而控制照射野的面积,一般应使照射野面积稍大于胶片面积。

(二)消除法

消除散射线的有效设备是滤线器,其主要结构是滤线栅(grid)。滤线栅是将宽度为 0.05 ~ 0.1 mm 的薄铅条,间隔以能透过 X 线的物质(如胶木纸板等)互相平行或呈一定斜率排列而成(图 3-5、图 3-6)。

1. 滤线器

滤线栅的技术参数主要有:① 栅焦距,即聚焦式滤线栅铅条延长线汇聚成直线至滤线栅中心的垂直距离。X 线摄影时,焦片距与滤线栅的栅焦距应相等或接近,这样 X 线可顺利通过滤线栅,否则被吸收。常用滤线栅的栅焦距有 80,90,

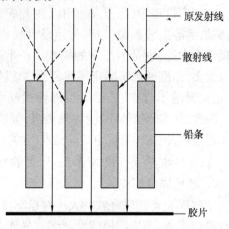

图 3-5 滤线栅工作原理

100 和 120 cm,也有 150 cm。② 栅比(grid ratio),即滤线栅铅条高度与铅条间隙宽度之比。栅比越大,滤线栅吸收散射线的效果越好(图 3-7),但吸收有用 X 线也随之增加,故应根据所用管电压的高低来选择合适的滤线栅。常规摄影选用的滤线栅栅比为 1:5 ~ 1:8,高电压摄影多选用栅比为 1:10 ~ 1:12 的滤线栅。③ 栅密度,单位距离内滤线栅中所含铅条的数目,常用线对数/厘米(LP/cm)表示。常规摄影用活动滤线栅的密度为每厘米 20 ~ 30 条,而固定滤线栅的密度高达每厘米 40 条以上,栅密度大,表示滤线栅吸收散射线能力强。

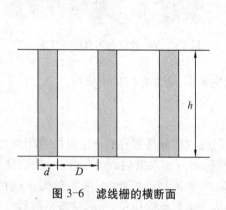

图 3-6 滤线栅的横断面

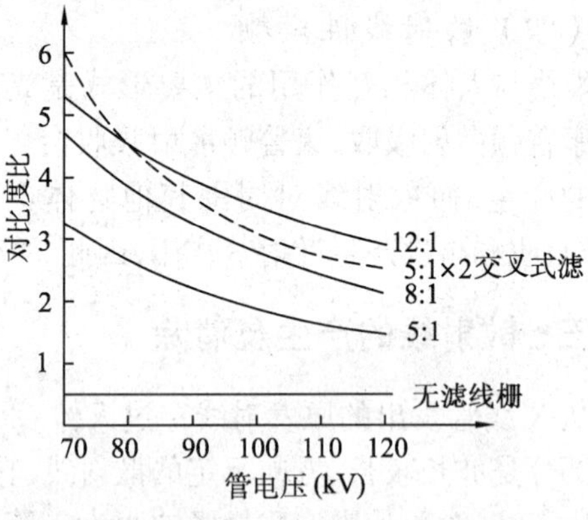

图 3-7 应用滤线栅后对比度的改善

滤线栅根据构造特点可分为聚焦式(图 3-8)、平行式及交叉式。铅条按不同斜率,两侧对称、均匀排列,其延长线聚集于一条直线,称聚焦式滤线栅;铅条完全平行排列,无聚焦,称平行式滤线栅;铅条相互垂直或斜交叉排列,称交叉式滤线栅。

2. 滤线器的种类

滤线器分为固定滤线器和活动滤线器。

（1）固定滤线器：指在摄影时固定不动的滤线栅，它由一块附加铝板或合成树脂板支撑，有不同的规格。将滤线栅固定于被检体与胶片之间，以达到吸收散射线的目的。固定滤线器使用比较方便，但栅密度较小时，胶片上会留有铅条阴影。因此，理论要求栅密度越大越好。

（2）活动滤线器：指滤线栅在摄影前的瞬间开始运动，直至摄影结束为止。运动方向与铅条方向垂直，这样既能吸收散射线，又不会在胶片上留下铅条阴影。活动滤线器由于结构所限，一般都安装在摄影床、诊视床的床面以下或立于胸片架上。活动滤线器基本组件包括滤线栅、驱动装置、暗盒托盘及控制电器等。活动滤线器有电动式和弹簧振动式两种。

在使用滤线栅时应注意：① 使用聚焦式滤线栅时不要将滤线栅反置（图3-9）；② 焦点至滤线栅的距离要在允许范围内（图3-10）；③ 中心线对准滤线栅中线，左右偏移不超过3 cm（图3-11）；④ 倾斜X线管时，倾斜方向只能与铅条排列方向平行；⑤ 使用调速活动滤线栅时，调好其运动速度，一般应较曝光时间长1/5；⑥ 要消除高散射线率，可选用栅比大的滤线栅，但增加了被检者接受的X线剂量；⑦ 应用交叉式滤线栅时，X线不得作任何方向的斜射。

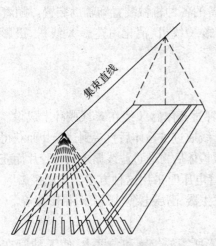

图 3-8　聚集式滤线栅

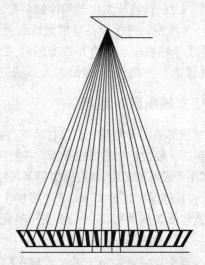

图 3-9　滤线栅倒置时X线被吸收

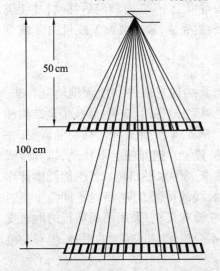

图 3-10　滤线栅焦距不对时铅条吸收X线

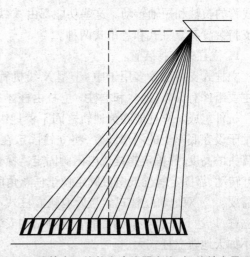

图 3-11　X线管中心线偏离滤线器中线时X线被大量吸收

第四章 传统 X 线机结构

传统 X 线影像设备就是用于 X 线透视、X 线摄影和常规造影检查的 X 线设备,称为常规或传统 X 线检查设备。

第一节 X 线 机

X 线机因使用目的不同,结构会有很大的差异,但基本结构都是由主机和外部设备组成。主机包括 X 线管、高压发生器和控制装置,主要作用是产生 X 线,控制 X 线的"质"、"量"和曝光时间。X 线机的外部设备是根据诊断需要而装备的各种机械装置和辅助装置。随着临床需要,出现了各种功能不同的 X 线专用机,如血管造影 X 线机、消化道造影 X 线机、摄影专用 X 线机、乳腺摄影 X 线机、床旁摄影 X 线机等。

一、常规摄影 X 线机

常规摄影是用 X 线胶片记录被检部位影像,使穿过人体的 X 线在 X 线胶片上成像。常规 X 线摄影包括一般摄影和滤线栅摄影。一般摄影是 X 线通过被检体后直接到达胶片而获得影像的方法,多用于较薄的部位;滤线栅摄影是 X 线通过被检体后再通过滤线栅才到达胶片而获得影像的方法,被检体厚度超过 15 cm 或使用 60 kV 以上管电压时采用这种方法。常规摄影 X 线机的基本构造包括 X 线管头、X 线管头支持装置、高压发生器、高压电缆、摄影床、摄影架等。

(一) X 线管头支持装置

X 线管头支持装置用于将 X 线管头锁定在摄影所需的位置和角度上,使 X 线管在一定的距离和角度上进行摄影。为了满足摄影的需要,X 线管头可以上下、左右和前后移动,并能绕 X 线管的长轴和短轴转动。这些功能都由 X 线管头支持装置完成,常规摄影 X 线机的 X 线管头支持装置有立柱式和悬吊式两种。

1. 立柱式支持装置

立柱式支持装置多用于中、小型 X 线机管头的支持,其结构有两种:① 天地轨立柱式。其主要组件有天轨、地轨和立柱。立柱由柱体、底座、高度调节杆、抱筒、横臂、管头平衡结构和定位机件组成。立柱能在天地轨之间平稳地纵向移动,以满足 X 线管头纵向移动的需要,并借助于设在底座上的刹车装置,将立柱固定在任意所需位置上。抱筒能上下移动,以调节 X 线管头的高度,靠固定螺栓或电磁阀固定。横臂能绕立柱作 180°水平回转。管头能绕横臂作 180°转动,靠固定螺栓或电磁阀定位于任意角度,以改变 X 线的摄影方向,满足不同角度摄影的需要。② 双地轨立柱式。与天地轨立柱式不同,该立柱没有天轨,采用两条平行的地轨支持立柱,以达到平稳移动的目的。这种结构安装方便,且不受机房空间高度的限制,但移动范围不如天地轨立柱式大。

2. 悬吊式支持装置

悬吊式支持装置也叫天轨悬吊式支持装置,主要用于大型固定式 X 线机设备。其主要组件有天轨、滑车、伸缩器和管头横臂等。滑车由框架和滚轮组成。伸缩器由伸缩筒及升降传动平衡装置或电机驱动装置等组成。天轨固定在房顶上,滑车装在天轨上,伸缩器装在滑车上,组成一个整体。滑车能沿天轨纵向移动,移动距离多在 3 m 以上,也能沿滑车架横向移动,距离多在 1.5 m 以上。伸缩筒分 4 ~ 6 节,上下升降距离大于 1 m。X 线管能绕伸缩筒垂直轴旋转 180°或 360°,能绕水平轴旋转 90°。可运用手柄或电磁阀在任意角度上固定。充分利用空间,不占地面位置,操作方便。由于 X 线管能在较大的范围内移动或转动,所以能满足 X 线摄影检查中各种体位设计和方向的需要。

（二）摄影床

摄影床主要用于常规摄影时安置患者,进行常规 X 线摄影。摄影床由床架、床面构成。摄影床面大多采用吸收 X 线少、硬度高的碳素纤维材料,使 X 线照片清晰。两侧是固定腹部压迫带的铝制滑槽边框,床面可沿床纵向、横向移动,还可以升降高度,靠手柄或电磁阀固定。摄影床上一般配备活动滤线器,以满足滤线器摄影的需要。

（三）摄影架

摄影架是胸部 X 线摄影的专用装置,由于胸部摄影患者通常采用站立位,所以摄影架又称为立式摄影架,主要由基座和暗盒托架组成。暗盒托架可以沿基座上下移动,可以横向或纵向使用各种规格的暗盒。摄影架通常配备栅焦距长、栅比高的活动滤线器。

二、消化道造影 X 线机

消化道造影 X 线机是供医生在消化道 X 线检查过程中,根据透视情况进行适时点片摄影,记录有诊断价值的被检部位或病变影像的摄影装置,故也称为胃肠摄影专用机或点片摄影装置。点片摄影装置要求送片系统与透视互不影响,迅速地把胶片送入曝光区曝光,把透视观察到的病灶征象即刻拍摄下来。因此,点片摄影装置是摄影和透视两种功能的结合体。

（一）消化道造影 X 线机的结构

消化道造影 X 线机主要由检查床、X 线管装置、X 线高压发生装置、观察系统、点片装置、压迫器及附件等组成。检查床可以横向或纵向移动,还可呈 90°的立位或逆向倾斜,方便医生通过体位的变化来观察病变的显示情况。观察系统可以是荧光屏,也可以是 X 线电视系统。目前,消化道造影 X 线机大都采用 X 线电视系统,设有自动调节电路,可根据患者的体厚,自动调节透视条件,既获得了高质量的透视图像,又实现了明室环境下的遥控操作。自动曝光控制下的点片摄影,摄影条件的一致性可获得相同密度的胃肠道造影照片。新型的数字化消化道造影机有数字电影和数字透视等数字化采集方式,可以获取高质量的胃肠道动态影像。压迫器为扁平或突出的筒状,用于消化道造影检查时按压局部,有利于钡剂涂布于黏膜上,显示出黏膜像。附件有握棒、对比剂托盘、肩托等,是检查过程中方便患者的辅助备件。

（二）消化道造影 X 线机的分类

根据造影装置结构的不同,消化道造影 X 线机分为有暗盒式和无暗盒式两种。

1. 有暗盒式

有暗盒式装置的机械结构和观察系统结合为一体,临床已少用。

2. 无暗盒式

无暗盒式也称片库式,是目前大多数消化道造影 X 线机采用的方式。一般装配在检查床上,与 X 线管装置、X 线电视系统组合成一体。它由储片盒、胶片传送机构、增感屏和收片盒等组成。储片盒可一次性装入 50 张同一规格的胶片,收片盒能接收 50 或 100 张胶片。工作时,吸盘从储片盒吸取一张胶片后,送入传片机构,将胶片传送到等待位置。点片命令发出后,增感屏夹紧胶片并按预定分割方式将胶片传送至曝光位置,进行曝光。曝光后,增感屏打开,胶片退出,如分割曝光尚未结束,则胶片随增感屏退至等待位置,准备下一次曝光;如全片曝光完毕,则被传送到收片盒。取下收片盒,对盒内的胶片进行暗室处理。胶片传送机构要求使用大小、厚度及形状合适的胶片,不然就会引起卡片。

有的装置可同时装有两个不同尺寸的储片盒;有的在同一通道位置可使用 2 ~ 3 种尺寸的储片盒,但收片盒是共用的,可接收不同尺寸的胶片。

三、床旁摄影 X 线机

床旁摄影 X 线机用于对危、急、重症患者进行床边 X 线摄影,具有流动性,对电源要求不高。为满足流动性,此类 X 线机全部安置在流动车架上,主要结构包括:控制装置、高压发生器、机架等。

床旁摄影 X 线机要对胸部和四肢等部位进行摄影,X 线发生器需具有相应的输出功率。其常用电源有电瓶蓄电和电容充放电两种。电瓶蓄电适用于无电源的野外,电容充放电采用大容量的电容器组,可与标准电源插座连接,充电方便快捷。

床旁摄影 X 线机的机架有立柱式和伸展臂式两种。目前多采用伸展臂机架,由液压系统控制平衡,X 线管可旋转角度,且距地高度可达 2 m,可以进行胸部摄影。伸展臂机架可折叠,方便进出病房。

第二节　X 线管与高压发生器

一、X 线管

X 线管是 X 线机的主要组成部分之一,基本作用是将电能转换成 X 线(图 4-1)。随着 X 线管的发展,先后出现了气体电离式、固定阳极式、旋转阳极式及各种特殊 X 线管。

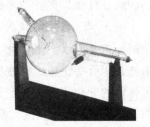

图 4-1　根据克鲁克斯管设计的早期 X 线管(1901 年)

(一)固定阳极 X 线管

固定阳极 X 线管的结构由阳极、阴极和玻璃壳 3 部分组成(图 4-2)。

1. 阳极

阳极由阳极头、阳极帽和阳极柄 3 部分组成。

(1)阳极头:由靶面和阳极体组成。靶面承受电子轰击,辐射 X 线。靶面的工作温度很高,且辐射出 X 线的强度与其材料的原子序数成正比。因此,X 线管的靶面一般都用钨制成,称为钨靶。钨具有熔点高、原子序数大、蒸气率低的特点。钨的导热率小,受

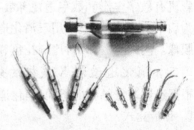

图 4-2　改进后的各种固定阳极 X 线管

电子轰击后产生的热量不能很快地传导出去,常把导热系数大的无氧铜制成的阳极体与钨靶焊接在一起,以提高阳极头的散热效率。

(2)阳极帽:由含钨粉的无氧铜制成,主要作用是吸收二次电子和散射 X 线。高速运动

电子轰击靶面时,一部分电子与靶面原子碰撞后反射出来,称为二次电子。二次电子是有害的,其能量较大(约为原来的90%),轰击到玻璃壳内壁使玻璃壳内温度升高而放出气体,降低了 X 线管内的真空度,并可使玻璃壳击穿。二次电子会使 X 线成像质量下降。阳极帽可吸收50% ~60%的二次电子,从而保护了 X 线管,并提高了成像质量。

(3)阳极柄:由无氧铜制成,是阳极引出管外部分,它和阳极头的铜体相连,浸在变压器油中,通过与油之间的热传导将阳极头产生的热量传导出去,以提高阳极的散热效率。

2. 阴极

阴极主要由灯丝、阴极头、阴极套和玻璃芯柱组成,其作用是发射电子并对轰击靶面的电子聚焦,使之具有一定的形状和大小,形成 X 线管的实际焦点。

(1)灯丝:大多数 X 线管灯丝由钨绕制成螺管状,其作用是发射电子。钨具有较大的电子发射能力、较高的熔点,在高温下不易蒸发的特点,延展性好,容易加工成细丝。所以,钨制成的灯丝具有较高的电子发射效率和较长的使用寿命。

灯丝通电加热后,温度逐渐上升,到一定值时开始发射电子,在一定范围内,灯丝电压越高,通过灯丝的电流越大,灯丝温度亦越高,发射电子数量越多。因此,调节管电流既可改变灯丝温度,又调节了 X 线的量。

为了提高 X 线管使用效率,绝大多数 X 线管的阴极均装有两条灯丝,称为双焦点,一条较长,发射电流较大,形成大焦点;一条较短,发射电流较小,形成小焦点。

(2)阴极头:又称聚焦槽或集射槽,由纯铁或镍制成,灯丝装在其中。在阴极头中装置灯丝的地方被加工成圆弧直槽或阶梯直槽,以形成一定的电位分布曲线,对灯丝发射的大量电子进行聚焦。

3. 玻璃壳

玻璃壳又称管壳,用来支撑阴、阳两极和保持管内的真空度。通常采用熔点高、绝缘强度大、膨胀系数小的硬质玻璃制成。为了防止产生气体放电,保证高真空度,使到达阳极的电子具有一定的速度,必须将 X 线管内所有部件严格清洁并排气。

固定阳极 X 线管的主要缺点是焦点尺寸大、瞬间负荷功率小,现已多被旋转阳极 X 线管取代,仅在小型 X 线机中使用。

(二)旋转阳极 X 线管

旋转阳极 X 线管也是由阳极、阴极和玻璃壳 3 部分组成。除阳极外,其他结构与固定阳极 X 线管相差不大。旋转阳极 X 线管的阳极主要由阳极靶面、转子、转轴、轴承套座、玻璃圈等组成(图 4-3)。

1. 靶面

靶面中心固定在钼杆(转轴)上,钼杆另一端与转子相连。靶面具有一定的倾斜角度。以前的靶面由纯钨制成,在热负荷使用条件下,表面与内层之间的温差产生的热应力会使靶面出现裂纹、龟裂。现在多采用铼钨合金(含铼 10% ~20%)做靶面,钼或石墨做靶基,构成复合靶。靶面晶粒变细,抗热胀性提高,再结晶温度上升,靶面龟裂减轻。靶面倾角为 6° ~17.5°。

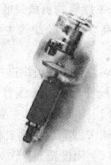

图 4-3 旋转阳极 X 线管
(1938 年)

2. 转子

转子由无氧铜管制成,在转子周围加一旋转磁场后,转子发生转动。为增加热辐射,通常将转子表面黑化。转轴装入由无氧铜或纯铁制成的轴承套中,两端装有两只轴承。转子的转速越高,电子束在某点停留的时间越短,靶面温差越小,X 线管的功率越大。超过 8 500 r/min 为高速旋转阳极 X 线管,目前的高速管可达 10 000 r/min。

3. 轴承

轴承由耐热合金钢制成,以承受较高的工作温度(400 ℃),但不能超过 460 ℃。为了避免过多的热量传导到轴承,支撑阳极靶面的钼杆外径较细,或者采用管状,以减少热传导,使大部分热量通过转子表面辐射出去。

旋转阳极 X 线管的优点是瞬间负载功率大、有效焦点小。目前旋转阳极 X 线管的功率多为 20 ~ 50 kW,高者达 150 kW,有效焦点多为 1 ~ 2 mm,微焦点为 0.05 ~ 0.03 mm,极大地提高了 X 线影像的清晰度。高速旋转的阳极 X 线管见图4-4。

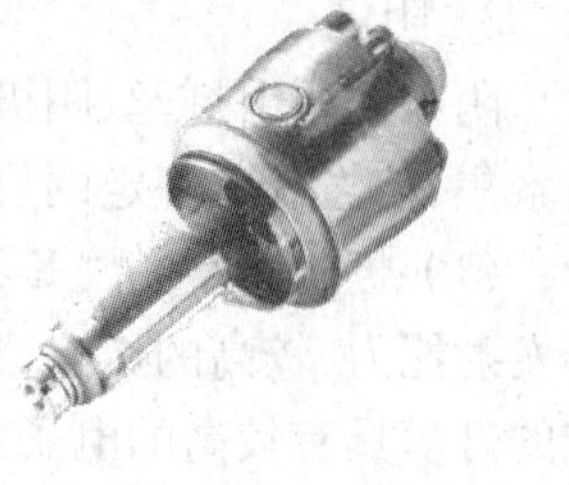

（三）特殊 X 线管

特殊 X 线管是一类具有特殊构造和特殊用途的 X 线管。

图 4-4　高速旋转阳极 X 线管
（1973 年）

1. 栅控 X 线管

（1）栅控 X 线管的结构。栅控 X 线管是在普通 X 线管的阴极和阳极之间加上一个控制栅极,故又称三极 X 线管。当栅极上加一相对阴极灯丝而言一定大小的负电位或负脉冲电压时,管电流被截止,不产生 X 线;当负电位或负脉冲消失时,管电流导通,产生 X 线。栅控 X 线管除了阴极结构特殊外,其他部分与普通 X 线管相同。栅控 X 线管的阴极在聚焦槽中装有灯丝,灯丝前方装有栅极,灯丝与栅极之间相互绝缘,栅极电位就加在灯丝和聚焦极之间。

（2）栅控 X 线管的特性。① 灯丝发热特性:由于栅极负电位对电子流起阻碍作用,因此,栅控 X 线管的灯丝发射特性要比一般 X 线管差。② 截止特性:管电压不同,使管电流截止的栅极电位也不同。例如,在电容充放电 X 线机中,当管电压为 125 kV 时,截止管电流的栅极电位为 −2.5 kV。③ 时间控制特性:作瞬时 X 线摄影时,在栅控 X 线管的栅极上加一矩形负脉冲电压。对 X 线管本身来说,瞬时摄影时间可短到 10 μs;但由于高压电缆存在电容,因此,其实用的临界值为 1 ms。

栅控 X 线管的灯丝发热特性差,不能产生大的管电流。目前,已经制造出数百毫安的栅控 X 线管,X 线脉冲持续时间为 1 ~ 10 ms。栅控 X 线管使患者和操作者接受的 X 线辐射剂量减少;X 线管的负载降低,使用寿命延长;由于摄影时间缩短,使 X 线影像的模糊度降低、清晰度提高。栅控 X 线管主要应用于血管造影 X 线机、电容充放电 X 线机。

2. 软 X 线管

对乳腺等软组织进行 X 线检查时,为了提高软组织影像的反差,常采用软射线进行摄影。软 X 线管与普通 X 线管在结构上的区别表现在以下几个方面。

（1）输出窗口:主要采用铍,也有采用钼-钒合金,铍的原子序数为 4,其吸收性能低于玻璃。软 X 线管以铍制成输出窗口,可以辐射出大剂量的软 X 线。

（2）阳极靶面:软 X 线管的阳极靶一般由钼(原子序数 42,熔点 2 622 ℃)制成。最新的机型有钼-铑双靶,铑靶主要用于致密乳腺检查。钼靶 X 线管在管电压高于 20 kV 时,除辐射出连续 X 线外,还辐射出波长分别为 6.3×10^{-11} m 和 7×10^{-11} m 的特征 X 线。对软组织进行 X 线摄影时,起主要作用的是钼靶的特征 X 线辐射。

（3）极间距离缩短:软 X 线管的管电压较低,由于空间电荷的影响,管电流较小。为了改善其灯丝发射特性,可以缩短阴极与阳极间的距离,使极间场强增大,以降低空间电荷的影响。

普通 X 线管的极间距离一般为 17 mm 左右,软 X 线管的极间距离一般为 10~13 mm。

3. 金属陶瓷旋转阳极 X 线管

其灯丝和阳极靶面与普通旋转阳极 X 线管类似,只是玻璃壳改由金属和陶瓷组合而成,其间的过渡材料采用铌(Nb),用铜焊接。金属陶瓷旋转阳极 X 线管使用寿命长,可在低电压条件下使用较高的电流进行摄影。

大功率金属陶瓷 X 线管采用大直径(120 mm)、小阳极倾角(9°~13°)的复合靶面。阳极在两端有轴承支撑的轴上旋转,用陶瓷绝缘,装在接地的金属管壳内,管壳装在钢性管套中。金属陶瓷 X 线管可用于心血管造影 X 线机和大容量 X 线机。

二、高压发生器

高压发生器由高压变压器、灯丝变压器、高压整流器和高压交换闸等构成,组装于钢板制成的箱体内,箱内充有绝缘作用的变压器油,箱体接地,以防高压电击。

(一)高压变压器

高压变压器是产生高电压并为 X 线管提供高压电能的器件,与一般变压器比较有以下特点:① 次级输出电压高,诊断用 X 线机的峰值电压为 30~150 kV。② 设计容量远小于所需容量,用于摄影时,瞬间功率和管电流大(达几百毫安),但工作时间短;用于透视时,负荷小,但工作时间长。

1. 高压变压器

高压变压器由铁芯、初级绕组、次级绕组、绝缘物质及固定件组成。要求其结构紧凑、体积小、重量轻;具有良好的绝缘性能,负载时内部不产生过大的电压降。

(1)铁芯:采用闭合式导磁体,以 0.35 mm 厚的热轧硅钢片或冷轧硅钢片剪成不同宽度的矩形条叠成阶梯形状,以减少涡流损失,每片表面涂上一层很薄的绝缘漆。目前广泛采用 C 型卷绕铁心,卷绕紧密,接缝量小,导磁性能较好。因此,磁化电流小,空载电流小,可减少铁心重量和体积。

(2)初级绕组:通过的电流很大,中型 X 线机摄影瞬时可达百余安培。但其电压不高,对绝缘物质要求不十分严格,一般采用厚度为 0.12 mm 的电缆纸或多层 0.02 mm 的电容器纸。

(3)次级绕组:通过的电流很小,一般在 1 000 mA 以下,故多采用直径很小的油性或高强度漆包线绕制。次级输出的电压很高,其总匝数在数万到数十万之间,故多绕成匝数相同的两个绕组,初级与次级间必须有良好的绝缘性。由于初、次级变压比多在 1∶500 的范围内,每个绕组呈阶梯状绕成数十层,层间电压一般可达到 1 000~1 500 V。所以,为了提高层间绝缘强度,绝缘材料常选用电容器纸。为了增强绕组的抗电强度和机械强度,绕组的开始及最后两三层都用绝缘能力强、线径较大的导线绕制。

(4)次级绕组的中心接地:高压变压器次级都采用两个线圈串联,中心点接地,这样可使高压变压器的总绝缘要求降低一半。高压次级中心点接地后可获得与大地相同的零电位。因此,次级两根输出线的任何一根对中心点的电压,等于两根输出线间电压的一半。

2. 高压变压器工作原理

X 线管高压变压器与普通高压变压器的工作原理一样,若空载损耗忽略不计,初、次级之间电压和匝数之间的关系应为

$$U_1/U_2 = N_1/N_2 = K$$

初级电压 U_1 与次级电压 U_2 之比等于初级线圈匝数 N_1 与次级线圈匝数 N_2 之比,K 称为

变压器常数。

当变压器的输入电压为定值时,要获得较高的输出电压,须增加次级绕组匝数;反之,则要减少次级绕组的匝数。在透视或摄影时,若需获得不同的千伏值,只需改变高压变压器的输入电压值即可。

(二) 灯丝变压器

灯丝变压器是供 X 线管灯丝加热用的降压变压器,一般功率 100 W 左右。由于灯丝变压器的次级在电路中与高压变压器次级的一端相连,电位很高,故初、次级绕组间应具有很高的绝缘强度,这是灯丝变压器的一个主要特点。

灯丝变压器由铁芯和绕组组成。铁芯是用涂漆硅钢片以交错叠片的方法制成口字或 C 字形,有的绕组的一臂叠成阶梯形。初级绕组电流小,用直径 0.19～0.93 mm 的漆包线,分数层绕在阶梯臂上,层间有绝缘纸,总匝数多为数十匝,初、次级之间用绝缘性更高的绝缘筒。

(三) 高压整流器

高压整流器是将高压变压器次级输出的交流电压变为脉动直流电压的电子元件。当今 X 线机的高压整流器都采用半导体器件,将高压变压器次级输出的交流电变成脉动直流电压。这种半导体整流器也称为高压硅堆,它具有体积小、机械强度高、绝缘性能好、寿命长、性能稳定和正向电压降低的幅度小等优点。高压硅堆由许多单晶硅制成的二极管以银丝串联而成,外壳一般采用环氧树脂。两端有与管外结构相连的引出线端,根据需要装上不同的插脚。

(四) 高压电缆、高压插头及插座

大中型 X 线机的高压发生器和 X 线管是分开组装的,两者需要特制的高压电缆将高压发生器产生的直流高压输送到 X 线管两端,同时,把灯丝加热电压输送到 X 线管的阴极。高压插头及插座是连接高压电缆、高压发生器和 X 线管的器件。

1. 高压电缆

高压电缆除了要求能达到一定耐压强度外,还要尽可能减小截面积,使其轻便和柔软,以满足 X 线管头经常移动和电缆弯曲的需要。X 线机所用的高压电缆,按芯线分布位置有同轴高压电缆和非同轴高压电缆 2 种,考虑到加工和制造的方便,目前多用非同轴高压电缆,其结构及功能简述如下。

(1) 导电芯线:它位于高压电缆最内层,每根芯线都由多股铜丝组成,外包绝缘橡皮,厚约 1 mm。其绝缘要求应能经受 50 Hz、1 000 V 交流电试验 5 min 不被击穿。电缆芯线数目有二芯、三芯、四芯等几种,二芯线供单焦点管使用,三芯线和四芯线供双焦点管使用。导电芯线的作用除传送 X 线管的阳极电流外,阴极侧电缆还传送 X 线管灯丝加热电流。

(2) 高压绝缘层:位于芯线外侧,是高压电缆的主要绝缘层。它主要是由天然橡胶制成,厚度为 4.5～20 mm,具有良好的机械强度和韧性,在一定范围内可以弯曲,其耐压要求一般为 50～200 kV(峰值)。绝缘层的主要作用是使芯线的高电压与地之间绝缘。

(3) 半导体层:用具有半导电性能的橡胶制成,紧包在绝缘层外,呈灰黑色,厚度约为 1～1.5 mm。它的作用是消除绝缘层外面与金属屏蔽层之间的静电场。

(4) 金属屏蔽层:由直径不大于 0.3 mm 的镀锡铜丝编织而成,编织密度不小于 50%。它必须紧包在半导体层上,在电缆两端与高压插头的金属喇叭口焊接,借固定环接地,使之与大地同电位。金属屏蔽层的作用是一旦高压电缆被击穿,使芯线的高压与金属屏蔽层短路,形成与地同电位,以保护操作者和患者的安全。

(5) 保护层:位于电缆的最外层,多用塑料制成,裹在电缆外部。保护层的作用是加强电

缆的机械保护,减少外部损伤,并能防止有害气体、油污和紫外线对电缆的危害。

2. 高压插头及插座

因处在高电压下工作,高压插头及插座耐压要求很高,多采用机械强度大、绝缘性能好的压塑性材料或橡胶等制成。近年来为了维修方便,各生产厂家的插头、插座都已逐步采用 IEC (国际电工委员会)标准,可以互换通用。

插座的底部有 3 个压铸的铜制接线柱,接线柱上端钻有约 1 cm 深度的圆孔,插头上的插脚插入此孔。插头的底部压铸有 3 个铜制插脚,插脚的根部有一个小孔,电缆芯线从此孔伸出,并焊接在插脚根部的沟槽内。插头顶端是铜制喇叭口,与金属屏蔽层焊接。

插头插入插座后,插脚就会紧密地与接线柱接触。目前的插座口处铸有一个楔槽,插头顶端铸有一个相应的插楔,方便插入与固定。

（五）中、高频高压发生器

工频机的高压发生器有许多缺陷,如体积和重量大、输出波形纹波系数高、输出 X 线剂量不稳定、曝光量的准确性和重复性差、软射线成分多等。为了解决这些问题,现在已利用直流逆变电路将高压发生器的工作电源由工作频率(50 Hz 或 60 Hz)提高到中频(400 Hz ~ 20 kHz),甚至高频(30 ~ 100 kHz)。

高频高压发生器采用直流逆变控制电路,经过整流、平滑、逆变、变压(升压)及滤波过程,输出近似于直流的、脉动率低的稳定电源供 X 线管使用。

中、高频高压发生器的技术特点在于:① 输出的高压波形平直,使 X 线的高能性和单色化程度更高;② X 线的线束质量更好,可增加输出量,降低医务人员和患者的吸收剂量;③ 可实时控制且控制的精度较高,使电流、电压、时间的误差小;④ 电流、电压采用闭环控制,输出稳定,重复性好;⑤ 较工频高压发生器体积和重量明显减小;⑥ 系统动态响应快,高压波形上升小于 300 μs,最短脉冲曝光时间达 1 ms,实现短时间曝光;⑦ 使用计算机控制和管理,可向智能化发展。

第三节　X 线自动曝光控时系统

一、光电管自动曝光控时系统

自动曝光系统主要利用锑-铯光电阴极和二次发射的多级光电倍增管。X 线通过荧光屏与胶片后,由光电管转换成光电流,并给电容器充电,由于光电管与胶片同时接受 X 线的照射,故光电流与电容器累积电荷量取决于 X 线的曝光强度,当胶片感光量达到某个部位的要求时,使 X 线曝光结束。

X 线曝光时,光电管的受光位置对它所产生的光电流大小有很大的影响。调节加于光电管各极之间的电压,能使光电管控时与胶片所要求的理想密度相适应。敏感性较大时,也可通过改变光电倍增管的阳极电压来完成密度调整。这种装置初期多用于组织的厚度、密度相差不大的胸部间接摄影。目前,这种技术有了进一步的发展,不再局限于有暗箱的胸部间接摄影,而是通过一个光电拾光器的检测装置,将从荧光板上发射的光导入光电倍增管,经过放大器、积分/比例放大器、逻辑电路等,驱动控制元件完成自动曝光控制。各种部位摄影用的光电拾光器有 2 ~ 3 个,根据摄影部位不同,可分别或组合选择使用。

二、电离室自动曝光控时系统

电离室(ionization chamber)自动曝光控时系统是利用电离室内气体电离的物理效应,使 X 线胶片在达到理想密度时切断曝光。它比光电管自动曝光技术应用广泛,目前各种 X 线摄影机几乎都可采用此系统。

电离室的结构包括两个金属平行板,中间为气体。在两极板间加上直流高压,空气作为绝缘介质不导电。当 X 线照射时,X 线量子被两极板中间的气体吸收而使气体发生电离,离子在电场的作用下,向两极移动形成电流。此电离电流作为输入控制信号,待 X 线照片密度达到要求时,命令执行元件切断曝光。

电离室必须置于人体与胶片暗盒之间。为了提高电离室控时的准确性和稳定性,对制作电离室有特殊的技术要求。首先,选用高原子序数的重金属作为电极材料,这种金属吸收 X 线量子后释放出的电子可再次激发气体发生电离,可使电离电流提高几十倍;其次,电离室厚度要薄,表面积要大,过厚不能提高电离电流的增益,过小电离室边缘将在胶片上留下阴影。整个电离室并不都置于 X 线量的测量区域,而是根据摄影部位的需要,在某一区域安置,这一区域称为"测量野",大小约为 50 cm^2。目前,大多采用 3 个测量野,可根据不同部位的要求,用开关分别或组合选择。

第五章 传统 X 线摄影技术

近年来,影像新技术发展迅速,但传统 X 线摄影仍是影像诊断学的基础,医学影像技术专业学生,必须掌握传统 X 线摄影技术。

第一节 X 线摄影条件

X 线摄影条件的选择对获得一张优质 X 照片起着主要作用。X 线摄影条件的判定是以胶片的感光效应为基础的。尽管如此,在 X 线摄影时,还涉及设备本身的因素。由此可见,摄影条件的选择受许多因素影响,大致可分为固定因素和可变因素两大类。

一、固定因素

固定因素是指在一段时间内不会变动的因素,如 X 线设备的输出、电源情况、滤过板、滤线器、冲洗胶片的药液,以及增感屏、胶片种类等。这些因素在最初制定摄影条件表时,总的考虑一次,以后在每次具体部位的摄影中可以省略。

二、可变因素

可变因素是指在具体选择摄影条件时可以改变的因素,如管电压、管电流、时间和摄影距离。

(一)管电压

1. 管电压表示 X 线的穿透力

管电压高,产生的 X 线穿透力强,管电压影响照片的密度和照片的信息量。

2. 管电压控制着照片影像对比度

管电压较高时,照片对比度较低。当管电压较低时,照片对比度较大。

3. 感光效应与管电压的 n 次方成正比

n 值随管电压的升高而下降。经研究,管电压为 $60 \sim 80$ kV 时,$n = 4.3$;为 $80 \sim 100$ kV 时,$n = 2.8$;为 $100 \sim 120$ kV 时,$n = 2.6$;为 $120 \sim 140$ kV 时,$n = 2.5$;为 $140 \sim 160$ kV 时,$n = 2.0$;不使用增感屏时,n 值一般在 2 以下。

(二)管电压和管电流的关系

在其他因素固定不变的情况下,胶片感光量(E)与管电压和管电流的关系可以表示为

$$E = K \cdot kV^n Q = K \cdot kV^n \cdot I \cdot t$$

若摄取某部位所需的管电压为 kV_1,管电流量为 Q_1,若所用新管电压为 kV_2,则新的管电流量

$$Q_2 = \frac{kV_1^n}{kV_2^n} \cdot Q_1$$

显然,若求出管电压系数 kV,知道原来的 Q_1,则新的管电流量 Q_2 可求出。关于管电压指数 n,在 $40 \sim 100$ kV 之间取 $n = 4$,在 $100 \sim 150$ kV 之间取 $n = 3$。

另外,管电压波形不同,其输出也有差异。概括地讲,若在照片上获得基本一致的效果,三相十二脉冲式所需管电压比三相六脉冲和单相全波整流方式低。例如用 60 kV 的单相全波整流管电压摄影,若改用三相六脉冲式,只需 55 kV 即可,而用三相十二脉冲式仅需要 52 kV。

在选择摄影条件时,也经常需要在管电流与管电压之间进行换算,这就要求了解它们之间的关系。"管电压增加一成,mAs 减少一半;管电压减少一成,mAs 增加一倍"这个一成法则就说明了管电压与管电流之间的关系。

(三)管电流和摄影时间

从 X 线管的瞬时负载曲线上,可找出对应于管电压和摄影时间的最大管电流。在此限制下根据需要选择适当的摄影时间或确定容许管电流量。对于管电流和时间的选择,还要充分考虑到被检体的状态。摄影时间的选择,一般由被检体的动度决定,身体运动幅度大,所产生的运动模糊大,因而在预计的动态范围内,采用极短的曝光时间,就可以将模糊控制在最小限度内。

(四)摄影距离

焦点至胶片间的距离,简称焦-片距(focus film distance,FFD)。在摄影的有效范围内,胶片上得到的 X 线量与 FFD 的平方成反比。摄影距离 R 和管电流量 $Q(Q = I \cdot t)$ 之间的关系,可表示为

$$Q_2 = \frac{R_2^2}{R_1^2} \cdot Q_1$$

式中的 Q_1 代表原管电流量 $I_1 \cdot t_1$,R_1 代表原来 FFD,Q_2 代表新管电流量 $I_2 \cdot t_2$(mAs),R_2 代表新 FFD,$\frac{R_2^2}{R_1^2}$ 为距离系数。求出距离系数和已知管电流量,就能求出新的管电流量。

(五)摄影条件与被照体厚度

视肌体发育状况,照射量可以考虑如下的改变。① 肌萎缩:如两下肢运动萎缩,曝光量为原有 1/2。② 肌病态:如骨骼破坏,用标准条件则曝光过度,应为原有的 1/2 ~ 2/3。③ 肌体发达:虽为同一厚度,要增加曝光量 30% ~ 40%,职业运动员增加 60% ~ 90%。④ 软组织摄影:使用低电压,并减小 mAs,可为骨骼条件的 1/2。

三、X 线摄影条件的制定方法

(一)变动管电压法

1926 ~ 1927 年 Jermen 介绍了按每厘米体厚改变管电压的摄影方法,这就是变动管电压技术。变动管电压法也称美国法,它是把摄影中各因素作为常数,管电压相应地随着被检体的厚度而变化的方法。其数值关系可表示为

$$V = 2d + C$$

式中 V 代表管电压数(kV),d 代表被检体的厚度(cm),C 代表常数(可由实验求出)。例如,当管电流是 100 mA,摄影距离为 100 cm 时,四肢骨的常数 $C = 30$,腰椎骨的 $C = 26$,头部的 $C = 24$。

这个方法的特点是,被检体厚度增减 1 cm,管电压就增减 2 kV。系数也不仅限于 2,不过一般都将系数作为 2 来计算。应用这种方法的条件是,身体厚度应在实验的标准体厚左右,若

离开标准厚度太大,就会出现偏差,为此,有的把系数修正为 3 或 4。

(二) 固定管电压法

1955 年 Funchs 创造了固定管电压法,管电压值固定,mAs 作为照片密度的补偿,随着被摄体的厚度和密度的变化而变化。固定管电压法所用的管电压值,比变动管电压法对同一机体组织使用的管电压值一般要高 10～20 kV,而所用的 mAs 值成倍下降。例如,摄取头颅侧位时用 70 kV、40 mAs;若改用 80 kV,则仅用 15 mAs 就能得到相应效果。这里需要说明一点:固定管电压技术所获得照片的黑白对比虽不如变动管电压技术所获得照片的黑白对比强烈,却获得了组织结构细致、观察范围广、层次丰富的效果。另外,由于固定管电压技术所采用的管电压值高,所以,产生的散射线就多。在 X 线摄影中,一般都要用滤线栅吸收散射线。

(三) 对数率法及 X 线摄影条件规范化

对数率法有利于摄影条件规范化,但计算与查表很烦琐,因此在实际工作中很少应用。

(四) 自动曝光法

X 线机自动曝光控制系统的概念最早出现在 20 世纪 20 年代,但直到 20 世纪 40 年代随着自动负载设备的出现才应用于胸部摄影,20 世纪 50 年代出现适用于多体位摄影的通用型自动控制装置。自动曝光控制是指在 X 线摄影时,将探测器置于人体与屏片组合系统之间,实时监测透过人体到达胶片的射线量,通过控制仪控制 X 线机的曝光时间。

根据探测器的种类,自动曝光控制装置分为光电式和电离室式。光电式控制装置所使用的探测器为平板荧光材料,X 射线在其中产生荧光,荧光经反射后传输给光电管,转化为电信号。电离室控制器所使用的探测器为平行板电离室,射线在电离室中电离气体,产生的电离电荷被收集放大而产生电信号。一般电离室设定 3 个探测野,可根据拍摄的体位进行组合,保证整个照片的影像质量。

自动曝光控制是控制 X 线机的曝光量(即 mAs),操作简单,特别是与自动洗片机配套使用,可以保证照片的光学密度。X 线影像质量不仅与 mAs 有关,还取决于曝光管电压。因此,使用自动曝光控制装置并根据体位及体厚的变化,选择合适的管电压,可以保证高质量的 X 线影像。

第二节　X 线摄影基本知识

为获得良好的 X 线照片,必须明确 X 线摄影的体位、X 线的入射方向及入射点,掌握必要的基准线,了解解剖学和摄影学中的常用术语。

一、摄影用语

(一) 立位

立位有自然立位和解剖学立位之分。自然立位是指两足稍分开或两足跟对齐,两足尖稍向外分开,两上肢自然垂直在身体两侧,掌心靠体侧,直立,两眼平视前方的体位。解剖学立位与自然立位基本相同,只是掌心向前,足尖并拢指向前方,解剖学立位,又称标准姿势(图 5-1)。

（二）解剖学的基准线、面

1. 矢状面、矢状轴

将人体纵断为左右两部分的断面，称矢状面。其中，将人体分成左右相等两部分的断面称正中矢状面。与水平线垂直的线，即与正中线平行的线，称矢状轴，它有无数条。

2. 冠状面、冠状轴

冠状面又称额状面。将人体纵断为前后两部分的断面称冠状面。与矢状面相交，且与矢状面垂直的线，即与正中线平行的线，称冠状轴。

3. 水平面

将人体横断为上下两部分的断面，称水平面。自腹前至背后的与矢状轴和冠状轴垂直的线，称腹腔背轴。

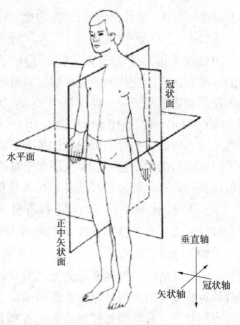

图 5-1 人体标准解剖学姿势、轴与面

（三）头部摄影基准线、面

头部摄影基准点、线、面见图 5-2。

1. 基准线

（1）听眶线（anthropological basal line，ABL）：外耳孔与同侧眶下缘的连线，与解剖学的水平线平行。

（2）听眦线（orbitomeatal basal line，OML）：外耳孔与同侧外眦的连线，通常称为 OML。与 ABL 约成 12°（因人而异，可在 10°～15°范围内），是 X 线摄影和做 CT 检查时实用的基准线。

（3）瞳间线（interpupillary 或 interorbital line，IPL）：两瞳孔间的连线，与水平面平行。

（4）听鼻线（acanthiomeatal line，AML）：外耳孔与同侧鼻翼下缘的连线。

（5）听口线（mouthmeatal line，MML）：外耳孔至同侧口角的连线。

（6）听眉线（glabellmeatal line）：外耳孔至同侧眉上缘的连线。

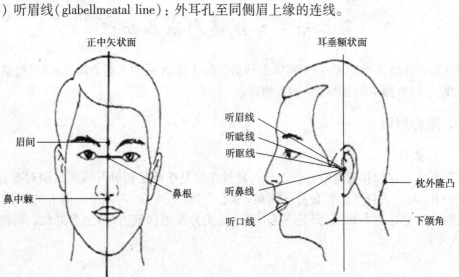

图 5-2 头部摄影基准点、线、面

2. 基准面

（1）正中矢状面：将头部分成左右对称相等的平面。

（2）解剖水平面：通过头颅两侧的 ABL 的平面。

（3）听眦面：通过头颅两侧的 OML 的平面。

二、摄影体位

1. 前后位

前后位指 X 线从患者前面射至背后到达胶片的位置。

2. 后前位

后前位指 X 线从患者后面射至前面到达胶片的位置。

3. 右前斜位

右前斜位又称第一斜位，是指身体右前部贴近胶片，X 线方向从患者左后方射至右前方到达胶片的位置。

4. 左前斜位

左前斜位又称第二斜位，是指身体左前部贴近胶片，X 线方向从患者右后方射至左前方到达胶片的位置。

5. 右后斜位

右后斜位指身体右背侧贴近胶片，X 线从患者左前方射至右后方到达胶片的位置。

6. 左后斜位

左后斜位指身体左背侧贴近胶片，X 线从患者右前方射至左后方到达胶片的位置。

7. 右侧位

右侧位指身体右侧贴近胶片，X 线从患者左侧射至右侧到达胶片的位置。

8. 左侧位

左侧位指身体左侧贴近胶片，X 线从患者右侧射至左侧到达胶片的位置。

9. 轴位

轴位指 X 线方向与身体或器官的长轴平行或近似平行。

10. 切线位

切线位指 X 线的中心线从器官或病灶的边缘通过，到达胶片的位置。

11. 仰卧位

仰卧位指患者背部贴近床面。根据 X 线投射方向，有仰卧前后位，X 线方向由前射至背后；仰卧侧位，X 线方向从一侧射至对侧，呈水平投射。

12. 俯卧位

俯卧位指患者面部和腹部向下平卧。根据 X 线投射方向，有俯卧后前位，X 线方向由背后射至前面；俯卧侧位，X 线从一侧射至对侧，呈水平投射。

13. 侧卧位

侧卧位指患者以身体的一侧卧于摄影台上，根据 X 线投射方向分为：① 侧位，即 X 线方向由一侧射至对侧；② 侧卧后前位或前后位，X 线方向由患者的背后射至前面 或由前面射至背后，呈水平投射。

图 5-3、图 5-4 为摄影的各方向及头颅切线位。

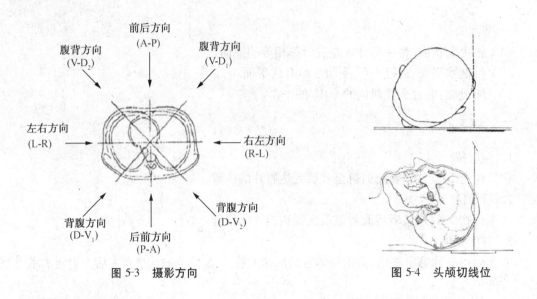

图 5-3 摄影方向

图 5-4 头颅切线位

三、摄影原则

（一）有效焦点大小的选择

摄影时,应在 X 线管负荷允许的情况下,尽量采用小焦点,以提高 X 线照片的清晰度。小焦点一般用于四肢、体厚较薄的部位及头颅的局部位置摄影。大焦点一般用于头颅、脊椎等较厚部位。

（二）焦-片距及肢-片距的选择

摄影时应尽量使肢体贴近暗盒,并且与胶片平行。在肢体与胶片不能靠近时,应根据 X 线机负荷增加焦-片距,可同样收到放大率小、清晰度高的效果。不能平行时,运用几何摄影原理避免影像变形。

（三）中心线及斜射线的应用

在重点观察的肢体或组织器官平行于胶片时,中心线垂直于胶片。与胶片不平行而成角者,中心线应垂直肢体和胶片夹角的分角面,倾斜中心线与利用斜射线可得到相同效果。

（四）滤线器的应用

按照摄片部位的大小和焦-片距离,选用合适的滤线器。

（五）X 线管、肢体、胶片的固定

X 线管对准摄影部位后,固定各个旋钮,防止 X 线管移动。为避免肢体移动,在使肢体处于较舒适的姿势后给予固定。同时向患者解释,取得其密切配合,保持肢体不动。暗盒应放置稳妥,体位设计好后迅速曝光。

（六）千伏与毫安秒的选择

为了保证照片的质量,必须了解患者的病史及临床诊断要求,按照每台 X 线机的性能及曝光条件表,选择较合适的曝光条件。婴幼儿及不合作患者应使用高电压、高电流、短时间进行摄影。

（七）呼气与吸气的应用

摄影时,患者的呼吸动作对摄片质量有一定影响,一般不因呼吸运动而产生移动的部位,无须屏气曝光;受呼吸运动影响的部位,需屏气曝光。呼吸与屏气情况有下列几种方式。

1．平静呼吸下屏气

摄影心脏、上臂、肩、肋骨、颈部及头颅等有关部位时，因呼吸动作，胸廓肌肉牵拉使以上部位发生颤动，故摄影时应平静呼吸下屏气。

2．深吸气后屏气

深吸气后屏气应用于肺部及膈上肋骨的摄影，这样可使肺内含气量加大，对比鲜明；同时，膈肌下降，肺野及肋骨显露于膈上。

3．深呼气后屏气

深呼气后屏气可增加血液内的氧气含量，延长屏气时间，达到完全不动的目的。此法常用于腹部或膈下肋骨位置的摄影，呼气后膈肌上升，腹部体厚减薄，影像较为清晰。

4．缓慢连续呼吸

在曝光时，嘱患者做慢而浅的呼吸，使某些重叠的组织因呼吸运动而模糊，而需要摄影的部位可较清楚地显示，常用于胸骨摄影等。

5．平静呼吸不屏气

平静呼吸不屏气用于下肢、手及前臂等部位。

（八）照射野的选择

照射面积不应超过胶片面积的 10%，在不影响获得诊断信息的前提下，一般采用高电压、低电流、厚过滤可减少 X 线辐射量。

四、摄影步骤

1．阅读检查申请单

接到检查申请单后，认真核对患者姓名、年龄、性别，了解病史，明确摄影部位和检查目的。

2．摄影位置的确定

一般部位用常规位置进行摄影，如遇特殊病例可根据患者的具体情况加照其他位置，如切线位、轴位等。

3．摄影前的准备

做好摄影前的准备工作，对获得优质的 X 线照片起着重要的作用。摄取腹部、下部脊柱、骨盆和尿路等部位平片时，应询问患者近期是否做过钡餐检查；摄影前一日晚是否服泻药等。

4．胶片尺寸的选择与放置

应以患者实际检查部位的大小及临床的要求来选择胶片的尺寸。胶片与肢体关系，应以摄影方式和要求范围适当放置。

5．照片标记的安放

X 线片上各种标记都很重要，如无标记或标记不对，容易发生交叉错误造成医疗事故，标记不清也造成工作不便。铅字号码应放于暗盒的适当位置，沿胶片长轴，竖放于肢体外侧暗盒边缘内 1.5 cm 处。

6．衣着的处理

摄影前嘱患者显露摄片部位，去掉一切影响 X 线穿透力的物质，如发夹、金属饰物、膏药和其他敷料等。衬衣为丝织品或毛织品的应脱去，换上专为被检者准备的衣服。衣服更换与否应依检查部位而定。

7．体位设计与中心线

依摄片部位和检查目的，设计好标准体位，尽量减少患者的痛苦。中心线对准所摄部位，并校对胶片位置是否包括要求摄片的肢体范围。

8. 肢体厚度的测量

通常摄片的电压值依据肢体的厚度决定,因此,必须正确地测量体厚。测量时,注意体厚尺的游标与尺底横杆平行,测量所摄部位的最厚部位。胸部测量应在平静呼吸下进行,测量部位平第6胸椎处。

9. 呼吸训练

摄胸部、头部、腹部等位置易受呼吸运动的影响,在体位设计前,要求被检者做好呼气、吸气和屏气的训练。

10. 选择焦-片距

按部位要求选好X线管与胶片的距离。

11. 选定曝光条件

根据摄片部位的位置、体厚、生理、病理情况和机器条件,选择摄影时的曝光条件,如焦点大小、电压、电流、时间及摄影距离等。

12. 曝光

以上步骤完成后,再校正控制台各曝光条件是否有误,确定无误后曝光。在曝光过程中,必须注意控制台上各仪表的工作情况及患者是否移动等。

13. 摄片后的处理

摄片完毕,将X线管移开。嘱患者穿好衣服,在候诊室稍等片刻,照片洗出后认为满意时,再嘱患者离去。如照片质量不能达到诊断要求,应当根据情况及时补照。

14. 填写各项摄影参数并签名

第六章　X线特殊摄影技术

利用特殊的X线设备和工具,采用特殊的摄影技术,以获取与平片及一般造影检查所不同的影像效果,这类检查方法称为X线特殊摄影。

第一节　高千伏摄影

高千伏摄影(high-kilovoltage radiography)是用120 kV以上的管电压产生能量较大的X线,以获得在较小的密度值范围内显示层次丰富的X线照片的一种摄影方法。高千伏摄影由Weber于1924年首创;1929年Stephen发展了该技术,并应用于胸部摄影中,后来应用于鼻咽部摄影。

一、基本原理

当采用90 kV以下管电压进行普通X线摄影时,X线与人体组织的作用以光电效应为主。人体各部分组织影像密度的高低受组织原子序数和组织厚度的影响较大,骨骼、软组织、脂肪和气体有效原子序数相差较大,所以这些组织有明显的影像密度差异,照片的对比度好。但是,如果各种组织结构重叠在一个平面时,影像密度低的组织就会被影像密度高的组织遮盖。

当采用120 kV以上管电压(高千伏)进行X线摄影时,人体组织对X线的吸收以康普顿效应为主,各部分组织影像密度的差别受原子序数的影响减小,骨骼、软组织、脂肪和气体间对比度变小,这样,各种相互重叠的组织不会被高密度组织遮盖,各种组织影像都能在感光特性曲线的直线部分显示出来。例如,高千伏胸部X线摄影可以显示心脏、肋骨和膈肌后的肺组织影像,以及纵隔及脊柱影像,较常规千伏摄影增加了诊断的信息量。

二、设备

高千伏摄影的设备要求为:大容量的X线机,其中中、高频X线机更佳,管电压可达120 kV以上,X线管窗口附加滤过3.5 mm厚的铝(Al);高栅比的滤线栅,栅比12∶1以上;高速增感屏和高反差系数的胶片,多采用感绿片配感绿增感屏的"T颗粒技术"。

三、应用评价

高千伏摄影的优点:① 可获得层次丰富的照片,提供更多的诊断信息;② 降低了毫安秒,减少了患者接受X线辐射的剂量;③ 缩短曝光时间,减轻因患者或器官运动造成的影像模糊;④ 减轻了X线管的负荷,延长了X线机的使用寿命;⑤ 曝光宽容度提高,有利于摄影条件的选择。高千伏摄影的缺点主要是散射线增多,照片的灰雾度增加,照片的对比度下降。所以,必须使用高栅比滤线设备,才能获得高质量的高千伏摄影照片。

第二节　放大摄影

利用特殊装置,使 X 线照片的影像与常规 X 线片具有同样的结构形态,但尺寸按比例增加,这种特殊摄影技术称"X 线放大摄影"。放大后的照片,视觉可见度增加,有利于细小病灶的清晰显示,如直径小于 0.2~0.3 mm 的骨小梁、早期骨组织的破坏和早期矽肺等,在普通平片上观察往往受到限制,放大摄影则可显示。放大摄影通常分为间接放大摄影和直接放大摄影,目前常采用直接放大摄影。直接放大摄影是指将被照体置于微焦点 X 线管与胶片之间的预定距离中,经 X 线照射,在 X 线照片上直接获得肢体的放大图像。

一、原理

自焦点射出的 X 线,呈以焦点为顶点的锥体状放射,根据几何学原理,锥体中各正截面面积之比等于各正截面至锥顶距离的平方比。设两个截面的面积各为 X 和 Y,两截面至锥顶距离分别为 a 和 $a+b$,则 $X:Y = a^2:(a+b)^2$。将此定理应用于 X 线放大摄影,以焦点为锥顶,被摄体为正截面 X,投射到胶片上的影像为正截面 Y,焦-肢距为 a,焦-片距为 $a+b$,改变 a 和 $a+b$ 的数值,即可得到不同的放大率(图 6-1)。

放大的影像比实际肢体增大的倍数叫影像放大率,或称放大倍数,用公式表示为 $M = (a+b)/a = 1 + b/a$。由于实际焦点 F 是具有一定大小的面光源,对物体的投影会产生半影 H,如果半影超过 0.2 mm 会影响影像清晰度,即影响诊断,因此,就限制了不同条件下的放大率。

通常,1.0°的焦点,允许放大率为 1.2,而 0.5 的焦点允许放大率为 1.4。0.1,0.2 和 0.3 微焦点 X 线管的问世,明显提高了放大倍数及影像质量(表 6-1)。为此,放大率公式也可写为 $M = H/F + 1 = 0.2/(F+1)$(图 6-2)。

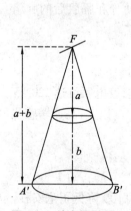

图 6-1　放大摄影原理

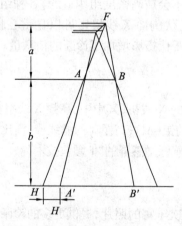

图 6-2　放大倍数与焦点大小

表 6-1　各种焦点的最大放大率

焦点/mm	最大放大率 M
2.0	1.1
1.0	1.2
0.6	1.3
0.3	1.66
0.1	3.0
0.05	5.0

二、设备

1. X 线管

为了降低放大摄影时半影对影像质量的不利影响,应采用小焦点、微焦点 X 线管。新型微焦点 X 线管采用现代电子光学技术,把阴极发射的电子束聚焦在45°倾角的阳极靶面上,形成只有 50～100 μm 直径的圆形焦点。阳极为固定式,避免了旋转阳极转动引起的焦点移动问题。

新型微焦点 X 线管的特性:阴极为平板式,发射的电子经聚焦相互平行,在焦点面上的线量分布较集中、均匀,没有一般 X 线管焦点的双峰现象和焦点外 X 线,能够较好地保证影像质量;采用聚焦式电子枪,在一定的管电压和管电流范围内,无一般 X 线管的散焦现象,保证了较好的分辨率;发射电子的阴极是精确焊接固定的,比较牢固,不致于因加热后电子蒸发、反冲和高压电场的作用而改变形态和位置,引起电子束扩散和改变方向;产生的 X 线束强度较大且分布均匀,在有效照射野内基本消除了 X 线强度的"阳极足跟现象"。

2. 滤过板和遮线器

可选用 2.5 mm 的铝质滤过板,遮线器采用多叶式遮线器,可任意调节照射野大小。

3. 增感屏

使用增感率较高且清晰度良好的增感屏。

4. 胶片

选用颗粒细、感光度高的胶片。

5. X 线放大摄影架

可以根据需要调节肢-片距,以获得具有一定放大率的 X 线照片。

三、放大摄影注意事项

放大摄影时肢-片距较大,透过肢体的低能量 X 线易被空气吸收,故总的曝光条件应比普通 X 线摄影时的剂量要大;薄部位、软组织、骨组织等不易活动的部位可按一般摄影要求选择电流量的大小(毫安)与曝光时间,而动态器官的放大摄影因受蠕动或搏动的影响,应用高毫安、短时间,千伏值也应较普通 X 线摄影略高。

X 线管窗口必须附加合适的滤过板,以减少 X 线束中的软 X 线;尽量选用高千伏摄影条件,利用 kV 与 mAs 的互易关系,减少 X 线曝光量;做好放大摄影前的定位,尽量缩小照射野,避免对非检查部位的照射,注意对 X 线敏感器官的防护。

放大摄影时运动性模糊相对较严重,应尽量采取措施进行控制;肢体靠近焦点与远离焦点的不同层面,其放大率不同,计算放大率时应以欲放大的层面为准。

第三节　体层摄影

体层摄影是利用特殊摄影装置,摄取人体某层组织器官影像的一种摄影方法。该摄影方法能使所选层组织的图像清晰而层外组织的影像则模糊不清。1962 年,国际有关组织决定以 tomography 作为 X 线体层摄影的专用名词。

按所摄肢体的方向分为纵断体层(显示冠状面或矢状面)摄影,横断体层(显示横断面)摄影和特殊体层摄影(同时多层体层、放大体层、荧光缩影体层及口腔曲面体层摄影等)(图 6-3);按 X 线管运行的轨迹分为单向移动式(直线移动式和弧形移动式)和多向移动式(圆形、椭圆形、内摆线、等速螺线等)(图 6-4)。

一、原理

在 X 线曝光时间内,使 X 线管与胶片以支点及等高的指定层面为轴心,做同步相反方向的协调运动,指定层面上组织在胶片上的投影位置固定不变,影像清晰显示;而指定层面上下组织的投影位置,在整个曝光过程中在胶片上不断移动,这些组织的影像就变得模糊不清(图6-5)。

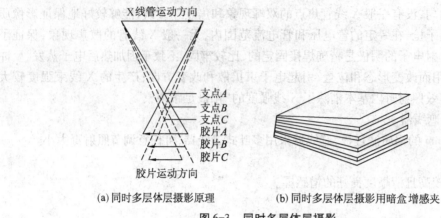

(a) 同时多层体层摄影原理　　　　(b) 同时多层体层摄影用暗盒增感夹

图 6-3　同时多层体层摄影

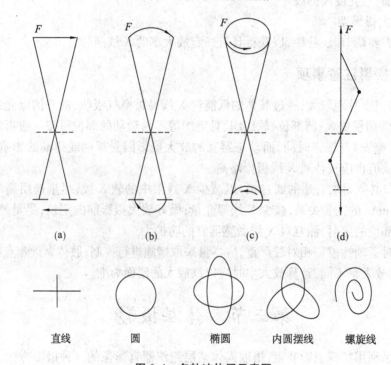

(a)　　　　(b)　　　　(c)　　　　(d)

直线　　　圆　　　椭圆　　　内圆摆线　　　螺旋线

图 6-4　多轨迹体层示意图

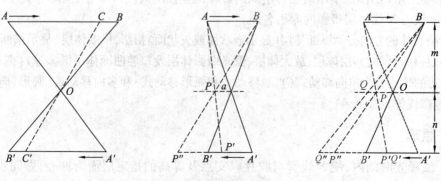

图 6-5　体层摄影原理

体层摄影时以人眼所能辨认的最小模糊值 0.7 mm 为标准,组织影像模糊值不大于 0.7 mm 时认为影像清晰;相反,则视为背景模糊;厚度指影像清楚的那部分组织的厚度;体层厚度随着照射角、X线管运动轨迹的不同而异。

二、体层摄影操作步骤

(一)定体位

为使体层面清晰成像,满足诊断需要,应根据被检部位的具体情况,选择适当、准确的摄影体位。

(二)定轨迹

欲摄体层面要求较薄,则选择复杂轨迹;相反,则选直线轨迹;在指定层面以上或以下有圆形组织不宜采用圆轨迹,在指定体层面以上或以下有长条状组织,且平行于指定圆轨迹,一般选用多方向大角度体层方式,不使用直线体层方式,以免形成伪影;内圆摆线、直线 40° 多用于中耳、乳突、椎体等体层摄影。

(三)定照射角

欲摄体层面较薄时,选择大照射角;相反,应选小照射角(图 6-6)。

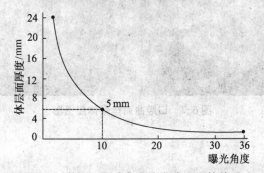

图 6-6 体层面厚度与曝光角度之间的关系

(四)定层面

确定病灶在体表的相对位置,或病灶在体表的对应点,即"定点定层",常用方法有以下几种。

1. 平片法

正位体层摄影时,用正位平片定点,侧位平片定层;侧位体层时,用侧位平片定点,正位平片定层;斜位或较复杂体位做体层时,应根据倾斜角度并结合正、侧位平片定点,依病灶到床面的距离和倾斜角度的大小定层。

2. 解剖学法

某些部位的体层摄影可根据解剖学的固定位置直接定点定层,如气管隆突、肺段体层等。

3. 直接测量

内听道、蝶鞍等均可直接测量来定位定层。

位置确定后,X线中心线应对准体表定位点,同时通过调节支点或床面,使支点与预选体层面等高。

(五)摄影条件

不同轨迹、不同照射角有不同的运行时间。对管电压的选择除了满足被摄部位必要的穿透力外,还应考虑电压对层厚的影响,如增高管电压可使体层厚度变薄等。

（六）操作注意事项

体位必须正确,定点定层要准确无误;首先摄取中心层,观察照片有无误差;在同一部位取多个层面时,所选择的体位、轨迹、照射角、呼吸方式、曝光条件、暗盒等应完全一致,以保证同样的摄影效果,有利于诊断;需选择多个层面或显示细微结构病变时,层间距一般不大于 1/2 层厚;轨迹、层面深度等标记应准确清晰,否则会导致诊断困难。

第四节　口腔曲面全景体层摄影

口腔曲面全景体层摄影是一种特殊的体层摄影,仅需一次曝光就可在一张胶片上获得全口牙齿的体层影像(图 6-7)。

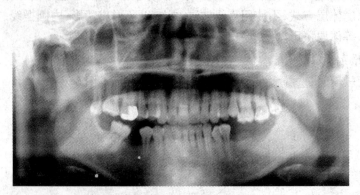

图 6-7　口腔曲面全景体层摄影

一、原理

两个大小相同的圆盘,以 O_1、O_2 为中心,沿箭头方向以相同的角速度 ω 旋转,自右方 X 线管发出一束细的 X 线通过 O_1、O_2。在旋转圆盘的 O_1 到 r 的 α_1 点处放置被照体,在 O_2 到 r 的 α_2 点处放置胶片,则 α_1 点和 α_2 点的速度 V 相等。因为速度相等,所以被检牙列部分与胶片的相对速度等于零。这样,在 α_1 点的牙列部分能够清晰地显示在 α_2 点的胶片上,α_1 点以外的被检者的身体组织部分与胶片的速度不同,影像模糊(见图 6-8)。

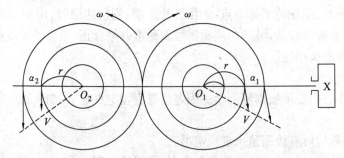

图 6-8　口腔曲面全景体层摄影原理

二、摄影方法

口腔曲面全景体层摄影有单轨旋转体层、双轴体层和三轴体层 3 种方式。目前多用三轴转换体层摄影,患者静止不动,胶片与 X 线机头做相对运动。

1. 体层幅度

前牙 4 mm,磨牙 6 mm,上下垂直幅度为 150 mm。所以,患者的体位必须与体层域相符。

2. 患者体位

坐位,姿势要放开,颈椎需伸直,下颌骨置于颏托的正中,矢状面与水平面保持垂直。

(1) 上下颌全口牙齿摄影:眶下缘及外耳道口上缘连线必须在水平线上。患者头的矢状面对准颏托中心线,听眶线垂直于头架基准线。

(2) 颞下颌关节摄影:若观察两侧颞下颌关节、下颌头、髁突,可将颏托向前移 10 mm;若侧重观察关节结构,则可将颏托向被检侧的对侧移动 10 mm,以对准被检侧的关节。

3. 曝光条件

70 ~ 90 kV,15 ~ 30 mAs。

三、应用评价

口腔曲面全景体层摄影的优越性:① 一次曝光即可将全口牙齿的体层影像清晰地显示在一张胶片上。而一般的 X 线牙片则需多次摄影才能完整地显示全口牙齿,不仅解剖关系显示不直观,而且延长了检查时间,增加了曝光量。② 将立体的下颌骨平面显示在一张胶片上,克服了常规 X 线片摄影上、下颌骨及颞下颌关节时影像重叠造成的不便,对上、下颌骨和颞下颌关节部位疾病的诊断具有显著的优越性。

口腔曲面全景体层摄影的缺陷:① 中轴出现纵行高密度伪影;② 牙列上下、横向位置及弧形异常;③ 两侧颞下颌关节不一致。只要注意标准的体位设计,正确的曝光条件及定期进行 X 线机检修校正,就能避免以上缺陷,获得高质量的影像。

第五节　眼球异物定位

眼内异物为一种眼科常见病,多为工伤、意外爆炸等原因所致。眼内异物定位应力求准确,这是顺利取出异物的重要保证,也是手术后保持和恢复视觉功能的必要条件。临床手术失败率的统计表明,手术失败主要是因为定位的误差较大。眼内异物取出的目的,不仅在于将异物取出,更重要的是异物取出后,最大限度地保持和恢复视力。定位越准确,术中眼球的损伤越小,视力预后也就越好。在眼内异物取出所涉及的许多因素(如异物性质、大小、部位、存留时间、手术方法、定位方法)中,定位方法是最关键的因素。

根据 X 线能否穿透,眼内异物可分 3 类,即不透过性(如金属等高原子序数物质),半透过性(玻璃、石块等),透过性(木屑、塑料等)异物。根据属性不同,眼内异物可分两类,即金属性及非金属性异物。异物性质不同,X 线定位方法也有所不同。有的需使用多种定位方法,才能得到准确效果。如非金属性异物、半透过性异物密度低,与颅骨重叠则难以分辨,此时取薄骨位或无骨像摄影方法,有可能显示。

眼内异物直接定位方法较多,如巴尔金定位法,角膜缘环定位法,眼内异物几何学定位法(三角函数计算定位法、方格定位法),其中操作简便、准确、应用最广的为巴尔金法和角膜缘环定位法。

巴尔金定位器是俄国人巴尔金创造的,它是利用薄铝片做成的一种凹面定位环,其曲率半径有 3 种规格,以适应不同屈度的眼球,使之能紧密地贴附于角膜缘上。定位环的内孔径为

11 mm,恰与角膜直径相等,4 个铅点位于时钟 3,6,9 和 12 点钟的方位,作为定位标记,位于距内缘 0.5 mm 处。其中 3 点与 9 点,6 点与 12 点连线垂直交叉于环的圆心,即眼球轴心。因定位器为铝制品,能在照片上显示出影像,以此判断摄影的眼球位置是否正确。巴尔金环经无菌消毒后,用镊子持环轻轻放入被检侧眼眶内,使环的内孔缘与角膜缘重合(图 6-9)。

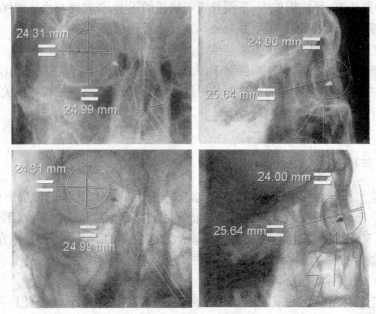

图 6-9　眼球异物定位

(本篇作者:王　骏　姚建新　董海斌　方心华　蔡裕兴　陈新沛　席道友　肖永鑫)

第三篇

数字 X 线摄影

第七章 数字 X 线成像基础

第一节 数字图像基础知识

一、模拟与数字

（一）模拟

模拟是某种范畴的表达方式如实地反映另一种范畴。日常生活中有很多这样的现象：如温度与时间、电源的频率、电压或电流的变化等。这些信息量的变化是随时间或距离的改变而呈连续变化的。因此，把这种连续变化的信号称为模拟信号或模拟量。由模拟信号构成的图像称模拟图像。

在 X 线成像范围内，荧光屏记录或显示从几乎完全透明（白色）到几乎不透明（黑色）的一个连续的灰阶范围，它是 X 线透过人体内部器官的投影。这种不同的灰度差别即为一个局部所接受辐射强度的模拟，或从另一个角度讲为相应成像组织结构对射线衰减程度的模拟。由此可知，传统的 X 线透视荧屏影像、普通 X 线照片影像以及影像增强器影像，均属于模拟影像。因为这些影像中的密度（或亮度）在位置上是连续函数，影像中的点与点之间是连续的，中间没有间隔，感光密度随着标点的变化呈连续改变。影像中每处亮度呈连续分布，具有不确定的值，只受亮度最大值与最小值的限制。

（二）数字

数字成像方法采用结构逼近法，影像最大值与最小值之间的系列亮度值是离散的，每个像点都具有确定的数值，这种影像就是数字影像。数字图像是一种用规则的数字量的集合来表示的物理图像。数字的概念是以某种人为规定的量，并定量地反映另一种概念范围。数字图像是不同亮度或颜色组成的二维点阵，当一个点阵含有足够多的点，且点与点之间足够近时，看上去就是一幅完整的图像。数字图像的表达有两个要素，即点阵的大小和每个点的灰度值（表示该点的亮度在给定的亮度或色彩序列中次序的数值）。存储一幅数字图像只要记录它点阵的大小和每个点的灰度即可。这些数值可存储在计算机的各种记录介质上，显示时将这些数值取出，并借助计算机显示器显示一幅数字图像。数字图像在处理时，用二元函数 $f(x,y)$ 表示，(x,y) 是图像上某一点阵中的位置坐标，$f(x,y)$ 是该点的灰度值。

若在一个正弦（或非正弦）信号周期内取若干点的值，取点的多少以能恢复原信号为依据，再将每个点的值用若干位二进制数码表示，这就是数字量表示模拟的方法。将模拟量转换为数字信号的器件称为模数转换器。模数转换器把模拟量（如电压、电流、频率、脉宽、位移、转角等）通过取样转换成离散的数字量，这个过程称为数字化。转化后的数字信号输入计算机图像处理器，进行数字逻辑运算，处理后重建图像，这种由数字量组成的图像就是数字图像。由此可见，数字影像将模拟影像分解成有限的小区域，每个小区域中刻度的平均值用一个整数表示，即数字图像是由许多不同密度的点组成。

对于同一幅图像可以有两种表现形式,即模拟方法和数字方法。数字方法明显优于模拟方法:① 对器件参数变化不敏感;② 可预先决定精度;③ 有较大的动态范围;④ 适合于非线性控制;⑤ 对环境、温度变化敏感性低;⑥ 可靠性高;⑦ 系统依据时间划分进行多路传输时,有较大灵活性;⑧ 纯数字系统是由大量简单通断开关组成,基本上不随时间和温度改变而产生漂移,系统性能始终一致。总之数字方法的最大优点在于抗干扰能力强。

从应用角度分析,数字图像与传统的模拟图像相比,数字图像的优势为:① 数字图像密度分辨率高。屏/片组合系统的密度分辨率只能达到 26 灰阶,而数字图像的密度分辨率可达到 14 ~ 16 bit。虽然人眼对灰阶的分辨能力有一定的限度,但数字图像可通过窗宽、窗位、转换曲线等技术调节,使全部灰阶分段得到充分显示,从而扩大了密度分辨率的信息量。② 数字图像可进行多种后处理。图像后处理是数字图像最大的特点,只要保留原始数据,就可以根据诊断需要,并通过软件功能,有针对性地对图像进行处理,以提高诊断率。处理内容有窗口技术、参数测量、图像计算、特征提取、图像识别、二维或三维重建、灰度变换、数据压缩、图像放大与反转、图像标注等。③ 数字图像可以存储、调阅、传输和数字拷贝。数字图像可以存储于磁盘、磁带、光盘及各种记忆卡中,并随时进行调阅、传输。影像数据的贮存和传输是图像存储与通讯系统建立的基础,为联网、远程会诊、远程影像教学、无胶片化、图像资源共享等奠定了基础。数字图像是放射科信息系统、医院信息系统、图像存档与通信系统、信息放射学和信息高速公路必备的条件。

二、矩阵与像素

(一) 矩阵

原始的射线图像是一幅模拟图像,在空间和振幅(衰减值)上都是一个连续体,计算机不能识别未经转换的模拟图像,只有将图像分成无数的单元,并赋予数字,才能进行数字逻辑运算。

矩阵是由纵横排列的直线相互垂直相交而成,一般纵行线条数与横行线条数相等,各直线之间有一定的间隔距离,呈栅格状,这种纵横排列的栅格就叫矩阵。矩阵越大,栅格中所分的线条数越多,图像越清晰,空间分辨率越高。常见的矩阵有 512 × 512,1 024 × 1 024,2 048 × 2 048,每组数字表示纵横的线条数,两者的乘积为矩阵的像素数量,即信息量。

(二) 像素

矩阵中被分割的小单元称为像素。图像的数字化是将模拟图像分解为一个矩阵的各个像素,测量每个像素的衰减值(不同的灰度级显示),并把测量到的数值转变为数字,再把每个像点的坐标位置和衰减值输入计算机。为了便于计算机持续追踪像素并进行数字运算,每个像素应包括它在矩阵中的位置和 X 线衰减值,也就是每个像素必须产生 3 个二进制数字,第 1 个数字相当于线数,第 2 个数字相当于像素在这条线上的位置,第 3 个数字为被编码的灰阶信息。所以说,数字化图像是空间坐标上和亮度上都已离散的图像。

像素是构成数字图像的最小单元,即图像取样的最小单位,其大小决定图像的空间分辨率,随着图像矩阵的细分,空间分辨率不断提高,但密度分辨率逐渐下降。普通 X 线照片的分辨率为 10 LP/mm,而数字图像分辨率仅有 3 ~ 4 LP/mm。然而,数字 X 线摄影中探测器的动态范围比 X 线照片的动态范围大得多,X 线照片一般为 1∶100,影像增强器为 1∶500,晶体半导体探测器为 1∶100 000。

数字图像将模拟图像分成许多像素,并对每个像素赋予数值,表现出来的是每个像素的不同亮度。表示像素浓淡程度的数值有数十至数千级,以 2 的乘方数 bit 表示。一般来讲,一个 N bit 的二进制数字可表示 2^N 个灰阶水平,例如,8 bit 就是 256 级。人眼无法分辨这样的灰度级,只有通过窗口技术进行转换。

数字图像的灰度级(灰阶)若为 13 bit($2^{13} = 8\,192$),窗宽为 +512,那么每一窗宽值就相当于 8 192/512,即 16 个灰度级。细密的灰度级是为了计算机运算使用,使用窗口技术是为了适合人眼的观察。所谓灰阶是指各种组织器官的微小密度差,反映图像的黑、灰、白等影像层次。像素的数目和灰阶越大,图像越真实。

人眼具有暂留的特性,一般中等亮度暂留时间为 0.1 ~ 0.16 s,同时人眼具有比图像系统宽得多的动态范围。一幅图像有几十万至几百万个像素,每个像素所占的时间还不到 1 μs。如果一幅画面中的第一个像素到最后一个像素的传递时间小于 0.1 s,人们就会感到是一幅完整的图像。

第二节　数字图像的形成

一、数字图像采集

数字图像的像素纵横交叉阵列称为图像矩阵。计算机中的图像是一个实数矩阵,其中每一个单元称为像素。一幅灰度连续变化的模拟图像,通过采样后被转换成数字图像。对二维视频图像来说,采样是根据时间进程将空间连续的图像转变成空间离散的图像。为了尽可能真实地表现出原始模拟图像的各个细小部分,要求一幅空间离散的数字图像的像素点越多越好,以便反映出更多的图像细节。一幅图像中包含的像素数目等于矩阵中行和列的数目乘积,像素的数目与矩阵的行数或列数的平方成正比,数字图像的矩阵是一个整数值的二维数组。

图像采样是对连续图像在一个空间点阵上取样,也就是空间位置上的数字化、离散化。图像采样的空间像素点阵,并不是随意确定的,它首先要满足采样定理,使采样后的数字图像不失真地反映原始图像信息,这是确定数字图像空间像素点阵数目下限的依据。另一方面,为了追求图像更多的细节和更高的分辨率,人们希望使用更密集的空间像素点阵。但是,每提高一步像素点阵就会使图像数据成倍增加,数字图像成本也提高。同时,空间采样点阵的增加也受到图像数字化前模拟图像视频制式的限制,如 50 Hz 场频的 CCIR 制式的 X-TV 视频要求数字图像的空间点阵为 512×512,而高清晰度的 X-TV 每帧图像电视扫描线在 1 000 行以上,数字图像的空间采样点阵为 1 024×1 024。目前,数字图像的空间采样点阵已达到 2 048×2 048。

图像矩阵中的行与列的数目一般是 2 的倍数,这是由数学系统的二进制特性决定的。构成图像的像素数量越少,像素的尺寸就越大,可观察到的原始图像细节就少,图像的空间分辨率就低。若像素的数量多,像素的尺寸就小,可观察到的图像细节也就多,图像的空间分辨率也就高。在空间分辨率一定的条件下,大图像比小图像需要的像素多,每个单独像素的大小决定图像的空间分辨率。像素数量与像素大小的乘积决定视野,若图像矩阵大小不变,视野扩大,图像的空间分辨率则降低。

二、数字图像的量化

数字图像的量化就是赋予一幅空间离散后的图像中空间像素的数值。在图像的数字化处理中,采样所得到的像素灰度值必须进行量化,即分成有限的灰度级,才能进行编码输入计算机内运算和处理。图像的灰度量化是数字图像的一个基本概念,由于计算机一般采用二进制,其中,每一个电子逻辑单元具有"0"和"1"两种状态,图像的量化和存储以这种逻辑单位为基础。数字成像系统的实际量化等级数则由量化过程中实际选用的量化位数所决定。如果采样量化位数为 n,则图像量化级别数 m 可以表示为 $m = 2^n$,例如,当 n 等于 8 时,m 等于 256 个数量级。

前面讲到图像采样是对连续图像进行空间上的离散,而图像的量化则是把原来连续变化的灰度值变成量值上离散的有限等级。量化后的整数灰度值又称为灰度级(gray level)或灰阶(gray scale),把对应于各个灰度值的黑白程度称为灰标(mark of gray scale)。量化后的灰度级的数量由 2^N 决定,N 是二进制数的位数,常称为位(bit),用来表示每个像素的灰度精度。每个像素的灰度精度范围可从 1 位到 8 位(256 个灰度级),也可从 1 位到 10 位(1 024 个灰度级),甚至更多。图像灰度精度的范围为图像的灰度分辨率,也称图像的对比度分辨率或图像密度分辨率。

模拟视频信号一般是连续电平信号,当进行模数转换时,尽可能用多的量化级来精确表示原来的电平信号,以保持图像不失真。若无限量地增加灰阶数,则是不切实际的,这是因为模拟信号电路中存在着电子噪声,X 线影像中存在着 X 线光子的量子噪声,两者加在一起,使模拟视频信号本身包含着一定的随机误差。对于任何已知大小的模拟信号的不准确性(噪声),都必须使最小量化级差保持在相同的量级水平,以便在数字转换后不增加信号总体误差水平。对于不同的数字 X 线成像设备,所能达到的精度水平是不同的,重要的是让成像系统各个部分的参量互相匹配。只有用适当的、有限的灰度级去量化模拟信号,才不会明显增加附加的误差。因此,片面地追求某一参数的高性能,常常得不到应有的效果。

三、数字图像的转换

数字图像的转换包含模数转换和数模转换两个过程。数字图像并不像常规 X 线照片那样,胶片曝光后经显、定影液处理而成像,它必须经过一个转换过程才能形成影像。数字图像是将扫描或采集期间所收集的数据利用数学方法重新获得的。这种转换是利用模数转换器的电子装置完成的,转换器把视频图像的每条线都分成一行像素,测量每个像素信号的电平或者亮度,然后把这些值转换成数字,输入计算机进行处理。

模数转换是把模拟信号转换为数字形式的信号量化过程,是为下一步计算机处理作准备的基本步骤之一。模数转换器是把连续的模拟信号分解为彼此分离的信息,并分别赋予相应的数字量级。从数字成像的实际转换来看,即把视频影像从"白"到"黑"的连续灰度分解为不连续的"灰阶",并赋予每个灰阶相应的数值,模数转换器产生的灰阶水平数目越大,数字化处理导致的误差就越小。然而,在数字影像的形成中,灰阶水平数不是无限的,数字化样本数也不是无限的,数字化处理中可出现量化误差,使有些数字信息丢失。

数模转换是将数字化处理的数字图像再转换成模拟影像的过程,以便在显示器上显示,供医务人员判读。数模转换实际上是模数转换的逆转,它把二进制数字转换变为视频电压水平,形成视频影像。由于原始影像以有限的样本率被数字化(取样),故经数模转换后的模拟影像是由一系列不同亮度的点组成的。为了使重建的模拟影像失真度尽可能小,可通过滤过系统将周围许多点的值加权总和,填补灰阶的间隙。这样复原的影像显得比未经滤过的影像模糊,但能如实地反映原始影像。

第八章　计算机 X 线摄影成像技术

1974 年,开始构架计算机 X 线摄影(computed radiography,CR),并进行基础研究工作。1981 年,成像板(imaging plate,IP)研制成功,并推向市场。1981 年 6 月,在比利时首都布鲁塞尔召开的国际放射学会(ICR)年会上,因 CR 系统和数字减影血管造影(DSA)系统的问世而被誉为"放射学新的起步年"。

对于计算机 X 线摄影的命名,先前已有多种,如光激励存储荧光体(photostimulable storage phosphor,PSP)成像、存储荧光体成像(storage phosphor imaging)、数字存储荧光体成像(digital storage phosphor imaging)和数字化发光 X 线摄影(digital luminescence radiography)。目前,CR 已是基层医疗单位常用的数字摄影方式。此技术使用常规 X 线摄影的采集结构,利用光激励荧光体的延迟发光特性在其中积存能量。经 X 线照射后,荧光体再经激光束扫描,以可见光的形式释放出积存的能量。释放的光激励可见光被探测器捕获,转换成数字信号,同时记录下荧光屏上可见光释放的具体定位。数字数据经过后处理形成符合要求的图像,被传送到硬拷贝打印机或软拷贝显示器用于医学诊断(图 8-1),为图像存档与通信系统的开展做好了前期准备。

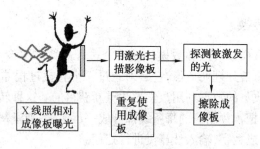

图 8-1　CR 成像过程

CR 是与计算机、数学、电子学完美结合的 X 线成像系统。在常规 X 线系统中,屏-片体系集影像的记录、显示和存储三个功能于一体。而 CR 通过使用不同的介质和设备,将这些功能分开,以计算机为核心把它们联成一个系统。CR 利用成像板取代传统的屏-片体系,对患者影像进行高敏感性记录,尽管看上去与传统的增感屏很相似,但其功能有很大的差异,它在光激励荧光体中记录 X 线影像,使其影像信息以电信号方式提取出来,并加以数字化。

第一节　CR 系统的结构

CR 系统以成像板为探测器,利用现有的 X 线设备进行 X 线信息的采集来获取图像。它主要由 X 线机、成像板、影像阅读器、影像处理工作站、影像存储系统和打印机组成。

一、X 线机

CR 系统所用的 X 线机与 CR 系统的种类有关。CR 系统的激光阅读装置分为暗盒型

（cassette type）和无暗盒型（non-cassette type）两种。暗盒型阅读装置的 CR 需要暗盒作为载体装载成像板经历曝光、激光扫描的过程，系统所用的 X 线机与传统的 X 线机兼容，不需要单独配置。无暗盒型读取装置 CR 系统的 IP 曝光和阅读装置组合为一体，连同影像向工作站传输的整个过程都自动完成，需要配置单独的 X 线发生装置。目前，临床使用的绝大多数 CR 系统都是暗盒型阅读装置，不需要单独购置新的 X 线机，摄影技师的工作流程也与传统屏-片系统基本相同。

二、成像板

成像板是 CR 成像系统的关键元件，作为记录人体影像信息、实现模拟信息转化为数字信息的载体，代替传统的屏-片系统。它既适用于固定式 X 线机，也可用于移动式床边 X 线机；既可用于普通的 X 线摄影，也可用于体层摄影、胆囊造影、静脉肾盂造影和胃肠检查，具有很大的灵活性和多用性。成像板可以重复使用，但不具备影像显示功能。

成像板从外观上看就像一块单面增感屏，它由表面保护层、光激励荧光物质层、基板层（支持层）和背面保护层（背衬层）组成（图8-2）。成像板根据能否弯曲分为刚性板和柔性板。成像板的核心是用来记录影像的荧光涂层。柔性板使用弹性荧光涂层，成像板轻巧柔软，可随意弯曲。柔性成像板简化了成像板扫描仪的传输系统，结构较为简单，扫描速度较快，设备体积较小。刚性板不能弯曲，阅读仪的传输结构和工作原理不同于前者，但其损坏几率小，寿命长，因此成像板引起的伪影少。

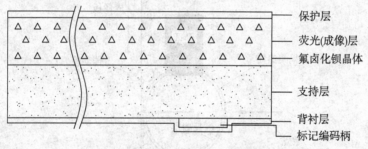

图8-2　成像板结构的剖面图

成像板成像层的氟卤化钡晶体中含有微量的二价铕离子，作为活化剂形成了发光中心。成像层接受 X 线照射后，X 线光子的能量以潜影的形式贮存起来，然后经过激光扫描激发所贮存的能量而产生荧光，继而被读出转换为数字信号输入到计算机进行影像处理和存储。CR 影像的获取过程也是成像板的工作过程，即经过 X 线曝光后的暗盒插入 CR 系统的读出装置，成像板被自动取出，由激光束扫描，读出潜影信息，然后经过强光照射消除成像板上的潜影，又自动送回到暗盒中，供摄影反复使用。

成像板的规格与常规胶片一致，一般有 35 cm×43 cm（14 英寸×17 英寸）、35 cm×35 cm（14 英寸×14 英寸）、25 cm×30 cm（10 英寸×12 英寸）、20 cm×25 cm（8 英寸×10 英寸）以及曲面体层用 15 cm×30 cm（6 英寸×12 英寸）几种规格。根据不同的摄影技术，成像板可分为标准型（ST）、高分辨型（HR）、减影型及多层体层摄影型。图8-3 中显示两种类型的调制传递函数（MTF）曲线，HR 型比 ST 型具有更好的响应性。

新型的成像板改善了敏感度、清晰度和坚韧性，同时能与以前的成像板兼容。电子束处理外涂层用于保护成像板免于机械磨损和化学清洁剂的损伤。理论上讲，成像板的使用寿命为 10 000 次曝光，但由于光化学反应、机械性损伤以及时间因素等，往往达不到 10 000 次就被淘汰。

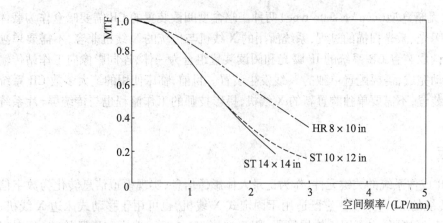

图 8-3　成像板响应特征曲线

三、影像阅读器

影像阅读器是阅读成像板、产生数字影像、进行影像简单处理,并向影像处理工作站或激光打印机等终端设备输出影像数据的装置。它将曝光后的成像板从暗盒中取出,等待激光扫描仪扫描(图 8-4)。

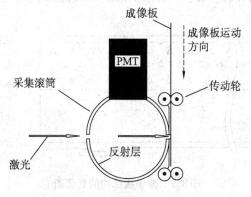

图 8-4　成像板扫描过程

在激光扫描仪中,数字化影像被送到灰度和空间频率处理的内部影像处理器中,然后送至激光打印机或影像处理工作站。影像读取完成后,成像板的潜影被强光消除,重新装入暗盒。

四、影像处理工作站

影像处理工作站有影像处理软件,提供不同解剖成像部位的多种预设影像处理模式,实现影像的最优化处理和显示,并进行影像数据的存储和传输。影像处理工作站可以进行影像的查询、显示与处理(放大、局部放大、窗宽窗位调节、黑白反转、旋转、边缘增强、添加注解、测量和统计等),并把处理结果输出或返回影像服务器。

五、显示器

显示器用于显示经影像阅读处理器处理过的影像。

六、存储装置

存储装置用于存储经影像阅读处理器处理过的数据,有磁盘阵列、磁带阵列、光盘、移动硬盘和 U 盘等。

第二节 CR 成像原理

一、CR 基本原理

(一) CR 影像的形成过程

成像板置于暗盒内,利用传统 X 线设备曝光,X 线穿透被照体后与成像板作用,形成潜影。潜影经过激光扫描进行读取,成像板被激励后,以紫外线形式释放出存储的能量,这种现象叫光激励发光(photostimulable luminescence, PSL)。再利用光电倍增管,将其转换成电信号。电信号在计算机屏幕上重建成可见影像,并根据诊断的特性要求进行影像的后处理。影像读取过程完成后,成像板上的影像数据可通过强光消除,成像板可重复使用(图 8-5)。

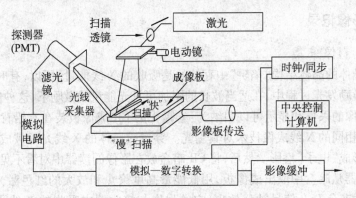

图 8-5 CR 原理

(二) CR 系统的工作流程

1. 信息采集(acquisition of information)

CR 系统用成像板接收 X 线下的模拟信息,然后经过模数转换来实现影像的数字化,从而使传统的 X 线影像能够进入存储系统处理和传输(图 8-6)。

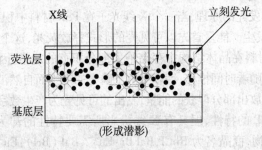

图 8-6 X 线曝光成像板

2. 信息转换(transformation of information)

信息转换是指存储在成像板上的 X 线模拟信息转化为数字化信息的过程。CR 的信息转换部分主要由激光阅读仪、光电倍增管和模数转换器组成。成像板在 X 线下受到第 1 次激发时贮存连续的模拟信息,在激光阅读仪中进行激光扫描时受到第 2 次激发,产生荧光(荧光的强弱与第 1 次激发时的能量精确地成比例,呈线性正相关),该荧光经高效光导器采集和导向,进入光电倍增管转换为相应强弱的电信号,然后进行增幅放大、模数转换成为数字信号。

3. 信息处理(processing of information)

信息处理是指用不同的相关技术根据诊断的需要对影像实施处理,从而达到影像质量的最优化。CR 的常用处理技术包括谐调处理技术、空间频率处理技术和减影处理技术。

4. 信息的存储与输出(archving and output of information)

在 CR 系统中,成像板被扫描后获得的信息可以同时进行存储和打印。影像信息一般被存储在光盘中。一盘存储量为 2 G 的光盘(有 A、B 两面),在压缩比为 1∶20 的前提下,若每幅影像平均所占据的存储空间是 4 M,那么每面盘可以存图像 5 000 幅。光盘能够长久的作为网络资源保存,供检索和查询,为医学诊断提供帮助。

CR 系统本身存在着一个小网络,能够实现影像的贮存和传输。信息的输出一方面是指向其他网络输送影像资料,另一方面是指传送影像信息到打印机上进行打印输出。进行打印的图像可以来自激光阅读器、影像处理工作站和光盘存储系统。

二、CR 影像记录

(一) CR 影像采集

光激励荧光体的晶体结构"陷阱"中存储的是吸收的 X 线能量,所以,有时也称作"存储"荧光体。在光激励发光过程中,在适当波长的附加可见光能量的激励下,这种俘获的能量被释放出来。CR 影像的采集和显示可以归纳为:未曝光的 CR 成像板装在有铅背衬的暗盒内,使用与屏-片成像相同的 X 线成像技术对其曝光。穿过被照体的 X 线光子被成像板吸收,以俘获电子的形式形成"电子"潜影。然后,将 CR 暗盒放在影像阅读器中对看不见的潜影进行"处理"。影像接收器从暗盒中取出成像板,用低能量高度聚焦和放大的红色激光扫描。一种较高能量低强度的蓝色 PSL 信号被释放出,它的强度与接收器中吸收的 X 线光子的数量成正比。然后 PSL 信号从红色激光中分离,导入光电倍增管,转换成电压,经模数转换器数字化,以数字影像矩阵的方式存储。对采集到的数字化原始数据进行影像分析,对有用影像的相关区域进行确定,按照用户选择的解剖部位将物体对比度转换成模拟胶片的灰阶影像。最后,影像在胶片上记录或在影像显示器上显示。

(二) CR 接收器特性

CR 设备基于光激励发光的原理,当一个 X 线光子在 PSP 材料中积存能量时,有 3 种不同的物理过程在能量转换中发生。能量首先以可见光的形式释放荧光,这个过程是传统 X 线摄影增感屏成像的基础。PSP 材料在晶体结构中存储绝大部分积存的能量,因而得名存储荧光体。这种存储的能量形成潜影,随着时间推移,潜影会由于磷光的产生而自然消退。如果用适当波长的可见光激励,可以立即释放出部分俘获的能量,发出的可见光为产生数字化影像的信号。

许多化合物具有 PSP 的特性,但具有 X 线摄影所需要特性的却为数不多,最接近这些要求的化合物是碱土卤化物,商品名为 $RbCl$,$BaFBr:Eu^{2+}$,$BaF(BrI):Eu^{2+}$,$BaSrFBr:Eu^{2+}$。

(三) 稀土的添加和吸收过程

微量的 Eu^{2+} 混杂物加在 PSP 中,以改变它的结构和物理特性。微量的混杂物,也叫活化剂,替代了晶体中的碱土,形成了发光中心。由于 X 线吸收而发生的电离,在 PSP 晶体中产生电子/空穴对。一个电子/空穴对将一个 Eu^{2+} 跃迁到激发态 Eu^{3+}，当 Eu^{3+} 返回到基态 Eu^{2+} 时会产生可见光，以俘获电子的形式存储能量形成潜影。

典型涂层厚度的 $BaFBr:Eu^{2+}$ 和稀土屏 $Gd_2O_2S:T_b$ X 线吸收效率在 35～50 keV 之间，由于 BaFBr 荧光体中钡具有较低的 K 边缘吸收，故它具有较好的 X 线衰减。然而，一旦低于或高于这个范围，稀土钆荧光体要好一些。与感度 400 的稀土接收器相比，用典型能谱的 X 线对 PSP 荧光体照射时，需要更高的曝光量才能获得相同的量子统计。此外，PSP 接收器对低于 K 边缘 X 线的高吸收能力（会吸收大部分的低能散射线），使得自身对散射线更加敏感（因此，有时把 PSP 叫做"散射线海绵"）。

随着时间的推移，俘获的信号会通过自发荧光呈指数规律消退。一次曝光后，典型的成像板会在 10 min～8 h 损失 25% 的存储信号，这个时间段之后逐渐变慢。信号消退给输出信号带来不确定性，可通过固定曝光和读出时间间隔来固定存储信号的衰退，从而消除这种不确定性。

三、CR 影像的读取

（一）成像板阅读器

成像板阅读器是读出成像板所记录影像的设备，它的技术指标直接影响所输出影像的质量。通常，衡量成像板阅读器的参数有：描述影像清晰度的指标空间分辨率、描述影像层次的指标灰度等级、描述处理能力的激光扫描速度和缓冲平台容量。

当前，CR 系统的空间分辨率普遍能够达到 10 像素/mm 的水平。较早的 CR 系统，由于当时计算机的处理能力不够，往往仅对小尺寸的成像板以 9～10 像素/mm 采集数据，而对大尺寸的成像板（14 英寸×14 英寸以上），只能达到 5～6 像素/mm。因此，给人以 CR 大片粗糙的感觉。新型的 CR 系统，对大片采取 6 像素/mm、10 像素/mm 两档可调的设置，以适应不同场合对扫描速度和扫描影像质量的需要。

CR 系统的灰度等级指标一般都要求达到 4 096 级灰阶，也就是使用 12 位（bit）处理器。一些高指标的成像板扫描仪，使用了更高的 14 位处理器，力求更佳的影像效果。

扫描速度和缓冲平台容量描述的是成像板阅读器的处理能力。新型的大型成像板阅读器的扫描能力可以达到每小时扫描 100 个成像板，同时，装备有大容量的成像板缓冲平台。等待扫描的成像板先放在缓冲平台上，由设备自动顺序导入扫描。扫描完毕，成像板也自动输送到另一个缓冲平台上，等待下一次使用。目前，最大的缓冲平台的容量可达 20 个成像板。显然，缓冲器容量大、扫描速度快的阅读器效率更高，更节省资源。

（二）激励和发射

积存在已曝光 $BaFBr:Eu^{2+}$ 荧光体中的"电子"潜影与激活的 PLSC（F 中心）相对应，局部的电子数量与大曝光范围的一次 X 线量直接成正比，一般超过 10 000∶1（是传统 X 线摄影的 4 个数量级）。Eu^{3+}-F 中心复合物的激励和存储电子的释放至少需要 2 eV 的能量，给定波长的高度聚焦激光源最容易完成此任务，最常用的是 HeNe(λ =633 nm)和"二极管"($\lambda \approx$ 680 nm)产生的激光。一次激光的能量激发荧光体中位于局部 F 中心的电子。按照 vonSeggern 的理论，在荧光体矩阵中可能出现两种能量轨迹，一种是无逸脱返回 F 中心位置，另一种是"开隧道"到邻近的 Eu^{3+} 复合物。后者更有可能发生，这时电子进入中间能态并释放出非可见光的辐射"电子"。一个 3 eV 能量的可见光光子立即跟随此电子经过 Eu^{3+} 复合物的电子轨道落入更稳定的 Eu^{2+} 能级。

（三）图像读出过程

1. 激光扫描

激光扫描是指由 HeNe 或二极管发出的激光束,经几个光学组件后对荧光板进行扫描。首先,激光束分割器将激光的一部分输出到显示器,通过参照探测器的使用来补偿强度的涨落。这一点很重要,因为被激励可见光的强度取决于激励激光源的强度。激光束的大部分能量被扫描镜(旋转多角反射镜或摆动式平面反射镜)反射,通过光学滤过器、遮光器和透镜装置,提供一个同步的扫描激光束。为了保持恒定的聚焦和在成像板上的线性扫描速度,激光束经过了一个 f-θ 透镜到达一个静止镜面(一般是圆柱状和平面镜面的组合)。激光点在荧光体上的分布调整为一个直径为 $1/e^2$ 的高斯分布,在大多数阅读仪系统中大约为 100 μm。

调整激光束横越荧光体板的速度,要根据激励后发光信号的衰减时间常数来确定(BaFBr:Eu^{2+} 约为 0.8 ms),这是限制读出时间的一个主要因素。激光束能量决定着存储能量的释放,影响着扫描时间、荧光滞后效果和残余信号。较高的激光能量可以释放更多的俘获电子,但后果是由于在荧光体层中激光束深度的增加和被激发可见光的扩散而引起空间分辨率降低。

到达扫描线的终点时,激光束折回起点。成像板同步移动,传输速度经过调整使得激光束的下次扫描从另一行扫描线开始。成像板的移动距离等于沿快速扫描方向的有效采样间隔,从而确保采样尺寸在 X 和 Y 方向上相等。荧光屏的扫描和传送继续以光栅的形式覆盖屏的整个区域。屏的传送速度根据给定屏的尺寸来选择,使扫描和副扫描方向上的有效采样尺寸相同。激光点在成像接收器表面的直径是 $1/e^2$,这个尺寸在目前市场销售的 CR 系统中都是固定的,从而给两个方向上的空间分辨率强加了上限。激光经过荧光屏时 PSL 的强度正比于这个区域吸收的 X 线能量(图 8-7)。

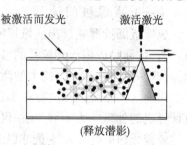

被激活而发光　　激活激光

(释放潜影)

图 8-7　读取成像板

读出过程结束后,残存的潜影信号保留在荧光屏中。在下一次重复使用之前,需要用高强度的光源对屏进行擦除。除非是极度曝光过度,在擦除过程中,几乎所有的残存俘获电子都能有效去除。在有些系统中,屏的擦除是与整体曝光量相关联的过程。较大的曝光量需要较长的擦除周期,或需要加大擦除功率(图 8-8)。

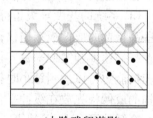

(去除残留潜影)

图 8-8　擦除成像板

2. PSL 信号的探测和转换

PSL 从荧光屏的各个方向发射出来,光学采集系统(沿扫描方向上位于激光-荧光体界面的镜槽或丙烯酸可见光采集导向体)捕获部分发射的可见光,并将其引入一个或多个光电倍增管(PMT)的光电阴极。光电阴极材料的探测敏感度与 PSL 的波长(例如 400 nm)相匹配。从光电阴极发射出的光电子经过一系列 PMT 倍增电极的加速和放大,增益(也就是探测器的感度)的改变可通过调整倍增电极的电压来实现。因此,可以获得有用输出电流以满足适宜影像质量的曝光量。PMT 输出信号的动态范围比荧光板高得多,在整个宽曝光范围内获得高信号增益。可见光强度相对于一次辐射曝光量的改变在 1~10 000 或"四个数量级放大"的范围内呈线性。输出信号的数字化需要最小和最大信号范围的确认,这是因为大多数临床使用曝光量在 100~400 动态范围内改变。在一些 CR 阅读仪中,用一束低能量的激光粗略地预扫描已曝光的成像板进行采样,确定有用的曝光范围。然后调整 PMT 的增益(增加或降低)在高能量扫描时对 PSL 进行数字化。绝大多数系统中,PMT 放大器预调整为对 2.58×10^{-9} C/kg(0.01 mR)至 2.58×10^{-5} C/kg(100 mR)曝光范围产生的 PSL 敏感。

大多数 PSP 阅读器系统用模拟对数放大器或"平方根"放大器对 PMT 输出信号进行放大。对数转换为一次 X 线曝光量和输出信号幅度之间提供一种线性关系,平方根放大为量子噪声与曝光量提供线性关系。无论哪种情况,信号的总体动态范围被压缩,保证了在整个有限离散灰阶数量上的数字化精度。

3. 数字化

数字化是将模拟信号转换成离散数字值的过程,信号必须被采样和量化。采样确定了 CR 接收器上特定区域中 PSL 信号的位置和尺寸,量化则确定了在采样区域内信号幅度的平均值。PMT 的输出在特定的时间频率和激光扫描速率下测量,然后,根据信号的幅度和可能数值的总量,将其量化为离散整数。模数转换器(analog to digital converter, ADC)转换 PMT 信号的速率远大于激光的快速扫描速率(大约快 2 000 倍,与扫描方向的像素数相对应)。特定信号在扫描线上某一物理位置的编码时间与像素时钟相匹配,因此,在扫描方向上,ADC 采样速率与快速扫描(线)速率间的比率决定着像素大小。副扫描方向上,荧光板的传输速度与快速扫描像素尺寸相匹配,使得扫描线的宽度等同于像素的长度(也就是说,像素是"正方形"的)。像素尺寸一般为 100 ~ 200 μm,具体要根据接收器的尺寸而定。

由于来自 PMT 的模拟输出在最小和最大电压之间具有无限范围的可能值,所以 ADC 要将此信号分解成一系列离散的整数值(模拟到数字单位)以完成信号幅度的编码。用于近似模拟信号的"位"数或者"像素浓度"决定整数值的数量。PSP 系统一般有 10、12 或 16 位 ADC,故而有 $2^{10} = 1\ 024$、$2^{12} = 4\ 096$、$2^{16} = 65\ 536$ 个可能数值来表达模拟信号幅度。当 ADC 的位数(量化等级)受限时,模拟放大可以在信号估算时避免量化误差。

四、四象限理论

计算机 X 线摄影系统应用数字成像处理技术把从成像板上阅读到的 X 线影像数据变换为能进行诊断的数字图像,这些数据能够在显示器上显示,也可以通过胶片记录。当 X 线采集条件不理想时,导致过度曝光或曝光不足,CR 系统可以改善其密度和对比度,实行这种功能的装置就是曝光数据识别器(exposure data recognizer, EDR)。EDR 结合先进的图像识别技术,如分割曝光识别、曝光野识别和直方图分析,能较好地把握图像的质量。

(一)EDR 的基本原理

EDR 是利用在每种成像采集菜单(成像部位和摄影技术)中 X 线影像的密度和对比度具有自己独特的性质而运作的,EDR 数据来自成像板和成像菜单,在成像分割模式和曝光野的范围被识别后,就得出了每一幅图像的密度直方图。对于不同的成像区域和采集菜单,直方图都有不同的类型相对应。由于这种特性,运用有效成像数据的最小值 S_1 和最大值 S_2 的探测来决定阅读条件,就可以获得与原图像一致的密度和对比度。阅读条件由阅读器的灵敏度与宽容度决定,更具体地讲,是由光电倍增管的灵敏度和放大器的增益决定。调整以后,将得到有利于处理和贮存的理想成像数据。EDR 的功能和 CR 系统运作原理可以用四个象限来进行描述(图 8-9)。

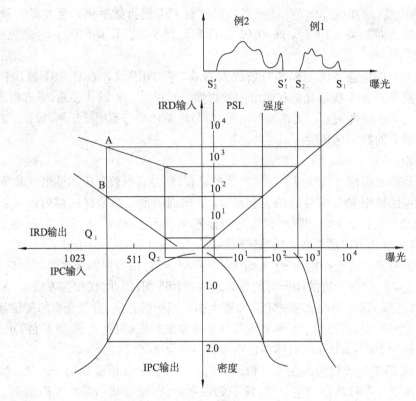

右上为第一象限,X 线辐射剂量与 PSL 强度之间的关系;左上为第二象限,IRD 输入与输出信号的关系;左下为第三象限,IPC 的影像显示特征;右下为第四象限,CR 系统输出照片的特性曲线

图 8-9 CR 四象限理论

1. 第一象限

第一象限显示入射的 X 线剂量与成像板的光激励发光强度的关系。光激励发光强度与入射的 X 线曝光量动态范围成线性比例关系是成像板的一个固有特征,二者之间超过 $1:10^4$ 的范围。此线性关系使 CR 系统具有很高的敏感性和较宽的动态范围。

2. 第二象限

第二象限显示 EDR 的功能,即描述了输入到影像阅读装置(image reader,IRD)的光激励发光强度(信号)与通过 EDR 决定的阅读条件所获得的数字输出信号之间的关系。IRD 有一个自动设定每幅影像敏感性范围的机制,根据记录在成像板上的成像信息(X 线剂量和动态范围)来决定影像的阅读条件。CR 系统的特征曲线根据 X 线曝光量的大小和影像的宽容度可以随意地改变,以保证稳固的密度和对比度。由于在第一象限中成像板性质的固有性和在第二象限的自动设定机制,最优化的数字影像信息才被输送到第三象限的影像处理装置中。

3. 第三象限

第三象限涉及影像处理装置,显示影像的增强处理功能(谐调处理、空间频率处理和减影处理),它使影像能够达到最佳的显示,以求最大程度地满足放射和临床的诊断需求。

4. 第四象限

第四象限显示输出影像的特征曲线。横坐标代表了入射的 X 线剂量,纵坐标(向下)代表胶片的密度,这种曲线类似于增感屏-片系统的 X 线胶片特性曲线,其特征曲线是自动实施补偿的,以使相对曝光曲线的影像密度是线性的。这样,输入到第四象限的影像信号被重新转换为光学信号以获得特征性的 X 线照片。

从曝光后的成像板上采集到的影像数据,通过分割曝光模式识别、曝光野识别和直方图分析,最后来确定影像的最佳阅读条件,此机制就称为曝光数据识别。也就是,最佳阅读条件的决定还有赖于分割曝光模式识别、曝光野识别和直方图分析(X 线影像密度的直方图根据摄影部位和摄影技术不同,分别具有不同特色的形状)。

1. 分割曝光模式识别(partitioned pattern recognition)

成像板在 X 线摄影中,经常以采集单幅图像的形式来使用,但根据摄影的需要,被分割进行摄影的各个部分都有各自的影像采集菜单。如果对分割图像未加分割识别,那么综合的直方图不可能具有适合的形状,S_1 和 S_2 也不可能被准确地获取,从而也不能得到理想的阅读条件。因此,直方图分析必须根据各个分割区域的曝光情况独立进行,以获得图像的最佳密度和对比度。在 CR 系统中分割模式有 4 种类型,即无分割、垂直分割、水平分割和四分割。完成分割模式识别的算法大略地分为 2 个步骤。

(1) 无准直分割模式识别:分割图像是由锐利的直线边缘来划定各个影像区域的界限所获得的。因此,首先要确定锐利边缘的存在,其过程如下:① 在整个分割曝光的区域内,以影像的中心为中心向影像边缘进行垂直方向和水平方向的扫描;② 把超过某一临界值的绝对值点作为暂时的边缘点;③ 如果有大量的扫描线上的暂时边缘点超过了某比例长度,那么,这些排列的点就被判定为分割的边缘。

(2) 有准直的分割模式识别:假使分割区域的曝光野被准直分割得很窄,那么就不存在分割边缘。因此,分割模式不能由上述程序所识别,成像板的分割曝光就要匹配以下的技术来识别:① 将总的影像直方图所获得的特征值(characteristic values)转换为二进制数据,并作为阈值,超过某一阈值的强度的数据用数字"1"来表示,低于这个阈值的强度用"0"来表示;② 二进制影像数据用分割模式的 8 个模体作比较,许多是"1"的二进制数被计算在分割模体的区域内;③ 如此计算的数字被曝光区内的像素数目整除,以计算出相匹配的程度;④ 每一个模体区域如果匹配程度很高,那么,都被判定为"符合";如果符合的程度超过了预先描绘的值,那么就被判定为"不符合",根据这样的判断,分割曝光模式识别被确定。

2. 曝光野识别

在整个成像板和成像板的分割区域内进行影像采集时,曝光野之外的散射线将会改变直方图的形状,直方图的特征值 S_1 和 S_2 将不能被准确地探测。若有效图像信号的最小强度 S_1 被错误地探测,理想的阅读条件就不能被确定下来。而带有准直曝光野的影像采集,影像数据的直方图分析都能够准确地执行,且这个区域能自动识别。整个成像板和其分割区域是否被准直决定着曝光野的识别算法,也影响到曝光区域内信息的自动获取。各个曝光野形态的运算共分 3 个步骤:① 影像分割模式识别;② 曝光野识别(决定中心点、曝光野边缘点探测和确定曝光野形态);③ 直方图分析。

(1) 曝光野边缘的探测:首先,决定成像内的一个点,即中心点,以提供向曝光野的外部方向进行连续的微分处理的前提,曝光野的边缘点的微分值是最大的,这个最大值作为探测边缘点的阈值,然后来实现整个曝光野边缘的探测,曝光野边缘点的探测分为:① 从成像体中心点向影像的空白方向进行一维微分处理;② 以 3° 的间隔角度进行 120 个方向的微分处理来决定最大的密度差异;③ 根据最大的密度差数,求得影像边缘点的阈值;④ 在每次求微分过程中,超过阈值并接近影像的空白处的这些点都被定为边缘点,一共获得 120 个边缘点。

(2) 曝光野的形状调整:对 120 个边缘点的大多数给以矫正,以便描述真实的曝光野边缘。这些探测到的数据也包括边缘点的散射线引起的噪声,必须清除这些边缘点的噪声影响,以产生高度可靠的曝光野形状。曝光野的边缘点被连接成八个直线段,从中心点到直线段以外的边缘点被清除,最终获得了一个凸面多边形,这样分割曝光区域的识别和处理取得了与曝光野的一致。

3. 直方图分析

直方图分析是 EDR 运算的基础,利用曝光野区域内的影像数据来产生一个直方图,然后利用各个直方图分析参数(阈值探测有效范围)对每幅图像的采集菜单进行调整,有效图像信号的最小和最大强度 S_1 和 S_2 被确定,即阅读条件被决定下来,以便 S_1 和 S_2 能转换为影像的数字输出值 Q_1 和 Q_2(每幅图像采集菜单都单独调整)。即使 X 线曝光剂量和 X 线能量发生了变化,灵敏度和成像的宽容度也被自动调整。所以,阅读的影像信号总是在数字值的标准范围内,最终能获得最佳的密度和对比度。

对于大多数 CR 系统来说,确定有用信号范围的方法需要影像灰阶直方图——一种 X 轴为像素值、Y 轴为发生频率的图形(也就是像素值频谱)。直方图的大体形状取决于解剖部位和用于影像采集的摄影技术。所有 PSP 阅读器都利用一种分析算法来识别和分类直方图的各个组成部分,它们对应于骨、软组织、皮肤、对比剂、准直、未衰减的 X 线和其他信号。这有助于影像的重要和不重要区域的辨别,从而可以正确地重建影像的灰阶范围。

直方图分析的结果使得原始影像数据的标准化成为可能,而密度、对比度和宽容度的标准化条件是由数字化数值分析决定的。对于特定患者的检查,适宜影像灰阶特性的重建是通过改变灰阶数和增强对比度来实现的。在一些系统中,潜影信息在一个较小的数值范围内被识别和预采样,目的是最小量化误差。在这种情况下,曝光范围识别中的任何错误都是不可逆转的,都需要重新采集影像。而在其他系统中,全动态范围的 PSL 信号都被数字化,然后对数字化数据运用重新变换算法。另一种情况是,由于直方图的形状和信息内容影响影像的处理,荧光板的相关影像信息必须为后来的灰阶和(或)频率处理而确定。

(二) EDR 的方式

1. 自动方式

自动调整阅读宽度(L)和敏感度(S)。S 值是描述阅读灵敏度的一个指标,它与成像板的光激励发光强度(Sk)有着密切的关系。若 X 线曝光量增加,Sk 增加,相应地 S 值减小,那么,阅读灵敏度降低。L 值是一个描述最终显示在胶片上的影像宽容度指标,它表示成像板上光激励发光的数值的对数范围。

2. 半自动方式

阅读宽度固定,敏感度自动调整。

3. 固定方式

阅读宽度和敏感度均固定,如同屏-片体系中的 X 线摄影。

第三节　能量减影

20 世纪 80 年代,由于影像增强装置、电视技术、数字化技术和图像处理技术的发展,产生了数字减影血管造影术,使医学影像学领域增添了一项新内容。随着数字化技术向普通 X 线摄影的推进,最先开发的 CR 系统实现了 X 线照片的数字化,相继在 CR 系统中产生了减影处理技术。传统的减影方式有时间减影(temporal subtraction)和能量减影(energy subtraction)两种方式。由于 CR 系统采集影像信息的速度较慢,故时间分辨率不高。所以,在组织的减影中一般都采用能量减影的方式。

能量减影的具体实施是有选择地去掉影像中的骨骼和软组织的信息,在同一部位同一次曝光中获得一幅高能量影像和一幅低能量影像,由于这两幅影像中的骨骼与软组织信号强度不同,通过计算机加权减影(weighted subtraction),实现这两幅图像的减影。其结果是与骨骼相一致的信号被消除,就得到软组织影像;相应地,与软组织相一致的信号被消除就得到了骨骼组织的影像。这些减影信号的获得与被照体的厚度和组织密度相关。相近密度的骨组织进行同时曝光,通过减影消除软组织后,对比骨骼信号用 g/cm² 单位能够定量地测出骨组织的密度差异,这种技术被称为双能量吸收(dual energy absorption,DEA),已被广泛地应用在骨密度的测量中。在 CR 系统中,能量减影又分为一次曝光能量减影法(one-exposure energy subtraction method)和二次曝光能量减影法(two-exposure energy subtraction method)。

一、一次曝光能量减影法

一次曝光能量减影法就是利用两块成像板,中间夹一块同样大小的金属滤过板,一次曝光后同时获得两幅不同能量的影像再进行减影的方法。在实际应用中,一般用 0.5～1 mm 厚的铜板作为滤过板,其前面的那块成像板称为低能量板,后面的那块称为高能量板。曝光和经过处理就获得了两幅能量不同的影像,通过加权减影而获得减影图像。

根据这个原理,一次曝光减影法能很好地克服运动伪影,在胸部减影中得到很好的应用,且减少了 X 线的曝光剂量。但因两块成像板之间夹着一块铜板,所以在这两块成像板上所产生的影像放大率不一致。另外,穿过铜板而到达后面成像板的 X 线曝光剂量大约是前面的1/10～1/5,导致 X 线量子噪声增加。减影图像中的噪声是前后成像板合成的结果,为了避免过度的噪声增量,只有增加曝光剂量,但这同时增加了被检者皮肤吸收 X 线的剂量。

二、二次曝光能量减影法

二次曝光能量减影法就是利用两种不同的 X 线能量(即选择不同的电压),在两块不同的成像板中对同一被照体进行曝光,对得到的两幅不同能量的影像进行减影的方法。当这一减影程序应用到移动的解剖部位(如胸部)时,在两次的曝光中由于肺血管的波动导致其在影像上的移动,减影后图像中有可能仍留下血管的影像,这种影像称为运动伪影。所以,两次曝光减影方法对移动的解剖结构不能达到满意的减影效果。此外,因二次曝光,其 X 线剂量也相应加大。

在能量减影中,要获得较高质量的减影影像必须具备以下条件:① 前后两块成像板的两种曝光的 X 线能量差别要大;② 成像板的检测效率要高;③ 成像板的检测线性要好;④ 散射线的影响要小。能量减影技术在 CR 系统的实现,拓宽了它的应用范围。

第四节 CR 的评价

常规的屏-片组合因曝光的宽容度小,图像质量很大程度上取决于曝光条件。而 CR 系统因成像板获取的信息能自动调节 PSL 和放大增益,可在允许范围内对摄影部位以较大的动态范围的 X 线曝光剂量获取较为稳定的、适宜的光学密度影像。这样就可以最大限度地减少 X 线的曝光剂量,降低对患者的辐射损伤,而且延长了 X 线球管的寿命。

一、CR 的优点

在满足诊断条件的前提下,CR 系统的 X 线摄影剂量比常规 X 线摄影在一定程度上有所降低;成像板替代胶片可重复使用;可与原有的 X 线摄影设备匹配使用,放射技师不需要特殊训练即可操作;具有多种处理技术,如谐调处理、空间频率处理、时间减影、能量减影、体层伪影抑制、动态范围控制;具有多种后处理功能,如测量(大小、面积、密度)、局部放大、对比度转换、对比度反转、影像边缘增强、多幅显示以及减影等(图 8-10);显示的信息易被诊断医生阅读、理解,且质量更易满足诊断要求;可数字化存储,便于进入网络系统,节省部分、甚至全部胶片,也可节约片库占有的空间及经费;实现数据库管理,有利于查询和比较,实现资料共享。

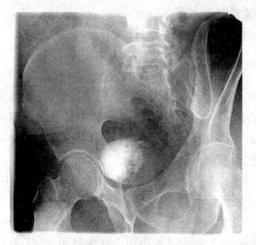

(a) 膀胱造影照片常规显示

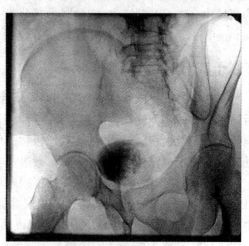

(b) 膀胱造影照片黑白反转显示

图 8-10　对比反转

CR 系统具有高灵敏度,即使采集很弱的信号时也不会被噪声所掩盖;在 CR 系统中,10 英寸 × 12 英寸的成像板的空间分辨率可达到 3.3 LP/mm,能够分辨影像中较小的细节;具有很高的线性度,所谓线性度就是指影像系统在整个光谱范围内得到的信号与真实影像的光强度是否呈线性关系,即得到的影像与真实影像是否能够很好吻合。人眼对光的感应为对数关系,对细微的细节改变不能觉察,但在临床研究中往往需要做一些定

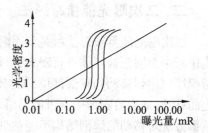

图 8-11　CR 曝光动态范围

量的测量,所以良好的线性度至关重要。在 CR 系统中,在 $1:10^4$ 的范围内具有良好的线性度,非线性度小于 1%(图 8-11);大动态范围,即系统能够同时检测到极强和极弱的信号。它的另一显著特点是能把一定强度的影像信号分得更细,使影像显示出更丰富的层次;优越的识别性能,CR 系统利用曝光数据识别技术和直方图分析,能更加准确地扫描出影像信息,显示较理想的高质量图像;常规屏-片组合因曝光宽容度较小,图像质量很大程度上决定于摄影条件,CR 系统可在成像板获取信息的基础上,自动调节光激励发光的量和放大增益,可在允许的范围对摄影的物体以较大的动态范围选择 X 线曝光剂量,获取较稳定的、适宜的影像密度。

二、CR 的限度

　　CR 系统时间分辨率差,不能满足动态器官和结构的显示;空间分辨率相对较低,在细微结构的显示上,与常规 X 线检查的屏-片组合相比,CR 系统的空间分辨率有时显得不足(图 8-12)。近几年的实践证明,除了对信噪比要求不严格的摄影部位外,要获得等同的影像质量,CR 系统 X 线摄影所需的曝光剂量高出常规屏-片系统 20% ~ 30%(图 8-13、图 8-14)。

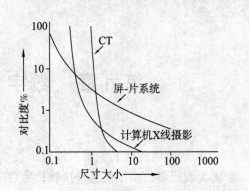

图 8-12　几种成像方法细节与
对比度之间的关系

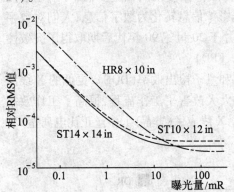

图 8-13　成像板噪声与曝光量之间的关系

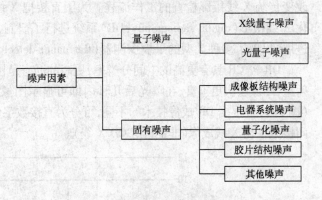

图 8-14　CR系统的噪声

第九章　数字化 X 线摄影成像技术

　　CR 的应用突破了常规 X 线摄影技术的固有局限性,实现了常规 X 线摄影信息数字化,使常规 X 线摄影的模拟信息直接转换为数字信息。然而,CR 也存在不足之处,如时间分辨率较差,不能满足动态器官和结构的显示,间接转换中易引起信息的丢失,其空间分辨率仍不足,难以显示细微的组织结构,成像板为易耗品,图像质量会因成像板使用次数过多而下降,也未能改变传统 X 线摄影检查的工作流程。为了直接把 X 线影像信息转化为数字信息,人们对数字化 X 线摄影(digital radiography,DR)系统进行了研制,并于 20 世纪 90 年代后期取得了突破性进展,出现了多种类型的平板探测器(flat panel detector,FPD)。

　　DR 较 CR 具有更高的空间分辨率,更高的动态范围和量子检出效率(DQE),更低的 X 线照射量,图像层次更丰富,在曝光后几秒内即可显示图像,大大改善了工作流程,提高了工作效率(图 9-1)。根据 DR 成像技术的不同,可分为直接数字化 X 线成像(非晶硒、多丝正比电离室)和间接数字化 X 线成像(非晶硅、CCD X 线)。

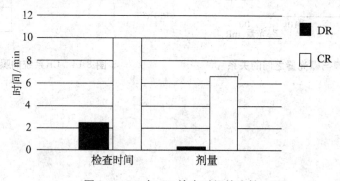

图 9-1　DR 与 CR 检查时间的比较

第一节　非晶硒 X 线成像

　　DR 系统最重要的组成部件是平板探测器,直接数字化 X 线成像的平板探测器利用了非晶硒的光电导性,将 X 线直接转换成电信号,形成全数字化影像。

一、非晶硒平板探测器的结构

(一) X 线转换介质

　　X 线转换介质位于探测器的上层,为非晶硒光电材料,利用非晶硒的光电导特性,将 X 线转换成电子信号。当 X 射线照射非晶硒层时,可产生正负电荷,这些电荷在偏置电压的作用下以电流的形式沿电场移动,由探测器单元阵列收集。选择非晶硒作为光导材料,是由于其光敏电阻自身具有的高分辨率特性,用更厚的光导吸收层,可获得更高的 X 线灵敏度。

（二）探测器单元阵列

探测器单元阵列位于非晶硒的底层,用薄膜晶体管(thin film transistor,TFT)技术在玻璃底层上形成几百万个检测单元阵列,每一个检测单元含有一个电容和一个 TFT,而且每一个检测单元对应图像的一个像素。电容贮存非晶硒产生的相应电荷(图9-2)。

（三）高速信号处理

由高速信号处理产生的地址信号顺序激活各个 TFT,每个贮存电容内的电荷按地址信号顺序读出,形成电信号,然后进行放大处理,再送到模数转换器进行模数转换。

（四）数字影像传输

数字影像传输是将电荷信号转换成数字信号,并将图像数据传输到主计算机进行数字图像的重建、显示、打印等。

二、非晶硒成像原理

如图9-3 所示,当入射的 X 线照射非晶硒层时,由于导电特性发生改变,激发出电子-空穴

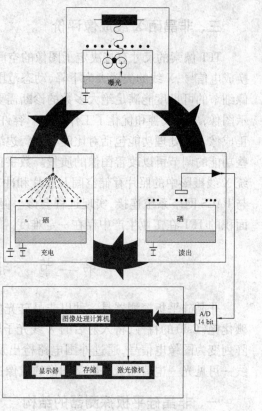

图9-2　非晶硒工作流程

对,该电子-空穴对在偏置电压形成的电场作用下被分离并反向运动,形成电流,电流的大小与入射 X 线光子的数量成正比,这些电流信号被存储在 TFT 的极间电容上。每个 TFT 形成一个采集图像的最小单元,即像素。每个像素区内有一个场效应管,在读出该像素单元电信号时起开关作用。在读出控制信号的控制下,开关导通,把存储于电容内的像素信号逐一按顺序读出、放大,送到模数转换器,从而将对应的像素电荷转化为数字化图像信号。信号读出后,扫描电路自动清除硒层中的潜影和电容存储的电荷,为下一次的曝光和转换做准备。

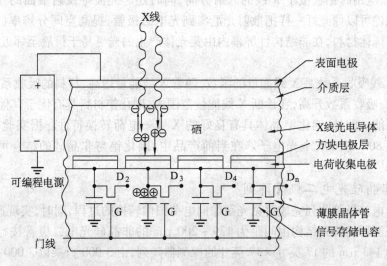

图9-3　非晶硒成像原理

三、非晶硒 X 线成像评价

TFT 像素的尺寸直接决定了图像的空间分辨率,最高可达 3.6 LP/mm,由于将 X 线直接转换成电信号,X 线的失锐大为下降,动态范围可达 $10^4 \sim 10^5$,DQE 和 MTF 高,图像层次丰富,图像细节的可见度能满足绝大多数的诊断需要。非晶硒 X 线成像速度快,在曝光后几秒即可显示图像,从而改善和优化了工作流程。容许一定范围内的曝光误差,并可在后处理中调节、修正成像。后处理功能包括对比度、亮度、边缘处理、增强、黑白反转、放大、缩小、测量等,通过这些功能的调节可以改善图像的质量。数字化图像便于在计算机中存储、传输和调阅,节省了传统 X 线摄影中的照片存储空间及胶片和冲片液的支出,带来更高的效益。数字化方式能直接与 PACS 网络系统连接,实现远程会诊。但是,DR 系统只能专机专用,FPD 对环境要求高,大面积的 TFT 在工业生产中存在一定难度。

第二节　非晶硅 X 线成像

非晶硅平板探测器是一种以非晶硅光电二极管阵列为核心的 X 线影像探测器。它利用碘化铯(CsI)的特性,将入射后的 X 线光子转换成可见光,再由具有光电二极管作用的非晶硅阵列变为图像电信号,通过外围电路检出及模数变换,从而获得数字化图像。由于经历了 X 线—可见光—电荷图像—数字图像的成像过程,通常被称为间接转换型平板探测器。

一、非晶硅平板探测器的结构

非晶硅平板探测器的基本结构为碘化铯闪烁体层、非晶硅光电二极管阵列、行驱动电路以及图像信号读取电路 4 部分。它与非晶硒平板探测器的信号读出、放大、模数转换和输出等部分基本相同,它们之间的主要区别在于荧光材料层和探测元阵列层不同。

(一)碘化铯闪烁体层

探测器所采用的闪烁体材料由厚度为 500~600 μm 连续排列的针状碘化铯晶体构成,针柱直径约 6 μm,外表面由重元素铊包裹,以形成可见光漫射(图 9-4)。出于防潮的需要,闪烁体层置于薄铝板上,应用时铝板位于 X 线的入射方向,同时还起光波导反射端面的作用。形成针状晶体的碘化铯可以像光纤一样把散射光汇集到光电二极管,提高空间分辨率(图 9-5)。若使用其他的闪烁体材料,在非结构性屏幕内由荧光体产生的光更易于扩展至邻近像素,导致分辨率下降。

碘化铯 X 线吸收系数是 X 线能量的函数,随着 X 线能量增高,材料的吸收系数逐渐降低,材料厚度增加,吸收系数升高,在诊断 X 线能量范围内,碘化铯材料具有优于其他 X 线荧光体材料的吸收性能。此外,碘化铯晶体具有良好的 X 线—电荷转换特性。据实验研究,单个 X 线光子可产生 800~1 000 个光电子。在当前产品中,碘化铯与非晶硅的结合可获得最高的 DQE 值。

(二)非晶硅光电二极管阵列

非晶硅光电二极管阵列完成可见光图像向电荷图像转换的过程,同时,实现连续图像的点阵化采样。探测器的阵列结构由间距为 139~200 μm 的非晶硅光电二极管按行列矩阵式排列。如间距为 143 μm 的 17 英寸×17 英寸的探测器阵列,由 3 000 行乘以 3 000 列,共 900 万个像素构成(图 9-6)。每个像素元由具有光敏性的非晶硅光电二极管及不能感光的开关二极

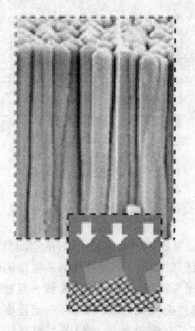

图 9-4 针状碘化铯晶体

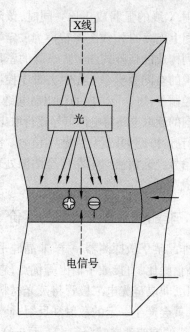

图 9-5 非晶硅光电转换

管、行驱动线和列读出线构成。位于同一行所有像素元的行与驱动线相连,位于同一列所有像素元的列与读出线相连,以此构成探测器矩阵的总线系统。每个像素元由负极相连的一个光电二极管和一个开关二极管对构成,通常将这种结构称为双二极管结构。也有采用光电二极管-晶体管对构成探测器像素元的结构形式。为了区别,通常将前一种结构的探测器阵列称为 TFD 阵列,后一种则称为 TFT 阵列。

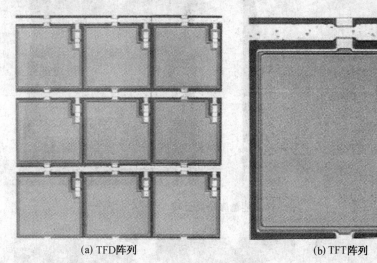

(a) TFD阵列

(b) TFT阵列

图 9-6 探测器的阵列结构

二、非晶硅平板探测器成像原理

非晶硅平板探测器成像的原理是:位于探测器顶层的碘化铯闪烁晶体将入射的 X 线转换为可见光(图9-7)。可见光激发碘化铯层下的非晶硅光电二极管阵列,使光电二极管产生电流,从而将可见光转换为电信号,在光电二极管自身的电容上形成贮存电荷。每一像素电荷量的变

84

化与入射 X 线的强弱成正比。同时,该阵列还将空间上连续的 X 线图像转换为一定数量的行和列构成的点阵式图像。点阵的密度决定了图像的空间分辨率。在中央时序控制器的统一控制下,居于行方向的行驱动电路与居于列方向的读取电路将电荷信号逐行取出,转换为串行脉冲序列并量化为数字信号。获取的数字信号经通信接口电路传至图像处理器从而形成 X 线数字图像。

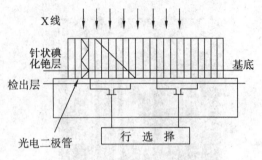

图 9-7 非晶硅成像原理

三、非晶硅平板探测器的评价

和非晶硒平板探测器一样,非晶硅平板探测器同样具有成像速度快,良好的空间及密度分辨率,高信噪比,直接数字输出等优点,它们的临床应用基本相同。与非晶硒平板探测器成像方式相比,非晶硅光电二极管将荧光材料转换的可见光再转换成电子信号,X 线一旦被转换成可见光,就会产生一定的散射和反射,使得有价值的信息丢失或散落,从而在一定程度上降低了对 X 线的响应和空间分辨率。而丰富的信息量和更短的曝光间隔,使 DR 系统图像处理功能的开发得到飞速发展,如碘化铯 DR 系统的胸部双能量减影、组织均衡、断层三维合成等高级应用功能进一步提高了病变的检出率(图 9-8、图 9-9、图 9-10)。加之 DR 系统量子检出效率高(图 9-11),从而成为目前数字成像的主流产品。

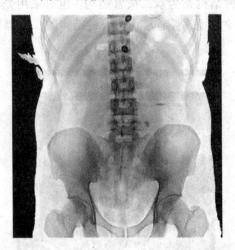
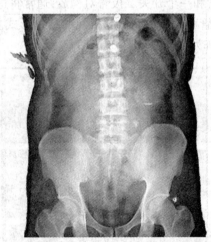

图 9-8 能量减影后反转

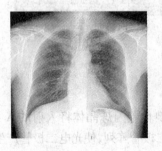
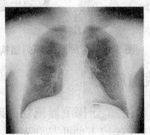
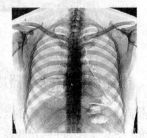

图 9-9 能量减影

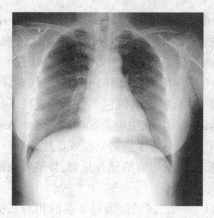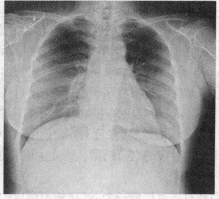

图 9-10　组织均衡

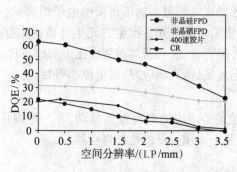

图 9-11　几种成像方式 DQE 的比较

第三节　CCD X 线成像

电荷耦合器件（charge coupled device，CCD）是一种固定摄像器。在 20 世纪 60 年代末，美国 Bell 实验室的波易尔等发现了电荷通过半导体势陷发生转移的现象，提出了电荷耦合这一新概念和一维 CCD 器件模型。CCD 是一种半导体器件，具有光敏特性，即在光照下能产生与光强度成正比的电子电荷，形成电信号。这一特性被广泛用于 CCD 成像设备，即 CCD 摄像机。CCD X 线成像的主要原理是 X 线在荧光屏上产生的光信号由探测器内的 CCD 接收，转换成电荷并形成 X 线图像。

一、CCD 的结构

CCD 由数量众多的光敏像元排列组成，光敏元件排列成一行的称为线阵 CCD，用于传真机、扫描仪等；光敏元件排列成一个由若干行和若干列组成的矩阵称为面阵 CCD，用于摄像机、数码相机等。光敏像元的数量决定了 CCD 的空间分辨率。常用的光敏元件有 MOS（metal oxygen semiconductor）电容和光敏二极管两大类。

二、CCD 的成像原理

（一）光电子转移与储存

1. MOS 电容器

在 P 型硅（Si）的衬底表面用氧化的方法，生成一层厚约 1 000～1 500 Å 的二氧化硅

（SiO₂），再在 SiO₂ 表面蒸镀一层金属多晶硅作为电极，在衬底与金属电极间加上一个偏置电压，这样就构成了一个 MOS 电容器。当光子投射到 MOS 电容器上后，光子穿过透明氧化层，进入 P 型硅衬底，衬底中电子吸收光子的能量跃入导带。这种当光子进入衬底时产生的电子跃迁，形成了电子-空穴对。电子-空穴对在外加电场作用下，分别向电极两端移动，形成了光生电荷。这些光生电荷将贮存于电极造成的"势阱"中，形成电荷包。势阱是电极下面的一个低势能区，势阱深浅与电压大小有关，电压越高势阱越深。光生电荷的产生决定于入射光子的能量（波长）和光子的数量（强度）。每个电荷的电量与对应像素的亮度成正比，这样一幅光的图像就转变成了对应的电荷图像。当光生电荷超过 MOS 电容的储存量时，势阱将会溢出。

2. 光敏二极管

在 P 型硅衬底上扩散一个 N⁺ 区域而形成的 P-N 结二极管，通过多晶硅相对二极管反向偏置，在二极管中产生一个定向电荷区，即耗尽区。在定向电荷区内，光生电子与空穴分离，光生电子被收集在空间电荷区形成电荷包。对带负荷的电子而言，这个空间电荷区是一个势能特别低的区域，因而称之为势阱。入射光子产生的光生电荷就贮存在这个势阱之中。势阱能够贮存的最大电荷量称为势阱容量，它与所加偏置电压近似成正比。光敏二极管与 MOS 电容相比，具有灵敏度高、光谱响应宽、蓝光响应好、暗电流小等特点。

（二）电荷转移

CCD 通过变换电极电位使势阱中的电荷发生移动，在一定时序的驱动脉冲下，完成电荷包从左到右的转移，实质上是一个模拟量的位移寄存器。

（三）信号读出

当信号电荷传到 CCD 器件的终端时，由位于器件内部的电路将该信号读出。图像信号读出的过程可概括为：在一个场的积分周期内，光敏区吸收从目标投射来的光信号，产生光电子。这些光电子贮存在各像素对应的势阱中，积分期结束时（一个周期过后），在场不应期外来场脉冲的作用下，所有像素势阱中的光生电荷同时转移到与光敏区对应的存储区势阱中，然后开始一场光积分。与此同时，消隐期间已经转移至贮存区的光生电荷在脉冲的控制下，一行行依次进入水平位移寄存器。水平位移寄存器中的像素信号在正反馈期间，由水平时钟脉冲控制，逐个向输出端转移，最后在输出端转换为视频信号。以上电荷积累、转移、读出过程的完成，由驱动器产生的场、行驱动脉冲和读出脉冲控制。

面阵 CCD 按照电荷转移和信号读出的方式不同又可分为两大基本类型：帧间转移（frame transfer, FT）CCD 和行间转移（interline transfer, ILT）CCD。

三、CCD 的评价

CCD 被广泛应用于各种间接转换的 X 线成像装置中，包括大面积放射影像系统和常见的图像增强电视系统。X 线曝光时，影像增强器或闪烁体屏把穿透人体后形成信息载体的 X 线转换为可见光，再由 CCD 采用阵列技术整齐排列，在同一平面上近百个性能一致的 CCD 摄取荧光影像，并转换成数字信号，由计算机进行处理，将图像拼接，形成一幅完整的图像。

CCD 摄像机与影像增强器相匹配时，常应用于数字减影血管造影（digital subtraction angiography, DSA）、数字胃肠点片（DSI）等系统的数字成像，具有图像清晰、即摄即现、连续摄片、图像处理功能强大、X 线照射剂量小等特点。但影像增强器易造成对比度的损失，同时，增强管的视野小，观察范围受到限制。

目前常用的是碘化铯平板和 CCD 阵列 DR 成像系统。CCD 关于数字影像技术的一个突出的特性是它具有很小的外形,一般为 $2 \sim 4 \ cm^2$,比典型的 X 线投射面积还要小。因此,基于高效 CCD 的放射成像系统,必须采用一些光学方法,将可见光视野缩减至小于 CCD 的尺寸,将影像传递至 CCD 上。一般使用的是透镜或光纤渐变器,如使用 4 个 CCD 阵列作为探测器元件,在碘化铯平板上 X 线被转化为可见光,然后由高质量透镜微缩,再由 CCD 进行探测。CCD 的优点是固有噪声系数极低,动态范围广,对入射信号有很好的线性响应,具有较高的空间分辨率和几乎 100% 的填充系数。

透镜或光纤渐变器可减少到达 CCD 的光子数量,产生几何变形、光线散射,加上 CCD 本身内部的热噪声,均对图像质量有一定的影响。

第四节　多丝正比电离室 X 线成像

多丝正比电离室直接 X 线摄影装置采用一种狭缝式线阵列探测器扫描装置,具有扫描剂量低、动态范围宽、重建图像快、探测面积大($120 \ cm \times 40 \ cm$)的特点,有低剂量直接数字化 X 线机(low-dose digital radiographic device,LDRD)之称。

一、多丝正比电离室的结构

LDRD 系统由扫描机构、控制器和工作站 3 部分组成。扫描机构由立柱、水平支架、X 线管、准直器、电动装置和探测器数据采集器组成。控制板由 X 线高频发生器和检测组合、控制组合、高压电源组合及低压电源组合组成。技术工作站用于对系统的检测、功能设置、数据传输及图像重建、存储和显示;诊断工作站用于图像处理、数据库建立和实现网络通信功能。

扫描机构安装在垂直运动机构上的水平支架上,同时装有 X 线管、前准直器、后准直器和探测系统,通过微调机构使 X 线严格保持在同一水平面上。整机只用一个底座和一根立柱,减速机械垂直移动速度约为 80 nm/s,总行程约 1.2 m。机架上还装有激光对位器,以方便体位设计时使用。准直器狭缝为 1 mm。

LDRD 的探测系统是由多丝正比室和数据系统组成的一个整体。多丝正比室是一个铝质密封腔体,尺寸为 $450 \ mm \times 200 \ mm \times 50 \ mm$,一侧为入射窗,腔内装有漂移电极、阴极和阳极。漂移电极电位约为 $-6 \ kV$,阴极电位约为 $-3 \ kV$,阳极电位为零。阳极丝共有 320 个通道,间距为 1.2 mm。腔内充以 Xe 和 CO_2 的混合体,压力约为 2.0 大气压。数据采集系统由一块控制电路板和具有 640 个独立采集计数通道的 20 块计数电路板组成,每块计数板有通道输入的信号进行选通,放大整形和计数,并用逻辑电路采集两个独立通道之间的中间通道计数,使每块板输出变为 32 个计数通道。每个计数器为 16 bit,每通道的最高采集率 2 MHz。

计算机操作系统有图像形成、图像处理的各种软件,并控制 X 线机工作,如曝光条件选择,数据采集,图像重建,机械和电气控制(高压启动、旋转阳极、扫描启动和停止),图像后处理及缓存,检索和控制打印输出等。此外,还用于系统的工作状态检测和故障报警等。

LDRD 系统的工作程序是在控制台准备工作就绪后,选好曝光条件,用鼠标点击采集功能,即开始了一幅图像的扫描工作,整个扫描支架从定位由下向上运动采集影像数据,图像的每行曝光时间为 $5 \sim 6 \ ms$。X 线管的射出窗口被屏蔽材料阻挡成一个水平缝隙,经过限束器等使 X 线束在入射人体前的前准直器上形成一个约 $200 \ mm \times 20 \ mm$ 的窄条。再经前准直器上 1 mm 的准直器缝隙,形成一个极窄的线状断面的扇形波束($200 \ mm \times 1 \ mm$)。当射线入射人体后再经过一个约 1 mm 的准直器缝进入多丝室探测系统,每根阳极连至一个计数器,记录 X 线光子引起的计数脉冲。然后,把每个像素的统计数据(数字信号)高速传输至计算机,重建高质量的图像。

二、多丝正比电离室的成像原理

多丝正比室是一个矩形密封腔体,腔内充填惰性气体,并设有漂移电极、阴极和阳极。阳极为水平排列的数百条金属丝,方向指向 X 线管焦点,每一根金属丝均作为一个独立的采集通道。在阳极丝上下方各有一个垂直于阳极的网状阴极,在阴极网上方还有一个板状的漂移电极。因此,多丝正比电离室内共有两个电场,一个漂移电场和一个加速电场。

当 X 线射入漂移电场时,X 线光子能量使漂移电场内惰性气体、分子电离,负离子奔向相对电位的阴极。当负离子进入加速电场时,将进一步引起雪崩反应,产生大量的离子云,其数量和直径与电场强度和气压有关。离子云再高速飞向阳极丝,每碰到一次就产生一个高速脉冲信号,将这些脉冲加以计数,就可以得到正比于入射光子的计数值。将水平排列的通道计数按位置排列,就可得到数字图像的一行记录。在扫描机械的帮助下将这一行的数字图像列出就可得到一幅平面数字图像。

多丝正比电离室是一种高效的数字探测装置,由于它得到的信号很小,还需要运用电子技术对信号进行放大、筛选、判别、整形、计数、贮存等,并传递到计算机内,这些工作由数据采集系统完成。多丝正比电离室与数据采集系统组成一个完整的直接数字化的探测系统,以此区别于任何经过模数转换的数字化探测器。

三、多丝正比室电离室的评价

LDRD 目前主要用于胸部 X 线摄影,它的后处理功能除了窗宽、窗位调节外,还有以下几种功能。

(一) 灰度处理

灰度处理主要是调整显示器上图像的对比度和密度,使影像最佳显示。

(二) 边缘锐化处理

LDRD 系统中的图像边缘锐化和 CR 系统一样,也是通过对空间频率的调节来实现的,只不过 LDRD 系统影像工作站已设计好两个档次,边缘锐化 1 和边缘锐化 2,且每个档次又分 1、2、3、4 等 4 个级别,以对图像进行不同程度的调节,方便了工作人员的操作。

(三) 骨密度测量

LDED 系统具有骨密度测量功能,能方便、快捷、准确地为放射科医师对某些疾病的影像诊断提供有用的参考指标。

(四) 局部处理与整幅处理

局部处理是指对图像的局部进行有关技术的处理,如进行开窗透视,观察重叠区域的信息,扩大诊断范围。整幅处理是对图像进行各项参数的调节。

此外,多丝正比电离室与数据采集系统组成的直接数字化的探测系统无需模数转换,采集效率高,背景噪声为零,动态对比度理论上高达 10^4。狭缝式的 X 线摄影能消除 70% 的散射线,对人体有害的 X 线及散射线能减至较低程度,可推广应用于一些特殊人群(如婴幼儿、孕妇)的 X 线检查。但目前 LDRD 系统的水平空间分辨率只有 0.5 mm 左右,且扫描时间较长,一张 384 mm×320 mm 的胸片约需 4 s。

(本篇作者:王　骏　姚建新　董海斌　方心华　张益兰　蔡裕兴　孔　源)

第四篇

计算机断层扫描

第十章　CT 概 述

第一节　CT 的产生与发展

CT(computed tomography)又称为计算机断层扫描,是计算机控制、X 线成像、电子机械技术与数学相结合的产物。CT 检查简便、安全、无创伤,并能获得高质量的图像,具有一定的临床诊断价值。随着各种相关技术的快速发展,CT 的性能越来越好,功能越来越强大,临床应用范围越来越广,可供检查的项目种类越来越多,已成为临床上成熟的、必不可少的影像学检查手段之一。

一、CT 的产生

CT 是 20 世纪 60 年代计算机技术发展的产物,其基本思路基于 1917 年奥地利数学家 J. H. Radon 用数学原理证实的可通过物体的投影集合来重建断面图像。1938 年 C. H. F. Mubler 和 Gabrial Frank 首次在一项专利中描述图像重建法在 X 线诊断中的应用,他们设想用一种光学方法,通过一个圆柱形的透镜把已记录在胶片上的图像投影到另一张胶片上。1956 年,Bracewell 第一次运用图像重建方法,将一系列在不同方向测得的太阳微波发射数据,绘制成了太阳微波发射图像。

1961 年 W. H. Oldendorf 用他称为的"旋转-迁移法"实现了图像重建,即用 ^{131}I 发射出平行校正射线束,应用碘化钠晶体光电倍增管探测器,通过直接反投影法进行图像重建,可将塑料中的钉子分辨出来。1963 年美国物理学家 A. M. Cormack 进一步发展了以 X 线投影重建图像的方法。他将一个周围由环状木材包裹的铝圆筒,用 X 线进行扫描得到吸收系数的剖面图,再用傅里叶变换算法得到铝和木材的实际吸收系数,探索出了用 X 线投影数据重建图像的数学方法。他们共同奠定了 CT 的数学基础。同期,Cameron 和 Sorenson 应用反投影技术研究活体内骨密度的分布。英国工程师亨斯菲尔德(Godfrey Newbold Hounsfield)(图 10-1)在英国 EMI 实验中心进行了相关的计算机和重建技术的研究,用 9 天时间获得数据组,2.5 h 成功地重建出 1 幅图像(图 10-2)。

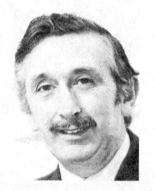

图 10-1　Hounsfield

1971 年 10 月,第一台 CT 安装成功,同年 10 月获得第一幅具有诊断价值的头部 CT 图像,从而宣告世界上第一台 CT 扫描机研制成功,因为是英国 EMI 公司生产的,又称 EMI 扫描机。当时每一幅图像处理时间约 20 min,后经微处理器处理减少到 4.5 min。1972 年 4 月在英国放射学年会上 Hounsfield 和

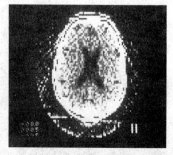

图 10-2　早期的 CT 图像

安普鲁斯宣读了关于 CT 的第一篇论文,宣告了 CT 机的诞生。同年 10 月,在北美放射学年会 (RSNA)上向全世界宣布了这一在放射学史上具有划时代意义的发明。1974 年,美国 George Town 医学中心的工程师莱德雷(Ledley)设计出了全身 CT 扫描仪,不仅用于颅脑,而且可用于全身各个部位的影像学检查。

Hounsfield 于 1972 年获得了与工程学诺贝尔奖齐名的 McRobert 奖。1979 年 Hounsfield 和 Cormack 荣获诺贝尔医学生理学奖。此外,Hounsfield 和 Oldendorf 共同获得拉斯开尔 (Lasker)奖。

二、CT 的发展

CT 一经问世,便进入到发展的快车道。围绕缩短扫描时间、提高图像质量、降低 X 线辐射等问题,相关产品不断更新换代,技术含量不断提高,从而使 CT 的临床应用越来越广,价值越来越大。通常,根据 CT 发展的时序和结构特点,大致分成五代,而发展到螺旋扫描方式的 CT 机后,则不再以"代"称呼。

(一) 第一代 CT

第一代 CT 机为旋转-平移扫描方式(图 10-3),属头颅专用机。X 线球管是油冷固定阳极,扫描 X 射线束为笔形束,探测器一般 2~3 个。扫描时 X 线球管和探测器环绕患者作旋转和同步直线平移运动,X 线球管每次旋转 1°,同时沿旋转反方向作直线运动扫描。下一次扫描,再旋转 1°并重复前面所述的扫描动作,直至完成 180°以内的 180 个平行投影值。这种 CT 机的缺点是扫描时间长,1 个断面需 3~5 min。

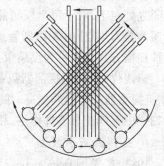

图 10-3　第一代 CT 扫描方式

(二) 第二代 CT

第二代 CT 机仍为旋转-平移扫描方式(图 10-4),扫描 X 射线束由笔形改为 5°~20°的小扇形束,探测器增加到 3~30 个,平移扫描后的旋转角度由 1°提高到扇形射线束夹角的度数,扫描的时间缩短到 20~90 s。连续式高压发生器主要用于第二代 CT。第二代 CT 机与第一代 CT 机相比缩小了探测器的孔径、加大了矩阵、提高了采样的精确性,图像质量有了明显的改善。由于探测器排列成直线,对于扇形的射线束而言,其中心和边缘部分的测量值不相等,需要做扫描后的校正,以免出现伪影,影响图像质量。

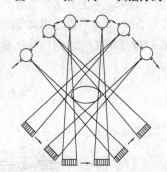

图 10-4　第二代 CT 扫描方式

(三) 第三代 CT

第三代 CT 机改变了扫描方式,为旋转-旋转方式(图 10-5)。X 射线束是 30°~45°较宽的扇形束,探测器数目增加到 300~800 个,扫描时间进一步缩短到 2~9 s 或更短。这种方式探测器或探测器阵列成彼此无空隙的弧形,数据的采集以 X 线管为焦点,随着 X 线管的旋转得到不同方位的投影,这种排列使扇形束的中心和边缘与探测器距离相等,无需做距离测量差异的校正。脉冲式高压发生器主要用于第三代 CT,采用旋转阳极 X 线管。

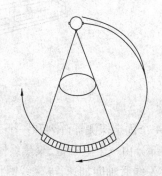

图 10-5　第三代 CT 扫描方式

这种扫描方式的缺点是:扫描时需要对每个相邻探测器的灵敏度差异进行校正。否则会由于同步旋转的扫描运动而产生环形伪影。

所谓旋转-旋转方式是X线球管作360°旋转扫描后,X线球管和探测器系统仍需要反向回到初始扫描位置,再做第二次扫描。近年发展的螺旋CT(spiral CT,helical CT)扫描方式,其基本结构仍归类为第三代CT扫描机。但是,它采用了滑环技术(slip ring technique),取消了往复的旋转,是单向的连续旋转。

(四) 第四代CT

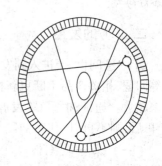

第四代CT机的扫描方式只有球管的旋转(图10-6)。X射线束的扇形角比第三代CT扫描机更大,达50°~90°。因此,减少了X线球管的负载,使扫描速度可达1~5 s。采用旋转阳极X线管,此类CT机具有更多的探测器,可达600~1 500个,分布在360°的圆周上。扫描时,没有探测器运动,只有球管围绕患者做360°的旋转。第四代扫描方式与第三代的不同之处在于,对于每个探测器来说所得的投影值,相当于以该探测器为焦点,由X线球管旋转扫描1个扇形面而获得,故此种扫描方式也被称为反扇束扫描。

图 10-6 第四代 CT 扫描方式

第四代CT机的探测器数量很大,难以达到很好的一致性,校正比较困难。但随着第三代CT机探测器稳定性的提高,并在软件上采用了相应的措施后,第四代CT机探测器数量多且在扫描中不能充分发挥作用,相对于第三代CT机已无明显的优越性。

(五) 第五代CT

1983年,美国Douglas boyd博士开发出超高速扫描的第五代CT——电子束CT(图10-7),并应用于临床。第五代CT用电子束的扫描替代了机械运动扫描,使扫描速度提高到以毫秒为单位,为心脏、大血管及冠状动脉疾病提供了一种检查方法。第五代CT又称电子束CT(electron beam CT,EBCT),它的结构明显不同于前几代CT机。它是由一个电子束X射线管,一组由

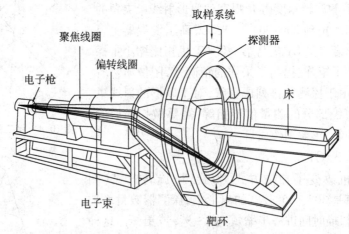

图 10-7 第五代 CT 扫描方式

864个固定探测器阵列和一个采集、整理、显示数据的计算机系统构成。最大的差别是X线发射部分由一个电子枪、聚焦线圈、偏转线圈和处于真空中的半圆形钨靶组成。扫描时,电子束沿X线管轴向加速,电磁线圈将电子束聚焦,并利用磁场使电子束瞬时偏转,分别轰击4个钨

靶。扫描时间为 30,50 和 100 ms。由于探测器是两排216°的环形,一次扫描可得 2 层图像,且由于一次扫描分别轰击 4 个靶面,故总计一次扫描可得 8 个层面的图像。

（六）螺旋 CT

1985 年,代替馈电电缆的滑环技术应用于 CT 中,使 CT 的单方向连续扫描成为现实。1989 年,在应用滑环的基础上螺旋扫描技术问世,由传统二维采样的 CT 扫描模式进展为三维采样(图 10-8),不仅大大缩短了患者检查时间,而且使各种三维重建图像(如 CTA、内窥镜技术等)成为 CT 的新技术,从而进一步充实、丰富和提高了 CT 的性能。

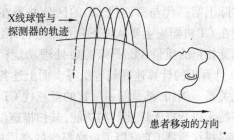

图 10-8 螺旋 CT 扫描方式

螺旋 CT 机改变了以往的扫描方式,是连续单向的旋转。射线束仍为大扇束。单层螺旋 CT 的螺旋扫描时间通常是 1 s,而多层螺旋扫描的最短时间为 0.33 s,随着双源 CT 的应用,一次扫描时间更短。单层螺旋 CT 的探测器数目与第三代 CT 机相比没有增加数量,也没有改变材料。

（七）多排探测器 CT

1992 年双层螺旋 CT 开创了螺旋扫描的先河。1998 年推出多层(4 层)螺旋 CT,扫描速度提高到 0.5 s。2001 年,16 层螺旋 CT 研制成功,扫描 360°同时获得 16 幅 0.75 mm 层厚的图像。2003 年,64 层螺旋 CT 在北美放射学年会上正式发布,2004 年 5 月 7 日发布了全球第一组 64 层 CT 的临床图像。

多排探测器 CT 的探测器不仅在数量上有较大的增加,而且改用了超高速 CT 的稀土陶瓷材料,使射线的利用率大大提高,从原来的 50% 左右上升到 99%。射线束角度同以往的非螺旋 CT 机相比改变不大。扫描层面在单层螺旋机中仍为每次 1 层,而在多排探测器 CT 中 X 线束为可调宽度的锥形束,一次扫描最多可达 4 层、8 层、16 层、64 层、256 层甚至更多。扫描时间缩短到 0.33 s,与单排 CT 亚秒机相比容积扫描时间缩短了 N(探测器排数)倍,称为多排探测器 CT。计算机技术以及相关技术的应用,实现了 CT 图像的各向同性,即图像像素在 X 轴、Y 轴、Z 轴方向的大小一致,并实现了扫描的实时重建。因此,层厚、扫描通道的组合运用,已可逐步满足动态器官(如心脏冠状动脉)成像的需要。

单层螺旋 CT 只是提高了连续扫描的能力,而多排探测器 CT 不仅扫描速度快、覆盖范围大,而且具有各向同性功能。为此,也有人把以上的发展归纳为几个阶段。第一阶段:从 CT 的产生开始,到 20 世纪 70 年代中期扇形束扫描技术的应用,实现了 CT 从单纯头颅扫描到全身扫描的跨越。第二阶段:20 世纪 80 年代中期"滑环技术"的应用,实现了单层 CT 的快速扫描,即螺旋扫描。第三阶段:多排探测器的应用实现了快速容积扫描(volume scan),即多层扫描。

多排探测器的应用标志着 CT 技术的发展方向,随着双源 64 层 CT 机的使用,其价值更为明显,以至于诞生了 256 层 CT。目前,已有公司正在开发平板探测器的 CT 扫描机,Z 轴覆盖宽度达 300 mm,1 次旋转即可完成 1 个器官的扫描,实现容积扫描,随着克服锥形束伪影的重建算法的建立,以及数据采集系统的改进,预计在不远的将来会投入临床应用。

（八）"代"与 CT 评价的关系

CT 的分代是一种极不严格的划分方法,它仅仅是以问世的时间先后来划分,它们之间的区分是以 X 线束的形态、探测器的多少与排列、X 线球管与探测器之间的运动关系以及 X 线的产生方式为基础的。这种划分并不能完全代表 CT 机器的优劣。无疑,第一、二代 CT 机是较落后的机器,图像质量差,扫描时间长且仅能作颅脑检查,所以目前都已被淘汰。第五代 CT 因应用范围较窄,且价格昂贵目前尚难以推广普及。因此,焦点落在第三、四代 CT 的比较上,实际上第三代与第四代 CT 的区分并不在优劣上,二者的不同仅仅是扫描方式之间的差别。现在 CT 机器应主要从以下几点来进行评价:① 图像质量;② 扫描速度;③ 有无螺旋扫描及螺旋扫描的质量;④ 图像的后处理功能;⑤ X 线球管的热容量及寿命(即累计曝光次数);⑥ 计算机的计算速度与容量等。而上述各点的优劣与第三代或第四代 CT 的扫描方式差别毫无关系。例如,都是同一厂家的第三代 CT,由于球管的差别、计算机性能的差别、是否应用滑环技术以及有无螺旋扫描功能,其扫描速度、图像质量及扫描后各种处理功能会相差很多。由于多排探测器 CT 应用了价格昂贵的高质量探测器,Z 轴上多达数十排探测器,如果继续采用第四代 CT 的扫描模式,造价将会成倍地增长。所以,原来研制第四代 CT 的厂家不得不采用第三代扫描模式设计制造新的多排探测器 CT。

第二节　CT 基本结构

CT 成像过程通过控制台发出指令,使高压发生器工作,产生高压,高压使 X 线管发射 X 线,X 线束经准直后对被检体某一层面进行透射,经探测器测得透过层面 X 线量衰减值,经计算机处理后获得一组完整数据投影,将其转换成数字信号,传输到主计算机,由主计算机计算出该层面组织各单位容积的吸收系数,并排列成数字矩阵,而后转换成模拟信号,以不同的灰阶形式在显示器上显示出该层面的断面图像。这一过程需要构成 CT 的各个系统共同完成。通常,CT 的基本构造是指 CT 的硬件构成,主要包括扫描系统、计算机系统和其他附属设备(图 10-9)。

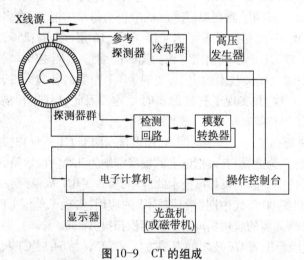

图 10-9　CT 的组成

一、扫描系统

扫描系统主要由扫描机架、X 线球管、高压发生器、滤过器、准直器、探测器阵列、检查床等组成。

1. 扫描机架（gantry）

扫描机架是 X 线球管、准直器、数据采集系统、机械传动装置以及控制电路的载体，是 CT 数据采集的关键部分。机架扫描孔径决定成像的扫描几何尺寸，常规多为 70 cm。CT 机扫描时，在驱动马达带动下，框架做旋转运动。另外，为满足成角扫描的需要，扫描机架可倾斜 ±12°或 ±30°（图 10-10）。机架机械精度要保

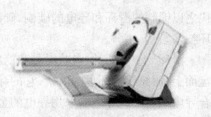

图 10-10　机架倾斜

证采样处理所需要的精度，并且稳定性要好，以克服高速旋转所致离心力的影响。机架内球管的供电通过滑环，数据传输通过滑环或无线实现。

2. X 线高压发生器

为保证 CT 机对高压稳定性的要求，所有高压发生器都应采用高精度的反馈稳压措施。它的工作原理是将低频、低压的交流电源转换成高频、高压电源，可产生 500～25 000 Hz 的高频，经整流和平滑后，其电压波动范围小于 1%，而常规三相、十二脉冲发生器的波动范围为 4%。高压发生器有连续式和脉冲式两种，连续式主要用于第二代 CT 机，脉冲式主要用于第三代 CT 机。

（1）连续 X 线高压发生器：在 CT 机扫描一个断面期间，高压发生器不间断地产生高压，并将此高压输送给 X 线管，使其连续产生 X 线。

（2）脉冲式 X 线发生器：CT 机上应用的脉冲式 X 线高压产生形式有 3 种：高压开关电路控制式、栅控式、低压控制式。

高压值的变化直接影响 X 线能量的变化，X 线能量又直接影响人体各组织的吸收系数，而决定扫描持续时间长短的是管球的热容量及发生器的容量，因此高压发生器的稳定性要好，功率要高，一般为 20～60 kW，并附加稳压装置。

3. X 线管

早期 CT 机都配有固定阳极球管，不能满足高毫安和连续扫描的需求，目前已被旋转阳极球管取代。旋转阳极 X 线球管的功率较大，管电流可以达到 100～600 mA，大毫安的管电流短时间就可以提供足够的 X 线剂量，此种 X 线管扫描时间短（1～5 s），可满足连续扫描时热容量大的要求，目前最大达 8 MHU，散热率较高。球管的焦点通常为 0.5～1.2 mm。同时还要求做到发出的 X 线不随旋转阳极靶摆动。现在生产的 CT 机还具有双轴承、靶盘直径大（120 mm）、金属管壳陶瓷绝缘、油循环冷却等特点。在安装时旋转阳级 X 线管的长轴应与探测器平行。

旋转阳极 X 线管主要用于扇束扫描方式的第三、第四代 CT 机中，由于扫描时间短，管电流较大（一般为 100～600 mA），多采用油冷却方式，焦点大小约为 1.0 mm×1.0 mm，高速旋转阳极管焦点约为 0.6 mm×0.6 mm，阳极靶面材质多为钨、铼合金，转速为 3 600 r/min 或 10 000 r/min。旋转阳极 X 线管有连续发射和脉冲发射两种。

4. 冷却系统

冷却方式有水冷却、空气冷却和水气冷却 3 种，水冷却效果最好，但装置复杂，结构庞大，需一定的安装空间和经常性地维护；气冷却效果最差，其他方面正好与水冷却相反；而水气冷却介于两者之间，目前新型的 CT 多采用这种冷却方式。

5. 滑环

非螺旋 CT 机 X 线球管系统的供电及信号的传递由电缆完成，扫描时球管随机架做往复旋转运动，电缆易缠绕并且影响扫描速度。近年来，在 CT 扫描机架旋转过程中去掉了电缆，

代之以铜制的滑环和导电的碳刷,碳刷和滑环的接触导电使机架能做单向的连续旋转,此即滑环技术。

滑环类型有两种:盘状滑环和筒状滑环。盘状滑环的形状类似一个圆盘,其导通部分设在盘面上,而筒状滑环呈圆筒状,它的导通部分位于圆筒的侧面。导电刷通常有金属导电刷和混合导电刷。金属导电刷采用导电的金属和滑环接触,每一道滑环有两个金属导电刷游离端与其接触,目的是增加可靠性和导电性;混合导电刷又称碳刷,采用导电材料银石墨合金与滑环接触,同样,有两个导电游离端与滑环接触。

根据 X 线产生部分接受电压的高低滑环的传导方式分为高压滑环(high voltage slip ring)和低压滑环(low voltage slip ring)。高压滑环(120~140 kV)供电时,交流电源直接供电给高压发生器,由高压发生器将高电压(上万伏)送入滑环,然后再输送给 X 线球管。高压滑环一般采用小型的、高频发生器,并且高压发生器不安装在旋转的机架上(图 10-11)。高压滑环易发生高压放电,导致高压噪音,影响数据采集系统和图像质量。

低压滑环(小于 200 V)采用只有数百伏特的交流电源,根据 X 线发生控制信号,借助于导电刷将电流送入滑环。在低压滑环供电方式中,电流进入滑环后,由滑环将电流送入高压发生器,再由高压发生器把高电压送给 X 线球管。低压滑环的 X 线发生器、球管和其他控制单元全部都安装在机架的旋转部件上,要求体积小、功率大的高频发生器(图 10-12)。目前,CT 机都采用低压滑环。

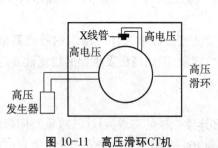

图 10-11　高压滑环CT机

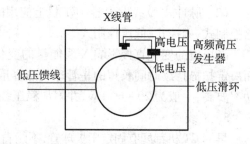

图 10-12　低压滑环CT机

6. 准直器

CT 常规配有两个准直器,一个设置在球管的 X 线出口处,称为前准直。其作用为:① 减少散射线的干扰;② 对 X 线束的宽度进行调节并决定扫描层厚;③ 减少患者的 X 线辐射剂量;④ 限制焦点几何投影所致的半影作用,提高图像质量等。另一个设置在探测器前,称为后准直。其作用是减少散射线的干扰。

7. 滤过器(板)

从球管发出的 X 线束能量并非均匀一致,包括低能射线(软射线)和高能射线(硬射线),低能 X 线直接影响 CT 图像质量。楔形滤过器一般由低原子序数的物质组成,它既能吸收低能 X 线,优化射线的能谱,使 X 线束变成能量均匀的硬射线束,又能减少散射线,降低人体受到的辐射剂量,提高图像质量。通常置于 X 线球管与患者之间。

8. 探测器(detector)

探测器是接收透射 X 线光子,并将其转换成相同强度比例的电信号的装置,是采集数据的主要部件。探测器必须具备如下性能:① 良好的 X 线接收能力,检测效率高,转换效率高;② 对于能量范围在 40~100 keV 之间的不同强度的 X 线都能均匀接收,线性好,在较少 X 线照射情况下,可获得足够大的信息强度,即具有一定的动态范围;③ 稳定性好,受理化因素影响小,具有较好的再现性,使用寿命长;④ 余辉短,恢复能力强,具有一定的响应时间;⑤ 体积小,空间配置容易,几何效率高;⑥ 为了减少对 X 射线的不感应区,应尽量减少探测器间的空隙。

转换效率指探测器将 X 线光子俘获、吸收和转换成电信号的能力;响应时间是指两次 X 线照射之间探测器能够工作的间隔时间长度;动态范围是指在线性范围内接收到的最大信号与能探测到的最小信号的比值;稳定性是指探测器响应的前后一致性,如果探测器的稳定性较差,则 CT 机必须频繁地校准以保证信号输出的稳定。

20 世纪 70 年代末至 80 年代初的 CT 机大都使用钨酸镉探测器,20 世纪 80 年代至 90 年代初则改用闪烁晶体和高压氙气探测器。CT 扫描机配置的探测器有两种类型:① 收集电离电荷的探测器。它收集电离后所产生的电子和离子,并记录下它们所产生的电压信号。该类型探测器又被分为气体探测器和固体探测器。气体探测器的种类有电离室、正比计数器和盖革计数器等。固体探测器主要为半导体探测器。② 收集荧光的射线探测器——闪烁探测器。用光电倍增管收集射线通过某些发光材料时所激发的荧光,经放大转变为电信号并进行接收的装置。

(1) 闪烁晶体探测器:用 X 线光子对某些物质进行照射后,使这些物质产生短暂的荧光脉冲,这种荧光脉冲被称为"闪烁"。可产生闪烁的物质被称为闪烁体。闪烁体有一定的容积和较好的透明度,由于其原子排列像晶体那样,因此又被称为闪烁晶体。其结构见图 10-13。

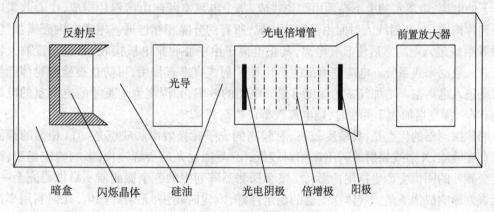

图 10-13 闪烁探测器的结构

光电二极管探测器主要部件是 1 个半导体,它有 1 个 P-N 结点,曝光时该结点允许电流通过,其前端有一光学镜片,用来聚焦从闪烁晶体到 P-N 结点的入射线。当入射线到达结点后,产生电子空穴对,电子移动到结点的 N 极,空穴则相应移动到 P 极,产生的电流量和入射线量成正比,由于二极管的输出量很小,通常光电二极管探测器中还有一个放大器。此外,光电二极管的响应速度也相当快,一般为 $0.5 \sim 250$ ns。

固体探测器采用钨酸钙和高纯度的氧化稀土陶瓷闪烁晶体材料耦合光电两二极管做成。氧化稀土陶瓷是掺杂了一些钆及钇之类的金属元素的超快速氧化陶瓷,采用光学方法使这些材料与光电两二极管结合在一起。钨酸钙的转换率和光子俘获能力是 99%,动态范围为 $1\,000\,000 : 1$,而氧化稀土陶瓷的吸收效率也是 99%,闪烁晶体的发光率却是钨酸钙的 3 倍。

(2) 充氙气电离室探测器:氙气或氪气为惰性气体,由于它们化学性能稳定,目前,CT 机上的气体探测器多采用这两种气体。它们几乎完全吸收 CT 扫描机上所用的 X 线波长范围内的 X 线。将被吸收后的 X 线转换成成对的光电离子,它们被收集电极收集后,产生与入射 X 线强度成正比的电流。增加气体压力,可提高此类探测器的灵敏度。其结构见图 10-14。

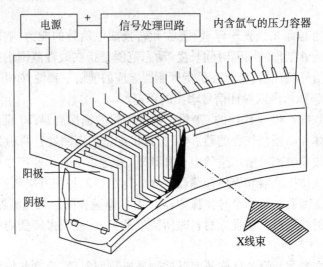

图 10-14　气体探测器的结构

气体探测器通常做成 1 个密封的电离室,密封的气室内被加入约 30 个大气压,以增加气体分子的电离,电离室的上下夹面由陶瓷拼成,每个电离室两侧由薄钨片构成,中心收集电极也由钨片构成,而 X 射线入射面由薄铝片构成,所有的分隔相互连通。电离室内充满氙气,当入射 X 射线进入电离室后使氙气电离,其正电离子由中心收集电极接收,通过前置放大器放大后送入数据采集系统。电离室侧面的钨片对 X 射线有准直作用,可防止被检测物体产生的散射线进入电离室。增加气室的深度可提高电离的效率,如深度为 1 英寸的电离室的电离效率是 36%,深度增加为 2 英寸时,则电离效率可提高到 42%。

固体探测器的优点是:灵敏度较高,有较高的光子转换效率。缺点是:① 相邻的探测器之间存在缝隙,X 射线辐射的利用率相对较低;② 晶体发光后余辉较长,影响响应函数,高低密度交界处的图像会产生拖尾伪影;③ 整个探测器阵列中的各个探测器不易做得完全一致,造成误差影响成像质量。气体探测器的稳定性好,响应时间快,无余辉产生,几何利用率高于固体探测器;由于各电离室相互连通,处于同一环境条件,有较好的一致性。但其光子转换效率、吸收效率比固体探测器低。随着技术的发展,新的高效固体探测器已完全取代气体探测器。

9. 模数转换器

探测器将 X 线信号转变为电信号以后,因为二者在强度上成正比,所以可将电信号作为 X 线信号的模拟物理量。可是,计算机只能对数字信号进行运算,而不能直接对电信号等模拟量进行处理。因此,必须将电信号等模拟量转换成计算机可以处理的数字信号,这样的装置就是模数转换器,它是 CT 数据采集系统(data acquisition system,DAS)中的关键部分。

模数转换器的作用是将来自探测器的输出信号放大、积分后多路混合变为数字信号送入计算机处理。它由频率发生器和比较积分器组成,比较积分器是一组固态电路,被称为“时钟”,其作用是把模拟信号通过比较积分后转变成数字信号。常用的模数转换器有两种:① 逐次逼近式模数转换器;② 双积分式模数转换器。同样,数模转换器是上述的逆运算,它的“时钟”电路把输入的数字信号转换成相应的模拟信号。

10. 检查床

根据 CT 检查的需要,检查床有两个方面的要求,即承重和床面材料。承重是确保特殊体型患者的检查需要;床面材料必须由易被 X 线穿透、能承重和易清洗的碳素纤维组成。

检查床的作用是将患者送进扫描架内,并将被检部位准确地定位到扫描的位置上。因此检查床定位和移动速度的精度必须要高,其绝对误差不能超过 ±0.5 mm,一些高档 CT 可达 ±0.25 mm。床面能降低到最低位置,方便患者的上下。为配合定位,CT 常配有投光器、托架、腰垫以及绑带等附设装备,还配有特制的担架,可直接将患者送上检查台,方便不宜搬运的患者。

检查床或机架可供患者进行轴位 CT 扫描,同时还具有倾斜各种不同角度进行 CT 扫描的功能。例如,在进行头部 CT 扫描时,可以进行和听眦线成某角度的扫描。检查床还可做左右运动,此功能应用于和身体横轴成斜角的脏器 CT 扫描(图 10-15)。

二、计算机系统

计算机系统是 CT 运行的控制中枢,CT 的计算机硬件通常包括输出/输入设备、中央处理器(CPU)、阵列处理器、接口装置、反投影处理器、贮存设备和通讯硬件。当然,CT 的计算机还必须包括软件,并通过硬件执行指定的指令和任务。例如,软件操作程序可以通过输入设备指令启动扫描程序、显示图

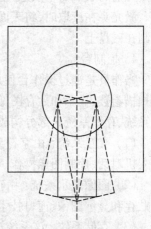

图 10-15　床面左右摆动

像、调节窗宽和窗位、图像的测量注解、图像的放大和图像的多平面显示等。CT 的计算机系统主要由主控计算机和阵列处理计算机两部分组成。

1. 主控计算机

目前主控计算机一般采用微型计算机,它具有运算速度快和存储量大的特点。它是中央处理系统,一方面对数据采集系统、阵列处理计算机、磁盘等装置以及机架和高压系统的微处理器间的输入和输出进行连接和处理,另一方面通过中央处理器和存储器执行以下功能:① 监控扫描,并将扫描输入数据(投影值)送入存储器;② CT 值的校正和输入数据的扩充,即进行插值处理;③ 控制信息的传递——数据管理;④ 图像程序控制;⑤ 字符显示的处理;⑥ 机器故障分析等。

2. 阵列处理机

阵列处理机一般与主计算机相连,其本身不能独立工作。它的主要任务是在主计算机的控制下,进行图像重建等处理。图像重建时,阵列处理器接收由数据采集系统或磁盘送来的数据,进行运算后再送给主计算机,然后在显示器上显示。它与主计算机是并行工作的,阵列处理器工作时,主机可执行自己的运算,而当阵列处理器把数据运算的结果送给主机时,主机暂停自己的运算,处理阵列处理器交给的工作。

当今,CT 的主计算机都具有协同处理的能力。在协同处理时,两个或两个以上大致相同的处理器各自执行一个或几个处理任务,协同处理的目的是加快处理速度或提高计算机处理能力。

3. 外置存储器

磁盘机是计算机运行的重要部件,它既用来存储支持计算机运行的操作系统软件和 CT

的工作软件,也可以对采集的原始数据和重建后的图像进行贮存。磁盘机有软磁盘机和硬磁盘机两种,用于贮存图像、贮存系统操作软件和故障诊断软件。CT 扫描后,采集的扫描原始数据先贮存在磁盘内的缓冲区,待全部扫描完成后,将经重建处理后的图像贮存到磁盘的图像贮存区。磁盘还起着从磁带或光盘存取图像的中介作用。

存储图像、原始数据以及相关患者资料的媒介很多,如磁带、盒式磁带、光盘、磁光盘、软盘、移动硬盘等。随着计算机技术的快速发展,这些媒介的存储容量越来越大,存取速度也越来越快。目前生产的 CT 机多采用光盘存储,光盘有只读和可读写两种,大小为 5.25 英寸。只读光盘的表面有一层激光染料,数据写入时在激光的作用下熔化,并形成不可修复的数据层。激光头在读取时,将表面凹凸不平的小坑转成计算机可识别的数据,并显示在显示器上或复制在磁盘上。

4. 控制台

操作员是通过操作台使用 CT 机的。利用操作台可以控制 CT 机对患者进行扫描检查,输入扫描参数,显示和贮存图像,还可以对系统故障进行诊断。操作台一般由交互系统、图像显示系统、存储系统 3 部分构成。

(1) 交互系统:由字符显示器、调节器、视频控制器、视频接口和键盘等组成。该系统具有人机对话、控制图像操作、输入和修改患者数据。

(2) 图像显示系统:由存储器及其控制、输入和输出、窗口处理和控制等组成。该系统具有贮存和显示图像、窗口技术处理、实现示踪等功能。

(3) 存储系统:该系统被安装在操作台上,用以贮存和提取图像信息,也可进行故障软件读取。

5. 其他附属设备

CT 机通常配备一些附属设备,以协助完成检查工作。例如,照相机可以将图像记录到胶片上等。

三、应用软件

CT 扫描机除了配备计算机的硬件以外,还需配备各种应用软件才能正常运作。CT 机中软件最重要的功能是将探测器采集到的信号进行图像重建。随着计算机技术的不断发展和提高,CT 机的应用软件越来越多,自动化程度也越来越高,操作也越来越简便。CT 机应用软件常用光盘保存,随时可安装在硬磁盘、外存储器中或调到主机内存使用。CT 扫描机的应用软件有基本功能软件和特殊功能软件两大类。

1. 基本功能软件

基本功能软件是各种 CT 机都应具备的功能软件,它们的功能有:① 扫描功能;② 诊断功能;③ 摄片和图像贮存功能;④ 图像处理功能;⑤ 故障诊断功能等。它们都由主控计算机控制,并以一个管理程序为核心,调度如预校正、平片扫描、轴位扫描、图像处理、故障诊断、外设传送等互相独立的软件。医技人员用键盘和显示器与计算机进行沟通,计算机在接到人的指令后,启动各种相关程序,并完成各种操作,最后将结果显示在显示器上。CT 基本功能通常是几个彼此独立的基本功能软件,在同一个管理程序控制下,相互协调,共同执行的结果。

2. 特殊功能软件

特殊功能软件种类繁多,并且在不断的开发和改进。相关的特殊功能有:① 动态扫描;② 快速连续扫描;③ 定位扫描;④ 目标扫描;⑤ 平滑过滤;⑥ 高分辨扫描;⑦ 图像三维重建;

⑧ 图像多平面重组;⑨ 虚拟内窥镜;⑩ 自动 mA 扫描;⑪ CT 心脏成像;⑫ 智能血管分析;⑬ 骨密度测定;⑭ 氙气增强 CT 扫描等。

第三节　CT 成像原理

CT 的成像过程:球管发射 X 线束,经准直器准直后确定被检体层面的层厚,对这一层面至少在 180°范围、多个方向上进行透射,透过层面的射线强度(即被人体衰减后的强度)被探测器检测并记录下来。经计算机计算获得一组完整的投影值,经模数转换器转换成数字信号,由计算机进行数据重建。重建后的非叠加图像再由数模转换器转换成模拟信号,最后以不同的灰度等级,显示在荧屏或胶片上。大致分为数据采集、图像重建和图像显示 3 个过程(图 10-16)。

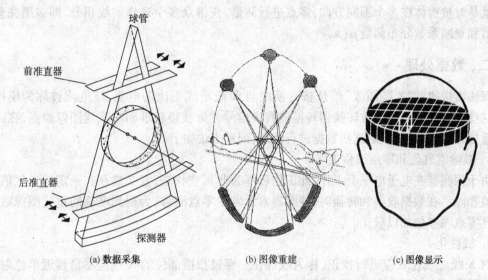

图 10-16　CT 成像过程

(a) 数据采集　　　　(b) 图像重建　　　　(c) 图像显示

一、数据采集

CT 机在进行扫描时,分布均匀的一束 X 线穿过人体,由于人体各个部位、组织、器官之间厚度和密度的差异很大,使得 X 线的衰减不一致。这种 X 线衰减不一致就代表了人体被扫描部位内部结构的信息,该信息是人眼看不见的"X 线图像"信息。该信息由探测器接收,并被输送到计算机进行处理。

数据采集就是对透射人体 X 线强度进行测定的过程,包括测定入射 X 线初始强度 I_0,测定经人体吸收衰减后的强度 I 和总的衰减值即投影值 P,以及测定多点投影的层面成像需要确定的衰减函数 $\mu(x,y)$。衰减公式为

$$I = I_0 e^{-\mu d}; \quad P = \ln \frac{I_0}{I} = \mu d; \quad \mu = \frac{1}{d} \ln \frac{I_0}{I}$$

其中 I_0 为 X 线初始强度,I 为衰减后 X 线强度,d 为物体厚度,μ 为物体的线性衰减系数,e 是自然对数的底,P 为衰减值既投影值,表现为线性衰减系数 μ 与物体厚度 d 的乘积。如果物体厚度已知,则衰减系数 μ 能直接求出。但是 μ 在射线路径上的分布是未知的。

当 X 线透射人体时,每条射线路径中各组织或器官由不同的物质成分和不同密度构成,

因此各组织或器官对 X 线的衰减系数 μ 值就不相同,总的衰减取决于局部衰减系数 μ 在射线路径上的总和。通常将被检体分解成若干个基本单元,称其为体素,这些体素的衰减系数分别用 $\mu_1,\mu_2,\mu_3,\cdots,\mu_n$ 表示,则可将

$$I = I_0 e^{-\mu d}$$

变为

$$I = I_0 e^{-(\mu_1 + \mu_2 + \cdots + \mu_n)d};$$

$$P = \ln \frac{I_0}{I} = \sum \mu_i d_i;$$

$$\mu_1 + \mu_2 + \mu_3 + \cdots + \mu_n = \frac{1}{d}\ln \frac{I_0}{I}$$

总的衰减 μ 表示若干体素 μ_n 在射线路径上的线积分。同样 μ_n 的分布仍然未知。CT 数据采集就是对被检体在多个不同方向,多点进行测量,获得众多个这样的线积分,即多组完整的投影值和衰减系数分布函数 $\mu(x,y)$。

二、数据处理

探测器接收的"X 线图像"信息被转换成与 X 线量成正比的电流,该电流被称为模拟信号。这些模拟信号经过模数转换器转换成数字信号。为获得较准确的重建图像数据,在进行图像重建之前,用计算机对这些数据进行处理,处理方法如下。

1. 减除空气值和零点漂移值

由于探测器在电子电平上工作,此工作环境为非真空状态,它必然存在一定的空气值,需将此值扣除。在数据收集和转换时,探测器常常发生零点漂移,为得到准确的重建图像数据,需将此零点漂移值加以较正。

2. 线性化

对 X 线束硬化效应进行校正,称为线性化。穿过扫描部位的 X 线应尽量接近单色射线,以减少硬化效应的影响,但实际上线束硬化效应仍然存在。

3. X 线束硬化效应

X 线束硬化效应是指低能 X 线比高能 X 线衰减快的现象。在连续不断的 X 线穿过人体各个扫描部位时,在同一密度和厚度的扫描部位中,X 线的衰减与扫描部位的厚度成正比,即当扫描部位的厚度增加时 X 线的衰减也增加。由于低能 X 线比高能 X 线的衰减大,因此,低能 X 线很快被衰减。

4. 正常化

正常化是指对扫描数据的总和进行检验和校正。在对人体同等密度的部位进行 CT 扫描时,每条 X 线或一束 X 线在同一次扫描中,环绕人体被扫描部位在不同方向上进行扫描,所采集到的数据经内插的总和应相等。

三、图像重建

图像采集获得的只是一组完整的投影值,即多组单条射线路径上 μ_n 的线积分,但各体素衰减系数分布 $\mu(x,y)$ 值仍然未知。为了确定 $\mu(x,y)$,必须进行逆变换计算,逆变换计算就是对 $\mu(x,y)$ 的求解过程,称为图像重建。CT 图像由横成行、纵成列的数字阵列构成,称为矩阵。构成矩阵的最基本单位称为像素。像素是体素成像时的体现,以不同的灰度等级代表该体素

的衰减系数。所以,组成 CT 层面图像的显示数据实际就是该层面各体素衰减系数的矩阵。矩阵通常表示为 $N \times N$,表示图像由 $N \times N$ 像素构成。

图像重建方法很多,易理解的方法是:通过由测量 N 个投影得出的 N_x 个独立方程式,计算出 $N \times N$ 图像矩阵中的 N^2 个未知数。如果投影个数 N_p 与每个投影中的数据点个数 N_d 的乘积 $N_x \geq N^2$,就能够计算出 $\mu(x,y)$。

最简单的例子是只有 4 个像素的图像矩阵(2×2 矩阵),2 个投影各进行 2 个测量,产生 4 个方程式和 4 个未知数,可以很容易求出它们的解,见图 10-17(a)。再扩展到 9 个未知数的 3×3 矩阵,采用 12 个测量值,同样也可以很容易求出它们的解,见图 10-17(b)。

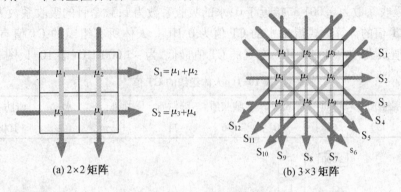

(a) 2×2 矩阵　　　　　　　　　　(b) 3×3 矩阵

图 10-17　CT 图像重建

重建图像的过程为:将人体各部位扫描时所采集到的数据,转换成电信号送到计算机。经过计算机对这些数据进行一系列处理后,重建图像,并将其显示在显示器上。图像重建的速度与计算机的功能有关,这里介绍 3 种 CT 图像的重建方法。

1. 反投影法

直接反投影法又称总和法或线性叠加法,它是利用所有射线的投影累加值计算各像素的吸收值,从而形成 CT 图像,或者说是某一点(像素)的(吸收)值正比于通过这一点(像素)射线投影的累加。直接反投影法的主要缺点是成像不够清晰,其优点是成像速度很快(主要由硬件实现)。

2. 迭代法

迭代法是指将近似重建图像的投影同实测的剖面进行比较,再将比较得到的差值反投到图像上,每次反投影后可得到一幅新的近似图像。将所有的投影方向都做上述处理,一次迭代就完成了,并将前一次迭代的结果作为下一次迭代的初始值,连续进行,直到结果非常准确时为止。迭代法又称逐次近似法,包括代数重建法、迭代最小平方法和联立方程重建法。实际应用中还没有采用这种方法。

3. 其他方法

其他主要方法有:① 二维傅里叶变换重建法;② 空间滤波反投影法;③ 褶积反投影法。反投影法的特点为:不需进行傅里叶变换、速度快、图像质量好、变换简单。在实际的设备中,主要采用的是褶积反投影法。

四、图像显示

数据采集并重建得到的每个像素衰减系数 μ 受 X 线能量影响,X 线能量又受电压、滤过因素影响较大,因此衰减系数 μ 不具有很强的描述性,直接比较不同电压、不同滤过获得的衰

减系数 μ 而重建的 CT 图像是有变化的,没有意义。而不同组织相对水的衰减得出的衰减系数相对是恒定的,称为 CT 值(CT number)。为纪念 CT 发明者,将 CT 值单位定为 HU(Hounsfield unit)。如果一组织衰减系数为 μ_T,则

$$CT\ 值 = \frac{\mu_T - \mu_水}{\mu_水} \times 1\ 000\ HU$$

在医学上,Hounsfield 将空气至致密骨之间的 X 线线性衰减系数的变化分成 2 000 个单位。CT 值的计算方法:将被检体的吸收系数与水的吸收系数作为比值进行计算,并以空气和致密骨的吸收系数分别作为上下限进行分度。

空气的吸收系数为 0.001 3,接近于 0;水的吸收系数为 1;致密骨的吸收系数为 1.9 ~ 2.0,近于 2。按 CT 值的计算公式得出水的 CT 值为 0 HU。人体所有组织的 CT 值有 2 000 个分度,骨的 CT 值最大,为 +1 000 HU,空气的 CT 值最低,为 -1 000 HU(表 10-1、图 10-18)。

表 10-1　人体组织的 CT 值

组织	骨密质	钙质	凝血	脑灰质	脑白质	血液	水	脂肪	空气
CT 值/HU	1 000	60	40	36	24	16	0	-100	-1 000

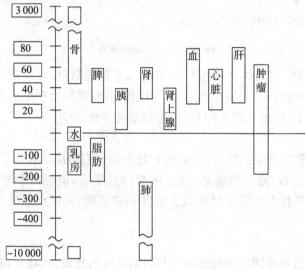

图 10-18　Hounsfield 比例尺

CT 扫描一般都使用高的千伏值(120 ~ 140 kV),这主要是为了减少光子能的吸收衰减系数;降低骨骼和软组织的对比度;增加穿透率,使探测器能够接收到较高的光子流;增加探测器的响应系数,如头颅扫描中,颅骨和软组织之间的吸收差,可显示出颅骨边缘软组织内的小病灶和减少射线束硬化伪影。由于 CT 值受射线能量大小的影响,故应采取 CT 值校正程序,以保证 CT 值的准确性。

CT 值代表每个体素中的组织相对水的衰减值的线性衰减系数。因此不同组织的 CT 值是相对稳定的,与 X 线能量无关。图像显示就是将每一像素的 CT 值,用数模转换器转换成相应的不同灰度等级的信号,由显示器、胶片显示出来。

在黑白图像上的每一个点都表现出从黑到白不同深度的灰色。将白色与黑色之间分成许多级,称为“灰度等级”。其灰度信号的等级差别被称为灰阶(grey scale),是根据人的视觉设定的最大等级范围。灰阶有 16 个刻度,每一刻度内有 4 级连续变化的灰度,共有 64 个连续的

不同灰度等级。CT 扫描图像是将重建后矩阵中每个像素的 CT 值转换成相应的不同明暗度的信号,并将其显示在胶片上或显示器上。

在临床中通常提供 CT 值范围从 -1 024 到 +1 024,因此可获得 2 048(2^{11})灰阶,每个像素可由 11 位数据表示,也就是具有 4 096 个灰阶,不管在显示器上还是在胶片上都无法一次显示或区别,人的肉眼通常能分辨 60~80 个灰阶。因此在图像显示时只能对感兴趣的 CT 值区域选择性显示,这一区域称为窗口,窗口以外将显示为白或黑。选择窗口方法称为窗口技术(window technology)。选择的显示 CT 值区域中心,称为窗位(window level)。区域范围宽度称为窗宽(window width)。窗位相当显示结构的 CT 值中间值,它的设定除了确定图像灰度显示的位置外,还将影响图像的亮度。而窗宽则确定图像的对比,要显示衰减差别较小的组织结构,就要选择窄的窗宽,使对比度增高;反之,显示衰减差别较大的组织结构应选择宽的窗宽,使对比度降低。

因此,可以根据窗宽和窗位概念设计出不同的显示窗,如双窗、Sigma 窗等。两种 CT 值相差较大的组织在同一窗口中显示的方法称之为双窗(double window)。双窗是一种最普通的非线性窗,它的优点是能把两种不同类型的软组织同时在一张照片上显示,一般用于肺部图像的显示。其缺点主要是在两种窗设置的移行区形成一个边缘效应,对某些疾病的诊断可能造成一些影响。

Sigma 窗也属于非线性窗,它们的窗宽、窗位调节不能使窗的显示呈线性变化。当窗宽和窗位中某一设定不变而变化另一设置时,它的变化才是线性的。当然,窗宽、窗位的调节属于数字图像处理技术,它抑制或去除噪声和无用的信息,强化显示有用的信息,但无论如何调节,窗宽、窗位的改变不能增加图像的信息,而只是等于或少于原来图像中已存在的信息。

第四节　CT 的评价

自 20 世纪 80 年代初期全身 CT 投入临床应用以来,CT 已成为多种临床疾病检查的重要手段,其检查范围几乎包括人体的每个部位。

一、CT 的临床应用

CT 最早应用于中枢神经系统的检查,CT 图像密度分辨率(density resolution)高、定位准确,临床上常把 CT 作为颅脑外伤和新生儿颅脑疾病的首选检查方式。CT 对颅内肿瘤、脑出血、脑梗死、颅内感染及寄生虫病、脑萎缩、脑积水和脱髓鞘疾病等具有较高的诊断价值。CT 的应用已替代了颅脑 X 线造影检查,如气脑造影、脑室造影等。但对于脑血管畸形的诊断,CT 则不如数字减影血管造影(DSA);对于颅底及后颅窝病变的显示则不如磁共振。

随着螺旋 CT 的广泛应用,CT 检查已成为五官和颈部疾病的重要诊断手段。CT 检查骨关节系统,不仅可获得无重叠的断面图像,还可分辨组织内细微结构,并可观察软组织的改变。CT 检查对眼眶和眼球良、恶性肿瘤,眼肌病变,乳突及内耳病变和先天性畸形,鼻窦和鼻腔的炎症及肿瘤,鼻咽部肿瘤,尤其是鼻咽癌,喉部肿瘤,甲状腺肿瘤以及颈部肿块等有较好的定位、定量和定性能力,已成为常规的检查方法。

CT 可用于诊断气道、肺、纵隔、胸膜、膈肌、心脏、心包和主动脉疾病等。CT 对于支气管肺癌的早期诊断和显示肺癌的内部结构,观察肺门和纵隔有无淋巴结转移、淋巴结核,以及纵隔肿瘤的准确定位等较普通 X 线摄影具有显著的优越性;亦可较好地显示肺间质和实质性病变。CT观察心包疾患、显示主动脉瘤和主动脉夹层的真假腔等亦有较大的优势,同时还可较好地显示冠状动脉和心瓣膜的钙化、大血管壁的钙化。

CT还可用于肝、胆、胰、脾、肾、肾上腺、膀胱、前列腺、子宫及附件、腹腔及腹膜后病变的诊断,对于明确占位病变的部位、大小以及与邻近组织结构的关系、淋巴结有无转移等具有重要的作用。对于炎症和外伤性病变亦能较好显示。对于胃肠道病变,CT可较好地显示肿瘤向胃肠腔外侵犯的情况,以及向邻近和远处转移的情况。但显示胃肠道腔内病变应以胃肠道钡剂检查为首选。

随着多排探测器CT的应用,对比剂安全性的提高,CT在胸腹部的应用得到进一步拓展。心脏、大血管以及外周血管的CT成像更符合临床诊断需要;肝脏多期扫描更有利于病灶的检出和定性;胃肠道仿真内窥镜成像技术的应用丰富了消化系统的检查方法。

CT可用于脊柱病变,如椎管狭窄、椎间盘突出、脊椎肿瘤和脊柱外伤的诊断,但显示脊髓病变不如MRI敏感。对于骨关节病变,CT可显示骨肿瘤的内部结构和肿瘤对软组织的侵犯范围,补充普通X线摄影的不足。对于骨关节面骨皮质,皮质下改变,关节内积液、积气,CT具有较高的敏感性。在判断半月板、骨软骨病变、早期骨坏死方面不如MRI敏感。

此外,CT还可引导穿刺活检和对疾病进行治疗,如肺部孤立小病灶的穿刺活检,椎间盘突出的消融术等;可对骨矿物质含量和冠状动脉钙化进行定量测定,有助于临床对骨质疏松症和冠心病的诊断;可用于病灶定形、定位测量,如X刀、γ刀术前以及放射治疗前的CT检查。CT能对疗效进行评估,如内、外科治疗以及介入治疗后的CT复查等。CT的功能检查,如颅脑、甲状腺、肝脏以及胰腺的CT灌注成像。随着CT硬件和软件的不断开发,计算机处理图像的速度不断提高,CT的临床应用范围将更加广泛。

二、CT的评价

(一) CT成像的优势

与常规X线体层摄影相比,CT得到的横断面图像层厚准确、图像清晰、密度分辨率高、无层面以外结构的干扰,是真正的断面图像。另外,CT扫描得到的横断面图像,还可通过计算机软件的处理重组,获得诊断所需的多平面图像,如冠状面、矢状面的断面图像。

CT与其他影像学检查相比,图像的密度分辨率仅低于磁共振图像,比常规X线摄影的密度分辨率高约20倍,可分辨出人体组织内微小的差别,扩大了影像诊断的视野。CT图像的密度分辨率高,是因为成像的X线束到达探测器前,已被准直器严格准直,减少了散射线,图像伪影少;数据采集系统的灵敏度高,数据在转换过程中损失小;CT图像为数字影像,可通过调节窗宽、窗位满足各种观察的需要。CT检查在一些部位具有独特的优势,例如,CT对于肺部检查明显优于MRI、超声以及常规X线摄影。

使用CT测量功能进行的CT导向下穿刺活检和肿瘤靶向治疗,准确性优于普通透视下的定位。CT横断图像通过计算机的后处理,对原始数据进行多方位重组,获得的二维和三维图像,如冠状位、矢状位图像,可为疾病的诊断提供多方位的观察,使病灶的定位和定性更准确,为外科制定手术方案和选择手术路径提供了有价值的影像学资料。

动态扫描和灌注成像等可观察病灶部位的血供和血液动力学变化,除了能分辨血管的解剖结构外,还能观察血管与病灶之间的关系。使用CT的定量分析功能,可知病灶部位增强前后的CT值变化情况,为疾病的定性诊断提供可靠的依据。

（二）CT 成像的局限性

CT 的空间分辨率（spatial resolution）仍未超过常规 X 线摄影。目前,中档 CT 机的空间分辨率约 10 LP/cm,而高档 CT 机的空间分辨率约 14 LP/cm。常规 X 线屏-片摄影的分辨率可达 7~10 LP/mm,无屏单面药膜摄影,其空间分辨率最高为 30 LP/mm 以上。

CT 检查虽然有广泛的适应性,但并非所有疾病都适合做 CT 检查,如胃肠道的炎症和溃疡等,CT 检查很难发现病变。因此 CT 还不能取代常规钡餐（barium study）检查,更不能取代内窥镜（endoscopy）检查。在血管研究方面,CT 血管成像（computed tomographic angiography, CTA）的图像质量仍不能超越数字减影血管造影。多排探测器 CT 拓展了 CT 在冠状动脉方面的检查空间,但冠状动脉 CT 检查常受患者心率和屏气配合的限制。患者心率超过 90 次/min 或心律不齐,一般不适宜做 CT 冠状动脉成像检查;若患者不能较长时间屏气或屏气不配合,所做的冠状动脉 CT 图像大多无诊断价值,而自从有了双源 CT 后,此项检查的质量得到了明显改善。CT 检查在脊髓、神经系统方面也明显不如 MRI 检查。CT 检查以形态学诊断为主,功能性检查尚处于发展阶段,不能提供生化方面的资料,当体内某些病理改变的 X 射线吸收特性与周围正常组织接近时,或病理变化不大,不足以对整个器官产生影响时,CT 也无能为力。在定位方面,CT 对于体内小于 1 cm 的病灶,常常容易漏诊。在定性方面,也常受病变的部位、大小、性质及病程的长短、患者的体型和配合检查的程度等诸多因素的影响。

由于硬件结构的限制,CT 只能做横断面扫描,尽管机架能倾斜一定的角度,但基本上也只是倾斜的横断面,而依靠图像后处理方法产生的其他断面图像,影像质量则有所降低。随着多排探测器 CT 多期扫描的广泛应用,过量 X 线对受检者的辐射已引起人们的普遍关注,一些部位可首选无辐射的超声或 MRI 检查。

第十一章　螺　旋　CT

　　螺旋CT(spiral CT 或 helical CT)在普通CT的基础上采用"滑环技术",并利用CT球管作连续转动和持续发出X线,扫描床带动患者匀速运动,探测器连续采集数据(图11-1);数据采集系统获得扫描区域的容积信息后,计算机可对数据进行不同方式的图像重建和不同方位的图像重组。螺旋CT分为单层螺旋CT(single slice CT)和多层螺旋CT(multi slice CT 或 multirow detector CT)。单层螺旋CT的球管和探测器围绕被检体旋转一圈获得一幅断面图像,而多层螺旋CT旋转一圈可获得多幅图像。

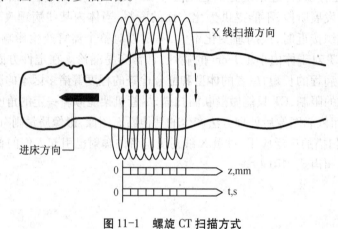

图11-1　螺旋CT扫描方式

第一节　基　本　结　构

　　螺旋CT扫描一般有以下要求:基于滑环技术的扫描架连续旋转运动;检查床单向连续移动;X线球管的负载增加,一次旋转球管的电流输出必须大于200 mA,以适应容积数据采集的需要;X线球管冷却性能必须提高;采用螺旋扫描加权图像重建算法;容量的内存,适应大容量、快速数据采集的要求。

一、滑环技术

　　普通CT球管的电力供应和探测器采集的信号输出是通过电缆完成的,为避免电缆缠绕,CT球管只能做往返间断式运行,即每次扫描都经过启动、加速、采样、减速和停止等过程,相邻两层之间的扫描有时间间隔。为提高扫描速度,缩短检查时间,螺旋CT使用铜制滑环供电和输出信号,球管的运行实现了单向连续转动。用滑环代替电缆传递信号的方法称为滑环技术。

　　螺旋CT扫描架内有多组平行排列的滑环和电刷,CT球管通过电刷和滑环接触实现导电。每一组滑环的用途都不一样,它们分别负责供电、输入控制信号、输出探测器采集的数据信号等。数据信号经滑环传输会因摩擦而引起干扰。为保证数据的安全传送,发展了光电传输、射频传输和电容感应传输,以及多排探测器CT使用的非接触型传输等。滑环只是一种技术,而不是一种扫描方式,单纯滑环CT的数据采集和重建方法与普通CT相似。滑环CT扫描时,球管旋转一周发生X线,进行数据采集;另一周不发生X线,扫描床移动换层。

螺旋CT与非螺旋CT在硬件上的最大差别在滑环结构上,螺旋CT固定的部分是前端存储器、计算机和初级高压发生器;旋转部分是X线球管、探测器系统和次级高压发生器。螺旋扫描速度快,采集的数据量大,所以专门设置了一个前端存储器。由于采用碳刷和滑环结构传导高压,在扫描时很容易产生高压弧,所以采用初级和次级高压分开解决了这一问题。在这种情况下,一般机架固定部分的高压发生器先产生一个低高压,然后送往滑环上的高压发生器转换成直流电压产生X线所需的高压。另一种低压滑环结构只输送低压至滑环,但无论采用哪种方式,滑环上接受的都是低高压(图11-2)。

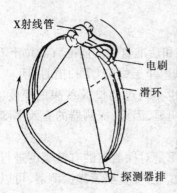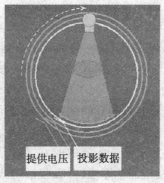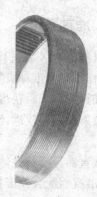

X射线管

电刷

滑环

探测器排

提供电压　投影数据

图11-2　滑环的结构

二、X线球管

为满足大容积螺旋扫描,螺旋CT一般选用高热容量的X线球管。单层螺旋CT球管的热容量大于3 MHU,阳极的冷却率是1 MHU/min。为了提高X线球管热容量,可直接将阳极浸入油中,也可将油引入阳极中,其阳极热容量可达到8~30 MHU,管电流可达600 mA以上,保证了CT机的长时间扫描。

CT球管采用金属管套和陶瓷作为绝缘材料,全金属的靶体由钛、锆和钼组成,靶面90%是钨,10%是铼。但全金属靶太重,不适合螺旋CT扫描使用。目前螺旋CT扫描的球管采用的是钛、锆、钼和石墨组成的复合材料靶体结构。CT新型X线管开始采用液体轴承来替代过去的滚轴轴承,液体轴承的主要成分是液态的镓基金属合金。采用液体轴承,一方面能增加球管的散热率,另一方面还能减少噪声和振动。X线球管的电力供应和信号传递是通过"滑环技术"完成的。

三、冷却系统

螺旋扫描时球管连续转动并持续发出X线,扫描过程中会产生大量的热,该热量会影响扫描机架内电子元件的工作效率和X线球管的使用寿命,所以需对其进行冷却。X线管的冷却是用绝缘油与空气进行热交换的,扫描机架的冷却是用风冷或水冷进行热交换的,螺旋CT大多配有水冷却机协助散热。此外,扫描时,球管和机架内都有热传感器把信号传给主计算机,当温度过高时,CT机停止工作,待温度降至正常范围才可重新使用。CT主计算机可对设定的扫描参数预算热量值,若预算值超过正常范围,则在显示屏上预警提示,操作者只有改变扫描参数至计算机认可,才能进行扫描。改变扫描参数降低热容量的方法有:降低电压、电流,缩短扫描范围,增大螺距等。扫描机架内温度一般以 18 ℃ ~27 ℃ 为宜。

四、探测器

探测器是一种探测 X 线辐射强度,并将 X 线能量转换为可供记录的电信号的装置。普通 CT 的探测器只有几十个,单层螺旋 CT 有 300 ~800 个。探测器以 CT 的最大层厚设计,薄层扫描时探测器仅中心部分受到 X 线的照射,输出信号代表该层厚组织的信息。探测器分为气体探测器和固体探测器。螺旋 CT 大多采用固态探测器,目前普遍采用固态稀土陶瓷探测器。一方面它对 X 线的吸收率达 99% 以上,检测效率极高;另一方面,其余辉少,稳定性高,适用于快速连续的螺旋扫描。

五、准直器

准直器是对 X 线进行校准的装置,它分为前准直器和后准直器。前准直器位于 CT 球管一侧,其作用是校准球管发出的 X 线,并吸收多余的 X 线。单层螺旋 CT 扫描的扇形 X 线束是通过前准直器调节后获得的,单层螺旋 CT 的扫描层厚也是通过调整 X 线束的厚度实现的。前准直器离探测器较远,X 线到达探测器时射线半影较明显,因此,探测器的有效宽度难以准确界定。

后准直器位于被检体的后方和探测器的前方,其作用是对探测器的有效宽度进行准确限定,与前准直器配合校准扫描层面的厚度,并吸收散射线。后准直器紧靠探测器,可以准确界定探测器的有效宽度。X 线中心,前、后准直器与探测器中心须保持严格准直,才能获得无失真的 CT 图像。也就是要求前、后准直器在 Z 轴方向绝对平行,球管焦点至每一个探测器的距离相等,射线束须覆盖所选探测器的范围。

六、数据采集系统

数据采集系统(data acquisition system,DAS)是位于探测器与计算机之间的电子器件,它和探测器一起负责扫描后数据的采集和转换。其主要结构是模数转换器,作用是把探测器接收到的 X 线信号经过模数转换后编码成二进制数据,并送往计算机。普通 CT 和单层螺旋 CT 只有一个数据采集通道,而多排探测器 CT 有多个数据采集通道。

七、扫描机架

扫描架一般可倾斜 ±30°,以满足特殊解剖部位的倾角扫描。扫描架由固定部分和转动部分组成。固定部分主要有机架、转动部分的驱动装置、扫描控制装置、扫描架的散热装置等;转动部分有 X 线管、探测器及相关部件。

八、计算机

螺旋扫描每次采集到的原始数据量较普通 CT 扫描大为增加,这就对计算机的容量、处理速度提出了更高的要求。有的血管成像需计算机处理 1 000 多幅图像,这就要求计算机具有快速处理能力。为适应图像处理的需要,通常采用大容量计算机或多台计算机并列处理。

第二节　成像原理

　　螺旋扫描有几种不同的扫描方式(图11-3),完全不同于非螺旋扫描方式。① 螺旋扫描没有明确的层厚概念,因此无法按照非螺旋扫描方法来确定层厚;② 根据螺旋扫描的运行轨迹,层面表示也完全不同;③ 非螺旋扫描经过360°旋转,采集到的是一层完全平面的扫描数据,而螺旋扫描采集到的则是一个非平面的扫描数据,焦点轨迹的路径不形成一个平面,是一个容积采集区段;④ 由于扇形扫描束和检查床的移动,有效扫描层厚增宽;⑤ 常规标准方法的图像重建要求扫描能产生一致的投影数据,而螺旋扫描由于螺旋运行轨迹,没有明确的层厚,使扫描投影数据产生不一致;⑥ 由于投影数据不一致,如果采用常规标准方法重建,重建的图像会产生条状伪影。螺旋扫描与非螺旋扫描最主要的差异在于图像重建和成像参数上。

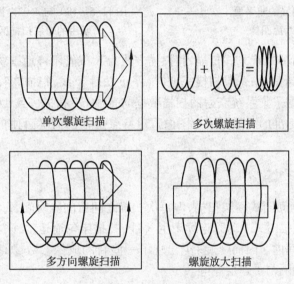

　　单次螺旋扫描　　　　　　　多次螺旋扫描

　　多方向螺旋扫描　　　　　　螺旋放大扫描

图 11-3　4 种螺旋扫描方式

一、图像重建

　　螺旋 CT 的螺旋扫描方式与普通 CT 的间断式逐层扫描不同,图像重建方式也不一样。螺旋扫描在检查床运动时,DAS 同步采集扫描数据,因而在图像重建时必须考虑检查床移动对图像重建带来的影响。螺旋扫描的数据采集是对一个被检区段的信息进行容积收集,X 线的运行轨迹不形成一个平面,DAS 采集到的扫描数据是非平面的,但 CT 图像是横断面的,图像重建必须采用横断面数据,所以螺旋 CT 须采用不同于普通 CT 的图像重建方法,以便从螺旋扫描数据中合成平面数据(图11-4)。

　　单层螺旋 CT 常用内插法重建图像。内插法是在重建图像的两端采集数据进行内插,使数据满足平面成像需要的方法,即取螺旋扫描数据段上的任一点,采用相邻两点扫描数据通过插值后再做滤过投影并重建成一幅平面图像。单层螺旋 CT 图像重建最常用的数据内插方式是线性内插(linear interpolation , LI),有 360°和 180°线性内插两种算法。360°线性内插法是采用360°扫描数据以外的两点通过内插形成一个平面数据。360°线性内插法重建的图像噪声较小,其缺点是实际重建层厚比标称层厚大 30% ~40% ,导致层厚响应曲线(slice sensitivity profile，SSP)增宽，图像质量下降。为改善图像质量，使用了 180°线性内插算法。180°线性内插法是采用靠近重建平面的两点扫描数据，通过内插形成新的平面数据。180°线性内插和360°线性内插的最大区别是 180°线性内插采用第二个螺旋扫描数据，并使第二个螺旋扫描数据偏移 180°，从而能够更靠近被重建的数据平面。180°线性内插法改善了 SSP，图像分辨率较高，但噪声增加(图 11-5)。

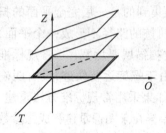

图 11-4　螺旋扫描的非平面
数据重建横断面图像

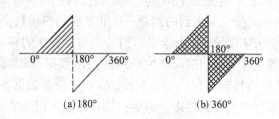

图 11-5　180°与 360°内插法重建
所用的螺旋扫描区域

　　螺旋 CT 都可进行非螺旋方式扫描，其扫描方式为 X 线管不停地围绕被检体做圆周运动，球管发出 X 线时检查床静止，一层扫描完成时，停止发射 X 线，扫描床移动，再进行下一次扫描。非螺旋扫描时数据采集系统获得的扫描数据与普通 CT 扫描一致，为标准的断面数据，经处理后重建的图像为标准的断面图像。图像重建特点是各扫描层面独自重建，每层面间无图像数据。

二、成像参数

　　普通 CT 的扫描为间断式逐层扫描，即每次扫描之间有间隔时间，每次只能采集一个横断面的图像数据；螺旋扫描时，CT 球管连续产生 X 线，扫描床匀速运动，采集的扫描数据分布在一个连续的螺旋形空间内。因而螺旋 CT 出现了一些新的成像参数，如扫描层厚与射线束宽度、床速、螺距、重建间隔与重建层厚等。

　　（一）扫描层厚与射线束宽度

　　扫描层厚是扫描时被准直器校准的层面厚度或球管旋转一周探测器测得 Z 轴区域的射线束宽度。单层螺旋 CT 使用扇形 X 线束，只有一排探测器，其射线束宽度决定扫描层的厚度，扫描层厚与准直器宽度一致。

　　（二）床速

　　床速是扫描时检查床移动的速度，即球管旋转一圈检查床移动的距离。它与射线束的宽度有关，若扫描床移动的速度增加而射线束宽度不增加，则螺距增大，图像质量下降。

　　（三）螺距

　　单层螺旋 CT 的准直器宽度与层厚一致，其螺距可定义为球管旋转一周扫描床移动的距离与准直器宽度的比值。用公式可表示为 $\text{Pitch} = S(\text{mm/r})/W(\text{mm})$，式中 S 是检查床移动速度，W 是层厚，螺距是一个无量纲单位。

　　单层螺旋 CT 的螺距等于零时，扫描方式为非螺旋扫描，通过被检体的 X 线在各投影角相同，获得真实的横断面图像数据；螺距等于 0.5 时，球管旋转两周扫描一层面，类似于重叠扫描；螺距等于 1 时，DAS 获取球管旋转一周的扫描数据；螺距等于 2 时，DAS 只获取球管旋转半周的扫描数据。扫描剂量一定时，大螺距扫描探测器接收到的 X 线量较少，可供成像的数据相应少,图像质量下降;小螺距扫描,成像数据增加,图像质量得到改善。常规螺旋扫描的螺距为1,即床速与层厚相等。但有时螺距的大小常根据被扫描的病灶大小而定。病灶较小时,螺距可小于1;病灶较大时,螺距可大于1。病灶较小时采用较小的射线束宽度,或较薄的扫描层厚;病灶较大时则可采用较大的射线束宽度。

（四）重建间隔

螺旋 CT 采用容积扫描,它的主要特点是可做回顾性重建,即计算机后处理系统可根据需要把横断面原始数据做任意间隔的重建和不同方位的重组。重建间隔指被重建相邻两层横断面之间长轴方向的距离。采用不同重建间隔可确定被重建图像层面的重叠程度,需做多方位图像重组的横断面重建间隔较小,层面重叠 50% ~70%。有研究表明,采用较小的螺距和重叠重建的方法,可使螺旋 CT 的 Z 轴分辨率改善,提高病灶的检出率。

重建间隔小可在不增加 X 线照射剂量的同时提高图像的纵向分辨率,减少三维图像的"锯齿状"伪影。使用较大的重建间隔可能遗漏小病灶。重建间隔与扫描层厚相等,各层图像间无重叠。若较小病灶中心正好在两层图像之间,则小病灶会因部分容积效应影响而显示不清;若重建间隔是扫描层厚的一半,重建图像间重叠 50%,则病灶可落在重建层面中心而被显示(图 11-6)。

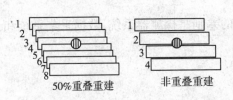
50%重叠重建　　非重叠重建

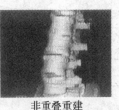
50%重叠重建　　非重叠重建

图 11-6　螺旋 CT 重叠重建与非重叠重建

（五）重建层厚

重建层厚指重建图像的实际厚度。单层螺旋 CT 只有一排探测器,扫描层厚不能重新分割,其重建厚度一般为扫描层厚。

三、螺旋 CT 扫描的优缺点

（一）与普通 CT 扫描相比螺旋 CT 扫描主要的优点

整个器官或一个部位一次屏气下完成容积扫描,大大减少了病灶遗漏的可能性;单位时间内,扩大了 CT 检查的适应证,提高了其应用价值;扫描速度快,对比剂的利用率提高;可任意地回顾性重建,无层间隔大小的约束和重建次数的限制;螺旋 CT 扫描覆盖面广、无间隙,采集容积数据,便于各种方式、各个角度的影像重建。

（二）与普通 CT 扫描相比螺旋 CT 扫描主要的缺点

层厚响应曲线增宽,纵向分辨率下降;在做大范围薄层扫描时,X 线管损耗大,要求高,价格贵;扫描时 X 线量多,对患者造成的损伤大。

第十二章　多排探测器 CT 扫描机

多排探测器 CT 由于其 X 线球管旋转一圈可以获得多个层面的图像,因此,又被称为多层面 CT 机(Multi Slice CT,MSCT)。多排探测器 CT 的核心技术是使用多排探测器。多排探测器 CT 决定层厚的方法、图像重建的计算方法均不同于单层螺旋 CT。其优越性在于,它具有更好的密度和空间分辨率、更快的扫描速度、更大的扫描容积。扫描速度可达到 0.33 s,采集的数据实现了 X,Y,Z 3 个方向上的各向同性,使对比剂的利用率提高。多排探测器 CT 扩展了 CT 的临床应用范围,把 CT 从单纯形态学诊断向功能性诊断推进了一步,如器官的灌注成像、动态心脏功能分析,以及实时 4D 成像等。

第一节　基本结构

多排探测器 CT 与单排 CT 相比,两者最主要的差别是探测器系统、数据采集系统和计算机系统的改变。

一、探测器

二维的探测器阵列是多排探测器 CT 机的关键部件,其在 Z 轴方向排列的方式主要有 3 种:① 在 Z 轴方向有 16 排探测器,每排探测器等宽,探测器的宽度相当于层厚为 1.25 mm,最大覆盖范围 20 mm,用稀土陶瓷材料制成;② 拥有 34 排探测器也属于等宽型的,但靠近中央的 4 排探测器宽度为 0.5 mm,其他 30 排探测器的宽度均为 1 mm,最大覆盖范围 20 mm;③ 在 Z 轴方向有 8 排探测器,每排探测器的宽度不等,包括 4 对 1、1.5、2.5 和 5 mm 的探测器,最大覆盖范围 20 mm。

目前将多排探测器 CT 大致分为两类,即等宽型和不等宽型探测器阵列(图 12-1),这两类不同组合的探测器阵列各有利弊。

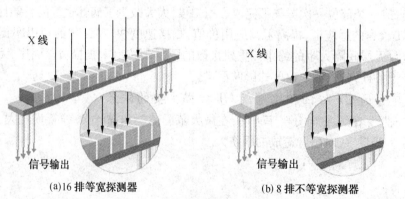

(a)16 排等宽探测器　　　　　(b)8 排不等宽探测器

图 12-1　等宽与不等宽型探测器

等宽探测器阵列在增减探测器数目方面较为灵活,单位面积内接收的信息均匀,能更好地适应锥形线束的采集与重建,可提供的层厚选择多,有利于以后升级;但过多的探测器排列,其间隔会造成有效信息的丢失。

不等宽的探测器阵列由于在层厚的排列组合时探测器数目较少,探测器的间隔减少,提高了 X 线的利用率,能更好地消除余辉现象;但其层厚组合不如等宽型探测器灵活。

二、大热容量 X 线球管和高功率高压发生器

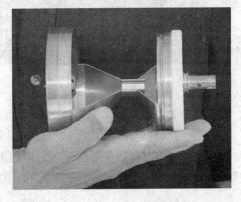

图 12-2　0 HMU 球管

多排探测器 CT 的 X 射线球管的热容量为 6 MHU 以上,且散热率为 750 ~ 1 400 KHU,如此大的热容量和散热率是由于 X 线球管结构做了较大的改进,X 线球管旋转轴由一端固定改为两端固定,同时又采用球管阳极接地技术,阳极接地后与管壳等电位,有利于散热。有的厂家生产的 64 层 CT 采用电子束控金属球管,由于其散热速度极快,不存在热量留存,故称热容量为 0 MHU(图 12-2)。多排探测器 CT 球管一般采用"可变焦点"和"剂量调节"技术提高 X 线的利用率和降低过多的 X 线剂量。此外,高压发生器的功率提高到 60 kW,足以支持大容量球管效率的发挥。

1. 可变焦点

CT 球管有两个焦点可交替工作,也称飞焦点(flying focus)或动态焦点(dynamic focus)(图 12-3),这样可在螺旋扫描中变换焦点的位置,从而减少锥形线束的半影区,去除大部分无效辐射。

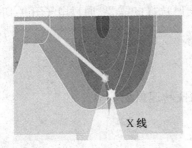 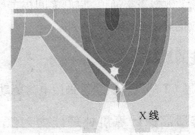

图 12-3　飞焦点

2. 剂量调节

多排探测器 CT 球管大多安装有"剂量调节",其作用是自动跟踪并调节 CT 球管在扫描过程中发出的 X 线剂量,目的是在不影响诊断质量的前提下,把有效 X 线剂量降至最低。其工作原理是:扫描时剂量调节装置依据测得的被检组织不同方位的 X 线衰减程度对 CT 球管进行"实时"调节,使球管在扫描中按需输出 X 射线剂量(图 12-4),即对 X 线低衰减的组织使用低剂量扫描,高衰减的组织使用高剂量扫描。剂量调节为可选项,选用时,胸部扫描可降低有效剂量约 30% ~ 40%,腹部扫描可降低 20%,满足了低剂量扫描和婴幼儿 CT 检查的需要。

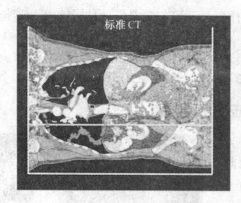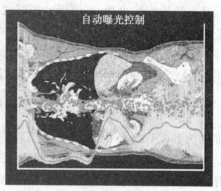

图 12-4　实时剂量调节

3. X 线束为锥形束

X 线束为可调节宽度的锥形束,根据拟采集的层厚选择锥形束宽度,激发不同数目的探测器,一次采集可同时获得多层图像。但锥形束因对中心部分与边缘部分探测器阵列的入射角有差别,可产生锥形束伪影,衰减图像质量。因此,为提高射线的利用率,探测器采用弧形排列。

三、模拟电子开关和数据采集通道

多排探测器 CT 需要将纵向不同探测器的输出信息进行组合,然后连接到相应的积分放大电路上。多排探测器可通过不同的组合,获得不同层厚的多层扫描图像。例如:16 排等宽型探测器的每排宽度为 1.25 mm, 可获得的不同层厚系列为 1.25 mm × 4,2.5 mm × 4, 3.75 mm × 4,5 mm × 4,10 mm × 2。探测器的不同组合是通过电子开关实现的,电子开关位于探测器后面,它根据输入指令调节探测器的组合,并将信号传递给数据采集系统。多排探测器 CT 采用 4 ~ 64 个数据采集通道,它们之间根据层厚选择的需要,通过电子开关切换,进行不同的组合,形成数据采集的输出。

四、先进的旋转方式

多排探测器 CT 的旋转驱动可采用电磁驱动使转速更加平稳。

五、大容量高速计算机处理能力

随着 MSCT 增加探测器每次扫描的采集层面数目,每次采集到的原始数据量大为增加。MSCT 采用大容量计算机或采用多台计算机并列处理方式改善工作流程,处理速度相应加快,重建时间更短,图像后处理快捷。

第二节　成像原理

多排探测器 CT 和单排探测器 CT 的成像原理基本相同,它们的球管和探测器都是围绕人体做 360°旋转。探测器接收到穿过人体的 X 射线之后,将其转化成电信号,被数据采集系统采集后进行图像重建。重建后的图像由数模转换器转换成模拟信号,最后以不同的灰阶形式在显示器上显示,或输送给照相机拍成照片。配备了激光照相机以后的 CT 机,在计算机重建图像后,不经数模转换器,其数字信号直接输入激光相机摄制成照片或以数字形式存入计算机硬盘。

　　多排探测器 CT 机 X 线束较宽,可用准直器对 X 线束的宽度进行调节。这一调节不是为了改变图像的层厚,而是为了减少患者所受到的 X 线辐射剂量。多排探测器 CT 机的数据通道有多组,在 X 线管旋转 360°后,CT 机得到多个层面的图像。多排探测器 CT 机都配有 16 排或 16 排以上的探测器阵列,每排探测器可获得的图像层厚为 1.25 mm。图像层厚是由探测器阵列的宽度所决定的。当获得 4 组 2.5 mm 层厚图像时,有 8 组数据输入到电子开关,该开关电路将 8 组数据进行两两组合,相邻两个探测器的输出进行并联叠加,变成 4 组数据。这些数据被用来组成 4 层 2.5 mm 的图像,被传送给模数转换器,通过图像重建产生 4 层 2.5 mm 的图像(图 12-5、图 12-6)。

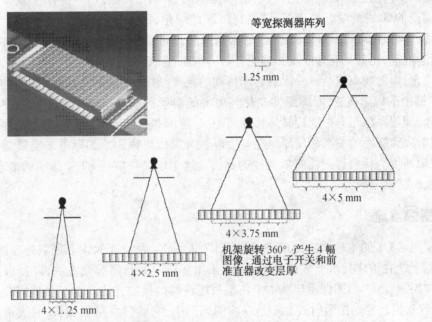

图 12-5　等宽型探测器工作原理

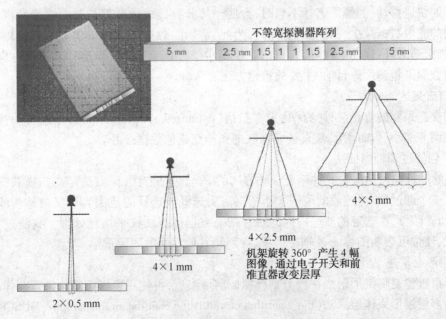

图 12-6　不等宽型探测器工作原理

　　后准直器还可根据需要遮盖部分探测器,以获得较薄层厚的图像。如探测器宽度为 0.75 mm的多排探测器 CT 要获得 0.5 mm 层厚的图像,则可通过后准直器遮盖探测器 0.25 mm实现。而多排探测器 CT 有 4~64 个 DAS,每个 DAS 能独立完成一层图像数据的采集,按 DAS 与探测器匹配方式不同,通过电子切换可选择性地获得 4 层、16 层或 64 层图像。

一、螺距

　　多排探测器 CT 扫描层厚的改变不是直接由 X 线束的厚度决定的,而是由各列激发的探测器所采集的不同信息组合决定的。因此,多排探测器 CT 的准直器主要用于减少患者在非扫描区所接受的 X 线剂量。关于多排探测器 CT 的螺距,定义存在分歧。一种确定螺距的方法认为:螺距＝一次旋转床移动的距离/所采用探测器的宽度。目前,普遍认为此种定义比较简单,易引起混乱,尤其是有悖于增加螺距,噪声增加,图像质量下降的事实。因此,提出射线束螺距的概念,即射线束螺距＝一次旋转床移动的距离/射线束宽度。射线束螺距的概念与单层螺旋 CT 螺距的概念接近,即螺距的变化与患者的辐射剂量直接相关。还有一种提出层厚螺距的概念,即层厚螺距＝一次旋转床移动的距离/层厚宽度。层厚螺距是根据层厚的宽度确定的,它与射线束螺距的关系是层厚螺距＝层厚数×射线束螺距。国际电工委员会对螺距的定义为:进床速度与接收探测器有效宽度的比值。这个定义与单层 CT 中螺距的概念统一了,避免了混乱。

二、图像重建

　　多排探测器 CT 的重建系统比单排探测器 CT 大得多,大约有 150 个数字处理芯片,硬盘为 20 GB 以上。在重建技术上多排探测器 CT 采用多层圆锥断层重建方法,以克服重建中的伪影。多排探测器 CT 的图像重建基本上还是采用线性内插的方法。由于多排探测器的排数增加,X 线球管发出的是锥形射线而不是以前的扇形束,它的射线路径加长、射线束的倾斜度也加大,在横断面图像的重建平面没有可利用的垂直射线。另外,由于采用多排探测器和扫描时检查床的快速移动,当螺距选择不当时,会使一部分直接成像数据与补充成像数据交迭,导致可利用的成像数据减少,图像质量下降。为此,常用的数据插补和重建方法有长轴内插、非线性插入、交迭采样、优化采样等,其目的在于减少锥形线束伪影,保证图像 Z 轴方向的分辨率和提高数据采集速度。目前,主要的重建方法有 3 种。

　　1. 扫描交迭采样的修正

　　扫描交迭采样的修正又称为优化采样扫描(optimized sampling scan),指通过扫描前的螺距选择和调节缩小 Z 轴间距,使直接成像数据和补充成像数据分开。

　　2. Z 轴滤过长轴内插法

　　Z 轴滤过长轴内插法是一种基于长轴方向的 Z 轴滤过方法,该方法是在扫描获得的数据段内确定一个滤过段,滤过段的范围大小根据需要选择。选择的范围大小又被称为滤过宽度(filter width,FW),在选定的滤过段内的所有扫描数据都被加权平均化处理。其滤过参数、宽度和形状,通常可影响图像的 Z 轴分辨率、噪声和其他方面的图像重建。

　　3. 扇形束重建

　　扇形束重建是将锥形射线平行分割模拟成扇形束后,再使用扇形束算法进行图像的重建,又被称为多层锥形束体层算法(the algorithm of multislice cone-beam tomography,MUSCOT)。在射线束螺距小于 1,或层厚螺距小于 1 时,会出现数据的重叠。

多排探测器 CT 扫描层厚一般较薄,其重建层厚可以用一排探测器采集的原始数据,也可以用几排探测器采集的数据。较厚的重建层厚是计算机后处理系统把 DAS 采集的原始图像数据重建成新的厚度图像,即把两层或多层薄层图像融合成一层。如扫描层厚为 1.25 mm 的原始数据可重建成 ≥1.25 mm 不同层厚的横断面图像。

第三节　多排探测器 CT 的优势

一、各向同性技术

多排探测器 CT 与单层螺旋 CT 最大的区别在于各向同性体素。各向同性指 DAS 采集到的最小体积单元为一立方体,像素在 X, Y, Z 3 个方向的空间分辨率达到一致。多排探测器 CT 使用较薄的扫描层厚,极大地改善了图像 Z 轴方向的分辨率,减少了部分容积效应的影响。

各向同性体素除与扫描层厚有关外,还与扫描野有关。如同样的 16 层 CT 扫描野为 25 cm 时,扫描体素约为 0.5 mm×0.5 mm×0.5 mm;扫描野为 32 cm 时,扫描体素约为 0.625 mm×0.625 mm×0.625 mm;扫描野为 38 cm 时,扫描体素约为 0.75 mm×0.75 mm×0.75 mm。有的 64 层螺旋 CT 采用 2 倍 Z 轴采集技术,使构成图像的体素更小、更趋于各向同性。扫描野过大或过小都会影响体素的分布,使体素变形。

二、碘浓度监测自动触发扫描技术

血管内密度测量还可与 CT 机联动,实现自动触发扫描。碘浓度监测自动触发扫描技术是在同层动态扫描方法的基础上,按需设定触发扫描的 CT 值。扫描时,CT 机同步监测兴趣区内的 CT 值,当 CT 值达到设定值时,CT 机自动触发开始扫描。该方法可使被检部位增强效果达到一致,避免因患者血液循环快慢或操作者对延时扫描时间判断失误而影响图像的强化效果。

三、其他

① 提高了扫描速度,缩短了检查时间;② 图像后处理质量提高,MSCT 在相同扫描时间内可获得范围更大或范围相同但层面更薄的容积数据,减少了容积效应和生理伪影,CT 图像质量提高,图像后处理质量显著提高;③ 可任意调节层面的厚度,延长了扫描覆盖长度;④ 在不影响图像质量的前提下,减少了患者所受的辐射剂量,提高了 X 线的利用率,提高了检测效率;⑤ X 线管的冷却时间减少到几乎为零;⑥ 对比剂用量减少。

当然,从采集层厚与剂量来考虑,1 mm 以下的薄层层面信息主要用于图像后处理,但因薄层采集的每个层面体素的数据量小,因而每层采集需使用较大的 X 线剂量,又需要大量的薄层数据构成一个大范围的容积性数据。因此,X 线剂量的问题值得注意。

第十三章　电子束 CT

电子束 CT(electron beam computed tomography,EBCT)又称为电子束体层成像(electron beam tomography,EBT)、电子束成像系统(electron beam imaging system,EBIS),它与常规螺旋 CT 相比,扫描速度更快,达到毫秒级水平,时间分辨率显著提高,故又称作超高速 CT(ultrafast computed tomography,UFCT)或电影 CT(Cine-CT)。电子束 CT 为第五代 CT。电子束 CT 由美国 Douglas boyd 博士于 1983 年首先开发并应用于临床,发明者的最初目的是使心脏结构清晰成像并能获得足够的空间分辨率。所以,它更适合于心血管疾病以及胸腹部血管的多期检查,对运动器官(如心脏)和不自主运动器官(如腹部脏器)可在短时间内获得多层清晰的图像,并能以电影形式显示于屏幕。

第一节　基本构造

电子束 CT 的基本构造包括:电子枪、聚焦线圈、偏转线圈、扫描架、检查床、冷却系统,以及普通 CT 的一些基本结构(图 13-1)。本节简要介绍电子束 CT 特有的构造。

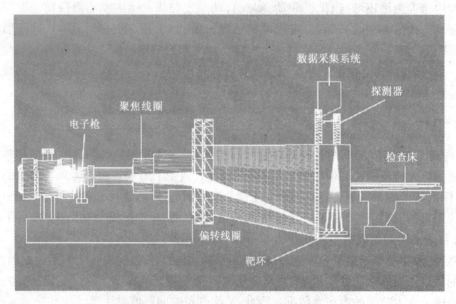

图 13-1　电子束 CT 基本结构

一、电子枪

电子枪(图 13-2)位于系统后部,由离子清除电极(ICE)保持高真空,其阴极灯丝加热产生游离电子簇,在 130 kVp 的高压下加速产生约 640 mA 的电子束。

二、聚焦线圈

聚焦线圈在真空管中使电子束聚焦成毫米级的小焦点(1 mm×1.2 mm)。

三、偏转线圈

偏转线圈使电子束偏转轰击扫描架的靶面。

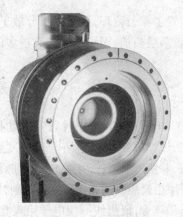

图13-2 电子枪

四、扫描架

普通CT的扫描架可做旋转运动,而电子束CT的扫描架则固定不动,在它的下方有4个并排的圆弧形静止钨靶环(依次为A、B、C、D环),其半径为90 cm,靶环范围216°,上方有两组钨酸镉晶体探测器,配有光纤信号传输系统,每秒采集数据可达14.4 Mb(图13-3、图13-4)。这些固态探测器具有高效能、快速衰减的特点,以适合短时间、快速、多层扫描,探测器装置由两个探测器环阵列组成,一排探测器数目432个为第一组,另一排探测器数目864个为第二组,两个探测器环与4个靶环联合使用,每次扫描可同时获得8个不同层面的图像而不需要检查床运动,扫描时间为224 ms。此外,还有一个E靶环,它位于D靶环前方,用于调整电子束形状和扫描轨迹,但不产生图像数据。

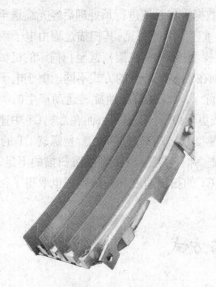

图13-3 靶 环

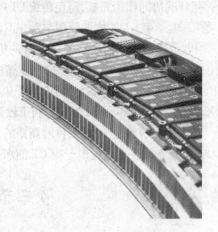

图13-4 探测器

五、检查床

检查床位于系统前部,床面可倾斜25°(头高足低),并可左右旋转25°,以利于心脏的多轴位扫描。

六、冷却系统

电子束CT消除高速电子束所产生的大量热能不像常规CT靠靶环和球管那样缓慢散热,它是靠靶环装置上的水冷却系统快速消除热量和巨大钨靶体积分散热量。另外,电子束CT

装置了 4 个靶环,更进一步分散了传递到靶环上的热量。因此,电子束 CT 可进行短时间、快速、多层扫描,而靶环上没有过多的热量。

第二节　成像原理

电子束 CT 扫描时首先启动扫描序列,计算机发出指令使电子枪发射电子束,并使之加速,产生高能电子脉冲。电子束由聚焦线圈和偏转线圈控制,通过真空偏移管,聚焦线圈使电子束聚集,而偏转线圈的磁场变化使得聚焦电子束旋转轰击扫描架下方的 4 个靶环中的一个产生旋转的 X 线,实现 CT 扫描(图 13-5)。电子束扫描速度和整个扫描序列中扫描的靶环数及其被扫次数由计算机控制。准直器则控制 X 线束的形状,使 X 线呈扇形在直径 47.4 cm 扫描区域内穿过患者。用扫描架上方平行排列的两组固定

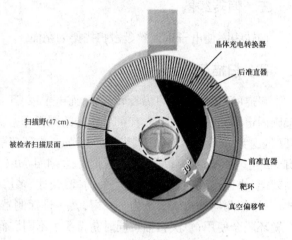

图 13-5　电子束 CT 成像原理

探测器接收扫描体衰减后的 X 线信号,经光电转换,由数据采集系统进行预处理后经光缆送至扫描存储器,再传输到快速重建系统(FRS)进行层面图像重建。由此可见,其扫描过程由电子束及 4 个钨靶环的协同作用完成,避免传统 CT 的 X 线球管、探测器(扫描机架),甚至扫描床的机械运动。所以,电子束 CT 的成像原理与常规 CT 的主要区别在于 X 线产生的方式不同。由于电子束 CT 采用电子束扫描技术代替 X 线球管的机械运动,消除了 X 线球管高速旋转运动产生的离心力,使扫描速度大为提高,可将扫描速度缩短为 50 ms 或更短(17~34 幅/s),而在常规 CT 中速度最快的螺旋 CT 仍需 500 ms。因此,电子束 CT 的成像速度是普通 CT 的 40 倍,是螺旋 CT 的 20 倍,从而减少了呼吸和运动伪影,有利于较大范围的检查,弥补了常规 CT 做心脏扫描的不足,且具备了螺旋 CT 的功能。当然,目前高档的多排探测器 CT 的扫描速度和扫描范围也取得了很大进步,在某些方面甚至超过电子束 CT 的水平。

第三节　扫描方式

一、触发方式

扫描的启动叫触发,电子束 CT 扫描有以下 4 种不同的触发方式。

1. 手动触发

手动触发指由操作者按键启动扫描,触发一次扫描一次,它仅用于多层扫描方式。

2. 动态触发

动态触发指由呼吸运动控制触发,在患者每次屏气期间自动快速扫描若干层面,然后间隔一个呼吸间期,再次进行屏气扫描,直到扫描完成,它仅用于单层扫描方式。

3. 定时触发

定时触发指由操作者按键一次即启动整个检查的扫描,扫描按预先设定的时间间隔进行,它在多层和单层扫描方式中均可使用。

4. 心电门控触发

心电门控触发指根据患者的心电图,扫描系统按预选的心电时相,即 RR 间期的百分数和预定的 R 波间隔数触发扫描,可获得多个心动周期同一时相的各单层图像或一个心动周期一层面的多幅图像,它适用于心血管系统的检查,多层和单层扫描方式均可使用。

二、扫描方式

电子束 CT 可以实现包括螺旋 CT 在内的常规 CT 的所有扫描方式,在多层扫描方面,电子束 CT 一次可采集 8 层。按电子束扫描速度及工作方式可分为单层扫描和多层扫描;按功能的需要又可分为容积成像(采用 SSM)、电影成像(采用 MSM)和血流成像(采用 SSM 或 MSM),电影成像和血流成像方法均需注射对比剂,容积成像可平扫或增强,而这 3 种方法一般均需心电门控。

(一) 单层扫描

单层扫描方式(single slice mode,SSM)仅扫描靶环 C,由第二组探测器(864 个探测器)接收信号,每次扫描可得到一幅断面图像。SSM 的电子束扫描速度为 9 次/s,一个扫描周期是 116 ms,其中扫描靶环需 100 ms,扫描间隔为 16 ms,扫描层厚有 1.5、3、6 和 10 mm,矩阵为 512×512。单层扫描主要用于心脏、大血管、胸腹部等,与普通 CT 扫描类同(图 13-6)。

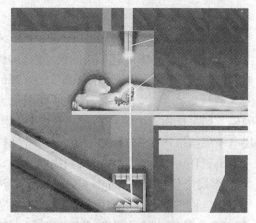

图 13-6 单层扫描

1. 单层定位扫描(single slice preview scan,SSPS)

单层定位扫描是一种特殊的电子束扫描方式,供单层容积扫描时获取扫描定位图。其方法是:电子束在靶环 E 的左侧开始扫描,至 E 环正下方时,跃到靶环 C 产生垂直方向的 X 线束,经探测器环 2 采集数据得到患者正位定位图;电子束只在靶环 C 停留瞬间又回到靶环 E,当运动到靶环 E 终端的水平位置时,又跃至靶环 C,产生水平方向的 X 线束,得到患者的侧位定位图;根据所得到的正侧位定位图确定轴位扫描层面。

2. 单层步进容积扫描(single slice step volume scan,SSSVS)

单层步进容积扫描是指每次触发电子束扫描 C 靶一次,获得一幅断面图像,然后计算机控制移动检查床面至一新的位置再次触发扫描,直至预设的扫描次数完成为止。每层的扫描时间为 0.1~2 s,扫描范围由层数和床的移动速度而定,扫描层数有 1~160 层,扫描所得图像数与层数相同。步进容积扫描还可进行不邻接的薄层扫描,这对胸、腹部病变的快速筛选检查有特殊价值。

3. 单层连续容积扫描(single slice continuous volume scan,SSCVS)

单层连续容积扫描是电子束 CT 的连续数据采集方式,它通过电子束连续扫描靶环 C,同时检查床面连续移动。每幅断面图像可由获得的容积数据重建而成,相当于常规 CT 的螺旋扫描,但速度更快。如果曝光时间是 0.3 s,那么,在 13.8 s 内可扫描 40 层;如果曝光时间为

0.1 s,在 16.2 s 内可扫描 140 层,最大扫描范围 629 mm,扫描范围可覆盖胸腹主动脉及其主要分支。连续容积扫描检查时间短(约 20 s),能在血浆碘浓度峰值期内对胸、腹部的血管进行扫描,完成图像采集,这就减少了对比剂的用量,提高了影像的增强效果,血管结构显示较佳。同时,单层连续容积扫描采集的数据重建图像的质量较高,因而电子束 CT 血管造影成为常用的检查方法。

单层连续容积扫描还进行预编程序的两个邻接扫描,即预先制定出邻接扫描方案内两个扫描程序的所有参数,第一个扫描序列完成后,计算机自动按预定间隔时间、扫描起始床位和床面移动方向开始第二个扫描序列。这样,注射一次对比剂,可获得同一容积范围内不同对比剂时相的影像,如肝动脉和门静脉的双期增强影像。

4. 单层血流扫描(single slice flow scan,SSFS)

单层血流扫描指电子束按预先设定的扫描方案,在某一层面重复多次扫描,获得该层面的多幅图像,记录对比剂在该层面一定时间范围内的动态变化,用以研究该层面血流的动态情况。

(二) 多层扫描

多层扫描方式(multiple slice mode,MSM)指采用多靶扫描,靶环扫描顺序是 D-C-B-A,不可反向移动。4 个钨靶可有不同的靶环组合,例如 D、C 靶,D、B 靶和 D、C、B 靶等。第一组探测器和第二组探测器同时使用,矩阵 256×256 用第一组或 360×360 用第二组。每个靶环发射的 X 线可以产生两幅紧密邻接的断面图像,相邻的两个靶环扫描产生的图像有 4 mm 的组织间隔。如果选用 4 个靶环扫描,每次可获得 8 幅断面图像,每秒则可获得 36 幅断面图像。多层电子束扫描速度为 17 次/s(最新软件版本高达 34 次/s),一个扫描周期是 58 ms,其中扫描一个钨靶环所需时间是 50 ms,扫描间隔为 8 ms,扫描层厚约 8 mm。

1. 多层定位扫描(multiple slice preview scan,MSPS)

多层定位扫描供多层容积扫描时获取扫描定位图,它是电子束逐个扫描靶环 D-C-B-A 一次,得到 8 个邻接的断层图像,总曝光时间为 224 ms。根据实际需要也可选择 2,4 或 6 个断层图像。

2. 多层连续容积扫描(multiple slice continuous volume scan,MSCVS)

多层连续容积扫描与单层容积扫描类似,每次启动扫描,电子束扫描 C 靶"m"次,然后检查床移动到一个新的位置,再次触发启动另一个重复扫描,直至预定扫描序列完成。"m"次扫描所得原始数据经累加平均处理可改善图像的信噪比,提高图像质量。"m"的选择范围是 1~19,每层扫描时间根据所选的"m"值而定,为 0.05~0.95 s。

3. 多层电影扫描(multiple slice movie scan,MSMS)

多层电影扫描用于动态显示身体某些快速运动器官以确定其功能,它每次启动扫描,电子束针对某一靶完成预定扫描次数,下次触发依次扫描下一靶,直至预定靶的组合扫描完成。每个靶环最多可扫描 20 次,最多可扫 6 个靶。多层电影扫描常用于了解心脏的解剖结构和动态功能,记录心脏从最大充盈至最大排空的舒缩运动,评价左右心室功能、室壁运动及其厚度、瓣膜运动、射血分数、搏出量、舒张末期容积、收缩末期容积、心排出量、心肌重量,还可用于观察关节运动和气道阻塞。

4. 多层血流扫描(multiple slice flow scan,MSFS)

多层血流扫描用于研究血流运动,以确定某器官的血流灌注或分流情况,它通过每次触发,电子束依次扫描预定的靶环组合一次,重复至预定的扫描次数完成。多层血流扫描可选用不同的靶环组合,最多允许4靶8层图像,2或3靶组合时,靶间可有间隔,但扫描顺序是D-C-B-A方向,每靶最多可扫描20次。多层血流扫描常用于了解冠状动脉搭桥血管的开通情况,心肌灌注,心内外分流,主动脉瘤和肾、肝、脑的血流灌注及肿瘤的血供情况(图13-7)。

电子束CT的电影和血流扫描可对心血管作全面血流动力学及功能的评定,其精确性在某种程度上已经达到了常规心血管造影,在先天性心脏病的诊断上具有重

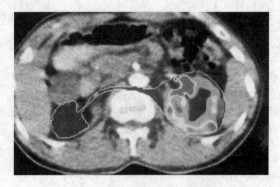

图13-7 肾动脉狭窄所致肾发育不全的
EBCT肾血流灌注成像

要价值,特别是对搭桥后血管的开通或再狭窄的显示具有独到的作用。

5. 多次平均血流检查(multiple averaged flow study,MAFS)

多次平均血流检查时,每次启动扫描,电子束扫描某一靶环(A,B,C或D环任选)"m"次直至预定扫描次数完成。"m"次扫描所得原始数据累加平均后可以改善图像的信噪比,提高图像质量。

此外,为满足心脏检查的需要,电子束CT的检查床可以转换角度,从不同的轴位进行心脏的多轴位扫描。

第四节 适 应 证

在腹部尤其是肝脏肿瘤诊断中可进行双期(肝动脉期和门静脉期)动态全肝增强扫描。对胰腺病变行EBCT扫描可获得高清晰度、高分辨率的胰腺图像。亦可用于动态定量评估阻塞性肺部疾病患者的肺功能;三维重建胸部检查诊断和术前计划对患者有一定的意义;应用高分辨率骨扫描、薄层(1.5 mm)、低剂量胸部容积扫描估计小儿胸部疾病;应用呼吸门控联合EBCT扫描,无需屏气对胸部连续薄层扫描,可增加对肺部疾病、纵隔疾患及胸膜病变诊断的准确性,特别适用于重症患者、儿童和老年患者。对临床常见的肺动脉栓塞性疾病,EBCT作为一项无创伤性检查技术有其独特的优点。增强EBCT换气灌注(ventilation-perfusion,V-P)扫描可直接显示血管内栓子,诊断肺动脉栓塞性疾病的特异性可达97%。由于该检查快速、无创伤性,亦可用于评估临床症状与肺动脉栓塞疾病相似的其他胸部病变。电子束CT的血管造影对大血管病变,如主动脉瘤的诊断价值已明显优于常规心血管造影。能够准确识别和定量冠状动脉钙化(CAC)而被用来判断粥样病变及诊断冠心病,对冠状动脉搭桥术后血管的评价及心肌再灌注情况,冠心病患者的病情估计及长期药物治疗和流行病学调查都有较大的帮助。EBCT扫描速度快,配合心电门控扫描消除了心脏跳动的伪影,既可得到心脏的解剖断面图,又可了解心脏功能的变化。它还可定量测定心肌的血流量,计算心脏的射血分数、心脏排出量,动态评价心肌壁的厚度,定量评估主动脉及心瓣膜置换术后血液返流量,诊断先天性和后天性心脏病,检测心腔内血栓、黏液瘤和其他心脏肿瘤,评估在安静和应激状态下左心室功能、心包疾病等。同时,它也可对外伤检查进行一定的三维重建;但对于颅脑检查时,因其分辨率等原因,其影像质量不如螺旋CT扫描(图13-8、图13-9、图13-10)。

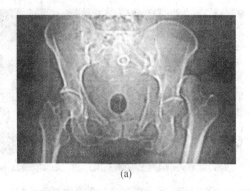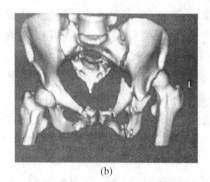

(a) (b)

（a）图为 X 线平片；（b）图为利用 EBCT 产生的图像进行三维重组，可较（a）图更直观地显示骨折与脱位情况

图 13-8 左髋关节骨折与脱位影像

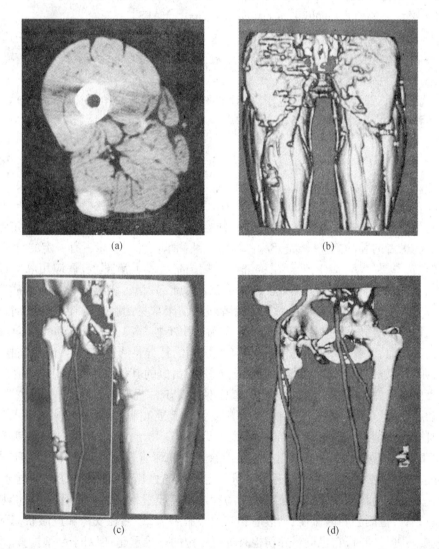

(a) (b)

(c) (d)

（a）图为 CT 片；（b）、（c）、（d）表示通过三维重组，可多方位显示脂肪肉瘤与正常组织结构之间的关系

图 13-9 脂肪肉瘤影像

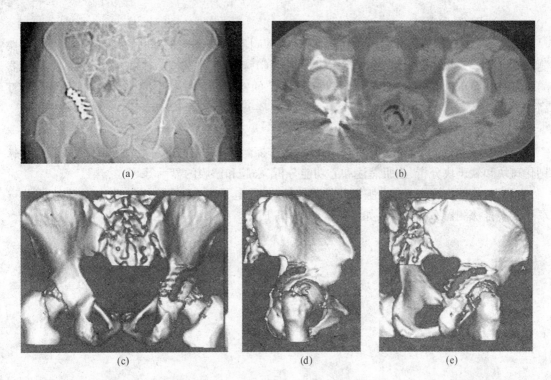

(a)图为 X 平片;(b)图为 CT 平片;(c)、(d)、(e)图表示通过三维重组,可多方位显示髋关节术后改变

图 13-10　髋关节术后影像

第五节　多排探测器 CT 与电子束 CT 的比较

(一)扫描速度

电子束 CT 用电子枪发射电子束轰击靶环产生 X 线,X 线的产生无需机械运动,新一代电子束 CT 扫描速度最快达每幅 33 ms,多排探测器 CT X 线的运动采用了磁悬浮技术,旋转速度最快达每转 0.37 s。因此,在扫描速度上电子束 CT 优于多排探测器 CT。但多排探测器 CT 通过重建技术的改进,同时采用部分扫描自动多周期重建技术缩短了数据的采集时间,如利用半周扫描 4 个心动周期数据重建图像,时间分辨率达 50 ms 以下,也能满足心脏检查的要求。

(二)扫描体位

电子束 CT 检查床可以转换不同角度,从心脏横轴位、短轴位和长轴位等不同的轴位进行心脏扫描。多排探测器 CT 检查床的角度不能改变,只能进行心脏横轴位扫描,心脏短轴位和长轴位等位于不同轴位的图像需通过 MPR 或三维重组获取。

(三)扫描方式和范围

以前电影和血流扫描方式是电子束 CT 所特有的,随着多排探测器 CT 尤其是 16 层以上螺旋 CT 的应用,多排探测器 CT 亦可进行电影和血流扫描。电子束 CT 的多层扫描每次最多采集 8 层容积数据,如需连续容积数据采集,电子束 CT 只能进行单层连续容积扫描,扫描范围为 629 mm;目前采集 64 层容积数据的多排探测器 CT,可应用多层扫描进行连续容积数据采集,最大扫描范围已达 1 750 mm。

（四）图像质量

电子束 CT 有环 1 和环 2 两排探测器,环 1 探测器的宽度是 5.8 mm,数目 432 个,环 2 探测器的宽度是 2.9 mm,数目 864 个;多排探测器 CT 有十几排甚至数十排探测器,每排探测器的宽度是 0.5 mm,数目 894 个。多排探测器 CT 的密度分辨率和空间分辨率均较电子束 CT 高,图像质量优于电子束 CT。

（五）临床应用

（1）心脏检查:电子束 CT 和 16 层以上多排探测器 CT 均可进行冠状动脉造影、冠状动脉钙化斑块和软斑块分析、心肌灌注和心功能分析、心腔和瓣膜的显示等。

（2）其他部位检查:在心脏以外的其他部位,因电子束 CT 的价格昂贵,密度和空间分辨率不及多排探测器 CT,应用不如多排探测器 CT 广泛。

第十四章 双源 CT

目前,单源 CT 的时间分辨率未能突破 100 ms,加之多排探测器 CT 是采用多扇区采集图像,因不同心脏周期数据整合错位和扫描时间与剂量成倍增加,所以对于心率过快、心律不齐的患者,仍无法获得满意的心脏图像质量。也就是说,只有心率较低、心律平稳的患者才适合做心脏的 CT 检查。对于高心率患者则需要利用药物来降低心率,但即使这样也往往无法获得满意的心脏图像质量。因此,必须提高 CT 的扫描速度才能满足临床实践需要。然而受离心率的影响,当今 CT 的扫描速度已经达到极限,这样,双源 CT(DSCT)便应运而生。图 14-1 表明了扫描速度与离心率之间的关系。

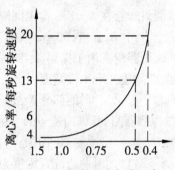

图 14-1 旋转速度与离心率之间的关系

第一节 双源 CT 的基本结构

双源 CT 的基本结构包括主机配电柜(一主一辅)、扫描机架、检查床、成像控制系统、图像重建系统及图像后处理系统等。

双源 CT 在 64 层 CT 技术的基础上,再装两个高压发生器、两个直接冷却的零兆金属球管、两套超快速陶瓷探测器组、两套 DAS 来采集 CT 图像。机架内两个 X 线球管体积只有常规的 1/4,既节约了机架内空间又减轻了旋转部分重量,为扫描提速提供可能。球管在 $X-Y$ 平面上间隔 90°,也就是说,通过机架旋转 90° 即可获得 180° 区域的数据,使单扇区采集的时间分辨率达到 83 ms(图 14-2)。每个 X 线源的最大峰值输出功率为 80 kW,若两个 X 线源同时工作,最大

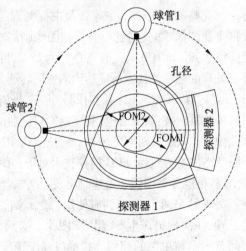

图 14-2 双源 CT

输出功率可达 160 kW,保证了即使在最快的扫描和进床速度下,也能获得较好的图像质量。

双源 CT 采用双能量扫描时两个球管的管电压分别为 80 kV 和 140 kV,低电压球管的管电流为高电压球管管电流的 3 倍,以保证其输出的射线有足够的能量。两个球管能同时、同层进行扫描,所获得的低能和高能数据不存在位置和时间上的偏差,这极大地拓展了 CT 的应用。

双源 CT 具备 78 cm 孔径和 200 cm 的扫描范围,即使在移床速度高达 87 mm/s 的条件下仍可获得小于 0.4 mm 的各向同性分辨率,且不受患者体型和体质量的影响,而单源 CT 扫描的范围在此情况下会受到限制。此外,双源 CT 实现了电磁直接驱动,并采用了先进的静音技

术和特殊的散射线校正技术。

当然，双源 CT 并不总是同时使用两个射线源,在常规检查或非心脏冠状动脉检查时只需使用一个射线源,这时双源 CT 的作用与原有的 64 层 CT 作用相似。

第二节　双源 CT 成像原理

两只球管在 X-Y 平面上间隔 90°,各有 40 排探测器的两个探测器组分别固定于对侧,其中一个为约 60°弧度、50 cm 扫描直径的主探测器组,另一个为约 32°弧度、26 cm 扫描直径的辅助探测器组。两个探测器组均采用不对称模式,即中间是准直为 0.6 mm 的 32 排宽度的探测器,而两边各有 4 排宽度为 1.2 mm 准直的探测器,避免了因 X 线锥形束在探测器组 Z 轴方向的非平行化加重,使部分 X 线被准直器阻挡而产生探测误差。超薄层扫描时只使用中间的 32 排探测器组,其纵向覆盖的等中心宽度为 19.2 mm(32 ×0.6 mm),即每周期扫描可以获得 32 幅 0.6 mm 层厚的 CT 图像;当扫描层厚≥1.2 mm 时,实际组合为 1.2 mm ×24(32/2 = 16,16 +8 = 24),此时两边准直宽度为 1.2 mm 的两组 4 排探测器也被使用,其纵向覆盖的等中心宽度为 28.8 mm(1.2 mm ×24)。扫描时由于采用 Z 轴飞焦点技术,两个连续以 0.6 mm 准直宽度获取的 32 层采集数据可组合成等中心取样厚度为 0.3 mm 的 64 层投影,因此,每周期扫描每个探测器组可获得层厚为 0.6mm 的重叠 64 层图像。

双源 CT 定位像扫描只使用一套主 DAS(单源),而轴位像扫描通常采用两种模式,一种是在机架旋转扫描过程中只使用一套主 DAS,其工作原理与单源 64 层 CT 基本一致。此时主球管产生的 X 线由对侧主探测器组接收,经过相应后处理,一次扫描产生 64 层 CT 图像。要获得一幅完整的 CT 图像,主球管及主探测器组至少需旋转 180°(1 个采集周期)才能获得足够数据重建图像,而要得到心脏最佳图像则需小于 100 ms 的时间分辨率(180°采集),即机架转速必须达到每周 0.2 s,此时离心力达 75 G,目前的制造工艺很难达到这种要求。通过采用附加静音处理的磁悬浮技术所能达到的极限转速为 3 周/s,即旋转 1 周约 0.33 s(1 s/3 周),可获最高 167 ms[1 000 ms/(3 ×2)]的时间分辨率,当该时间分辨率对于心血管检查不够快时,还可采用多扇区采集重建技术,由心电门控(ECG)控制在心动周期同一时相分别连续进行多扇区数据采集和图像重建来提高时间分辨率。理论上讲扇区分得越多时间分辨率越高,但由于不同心动周期心脏状态的不一致性、ECG 门控技术对于心律不齐患者的局限性及扫描时间延长对患者屏气要求增高,可能导致图像在重建时出现数据整合错位。

另一种是两组 DAS 同时使用,每个球管产生的 X 线分别由对侧探测器组接收,经过相应后处理,一次扫描产生 64 层 CT 图像。这两个探测器组在 Z 轴方向同处一个平面,因此,图像空间分辨率与单源的相同。扫描时两个球管同时曝光,机架只需旋转 90°(1/4 周为 1 个采集周期,2 个球管共旋转 180°)即可获得高质量图像,时间分辨率约 83 ms[1 000 ms/(3 ×4)],比只使用一套 DAS 时提高一倍,适合任何心率的心血管扫描,因此不需采用多扇区采集重建技术。在对心血管扫描时,两个球管的曝光由 ECG 控制仅在心动周期某一时段进行,当心率加快时,自动增加螺距提高进床速度以保持与心跳同步,从而加速完成扫描。

由于曝光时间缩短,与单源 64 层 CT 相比患者射线总吸收剂量至少降低 50%。双源功能不等同于两套 DAS 的简单叠加,两个球管的管电压和管电流(能量)可根据不同需求设成相同或不同。相同时主要用于提高时间分辨率或增加肥胖患者射线功率,两个球管同时工作产生的 160 kW 高功率的曝光所产生的两组数据可叠加以提高图像信噪比。两个球管的管电压和管电流不同时,主要用于双能量减影技术,即两个具有不同能量的球管同时曝光可获得两种反映同一组织在不同能量射线照射下所具有的不同 X 线衰减特性,从而可区别与鉴定机体组织结构的成分,进行病变分类与鉴别以及组织功能探索与研究等。

第三节 双源 CT 的优势

在进行常规检查时双源 64 层 CT 只使用主 DAS,产生最大扫描视野为 50 cm 的图像,其临床应用基本同单源 64 层 CT。而在进行双源 64 层 CT 检查时,两套 DAS 同时使用。

一、有利于心脏及冠状动脉成像

由于心脏病患者的心率搏动较快,时而伴有心律不齐,因此,要获得心脏及冠状动脉成像的最好时机是在心跳的舒张期,而舒张期又会随心率增加而缩短,这对检查设备提出了更高的要求。虽然单源 64 层 CT 能获得足够高的信噪比、密度分辨率及空间分辨率的常规图像,但要获得一幅完整的高质量的心血管图像,其时间分辨率有时显得不够。167 ms 的时间分辨率对于慢心率(如 60 次/min)的心脏扫描已足够,在数据采集瞬间心跳可认为处于相对静止状态,能产生高质量图像(图 14-3)。但对于心动过速(如100 次/min)或心律不齐的心脏尚不能迅速捕捉心动周期每一固定时相,有可能在数据采集瞬间,心跳仍处于相对跳动状态,因此,对应于不同心动周期同一时相所得图像会发生位移偏差,产生重影。对于重度冠状动脉钙化或金属支架植入后再狭窄评估尤

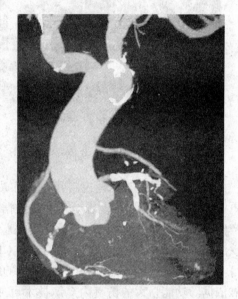

图 14-3 心脏冠脉成像

为困难,有时不得不使用 β-受体阻滞剂来降低心率以减少运动性伪影,但其准备时间较长,且患者可能对药物产生不良反应,这就限制了 CT 心血管检查的普及。对于肥胖患者扫描有可能出现射线功率不足而导致图像信噪比降低,操作人员只能在扫描速度与图像质量两者之间折中选择。

双源 64 层 CT 两个 X 线球管在 1 次心跳过程中以每周 0.33 s 的机架转速,只旋转 90°同时曝光即可完成整个心脏扫描,产生最大扫描视野为 26 cm 的图像,不需多扇区采集重建技术就具有 83 ms 的时间分辨率,避免了心跳重影,可随意高精度跟踪不同心动周期任意时相,以达到精确扫描定位,包括解剖及时相定位。当心率加快时,由 ECG 控制通过自动提高进床速度,加速扫描完成。双源 64 层 CT 不仅能显示心血管腔内影像,而且可显示心血管壁及腔外影像;可进行冠状动脉钙化评分及清晰显示心脏最小冠状动脉和心血管内壁斑块,并可用于斑块形成的可靠性诊断及与再生的鉴别诊断;可对血管狭窄或扩张精确定位并作出准确定性诊断,给治疗方案的制定提供可靠依据。

二、有利于头颈部成像

颈部与颅底部骨性结构复杂,以往的 CT 血管成像难以清晰显示其血管结构(图 14-4)。

双源 CT 先进的图像重建技术允许亚毫米级神经血管 CT 检查,0.33 s 的旋转时间允许大范围纯动脉期成像,从而无创性评估颅内血管与颈部 CT 血管成像的数据。全自动减影算法,将血管与骨骼分离,可对神经系统正常与异常结构进行更直观和准确的显示,为手术定位提供准确依据。利用双能量减影功能可进行脑灌注成像以评价急性脑梗死及肿瘤等病变,并可对机体组织进行功能性检查(图 14-5)。

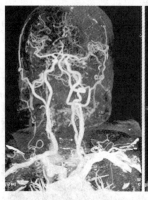
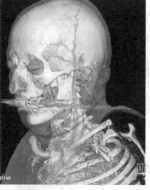
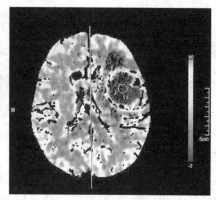

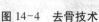
图 14-4　去骨技术　　　　　　　图 14-5　肿瘤灌注

三、有利于胸腹部成像

快速扫描可更准确地控制肝脏多期螺旋成像,提供更多血供信息,为明确诊断提供可靠依据;碘分离技术产生非增强的虚拟图像可准确评价肝脏脂肪变性、肝内铁沉积和 wilson's 病铜的沉积等。三维 CT 胆管造影术可清晰显示胆管各分支走行,为胆道系统的诊断提供可靠依据。功能强大的仿真内窥镜技术可使胃肠道及呼吸道的显示更直观,为及早发现病变及手术定位提供依据。此外,还可以应用于胸腹部血管成像及灌注成像,进行肺动脉栓塞评价、肺内结节钙化有无的判定及肿瘤类型的鉴别等(图 14-6、图 14-7、图 14-8)。

图 14-6　腹部血管成像

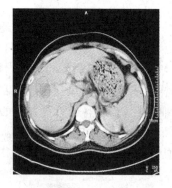
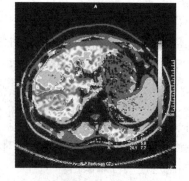

图 14-7　肝脏灌注成像

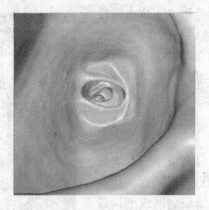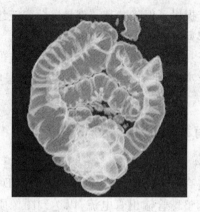

图 14-8　结肠仿真内窥镜技术

四、有利于骨、软骨、肌腱和韧带成像

在一次扫描后,经过一键分离的后处理技术可实现骨骼与机体其他组织自动分离,尤其是腰椎和髋骨,使骨骼的显示更直观准确。还可用来进行骨密度测定,从而间接反映骨骼的代谢情况(图 14-9)。

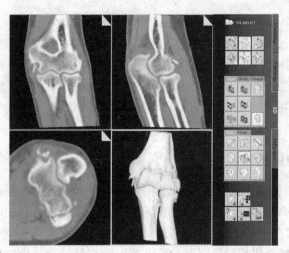

图 14-9　3D 肘关节

　　机体的软骨、肌腱及韧带组织的 X 线衰减系数差异较小,在常规 CT 中无法区别显示。但这些组织的成分中,胶原分子侧链中有密实的羟(基)赖氨酸和羟脯氨酸,它们对不同能量的 X 线有较明显的衰减差异,这使得含有这些成分的结构与周围结构清晰地区别显示。因此,在平扫时可以显示主要由胶原构成的组织,如韧带和软骨,可以评价外伤患者韧带、肌腱的连续性以及软骨的完整性,弥补了 CT 检查的盲区(图 14-10)。

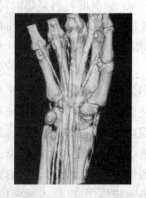

图 14-10　腕部肌腱

五、有利于急诊快捷显示

以往很多胸部疼痛的急诊患者很难在短时间内判断出到底是心肌梗死、肺栓塞还是其他原因,双源 CT 可采用一站式快速操作模式在 10 min 内明确诊断,

为及时治疗提供了保障。其一键骨骼分离三维重组显示技术使得骨骼全面显示更快捷、直观和准确,尤其适合急诊外伤骨折患者;特别是对于复合性外伤或需要全身血管检查的患者,大功率、高扫描速度以及高时间分辨率的结合,使临床医生能够及时获得危、急、重症患者的影像学资料(图 14-11)。

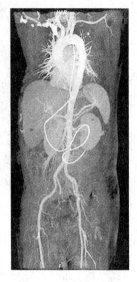

图 14-11 全身血管成像

六、有利于婴幼儿防护

双源 64 层 CT 采用高灵敏度的探测器组,只需很少的射线剂量就可获得高质量图像,并配有 care dose 4 D 软件,可根据受检者体型自动调整球管输出管电流,以达到图像质量最高射线剂量最小的目的。据初步统计,对受检者进行定位(TOP)扫描时使用该技术比只使用固定电流所产生的射线剂量减少 68% 以上。婴幼儿对射线特别敏感,是需要特别注意防护的对象,双源 CT X 线剂量较低,能对受检患儿起到保护作用。

七、采用双能量采集技术

双源 CT 通过两个 X 射线源以不同的能量设置来工作,在一次扫描中,对同一解剖结构生成不同的能量数据信息,通过一次扫描直接分别获得骨骼或血管的图像,从而使解剖结构分离。另外,双源 CT 还可进一步区别组织类型和描述病变特征,包括心血管 CT 扫描发现的粥样斑块和肿瘤检查中发现的肿块,使双能量减影超越常规视野。研究发现,双源 CT 采用双能量技术可以有效地去除脊柱、肋骨、牙齿和颅骨的影响,同时也可以去除明显钙化的影响。

八、双源 CT 剂量的安全性

尽管双源 CT 系统使用了两套 X 线球管系统和两套探测器,但其在心脏 CT 扫描中的放射剂量只有常规 CT 的 50%,也就是说,50% 的剂量能得到 100% 的心脏细节。双源 CT 具备很高的时间分辨率,能够在一次心跳过程中采集心脏图像。为了最大程度地降低扫描剂量,可根据心率的快慢自动选择最快的扫描速度。采用 ECG 心电脉冲自适应的射线剂量调控技术,进行 90° 数据反投影采集时可根据心率变化及发生的异常情况实时地调整射线剂量,从而将射线能量时间窗缩短,因此时间分辨率加倍而射线剂量略微减少。由于对比剂瞬间稀释速度相对减缓,因此其用量可减少 1/3,既减少费用又降低风险。

总之,双源 64 层 CT 的检查既无创伤性,又有很高的图像信噪比、密度分辨率及时间分辨率,扫描速度较单源 64 层 CT 快至少一倍,可在屏一口气的情况下完成各种所需部位的检查,甚至是全身扫描。特别是在心血管的检查方面,不受患者心率的影响,可在心跳舒张期或收缩期进行,快心率时的射线辐射剂量仅为单源 64 层 CT 的一半,整个检查时间仅需 5 ~ 10 s。在整个扫描过程中无需医师的干预,扫描前后也无需对患者进行监控,整个检查流程大大缩短,图像质量也因无搏动伪影而大幅提高。双能量减影技术的优势,使双源 CT 的临床应用得到进一步推广,以往很难完成的检查可能成为今后的常规检查。双源 CT 的应用,将能挖掘出更丰富、更细微、更本质的疾病信息,有利于更多疾病的早期发现、早期诊断与早期治疗,从而增加疗效、改善预后。

第十五章　CT 扫描技术

第一节　CT 扫描技术的基本概念和术语

一、基本概念

（一）密度分辨率（density resolution）

密度分辨率又称为低对比分辨率（low contrast resolution），是指在低对比度（$\Delta CT < 10$ HU）的情况下图像对两种组织之间最小密度差别的分辨能力，常以百分单位毫米数表示（%/mm），或以毫米百分单位表示（mm/%），同时注明剂量条件。例如 0.2%、5 mm、0.45 Gy，表示物体的直径为 5 mm，患者接受的剂量为 0.45 Gy 时，CT 的密度分辨率为 0.2%，即表示相邻两种组织密度值差大于或等于 0.2 时，CT 可分辨，小于此值则无法分辨。影响密度分辨率的主要因素有患者体型、扫描层厚、X 线剂量、像素噪声、重建算法、物体大小、物体对比度和系统 MTF，其中像素噪声是主要影响因素。重建算法对密度分辨率和空间分辨率的影响是矛盾的，边缘增强算法使图像的边缘更清晰、锐利，但降低了图像的密度分辨率；而平滑算法提高了图像的密度分辨率，边缘、轮廓表现不及边缘增强算法。CT 机的密度分辨率大多数都在 0.25% ~ 0.5%/1.5 ~ 3 mm 范围之内。

（二）空间分辨率（spatial resolution）

空间分辨率又称为高对比分辨率（high contrast resolution），是指在高对比度（$\Delta CT > 100$ HU）的情况下，密度分辨率大于 10% 时图像对组织结构空间大小的鉴别能力，常以每厘米内的线对数（LP/cm）或每毫米的线对数（LP/mm）表示。其换算关系为：5 ÷ LP/cm = 可辨最小物体直径（mm）。线对数越多，空间分辨率越高。

空间分辨率受两大因素影响，即 CT 成像的几何因素和图像重建的算法。几何因素是指成像过程中与数据采集有关的元器件和参数的设置，包括球管焦点的尺寸、探测器孔径的大小、扫描层厚、射线束的宽度、焦点扫描野中心和探测器距离以及采样距离；重建算法主要是指图像重建过程中采用的不同算法（或滤波函数），如平滑（软组织）算法、边缘增强（高分辨率）算法。此外，还有显示矩阵和重建矩阵。

射线束的宽度对空间分辨率有着举足轻重的影响。首先，射线束的宽度受球管焦点大小的影响，焦点越大射线束宽度越大；其次，与焦点-物体和物体-探测器距离有关，该距离越大射线束宽度越大，扫描成像的图像相对模糊；第三是探测器的孔径大小与有效射线束宽度相关。当某已知大小的射线束通过被检者到达探测器时，根据探测器的孔径大小被分解成相对独立的射线束，射线束的宽度受探测器孔径大小的影响。

（三）伪影（artifacts）

伪影是由设备或患者造成的，不属于被扫描物体的影像。它在图像中表现的形状各异，影响诊断的准确性，有时由于某些原因造成的图像畸变也被归类于伪影。常见的伪影有以下几种。

1. 运动条纹伪影

在 CT 扫描过程中,由于患者的自主和不自主运动(如呼吸、心跳和胃肠运动等)检测的不一致性,所以图像上表现为粗细不等、黑白相间的条状伪影。要抑制这种伪影就要求:① 患者在检查时屏气,不要做吞咽动作;② 缩短扫描时间;③ 利用一些运动伪影抑制软件。其中缩短扫描时间是最佳的方法。

2. 交叠混淆伪影

在扇形束扫描方式中,由于物体的空间频率高于采样频率而产生了采样误差,由采样误差引起的伪影称为"混淆伪影"(aliasing artifact)。采样频率准确的前提是,采样频率至少是被成像物体最高空间频率的两倍。这也叫奈套斯特(Niguest)采样定理。如不能满足这个前提,则可能出现物体结构重叠模糊现象。若采用正常 50% 的采样频率,体模四周会出现采样误差引起的混淆伪影。可采用局部放大扫描,或者根据不同部位采用合适的重建算法(高分辨率、标准、软组织)抑制伪影。

3. 杯状伪影和角状伪影

当 X 线穿过人体后,X 线束能量保持不变而产生的伪影,称为杯状伪影。当投射曲线作角分布时产生的伪影,称为角状伪影。

4. 模糊伪影和帽状伪影

图像重建中心与扫描旋转中心不重合时产生的伪影,称为模糊伪影。当被检体在扫描野内时,产生截止于边缘处的伪影,称为帽状伪影。

5. 环状伪影

由于探测器的灵敏度不一致,采样系统故障造成的伪影,称为环状伪影。常出现在图像的高对比区,并向低对比区扩散。

6. 部分容积伪影

部分容积效应又称体积平均值效应,即在同体像素中存在不同衰减系数的物质时对这些衰减系数的平均。也就是在同一扫描层面内,含有两种或两种以上不同密度的组织时,所测得的 CT 值是它们的平均值,因而不能真实地反映其中任何一种组织的 CT 值。如果病变组织的密度高于周围其他组织,所测得病变组织的 CT 值低于其本身真实的 CT 值;反之,如果病变组织的密度低于周围其他组织,所测得病变组织的 CT 值高于其本身真实的 CT 值。

一个体素内如果含有多种组织,其 CT 值将是这几种组织的平均值,这种现象被称为"部分容积均化",可导致部分容积效应,并产生部分容积伪影。这是因为,当射线束同时穿过几种组织时,高原子序数或吸收系数大的物体,部分投影于扫描平面而产生伪影,即被断层面内显示的并非是该物体的全部。伪影的形状也因物体的不同而有所不同,一般在重建后横断面图像上可见条形、环形或大片干扰的伪影。部分容积伪影最常见的和典型的现象是在头颅横断面的颞部出现的条纹状伪影,这种伪影又被称为 Houndsfield 伪影,它也与射线硬化作用有关。部分容积伪影的抑制方法是:① 采用薄层扫描或切层部分重叠扫描;② 改变图像重建算法;③ 采用容积伪影抑制扫描(volume artifact reduction,VAR)技术。

7. 周围间隙现象

相邻两个不同密度组织的交界部分如处于同一层面内,即同一层厚内垂直方向同时包含这两种组织,CT 图像上显示的这两种组织的交界处 CT 值会失真,同时交界处这两种组织变得模糊不清,这种由于射线衰减吸收差引起的图像失真和 CT 值改变,称为周围间隙现象。由于扫描线束在两种组织交界处相互重叠,所以交界处的边缘分辨不清,密度高的,其边缘 CT

值比本身组织的 CT 值小;反之,密度低的,其边缘 CT 值比本身组织的 CT 值大。周围间隙现象实质上也是一种部分容积效应。

8. 阶梯状伪影

螺旋 CT 扫描与扫描长轴(Z 轴)方向的倾斜面有关,并与成像的放大倍数有关。另外,还与采用较大的重建间隔(由于混淆作用)和不同步的螺旋 CT 扫描内插(由于旋转作用)有关。内插方式、重建参数和被重建物体的不同影响了横断面,在这种情况下由于旋转作用的影响,重建后的图像形成了不同大小的阶梯状伪影。

在实际情况中,混淆作用和旋转作用可相互影响,并且不管重建间隔的大小是多少,只要长轴方向的横断面有变化,阶梯状伪影的出现就无法避免。内插不同步形成的伪影还与横断面的倾斜度、物体表面的厚度或物体间对比增加有关。抑制阶梯状伪影的方法是采用较小的螺距,尽可能选用能抑制伪影产生的内插方式。

9. 放射状伪影

患者身上携带的金属物可产生放射状伪影。因此,在检查前需去除患者携带的金属物,或通过改变投影角度避开金属物。另外,利用金属伪影抑制软件可适当去除此类伪影。

10. 直线状伪影

投影数据测量转换的误差,可导致直线状伪影。采样频率较低也可产生直线状伪影。

11. 射线束硬化伪影

射线束硬化是指 X 线透过物体后射线束平均能的增加。当被扫描物体的尺寸由小变大时,通过物体的低能射线被吸收,平均射线能量在能谱图中由左边移向右边(高能端),使某些结构的 CT 值改变并产生伪影。此外,射线束硬化也与射线通过的路径长短有关。在一个圆形物体中(人体横断面形状通常被看做是一个圆形物体),射线通过路径剖面图上,中心部分的路径长于边缘部分,两者通过物体后都产生射线的硬化,路径长的射线硬化大于路径短的射线。射线束硬化使 X 线光子吸收不均衡,相应产生部分高密度影像,如果这种非线性衰减不作补偿,会产生条状或环状伪影。通常在成像过程中,计算机根据参考值对相应的射线硬化做校正补偿,使射线束均匀一致;射线束硬化伪影也可在焦点侧采用弓形的滤过使之消失或者减少。另外,调节窗宽、窗位也能改善射线束硬化伪影,或者在扫描时尽可能避开骨性结构。

(四) 图像灰阶(image grey scale)

将重建矩阵中每一像素的 CT 值,转变成相应的从黑到白不同深度的信号,并显示在图像或显示器上,这种黑白信号的等级差别,称为灰阶。例如,某种 CT 灰阶有 16 个刻度,每一刻度内有四级连续变化的灰度,共有 64 个连续不同的灰色等级。人体组织的 CT 值界限划分为 2 000 个单位,64 个灰阶的每一级分别代表 31 个连续的 CT 值,而 CT 图像显示器所显示的 16 个灰阶的每一级分别代表 125 个 CT 值。也就是说,组织密度相差在 125 个 CT 值以内的,表现为同一灰度。因此,为了使被扫组织结构对比清楚,应随时调整 CT 值显示的大小和范围,注意相应的窗宽和窗位。

(五) 噪声和信噪比

影像噪声是指均匀物体的影像中 CT 值在平均值上下的随机涨落,图像呈颗粒性,影响密度分辨率。它分随机噪声和统计噪声,一般所指的噪声为统计噪声,用 CT 值的标准偏差来表示,以 β 表示人体衰减因子,w 表示体素的大小,h 表示体层厚度,d 表示辐射剂量,k 表示常数,σ 表示标准偏差,其数学表达式为

$$\sigma^2 = k \cdot \beta^2 / w^3 hd$$

信号和噪声同时存在,有信号就有噪声,信噪比是信号与噪声之比,是用来表示有用信号

强度与噪声之比的一个参数。比值越大,噪声影响越小,信息传递质量越好。信噪比是评价机器设备的一项重要技术指标。

（六）算法、函数内核、滤波函数

算法(algorithm)是针对特定输入和输出的一组规则。算法的主要特征是不能有任何模糊的含义,所以算法规则描述的步骤必须简单、易操作并且概念明确,能够由机器实施。另外,算法只能执行限定数量的步骤。

函数内核(kernel)又称重建滤波器、滤波函数。它是 CT 图像处理时必须选择的参数之一,决定和影响着图像分辨率、噪声等。

滤波函数(filter function)是图像重建时所采用的一种数学计算程序,主要用于图像重建,不同的算法所得到的图像效果有很大差别。在 CT 扫描中,为了提高图像的密度分辨率和空间分辨率,根据诊断的需要,重建算法常采用高分辨率算法、标准算法和软组织算法等。高分辨率算法的重建图像边缘清楚锐利,对比度和空间分辨率高,但图像的噪声大,常用于显示骨的细微结构或分辨本身密度相差较大的组织,如内耳、肺及骨组织等;标准算法的重建图像是不采取附加平滑和突出轮廓的算法,常用于分辨率要求不高的部位,如脑和脊髓等;软组织算法的重建图像边缘平滑柔和、密度分辨率高、软组织层次分明,虽然图像对比度下降,但也减少了图像的噪声,常用于密度差别不大的组织,如肝、胰和肾等。当然,改变算法提高分辨率要受系统本身的固有分辨率限制。

二、常见术语

1. CT 值标度(demarcation of CT value)

将空气和水衰减的 CT 值作为标度。在早期的 EMI 标度中,空气和水标度分别为 -500 和 0,而在 Hounsfield 标度中分别为 -1 000 和 0。目前均以 Hounsfield 为标准。

2. 像素、体素

像素又称像元,是组成图像矩阵的基本单元,也是组成矩阵中的一个小方格。像素等于观察野除以矩阵,如果 CT 像素单元为 1 mm × 1 mm,矩阵为 512 × 512,则一幅图像有 512 × 512 = 262 144 个像素。像素是一个二维概念。

体素即体积单元的简称,是某组织一定厚度的三维空间的体积单元,如果以 X 线通过人体的厚度作为深度,那么像素乘以深度即为体素。如某组织的深度为 10 mm,像素为 1 mm × 1 mm,则体素为 10 mm × 1 mm × 1 mm。体素减少,即层厚变薄,探测器接收到的 X 线光子的量相对减少,为了保证质量,必须增加电流,即增加 X 线的剂量。

3. 矩阵

矩阵即二维排列的方格,是将计算机所计算的人体横断面每一点的 X 线吸收系数按行和列排列的分布图,实际上是一幅纵横二维排列的像素。目前 CT 机常用的矩阵有:256 × 256,320 × 320,512 × 512,640 × 640,1 024 × 1 024 等,在相同的采样野内,矩阵的大小与像素点的多少成正相关,矩阵越大,像素点越多,图像质量就越高;但是,矩阵越大,计算机的工作量也越大,存储器容量也要相应增大,患者受到的 X 线辐射剂量也就加大。否则,像素噪声增加,密度分辨率降低。矩阵分为显示矩阵(display matrix)和采集矩阵(acquistion matrix),前者是显示在显示器上的图像像素的量,后者则是每幅图像所含像素的量,为确保显示图像的质量,显示矩阵应等于或大于采集矩阵。

4. 探测器孔径

探测器孔径是 X 线能够进入探测器的有效口径,通常是指探测器阵列面向 X 线方向上的孔径尺寸。

5. 阵列处理机

阵列处理机是指快速重建计算及数据处理用的专用计算机,该机的部分指令已被"硬件"化。它将原始数据重建成显示数据矩阵,其运算速度决定图像的重建时间。

6. 反投影

反投影是图像合成的一种方法,即在某个方向上以投影一个横断面图像的层面来重建图像,它的方向正好与测量该层面的方向相反。

7. 扇形角

扇形角是产生透射量信号的检测器阵列所对应的角度,顶点即为 X 线管内的焦点。

8. 模型

模型是替代人体,用以测量 CT 机响应的物体,它是衡量 CT 图像质量的一种工具。

9. 卷积

卷积是图像重建运算处理的重要步骤。卷积处理通常需使用滤波函数修正图像,卷积结束后,形成一个新的用于图像重建的投影数据。

10. 原始数据与图像数据

原始数据是由探测器接收,经过放大和数模转换后得到的数据。图像数据是将原始数据经权函数处理后得到的构成组织某层面图像的数据。

11. 间距

间距是指常规断层扫描中,上一层面的上缘与下一层面的上缘的距离,它可以等于、小于或大于层厚,小于层厚为重叠扫描。

12. 重建与重组

原始扫描数据经计算机采用特定的算法处理,最后得到能用于诊断的一幅图像,该处理方法或过程被称为重建或图像的重建。在 CT 中,有专门用于图像重建的计算机,称为阵列处理器,图像的重建速度是计算机的一项重要指标,也是衡量 CT 机性能的一个重要指标。

重组是不涉及原始数据处理的一种图像处理方法,如多平面图像重组、三维图像处理等。CT 的三维图像处理指在横断面图像的基础上,重新组合或构筑形成三维影像。由于是使用已形成的横断面图像,因此,重组图像的质量与已形成的横断面图像有密切的关系,尤其是层厚的大小和数目。一般,扫描的层厚越薄,图像的数目越多,重组的效果就越好。

13. 内插

内插是采用数学方法在已知某函数的两端数值的前提下,估计该函数在两端之间任一值的方法。CT 扫描采集的数据是离散的、不连续的,需要从两个相邻的离散值求得其函数值。目前,很多螺旋 CT 都采用该方法作图像的重建处理。内插的方法有很多种,如线性内插(单层螺旋 CT 扫描常用)、滤过内插和优化采样扫描(多排探测器 CT 扫描常用)。

14. 准直宽度、层厚与有效层厚

非螺旋和单层螺旋扫描方式,所采用的准直器宽度决定了层厚的宽度,即层厚等于准直器宽度。但在多排探测器 CT 扫描时,情况则不完全一样,因为同样的准直宽度可由 4 排甚至 16 排探测器接收,而此时决定层厚的是所采用的探测器排的宽度。如同样 10 mm 的准直宽度,可以由 4 个 2.5 mm 的探测器排接收,那么层厚就是 2.5 mm;如果由 16 个 6.25 mm 的探测器排接收,层厚就变成了 6.25 mm。改变层厚对于空间分辨率和密度分辨率的影响是一对矛盾。有效层厚指扫描时实际所得的层厚。由于设备制造的精确性原因,虽标称层厚 1 mm 甚至 0.5 mm,但制造厂家无法做到如此精确,一般都有一定的误差,其误差范围大约为 10% ~ 50% ,层厚越小,误差越大。层厚的误差一般与扫描所采用的方式和设备的类型(是否螺旋)无关。表 15-1 是在准直宽度为 1 mm 时螺距、有效层厚和噪声的关系。

表 15-1　准直宽度为 1 mm 时螺距、有效层厚和噪声的关系

螺距/内插法	有效层厚/mm	相对噪声
1.0/360°	1.3	1.0
1.0/180°	1.0	1.4
1.5/360°	1.8	1.0
1.5/180°	1.1	1.4

15. 扫描时间和扫描周期时间

扫描时间是指 X 线球管和探测器阵列围绕人体旋转扫描一个层面所需的时间,常见的是全扫描(360°扫描),其他还有部分扫描(小于 360°扫描)和过度扫描(大于 360°扫描)。目前的 CT 机都有几种扫描时间可供选择,多排探测器 CT 机最短扫描时间可达 0.5,0.3 s 等。减少扫描时间可缩短患者的检查时间,提高工作效率,同时也是减少患者运动伪影的一种有效手段。

从开始扫描、图像的重建一直到图像的显示,这一过程称为扫描周期时间。目前的 CT 机计算机功能强大,并且都有并行处理或多任务处理的能力,在一些特殊扫描方式下,扫描后的重建未结束就开始下一次扫描,所以,周期时间并非始终是扫描时间和重建时间之和。

16. 采集时间与重建时间

采集时间指获取一幅图像所需要的时间。

重建时间指计算机的阵列处理器将扫描原始数据重建成图像所需要的时间。重建时间与重建矩阵的大小成正比,即重建矩阵越大所需的重建时间就越长。同时还与运算速度和内存容量有关,即运算速度越快,重建的时间就越短;内存容量大,重建时间就短。缩短重建时间可减少患者的检查时间,提高检查效率。重建时间与运动伪影无关。

17. 扫描野和重建视野

扫描野或称有效视野,是扫描前设定的可扫描范围。根据各厂家的设置,扫描野可有一个或数个,大小范围为 16 ~ 50 cm。一般单扫描野的 CT 机,扫描野的大小为 40 ~ 50 cm。单扫描野的 CT 机,在定位相扫描后,正式扫描前,扫描野还可再次设置,以获得诊断需要的 CT 扫描图像。扫描完成后原始数据可再重建图像,该有效视野的大小仍可改变,此时的有效视野大小称为重建视野,理论上重建视野只能小于扫描野。

18. 时间分辨率与纵向分辨率

时间分辨率是影像设备单位时间内采集图像的帧数,是影像设备的性能参数之一。它与每帧图像的采集时间、重建时间以及连续成像的能力有关。它表示 CT 设备的动态扫描功能,如在多排探测器 CT 心脏成像时,时间分辨率的高低决定了 CT 机临床应用的适应性和范围。

纵向分辨率是扫描床移动方向或人体长轴方向的图像分辨率,表示 CT 机多平面和三维成像的能力。纵向分辨率的优劣主要涉及与人体长轴方向有关的图像质量,例如矢状或冠状位的多平面图像重组。如 4 层螺旋 CT 的纵向分辨率约 1.0 mm,16 层螺旋 CT 的纵向分辨率是 0.6 mm,而 64 层 CT 的纵向分辨率可达 0.4 mm。

19. 层厚响应曲线

层厚响应曲线是 CT 沿长轴方向通过机架中心测量的点扩展函数(point spread function,

PSF)的长轴中心曲线。螺旋CT与非螺旋CT相比,其层厚响应曲线增宽,半值宽度(full width at half maximum,FWHM)也相应增加,即螺旋扫描的实际层厚增加。通常,在其他条件不变的情况下,层厚增加,X线光子量也增加,并使噪声降低和对比度增加。但层厚增加也会使Z轴方向的空间分辨率下降和部分容积效应增大。

理想的层厚响应曲线应为矩形,非螺旋CT的层厚响应曲线接近矩形而螺旋CT的层厚响应曲线呈铃形分布。在螺旋扫描中,曲线的形状随螺距的增加而改变。此外,曲线的形状也随采用内插算法的不同而改变,如采用180°线性内插可明显改善曲线的形状。层厚响应曲线对图像中的高对比度和低对比度的长轴分辨率都很重要,可影响小病灶的显示。具体地说,当病灶直径小于层厚宽度时,小病灶的CT值与背景的比值会降低。当层厚响应曲线偏离理想的矩形,并且螺旋扫描采用较高的床速和360°线性内插算法时,这种负作用更明显。但不管螺距的大小,这种负作用可通过采用180°线性内插算法而大大减少。为了确保小病灶显示的准确,一般建议用非螺旋扫描。

20. 物体对比度和图像对比度

物体对比度是相邻两个物体之间对X线的吸收差异,在CT成像中物体对比度与物体的大小、物体的原子序数、物体的密度、重建算法和窗的设置有关。CT值大于100 HU时的对比度差,称为高对比度;CT值小于10 HU时的对比度差,称为低对比度。

图像对比度是重建后的图像与CT值有关的亮度差(ΔH),它与射线衰减后CT值的高低以及接收器亮度的调节有关。

21. 接收器分辨率

接收器分辨率包括图像显示器和胶片的分辨率。CT中的空间分辨率概念只指CT机本身由于系统接收和传递过程中所产生的分辨率,与接收器的分辨率无关。但是接收器分辨率的优劣却影响着CT机的空间分辨率。当显示器分辨率低于CT机的空间分辨率时,再高的系统分辨率也无法在图像上体现。

22. 模数转换、数模转换

模数转换将模拟信号转换成数字信号,也就是将连续的模拟信号分解成分离的数字信息,并分别赋予相应的数字量级,这一过程被称之为模数转换,该转换过程在模数转换器上进行。

数模转换将数字信号转换成模拟信号,它是模数转换的逆转。二进制数字影像被转变为模拟影像以后,即形成可在电视屏幕上显示的视频影像。数模转换的过程需在数模转换器上完成。

第二节　扫描方式

一、普通扫描(precontrast scan or non-contrast scan)

普通扫描又称为平扫或非增强扫描,是指血管内不注射对比剂的单纯CT扫描。常采用横断面扫描和冠状面扫描。一般先进行普通扫描,然后根据病情的需要,再决定是否采用薄层扫描或增强扫描,普通扫描的层厚和层间距常采用10 mm,特殊位置采用5 mm或3 mm。普通扫描主要适用于骨骼、肺等密度差异较大的组织,其次是急腹症以及有对比剂禁忌证的患者。

二、定位扫描(scout scan)

定位扫描即定位片(scout view),根据会诊单上的病史及体征并结合检查部位,选择适当的定位片,有目的、有步骤地选择扫描范围。常用于胸部、腹部、盆腔、脊柱及垂体等部位的扫描。另外,常规的穿刺扫描,也必须采用定位扫描。定位扫描时扫描机架在12,3或6,9点钟位置固定不动,只有检查床做某个方向的运动。机架内的球管在12点钟位置时,扫描得到的是人体前后或后前(根据患者是仰卧还是俯卧)位的定位像;球管在9点钟或3点钟的位置时得到的是人体侧位的定位像。

三、逐层扫描与容积扫描

逐层扫描与容积扫描分别表示两种不同的扫描方式。非螺旋CT通常采用逐层扫描方式。逐层扫描方式的特点是,扫描层厚和层距设定后,每扫描一层,检查床移动一定的距离,然后做下一次扫描,如此往复循环直到完成预定的扫描范围。螺旋CT扫描通常都采用容积扫描方式,它以人体部位的一个器官或一个区段为单位做连续的容积采集。这两种扫描无论是在扫描方式还是成像的质量方面都有较大区别。

四、薄层扫描与高分辨率CT扫描

薄层扫描(thin slice scan)是指扫描层厚小于5 mm的扫描,一般采用1~5 mm,目的是减少部分容积效应,观察病变内部细节以及用来发现一些小病灶,如肺内的孤立性或弥漫性小结节、胆系或泌尿系的梗阻平面、胰腺病变、内耳以及主动脉夹层撕裂的内膜片。某些特定部位(如鞍区、眼眶、脑桥小脑三角、肾上腺和耳部等)常规也应该采用薄层扫描。另外,对于某些需要重建和后处理的部位,原则上也应采用薄层扫描。扫描层厚越薄,图像的空间分辨率越高,但信噪比降低。

通过薄层或超薄层、高的输出量、足够大的矩阵、骨算法和小视野图像重建,获得良好的组织细微结构及图像空间分辨率的CT扫描方法,称为高分辨率CT扫描。它主要用于观察小病灶内部结构的细微变化,例如骨的细微结构,内耳耳蜗和中耳听小骨等细微骨结构;肺内的细微结构及微小的病灶结构。虽然高分辨率CT对小病灶及病灶细微结构的显示优于常规CT,但由于采用薄层扫描,增大了量子斑点,势必加大电压和电流,导致机器的负荷增加;并且其对软组织的显示效果也差。因此,高分辨率CT不能替代常规CT,只能作为常规CT的一种补充形式(图15-1)。

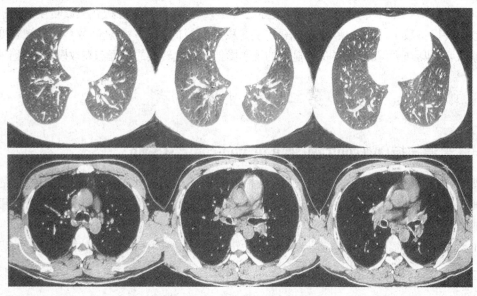

图15-1 胸部高分辨率扫描

高分辨率 CT 扫描必须具备以下基本条件：① 全身 CT 机的固有空间分辨率应小于0.5 mm；② 必须采用超薄层扫描，层厚为 1.0~1.5 mm；③ 图像重建必须采用高空间分辨率算法，即骨算法；④ 矩阵为 512×512 以上；⑤ 采用高电流（200~220 mA）和高管电压（12~130 kV），降低图像噪声；⑥ 扫描时间应尽量短，一般为 1~2 s。

因此，高分辨率 CT 图像具有以下特征：① 空间分辨率高；② 图像的细微结构清晰；③ 边缘锐利度高；④ 组织对比度好；⑤ 噪声大；⑥ 较多的伪影，如条状影及双边影。

五、目标扫描

目标扫描又称靶扫描（target CT scan）或放大扫描（enlarge scan），是只对兴趣区进行扫描，而对其他非兴趣区不进行扫描的一种方法，也就是将扫描的原始数据以相同的矩阵对兴趣区进行再次重建。目标扫描的特点是兴趣区的组织器官放大，而图像的空间分辨率不降低。它主要用于组织结构小的器官或病灶，如垂体、内耳、肾上腺和肺内的孤立结节等。为了获得高清晰度、足够大的扫描图像，在常规的扫描技术中，常通过改变扫描野实现靶扫描（放大扫描），这种放大与图像后处理技术的放大有所区别。在 X 线影像中，通常采用以下 4 种放大技术。

1. 几何放大

几何放大应用在采集数据阶段，其原理是：减小 X 线管、探测器阵列组件与被检体的距离，使得较小的病灶在 X 线束的曝光下产生信号，由相对较多的探测器收集；该放大技术有效地提高了图像质量和微小病变的检出率（图 15-2）。

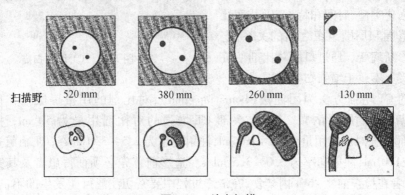

| | 520 mm | 380 mm | 260 mm | 130 mm |

扫描野

图 15-2　放大扫描

2. 变域放大

变域放大技术应用在图像的重建阶段，其原理是：将一个断面图像中的感兴趣区部分重建放大，使较小区域的图像可用整个图像的显示矩阵来显示，并将图像中感兴趣区的中心置于显示矩阵的中心。该放大技术解决了分辨率受显示矩阵限制的问题，同时大大地缩短了图像重建的时间。

3. 宏观图像放大

宏观图像放大技术的应用在于硬件结构上，其原理是：探测器相对于扫描中心位移了 1/4 探测器宽度的距离，在图像重建阶段插入了一次额外的软件处理，从而得到一个带有双份取样信息的交织剖面，这种软件处理相当于探测器的数目增加了一倍。该放大技术极大地提高了图像的空间分辨率，但由于重建数据的增加，延长了重建时间。

4. 内插图像放大

内插图像放大技术的应用在于一种内插处理过程，其原理是：将原始图像矩阵中的部分经内插处理后在整个图像矩阵上显示。该放大技术用在图像显示及处理阶段,不能改善图像的空间分辨率,但对感兴趣区 CT 值的测量比较准确。

六、重叠扫描

重叠扫描指层间距小于层厚,使相邻的扫描层面部分重叠的 CT 扫描。如层厚为 10 mm,层间距为 7 mm,相邻两层面就有 3 mm 的重叠。重叠扫描的目的除减少部分容积效应,使图像更真实地反映病灶外,关键是提高小病灶的检出率。但过多的重叠会使扫描层面数增加,患者接收 X 线剂量加大。因此,该方法不是 CT 检查的常规方法,仅用于感兴趣区的检查。

七、增强扫描

经静脉内注入对比剂后的 CT 扫描,称为增强扫描(图 15-3)。目的是使血供丰富的组织、器官和病灶内碘含量增高,血供较少的组织或病灶内的碘含量降低,增加组织与病灶间的密度差,动态观察不同脏器或病灶中对比剂的分布与排泄情况,发现平扫难以发现的小病灶、等密度病灶或显示不清的病灶,以及观察血管结构和血管性病变。根据不同病灶的强化类型、时间和特点,以及病灶大小、形态、范围和周围组织之间的关系,定量和定性地诊断病变。通过口服对比剂使脏器增强在狭义上不属于增强扫描范围。

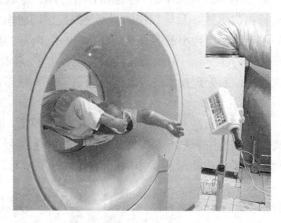

图 15-3 CT 增强扫描

最常用的 CT 增强方法为团注法(bolus injection),对比剂的用量一般按体质量 1.5 ~ 2.0 ml/kg计算,儿童用量酌减。通常,头部 CT 增强的对比剂用量为 50 ml,注射速率为 2.5 ml/s;体部增强对比剂用量为 80 ~ 100 ml,注射速率为 2.5 ~ 3.0 ml/s;CT 血管造影对比剂用量为 100 ~ 120 ml,注射速率为 3.0 ~ 3.5 ml/s。造影前首先必须征得患者及其家属的同意并签字,嘱患者在检查前 4 ~ 6 h 内禁食,在造影过程中要密切注意可能发生的不良反应,并配备必要的急救药品,检查完毕需留观 15 min。

八、延迟扫描

延迟扫描指注射对比剂后,等待数分钟甚至数小时后再行 CT 扫描的方法。延迟扫描的时间因不同组织和病变的性质而定。其根本原因在于碘对比剂在体内不同组织和病变的代谢不一致。通过静脉注射对比剂,约 90% 的碘对比剂经肾脏排泄,约 10% 经肝脏排泄,正常肝细胞具有吸收和胆道排泄碘的功能,因此在注入对比剂数小时后,肝脏的 CT 值可以增加 15 ~ 20 HU,而病变组织由于不具备吸收和排泄碘的功能,随着时间的延迟,它的 CT 值基本无变化,因而造成密度差,根据这些密度差别的变化规律,对某些病变的定性有很大帮助。一般地,几乎肝脏所有的病灶都需要延迟扫描,如血管瘤、小肝癌、肝腺瘤以及局灶性肝内结节增生等,但不同的病灶表现出不同的延迟特点,如血管瘤表现为“两快一慢”,小肝癌表现为“快进快出”。

九、动态扫描

动态扫描指静脉团注对比剂后,在极短的时间内对某一组织器官进行快速连续扫描,扫描结束后再重建图像的方法。该方法可获得动脉早期、动脉期、静脉期和静脉晚期等不同时相的强化图像。它分为两种,即进床式动态扫描(incremental dynamic scanning)和同层动态扫描(single level dynamic scanning)。进床式动态扫描指对一定范围的组织器官进行快速连续扫描,目的是了解整个区域有无病变和病变的范围,通常可以做静脉期、动脉期和平衡期的检查,大大提高了影像诊断的准确性。同层动态扫描是先对某一组织器官进行平扫,然后找出感兴趣区,对感兴趣区的某一层面进行连续多次的快速扫描,根据扫描结果,将病变组织的密度变化和时间对应,绘成时间密度曲线,根据曲线的变化特点,了解病灶组织的血液供应及血液动力学改变,为诊断提供更多的信息。

十、螺旋 CT 血管造影

螺旋 CT 血管造影是指静脉内快速团注高密度对比剂后,靶血管内的对比剂浓度快达到峰值时,再进行螺旋 CT 容积扫描,经工作站后处理,重组靶血管的多维图像。常见的后处理方法有最大密度投影法和表面遮盖显示法。血管和组织密度差大时,前者重建效果好,但随着密度差的降低,效果变差;后者空间立体感强,解剖关系清楚,可以进行伪彩色,有利于病灶定位,但它易受 CT 阈值选择的影响,阈值高时易造成管腔狭窄,分支血管及小血管显示少或不显示;阈值低时易造成血管边缘模糊,同时容易丢失容积资料,细节显示差,不利于病灶的定性。其优点在于它是一种无创伤的检查方法,同时可以从任意角度和方位对患者进行观察。

十一、CT 透视

在 CT 透视方式中,只有第一幅图像是采用一次 360°扫描数据,而以后的图像只采用了60°新扫描和 30°旧扫描数据。CT 透视的基本原理是快速连续扫描、高速图像重建和连续图像显示。

十二、CT 导向穿刺活检

该方法主要用于胸腹病灶的活检,在常规 CT 扫描基础上,确定出病灶位置,然后在病灶区所对应的体表表面,贴上进针的体表定位标志,并在此区域选定适当的层厚和层间距平扫几层,找出病灶的中心层面所对应的体表标志的进针点。根据 CT 图像上的测量值,确定进针的深度和角度,随后按此深度和角度进针,进针完毕后,还需在进针点再扫描 1～2 层,以观察针尖是否到位,若到位,随即将穿刺针小幅度地上下来回穿刺几次,抽出针芯,换上大空针,加上适当的负压,抽出病变组织,随后送活检。最后在所穿刺的部位再扫描几层,了解有无出血和积气等。

十三、骨密度测量

骨密度测量是利用单光子吸收法或双光子吸收法对骨矿物质含量进行定量测定的方法,其中 CT 双效能定量测定法测量比较准确。

十四、低剂量扫描

低剂量扫描是一项新的检查技术，是指在保证诊断要求的前提下，降低螺旋 CT 的扫描参数，从而既能清楚地显示组织及组织内部的结构，又降低 X 线球管及机器本身的消耗，并极大地减少了患者接受的 X 线剂量。该方法主要用于肺癌等高危人群的普查，它对肺内段与亚段支气管以及肺内结构变化的显示特别清晰。许多学者认为低剂量螺旋 CT 能对 0.6 ~ 2.0 cm 的病变作出较为准确的诊断，全肺薄层扫描快捷，病灶显示准确，同时辐射剂量较普通 CT 扫描降低 40% ~ 60%，并能发现多种其他肺内微小病灶。低剂量螺旋 CT 的特点：① 可大大减少患者接受的辐射剂量；② 延长了球管的使用寿命。

十五、图像堆积扫描

图像堆积扫描是一种把多个薄层扫描图像叠加成一个厚图像的扫描技术。其方法是先设置好扫描层厚和叠加的扫描层面数目，然后开始扫描，一般扫描层厚为 1 ~ 3 mm，叠加的层面数目为 3 ~ 5 层。图像堆积扫描可获得与薄层扫描同样厚度的图像信息，随着叠加图像数的增加，信息量加大，改善了信噪比，减少了伪影。图像堆积扫描有助于发现脑干和后颅窝的病变。

第三节　CT 应用概述

一、CT 检查前准备

CT 检查费用相对较高，所以必须在检查前做好充分的准备工作，使整个检查工作有序进行，达到明确诊断的目的。

（一）预约登记

患者来到影像科后，首先由登记室接待，负责仔细审查申请单是否填写完整，检查部位是否符合要求，并按照检查部位、扫描方式，由登记室估价后请患者交费，然后根据病情的轻、重、缓、急和本部门的工作情况合理安排患者的检查时间。若需预先准备，应先给患者检查须知并做好解释说明工作。

（二）检查设备的准备

在使用 CT 机以前，使用人员应详细阅读 CT 机操作手册，并熟悉 CT 机的性能和结构。CT 机操作规程如下。

1. 开机

将 CT 机开关闭合，给 CT 机各系统接通电源后，CT 机进行自检。在 CT 机自检时，禁止按任何按键和移动鼠标。在 CT 机自检完成后，根据显示器屏幕上的提示进行下一步操作。

2. 训练 X 线管

为了保护 X 线管，开机后首先应训练 X 线管，即用空气扫描方式曝光数次来对 X 线管进行预热。此时，CT 扫描野内应没有任何物品，并由 CT 机内的软件控制扫描条件和曝光次数。刚开机或开机 3 h 内 X 线管没有曝光，球管温度较低，被视为冷球管。通过逐步提高管电压的曝光训练，使 X 线管温度慢慢升高，从而防止突发的冷高压对 X 线管的损坏。

3. 零点校准

（1）零点漂移现象：为了得到一幅质量较高的 CT 扫描图像，在采集 CT 扫描数据时，应尽量做到准确。探测器是执行采集信息任务的主体,在大多数情况下探测器之间存在参数和余辉时间的差异,而且由于 X 线管输出 X 线量的变化,使 CT 机在执行下一次扫描时各通道输出的 X 线量也不相同。每一个通道的基准值可能是零、正或是负。该现象被称为探测器的零点漂移,此种现象有可能引起探测器在读空气 CT 值时不是 $-1\,000$,使得扫描图像失真。

(2)零点漂移的校正方法:为了消除零点漂移现象对 CT 扫描图像质量的影响,在重建图像前应对其进行校正。首先应进行空气减除,即用空气扫描方式得到探测器各通道的零点漂移值,以确保采样数据的准确性。

4. 清理磁盘

磁盘是图像贮存的重要工具。它的贮存空间是有限度的,为了确保扫描工作不受影响,在对患者扫描前,应首先访问磁盘,了解磁盘存储空间是否够用。如果不够用,应将处理过的图像数据删除。

(三)急救物品的准备

CT 室应配备常规急救器械和药品,以备患者发生对比剂过敏或其他意外情况时进行急救。急救物品由专人负责管理,急救器械需每日维护,急救药品定期更换。所有工作人员都需严格培训,熟练掌握各种急救技术。

(四)患者的准备

CT 检查前,患者的准备工作对 CT 检查的成功与否起着至关重要的作用。① CT 检查前,患者必须携带有关检查资料,包括以前检查的 CT、MRI 和常规 X 线检查的资料,以及其他临床检查资料。② 受检患者和其陪伴家属进入 CT 室必须换鞋,保持 CT 室机房内整洁,以免灰尘等进入影响机器的正常运行。③ 应对患者进行耐心地解释说明工作,包括说明检查中机器发出的声响等,消除其紧张情绪,使检查顺利进行。④ 检查前去除被检部位的金属物品,如发夹、钥匙、钱币和含有金属物质的纽扣等,以防止伪影的产生。⑤ 对于不合作的患者,如婴幼儿、昏迷患者,须事先给予镇静剂。⑥ 对于胸腹部检查的患者,给予必要的呼吸训练,如根据呼吸的指令或指示灯有规律地呼吸,以避免呼吸或运动伪影的产生。⑦ 需要行增强扫描的患者,应根据含碘对比剂使用要求做相应的准备,所有增强扫描的患者在检查结束后应留观 15 min,以观察有无迟发性不良反应。⑧ 对于行腹部检查的患者,必须根据检查的需要,事先准备好口服对比剂或水等。另外,检查前一周内,做过食管、胃肠钡餐和钡剂灌肠的患者不能行腹部 CT 扫描,待钡剂排空后再行相应检查,避免肠腔内遗留的钡剂影响 CT 扫描。⑨ 做盆腔扫描检查的患者,还须提前一天准备好口服对比剂,并且特别注意服用的方法、时间和剂量等。

二、CT 检查的基本步骤

(一)输入患者的资料

此项工作在操作台上通过键盘或触摸屏进行,通常有显示器屏幕提示。患者的资料包括:姓名、性别、出生年月、CT 号等。选择扫描方向,是头先进还是足先进。患者的位置是仰卧、俯卧、左侧卧还是右侧卧。如果是增强扫描,要在资料中注明,如 C +。其他特殊扫描方式,必要时也应注明。

(二)体位设计

将患者准确、舒适地按照检查要求安置在检查床上。在进行某些部位 CT 扫描时,还可使用如头架、膝关节托、固定软垫、头部及体部固定带等定位辅助工具。

（三）患者体位安置方法

利用检查床旁的操作台和（或）扫描架上的操作键，使检查床升高到扫描高度，将患者送到预定的扫描位置上。用定位指示灯直接从患者体表上定出扫描的起点位置、机架倾角等。

（四）扫描前定位

可采用两种方法确定扫描范围，一种方法是扫描定位片，根据检查的要求，定位片可以是前后位或侧位，然后利用 CT 机扫描软件中的定位功能确定扫描的起始线和终止线。另一种方法是在体位设计时利用定位指示灯直接从患者的体表上定出扫描的起始位置。

定位片除了确定扫描的范围外，也相当于常规 X 线检查的一张平片，有一定的诊断价值。

（五）扫描

扫描是 CT 检查的主要步骤，目前的 CT 机有横断面扫描（轴扫）、螺旋扫描（单层或多层螺旋扫描）和其他的一些特殊扫描功能，具体采用哪种方式，需要操作者在扫描前选定。扫描的具体步骤是：先确定扫描方式，然后选择扫描条件及按下曝光按钮。整个扫描过程中，操作者要密切观察每次扫描的图像，根据需要调整扫描的范围等。

（六）照相和贮存

照相是完成整个 CT 检查的最后一步工作，可自动拍摄完成或手动拍摄完成，并可根据需要进行放大、测量 CT 值等后处理工作。一般扫描完毕的 CT 图像都暂存于 CT 机的硬盘上，如需永久存储，可选择磁带、光盘等存储介质。通常在选定需要存储的患者后，输入存储的指令即可完成存储。

（七）关机和切断电源

在每日工作完成以后，按照 CT 机关机程序进行关机，并切断 CT 扫描机的电源。

（八）检查完毕

检查完毕应将检查申请单归还登记室，并由登记室登记、填写片袋和患者照片一起交医师写诊断报告。已写出诊断报告的 CT 片袋仍旧送回登记室，并由登记室负责归档和发放报告。同时，要编写患者姓名索引、诊断索引等，以及做一些日常工作和其他各项统计工作。

三、CT 扫描技术的命名

（一）体位的命名

1. 仰卧位和俯卧位

仰卧位是指患者的背部朝向检查床，腹部朝上。俯卧位是指患者的腹部朝向床面，背部朝上。

2. 右侧位和左侧位

右侧位是指患者侧卧于检查床上，右侧贴近检查床面。左侧位是指患者的左侧贴近检查床。

3. 正位与侧位定位扫描

正位定位扫描是指用与检查床垂直的 X 线对仰卧或俯卧于检查床上的患者进行扫描。侧位定位扫描是指患者俯卧于检查床上，X 线从患者的左侧或右侧穿过人体进行扫描，称为侧位定位扫描。

4. 轴位扫描

轴位扫描是指 X 线管绕患者矢状轴旋转进行横断面扫描。

5. 冠状位扫描

冠状位扫描是指 X 线管绕患者的前后轴旋转进行 CT 扫描。

（二）头先进或足先进

当患者在进行 CT 检查时,如果该患者的头部先进入扫描架称为头先进。如果患者的足部先进入扫描架称为足先进。

（三）检查床的移动

检查床的移动根据检查的移动方向分进床和退床。向扫描机架方向移动时称进床;向离开扫描机架方向移动时称退床。

（四）机架倾角

机架倾角为 CT 扫描机架的倾斜角度,其大小应由扫描部位和诊断的需要而定。如果扫描机架的顶端向进床方向倾斜为正角度倾斜;如果扫描机架的顶端向退床方向倾斜为负角度倾斜。CT 机架的倾角大多数为 ±20°～ ±30°。

（本篇作者：王　骏　王敏杰　陈大龙　杜先懋　吴南洲　张　平　郝晓东　谭少庆）

第五篇

磁共振成像

第十六章　MRI 概述

磁共振成像是利用射频(radio frequency, RF)脉冲对置于磁场中的含有自旋非零原子核的物质进行激发,产生核磁共振(nuclear magnetic resonance, NMR),用感应线圈采集磁共振信号,按一定数学方法进行处理而建立数字图像的一种成像技术。

在早期,磁共振成像技术的命名比较混乱,曾使用过的名称有:自旋成像法、自旋映像法、组合层析摄影、NMR 断层、NMR-CT、场聚焦核磁共振(FONAR)和核磁共振成像(NMR imaging)等。1982 年以后,"核磁共振成像"一词更多地出现在有关文献中。为了突出这一检查技术不产生电离辐射的优点,同时与使用放射性元素的核医学相区别,1993 年在北美放射学年会上把"核磁共振成像术"简称为"磁共振成像",并沿用至今。

第一节　MRI 的产生与发展

磁共振属于原子核物理学的研究范畴,而原子核物理学起源于对放射性的研究,是 19 世纪末兴起的课题。处于静磁场中的原子核系统受到一定频率电磁波的作用时,将在它们的磁能级间产生共振跃迁,这就是所谓的核磁共振现象。但是,从 NMR 的发现到 MRI 装置的诞生,其间几代物理学家及医学家经过了长达数十年的努力。

1913 年,泡利(Wolfgang Pauli)提出核磁共振一说,拉比(Isidor Isaac Rabi)设计和完成世界上第一个核磁共振实验。1937 年,拉瑟里尤(B. C. Lasarew)和舒伯尼科(L. W. Schubnikow)对固态氢开展了研究,并测出氢的核磁矩值。1939 年,拉比等首次发现分子束在某一频率处就会吸收射频能量而发生细小但可测量的偏转,即核磁共振现象。

1946 年美国理论物理学家,斯坦福大学的布洛赫(Felix Bloch)和哈佛大学的珀塞尔(Edward Purcell)几乎同时发现,在外磁场作用下,试管中某些纯物质样品(如氢原子核)会发出一定频率的电磁波;同时还证实利用适当的射频波,在主磁场的垂直方向上对进动的原子核进行激励,可使其进动角度增大;停止激励后原子核又会恢复至激励前的状态,并发射出与激励电磁波同频率的射频信号。这一发现使他们分享了 1952 年的诺贝尔物理学奖。

NMR 发现不久,布洛赫便和珀塞尔一起研制出世界上第一台核磁共振谱仪。到 1949 年,当发现核磁共振的精确频率依赖于核所在的化学环境时,NMR 引起了化学家的兴趣。1951 年,阿诺德(Arnold)测出处于同一分子内不同化学环境下质子的共振谱线——化学位移,并发表了能分辨化学位移的图谱,产生了磁共振波谱学(magnetic resonance spectroscopy, MRS)这一边缘学科。此后,NMR 主要被化学家和物理学家用来研究物质的分子结构。

1946 ~ 1971 年 NMR 分析的范围逐渐扩展到生物领域,例如对种子含油量的测定、对粮食和燃料中水分测定的研究等。1967 年,约翰斯(Jasper Johns)等首先用活体动物进行实验,成功地检测出动物体内分布的氢、磷和氮的 NMR 信号,开创了生物体组织化学分析的新纪元。1971 年,美国纽约州立大学的达曼迪恩(Raymond Damadian)对已植入恶性肿瘤细胞的鼠进行了 NMR 实验,发现氢原子核(^{1}H)的弛豫时间 T_1 在癌变组织中变长,根据这一结果,他提出了利用磁共振现象诊断癌症的可能性,并相继在《科学》杂志上发表了题为"NMR 信号可检测疾病"和"癌组织中氢的 T_1、T_2 时间延长"等论文。

1973 年美国人 Lauterbur 用反投影法完成了 MRI 的实验室模拟成像工作,获得了充水试管的 NMR 图像。1974 年 Lauterbur 等获得活鼠 NMR 的图像。同年,曼斯菲德(Mansfield)研制出脉冲梯度法选择成像断层方法。1975 年欧恩斯托(Ernst)研制出相位编码成像方法。1977 年 Mallard 获得初期的 NMR 全身图像。1978 年英国第一台头部 MRI 设备投入临床使用,至此,磁共振成像技术进入全面发展的阶段。此后,磁共振成像研究实现了如下 5 个方面的转变:① 从人体成像实验系统的研究转入工艺装置研究;② 从局部成像的研究发展为全身成像研究;③ 由实验研究过渡为临床应用研究;④ 从侧重于成像理论的研究转变为加快成像速度、提高信噪比、改善图像质量的方法学研究;⑤ 从大学、研究所的科研活动扩展到多厂商参与研究和开发的商业行为。最终于 1980 年取得第一幅胸、腹部 MR 图像,使 MR 装备商品化。我国在 1989 年由安科公司生产出永磁型 MR。

第二节　MRI 的评价

一、MRI 的临床应用

1982 年,通过实验掌握了人体各种组织在磁共振图像中的灰阶特点,根据阿尔菲迪(R. Lalfidi)的归纳,脂肪组织的 NMR 信号最强、亮度最大,在图像上呈白色;往后依次为大脑、脊髓、内脏和肌肉;充盈于腔内的液体信号强度较低(血液更低),在图像上为黑色(血管壁则为灰色);骨骼与空气在图像上最黑。阿尔菲迪还指出,T_1 弛豫时间与图像亮度也有关系,即 T_1 越短图像越亮,反之图像越暗。除了氢核之外,人们还对其他核种的成像进行了初步研究,其中关于 ^{31}P 的探讨进行得最多,测定 ^{31}P 可以推知细胞的代谢功能状态。

尽管 MRI 被广泛应用于临床的历史不长,但它能多平面、多参数成像(轴位、矢状位、冠状位及任意平面),已经显示出其强大的魅力,在显示颅底及后颅凹底疾病上 MRI 明显优于 X 线 CT。由于神经系统不受呼吸、心搏及胃肠运动的影响,在脑部磁共振图上,不仅可显示大脑、中脑、小脑、脑干、脊髓、神经根、神经节等细微的解剖结构,还可显示脑梗死的范围和边界,对后颅凹病变和脱髓鞘疾病的观察尤为突出。

使用心电门控和呼吸门控技术可对大血管病变(如主动脉瘤、主动脉夹层、大动脉炎、肺动脉栓塞)以及大血管发育异常进行诊断。利用 MRI 的流动效应,可在静脉不注射对比剂的情况下,直接对纵隔内、肺门区以及大血管周围的实质性肿块与血管作出鉴别。

目前,MRI 已成为肌肉、肌腱、韧带、软骨病变影像检查的主要手段之一。对关节周围病变、股骨头无菌性坏死、松质骨细微结构的破坏、骨小梁骨折以及骨髓腔内病变均具有重要的诊断价值。MRI 对软组织极佳的分辨率使其成为诊断乳腺病变有价值的检查方法。

我国医学磁共振成像的临床应用开展较晚,对这一技术的研究开始得就更晚。但是,目前这一技术在我国已进入全面发展阶段,在临床应用方面与发达国家几乎是同步的。

二、MRI 的评价

MRI 技术的进步,使 MRI 的应用范围不断扩大,在医学诊断中所起的作用也越来越重要。与此同时,医学应用的深入,又给 MRI 技术的发展提出了更高的要求,从而促使其进一步发展。

（一）磁共振成像的优势

1. 多组织参数成像,提供丰富的诊断信息

通常,医学成像技术都使用单一的成像参数,例如 CT 的成像参数仅为 X 射线吸收系数,超声成像只依据组织界面所反射的回波信号等。MRI 是一种多组织参数的成像方法,目前 MRI 的组织参数至少有氢核(质子)密度 $N(H)$、纵向弛豫时间 T_1、横向弛豫时间 T_2、体内液体的流速 v_1 以及弥散系数等,再加上多种脉冲序列及其扫描参数,如 TR、TE、TI、激励角(翻转角)的应用,可大幅度地增加诊断信息。

2. 高对比成像,可得出详尽的解剖图谱

磁共振图像的软组织对比度明显高于 X 射线 CT。磁共振图像之所以能很好地区分脑的灰质、白质,就是因为灰质中的氢几乎都存在于水中,而白质中的氢大量存在于脂肪中。选用适当的扫描脉冲序列,还可使肌肉、肌腱、韧带、筋膜平面、骨髓、关节软骨、半月板、椎间盘和皮下脂肪等组织清晰地显像。

3. 任意层面断层,使从三维空间上观察人体成为现实

MRI 系统可应用任意方位的断层。MRI 用 G_x、G_y 和 G_z 3 个梯度或者 3 者的任意组合来确定层面,实现了任意层面的选择性激励。整个 MRI 检查中没有任何形式的机械运动,使医生立体观察病变的愿望得以实现。

4. 人体能量代谢研究,有可能直接观察细胞活动的生化蓝图

MRI 使疾病的诊断深入到分子生物学和组织学的水平,并向功能成像方面发展。一般而言,肿瘤的 T_1 延长,且在其组织学出现异常之前(即生化变化阶段)就可检出,这对癌肿的早期检出及分期有重要意义。一方面,MRI 对比剂可使病变部位 T_1 值缩短(出现明显的高信号区),从而在肿瘤与周围水肿区之间出现明确的分界。另一方面,通过磁共振波谱的研究可以观测组织的能量代谢情况。目前,临床上进行 MRS 分析所利用的核种主要是 ^{31}P 和 ^1H。由于磷化合物的浓度与能量代谢密切相关,故通过 ^{31}P MRS 可间接测定磷代谢物的相对浓度,从而确定细胞的能量代谢状态。此外,磁共振功能成像(fMRI)可用于皮层中枢功能区的定位。

5. 不使用对比剂,可观察心脏及血管结构

MRI 利用"流空效应",T_1WI 和 T_2WI 心脏大血管内腔均表现为低信号的特点,可诊断心脏、大血管病变,如区分纵隔肿块和动脉瘤。磁共振血管造影(magnetic resonance angiography,MRA)利用将流体与静止组织相分离的技术显示轮廓清晰的心腔;采用心电门控触发的方法,还能获得不同心动周期的图像;甚至可以进行一系列无创伤的心脏动力学研究,如测定射血分数和心脏容积等。利用"流入增强效应"和相位对比的敏感性,不使用对比剂即可进行非创伤性 MRA 检查。采用 MRI 技术还可以测定血流,其原理为流体的时间飞越(time of flight,TOF)效应和相位对比(phase contrast,PC)敏感性。

6. 无电离辐射,一定条件下可进行介入 MRI 治疗

CT 成像所用的 X 线波长为 1 nm 左右的高能量电磁波。MRI 系统的激励源射频脉冲电磁波,其波长在 1 m 以上(小于 300 MHz),所含能量仅为 10^{-7} eV,约为 X 线 CT 辐射量的 $1/10^{10}$(远远小于体内 C-H 键 1 eV 的结合能),因而无电离辐射损伤。从成像所用的射频功率看,尽管 MRI 系统的峰值功率可达千瓦数量级,但平均功率仅为数瓦,完全低于安全标准。在一定的场强及场强变化率范围之内,静磁场和线性梯度场也不会引起机体的异常反应。正因如此,疾病的一个新的治疗领域——介入磁共振(interventional MRI)正在兴起。所谓介入 MRI 是指

用 MRI 实现精确定位及图像引导,以达到某种治疗目的的新技术。介入磁共振的应用范围包括脑外科、骨科、普通外科及肿瘤科等。目前已应用的技术主要是抽吸术和各种类型的肿瘤摘除术。

7. 无气体和骨伪影的干扰,后颅凹病变等清晰可见

各种投射性成像技术往往因气体和骨骼的重叠而形成伪影,给某些部位病变的诊断带来困难,例如行头颅 X 射线 CT 扫描时,就经常在岩骨、枕内隆凸等处出现条状伪影,影响后颅凹的观察。而 MRI 无此类骨伪影。穹隆和颅底的骨结构也不影响磁共振颅脑成像,从而使后颅凹的肿瘤得以显示。

（二）磁共振成像的局限性

1. 成像速度慢

MR 成像速度的快慢一般是相对于同时期 X 射线 CT 的成像速度而言的,其扫描速度除了与机器的硬件有关外,还取决于所用的扫描序列。完成一个序列的检查时间较长,而完成全部检查序列所需的时间更长。加之 MR 成像时间包括扫描时间和图像重建时间。所以,MR 成像速度慢,使得其适应证大为减少,例如它不适合于对运动性器官;危急重症患者;躁动、丧失自制能力的患者等进行检查。

2. 对钙化灶和骨皮质病灶不够敏感

钙化灶在发现病变和定性诊断方面均有一定作用,但磁共振图像上钙化通常表现为低信号。另外,由于骨质中氢质子(或水)的含量较低,骨的信号同样比较弱,使得骨皮质病变不能充分显影,对骨细节的观察也就比较困难,例如岩骨是以皮质骨为主的结构,加上其中气化的乳突小房,它在磁共振图像上将表现为典型的低信号区。

3. 图像易受多种伪影影响

MRI 的伪影主要来自设备、运动和金属异物 3 个方面。常见的有化学位移伪影、卷褶伪影、截断伪影、非自主性运动伪影、自主性运动伪影、流动伪影、静电伪影、非铁磁性金属伪影和铁磁性金属伪影等。

4. 禁忌证多

MRI 系统的强磁场和射频场有可能使心脏起搏器失灵,也容易使各种体内金属性植入物移位。在激励电磁波作用下,体内的金属还会因为发热而对受检患者造成伤害。因此,植有心脏起搏器和冠状动脉内支架的患者;换有人工金属心脏瓣膜者;有铁磁性或电子镫骨植入物者;安装假肢或人工髋关节的患者;疑有眼球异物的患者;内置胰岛素泵及神经刺激器者以及动脉瘤银夹结扎术后的患者等都是严禁行 MRI 检查的。装有假牙的患者不能进行颌面水平的 MRI 检查。受检部位若在盆部,金属节育环造成的伪影会使检查失败。如放置宫内节育环的患者在检查中发现不适,应立刻停止检查。此外,妊娠 3 个月以内者禁做此项检查。

5. 定量诊断困难

对通常采用的质子密度、T_1 和 T_2 加权像,其权重值尚难以精确测定。因此,MRI 还不能像 X 射线 CT 那样在图像上进行定量诊断。

6. 空间分辨率较低

与 CT 等成像手段相比,MR 图像的空间分辨率较低。考虑到扫描时间和图像质量,一般情况下 MRI 选用 256×256 矩阵扫描。

7. 价格相对昂贵

第十七章 MRI 基本原理

磁共振成像基本原理包括相关的物理学原理和 MR 图像重建理论。

第一节 MRI 的基本概念

MRI 的依据是人体组织密度对磁共振的不同反映,所以,要了解 MRI 的基本原理,就有必要了解磁共振的特性。

一、原子核及其在磁场中的特性

样体经磁场作用后,在磁场方向上产生磁矩的过程称为磁化,其大小称为磁化强度(M)。样体在磁场中被磁化产生磁化强度的能力称为磁化率(χ)(magnetic susceptibility),它由原子的性质决定。磁场强度、磁化强度与磁化率的关系可表示为

$$\chi = M/\textbf{\textit{B}} \quad 或 \quad M = \chi \cdot \textbf{\textit{B}}$$

式中 $\textbf{\textit{B}}$ 为磁场强度。物质的磁化强度 M 决定于其原子结构。χ 为正值,表明该物质为顺磁性物质;χ 为负值,表明该物质为抗磁性物质。

(一)原子核的结构

任何物质都是由分子组成的,分子是由原子组成的。人体内最多的分子是水,约占体质量的 65%。氢原子是人体中含量最多的原子,且有很强的 MR 检测敏感性,所以,氢原子核是临床 MRI 的主要原子核。

原子由原子核和绕核运动的电子组成。电子在原子核外快速运动,有轨道运动和自旋(spin)运动。因为电子有质量和电荷,所以其轨道运动产生轨道角动量和轨道磁矩,自旋运动产生自旋角动量和自旋磁矩。在许多情况下,轨道磁矩的作用很小,分子的磁矩主要来自自旋。原子核位于原子的中心,由带正电的质子和不带电的中子组成。原子核决定该原子的物理特性,原子核中的质子是带正电荷的,通常与原子核外的电子数相等,以保持原子的电中性。原子核中的质子和中子可有不同,质子和中子如不成对,将使质子在旋转中产生角动量,一个质子的角动量约为 1.41×10^{-26} Tesla,磁共振就是利用这种角动量进行激发、信号采集和成像的。

(二)原子核的自旋特性

物体绕其自身轴旋转称为自旋。原子核中的质子类似地球一样围绕着一个轴做自旋运动,正电荷附着于质子,并与质子一起以一定的频率旋转。质子的自旋就好比电流通过环型线圈,根据法拉第(Faraday)电磁原理,将产生一定值的微小磁场,它的能量是一个有方向性的矢量,常用矢量 $\textbf{\textit{I}}$ 表示,其方向与自旋轴一致,大小与原子核及原子的质子和中子数有关(图 17-1)。每一个具有自旋特性的微粒都能反映出磁性强度,其角动量越大,磁性就越强。如果原子内的质子和中子是相等成对的,质子的自旋运动在质量平衡的条件下做任何空间方向的快速均匀分布,总的角动量保持为零。但是,许多原子中的质子和中子是不成对的,其自旋运动产生的角动量

将不能保持零状态,便出现了角动量,产生自旋磁动量(图 17-2),即原子核磁矩(magnetic moment),以矢量 $\boldsymbol{\mu}$ 来描述,它是磁共振现象的基础,用公式可表示为

$$\boldsymbol{\mu} = \gamma h \boldsymbol{I}$$

式中 γ 称为旋磁比,是决定原子核本身性质的常数,^{1}H 的旋磁比 $\gamma = 42.58$ MHz/T;h 表示自旋大小的物理单位,$1\,h = 1.054\,589 \times 10^{-3}$ J·s,$\boldsymbol{I}$ 为自旋量子数。

核磁矩的大小是原子核的固有特性,它决定 MR 的信号和敏感性。^{1}H 核是最简单的原子核,只有单一质子,又称为质子,具有最强的磁矩,并且在人体中含量最丰富,是 MRI 首选靶的原子核。此外,人体中的 ^{12}C、^{19}F、^{23}Na、^{31}P 原子都存在质子、中子不成对的情况,都可用来进行 MRI。

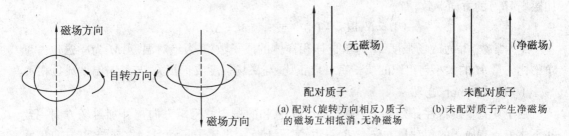

图 17-1　产生的磁场方向取决于
自旋质子的旋转方向

图 17-2　质子的自旋运动产生的磁动量

(a) 配对(旋转方向相反)质子的磁场互相抵消,无净磁场

(b) 未配对质子产生净磁场

(三) 磁场对原子核磁矩的作用

如图 17-3(a)所示,核磁矩在无外加磁场时,其方向是随机排列的。因此,从宏观上来看,一个原子核集体看不到任何磁性现象。在外加磁场($\boldsymbol{B}_0$)的作用下,磁矩沿着外加磁场方向排列,这就类似于磁场中的指南针,如图 17-3(b)所示。此时的磁矩将有两种取向:平行于外加磁场或反向于外加磁场,两种方向的布居数(population)取决于外加磁场强度和绝对温度。沿着 $\boldsymbol{B}_0$ 方向为低能态,而反 $\boldsymbol{B}_0$ 向则为高能态,其能级差为

$$\Delta E = E(-1/2) - E(+1/2) = \gamma h \boldsymbol{B}_0$$

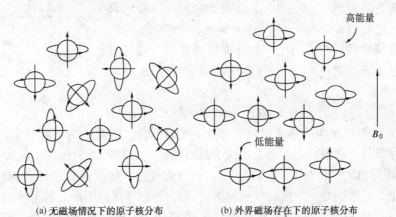

(a) 无磁场情况下的原子核分布

(b) 外界磁场存在下的原子核分布

图 17-3　核分布情况

式中 h 为普朗克(Planck)常数,$h = 6.62 \times 10^{-34}$ JS,γ 为旋磁比常数,$\boldsymbol{B}_0$ 为磁场强度。这就是磁场对核磁矩的量子化作用。量子化作用使质子的磁矩对应于两种能态,即低能态[也称上旋态 $E(+1/2)$]或高能态[也称下旋态 $E(-1/2)$]。两种能态磁矩的布居数在温度和外加磁场不变的情况下处于动态平衡,这种状态也称为平衡态。在平衡态质子自旋磁矩的布居数

遵循波尔兹曼分布（Boltzmann distribution），即

$$N(-1/2)/N(+1/2) = e^{-\Delta E/kT}$$

式中 $N(-1/2)$ 为低能态布居数，$N(+1/2)$ 为高能态布居数，k 为波尔兹曼常数，k = 1.38 × 10^{-23} JK^{-1}，T 为绝对温度。对于质子 $\Delta E = \gamma h B_0$，令 T = 300 K，B_0 = 1 Tesla，则

$$N(-1/2)/N(+1/2) = e^{-\Delta E/kT} = 100\ 000/100\ 006$$

平衡态时上旋态磁矩布居数较下旋态多，两者的差即为剩余自旋，由剩余自旋产生的磁化矢量又称为净磁化矢量，也称为宏观磁化矢量 M（macroscopic magnetization vector），它不是指单个质子角动量的方向，而是所有质子总的方向。所以，我们把它称为磁矩，其方向总是与外加磁场（B_0）的方向一致，即

$$M \propto N\gamma h B_0/kT \qquad 或 \qquad M = \Delta B_0 N/T$$

Δ 为常数，B_0 为磁场强度，N 为单位体积样体的质子数，T 为绝对温度，M 为净磁化矢量。净磁化矢量 M 的大小与组织的质子密度成正比，与磁场强度成正相关，与绝对温度成负相关。

（四）Larmor 进动

磁矩具有重要特性：第一，作为磁矩是一个总和的概念。磁矩方向与外加磁场方向一致，并不代表所有质子的角动量方向与 B_0 一致，实际上近一半质子角动量的方向与 B_0 方向相反。第二，磁矩是一个动态形成过程，人体置于磁场中，需要一段时间才能达到动态平衡。因此，当磁矩受到破坏后，其恢复也需要一段时间。第三，磁矩在磁场中随质子进动的不同而不同，而且进动具有特定频率，即进动（precession）频率。

陀螺自身在旋转时，会出现自身旋转轴，此轴与地面垂直线有夹角，这时陀螺本身的位置将围绕某一点做圆周运动（图17-4）。在量子学理论中，平衡态的质子磁矩总体上仅有两种取向，但对单个自旋而言，其磁矩的方向并不是平行或反向于外加磁场方向。由于自旋角动量的存在及磁场对自旋磁矩的耦合作用，磁矩绕着 B_0 并与之保持一定的角度 θ，沿着一个固定的锥面轨迹转动，这个轴心就是 B_0 的方向轴。这种运动方式称为拉莫进动（Larmor precession）或旋进，磁矩方向与 B_0 轴的夹角决定了旋转的圆周大小。自旋磁矩必然绕着磁场进动是物理学基本定律之一。Larmor 进动的频率称为 Larmor 频率，用公式可表示为

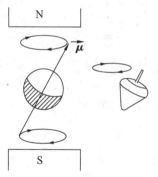

图 17-4　原子核的进动

$$\omega = \gamma B_0 \qquad 或 \qquad f = (1/2\pi)\gamma B_0$$

式中 ω 为角频率，f 为周频率或拉莫频率，γ 为旋磁比常数，B_0 为磁场强度。Larmor 频率仅与原子核种类与外磁场有关。当人体置于强磁场达一定时间处于相对平衡后，质子总的磁矩围绕 B_0 旋转的角度也相对恒定。B_0 方向上的分值可由三角原理确定，随着磁矩与 B_0 夹角的变化而变化。与磁场方向一致的旋进称为上旋态，与磁场反向的旋进称为下旋态。

进动是在 B_0 存在时出现的，所以进动与 B_0 密切相关。外加磁场的大小决定着磁矩与 B_0 轴的角度，磁场越大，角度越小，B_0 方向上的磁矩值就会越大，因此，用来进行磁共振成像的信号越强，图像质量越好。此外，外加主磁场的大小也决定了进动的频率，B_0 越大，进动频率越高。原子在 1.0 Tesla 的磁场中，其进动频率称为该原子的旋磁比 γ，为一常数值，氢原子的旋磁比为 42.58 MHz/T。B_0 等于 0.5 Tesla 时，质子进动频率为 21.29 MHz。B_0 等于 1.5 Tesla 时，质子进动频率为 63.87 MHz。

由自旋磁矩的矢量性可知,每个自旋磁矩在磁场中的进动按矢量分解为平行于外加磁场和垂直于外加磁场的两个分量。平行于外加磁场的分量以 Larmor 频率自旋运动,垂直于外加磁场的分量以 Larmor 频率进动。由于众多垂直于外磁场的分量在进动时的方向是随机分布的,所以,水平进动分量在平衡态时将相互抵消而无宏观矢量;而平行于及反平行于外磁场的分量产生净磁化或宏观磁化矢量。由于上旋态自旋较下旋态多,所以纵向磁化与磁场一致,从而量子理论与经典理论达到统一。

二、MR 的发生

共振是一种自然界普遍存在的物理现象。物质是永恒运动着的,物体的运动在重力作用下将会有自身的运动频率。当某一外力作用在某一物体上时,一般若只作用一次就没有共振的可能,而当外力反复作用,而且有固定的频率,这个频率又恰好与物体的自身运动频率相同时,物体将不断地吸收外力,转变为自身运动的能量。随时间的积累,能量不断被吸收,最终导致物体颠覆而失去共振状态,这个过程就是共振。因此,产生共振现象应具有的条件为:① 外力的频率与共振系统的固有频率相同;② 外力对系统做功,系统内能增加;③ 外力停止后,系统释放能量。

(一)磁共振的量子物理学理论

磁共振是利用电磁波,确切地说,是射频脉冲对平衡态的自旋系统做功,使其吸收能量,射频停止后,系统释放能量。既然射频脉冲属于电磁波,那么它就具有电磁波的特性——波粒二象性。因此,射频脉冲是带有一定能量的光子,光子的能量与频率的关系为

$$\Delta Er = hf$$

其中,f 为射频脉冲的频率,ΔEr 为射频脉冲的能量。磁场对自旋系统的量子化作用,使自旋系统产生低能态与高能态的能级差 ΔE,若射频的能量 ΔEr 恰好等于该能级差 ΔE,即 f = Larmor 频率,则低能态自旋可吸收其能量跃迁至高能态。由于频率改变导致射频能量的改变,因此,当 f = Larmor 频率时,$\Delta Er = \Delta E$,即自旋系统吸收射频能量,并处于激发态;射频停止后,自旋系统将释放能量并逐渐恢复至平衡态,这便是量子物理学理论(图 17-5)。

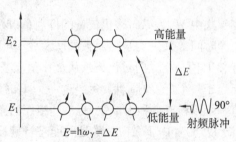

图 17-5　激励脉冲使处于低能级 E_1 的核跃迁至高能级 E_2

(二)磁共振的经典物理学理论

由于射频脉冲是电磁波,所以经典物理学将其视为一交变磁场。这里先定义一个 MRI 通用的坐标系,沿着主磁场方向为 Z 轴或纵轴,垂直于主磁场方向的平面为 XY 平面或水平面,左右方向为 Y 轴,前后方向为 X 轴。沿着 Z 轴方向的宏观磁化称为纵向磁化,XY 平面的磁化称为横向磁化。射频脉冲作为一种电磁波,其空间效应相当于一个垂直于 Z 轴沿 XY 平面绕 Z 轴进动的磁场。

图 17-6 表示射频脉冲的作用,平衡态宏观磁化矢量 M_0 绕 Z 轴以 Larmor 频率自旋,若 B_1 也以 Larmor 频率垂直于 Z 轴进动,则两者处于相对静止状态。根

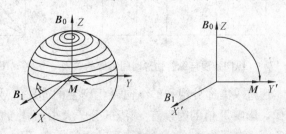

图 17-6　射频脉冲的作用

据 Larmor 定理,B_1 对 M_0 持续存在磁转矩,使其绕 B_1 向 XY 平面进动,从而形成横向磁化矢量 M_{xy};B_1 使 M_0 偏离 Z 轴,偏离 Z 轴的 M_0 在 B_0 的作用下沿 Z 轴进动。M_0 绕 Z 轴进动的同时绕动态的 B_1 轴进动,使 M_0 顶端运动轨迹为一个三维螺旋,这种运动方式又称为章动。射频脉冲使宏观磁化偏离 Z 轴的角度称为翻转角(flip angle)。

垂直于 Z 轴以 Larmor 频率进动的射频脉冲对自旋系统作用,宏观磁化变小,自旋系统吸收能量而处于激发态。当射频脉冲停止后,自旋系统释放能量逐渐恢复至平衡态。

三、弛豫

原子核在特定频率的外加射频(B_1)作用下发生共振,吸收能量,磁矩旋进的角度变大,偏离 B_0 轴的角度加大后,处于较高的能态中,在 B_1 消失后将迅速恢复原状,这就如同被拉紧的弹簧"放松"了。原子核的磁矩的弛豫过程与之有许多相似之处,原子核发生磁共振而达到稳定的高能态后,从外加的 B_1 消失开始,到回复至发生磁共振前的磁矩状态为止,整个恢复过程就叫弛豫过程。弛豫过程是一个能量转变的过程,需要一定的时间,磁矩的能量状态随时间延长而改变,磁矩的整个恢复过程较为复杂,但却是磁共振成像的关键部分。磁共振成像时受检脏器的每一个质子都要经过反复的射频激发和弛豫过程。弛豫是指自旋系统由激发态恢复至平衡态的过程,包括纵向磁化恢复和横向磁化衰减的过程。

(一)纵向弛豫

纵向弛豫是指 90°射频脉冲停止后纵向磁化矢量从零状态恢复到最大值的过程,纵向磁化矢量恢复的过程遵循以下公式

$$M_z = M_0(1 - e^{-t/T_1})$$

式中 M_z 为纵向磁化矢量的即时值,M_0 为平衡态纵向磁化矢量,t 为弛豫时间,T_1 为纵向弛豫时间常数,e 为自然对数的底。令 $t = T_1$,则 $M_z/M_0 = 63/100$,或 $M_z = 0.63 M_0$。由此可以定义 T_1 值是指纵向磁化矢量从最小值恢复至平衡态的 63% 所经历的弛豫时间,其物理学意义相当于一个"弛豫周期",每经过一个 T_1 时间则纵向磁化恢复其剩余值的 63%(图 17-7)。T_1 值一般以秒或毫秒为单位,是不同组织的弛豫特征值,反映不同组织的纵向弛豫率的快慢差别(图 17-8)。由于纵向弛豫是高能态自旋释放能量恢复到低能态的过程,所以高能态自旋必须通过有效的途径将能量传递至周围环境(晶格)中去,因此,又称其为自旋—晶格弛豫。在自旋—晶格弛豫过程中,晶格是影响其弛豫的决定因素。

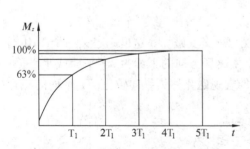

图 17-7 纵向弛豫与纵向弛豫时间常数的关系

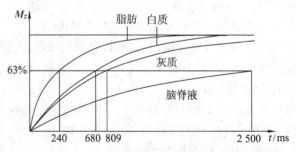

图 17-8 不同组织的纵向弛豫时间常数

通过采集部分饱和的纵向磁化产生的 MR 信号具有 T_1 依赖性,其重建的图像即为 T_1WI 图像。影响 T_1 值的因素有:组织的分子大小、晶格的物理状态、大分子的存在、温度、静磁场强度等。大分子物质(蛋白质)热运动频率太慢,而小分子物质(水)热运动太快,两者都不利于

自旋能量的有效传递,所以 T_1 值长;只有中等大小的分子(脂肪)其热运动频率接近 Larmor 频率,自旋能有效快速传递能量,所以 T_1 值短(表 17-1)。

表 17-1　正常组织的 T_1 值

ms

组织类型	0.2 T	1.0 T	1.5 T
脂肪		240	260
肌肉	370	730	870
白质	390	680	790
灰质	490	810	920
脑脊液	1 400	2 500	2 400

(二) 横向弛豫

横向弛豫与纵向弛豫同时发生,但横向磁化矢量衰减与纵向磁化矢量的恢复并不同步,由于横向磁化矢量的衰减导致纵向磁化矢量的恢复,横向磁化矢量衰减的过程较纵向磁化矢量的恢复快得多,是一个从最大值恢复至零状态的过程。在理想的均匀磁场中,横向磁化的弛豫过程遵循以下函数关系,即

$$M_{xy} = M_0 \cos \omega t e^{-t/T_2}$$

式中 M_{xy} 为横向磁化的即时值,M_0 为平衡态宏观磁化矢量,t 为弛豫时间,T_2 为横向弛豫时间常数。若只考虑 M_{xy} 的幅值,令 $t = T_2$,则 $M_{xy}/M_0 = 37/100$ 或 $M_{xy} = 0.37M_0$。由此,也可以定义 T_2 值是射频脉冲停止后,横向磁化矢量衰减至其最大值的 37% 时所经历的时间(图 17-9)。

T_2 也是不同组织的弛豫特征值,反映不同组织横向磁化弛豫率的快慢差别(表 17-2),其物理意义与 T_1 相似,只是 T_2 值代表横向磁化的“衰减周期”,每过一个 T_2 时间,横向磁化减少至其剩余值的 37%,与放射性元素的半衰期意义相近。T_2 衰减主要取决于自旋-自旋相互作用。自旋系统的大量自旋磁矩彼此相处在对方磁矩所产生的附加磁场中,由于分子的热运动导致附加磁场的波动,使彼此的进动频率发生改变,这就是自旋-自旋作用,这种作用导致自旋的相位相干性消失,即产生所谓自旋-自旋弛豫。

表 17-2　不同组织 T_2 值

ms

组织类型	T_2 值
脂　肪	85
肌　肉	45
白　质	90
灰　质	100
脑脊液	1 400

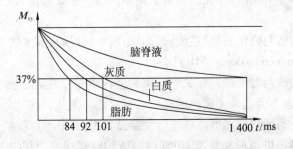

图 17-9　在 1.0 T 磁场中不同组织的横向弛豫时间常数

（三）T₂* 弛豫

T_2^*又称有效横向弛豫时间,由于外加磁场 B_0 不可能绝对均匀,加之常受外界及磁化样体的影响,其均匀性常发生变化。由拉莫定理可知,磁场不均匀则自旋磁矩的旋进频率不同,因而加速横向弛豫的过程。由于磁场不均匀性所致横向弛豫效应称为 T_2^* 效应。由 T_2 弛豫效应和 T_2'（横向弛豫时间常数）弛豫效应共同作用所产生的横向弛豫称为 T_2^* 弛豫（图 17-10）。T_2^* 弛豫是自旋-自旋弛豫和磁场不均匀性的共同效应,可用公式表示为

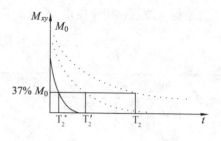

图 17-10　T_2,T_2' 和 T_2^* 衰减的关系

$$1/T_2^* = 1/T_2' + 1/T_2$$

由此可见,$T_2^* \ll T_2$,MRI 中常常采集 T_2^* 信号产生 T_2^* 加权图像,用于发现具有不同磁化率的病灶。因此 T_2^* 加权又称磁敏感加权,或磁敏感对比。

四、MR 信号

射频脉冲停止后,纵向磁化矢量转向横向磁化矢量并在 XY 平面内绕 Z 轴进动,正如一个 XY 平面内的旋转磁体,可以在接收线圈内产生感应电压,这个随时间波动的电压即为 MR 信号。MR 信号是 MRI 仪中使用的接收线圈探测到的电磁波,它具有一定的相位、频率和强度。根据这个信号的相位、频率和强度的特征,结合它出现的时间先后次序,可以用来进行计算机空间定位处理和信号强度数字化计算及表达,在 MR 图像上反映出不同组织的亮暗特征。具有各自形态特征和不同信号特点的组织,将共同组成一幅亮度对比良好、信噪比较高、空间分辨率适中的 MR 图像。

线圈作为磁场的接收工具用于接收来自横向磁化矢量 M_{xy} 的磁场,由于 M_{xy} 在 XY 平面内旋进,所以,其磁场强度在线圈内的投影值随时间呈周期性变化,即穿过线圈的磁通量不断变化。根据法拉第电磁感应定律,通过闭合回路的磁通量（磁场强度 × 磁通面积）发生变化时,闭合回路内产生感生电压,感生电压的大小与磁通量的变化率成正比。M_{xy} 在 XY 平面内以拉莫频率旋进,所以穿过线圈内的磁通量也以拉莫频率呈周期性波动。因而在线圈内产生的感生电压信号也是拉莫频率的波动信号。

射频脉冲停止后,横向磁化矢量 M_{xy} 在 XY 平面内自由旋进,由于其相位相干性逐渐丧失,所以横向磁化矢量迅速衰减。

以 Larmor 频率在 XY 平面内自由旋进的横向磁化矢量,在线圈感应出频率相同的、幅度快速衰减的 MR 信号称为自由感应衰减(free induction decay,FID)信号。

自由感应衰减信号描述的是信号瞬间幅度与时间的对应关系。实际上各质子群的自由感应衰减过程并不相同,叠加在一起的总信号也不会是一个简单的指数衰减曲线。因此,有必要将振幅随时间变化的函数变成振幅随频率分布变化的函数。傅里叶变换就是将时间函数变换成频率函数的方法。自由感应衰减信号不仅提供幅值和频率,还提供幅值和频率相关的相位信息(图 17-11)。

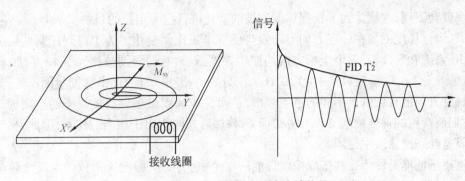

图 17-11　脉冲的自由感应衰减信号

　　每个自由感应衰减信号的产生,都是一个特定组织(受检组织)在 MRI 过程中产生且特有的。不同组织在受到同一个脉冲激发后产生的信号各不相同,相同的组织在受到不同脉冲激发后的信号特点也不一样,这是由组织结构的不同导致的磁共振特性(主要指 T_1 值、T_2 值)不同所致,而不同的脉冲组合就是为充分发掘和显示组织的内在特性而设计的。因此,受检组织在 MRI 上的亮暗差别随信号不同而不同,自由感应衰减信号的表现特点要受到组织本身的质子密度、T_1 值、T_2 值、运动状态、磁敏感性等因素影响,成像时采用的不同脉冲组合及其相关参数都是为了显示组织特性。这些不同的脉冲组合,就是脉冲序列。

第二节　MR 图像重建原理

　　MR 信号是宏观磁化矢量经激发后在线圈内感应出的信号,是自旋系统信号的总和,无空间位置信息,因此不能形成图像,必须对其进行空间编码及图像重建方可得到 MR 图像。MRI 的空间编码技术采用梯度磁场,以达到选层和像素编码的目的。采用梯度磁场来改变 MRI 系统成像空间各点的磁场强度获得成像所需空间分辨率的设想,是劳特伯(Lauterbur)于 1973 年提出的。梯度系统是 MRI 系统的重要组成部分。

　　如果按静磁场 $\boldsymbol{B}_0$ 的方向进行分类,MRI 系统的磁体可分为纵向磁场的磁体和横向磁场的磁体两大类,其中超导磁体几乎都采用纵向磁场。在纵向磁场的全身 MRI 系统中,磁体的 Z 轴一般定义为磁体的轴向,并规定其正向指向检查床一端。这样,Z 轴与被检者的体轴正好平行,Z 轴一经确定,X 轴、Y 轴及其正向就可以通过右手法则加以定义,即以右手握住 Z 轴,当右手的四个手指从正向 X 轴以 $\pi/2$ 角度转向正向 Y 轴时,大拇指的指向就是 Z 轴正向。将坐标原点移至磁体中心就得到 MRI 系统的坐标系统。

　　需要指出的是,指定坐标系只是为了讨论问题和梯度场控制的需要,与静磁场 $\boldsymbol{B}_0$ 无关。实际上,$\boldsymbol{B}_0$ 的方向不但是确定的,而且是可以测定的,因为它总是由磁体的 S 极指向 N 极。MRI 系统磁体的 S 极一般在靠近检查床的一端,而 N 极在远离检查床的一端,可见 $\boldsymbol{B}_0$ 的方向总是从(磁体)前指向(磁体)后的,前面所定义的 Z 轴正向恰恰与 $\boldsymbol{B}_0$ 反向。

一、梯度及梯度磁场

　　梯度(gradient)在数学意义上是指斜率,在物理学上梯度定义为:在一定方向上,强度随空间的变化率,所以梯度是一个矢量。在 MRI 技术上,梯度磁场(gradient magnetic field)是指在一定方向上磁场强度的变化情况,是在主磁场基础上外加的一种磁场,它使成像时感兴趣的人体组织受到的磁场强度出现微小的差别。根据拉莫尔定律,人体组织在不同的磁场强度下,其共振频率就会不同,这就达到了根据梯度磁场的变化进行空间定位的目的。

通常,线性梯度磁场在一定方向上场强与位置呈正比例变化。为了得到任意层面的空间信息,MRI 系统在 X,Y,Z 三个坐标方向均使用梯度磁场,它们分别被称为 G_x 梯度(矢状位)、G_y 梯度(冠状位)和 G_z 梯度(横轴位),G_x,G_y,G_z 分别由相互垂直的三个梯度线圈产生,其作用是使沿梯度方向的自旋处于不同的进动频率,从而完成梯度磁场对自旋质子的空间编码。扫描时,它们所产生的梯度磁场 ΔB 与主磁场 B_0 叠加后共同作用于相应的体素,因此,梯度磁场的作用就是动态地修改主磁场。

梯度磁场性能是评价磁共振成像仪性能的一个重要指标,影响着图像的空间分辨率和信噪比。同时梯度磁场的梯度爬升速度越快,越有利于不同射频频率的转换。

二、层面选择

在 MR 二维成像过程中,为了获取某一层面的信号,必须去除该层面以外的其他影响因素。采用层面选择梯度磁场和特定中心频率脉冲共同作用,使某一选定层面被激发而邻近组织不被激发,从而实现所谓选层。沿 Z 轴施加一个线性梯度磁场,沿梯度方向上不同位置的磁场强度不同,因而这些自旋质子在不同的频率上进动,但与 Z 轴垂直的每一个平面内的自旋质子具有相同的进动频率。当采用一个单色频率(仅含一个频率)脉冲激发时,仅有进动频率与射频频率相等的某一平面自旋质子能够被激发产生核磁共振,其余平面不能产生共振。通过这一方法,可以选定一个成像平面(横断面)。

由于单色射频仅含一个频率,所以不能产生层面厚度。将单色频率改用具有一定频带宽度的频率,其所激发的层面厚度随之增加。改变射频的中心频率,则激发层面位置随之改变。同样的方法,可以实现在 X 轴及 Y 轴方向的层面选择(冠状面和矢状面)。因此,层面的选择可使用选层梯度磁场及一定中心频率的射频脉冲,通过改变射频脉冲的中心频率以实现不同层面的选择,改变射频带宽以控制层面的厚度。通常有两种方法可以改变层面厚度,第一种方法是采用更窄的带宽,更窄频率的带宽将激励更窄的磁场强度范围内的质子(图 17-12);第二种方法是增大磁场梯度的斜率,也就是增大梯度磁场的强度。在梯度磁场一定时,层面与射频带宽成正比;在射频带宽一定时,选层方向磁场梯度与层厚成反比(图 17-13)。

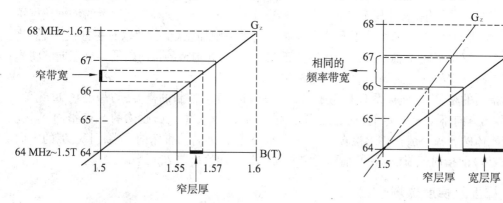

图 17-12　为降低层厚可使用更窄的带宽或更陡的梯度

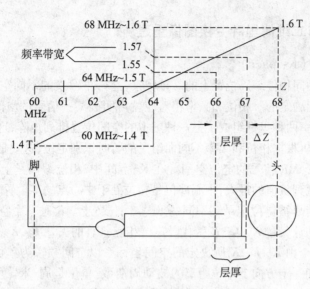

图 17-13　层厚和位置、频率和场强之间的关系

三、空间编码及图像重建

完成层面选择后,下一步是将选定的层面变成一幅二维图像。将所选择的层面在相互垂直的两个方向上(X、Y轴)分别将其分割为相同间距的若干行及相同间距的若干列,形成具有相同体积的若干小立方体,每个小立方体称为一个体素。

MR图像由众多不同灰度值的正方形像单元组成,每个像单元称为一个像素。构成整幅图像的像素的行数与列数的积称为图像的显示矩阵。产生图像的 K-空间原始数据的行数与列数的积称为采集矩阵。MR图像重建采用傅里叶变换图像重建方法,包括一维、二维和三维傅里叶变换图像重建法。所谓傅里叶变换就是将信号的时间-强度函数关系变换为频率-强度的函数关系。

一维傅里叶变换图像重建法类似于 CT 投影图像重建法。它先在 X 轴上对选定层面施加频率编码梯度磁场 G_x,使得从左到右的每列体素的自旋质子在不同的频率(F_1,F_2,F_3)上进动,而 Y 轴上每行体素的自旋质子进动频率相同。此时施加一定的宽带激发脉冲,被激发层面产生的 MR 信号经一维傅里叶变换便可得到每种频率的信号强度,即每列体素的信号强度的投影值。将频率编码梯度旋转一个角度,进行第二次编码并获得投影值,如此反复进行便可获得足够的投影值,通过数学运算获得每个体素的信号强度,重建成一幅二维 MR 图像。

在一维傅里叶变换图像重建过程中,仅使用了频率编码梯度磁场。实际上,还可以使用与之垂直的另一方向编码梯度,即所谓相位编码梯度磁场 G_y,相位编码梯度磁场使得该梯度磁场方向的自旋质子在不同的相位上进动,可对一个选定层面的体素进行相位编码和频率编码。这样,每个体素在产生 MR 信号时便具有二维空间信息(F,θ),相位编码梯度多次重复即获得每一体素的空间位置和信号强度,经重建形成二维 MR 图像(表 17-3)。

表 17-3　正交平面成像中 X,Y,Z 轴方向梯度的空间编码

	确定层面	频率编码	相位编码
横轴位(体)	G_z	G_x(或 G_y)	G_y(或 G_x)
横轴位(头)	G_z	G_y	G_x
矢状位	G_x	G_z	G_y
冠状位	G_y	G_z	G_x

四、K-空间与二维傅里叶变换图像重建

（一）K-空间（K-space）

一次射频激发相同相位编码位置上的一排像素，这一排像素的不同空间位置是由频率编码梯度场的定位作用确定的。相位和频率相对应就可明确某一信号的空间位置。所以，在计算机中，按相位和频率两种坐标组成了另一种虚拟的空间位置排列矩阵，这个位置不是实际的空间位置，只是计算机根据相位和频率不同而给予的暂时识别定位，这就是"K-空间"。

K-空间实际上是 MR 信号的定位空间。在 K-空间中，相位编码是上下、左右对称的，从正值的最大逐渐变化到负值的最大，中心部位是相位处于中心点的零位置，而不同层面中的多次激发产生的 MR 信号被错位记录到不同的 K-空间位置上。K 是一个空间矢量，所以，通常又以三个相互垂直的分矢量 K_x，K_y，K_z 替代。三个相互垂直的矢量 K_x，K_y，K_z 正好对应于一个三维空间坐标系，这个由 K_x，K_y，K_z 所决定的空间坐标系以空间频率为单位，空间频率是指周期性波动函数在空间一定方向上单位距离的波动周期数，单位是周/米。可见 K-空间内每一个点对应一个具有三维空间频率的波信号。如果空间频率 K 仅有二维空间频率，其对应的 K-空间为一个二维 K-空间。二维 K-空间内每一个点对应一个具有二维空间频率的波信号。反之，任何一个具有三维或二维空间频率的波信号都可以在 K-空间内找到一个对应的"存放位置"。所以，在 MRI 中 K-空间又称为原始数据空间。

在 K-空间采集中，频率和相位编码的位置一一对应，虽然图像信号采集的矩阵为 128×256 或者 256×256，但 K-空间在计算机中为一个规整的正方形矩阵。如前所述，K-空间中心位置的数据点所代表的电磁波信号的空间频率低、幅度大、信号强；而 K-空间边缘部位的数据点所代表的电磁波信号的空间频率高、幅度小、信号弱。所以，在非常强调成像时间的脑弥散成像、灌注成像及心脏 MR 成像时，为了节约时间，可以将周边区域的 K-空间全部作零处理，这样可节约一半的时间，但可能会导致小于 10% 的图像信噪比损失。这种特殊的成像方法就叫 K-空间零填充技术。

K-空间分段采集技术一般应用于心脏快速 MR 成像。在快速梯度成像时，一个序列常可在 1 s 左右完成。但是，对心脏来说仍然太慢，因为一个心动周期不足 1 s，这就难免产生运动伪影。这时，可采用 K-空间分段采集的方法，将 K-空间分成 8 或 16 段，采用心电图门控触发的方法，使一段 K-空间的信号采集固定于心动周期的某一个时段内，达到心脏相对静止的效果。一个序列被分解在 8 或 16 次心跳中完成，总时间也在一次屏气时间允许之内，从而解决了心脏跳动的伪影问题。

（二）傅里叶变换

利用 K-空间进行图像重建的方法，在日常生活中随处可见，如照相机透镜的中心平面即是一个二维 K-空间，它将人体反射的光"过滤"，使其按照不同的空间频率排列在 K-空间内。中心部位是低频光，边缘部位是高频光。K-空间中的每一列光波在透镜后方的胶片上再相互叠加，产生影像。

MRI 二维傅里叶变换图像重建就是借鉴这种方法。首先，使每一个 MR 信号变成一个具有二维空间频率的电磁波信号，并置于 K-空间的相应位置；再将 K-空间内每个原始数据所代表的电磁波相互叠加产生 MR 图像，这就是傅里叶逆变换。通过对 MR 图像重建过程的解析，可以看出 K-空间的每一个数据代表 MR 图像的一种"成分"，MR 的每个像素信号，由 K-空间内所有数据点对应的信号叠加产生，但像素和 K-空间数据点不是一一对应关系。

所谓二维傅里叶变换就是将一个随时间周期波动的信号变换成一个具有二维空间频率的信号。通过二维傅里叶变换能将随时间周期波动的信号置于 K-空间的相应位置,构成原始数据空间。在 MR 成像中 K-空间的原始数据都是正弦波信号,正弦函数是奇函数,其函数值具有原点对称性。因此,一个二维 K-空间的第一、三象限数据完全相同,第二、四象限数据也完全相同。理论上讲,一半 K-空间数据即可表征完整的 K-空间数据特征。

二维傅里叶变换法是 MRI 特有且最常用的图像重建方法。K-空间排列的原始数据整合了相位、频率和强度的信息,傅里叶转换技术可以将以上的 K-空间信息逐行、逐点地解析并填补到真正的空间位置上去,形成很多幅反映信号强弱的 MR 图像。二维傅里叶变换可分为频率和相位两个部分,通过沿两个垂直方向的频率和相位编码,可得出该层面每个体素的信息。不同频率和相位结合的每个体素在矩阵中有其独特的位置。计算每个体素的灰阶值就形成一幅 MR 图像。

三维傅里叶变换图像重建与二维傅里叶变换方法基本一致,只是层面选择方向改为相位编码梯度,射频激发范围由二维的平面扩展为一个容积,每个信号都具有三维空间频率(K_x,K_y,K_z),被置于相应三维 K-空间内,图像重建与二维相同。由于三维傅里叶变换采用二维相位编码机制,所以,其成像时间长,但信噪比相应较高,可以达到较高的空间分辨率。在高分辨率成像及磁共振血管造影中较常用。

五、MR 图像与信号的关系

通常 MR 图像像素的亮度对应于相应体素产生 MR 信号的磁化矢量的幅度。这个磁化矢量的幅度,通常使用一对相位差为 90° 的线圈(又称正交检测线圈)来检测。S_1,S_2 为一对正交线圈,S_1 平面垂直于 Y 轴,S_2 平面垂直于 X 轴,横向磁化 M_{xy} 在 XY 平面内旋转时的任一时刻,虽然不能看到 M_{xy} 的大小及具体位置,但根据 M_{xy} 在 X 轴和 Y 轴的分矢量 M_x 和 M_y 在正交线圈 S_1 和 S_2 内所产生的感应电流的大小可推算出 M_{xy} 的大小及位置。如 S_1 内电流为 I_x,S_2 内的电流为 I_y,则 M_{xy} 所产生的总电流为 $I = 1/2(I_x^2 + I_y^2)$,M_{xy} 与 X 轴的夹角为 $\theta = \arctan(I_y/I_x)$。$M_x$,$M_y$ 与 M_{xy} 三者的关系类似于数学上一个复数的实部、虚部与模的关系。由模信号产生的图像称模图像(modelus image)或幅度图像(magnitude image);由实部信号产生的图像称实图像(real image);由虚部信号产生的图像称虚图像(imaging image)。

M_{xy} 是一个矢量,所以其方向(相位)也是其特征参数,即相位的变化实际上也是矢量大小变化的量度。以矢量的相位为 MR 信号所产生的 MR 图像称相位图像(phase map)。对于静态组织而言,产生 MR 信号时相位一致。而对于流动的流体其相位变化量与流速成正比,因此相位信号常用于测量流体的流速及流量。

第十八章 MRI 设备的结构

MRI 系统由主磁体系统、梯度磁场系统、射频系统、计算机和图像处理系统及其附属结构组成(图 18-1)。MRI 系统的种类很多,如从成像的范围来看,可分为实验用 MRI 系统、全身 MRI 系统和局部(头、乳腺、关节等)MRI 系统 3 种。根据主磁场的产生方法来分类,有永磁型、常导(阻抗)型、超导型和混合型 4 种。MRI 系统还可根据其用途分为介入型和通用型。无论哪一种 MRI 系统,均是信号的产生、探测、编码和图像的数据采集、图像重建和显示的有机组合。此外,还有许多附属设备与之配套,如磁屏蔽体、射频屏蔽体、冷水机组、不间断电源、空调、超导磁体的低温保障设施以及激光打印机等,各系统间相互连接,由计算机控制、协调。

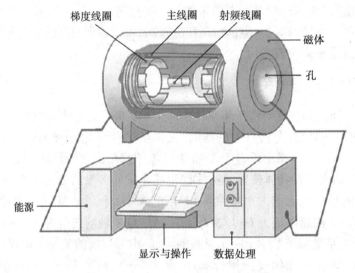

梯度线圈　主线圈　射频线圈　磁体　孔　能源　显示与操作　数据处理

图 18-1　MRI 设备的基本结构示意图

第一节　磁体系统

主磁体系统是 MRI 系统中的核心设备之一,其功能是提供主磁场。磁体系统的主磁场产生静态磁场,使人体内的氢质子磁化,产生静态磁化矢量。磁体的性能指标包括磁场强度、均匀度、稳定性及孔径大小等,这些性能指标直接关系到系统的信噪比,在一定程度上决定着图像的质量。

一、磁体系统的性能

(一) 磁场强度

MRI 系统的主磁场 B_0 又叫静磁场(static magnetic field)。在一定范围内,信噪比与磁场强度近似成线性关系,增加静磁场强度则氢质子所产生的磁矩越大,信号越强,图像的信噪比也就越高。但加大场强会导致磁体造价的提高;化学位移伪影的增加;运动伪影的产生及局部温度的上升等。

通常将磁场强度不大于 0.3 T(特斯拉,tesla,为磁场强度单位,1 特斯拉 = 10 000 高斯)的磁场称为低场强,0.3 ~ 1.0 T 的称为中场强,大于 1.0 T 的称为高场强。磁场强度的选择应综合考虑图像的信噪比、生物效应和人体的安全性。目前,1.5 T 的超导 MRI 系统临床使用相当普遍,3.0 T 的超导 MRI 也已进入临床使用。国外已开发出 7.0 T 和 9.0 T 的超高场强系统,由于高静磁场对人体的生物效应尚不确定以及有关法律对其应用还有限制等原因,高场强系统至今尚未完全进入临床应用。

(二) 磁场均匀度

磁场均匀度(homogeneity)是 MRI 系统的重要指标之一,一般由磁体本身的设计和外部环境决定,磁体的成像区域越大,所能达到的磁场均匀度越低。均匀度指在特定容积(取一球形空间)限度内磁场的同一性程度,即穿过单位面积的磁感应线是否相同。MRI 的磁体在其工作孔径内产生匀强磁场,即主磁场 B_0,其均匀度决定图像的空间分辨率和信噪比。为了对扫描患者进行空间定位,在 B_0 之上还需施加梯度磁场 ΔB。单个体素上的 ΔB 必须大于其磁场偏差,否则将会扭曲定位信号,降低成像质量。磁场的偏差越大,表示均匀性越差,图像质量也会越差。

在 MRI 系统中,均匀性是以主磁场的 10^{-6} 作为一个偏差单位来定量表示的,偏差单位为 ppm(part per million),是表示磁场均匀度的单位。磁场均匀度可以用最大场强与最小场强之差除以平均场强再乘以 10^6 来计算,通常,磁场均匀度大于 100 ppm 将会使图像模糊、失真。例如,对于 1.5 T 的磁体,一个偏差单位为 1.5×10^{-6},即在 1.5 T 的系统中,1 ppm 为 1.5×10^{-6} T(0.001 5 mT)。显然,在不同场强的 MRI 系统中,每个偏差单位所代表的磁场强度是不同的。均匀性与所测量空间的大小有关。一般来说,整个孔径范围为 50 ppm;与磁体中心同心的、直径为 40 cm 和 50 cm 的球体内分别是 5 ppm 和 10 ppm;被测标本区 1 cm³ 的空间应小于 0.01 ppm。在测量空间一定的情况下,磁场均匀性还可用绝对值法表示,即给出磁场强度的 ppm 值在给定空间的变化范围,如上述直径为 40 cm 测量球上的 5 ppm,用绝对值法表示就是 ±2.5 ppm。无论采用何种表示方法,在所取测量球大小相同的前提下,ppm 值越小表明磁场均匀性越好。

(三) 磁场稳定性

磁场稳定性是衡量磁场强度随着时间而漂移程度的指标,在成像序列周期内磁场强度的漂移对重复测量的回波信号的相位产生影响,引起图像失真、信噪比下降。磁场的稳定性除了与磁体的类型和设计的质量密切相关外,还受附近铁磁性物质、环境温度或匀场电源漂移等因素的影响,这些影响因素会导致磁场的均匀度或场值也发生变化,这就是常说的磁场漂移。磁场稳定性下降,意味着单位时间内磁场的变化率增高,在一定程度上也会影响图像质量。

磁场稳定性可以分为时间稳定性和热稳定性两种。时间稳定性指的是磁场随时间而变化的程度,如果在一次实验或一次检测时间内磁场值发生了一定量的漂移,它就会影响图像质量。磁场的漂移通常以一小时或数小时作为限度。一般说来,磁场的短期(1 ~ 2 h)漂移不能大于 5 ppm,而长期(以 8 h 为周期)漂移量须小于 10 ppm。磁体电源或匀场电源波动时,会使磁场的时间稳定性变差。

稳定性还可随温度变化而漂移,其漂移的程度是用热稳定性来表示的。永磁体和常导磁体的热稳定性比较差,因而对环境温度的要求很高。超导磁体的时间稳定性和热稳定性一般都能满足要求。

（四）磁场孔径

磁体的孔径大小限制着被检者的体型大小,延伸到磁体外部的磁场范围亦与孔径大小及磁场强度有关。在磁场的延伸范围内,电子仪器对磁场均匀度及其本身的磁场产生破坏作用,为限制磁场向外部延伸及外部磁场的影响,一般采取各种屏蔽措施。

另外,还有有效孔径之说,它是指梯度线圈、匀场线圈、射频体线圈和内护板等部件均安装完毕后柱形空间的有效内径。对于全身 MRI 系统,磁体的有效孔径以能容纳人体为宜。其内径一般必须大于 65 cm,孔径过小容易使被检者产生压抑感。然而,增加磁体的孔径在一定程度上比提高场强更难。近年来临床应用开放式(OPEN 型)磁体系统,其优点是患者位于半敞开的检查床上,在进行 MRI 检查时不易产生恐惧心理,并且能开展 MRI 介入检查及治疗等。

二、主磁体的分类

根据磁体类型 MRI 系统可分为:永磁型、常导型、超导型和混合型。

（一）永磁型

永磁型磁体(permanent magnet)是最早应用于 MR 全身成像的磁体。构造这种磁体的永磁材料主要有铝镍钴、铁氧体和稀土钴 3 种类型。由于永磁体不可能做成足够大的块,故一般由多块永磁材料堆积(拼接)而成,其重量大。磁体块的排布既要构成一定的成像空间,又要达到磁场均匀度尽可能高的要求。另外,磁体的两个极片须用磁性材料连接起来,以提供磁力线的返回通路,从而减少磁体周围的杂散磁场,其磁力线方向与人体长轴垂直。磁力线垂直于孔洞,有助于提高信噪比。

目前永磁体最大的场强仅能达到 0.4 T。由于磁体的拼接、磁极的精度及磁极本身的边缘效应(磁极轴线与边缘磁场的不均匀性)的影响,所以永磁型磁体除了场强低外,其磁场均匀性也差。另外,永磁型磁体对温度变化非常敏感,它的磁场稳定性是所有磁体中最差的,磁体和机房的温度变化应控制在 ±1 ℃之内。磁场不能关闭,一旦有金属吸附其上就会影响磁场均匀度。

永磁型磁体的优点是结构简单、造价低、不消耗能量、不耗冷冻剂、维护费用低。另外,它的磁场发散少,对周围环境影响也就小。目前一些高度磁化、重量轻、均匀性好以及温度系数较低的新合金磁性材料的问世,使永磁型磁体至今尚有生命力。

（二）常导型

载流导线周围存在磁场,其场强与导体中的电流强度、导线的形状和磁介质的性质有关,常导型磁体(conventional magnet)就是利用线圈中的电流来产生磁场,其磁力线与被检体长轴平行,由于其线圈所用导线有一定的电阻率,又称为阻抗型磁体(resistive magnet)。此型磁体大致可分为:空心磁体、铁心磁体和电磁永磁混合型磁体。常导型磁体制造安装容易、造价低廉;磁体重量轻,仅 5 000 kg 左右;切断电源即可关闭磁场。

简单的圆形线圈产生的磁场是非均匀性的,为了提高磁场均匀度,可增加线圈,使两个线圈平行于同一轴线上,调整两线圈之间的距离,可改善磁场的均匀度,为了产生较高的场强和足够的中空直径,往往数个线圈并用,常用的是四线圈常导型磁体。常导型磁体的线圈由具有高导电性的金属导线或薄片(如铜或铝)绕制而成。

常导型磁体可用加大线圈电流的方法来提高场强,但因冷却系统不能承受过高的场强,所以一般不超过 0.5 T。导体的功耗与流经它的电流的平方成正比,线圈电流每增加一倍,其功耗将增加至 4 倍。通常产生 0.2 T 左右的横向磁场,一个 4 线圈常导磁体消耗的功率将高达

80 kW。发出的热量须用无离子冷水系统带至磁体外散发,对室温的干扰较大,从而影响磁场的均匀性。另外,线圈电源的波动将直接影响磁场的稳定,因此,常导型磁体不仅需要专门电源供电,还需要一套冷水系统来冷却(也有风冷),运行费用大大增高。新研制的铁芯(混合)阻抗磁体具有永久磁体和阻抗磁体的特征,综合了它们的优点。

（三）超导型

目前,所有强磁场 MRI 扫描系统均采用超导磁体(super conducting magnet)。超导磁体是利用超导材料在低温下的零电阻特性,在很小的截面上可以通过强大的电流,产生强磁场。超导磁体的电磁线圈在绝对温标 4.2 K 的液氦中获得超低温环境,达到绝对零度(–273 ℃)。线圈在 8 K 温度下电阻等于零,液氦的沸点为 77 K。超导磁体配有一个励磁电源,励磁电流从励磁电源发出,通过超导磁体线圈循环流动,当电流上升到使磁场建立起预定的场强时,超导磁体开关闭合,励磁电源断开,电流在闭合的超导线圈内几乎无衰减地循环流动,产生稳定、均匀高场强的磁场。

超导线圈的材料一般采用铌(Nb)-钛(Ti)二元合金的多芯复合超导线,其结构为数十根乃至数万根规则排列的超导细丝镶嵌于铜的基体中(图 18-2)。在液氦温度下,铌-钛细丝处于超导态而呈现零电阻特性,但分布于其周围的铜基相当于绝缘体保持一定的电阻,一旦发生失超,电流就会从铜基流过,以释放磁体贮存的巨大电能,防止过热而使超导体烧毁。另外,铜基作为机械支持物,可提高线圈的机械强度。

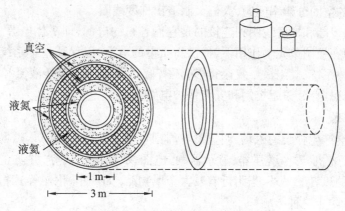

真空
液氮
液氦

|← 1 m →|
|← 3 m →|

图 18-2　超导型磁体结构示意图

在磁介质一定的情况下,其场强与线圈的匝数和流经线圈的电流强度有关。因此,改变超导线圈的匝数或电流均可使场强得以改变,而增加超导线圈的电流并不额外消耗功率。在螺线管的两个端点处,场强将减小为其最大值即线圈中心场值的一半。因此,可在两端增加匝数,使螺线管内的场强处处相等,这在工程上称为场强校正。

超导磁体的场强可以超过上述任意一种磁体。除此之外,它的高稳定性也是其他磁体无可比拟的。正因为这样,只有用超导磁体的系统才有可能获得高精度的图像。例如,对于一个 0.35 T 的超导磁体来说,0.3 ppm/h 的磁场漂移只相当于约 0.1 μT/h 的磁场变化。如果该系统的梯度场为 10 mT/m(相当于 10 μT/mm 的分辨率),则半小时的漂移量还不足一个像素的 1/200,而其他磁体的磁场漂移往往达到每小时数个 ppm。

超导磁体的优点主要是:① 场强高,最高可达 8 T,临床常用的一般为 0.15 ~ 3.0 T;② 稳定而均匀,几乎不受环境温度波动的影响;③ 不消耗电能以及容易达到系统所要求的有效孔径;④ 成像质量高,能进行磁共振波谱分析和功能性磁共振成像等项目。

其缺点是超导线圈必须浸泡在密封的液氦杜瓦容器中工作，这增加了磁体制造的复杂性并且需要定期补给液氦。如当线圈温度超过 8 K 等特殊情况下可能发生失超的危险，即超导体变为导体，温度急剧升高，液氦大量挥发，磁场强度迅速下降。不过，现代磁体的设计使运行中失超的可能性极小。

（四）混合型

混合型磁体（hybrid magnet）是利用上述两种或两种以上的磁体技术构造出的磁体，常见的是永磁型和常导型两种磁体的组合。在永磁型磁体的两个磁极上绕以铜质线圈，绕线方向应使其产生的磁场与固有的永磁场方向一致。当线圈中通过激励电流时，它所产生的感应磁场便会与原磁场融合，使磁场强度大大增强。极片的两端仍以铁磁材料相连，以提供磁力线的返回通路，减少杂散磁场。

混合型磁体的优点是场强较高（产生的横向磁场可达 0.6 T），并部分克服了永磁体不稳定、笨重和常导磁体功耗大的缺点，是一种比较理想的结构。不足之处是其构造较复杂，且常导部分要用液氮作为制冷剂，需安装低温容器，增加了造价。

三、磁体系统的组成

无论何种磁体，其功能都是为 MRI 系统提供满足要求的磁场。为了提高磁场的均匀性，人们发明了匀场线圈；为了保证超导线圈的低温环境，人们设计出了高真空超低温杜瓦容器；为了解决被检者的空间分辨率问题，人们又制造出梯度线圈。

与磁体、匀场线圈和梯度线圈相连接的是它们各自的电源，即磁体电源、匀场电源及梯度电源，这 3 种电源在控制单元的作用下，提供高质量的电流，以保证整个系统磁场的均匀和稳定。对于超导磁体系统，其组成要复杂得多，还需低温容器、制冷剂（液氮和液氦）液面计、超导开关、励磁和退磁电路、失超控制和安全保护电路等。

（一）磁屏蔽

MRI 扫描仪会产生强大的磁场，明显影响周围环境。磁屏蔽可防止磁场影响附近的电子设备，如 CT 机、X 光机、影像增强器、显示器、心电图仪、脑电图仪等，并防止影响到扫描室外携带心脏起搏器的患者。另外，当附近有较大金属物品（如汽车、钢瓶等）时，会影响磁场的均匀性，磁屏蔽则可防止这种影响。

通常磁屏蔽采用足够厚度的铁，铁能像海绵一样吸收磁力线，目前磁体均采用自屏蔽方式，简化了机房的磁屏蔽要求，磁场屏蔽的标准一般为 5 Gs，即在 0.5 mT 距离。

（二）匀场线圈

任何磁体都不会产生绝对均匀的磁场，故需使用一组均匀线圈，以补偿因不可控制的环境因素及其他不可避免的因素所引起的主磁场的非均匀性和缺陷，使磁场更均匀。磁场的不均匀性会降低 MRI 系统的性能。

匀场线圈位于磁体中心，梯度线圈外，多由铌钛（NbTi）合金制成，其位置如图 18-3 所示。机器安装励磁结束后，获得的磁场叫基础磁场，也就是未经任何匀场处理的磁场，此时磁场的匀场度较

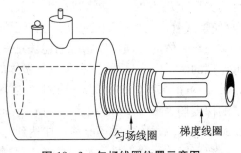

匀场线圈　　梯度线圈

图 18 -3　匀场线圈位置示意图

差,为进一步补偿磁场的非均匀性,需要进行匀场(shimming)。匀场分无源和有源两种,也有的称之为修正线圈。

　　无源匀场(passive shimming)是指在安装阶段在磁体孔洞内壁贴补专用的小铁片,由工程师一次性安装、调试完成。有源匀场(active shimming)又称为主动匀场,可在 MR 装置运动中由主控系统调试完成,也有的称之为补偿线圈。补偿线圈的工作原理是:补偿线圈通电后在磁体局部产生磁场,这个局部磁场将影响原磁场的分布,从而部分修正原静磁场的非均匀度。修正线圈可以是常导式的,也可以是

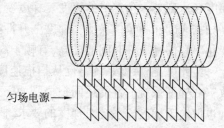

匀场电源→

图 18-4　匀场线圈电源供应示意图

超导式的。修正线圈的形状通常都很复杂,在常导式修正线圈中,还需有专门的供电电源以维持正常工作,如图 18-4 所示。在设备实际运行后,修正线圈应按设计要求进行调整。这是一项十分精细和复杂的工作,通常是在计算机的控制下进行的。实际使用 MR 系统时,要按设备要求的环境条件工作,否则将会影响 MR 系统的使用和 MR 图像的质量。

第二节　梯度系统

　　梯度系统(gradient system 或 gradients)是指与梯度磁场有关的电路单元及梯度线圈。它的功能是为系统提供线性度满足要求和可快速开关的梯度场。梯度磁场位于成像区域内,根据成像序列的需要在主磁场上附加一个线性的梯度磁场,使受检体的不同位置的体素具有不同的进动频率,实现成像体素的选择层面和空间编码的功能。此外,在梯度回波和其他一些快速成像序列中,梯度场的翻转还起着射频激发后自旋系统的相位重聚作用。

一、梯度磁场的性能

　　梯度磁场简称为梯度场。它的性能指标主要有:有效容积、线性、梯度场强、梯度场变化率、梯度场启动时间(上升时间)等。

(一) 有效容积

　　梯度场的有效容积又叫均匀容积。梯度线圈通常采用所谓的鞍形线圈。有效容积就是指鞍形线圈所包容的、其梯度场能够满足一定线性要求的空间区域。这一区域一般位于磁体中心,并与主磁场的有效容积同心。对于鞍形线圈,其有效容积只能达到总容积的 60% 左右。梯度线圈的均匀容积越大,对成像区的限制就越小。

(二) 线性

　　梯度场的线性是衡量梯度场平稳性的指标。线性越好,表明梯度场越精确,图像的质量就越好。一般来说,梯度场的非线性不能超过 2%。

(三) 梯度场强

　　梯度场强是指梯度场能够达到的最大值。与主磁场相比梯度磁场是相当微弱的。梯度场越强,磁场的梯度就越大,梯度场越强,就可以采用越薄的扫描层面,从而可提高图像的空间分辨率。强度由梯度电流决定,而梯度电流又受梯度放大器的功率限制。因此,提高梯度场的场强是比较困难的。

（四）梯度场变化率和梯度场启动时间

梯度场变化率和梯度场上升时间是梯度系统两个最重要的指标。它们从不同角度反映了梯度场达到某一预定值的速度。梯度变化快，开启时间就短，梯度上升的时间就越短，从而提高扫描速度和图像信噪比。梯度上升性能的提高，可以开发出更快速的成像序列。梯度场的变化率和梯度上升时间的提高，有赖于高性能的梯度线圈和梯度功率放大器。

由此可见，梯度系统不仅从扫描速度上，也从空间分辨率上限制着整个 MRI 系统性能的改善。梯度系统的性能还同扫描脉冲序列中梯度脉冲波形的设计有关，即一些复杂序列的实现也取决于梯度。系统对梯度的要求，概括起来就是梯度场强、上升速度快和易于控制。

切换率是指单位时间及单位长度内的梯度磁场强度的变化量，常用每秒每米长度内磁场强度变化的毫特斯拉量（mT/ms）来表示，切换率越高表明梯度磁场变化越快，也就是梯度线圈通电后梯度磁场达到预设值所需时间（爬升时间）越短。梯度场的切换率等于梯度场预定强度除以爬升时间。

二、梯度系统组成

梯度系统由梯度线圈、梯度控制器、数模转换器、梯度放大器和梯度冷却系统等组成。

（一）梯度线圈

MRI 系统需要 X,Y,Z 轴相互正交三维空间线性变化的梯度磁场作为图像重建的定位依据。这 3 个梯度场分别由 3 个梯度直流线圈来产生，每一组线圈要求有一个单独的电源发生器供电，每组梯度线圈由两个电流方向相反的同轴线圈组成，以产生其轴线方向上的最大线性梯度磁场，G_x,G_y,G_z 线圈被封装在用纤维玻璃制成的圆筒内，安装于磁体腔内。

产生 Z 向梯度场的线圈 G_z 可以有多种形式，最简单的是马克斯威尔对。这是一对半径为 a 的环形线圈，当两线圈的间距等于 $\sqrt{3}a$ 时，可以得到最佳线性的梯度磁场。另外，如果在两线圈中分别通以反向电流，便可使中间平面的磁场强度为零。

X 向和 Y 向梯度线圈 G_x 和 G_y 的原理稍复杂些。为了得到与 G_z 正交的磁场，人们根据电磁学中著名的毕奥—萨伐尔（Biot Savart）定律，研究了无限长导体周围的磁场，发现 4 根适当放置的导线通以电流便可产生所需梯度，即产生的磁场在几何形状确定的前提下只与线圈的电流有关。这就是人们所熟知的鞍形梯度线圈，现已被广泛采用。两对鞍形线圈绕制成圆弧形而不是平行的直线，鞍形线圈不会产生 Z 方向上的磁场而影响梯度场。

总之，梯度线圈在主磁体和匀场补偿线圈内，它由 3 组线圈组成，梯度场的方向按 3 个基本轴线 X,Y,Z 轴方向设计，这 3 个方向的任何一个梯度场均可提供层面选择梯度、相位编码梯度、频率编码梯度 3 项作用之一，而这 3 个方向的梯度场的联合使用可获得任意斜面的图像。梯度线圈的主要性能指标包括梯度场强和切换率。

（二）梯度控制器和数模转换器

梯度磁场是脉冲电流通过梯度线圈产生的，MRI 系统不仅要求梯度磁场能够快速开启与关闭，也要求其大小和方向均能迅速改变。从硬件上讲就是要求它有好的脉冲特性。梯度控制器（gradient control unit，GCU）的任务是按系统主控单元的指令，发出数模转换器所需要的标准输入信号。在梯度系统中，对梯度放大器的各种精确控制正是由梯度控制器和数模转换器共同完成的。

（三）梯度放大器

梯度放大器提供给梯度线圈电流。由于梯度线圈形状特殊、匝数少，需通过数百安培的电流才能达到要求的空间梯度场强，所以梯度放大器必须具有功率大、开关时间短、输出电流精确和系统可靠等特点。但受线路分布参数、器件以及线圈感性负载的影响，上述要求实现起来比较困难。梯度放大器的输入信号来自数模转换器的标准模拟电压信号，如果该信号的最大值为5 V，梯度电流的最大值为200 A，则当数模转换器输出0.5 V时，梯度放大器应输出的电流值为20 A。为了精确调节梯度电流的量值，系统在梯度电流输出级与梯度放大器间加入了反馈环节。

扫描过程中需不断地变化梯度场的强度和方向。因此，梯度放大器除了要有好的功率特性外，还要有非常好的开关特性，才能满足梯度场快速变化（其频率高出100 Hz）的需要。梯度场快速变化所产生的力使梯度线圈发生机械振动，在扫描过程中发出很清晰的声音。

（四）梯度冷却系统

梯度系统是大功率系统，每一组梯度线圈由各自的电源发生器单独供电，梯度放大器将功率放大后的脉冲电流输出给梯度线圈，为了得到理想的磁场梯度，梯度线圈的电流强度往往超出100 A。而大电流通过线圈时产生大量的热，梯度线圈就有可能被烧毁，因此必须采取有效的冷却措施。常用的冷却方式有水冷和风冷两种。

（五）梯度电源

每组梯度线圈都有它们各自的驱动电源，在计算机控制下随时开关，精确调节供应给线圈的电源，以便获得精确的梯度磁场。

三、梯度磁场的作用

（一）涡流的影响

变化的磁场在其周围的金属体内会产生感应电流，这种电流在金属体内自行闭合形成圆形电流，所以称为涡电流（eddy current），简称涡流。涡流的强度与磁场的变化率成正比。

梯度线圈被各种金属导体材料包围，因而在梯度场快速开关的同时，产生涡流是必然的。随着梯度电流的增加涡流会猛然增大；梯度电流减小时它又会反向变化。当梯度场保持在相当于脉冲顶部时，涡流按指数规律迅速衰减。

涡流自身会产生变化的磁场，该磁场方向与梯度线圈产生的磁场相反，使梯度场波形畸变，图像质量下降。涡流所消耗的能量最后又变为热量，涡流损耗，并增加液氦的消耗。

克服涡流造成的负面影响，最常用的办法是有源屏蔽，即在主梯度线圈与磁体之间增加一个用于屏蔽梯度磁场对磁体影响的辅助梯度线圈。它产生的梯度磁场与主梯度线圈相反，使合成梯度为零，从而避免涡流的形成。另外无源屏蔽使用高电阻材料来制造磁体结构，也可以阻断涡流通路，从而使涡流减小。

（二）梯度磁场的功能

梯度磁场系统是磁共振成像系统核心之一，它利用梯度场线圈产生相对主磁场来说较微弱的、在空间上变化的磁场，这个随空间位置变化的磁场叠加在主磁场上。梯度磁场的主要功能是对MRI信号进行空间编码，以确定成像层面的位置和成像层面厚度；产生MR信号（梯度回波）；施加扩散加权梯度场；进行流动补偿；进行流动液体的流速相位编码。

<h1 style="text-align:center">第三节　射频系统</h1>

射频系统(RF system)主要由发射和接收两部分组成,包括发射器、功率放大器、发射线圈、接收线圈和低噪声信号放大器等,是 MRI 系统中实施射频激励并接收和处理射频信号的功能单元。射频系统不仅要根据扫描序列的要求发射各种翻转角的射频脉冲,使磁化的质子吸收能量产生共振,而且要接收质子在弛豫过程中释放的能量,而产生 MR 信号。共振信号的数量级只有微伏(μV),因而对射频接收系统的灵敏度和放大倍数要求都非常高。

一、射频脉冲(radio frequency pulse)

为了使位于静磁场 B_0 中患者体内的氢质子发生磁共振,必须在 B_0 的垂直方向加入射频场 B_1,在 MRI 系统中 B_1 是在射频控制系统的作用下由射频线圈以射频脉冲的形式发出的。

MRI 系统中的射频激发可分为选择性激发和非选择性激发两种。选择性激发在 2D FT 成像中用于确定扫描层面,而在 3D FT 成像中用非选择性方法激励整个成像容积。射频激发的类型是根据时域脉冲的频谱来确定的,强而窄的脉冲,其谱带较宽,常用于非选择性激励;弱而宽的脉冲,其谱带较窄,常用于选择性激励。

常用方波脉冲的激励范围由波宽(脉冲持续时间 τ)决定,脉冲覆盖的频率与脉宽成反比,即脉冲越宽覆盖的频率范围越窄,脉冲的选择性就越好;脉冲越窄,覆盖的频率范围越宽,脉冲的选择性就越差。MRI 系统中,质子群的静磁化强度矢量 M_0,受 B_0、射频场及弛豫的影响。在讨论这三者对 M_0 的作用时,一般都假设它们的作用是独立发生的。实施射频激励后,M 受 B_1 场的作用而偏离平衡位置的角度。

由此可见,通过调节射频场强度 B_1 和脉冲宽度(脉冲持续时间 τ)两个量,可使 M 翻转至任意角度。通常情况下,脉宽决定着射频脉冲的选择性,MRI 中只用 B_1 来控制翻转角的大小。习惯上,把使 M_0 偏离稳定位置(B_0方向)90°和180°的射频脉冲分别称之为 90°和 180°脉冲,使其转动 α 角的脉冲就是 α 脉冲。90°和 180°脉冲是 MRI 最常使用的脉冲。要使 M_0 翻转180°,所需射频场的能量就要比 90°脉冲的能量增加一倍。

二、射频线圈

(一)射频线圈的功能

射频线圈(RF coil 或 RF resonator)具有发射和接收功能,既是氢质子发生磁共振的激励源,又是磁共振信号的探测器。因此,从功能上看,射频线圈可分为发射线圈(transmit coil)和接收线圈(receive coil)。有时将发射线圈和接收线圈做在一起,就形成了既能发射又能接收的两用线圈,如常用的头线圈(head coil),这种两用线圈在工作时,能在发射射频和接收信号之间快速切换。

无论是发射线圈还是接收线圈,处理的都是频率基本相同的射频信号,因而有学者把发射和接收线圈系统统称为射频探头(RF probe)。通过探头把射频能量施加给自旋系统,又通过探头来检测自旋核对射频的响应。图 18-5 为射频线圈的示意图。

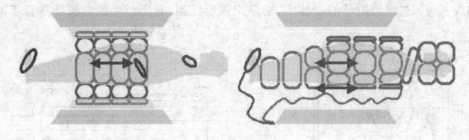

图 18-5　射频线圈

（二）射频线圈的分类

MRI 系统中使用的射频线圈种类很多,可以按照不同的方式进行分类。按线圈功能分类可分为发射线圈、接收线圈和两用线圈。大部分表面线圈是接收线圈,体线圈和头线圈是两用线圈。发射线圈品质因数较低,接收线圈品质因数较高。

按作用范围,接收线圈可以分为全容积线圈、表面线圈和部分容积线圈等。全容积线圈是指能够整个包容一定成像范围的柱状线圈,主要用于大体积组织和器官的大范围成像,如体线圈和头线圈(图18-6)。体线圈在磁体空洞内,成为磁体的一个组成部分。全容积线圈按内部结构分为霍尔姆兹线圈和马鞍形线圈(saddle shaped RF antena）。霍尔姆兹线圈是半径相等的一对同轴线圈,线圈平面相互平行,相间大约等于线圈的半径,两线圈

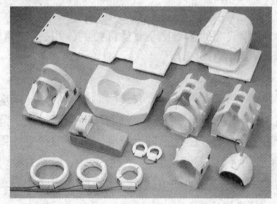

图 18-6　各类线圈

并联,线圈电流相等;马鞍形线圈是绕制在圆桶表面的一对弧形线圈,它在中心附近射频场相当均匀,射频的弧形段和直线段均对中心的射频场产生作用。

表面线圈是一般可紧贴成像部位放置的一种接收线圈,其常见结构为扁平型。柔性表面线圈可弯曲,可以最大限度地贴近成像部位,表面线圈的场强不均匀可导致接收信号不均匀,在图像上表现为越接近线圈的组织其信号越强,越远离的组织其信号越弱,且有效成像范围通常比全容积线圈的有效成像范围小。表面线圈常用于浅表组织和器官的成像。

近年来,为提高表面线圈的性能,扩大其应用范围,开发出了一些新的表面线圈,如相控阵线圈(phase array coil）及大面积软体线圈。实际上,大面积软体线圈也是一种相控阵线圈,它由单独的小线圈按不同的需要排列成不同类型的阵列,组成一个线圈组,制成不同的形状,且具有很大的敏感容积和信噪比。相控阵线圈的每个小线圈都有各自的接收通道和放大器,各小线圈组合方式可根据需要选择,每个线圈同时采集信号后将所有的信号组合在一起共同重建成一幅大视野的图像,相控阵线圈具有成像视野大,信噪比和分辨率高等优点。部分容积线圈是由全容积线圈和表面线圈两种技术结合而构成的线圈。

根据所用线圈的绕组或电流环的形式,射频线圈可分为螺线管线圈(solenoidal RF antenna）、四线结构线圈(鞍形线圈、交叉椭圆线圈等）、相控阵线圈、STR 线圈(管状谐振器)和笼式线圈等多种形式。螺线管线圈(图18-7)和鞍形线圈(图18-8)是体线圈的主要形式,体现在设计上就是采用不同的绕组结构。在横向磁场的磁体中,一般采用螺线管线圈,这时 B_1 的方向将与

人体轴线一致。在纵向磁场的磁体中,均采用鞍形线圈,它所产生的射频场垂直于被检体轴线。

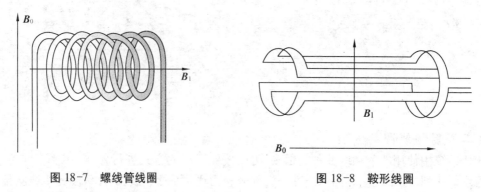

图 18-7　螺线管线圈　　　　　　　　图 18-8　鞍形线圈

(三) 射频线圈的主要指标

1. 信噪比

射频线圈的信噪比与成像部位的体积、进动角频率成正比,与线圈半径成反比,还与几何形状有关。

2. 灵敏度

线圈的灵敏度是指接收线圈对输入信号的响应程度,线圈的灵敏度越高,就越能检测到微弱的信号,但噪声水平也会增加,从而使信噪比下降,所以,线圈的灵敏度并不是越高越好。螺线管线圈的灵敏度优于鞍形线圈。由于螺线管线圈对来自被检体的噪声也同样敏感,所以其信噪比并不比鞍形线圈高。一般来说,人体的噪声水平随着场强(或共振频率)的提高而上升。因此,只有在低场的系统中,螺线管线圈才表现出好的性能。

3. 品质因数

品质因数 Q 值等于谐振电路阻抗 ρ 与回路电阻 R 的比值,是谐振电路中每个周期贮能与耗能之比。当满足谐振条件($\omega = \omega_0$)时,谐振电路的输出电压是输入电压的 Q 倍(对于串联谐振),可见 Q 值是反映谐振电路性质的重要指标。MRI 的射频线圈实际上是由各种谐振电路组成的,因而线圈的 Q 值越大,频率的选择性就越好,但线圈的频带随之变窄。一般应选用 Q 值较大的线圈。

4. 填充因数

填充因数 η 为被检体体积 V_s 与线圈容积 V_c 之比。填充因数与线圈的信噪比成正比关系,提高 η 可提高信噪比,因此在线圈的结构设计中应以尽可能多的包绕被检者为目标。

5. 有效范围

线圈的有效范围是指激励电磁波的能量可以到达(对于发射线圈)或可检测到射频信号(对于接收线圈)的空间范围。有效空间范围的空间形状取决于线圈的几何形状。

(四) 线圈的调谐

MRI 系统的线圈只有谐振在氢质子的共振频率时才能达到激发氢质子和收到最大信号的目的。被检体放入线圈后,线圈的固有共振频率会发生偏移,即出现失谐(detuning)。因此,每次成像之前都要进行一次调谐(tuning)。调谐分为自动调谐和手动调谐两种,其中手动调谐只在个别线圈中使用。线圈的调谐一般通过改变谐振回路中可变电容的电容值或变容二极管的管电压(改变其电容值)两种方式来实现。

当线圈系统工作在表面线圈模式时,由于分别进行激励和信号接收的体线圈和表面线圈工作频率相同,二者之间极易发生耦合(coupling)。如果体线圈发射的大功率射频脉冲被表面线圈所接收,则可能出现两种严重后果:一是由于感应电流太大而使表面线圈烧毁;二是可能使被检者所承受的射频能量过大。

体线圈和表面线圈之间一旦形成耦合,危害就很大。因此,必须设法去耦(decoupling)。对于线极化的体线圈,只需对表面线圈的几何形状进行调整,使其极面与体线圈垂直,就可达到去耦的目的。但是,对于圆形极化的体线圈,无论如何设置表面线圈的方向,两者之间的耦合都是无法去除的。尽管体线圈和表面线圈的谐振频率相同,但两者是分时工作的,即发射时不接收、接收时不发射,这样可用电子开关的方式进行动态去耦。

所谓动态去耦(dynamic decoupling),是指在扫描序列的执行过程中,给线圈施以一定的控制信号,使其根据需要在谐振与失谐两种状态下转换的方案。也就是说,射频脉冲发射时,要使体线圈谐振、表面线圈失谐;在射频接收阶段,则要使体线圈失谐,表面线圈谐振。这种动态的调谐用开关二极管等电子元件才能实现。

(五) 线圈系统的工作模式

MRI 系统的射频线圈有发射和接收之分,这样,在线圈系统工作时会出现下述 3 种情况。

1. 体线圈模式

在这种模式下,射频脉冲的发射和 MR 信号的接收均由体线圈完成。例如,腹部和胸部成像时就利用这一模式。

2. 头线圈模式

头线圈模式指头线圈单独工作,即头部成像时的情形。这时头线圈既是发射线圈又是接收线圈。由于体线圈不能像其他线圈那样拿出,所以在头线圈模式下应采取措施将其彻底隔离。

3. 表面线圈模式

表面线圈一般只有接收功能,因此,使用表面线圈成像时只能用体线圈进行射频激发。所谓表面线圈模式就是指由体线圈激发,而由表面线圈进行接收的工作模式。

三、射频脉冲发射系统

射频脉冲发射系统的功能就是在射频控制器的作用下,提供扫描序列所需的各种射频脉冲。MRI 中的射频脉冲,最常用的有 90° 和 180° 两种。但是,在各种小角度激励技术中,需用任意角度的脉冲进行射频激发。因此,射频发射系统实际上要能够产生任意角度的射频脉冲。改变射频场 B_1 的强度,就可改变射频脉冲的翻转角。在射频发射电路中,正是通过连续调整 B_1 的幅度来改变射频脉冲翻转角度的。

射频脉冲的频率就是系统的氢质子共振频率,一般来说是固定不变的。但是,在带波谱分析的 MRI 系统中,由于要对磷核等进行激励,这就要求射频发射单元还能产生其他频率的电磁波。

射频发射系统应由振荡器(脉冲源)、频率合成器、中频放大器、波形调制器、终端发射匹配电路及射频发射线圈等组成。射频振荡器产生的稳定频率的电磁波首先被送入频率合成器,射频波的频率在此得以校正,使之完全符合序列的需要。然后,标准频率的射频波进入调制器,调制器的作用是产生需要的波形。在这一过程中,射频脉冲要经过多级放大,使其幅度得以提高。射频脉冲发射系统的最后一级为功率放大级,它输出一定发射功率的射频波。射频波通过一个阻抗匹配网络进入射频线圈,阻抗匹配网络在这里起缓冲器和开关的作用。由于有些线圈(如体线圈和头线圈)既是发射线圈又是接收线圈,必须通过阻抗匹配网络的转换。射频发射时,它建立的信号通路阻抗非常小,线圈成为发射天线;射频接收时,它建立的信号通路阻抗非常大,线圈成为接收天线。

四、射频信号接收系统

射频激励脉冲一结束,磁化强度矢量恢复平衡位置,射频接收单元的功能是接收人体产生的射频信号,并经适当放大处理后供数据采集单元使用。射频信号接收系统由前置放大器、混频器、中频放大器、相位检波器、低通滤波器等组成。

前置放大器是射频接收单元的重要组成部分,从接收线圈中感应出的射频信号只有微瓦(μW)数量级的功率,这就要求前置放大器既要有很高的放大倍数,又要有很小的噪声。前置放大器要能对 1 μV 以下的信号发生反应。同时,在工作频率附近要求有较为平坦的频率响应,并在很大范围内有好的线性放大特性。在安全性能方面,前置放大器至少应能接受 1 V 左右的过载,且过载后可在 1 μs 以内迅速恢复。接收控制门的作用是在射频发射工作时关闭接收门,防止发射射频脉冲期间信号泄漏到射频接收系统。信号经前置放大器放大后到达混频器,为了提高放大器的灵敏度与稳定性,采用外差接收的方法,使信号与本机振荡混频后产生一个中频信号,即将射频信号转换至较低的中间频率上,信号经中频放大器进一步放大后进入相位检波器。对于频率和相位均不同的信号,相位检波电路具有很高的选择性。由二维傅里叶成像法的原理可知,体素的空间位置信息均包含于 MR 信号中。因为序列在激发和信号读出阶段由梯度脉冲分别进行了频率和相位编码,所以信号的频率和相位特性实质上就代表体素的空间位置。为了在图像重建时能够还原出体素的空间信息,必须在信号采样前用硬件的办法将二者加以区分。这就是采用相位检波的原因。一般检波电路的作用是将交流信号变为脉动的直流信号,其输出的信号幅值与交流信号之幅值成正比。相位检波电路是一种特殊的检波电路,它输出的直流信号除了反映输入信号的幅值外,还能反映它同参考电压之间的相位差。MR 信号在模数转换时需要 10 V 左右的电压,而检波输出的低频信号均为零点几伏,频带范围在零到几万赫兹,因此低频放大器对此低频信号进行放大,同时低通滤波器衰减信号频率范围之外的频率成分。

五、射频屏蔽

MR 扫描仪使用的射频脉冲会对邻近的精密仪器产生干扰,同时人体磁共振信号非常微弱,也易于受到外界射频信号(如电视广播信号、无线电及各种噪音等)的干扰。因此,必须安装射频屏蔽,避免互相干扰。射频屏蔽由铜铝合金或不锈钢制成,整个屏蔽间与建筑物绝缘,只通过一根电阻符合要求的导线接地。

第十九章　MRI 脉冲序列

脉冲序列(pulse sequence)是指具有一定带宽、一定幅度的射频脉冲组成的脉冲程序。在 MRI 检查中,组织的质子密度、T_1 弛豫时间、T_2 弛豫时间以及流动效应等特异性参数的表达,必须通过适当的脉冲序列反映出来。这些脉冲的幅度、宽度、间隔时间以及施加顺序等因素直接影响信号的产生和空间编码过程。

第一节　脉冲序列的构成、表达与分类

人体组织的固有对比度与组织间的质子密度差、组织的弛豫时间(T_1 和 T_2)、流动效应及化学位移等因素均有关系,这些因素对信号的强弱影响可由射频脉冲的大小(形状)、梯度脉冲的幅值及宽度、数据的采取时间等来控制。因此,在脉冲序列中既要对射频激发脉冲和梯度脉冲的顺序进行规定,还要对脉冲参数和时序进行设置。

一、脉冲序列及其构成

射频脉冲的带宽是指其频谱宽度,或者说是射频脉冲所含频率分量的多少。窄带脉冲主要用于选择性激励,而宽带脉冲则实现非选择性激励。射频脉冲是 MR 信号的激励源,它的能量由自旋核系统吸收后以电磁波的形式释放(图 19-1)。射频脉冲的能量越大,成像区域的静磁化强度矢量 M_0 受激后偏倒的角度就越大。例如,180° 射频脉冲的射频能量要比 90° 脉冲大一倍,前者可使磁化强度矢量 M_0 激至 $-Z$ 轴方向,而后者仅使 M_0 倒向 XOY 面。序列中梯度场的作用主要是实现体素的空间定位。

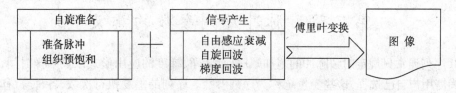

图 19-1　脉冲序列的构成

二、脉冲序列的表达

(一) 时序图表达

时序图是最直观、最常用的脉冲序列表达方式。从脉冲序列的时序图上,很容易看出各种脉冲及信号的时间对应关系。

(二) 流程表达

流程表达就是用公式的形式来表示激励脉冲、梯度脉冲、信号和各种延迟时间的先后顺序。因此,流程表达法又叫公式表达法。这种表达法简单明了,既便于理解,又便于书写。例

如,对于各种测定弛豫时间 T_1 的二脉冲序列(包括两次射频激励),可用通式表示为

$$delay - \theta - \tau - FID$$

式中 delay 表示射频激励前的延迟,它是自旋系统完全恢复平衡,或者说充分弛豫所必须等待的最短时间;θ 为预备脉冲;τ 是两个射频脉冲的间隔时间;FID 表示对信号的采样。delay,θ 和 τ 实际上都是变量。序列的公式表达法的缺点是对于梯度的时序和加入方式的表达不明显。用流程法,可将自旋回波序列表示为如下形式

$$\left(90° - \frac{TE}{2} - 180° - \frac{TE}{2} - echo \right) n$$

式中的 TE 表示回波时间,echo 表示回波信号,n 是序列的重复次数(相位编码步数)。

三、脉冲序列的分类

MRI 有众多的扫描序列,且各厂商之间的扫描序列名称不一,加之在序列的发展过程中,新的序列还在不断推出,而传统的序列仍在广泛使用,所以有必要对其进行分类。

(一)按检测信号分类

反映自旋核系统共振吸收的是 FID 信号,但是,由于受 T_2^* 的影响,FID 信号将很快(一般在 20 ms 内)衰减至零,也就是说,供检测的时间非常短暂,于是产生了测量回波技术。回波信号既可以由射频脉冲产生,也可由梯度脉冲产生,分别称之为自旋回波(spin echo)和梯度回波(gradiet echo)。相应地将脉冲序列分为三大类:直接测定 FID 信号的序列、测定自旋回波的序列(自旋回波序列)和测定梯度回波的序列(梯度回波序列)。

(二)按用途分类

根据用途可将 MRI 脉冲序列分为通用序列和专用序列。通用序列用于人体各组织的正常显像;专用序列则用于心脏电影成像序列、各种脂肪抑制序列以及伪影抑制序列等。

(三)按成像速度分类

根据扫描速度的快慢,MRI 脉冲序列又可分为快速成像序列和普通序列。快速成像序列是近些年来发展迅速的技术,还有所谓超快速成像序列,可使每幅图像的成像时间缩短至数十毫秒。

第二节　脉冲序列参数的意义

MRI 序列通常只规定射频脉冲的施加顺序、翻转角、梯度的应用形式以及采样时间,还有许多变量尚需用户自己选择,这些变量统称为序列参数。序列的重复执行次数、各种等待时间、空间分辨率、扫描范围、成像层面的方向以及图像的对比度类型等都需要通过序列参数制定。

一、时间参数

(一)重复时间(repetition time)

重复时间是指脉冲序列执行一次所需要的时间,也就是从第一个射频激励脉冲出现到下一周期同一脉冲出现时所经历的时间。在 MRI 扫描中,相位编码方向上的像素越多或重复时间越长,所需的扫描时间就越长。因此,在扫描分辨率确定的前提下,重复时间是扫描速度的决定性因素。此外,重复时间还是图像对比度(T_1 对比度、T_2 对比度和质子密度对比度)的主要控制参数。

（二）回波时间（echo time，TE）

回波时间是指从第一个射频脉冲到回波信号产生所需要的时间。在多回波序列中，射频脉冲至第 1 个回波信号出现的时间称为 TE_1，至第 2 个回波信号的时间称为 TE_2，依次类推。在自旋回波和梯度回波序列中，回波时间和重复时间共同决定图像的对比度。

（三）反转时间（inversion time，TI）

在反转恢复脉冲序列中，180°反转脉冲与 90°激励脉冲之间的时间间隔称为反转时间。反转时间的长短对最终的信号强度和图像对比度都有很大影响。通常情况下，序列的反转时间根据临床需要进行选择，如对脂肪信号实施抑制时，可选短反转时间进行扫描；当成像目的主要为辨别脑灰质和白质时，则应取长反转时间。

二、分辨率参数

（一）扫描矩阵

序列参数中的扫描矩阵具有双重含义：一是规定了显示图像的行和列，即确定了图像的大小；二是限定扫描层面中的体素个数，同时指出层面的相位编码步数（频率编码方向上的采样点数一般不受此参数控制）。图像重建后，原始图像（未进行处理的图像）的像素与成像体素对应。在其他参数确定的情况下，扫描矩阵越大，图像的分辨率越高。

（二）扫描野

扫描野是指实施扫描的解剖区域。扫描野是一个面积概念，大多数情况下所选扫描野为正方形，大小以所用线圈的有效容积为限。当扫描矩阵选定时，扫描野越大，体素的体积就越大，空间分辨率越低。

（三）层面厚度

层面厚度是成像层面在成像空间第三维方向上的尺寸，与扫描矩阵和扫描野共同决定体素的大小。层面越厚，体素体积就越大，结果使图像的信噪比更高，空间分辨率更低。在实际扫描中，层厚的选择既要考虑到空间分辨率的要求，又要联系临床需要，同时受到系统软、硬件的限制。可以选取的最小层厚是系统梯度性能及射频脉冲选择性好坏的重要指标。

（四）层间距

层间距又叫层距，是指两个相邻层面之间的距离。在 MRI 中，成像层面是由选择性的射频激励脉冲所选定的。在理想的情况下，只有层面内的质子被激励，但由于梯度的线性、射频脉冲的选择性以及层厚等因素的影响，层面附近的质子往往也会受到激励。这一效应有可能导致层与层之间的信号相互重叠，出现所谓层间交替失真（cross contamination 或 interference between slices）。层间交替失真只有加入层距或增大层距才能克服，为此，实施多层面成像时须留出足够大的层间隔。

三、其他参数

（一）翻转角（flip angle）

在射频脉冲的激励下，宏观磁化强度矢量 M 偏离静磁场 B_0 的方向，其偏离的角度称为翻转角或射频翻转角，翻转角的大小是由激励电磁波的强度（能量）和作用时间决定的。常用的翻转角有 90°和 180°两种，相应的射频脉冲分别被称为 90°和 180°脉冲。在梯度回波序列中，经常采用小角度（low flip angle）激励技术，其翻转角小于 90°。用小翻转角激励时，系统恢复较快,能够有效提高成像速度。

（二）信号平均次数（number of signal averaged，NSA）

信号平均次数又叫信号采集次数（number of acquisitions，NA）和激励次数（number of excitations，NEX）。它是指每个相位编码步中信号收集的次数。当信号平均次数大于 1 时,序列采用叠加平均的办法对每次收集到的信号进行处理,以提高图像的信噪比。信号平均次数越大,扫描时间越长。

四、快速成像序列的参数

（一）回波链长度（echo train length，ETL）

回波链长度是指扫描层中每个重复时间内用不同的相位编码来采样的回波数。对于传统的自旋回波序列,每个重复时间中仅有一个相位编码步。在快速自旋回波序列中,每个重复时间内可进行多次相位编码,采集多个回波。在序列的每个重复时间中,如果能执行数个相位编码步,数据收集的速度将会成倍提高。

（二）回波间隔时间（echo train spacing，ETS）

回波间隔时间是指快速自旋回波序列回波链中相邻两个回波之间的时间间隔。回波间隔时间决定序列回波时间的长短,关系到图像的对比度。

（三）有效回波时间（effective echo time，ETE）

有效回波时间是指在最终图像上反映出来的回波时间。当相位编码梯度的幅度为零或者在零附近时,所采信号的回波时间就是有效回波时间。选用不同的有效回波时间将得出不同的图像对比度。

第三节　部分饱和脉冲序列

部分饱和（partial saturation，PS）脉冲序列又叫饱和恢复（saturation recovery，SR）脉冲序列,简称为 SR 序列。它的测定对象是 FID 信号,因而属于 FID 检测类序列之一。SR 序列是一种最简单、最容易理解的成像序列。

一、部分饱和序列的检测原理

只要给自旋系统施以 90°激励脉冲,就可诱发最大的 FID 信号。SR 序列就是根据这一原理,由一系列 90°脉冲组成的成像序列。用公式表示为

$$(90° - TR)n$$

式中 n 为形成一幅具有一定对比度的图像时序列需重复的次数,TR 是两个 90°激励脉冲间的时间间隔。SR 序列信号强度的表达式为

$$S(TR) = kM_0(1 - e^{-\frac{TR}{T_1}})$$

SR 序列的信号强度与序列重复时间 TR 密切相关。当 $TR \gg T_1$,即在系统充分弛豫的条件下,由于 $M_z \approx M_0$,就有 $S(TR) \approx S(0) \approx kM_0$,使得信号的幅度达到最大,但这时所需的扫描时间太长。当 $TR \ll T_1$ 时,由于大部分质子尚未弛豫,接踵而来的 90°激励脉冲将使系统陷入饱和而无信号输出。如果在 T_1 同一量级内选取 TR,如取 $TR = (3 \sim 5)T_1$ 时,扫描时间就不会延长太多,原子系统的饱和也不至于太深。此时用该方案测量 FID 信号是可行的。

二、部分饱和序列的特点

用 SR 序列取得理想 FID 信号的关键是用 TR 的长短来控制质子系统的饱和深度。TR 长,质子的饱和就少,受激后信号幅度相应增强,但扫描时间随之延长;TR 短,则饱和加深,信号变差,却能加快扫描速度。由于同一组织的 T_1 值在不同场强下有所不同,故很难对 TR 的取值作出统一规定。现在 TR 多为 3~5 倍的 T_1。

第四节　自旋回波脉冲序列

一、自旋回波(spin echo,SE)及其产生

自旋回波脉冲序列是指以 90°脉冲开始,后续以 180°相位重聚焦脉冲来获得有用信号的脉冲序列,是最基本、最常用的脉冲序列之一。静磁场 $\boldsymbol{B}_0$ 的均匀性有一定的限度,当附加梯度场后其均匀性会进一步下降,这样,受激励后的质子群将经受或强或弱的小磁场,使得一部分核以较快的频率进动,另一部分以较慢的频率进动。结果使进动快的质子在前,进动慢的质子在后。由于各核磁矩的相位移动值大小不一,就出现了散相,即质子群的进动失去同步而分散在 *XOY* 面上,这就是所谓的"频散导致相散"现象。

上述相散过程就是横向弛豫过程。核磁矩的相散表现为实际横向弛豫时间 T_2^* 短于弛豫时间 T_2,这种情况下,如果直接测量 FID 信号,留给采样的时间是极其短暂的。当在 *Y* 轴方向再次施加 180°脉冲时,其结果就是转动快的质子在后、转动慢的质子反而在前。经过一定时间,正好可使上述相移为零,从而获得相位重聚(相位相干)。SE 磁矢量变化见图 19-2。

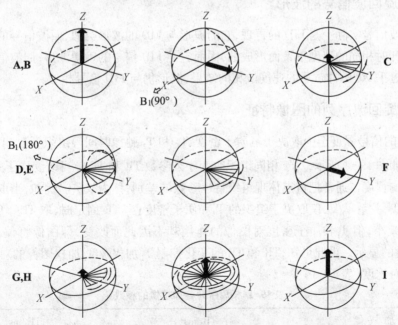

图 19-2　SE 磁矢量变化

质子群相位会聚后,*M* 的横向分量再次产生信号,此时接收线圈中又可再次检测到 FID 信号,即 SE 信号。由于 180°脉冲可反复施加,就可得到一系列回波信号(图 19-3)。多个

180°脉冲激发了多个自旋回波,但回波的幅度却依次降低,这是 T_2 作用的结果。自旋回波属于一种能量守恒的散焦—聚焦过程,也可称为散相—重聚过程。

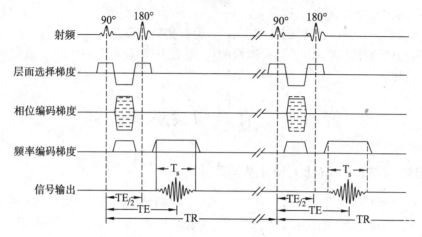

图 19-3　SE 图像的产生

二、自旋回波序列的时序及信号强度

90°脉冲是 SE 序列的准备脉冲(宽度约为 1 ms 左右)。在它的作用下,宏观磁化矢量迅速倒向 XOY 面,而 180°脉冲就是上面所说的相位重聚脉冲,又叫复相脉冲。它的作用是改变 XOY 平面内所有质子的进动方向,使失相的质子达到相位重聚。质子吸收 180°脉冲的射频能量后,将以自旋回波的形式放出能量。从 90°脉冲到回波信号出现的时间为 SE 序列的回波时间。

三、自旋回波信号的波形

自旋回波信号实际上是 FID 的再现,它的波形与 FID 的波形类似,回波信号的上升侧是质子群以与散开时相同的速度重聚而形成的,因而它是 FID 信号的镜像波形;回波信号的下降侧是质子群以近乎 90°脉冲过后的速度散相的结果,波形仍与 FID 信号相似。

四、自旋回波序列的图像特征

SE 序列的信号强度至少取决于氢质子密度、T_1 和 T_2 弛豫时间等组织参数和 TR 及 TE 等扫描参数。如图 19-4 所示,对于相同组织改变序列参数 TR 和 TE 就可改变质子密度、T_1 及 T_2 对图像的影响程度。通常把重点体现组织特性参数的差别,称为权重。例如,当取 $TR > T_1$ 时,信号强度与 T_1 关系不大,仅取决于组织的 T_2 和质子密度;当 TR 固定时,取 $TE \ll T_2$,序列对 T_2 的分辨作用减小,但 T_1 和质子密度对图像的作用却不因此而改变,即图像将偏重于对 T_1 和 N(H)对比度的显示。由此可知,TR 和 TE 的变化控制 T_1 加权及 T_2 加权图像的对比度和质子密度图像的对比度(表 19-1)。

表 19-1　SE 序列各加权像的参数

加权像	TR/ms	TE/ms
T_1 加权像	短(<500)	短(<25)
T_2 加权像	长(>2 000)	长(>75)
N(H)加权像	长(>2 000)	短(<25)

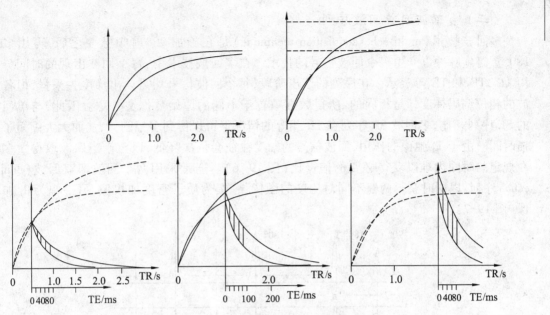

图 19-4　SE 参数对图像对比影响

五、自旋回波序列族

根据成像质量和速度的不同要求,产生了许多以 SE 为基础的扫描脉冲序列,形成了所谓的自旋回波序列族(spin echo sequence family),如单回波 SE 序列、双回波 SE 序列和多回波 SE 序列;单层面 SE 序列和多层面 SE 序列等。

(一) 多层面自旋回波序列

多层面成像(multi-slice imaging 或 multi-slice acquisition technique)是一种可显著提高扫描效率的自旋回波技术(其他序列也可采用多层面技术)。所有层面的扫描均在一个 TR 内完成,即多层面成像与单层面成像所用的时间相同。显然,序列的 TE 越短或 TR 越长,在一个 TR 周期内成像的层面就可能越多。图 19-5 表示在同一个 TR 条件下,多层面成像中 TE 长短与层数的关系。由于序列 B 采用了较短的 TE,有可能在同一个 TR 内获得更多的层面。

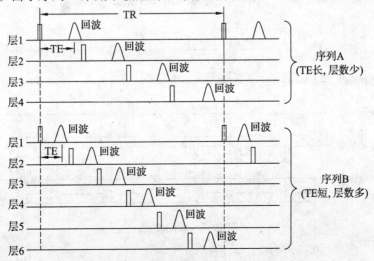

图 19-5　多层面自旋回波技术中 TE 与层数的关系

（二）多回波自旋回波序列

多回波技术（multi-echo acquisition technique）是在施加 90°射频脉冲之后，再用多个 180°重聚焦脉冲以产生多个回波信号的技术。在多回波技术中，每个回波出现的时间分别用 TE_1，TE_2 和 TE_3 等表示。在序列的读出阶段，每个回波信号均需读出梯度去采样，但各回波的相位编码梯度却是相同的，所得数据被置于不同的原始数据文件中。因此，与单回波的 SE 序列相比，多回波 SE 序列在 TR 相等的情况下可以得到多幅图像，从而大大缩短了扫描时间。由于 T_2 弛豫的作用，回波信号的幅度往往会依次降低，以至于当回波取得太多时在规定的时间内难以获得必要的信噪比（图 19-6）。通常采用两个回波即双回波（double echo）序列，以同时获得两幅不同对比度的图像：一幅为质子密度加权像，另一幅为 T_2 加权像（图 19-7）。

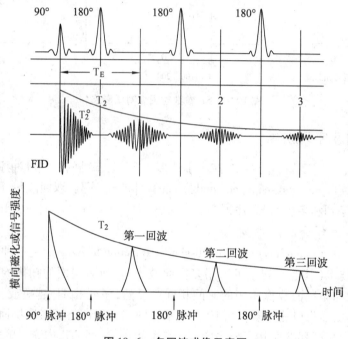

图 19-6　多回波成像示意图

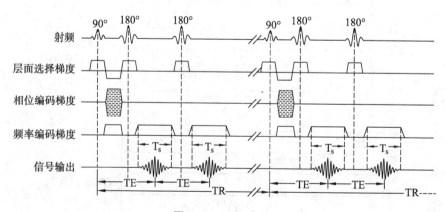

图 19-7　双回波 SE

第五节　反转恢复脉冲序列

反转恢复(inversion recovery,IR)脉冲序列是较早应用的脉冲序列,包括普通IR序列、短TI反转恢复脉冲序列(short TI inversion recovery,STIR)、液体衰减反转恢复脉冲序列(FLAIR)等。

一、反转恢复序列的时序

IR序列是在180°射频脉冲的激励下,先使成像层面的宏观磁化强度矢量 **M** 翻转至主磁场的反方向,并在其弛豫过程中施以90°重聚脉冲,从而检测FID信号的脉冲序列(图19-8)。

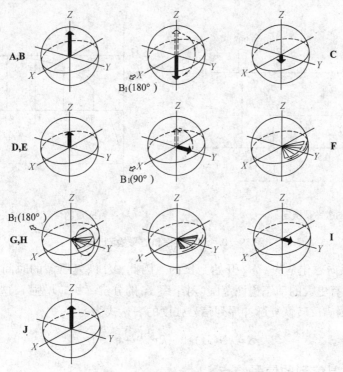

图19-8　反转恢复磁矢量变化

IR序列还可用公式表示为

$$(180° - TI - 90° - T')n$$

TI就是反转时间(inversion time),即180°和90°两个射频脉冲之间的时间,它是IR序列的重要参数。T'则指90°射频脉冲至下一个周期,即下一个180°脉冲的时间(图19-9)。n为获得一幅图像所需的数据采集次数,即序列的重复次数。

二、激发过程和信号检测原理

IR序列中,180°脉冲使平衡状态下与 $\boldsymbol{B}_0$ 同向的 $\boldsymbol{M}_0$ 倒向 $-Z$ 轴方向。180°脉冲一停止,纵向弛豫过程立刻开始,当TI足够长时,$M_z(t)$将经历一个从 $-M_0$ 到0,再从0到M_0方向增长的变化过程,M_z增长的速度与组织的 T_1 值有关。为了对其进行探测,施加90°射频脉冲将其拉向 XOY 平面,随后出现FID(图19-10)。

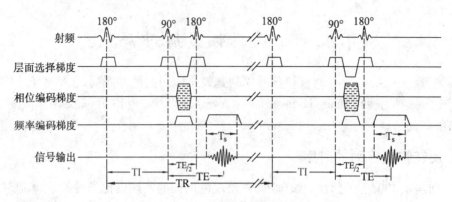

图 19-9 反转恢复脉冲序列

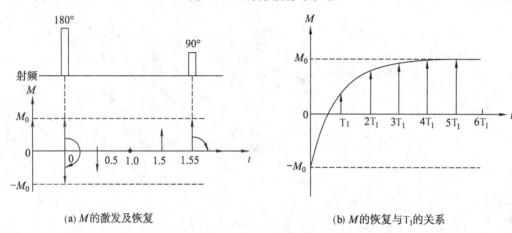

(a) M 的激发及恢复

(b) M 的恢复与 T_1 的关系

图 19-10 激发过程和信号检测原理

IR 序列中,纵向磁化是从 $-M_0$ 开始弛豫的。因此,M_z 恢复所需的时间要比 SR 序列长,也就是说 IR 序列有更大的动态检测范围(对组织 T_1 的分辨率相应增强),这就是选用 180° 脉冲进行激发的原因。反转恢复脉冲序列信号强度的表达式为

$$S = k\mathrm{N(H)}\left(1 - 2e^{-\frac{TI}{T_1}} + e^{-\frac{TR}{T_1}}\right)$$

三、反转恢复序列的信号特点

反转恢复序列的信号不仅与 T_1 值和质子密度这两个参数有关,还与序列参数 TI 和 TR 有关。在 TI 一定、TR 足够长时,信号强度因组织的 T_1 值不同而不同,也就是说,这时序列表现出高度 T_1 敏感性,产生较大的 T_1 对比度。图 19-11 中的 3 条曲线分别代表 T_1 值不同的 3 种组织的弛豫过程(横坐标取居中的 T_1 值为单位)。由图中可知,尽管同一 TI 条件下测得的 M_z 有所差别,但当 TI 较小时 3 种组织所对应的 M_z 差别更大,组织的信号差增大。当 TI 值

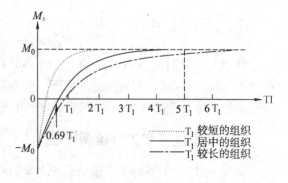

图 19-11 反转恢复脉冲序列组织 T_1 对比度的合成

较长(如 TI = $5T_1$)时,3 条曲线都几乎恢复至平衡值 M_0,不同组织间的信号差就小,图像对比

度降低。另外,只有 TR > T_1 时,M_z 才可能在下一个 180°脉冲到来之前恢复至平衡状态。如果 TR 不够长,磁化强度矢量将随每个 TR 周期而衰减,从而使信号强度逐渐减弱,图像对比度逐渐下降。由此可见,TI 是 IR 序列中图像对比度的主要决定因素,尤其是 T_1 对比度的决定因素。

　　IR 序列相对于 SE 序列来说,在 M_z 的恢复过程中,由于经过了从 $-M_{z0}$ 到 $+M_{z0}$ 的过程,使不同 T_1 组织的恢复差别加大,再次激励后得到的图像中 T_1 权重增加(如白质与灰质之间的强度有了明显差别)。但是,这个序列也有缺点,有些扫描仪只接收正信号,会出现交叉点,使图像信息损失,早期曾利用此法对某些组织的信号进行抑制。SE 序列与 IR 序列的 T_1 加权像见图 19-12。

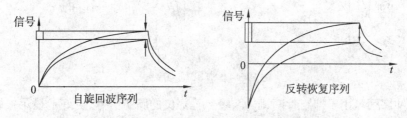

图 19-12　SE 序列与 IR 序列的 T_1 加权像

　　IR 序列可形成重 T_1WI,可在成像过程中完全除去 T_2 的作用,可精细地显示解剖结构,如脑的灰、白质,因而在检测灰、白质疾病方面有很大的优势。目前,IR 序列除用于重 T_1WI 外,主要用于两种特殊的 MR 成像,即脂肪抑制和水抑制序列。不仅如此,有时为了使长 T_2 值病变显示为高信号,也可使用长 TE,从而使产生的图像较好地显示解剖结构(图 19-13),这种图像称为病理加权像(pathology weighted image)。

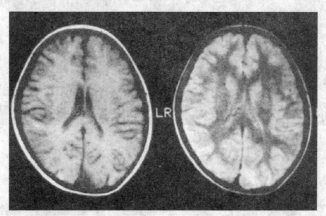

图 19-13　SE 序列与 IR 序列显示解剖结构的比较

四、短 TI 反转恢复(short TI inversion recovery,STIR)脉冲序列

　　STIR 脉冲序列(图 19-14)是 IR 序列的一个类型,特征是选择特殊的 TI 值。其主要用途是在 T_1WI 中抑制脂肪的高信号,即脂肪抑制。IR 序列成像时,TI 的选择对组织信号形成有决定性作用。当脂肪组织在 180°脉冲后,将进行纵向磁矩恢复过程,由于脂肪组织具有很短的 T_1 值,纵向磁矩恢复较快,当纵向磁矩从负值恢复至零水平时,给予 90°脉冲和其后的 180°脉冲进行图像信号激发和采集,也就是选择 TI 值正好为脂肪组织纵向磁矩从负值恢复到零水平所需时间,这时脂肪组织就没有信号,达到了选择性抑制脂肪信号的目的。一般脂肪抑制 IR

序列中的 TI 取脂肪组织的 T_1 值左右,这种序列叫 STIR 序列。当然,除了脂肪组织外,如果 TI 值选择合适,将能选择性地抑制其他组织信号。

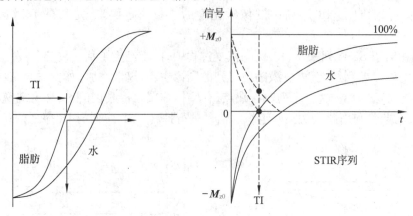

图 19-14 STIR 脉冲序列

STIR 脉冲序列可用于抑制骨髓、眶窝、腹部等部位的脂肪信号,更好地显示被脂肪信号遮蔽的病变,同时可以鉴别脂肪与非脂肪结构(图 19-15)。另外,由于脂肪不产生信号,所以 STIR 脉冲序列也会降低运动伪影。用于脂肪抑制时,在 1.5 T 场强设备中 TI 设置应接近 170 ms。用 STIR 方法获得的肩关节脂肪抑制图像,其含脂丰富的肱骨黄骨髓信号以及皮下脂肪被抑制,可以突出显示关节软骨的信号。

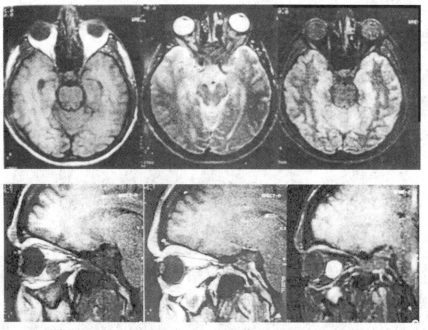

图 19-15 STIR 图像

五、液体衰减反转恢复脉冲序列

这是一种以 IR 序列为基础的脉冲序列,又称为液体抑制(也有称流动衰减)的反转恢复序列。在 T_2 加权序列中,采用长 TI 和长 TE,产生液体(如脑脊液)信号为零的 T_2WI 图像,从而达到水抑制的目的。FLAIR序列是 IR 序列与快速自旋回波脉冲序列(FSE)的有机结合。在 FSE 序列前,先给一个 180°脉冲对纵向磁矩进行翻转,选择较长的 TI,可使游离水(T_1较长)的纵向磁矩处于零水平时启动后续的 FSE 序列,达到选择性抑制水信号的目的(图 19-16)。这时,脑

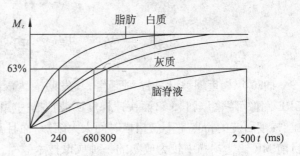

图 19-16　FLAIR 脉冲序列

脊液呈低信号,但脑组织中水肿的组织或肿瘤组织仍像 T_2 加权一样呈高信号,由于脑脊液是 T_2 加权图像上的主要高信号来源,所以脑脊液信号的降低将突出脑组织中病变组织的高信号。

在 1.5 T 场强设备中,FLAIR 脉冲序列的 TI 值大约为 2 000 ms。一旦脑脊液信号为零,异常组织特别是含水组织周围的病变信号在图像中就会变得很突出,因而提高了病变的识别能力(图 19-17)。另外,普通 SE 序列 T_2WI 中,延长 TE 会造成因脑脊液搏动引起的伪影和部分容积效应增加,所以,设置的 TE 不能太长。而在 FLAIR 序列中,由于脑脊液信号为零,TE 可以较长,因而可获得更重的 T_2WI。目前 FLAIR 序列常用于脑的多发性硬化、脑梗死、脑肿瘤等疾病的鉴别诊断,尤其是当这些病变与富含脑脊液的结构邻近时。

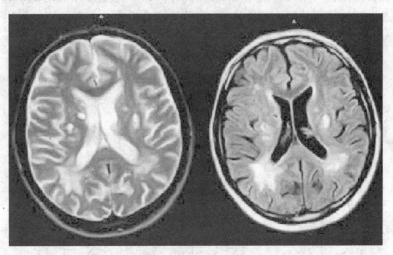

图 19-17　FLAIR 图像

六、三反转恢复快速自旋回波(triple-IR FSE)序列

此序列是在双反转恢复快速自旋回波(double-IR FSE)序列的 FSE 采集前再加一个 IR 脉冲,其目的是抑制脂肪信号。双反转和三反转恢复快速自旋回波序列作为心脏的基本成像序列统称"黑血"技术,能理想地抑制心脏、血管内的血液信号,使其解剖结构和病变显示的更清楚,其中 triple-IR FSE 因能有效地抑制脂肪信号,并突出长 T_2 信号病变,对致心律失常性右室心肌病的诊断具有特别的鉴别诊断价值。

第六节 梯度回波脉冲序列

1986 年梯度回波脉冲序列诞生,其发明人为汉斯(A. Haasse)及其同伴。扫描一幅常规 GRE 图像可缩短至 1.5 s,而快速梯度回波扫描一幅图像则只需要 0.8 s 左右。与自旋回波相比,梯度回波的特点是不仅扫描时间大大缩短,而且其空间分辨率、信噪比均无明显下降,它是目前 MR 快速扫描中较为成熟的一种成像技术。

一、梯度回波及其产生

(一) 梯度回波的产生

梯度回波序列与 SE 序列的区别在于:一是使用小于 90°(常用 α 角度)的射频脉冲激发,并采用较短的 TR;二是使用反转梯度取代 180°复相脉冲。在 GRE 序列中,射频激发脉冲一结束,便在读出梯度(频率编码)方向上施加一个先负后正的梯度脉冲,梯度脉冲的方向变化称为梯度翻转(gradient reversal)。该梯度翻转脉冲与主磁场 B_0 叠加后,读出方向的梯度场将经历一次从大到小,又从小到大的变化过程。该方向上质子群的进动频率也随之发生变化:负向梯度作用后,处在低场强一端的质子进动变慢,而处在较高场强一端的质子进动加快,质子的进动出现失相;梯度翻转即正向梯度作用后,质子群又处于与上述相反的磁场环境中,进动慢的质子加速、进动快的质子减速。很快地,所有质子又会重聚在一起进动,从而产生回波信号(图 19-18)。

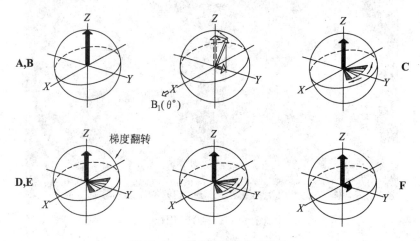

图 19-18 梯度回波磁矢量变化

由此,负向和正向梯度脉冲分别具有离散和会聚进动质子的作用,因而可称之为散相脉冲(dephasing pulse)和相位重聚脉冲(rephasing pulse)。GRE 序列是一种人为改变磁场均匀性而获取梯度回波信号的方法,成像过程中任何使磁场波动的因素(无论它是静态的、动态的还是线性的、非线性的),均可造成质子的失相,从而影响到回波信号,这是 GRE 与 SE 方法的又一显著区别(图 19-19)。由此可知,用 GRE 测定 T_2 是不可能的。

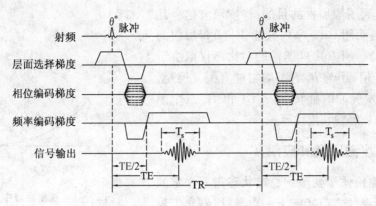

图 19-19　梯度回波脉冲序列

（二）梯度回波序列的时序

当 α 射频脉冲一加入,选层梯度方向就马上出现相位差,但紧接着的负向梯度脉冲又很快将其平衡为零。这里的负向梯度就是所谓的相位平衡梯度。在读出方向,反向梯度(称为相位发散梯度)的出现使该方向出现反向相位差。但是,随着梯度脉冲的反转,该相位差又朝正向变化,当其过零点时便发出可供利用的回波。此后,正相位差继续加大,直到读出梯度结束(其相位差被保留)。

（三）梯度回波序列的 T_2^* 效应

在 GRE 序列中,翻转梯度的加入将使读出梯度方向的磁场均匀性遭到暂时性破坏,从而导致横向弛豫加快。通常将这一现象称为 GRE 序列的 T_2^* 效应。它的大小可以通过 GRE 回波信号的衰减程度加以检测(图 19-20)。

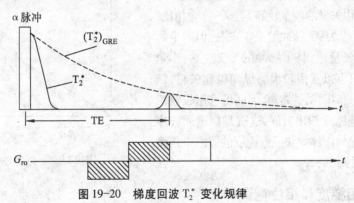

图 19-20　梯度回波 T_2^* 变化规律

（四）梯度回波的信号强度

梯度回波信号的解析式(推导从略)为

$$S = k\mathrm{N(H)}\,e^{-\frac{TE}{T_2^*}}\frac{(1-e^{-\frac{TR}{T_1}})\sin\alpha}{[1-e^{-\frac{TR}{T_1}}e^{-\frac{TR}{T_2}}-(e^{-\frac{TR}{T_1}}-e^{-\frac{TR}{T_2}})]\cos\alpha}$$

在 $TR \gg T_2$ 的情况下,上式可简化为

$$S = k\mathrm{N(H)}\,e^{-\frac{TE}{T_2^*}}\frac{(1-e^{-\frac{TR}{T_1}})\sin\alpha}{(1-e^{-\frac{TR}{T_1}})\cos\alpha}$$

梯度回波的信号强度是 TE,TR,T_1 和射频翻转角 α 的函数。调整这些参数,即可改变图

像的对比度,达到图像加权的目的;梯度回波信号几乎与 T_2 无关,因而用 GRE 序列只能获得 T_2^* 加权的图像(图 19-21)。GRE 序列图像的对比不仅取决于组织的 T_1 值、T_2 值,还与 B_0 的不均匀性有关。但是,主要依赖于激发脉冲的翻转角 α、TR 和 TE 三个因素,另外还与磁敏感性和流动有关。

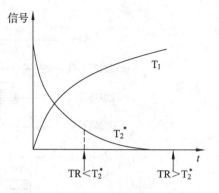

图 19-21　梯度回波中 T_1 与 T_2^*

二、小角度激励及其应用

受激发的自旋质子弛豫到稳定状态需要一定的时间,如果连续在此之前实施下一次激励,磁化矢量越来越小,自旋系统的质子出现饱和,导致信号幅度变小甚至消失。为此,各种成像序列只好采用较长的 TR 值,但长 TR 是限制成像速度的重要因素。如果采用小于 90° 的射频脉冲进行激发,翻转角较小、磁化强度矢量的弛豫时间变短,既能得到所需的横向磁化分量,又可有效缩短扫描序列的 TR 值。小角度激励首先在 GRE 序列中采用,故它和 GRE 紧密联系在一起。例如当翻转角 $\alpha = 30°$ 时,磁化矢量的纵向分量和横向分量分别为

$$M_z = M_0 \cos 30° = 0.086\ 6 M_0$$
$$M_\perp = M_0 \sin 30° = 0.5 M_0$$

显然此时 M_z 仍保留了稳定值的 87% 左右,但横向 $M_\perp$ 上却只有最大值的 50% 可供检测。当然,$M_\perp$ 的减小使信号幅度变小,这就是 GRE 序列的信号强度明显低于 SE 序列的根本原因。翻转角越小,TR 就可以越短,但序列的信号强度就会更低。

小角度激发的优点在于:脉冲的能量较小;产生宏观横向磁化矢量的效率较高,与 90° 脉冲相比,30° 脉冲的能量仅为 90° 脉冲的 1/3 左右,但产生的宏观横向磁化矢量达到 90° 脉冲的 1/2 左右;小角度激发后,组织可以残留较大的纵向磁化矢量,纵向弛豫所需的时间明显缩短,因而可选用较短的TR,从而明显地缩短扫描时间,这就是梯度回波序列相对于 SE 序列能够加快成像速度的原因。角度与 T_1 的关系见图 19-22。

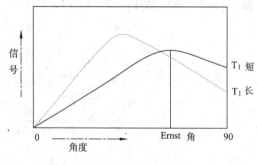

图 19-22　角度与 T_1 的关系

三、扰相梯度和相位重聚梯度

GRE 序列家族(gradient echo pulse sequence family)可按其在序列末尾对剩余横向磁化的不同处理方法分为两大类,第一类是采用扰相技术的序列,另一类是采用相位重聚技术的序列。

在 SE 序列中,由于满足 $TR \gg T_2$ 的条件,下一个射频脉冲到来时横向磁化矢量已基本恢复,该横向磁化对继之而来的回波信号几乎没有影响。但是,在 GRE 序列中,由于 $TR \ll T_2$,在下一周期的脉冲中就有可能保留相当的横向磁化,造成图像的带状伪影。由此可见,在下一个射频脉冲出现之前,处理好 GRE 序列的剩余横向磁化是很有必要的。通常用相位破坏和相位重聚两种方法来减少剩余磁化的影响,两者均需施加一定的梯度脉冲。

由于横向磁化或磁化矢量 M 的横向分量 $M_\perp$ 是由小磁矩的相位相干所形成的,因此,只要破坏其相干性,剩余 $M_\perp$ 就会消失,但有用的纵向分量 M_z 依然存在。破坏 $M_\perp$ 所使用的梯度又

叫扰相梯度或相位破坏梯度(spoiling gradient),扰相梯度一般于信号读出后至下一个 α 脉冲到来之前的一段时间从 3 个梯度方向同时加入,使 3 个方向均出现同方向相位发散。这样,下个射频脉冲激励出现时就不会有相干信号存在。实施扰相的 GRE 序列可以在较短的 TR 下获得更大权重的 T_1 像,但会增加机器负担并延长 TR。扰相还可以通过施加一定的射频脉冲来达到。

另一种对横向磁化进行处理的方法叫相位重聚,其思路与扰相法正好相反。相位重聚不仅不消除质子的相位相干状态,相反在相位编码和频率编码两个方向施加适当的反向梯度脉冲,这一反向梯度叫相位重聚梯度(rephasing gradient)或相位补偿梯度(gradient compensation)。由此看来,相位重聚梯度脉冲的作用就是促使"零相位"出现。这种用梯度脉冲进行相位重聚的方法仍然会加大梯度系统的负担。图 19-23 所示为梯度场对质子进动相位的影响。

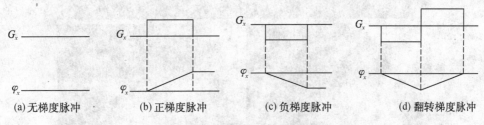

(a)无梯度脉冲　　(b)正梯度脉冲　　(c)负梯度脉冲　　(d)翻转梯度脉冲

图 19-23　梯度场对质子进动相位的影响

四、梯度回波序列的图像特点和应用

如图 19-24 所示,与 SE 序列相同,TE 在 GRE 序列中仍然控制着图像的对比度,增大 TE,将增大信号的 T_2^* 依赖性,等同于增加图像的 T_2^* 权重。短 TR 是 GRE 序列的一大特点,如果将 GRE 序列的 TR 设置为 15~30 ms,扫描时间将缩短至 SE 序列的 1/50。对于 SE 序列,这样的 TR 将使组织很快进入饱和而得不到回波信号,而对于 GRE 序列由于使用小角度,所以仍可得到满意的图像(图 19-25)。

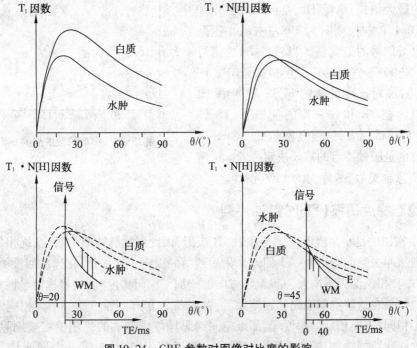

图 19-24　GRE 参数对图像对比度的影响

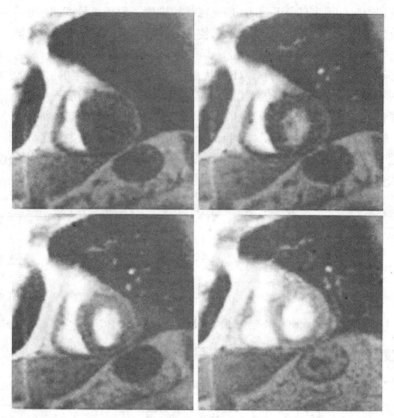

图 19-25　心脏血流和心肌灌注动态亚秒 GRE 成像

图 19-26 是 3 种 TR 取值时的 α-S 曲线。当 TR 取值为 0.9 T_1（接近于 T_1）时，α 在 90°附近才取得信号的最大值；当缩短 TR 到组织 T_1 的 1/10 长度（TR = 0.1 T_1）时，则只需 30°左右的小激励角度就可取得信号的最大值。当然，这时的信号要比长 TR 或 90°激发时的信号小得多。GRE 序列中 TR 对图像对比度的影响同 SE 序列中 TR 的作用类似。在 TE 和 α 一定的前提下，TR 越短，图像的 T_1 权重越大，信号强度越低。GRE 序列中激励角也是图像特点的重要决定因素。α 越接近 90°，图像越类似 SE 序列的 T_1WI 图像。

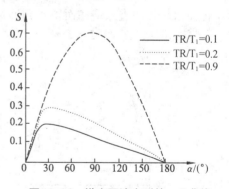

图 19-26　梯度回波序列的 α-S 曲线

五、稳态梯度回波（FISP）脉冲序列

GRE 中施加的是小角度激发脉冲和短 TR 成像，因此射频脉冲激发后，在扰相位梯度场或扰相位射频脉冲去除前会产生一个回波采集后残留的横向磁化矢量，在梯度回波类序列中，在层面选择方向、相位编码方向及频率编码方向都施加了编码梯度场，这些梯度场同样会造成质子失相位。如果在这些空间编码梯度施加后，在这 3 个方向上各施加一个与相应的空间编码梯度场大小相同、方向相反的梯度场，那么空间编码梯度场造成的失相位将被剔除，即发生相位重叠。这样残留的横向磁化矢量将得到最大程度的保留，并对下一个回波信号作出反应

（图 19-27）。

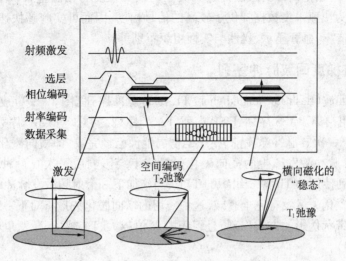

图 19-27　FISP 磁化稳态

GRE 小翻转角成像时，纵向磁矩在数次脉冲后出现稳定值，导致组织 T_1 值对图像的影响很小。如果 TE 也很短，远短于 T_2^* 值，那么此时横向磁矩也会在数个脉冲后趋向一个稳定值，此时组织 T_2^* 值对图像的影响也很小，而真正对图像产生影响的是组织的质子密度，这种特殊的稳定状态下的梯度回波成像被称为稳态梯度回波序列（gradient recalled acquisition in the steady state，GRASS 或 fast imaging with steady-state precession，FISP）（图 19-28）。GRASS 获得的图像为质子密度加权图像，血液呈高信号，速度快，很适合心脏电影动态磁共振成像及磁共振血管造影等。

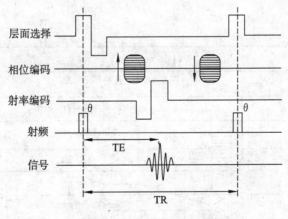

图 19-28　FISP 脉冲序列

六、真实稳态快速梯度回波（true FISP）脉冲序列

True FISP 序列又称为平衡驱动快速梯度回波（DE FGR）序列。在 FISP 序列中，由于液体流动，产生残存横向磁化的去相位效应，所以流动液体表现为非均匀高信号。True FISP 序列每次信号采集后，在层面选择方向、相位编码方向及频率编码方向均使用平衡梯度（两对极性顺序颠倒的梯度，正向梯度的强度与时间的积分与负向梯度的强度与时间的积分相等，又称为流动补偿梯度），使流动去相位效应完全得到补偿，流动液体及静态液体都表现为特别高的信

号,静态组织的横向磁化在每次激发前达到真正的最大程度的相位重聚(X,Y,Z 方向的去相位效应均消除),为快速采集数据提供了较高的信号幅度,因而可实施超快速成像采集。该序列常被用于椎管造影、血管显示、囊性与实性组织鉴别等。

七、扰相位梯度回波脉冲序列

扰相位梯度回波(flash low angled shot, FLASH)脉冲序列(图 19-29)成像技术由德国的 Frahm 等首次使用,有 GRASS 序列、FISP 序列、FAST 序列之称。当 GRE 序列的 TR 明显大于组织的 T_2 值时,下一次 α 脉冲激发前,组织的横向弛豫已经完成,即横向磁化矢量几乎衰减到零,这样前一次 α 脉冲激发产生的横向磁化矢量将不会影响后一次 α 脉冲激发所产生的信号。如果成像序列使用的 TR 短于组织的 T_2 值,当施加下一个射频激发脉冲时,前一次 α 脉冲激发产生的横向磁化矢量没有完全衰减,这种残留的横向磁化矢量将对下一次脉冲产生影响,这种影响主要以带状伪影的方式出现,且组织的 T_2 值越大、TR 越短、激发角度越大,带状伪影越明显(图 19-30)。

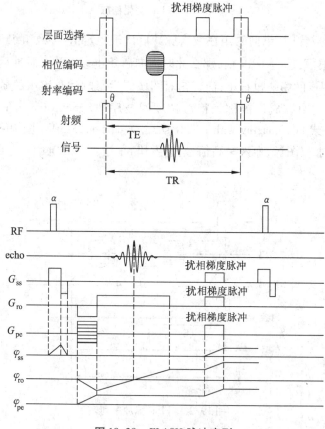

图 19-29　FLASH 脉冲序列

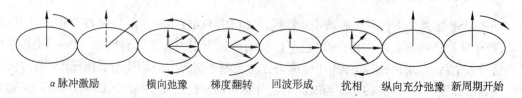

图 19-30　FLASH 磁矢量变化

　　为了消除这种伪影,必须在下一次 α 脉冲前去除这种残留的横向磁化矢量。通常采用的方法是,在前一次 α 脉冲激发的 MR 信号产生后,在下一次 α 脉冲来临前对质子的相位进行干扰,使其失相位加快,从而消除这种残留的横向磁化矢量。干扰的方法主要是施加扰相位梯度场,可以只施加层面选择方向,也可以三个方向都施加扰相射频脉冲或射频扰相梯度,施加扰相射频脉冲或射频扰相梯度后,将造成人为的磁场不均匀,加快了质子失相位,从而消除这种横向磁化矢量。

　　GRE T_1WI 序列一般选用较大激发角度,如 $50° \sim 80°$,这时常需要采用相对较长的 TR(如 $100 \sim 200$ ms)。而当 TR 缩短到数十毫秒甚至数毫秒时,激发角度则可调整到 $10° \sim 45°$。常规 GRE 和扰相 GRE T_1WI 在临床上应用非常广泛,但并非 T_1 权重越高组织的对比越好。实际应用中,应该根据需要通过 TR 和激发角度的调整选择适当的 T_1 权重(图 19-31)。

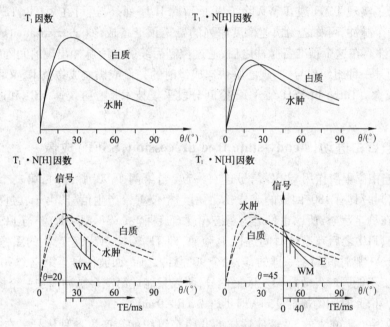

图 19-31　FLASH 对图像对比的影响

　　GRE T_2^*WI 序列一般激发角度为 $10° \sim 30°$,TR 常为 $200 \sim 500$ ms,TE 相对短。由于 GRE 序列反映的是组织的 T_2^* 弛豫信息,组织的 T_2^* 弛豫明显快于 T_2 弛豫,因此,为了得到适当的 T_2^* 权重,TE 应相对较短,一般为 $15 \sim 40$ ms。

　　快速小角度激发序列采用较短的 TR 和 TE,因此较易得到 T_1 加权像。为获得 T_2^* 和质子密度加权像,必须延长 TR,但由于使用的是小角度激励,纵向磁化的恢复进行得很快,因此,用比 SE 序列短得多的 TR 即可除去 T_1 对比的影响,获得满意的 T_2^* 和质子密度加权像。

　　在 FLASH 序列的图像上,血流与周围组织的对比一般较强。这是由于测量时间内进入成像层面的不饱和自旋质子增多之故。利用这一特点可使较小的血管和流动较快的血液充分显示。但是,当对腹部等血流较丰富的部位实施成像时,却容易导致相关的伪影,这时需要对层面以外的血流进行适当处理。此外,FLASH 序列对水和脂肪组织均比较敏感。它的快速成像特性还常被用来进行动态研究,例如关节活动的功能性研究、注入对比剂后的动态观察、结合心电门控对心脏和大血管进行动态的电影成像以及血管造影等。FLASH 加权图像与扫描参数见表 19-2。

表 19-2　FLASH 加权图像与扫描参数

扫描参数	T$_1$加权	轻度 T$_2$加权	重度 T$_2$加权	质子加权
TR/ms	200 ~ 400	20 ~ 50	200 ~ 400	200 ~ 400
TE/ms	12 ~ 15	12 ~ 15	30 ~ 60	12 ~ 15
翻转角度/(°)	45 ~ 90	30 ~ 60	5 ~ 20	5 ~ 20

八、快速梯度回波(turbo-FLASH)脉冲序列

Turbo-FLASH 序列是在 FLASH 序列的基础上发展和改进产生的。在 FLASH 序列中,TR 和 TE 值都很小,为了提高梯度回波信号又要选用小角度的翻转角,这时形成的图像是质子密度加权像。为了实现 T$_1$WI 或 T$_2$WI,除了以上 FLASH 序列外,还可在短 TR、TE 的快速 GRE 序列前加用一个脉冲,可称之为快速梯度序列的磁矩预准备成像(magnetization prepared rapid acquisition)脉冲。在这个预准备脉冲之后,通过控制后续的梯度脉冲出现的间隔时间(TI),既可选择性抑制某一种组织信号,实现心脏快速成像时的亮血或黑血成像技术,又可选择性形成 T$_1$ 或 T$_2$ 加权成像。Turbo-FLASH 结合 K-空间分段采集技术是心脏快速 MRI 和冠状动脉成像的主要方法。

九、稳态自由进动(steady-state free precession,SSFP)成像

SSFP 是把相位重聚作用与 SE 信号连在一起,当给两个 90°脉冲时,第二个脉冲虽然是 90°脉冲,但它同时具有 180°回波的成分,从而引起相位重聚产生信号,由于其过程类似 SE 序列,同时又处在稳定状态,所以也称之为稳态梯度自旋回波(SS-GRE-SE)。与 FISP 相比,它在产生信号之前,FID 之后有充分时间进行 T$_2$ 弛豫,即 TE 较长,所以它产生的图像为重 T$_2$ 加权像。由于每个 90°脉冲间隔是一样的,第二个 90°脉冲之后,回波信号至第三个 90°脉冲时达最大,但此时由于不能同时发放脉冲及采集信号,所以只能在第三个脉冲前加一个梯度场使信号重聚并接收信号,此时间约提前 9 ms,即 TE = 2 TR - 9 ms。

SSFP 是在稳态上建立的,像液体这样的非稳态组织就会产生各种信号。在高流速时,可以看到信号的丢失,在低血流时为高信号。因此,在选择 SSFP 时应尽量减少与流动方向垂直的层面。SSFP 可用于三维成像序列,图像为重 T$_2$ 加权像,对病变显示极其敏感,但由于其 TE 较长,所以信噪比也较低。SSFP 与 GRASS 和 SPGR 相比,降低了静磁场不均匀性所致的失相位,降低了磁化率伪影,降低了化学位移伪影(暗带)。其缺点在于,由于使用了更长的 TE (TE > TR),所以降低了信噪比,增大了对非静止组织的敏感性。

十、稳态双回波(dual echo with steady state,DESS)序列

该序列在一次激发后分别采集 FISP 的梯度回波信号与 PSIF 的射频回波信号,再进行信号平均,产生真正的 T$_2$加权高信噪比信号,即 DESS 序列。在骨骼、肌肉、关节的三维采集中表现出优势,能增加液体信号强度,改善液体内部结构对比,三维采集提供高分辨率图像及多平面重建图像。

十一、稳态构成干扰(constructive inference in steady state,CISS)序列

与 PSIF 相似,采集刺激回波产生重 T$_2$对比,并加用流动补偿技术,使各种流速的流体都呈

高信号,消除 PSIF 的流动干扰伪影,主要用于水成像技术。

十二、梯度回波序列的评价

如表 19-3 所示,GRE 序列的优点主要体现在:① 不用 90°脉冲激发,使得纵向弛豫时间缩短,可以用短 TR 成像。② 用梯度的翻转代替 180°相位重聚脉冲。这不仅有利于使用短 TR 扫描,更重要的是它将有效地减少受检者的射频能量沉积。③ 由于短 TR 的应用,实现了快速的 T_2^* 扫描。

GRE 序列的缺点:① 不能获取纯 T_2 图像;② 对梯度系统的要求较高,扫描时整个梯度系统的负担加重,梯度切换时产生的噪声也进一步加大(实施短 TR 和短 TE 的 GRE 成像时,梯度系统处于高速开关状态);③ 信噪比较低;④ 如果应用长 TE 进行扫描,则很容易导致磁敏感性伪影和化学位移伪影等多种伪影;⑤ 图像质量在很大程度上受磁场均匀性的影响。

表 19-3　GRE 序列特性

GRE 技术	信噪比	对比噪声比	说　　明
FISP/GRASS	最高	T_2^* 加权最好	保持稳态磁化分量
FLASH/SPGR	中等	T_1 加权最好	损毁稳态磁化分量
SSFP/PSIF	最低	产生 T_2 加权	梯度恢复 SE,TR < TE < 2 TR

第七节　平面回波成像(EPI)序列

平面回波成像(echo planar imaging,EPI)最早由英国诺丁汉(Nottingham)大学物理系的曼斯菲尔德(Peter Mansfield)博士和他的同伴帕凯特(I. L Pykett)于 1977 年提出。由于该成像方法复杂,对成像系统要求高,图像信噪比低,并且图像有几何变形和化学位移伪影的干扰,所以此技术未获应用。1991 年推出了第一台谐振梯度场 EPI 磁共振成像机,1993 年又推出了第一台非谐振梯度场 EPI 磁共振成像机。目前,随着 MRI 系统的硬件及软件技术的改进,如振荡梯度场及磁场均匀度的提高、抑制技术的成熟,此特殊的成像方法能将成像时间缩短至毫秒级,是当今最快速的成像方法,是一种真正意义上的超快速成像方法,它通常可以在 30 ms 之内采集一幅完整的图像,每秒钟获取的图像达到 20 幅,使磁共振动态成像成为可能。因此,EPI 序列不仅能使运动器官"冻结",以便清晰地观察胆囊、呼吸器官的断层图像,而且不用门控就能实时或准实时地显示心脏的动态图像。此外,通过在脑功能成像、弥散成像和灌注成像(perfusion weighted imaging,PWI)等方面的应用,EPI 序列正在开发更多的应用领域。

一、K-空间轨迹

K-空间的数据沿一定轨迹的顺序进行采集,这种按某种顺序填充数据的方式称为 K-空间的轨迹,K-空间以直角坐标形式采集填充数据,则其 K 轨迹为直线,MRI 中 K-空间采集模式多种多样,K 轨迹除了直线外,还可以是圆形、螺线形等曲线形式,其对应的 K-空间坐标为极坐标、球面坐标(图 19-32)。

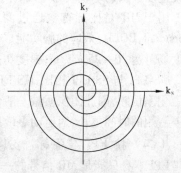

图 19-32　螺旋 MRI 的 K-空间

二、EPI 序列

EPI 是在梯度回波的基础之上发展而来的,在一次 TR 期间内若完成全部 K-空间线的数据填充,则可达到最快的扫描速度,这一概念构成了 EPI 的基础。也就是在一次射频脉冲激发后,利用读出梯度场的连续正反切换,每次切换产生一个梯度回波,因而会产生多个梯度回波。有人把它理解为:一次射频脉冲激发采集多个梯度回波。在 EPI 序列中,读出梯度是一种按正弦波形式振荡的梯度,其振荡频率为 $0.5 \sim 1$ kHz。以读出方向连续施加梯度场的方法来产生多个梯度回波,这些回波信号被直接采样后填入 K-空间。每个梯度回波均被分别进行编码,需要的回波数与 K-空间的傅里叶线数相同。

三、EPI 序列分类

EPI 序列的分类方法主要有两种:一是按照一幅图像需要进行射频脉冲激发的次数进行分类,二是根据其准备脉冲进行分类。

(一) 按激发次数分类

按一幅图像需要进行射频脉冲激发的次数,EPI 序列可分为多次激发 EPI 和单次激发 EPI。

1. 多次激发 EPI(multishot EPI,MS-EPI)

多次激发 EPI 是指一次射频脉冲激发后利用读出梯度场连续切换采集多个梯度回波,填充 K-空间的多条相位编码线,需要多次射频脉冲激发和相应次数的 EPI 采集及数据迂回填充才能完成整个 K-空间的填充。MS-EPI 所需要进行的激发次数,取决于 K-空间相位编码步级和 ETL。

MS-EPI 与 FSE 的不同之处在于:FSE 用一连串的 180°射频重聚焦脉冲来形成所需的回波信号,而 MS-EPI 是利用梯度的振荡来实现的,因此,MS-EPI 的回波链时间(回波链中所有回波占据的时间)远比 FSE 短;FSE 的 K-空间是单向填充,而 MS-EPI 的 K-空间需要进行迂回填充;由于梯度场连续切换比连续的 180°脉冲所需的时间短得多,因此,MS-EPI 回波链采集要比 ETL 相间的 FSE 序列快数倍。多次激发 SE-EPI 一般用于腹部屏气 T_2WI。

2. 单次激发 EPI(SS-EPI)

单次激发 EPI 是指在一次射频脉冲激发后连续采集的梯度回波,即在一个射频脉冲激发后采集所有的成像数据,用于重建一个平面的 MR 图像,这种序列称为单次激发。单次激发 EPI 存在信号强度低、空间分辨率差、视野受限及磁敏感性伪影明显等缺点。单次激发是目前采集速度最快的 MR 成像序列,单层图像的扫描时间可短于 100 ms。目前单次激发 GRE-EPI 主要用于 MR 对比剂首次通过灌注加权成像和基于血氧水平依赖(blood oxygenation level dependent,BOLD)效应的脑功能成像。SS-EPI 对机器硬件,尤其是梯度系统的要求特别高,其梯度场可达 $20 \sim 25$ mT/m,梯度切换率为 80 T/(m·s)。

MS-EPI 与 SS-EPI 相比:MS-EPI 对梯度的要求较低,相位错误累积的时间较短,这样可降低磁化率伪影,因此图像质量一般优于 SS-EPI,信噪比更高,EPI 常见的伪影更少;由于 MS-EPI 需要占用的时间更长,对运动更敏感,因此,SS-EPI 更适用于对速度要求很高的功能成像。

(二) 按 EPI 准备脉冲分类

EPI 本身只能是 MR 信号的一种采集方式,并不是真正的序列,EPI 技术需要结合一定的准备脉冲方能成为真正的成像序列,而且 EPI 序列的加权方式、权重和用途都与其准备脉冲密切相关。

1. 梯度回波 EPI 序列（GRT-EPI）

梯度回波 EPI 序列是最基本的 EPI 序列，结构也最简单，它是在 90°脉冲后利用 EPI 采集技术采集梯度回波链，其回波信号与 T_2' 有关，所以是 T_2' 加权像（图 19-33）。

2. 自旋回波 EPI 序列

自旋回波 EPI 序列是 EPI 与自旋回波序列的结合。如果 EPI 采集前的准备脉冲为一个 90°脉冲后跟一个 180°脉冲，即自旋回波序列方式，则该序列被称为 SE-EPI 序列，回波信号峰值按 T_2 变化，但回波的信号仍按 T_2' 变化，所以图像的对比度与 T_2、T_2' 有关。180°脉冲将产生一个标准的自旋回波，而 EPI 方法将采集一个梯度回波链，一般把自旋回波填充在 K-空间中心，而把 EPI 回波链填充在 K-空间其他区域。由于与图像对比关系最密切的 K-空间中心填充的是自旋回波信号，因此，认为该序列得到的图像能够反映组织的 T_2 弛豫特性，一般被用作 T_2WI 或水分子弥散加权成像（diffusion-weighted imaging，DWI）序列（图 19-34）。

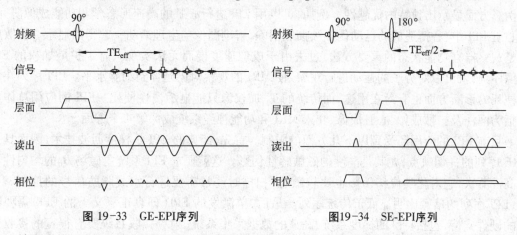

图 19-33　GE-EPI序列　　　　图 19-34　SE-EPI序列

单次激发 SE-EPI 序列主要用于脑部超快速 T_2WI，该序列图像质量不及 FSE T_2WI，一般用于临床情况较差或不能配合检查的患者，如腹部屏气 T_2WI。该序列用于腹部的优点是成像速度快，数秒钟可完成数十幅图像的采集，即便不能屏气也没有明显的呼吸伪影。其缺点在于磁化率伪影较明显。在该序列基础上施加扩散敏感梯度场即可进行水分子扩散加权成像（DWI），主要用于超急性期脑梗死的诊断和鉴别诊断（图 19-35）。

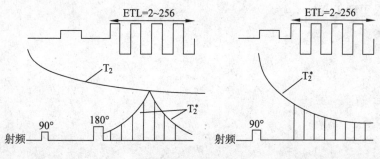

图 19-35　EPI 序列

因此，梯度回波 EPI 和自旋回波 EPI 的主要区别是使用的激励方法不同（进而产生的信号不同），但二者在梯度脉冲的应用上却有共同之处，即读出梯度在高速切换中工作，每测量一条数据线切换一次，或者说在每个振荡周期中测量一条数据线；相位编码梯度在一条线测量完后施加,其脉宽较窄。快速通过 K-空间迂回轨迹使得 EPI 执行周期中无死期出现,因而效率极高。

(三) 反转恢复 EPI 序列

反转恢复 EPI(inversion recovery EPI,IR-EPI)序列是指 EPI 采集前施加的 180°反转恢复预脉冲。EPI 与 IR 序列脉冲结合,形成 IR-EPI,可产生典型的 T_1WI。利用 180°反转恢复预脉冲增加 T_1 对比,选择适当的 TI 时,还可以获得脂肪抑制或液体抑制图像。

四、EPI 序列的图像特征及其评价

用自旋回波 EPI 可以高速地获取 T_2WI。与标准 SE 序列不同的是,EPI 的全部数据是在一次(SS-EPI)和多次(MS-EPI)激发后获取的,可认为 TR 足够长,因而图像中基本不包含 T_1 对比度。

EPI 序列能有效地减少各种运动对图像质量的影响。因此,它的一切应用都将在排除运动伪影方面显示出独特的优越性。例如,可以用 EPI 进行心脏的高速形态学和功能成像研究。在心脏 EPI 中,心搏造成的运动伪影被彻底消除,解剖图像与生理活动一起得以显示。扩散成像是观察器官功能状态的重要方法,过去由于成像速度慢而无法实现。有了扩散加权的 EPI 成像序列,就可以对分子的运动进行观察,使 MRI 的观察对象延伸到细胞水平。EPI 序列在急性梗死的诊断方面也有潜在用途,而传统的 T_2 加权像只能显示慢性梗死。EPI 的应用总体可概括为灌注及扩散成像、心脏成像、介入 MRI 和功能神经系统成像等 4 个方面。

目前 EPI 的应用还受到以下几方面的限制。首先,经典的 EPI 是梯度回波技术,因而具备 GRE 序列的一切缺点,尤其是高度的磁敏感性伪影。这就要求 EPI 系统主磁场 B_0 的均匀性非常高。其次,它对化学位移伪影也比较敏感,扫描时经常需要进行水或脂肪信号的抑制。第三,EPI 序列的信噪比明显低于传统序列。最后,单激发的 EPI(即真正意义上的 EPI)需要特殊的硬件支持,包括特殊的梯度系统、高速的数据采集系统(射频接收系统要有很宽的接收带宽)和图像处理系统,它要求梯度磁场的峰值强度大于 25 mT/m,梯度的上升时间一般为 300 μs 或更短,梯度的切换率要大于 70 T/(m·s)。

目前常用的快速成像序列有 GE 序列、SE 序列、FSE 序列和 EPI 序列。在相同的 TE 条件下,GE-EPI 序列的 T_2' 权重最大,其后依次为 GE 序列、SE-EPI 序列、SE 序列和 FSE 序列。用 EPI 序列获得的图像对 T_2' 具有很强的依赖性(TR 无限),但若在 EPI 序列前先施加一个 180°脉冲,则也可以得到 T_1WI。

第二十章　MR 特殊成像技术

在 MR 成像过程中往往会因种种原因产生各种形态的伪影,直接影响磁共振诊断的质量,因此必须采取相应的措施提高影像质量。

第一节　心电触发及门控技术

为充分显示心脏、大血管的内部结构,减少心脏搏动伪影以获得满意的图像质量,常常使用心电门控技术(ECG trigger and gating)。

一、原理

心电触发技术是利用心电图的 R 波触发信号采集,使每一次数据采集与心脏的每一次运动周期同步。而门控技术则是采用域值法,根据心电图与心动周期的关系设上下域值,即"门",所有数据采集都在"门"内进行,超出"门"则不采集,从而使运动伪影得到抑制。心电门的宽度和位置可由操作者选择。

二、心电图导联的安放

心电图是心电轴电位周期变化的过程,放置心电图导联时,一般采用与心电轴一致的方法。心电轴一般与心脏的长轴一致,即从右、后、上方指向左、前、下方(图 20-1)。通常在胸骨右缘第 2 肋间,左锁骨中线第 5 肋间及左腋前线第 6 肋间处依次安放 3 个导联。导线不能卷曲,特别要避免卷曲成环形或与呼吸门控接触,否则会干扰 MR 信号。R 波幅度小时会影响心电触发,此时要调整电极位置,以增加 R 波的幅度。

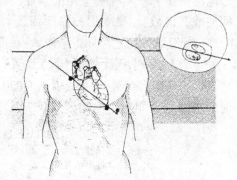

图 20-1　心电轴向及电极安放位置

三、参数设置

序列参数与心动周期或频率必须协调,否则会影响成像质量及成像时间。心动周期可用公式表示为

$$心动周期(HP) = 60 \times 1\,000 / 心动频率(HF)$$

(一)心电触发水平(cardiac trigger level)

触发水平表达为心电图 QRS 波群的百分比。通过比较 ECG 波形中 R 波和 T 波的幅度,输入一定大小的数值,系统可以调节根据 ECG 波形而确立下来的射频触发水平或阈值。调节阈值有助于射频的正确触发。

（二）触发延迟（trigger delay）

触发延迟指心电图 R 波峰与射频激励之间的一段时间，或从 R 波被探测到至成像开始时的时间，间隔应根据欲观察心脏的运动时相而定。选择触发延迟时间的主要目的是让图像能够在所需要的心脏舒缩时相上获得，如触发延迟达 300 ms，则可获得舒张期时相图像。触发延迟时间增加，造成可成像时间减少，不仅使可成像层面数减少，而且也不利于判断处于心动周期前面部分的心脏功能。

（三）心电触发类型（trigger type）和心率校正（update BPM）

心电触发类型包括 ECG 的 1,2 和 3 导联。一般采用自动档，以得到最佳触发为宜。开始扫描前进行心率校正更新，也有助于取得最佳触发效果。

（四）触发窗宽（trigger window）

触发窗宽指系统停止数据采集，等待下次 R 波触发之间的时间停顿。多数患者采用 15% 触发窗宽便可。对于心率变化波动较大者，触发窗宽可能需要 20% ~ 30% TW 值，其目的主要是避免因心率不齐导致的射频误触发。触发窗宽超过 30% 会减少可成像时间，从而减少成像层数。触发窗宽选择的一个原则是：有效 TR 同 TW 相乘应小于 1，如 TR 是 4 倍 R-R 间期，TW 则应小于 25%。

（五）R 波波幅测定（R-R）

有些 MR 扫描仪可以提供 ECG 波形上 R 波波幅的最大值，以 mv 表示。如果此值小于 0.5 mv，心脏 MR 扫描因梯度噪声的影响而不能取得最佳效果，需要重新调整电极位置。采用心电门控技术时，如果是应用前瞻性门控方法，则 TR 由 R-R 间期确定。TR 可以是单个 R-R 间期或其倍数，主要根据扫描所需最大层面数和图像所要求权重来确定。要得到 3 000 ~ 4 000 ms 有效 TR 值，可能需采用 5 ~6 倍的 R-R 间期。

（六）序列间最短时间的位置（inter-seq delay）

序列间最短时间 =［有效 R-R 间期 –（TW）–（梯度闭锁时间）］，最大层数 = 序列间最短时间/最短序列间延迟时间（图 20-2）。

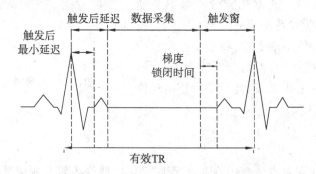

图 20-2　AIT 与最短序列间延迟时间关系

四、应用

心电触发及门控技术常用于心脏大血管的 MR 成像、肺及纵隔 MR 成像、PC-MRA、流量分析等。要得到稳定的 ECG 波形必须注意：心脏在胸腔的方位、心脏受损及病变情况、患者年龄和体格大小、胸腔和肺部病变情况（如有无胸腔积液和肺气肿）。

（一）自旋回波技术

TE 常取 15～30 ms，TR 由 R-R 间期确定，多为 85% 左右的 R-R 间期。

（二）梯度回波技术

1. 前瞻性门控

TR 由 R-R 间期确定，倾斜角取较小角度，如 20°～30°，TE 一般为 5～13 ms，成像序列可用 SPGR 或 GRE，所获时相数受 R-R 间期限制，一般可达每心动周期 16～20 时相。

2. 回顾性门控

TR 可短至 5～20 ms，TE 一般为 5～8 ms，翻转角一般取 20°～30°，所用序列也为 SPGR 或 GRE，与前瞻性门控不同的是，回顾性门控数据采集是连续进行的，并不与心动周期某时相同步，但 ECG 波形信号却同时收集，在图像重建时，将所获连续数据内插到某个特定时相中，从而得到心动周期不同时相的图像，此方法也就是临床所用的磁共振电影扫描。磁共振电影扫描常用于心脏功能分析，可以是单层多相采集，也可以是多层多相采集，多层多相采集的有效 TR 和层数与激励之间的时间呈函数关系。单时相心电门控用于获取多层面心脏 MR 图像，其中每一层面均处于同一心动周期不同时相；多时相心电门控可允许获取单层面或多层面的心脏 MR 图像，其中每一层面具有多个不同的心脏舒张收缩时相。单时相心电门控通常与自旋回波技术结合，用于形态学诊断，多时相心电门控常与梯度回波技术结合，用于心脏功能分析。

（三）血管成像技术（MRA）

MRA 也可以与 ECG 门控技术结合，以减少血管搏动伪影，从而获得高清晰的血管重建图像。

1. Fastcard 技术

Fastcard 技术采用二维时间流逝方法与 ECG 或周围门控结合，可以得到较好的心脏大血管、颈胸部、腹部及外周血管图像。

2. 二维相位对比与 ECG 门控结合

二维相位对比与 ECG 门控结合有前瞻性门控，也有回顾性门控，两者均可以得到同一心动周期内多个不同时相的血流信息。

五、回顾性心电门控（retrospective AC）技术

回顾性心电门控技术也可称为伪门控技术。回顾性心电门控与前瞻性心电门控的不同之处在于，回顾性心电门控不是利用心电图 R 波为触发信号的，它不以一个心电周期为一个数据采集单位，而是连续采集数据，心电图的变化与数据采集互不影响。在每一次数据采集时，其相应的心电图位置被记录并贮存。在数据采集完毕后，根据心电图对应的数据进行分类产生不同时相的图像。在回顾性心电门控采集时，TR 相同，每次采集的信号特征相同，因此在连续电影显示时，不会出现由于信号强度的波动而产生的闪烁效应。回顾性心电门控主要用于心脏动态和电影显示。

六、无线门控（wireless trigger）技术

无线门控技术是应用连续性导航回波实时探测心脏的运动状态，选定心脏运动的某一状态触发扫描。

第二节　脉搏触发及呼吸门控技术

一、脉搏触发技术

脉搏触发(pulse trigger)与心电触发相似,利用脉搏幅度触发扫描,使心脏运动与数据采集同步,较心电触发粗略、简单,扫描无准确的时相对应。脉搏触发技术可用于补偿小血管搏动产生的相位重影和脊髓成像中脑脊液搏动性流动产生的相位重影,用在中枢神经系统时,与T_2WI脉冲序列结合以减少头部、颈椎及胸椎的脑脊液搏动伪影;也可以进行脑脊液流动分析及四肢外周血管血流信息分析;还可用于肺部及纵隔触发,方法是在患者手指上使用一种光学传感器,检测毛细血管中血流的搏动。放置时需注意不要将感应器和电缆放到欲成像区域,须保持感应器放置解剖部位干燥清洁,并始终让患者保持感应器恒定,且电缆不能绕成环形。

二、呼吸门控技术

为获得呼吸门控的良好效果,要嘱患者尽可能保持有节律地呼吸,以达到每一次采集的同步,缩短扫描时间。通常在每一个呼吸周期的呼气相采集数据。

(一)原理

呼吸波触发及呼吸门控技术与心电触发及门控技术相似。触发技术是利用呼吸波的波峰固定触发扫描,从而达到同步采集的目的。门控技术则将数据采集控制在呼吸波的一定域值的上限和下限内,从而达到每次采集同步的目的(图20-3)。

目前的呼吸补偿技术分为两类:一是相位低排方式(采用1个激励次数)。该方式通过在一个呼吸周期内采集彼此相邻的相位编码步骤,从而达到减少伪影

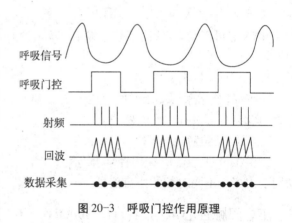

图20-3　呼吸门控作用原理

的目的;二是相位高排方式(采用2个或4个激励次数)。该方式通过在相位编码方向上加大观察野,并相应加大相位编码步骤以保证图像的空间分辨率,相应减少所选择的激励次数以保持扫描时间恒定,这样,图像重建时伪影就位于观察野的边缘,而非显示野内,从而将伪影去除。

(二)呼吸感应器的放置

呼吸感应器用于感应呼吸状态产生呼吸运动幅度的波,由于男女呼吸方式不同,男患者应将呼吸感应器放置在上腹部,女患者则应放置在下胸部。感应器两端围绕患者腹部的系带松紧度要适中,过紧、过松都会导致感应信号变形。

(三)伪门控技术

在连续性数据采集过程中,周期性的呼吸运动使K-空间数据的幅度呈现一定频率的波动,因此,在图像重建时形成高序(high orders)伪影,即常说的鬼影。鬼影的间隔距离与呼吸运动的周期成反比,与数据采集周期及信号平均次数的偶数倍成正比,即

$$Dg = 2\ TR \cdot NSA/TB$$

其中,Dg 为鬼影间距,TB 为呼吸周期,TB $= 60 \times 1\,000/$FB(FB 为呼吸频率),当 2 TR $\times$ NSA/TB $=$ 整数时,Dg$\geqslant 1/2$ 扫描野,即第一个鬼影与中心图像的距离正好超出视野范围,因而,通常所见到的"鬼影"消失。

(四)回顾性呼吸门控技术

回顾性呼吸门控技术又称为呼吸补偿(RC)或呼吸相位重排(ROPE)等。其原理与呼吸门控及呼吸触发技术不同,后者在整个呼吸周期中,大多数时间处于等待期,未进行数据采集,只有特定呼吸状态才进行数据采集,所以,成像时间很长。而回顾性呼吸门控技术的关键在于"回顾",它对整个呼吸过程中对应的呼吸波记录并贮存,最终将不同呼吸状态所采集的信号进行分类。由于 K-空间中心行的数据对鬼影的影响最强,所以,通常将呼气末至吸气这段时间呼吸相对静止状态的数据填写至 K-空间的中心行,而将运动中采集的数据填写在 K-空间的边缘行,这样既可显著抑制呼吸运动伪影,又不会延长成像时间,是一种最常用而有效的方法。

(五)3D 导航同步技术

在心脏磁共振冠状动脉造影中,呼吸门控与心电门控不能同时使用。为了消除呼吸运动伪影,可使用导航技术。该技术是在每一心动周期信号采集前使用导航回波,使右膈顶运动高度实时显示,并根据膈顶位置计算激发容积的位置,使每个心动周期所激发的容积相同,从而消除呼吸和心脏运动伪影。该技术主要用于心脏冠脉 3D 成像。

第三节　脂肪抑制技术

人体组织中含有大量的脂肪组织,而脂肪信号 T_1WI 图像呈高信号,T_2WI 图像呈中高信号。为了更好地显示目标区域,必须采用脂肪抑制技术使某一局部的脂肪组织信号减少或消失。脂肪抑制技术包括化学饱和法、短 T_1 时间反转恢复法、化学位移水-脂反相位成像技术等,其中最常用的是化学饱和法。化学位移水-脂反相位成像技术用于特殊部位检查,如颅脑、颈部、眼眶、脊柱、腹部、盆腔、骨关节、长骨等部位。

一、化学饱和法

化学饱和法是在无梯度场条件下,在激发脉冲前先施加一个脂肪频率的预饱和脉冲优先激发脂肪,以消除脂肪的纵向磁化,用附加的梯度场使脂肪信号相位分散。然后再使用所选择的脉冲。此时,因脂肪未弛豫,不能被反转到横向平面上,因此采集不到信号,脂肪信号得到抑制。

此方法的优点是使用方便,图像的信噪比较高。其缺点是:① 需要额外的射频脉冲及梯度场,增加了扫描时间,也增加了患者的特殊吸收率;② 减少了每个 TR 所允许的扫描层数;③ 易受磁场的均匀性和患者磁敏感性的影响,磁场越不均匀,脂肪抑制效果越不好;④ 越偏离中心的部位,脂肪抑制效果越差;⑤ 降低了整个图像的信噪比。

二、短 T_1 时间反转恢复法

短 T_1 时间反转恢复法是通过适当选择反转时间 TI 使脂肪信号为零。反转恢复脉冲序列是先使用 180° 射频脉冲,使纵向磁化矢量从 $+Z$ 轴转向 $-Z$ 轴,180° 脉冲停止后,纵向磁

化矢量开始恢复,由负方向恢复至平衡状态,此时因无横向磁化而不产生 MR 信号。当180°脉冲停止后,纵向磁化的恢复需要一段时间即反转时间。不同场强、不同组织有不同的反转时间。短 T_1 组织,如脂肪组织的反转时间为 200 ms(1.5 T 机器)。在 200 ms 时,脂肪的纵向磁化矢量接近零,即零点值,信号被抑制。此时,即使施加 90°脉冲,脂肪也不能产生 MR 信号。而邻近长 T_1 值组织虽为负值,但信号高。脂肪和水在 90°和 180°脉冲后的反转恢复曲线见图 20-4。

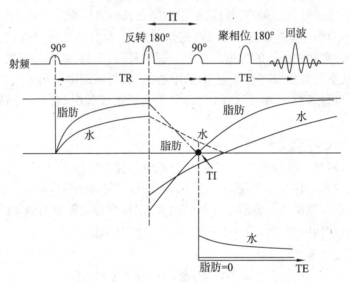

图 20-4 脂肪和水在 90°和 180°脉冲后的反转恢复曲线

此方法的优点是抑制脂肪效果好;对病变敏感;受磁场均匀性影响小。其缺点是扫描时间长;图像信噪比差;特异性差,它不仅抑制了脂肪组织信号,也会抑制 T_1 值等于或近似于脂肪组织的其他组织的信号。

三、化学位移水-脂反相位成像技术

水中氢质子和脂肪中氢质子的化学位移为 3.5 ppm,在不同场强的磁场中其频率不同。在 1.5 T 磁场中,水质子比脂肪质子快 1 周时所用的时间大约为 8.4 ms。激发停止后,水质子的横向磁化与脂肪质子的横向磁化每隔 8.4 ms 出现相位相同状态,即同相位。每隔 4.2 ms,其横向磁化的相位呈相反状态,即反相位。用成像序列不同的回波时间,分别采集水和脂肪的质子宏观磁化矢量同相位和反相位的 MR 信号,同相位时两者信号相加,可去除脂肪的质子磁化矢量,得到纯水的质子图像;反相位时,两者 MR 信号相减,去除水的质子磁化矢量,得到纯脂肪的质子图像。因此,反相位图像水脂肪交界处或同时含水和脂肪的部位信号下降。反相位图像常用于梯度回波序列肝脏病变的鉴别诊断。

第四节　MR 血管成像技术

在脉冲激发、空间编码、信号采集的整个过程中,静止组织内质子群的位置相对固定,而与周围静止组织相比,血流可表现为高信号、等信号或低信号;信号的强度取决于血流形式、血流方向、血流速度、脉冲序列及其成像参数等。MR 血管成像与 DSA 相比具有无创、简便、费用

低、一般无需对比剂等优点。目前临床上常用的血管成像方法包括：时间飞跃(time of fly, TOF)法、相位对比(phase contrast, PC)法和对比增加 MRA(contrast enhancement MRA, CE-MRA)法等,其中时间飞跃法和相位对比法不是用对比剂而是借助于血液流动特性来制造对比。

一、MRI 中流体效应的影响因素

在 MRI 中,流体具有多种多样的流动特性,流动特性是 MR 影像对比度的一个决定因素(表20-1)。在各种不同成像序列或相同序列不同参数下,不同流动特性的流体组织 MR 影像呈现不同的信号强度,并且与周围静止组织之间产生不同对比度的现象,就是流动效应(图 20-5)。

表 20-1　影响血管中 MR 信号的因素

降低管腔内信号	增加管腔内信号
高流速血流	慢血流
涡流	层流
预饱和脉冲	流动补偿
奇数回波失相	偶数回波重聚
多层面采集	单层面采集
平行于成像平面的血流	垂直于成像平面的血流
位于成像容积内深的层面	位于成像容积表面的层面
	对比剂

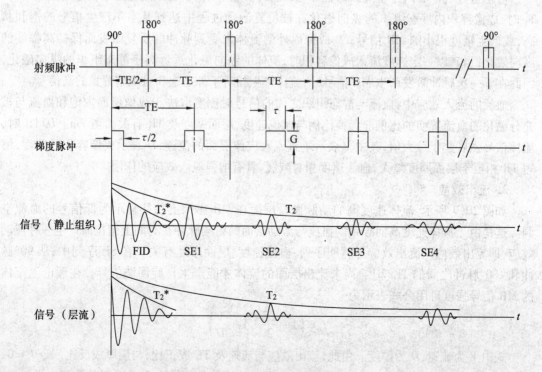

图 20-5　MR 流动效应

（一）饱和效应

1. 流动相关增强（flow-related enhancement）及饱和

流动相关增强及饱和就是接收脉冲的容积被饱和，该容积外的血液以较高的速度进入扫描容积，并在短时间内穿过该容积，而产生比静态组织高的 MR 信号，也称流入效应或时间飞跃（图 20-6）。

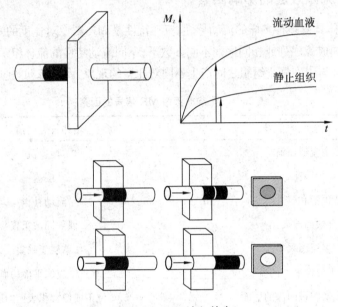

图 20-6　MR 流入效应

产生这种现象有两个主要原因：① 与成像序列参数有关，如采用梯度回波序列设定 TR≪T_1 时，成像容积内静态组织的纵向磁化在被反复激励过程中达到基本不产生信号的饱和状态，或产生幅度很小的 MR 信号；② 成像以外的流体未受到脉冲的反复激发而保持高幅度的纵向磁化，当其以一定速度流入成像容积时，流体的纵向磁化远远高于静态组织的纵向磁化，因此在下一次脉冲激发产生 MR 信号时，流体产生相对于静态饱和组织暗背景的高信号。

血流的流入效应中，血流与静态组织之间的信号对比度取决于成像层面内饱和血流与被充分磁化的血流置换的比例。置换比例与血流速度、层面厚度及 TR 有关。当 $Vm = D/TR$ 时，流体信号强度趋于最大值，其中 V 表示垂直流入成像层面的流速，D 表示成像容积的厚度，缩短 TR 相当于层面厚度增大，血流速度相对减缓，具有增强流入效应的作用。

2. 流出效应

如图 20-7 所示，流体速度高的动脉血管层面在 MR 影像上往往显示为低信号的血流空洞。这是由于流体速度高而导致的血流与激励层面的射频脉冲在时间上错位而产生一种流动效应，即流出效应。流出效应与脉冲序列、血流速度、层面厚度有关。在 SE 序列中，从 90° 脉冲和 180° 脉冲之间的 TE/2 内，尚未流出层面的流体才能产生自旋回波信号。在理论上流体的 MR 信号强度可用公式表示为

$$I_f = \left(1 - \frac{TE}{2} \cdot V \cdot \frac{1}{D}\right)$$

式中 V 为流速，D 为厚度。由此，流出效应与流速及 TE 成正比，与层厚成反比。令 $I_f = 0$，则 $TE \cdot V/2D = 1, V = 2D/TE$，即当流速为 $2D/TE$ 时，流体的信号为 0，此时又称为流空。

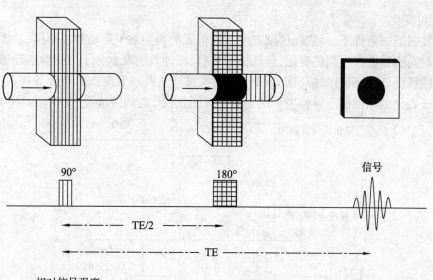

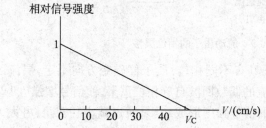

图 20-7 MR 流出效应

（二）相位效应

如图 20-8 所示为流动相位效应。

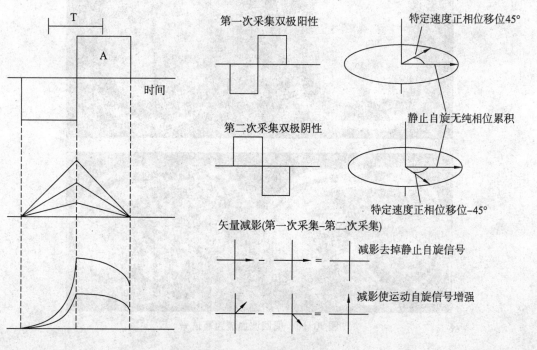

图 20-8 流动相位效应

1. 相位变化

在梯度磁场的条件下,沿磁场梯度方向不同位置的自旋质子运动频率不同,位置不同的自旋质子随时间积累会产生相位变化,包括相位位移、流动效应及水分子的弥散运动等。相位变化称相位漂移(phase shift)效应(图20-9),相位漂移产生两种效应:① 空间效应,它是由于质子群的质子磁化的相位位于管腔内不同半径位置所致;② 时间效应,它是相位的相关变化。

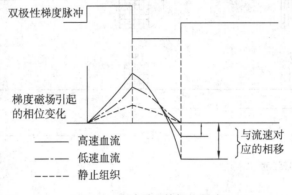

图 20-9　流动质子的相位漂移

空间效应产生如下现象:① 质子具有不同相位,质子群磁矩方向不定,层流区相位弥散(phase dispersion)使信号丢失;② 层流的偶数回波自旋相位重聚,使信号增强(图20-10)。时间效应与搏动及湍流有关,产生变化的信号强度形成幻影,通过减小翻转角,可大大减少这些幻影。

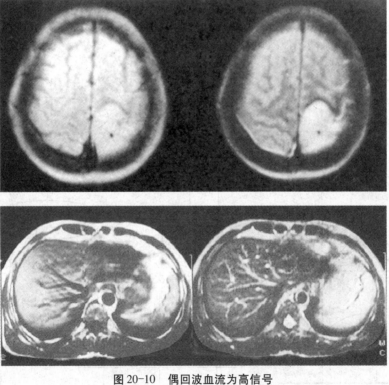

图 20-10　偶回波血流为高信号

2. 相位效应与 MR 信号

相位变化与信号强度有直接关系。在一个体系内自旋质子相位移动相同,且都具有相同特性的相位,称为单色相位。单色相位的自旋 MR 信号相加,构成相位影像。如果同一体内的自旋质子具有不同的相位漂移,MR 信号下降,这种现象称为相位弥散。一个体素的信号随相位弥散增加而减少,相互抵消,信号丢失,当相位弥散达到或超过 360°时则完全消失。任何原因所致的磁场不均匀,都会导致相位弥散及信号下降,包括 MR 成像过程所必需的线性梯度磁场也是相位相关流动效应的直接原因。

3. 影响流动自旋相位的因素

流动自旋质子发生相位移位取决于:① 梯度的强度与梯度脉冲的持续时间积分;② 双极梯度正反两叶之间的时间间距;③ 高切变率流速所致的相位弥散。

双极梯度脉冲是由大小和持续时间相等、方向相反的两个叶组成,自旋质子在两次梯度间运动,自旋相位弥散-相位重聚现象可以不断重复出现。自旋运动相位弥散产生信号丢失,自旋运动相位重聚产生自旋回波。当双极梯度应用于流动方向时,自旋质子速度与梯度关系用公式表示为

$$\varphi = \gamma VTA$$

φ 为特定速度的相位角,γ 为磁旋比,V 为在双极梯度方向的速度,T 为双极梯度间隔时间,A 为梯度面积。由此可知运动自旋间的相位差异与其速度成正比,与梯度面积成正比,与正反梯度间隔时间成正比。A,T 是序列因素,决定序列的流动敏感性。相位弥散产生信号丢失,信号丢失程度与梯度强度、流速、梯度持续时间及梯度间隔时间成正相关。

4. 梯度运动与相位改变

在多回波序列中,以层流形式流动的血液,奇数回波时刻,自旋相位弥散,丧失信号;偶数回波时刻,自旋相位重聚,产生回波信号。这种状态被称为层流的偶数回波效应或偶数回波增强。

梯度运动相位重聚产生梯度回波又称流动补偿(flow compensation,FC),是 MR 流体成像的重要技术,其原理与偶数回波重聚相同,在梯度回波序列与 SE 序列使用 GMR 技术,在首次回波形成时均不采集信号,在二次回波时采集信号,此时在梯度场产生达到最高水平的相位弥散和相位重聚(图 20-11)。

应用双极梯度产生流动编码,可研究快速流动或慢速流动的敏感性。双极流动编码幅度和持续时间可发生变化,梯度场的大小与编码最大速度成比例,称之为流速编码。使去相位运动自旋与静自旋在回波形成时的相位差为180°,可以增加二者间的对比,用于相位对比血管造影。单纯使用去相位梯度,可使运动自旋的相位弥散达到或超过 360°,从而消除流动自旋信号,用于"黑血"成像技术(图 20-12)。

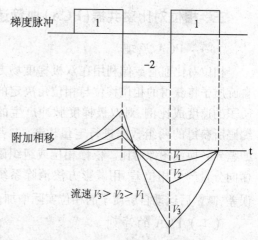

图 20-11　MR 流动补偿

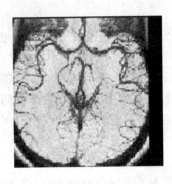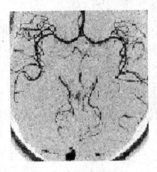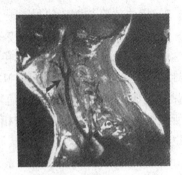

图 20-12　黑血法显示

二、幅度对比磁共振(MCA)血管造影

(一) 原理

在同一位置采集两幅独立的影像,第一幅是具有流动补偿的梯度回波序列,该序列中血管呈高信号图像。第二幅不用流动补偿,而是采用附加强梯度使流动的血液失相位,血管呈低信号图像。将两幅图像相减,就消除了背景组织的影像,产生血管造影图像。

(二) 技术选择

两幅影像序列的翻转角与 TR 保持一致,在流动补偿和失相位影像中静止组织具有同样强度;采用小翻转角以避免血液饱和;选择较长 TE,允许的失相位越多,从而加重血管信号。

(三) 应用

该技术用于显示慢速血流,若是使用 3 个方面的流动补偿及流动去相位,测量时间较长,通常在主要流动方向上使用一对流动补偿与流动去相位采集,即可满足单一流向的四肢血管造影。

三、相位对比磁共振(PCA)血管造影

(一) PCA 原理

相位对比血管成像利用在双极梯度场方向上自旋质子将获得的相位移位与相位角决定的自旋质子的速度成比例,对双极梯度脉冲产生的流动编码所获得的两组数据进行定量比较,二者相位的差异转换或图像对比。依赖相位或组织磁化的横向分量产生相位差,用减影方法消除系统相位

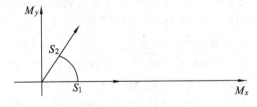

图 20-13　PCA 相位对比

误差,减影后运动自旋质子的相位实际增加,血管显示更清楚(图 20-13)。

(二) PCA 的序列

1. 2D-PCA

如图 20-14 所示,2D-PCA 的脉冲序列一般用于单个 2D 层面或层块(激发容积),这个激发容积可为任何厚度,所以层厚可达 100 mm,整个激发容积的血管可投影于一幅图像内。MRA 可作为扫描定像,常用于 2D-PCA 的流速预测成像,可反映流动自旋的准确方向及流速。电影 PC 方法对搏动流动较强的血管非常有用,应用心电或周围门控与心脏周期同步采集,可观察周围血管系统,评价各种病理状态,进行流量分析,判断流动方向的变化规律。

2D-PCA 序列主要用于 MRA 的扫描定位像;显示颅内动静脉瘘与动脉瘤中的快速血流和慢速血流;进行血流方向和流速定量分析;评估门静脉和肝静脉状态等。其优点是扫描时间短,信号强度直接与血流速度相关。其缺点是仅能提供二维血管图像,不能进行血管结构多视角的观察,且空间分辨率较低。

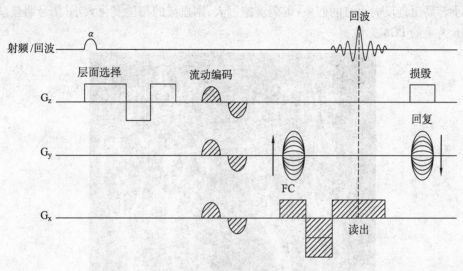

图 20-14 2D-PCA 的脉冲序列图

2. 3D-PCA

如图 20-15 所示,3D-PCA 序列能用很小体素获得采集,能减少体素内失相位量,提高对复杂流动和湍流的显示。

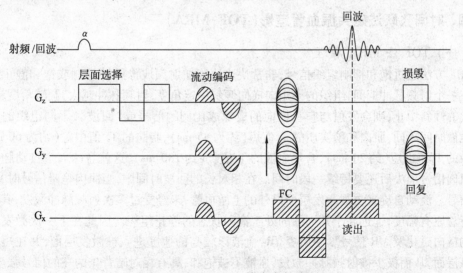

图 20-15 3D-PCA 的脉冲序列图

3D-PCA 序列主要用于评估颅内动静脉瘘、动脉瘤;显示颅内静脉畸形和静脉闭塞;全脑大容积血管成像;评估外伤后的颅内血管损伤;显示肾动脉。其优点是对快速血流和慢速血流均敏感,血管周围静止组织信号的抑制效果好;经最大密度投影(MIP)重组的血管像可从多视角进行观察;大容积成像时血管显示仍清楚;进行增强扫描时动、静脉结构显示更清楚;可以产生相位图。其缺点是扫描时间较长;流速值的确定影响血管的显示;对涡流引起的信号丧失比时间飞跃法敏感。

综上所述,PCA 的优点包括背景组织抑制好,有助于小血管的显示;有利于慢血流的显示,适用于静脉检查;有利于血管狭窄和动脉瘤的显示;可进行血流的定量分析等。其缺点包括成像时间比相应的时间飞跃法 MRA 长;图像处理相对复杂;需要事先确定编码流速,编码流速过小容易出现反向血流的假象;编码流速过大,则血流的相位变化太小,信号明显减弱等。图 20-16 为手的 PCA 影像。

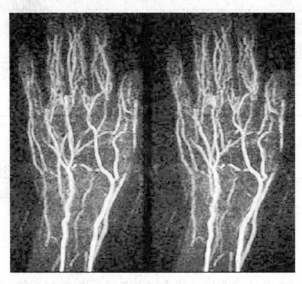

图 20-16　手 PCA 影像

四、时间飞跃法磁共振血管造影(TOF-MRA)

(一) TOF 法 MRA 原理

TOF 方法通过饱和抑制组织信号,非常快速地施加射频成像脉冲抑制或饱和静止组织信号。在一个射频脉冲期间,组织的磁矩向横向倾斜一定角度,射频脉冲越大,翻转角度越大,一旦磁化的倾斜中止,则会发射与它在横向的成像成比例的信号或“回波”,不同组织的横向和纵向弛豫时间不同,肌肉和脑实质的 T_2 值短(约为 35 ms),脂肪的 T_2 值中等(约为 60 ms);脱氧血液的 T_2 值也短(约 20 ms),含氧血液的 T_2 值长(约 180 ms),这就意味着来自动脉血的信号在肌肉信号消失后还要持续一段时间。在相对长的回波时间中,当肌肉呈暗信号时,血液仍呈亮信号。流动自旋来自被激发层面以外的上游血管,未经受过多次射频脉冲激发,其纵向磁化保持着原有幅度,远远高于其周围的处于饱和状态的静止组织。因此在下一次激发时产生较大的横向磁化及 MR 信号。使用短 TR,血液以较高的速度进入被激发层面,并在短时间内穿过该层面,从而极少被射频脉冲激发,血液不被饱和,具有相对暗背景的亮的信号强度,这个对比机制称为流动相关增强或流入相关增强效应。流动自旋在梯度方向上,其磁矩方向不同,产生相位弥散,信号降低,使用流动补偿梯度可消除流动引起的相位弥散,使流动信号增强。

(二) 2D-TOF 法和 3D-TOF 法

1. 2D-TOF 法

该方法需要采集垂直于血管长轴的薄的层面,以便流动自旋以短距离穿过该层面。2D-TOF 法每次采集一个层面,为了产生流入对比,在 TR 之间流动自旋只需穿行层面一段距离(图 20-17)。2D-TOF 法对整个被扫描区域以连续多个单层面的方式采集数据,并进行图像重建,获得整个被扫描区域的血管影像,静止组织与流动质子的信号对比更依赖于 TR 和流速。

2D-TOF 法主要用于评估颈动脉及颈动脉分叉部的形态,有无狭窄、闭塞;评估椎-基底动脉形态,有无狭窄及闭塞;评估脑静脉;也可用于评估主动脉弓、周围血管,如盆腔和下肢静脉等。其优点在于背景组织信号抑制较好;有利于静脉慢血流的显示;扫描速度较快,单层图像采集时间(TA)一般为 3 ~ 5 s。其缺点在于流动失相位较明显,特别是受湍流的影响较大,容易出现相应的假象;后处理重建的效果不如三维成像。图 20-18 所示为颈动脉 2D-TOF MRA。

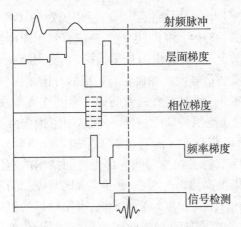

图 20-17　2D-TOF MRA 脉冲序列图

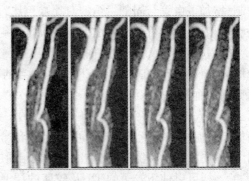

图 20-18　颈动脉 2D-TOF MRA

2. 3D-TOF 法

3D-TOF 法同时采集一个"层块"或一个容积,主要限制是血流不够快时,慢速流动自旋无法在一个 TR 内流出整个激发容积,因而被多次反复激发。在流入端呈现强信号,在流出端信号明显下降,连续的 3D-TOF 法可以解决这个问题。3D-TOF 法采集时,通常将容积分割成 32 或 64 段采集。3D-TOF 法对整个被扫描的三维体域进行激励和信号采集,数据采集后通过三维傅里叶变换进行影像重建,获得兴趣区的三维血管影像(图 20-19)。3D-TOF 法与 2D-TOF 法相比,由于层厚薄、空间分辨率高,所以信号丢失少。

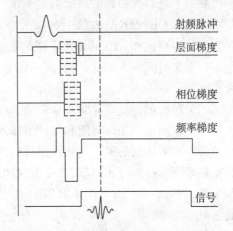

图 20-19　3D-TOF MRA 脉冲序列

3D-TOF 法主要用于评估颈动脉及分支部血管形态及闭塞性病变;评估 Willis 环;评估颅内动静脉瘘,显示供血动脉和异常血管巢(团);发现和评估颅内动脉瘤,对大于 3 mm 的动脉瘤显示效果较好;可用于腹部血管检查。其优点在于空间分辨率高,特别是层面方向,由于采用三维采集技术,原始图像的层厚可以小于 1 mm;由于体素较小,流动失相位相对较轻,受湍流的影响相对较小;后处理重建的图像质量较好。其缺点是容积内血流的饱和较为明显,不利于慢血流的显示;背景组织的抑制效果相对较差;扫描时间相对较长。

2D-TOF 和 3D-TOF 与其他一些临床血管造影检查方法相比,具有以下优点:① 是一种无损伤的检查技术;② 患者无需注射对比剂,特别适用于静脉血管弹性差、肝肾功能障碍的老年患者;③ 可作三维空间成像,也能以不同角度成像,360°旋转观察;④ 检查费用低、时间短,可部分替代有创伤性的血管造影检查。但利用这两种方法对垂直大血管走行的分支血管容易产生假象,特别是颈动脉分叉部血管最明显;并且检查时间略长。

五、对比增强磁共振血管造影(CE-MRA)

对比增强磁共振血管造影是利用静脉内注射顺磁性对比剂,缩短血液 T_1 值效应的成像方法。其适用范围广,实用性强,尤其是对胸腹部及四肢血管的显示效果较好。

(一) CE-MRA 的原理

CE-MRA 利用血管内对比剂较短的高浓度状态,明显缩短血液 T_1 值,使用极短的 TR 与 TE 的快速梯度回波序列而成像。TR 一般可缩短至 3 ~ 8 ms,由于 TR 缩短造成背景组织明显抑制,增加了血管与周围组织的对比噪声比,TE 小于 3 ms,可减少磁化率伪影,并使脂肪和水处于反相位,这样可更有效地抑制周围背景组织的脂肪信号而增加血管与组织的对比。

应用 CE-MRA 技术的目的是获得最短的扫描时间,所以需要强大的梯度作硬件支持,配合增加接收宽带。在梯度回波序列中适当的翻转角度范围为 25°~50°,在这个范围内含有对比剂的血液与静态组织的 T_1 值差别相对大,因而可获得良好的对比。采用矩形扫描野,可以去掉对人体两侧多余部分相位编码线的采集,从而节省了扫描时间。部分空间技术的应用确保有效完成中心低频 K-空间的采集,部分采集周围高频 K-空间,便可有效地节省扫描时间。3D 技术对运动伪影不敏感,并且在相同层厚的情况下,梯度的要求最低,可用较短的射频脉冲,这样可以使用较短的 TR 及较薄的层厚。TR 的减小导致扫描时间缩短,有利于在单次屏气状态下进行大面积的三维数据采集。

(二) CE-MRA 方法

(1) 序列选择。CE-MRA 采用超短 TR 与 TE 快速梯度回波技术,通常 3D 数据采集的每个序列采集时间为 5 ~ 40 s,胸、腹一般需屏气,每次屏气时间控制在 5 ~ 20 s,四肢血管时间可稍长。

(2) 对比剂剂量。通常 0.2 ~ 0.3 mmol/kg 体质量。

(3) 常用生理循环时间和团注试验或自动触发技术确定对比剂峰值通过时间。

(4) 根据序列的采集时间设定注射对比剂后开始扫描时间 Td,使数据采集进行一半时与对比剂峰值通过的时间同步,使峰值时间数据填写在 K-空间中心,以获得最强对比,根据公式 Td = Tp – Ti/2 – Ta/2,可计算出 Td。其中,Ti 为注射时间,Ta 为采集时间,Tp 为靶血管的峰值通过时间。

(5) 将所采集的 3D 原始数据按不同要求进行相应的后处理。

CE-MRA 技术的优点是对于血管腔的显示比其他 MRA 技术更可靠;出现血管狭窄的假象明显减少,反映血管狭窄的程度比较真实;一次注射对比剂可完成多部位动脉和静脉的显示;动脉瘤不易遗漏。其缺点是需要注射对比剂。

第二十一章　MRI 应用特点

了解人体正常组织和病理组织的 MR 信号特点不仅仅是 MR 诊断的基础,也是医学影像技术人员必备的基础知识之一。

第一节　人体正常组织 MR 信号特征

MRI 的信号强度是多种组织特征参数的函数,它所反映的病理生理基础较 CT 更广泛,具有更大的灵活性。它与组织的弛豫时间、氢质子密度、血液或脑脊液流动、化学位移及磁化率有关,其中弛豫时间对图像对比起着重要的作用,是区分正常组织、病理组织及组织特性的主要基础。

一、脂肪、骨髓

组织脂肪的 T_1 值短、T_2 值长、质子密度高,根据信号强度公式,质子密度大和 T_1 值小,信号强度就大,故不论在 T_1WI、T_2WI 和 PDWI 上均呈高信号,与周围长 T_1 值组织形成良好对比,尤其在使用短 TR 检查时,脂肪组织的分界线明显,信号高、呈白色。但随着 TR 的延长,在 T_2WI 上脂肪信号有逐渐衰减降低之势,这是脂肪抑制技术的基础;倘若为质子密度加权像,此时脂肪组织仍为高信号,但周围组织的信号强度增加,使其对比度下降。

骨髓内因含有较多的脂肪成分,在 MR 扫描图像上亦呈高信号,和脂肪组织信号有相似的特征。因此,MR 骨髓成像技术对于骨髓疾病,尤其是对于早期的骨髓转移或骨髓瘤等特别敏感,在临床上应用广泛。

二、肌肉、肌腱、韧带

肌肉组织所含的质子明显少于脂肪和骨髓,它具有较长的 T_1 值和较短的 T_2 值,根据信号强度公式,在 T_1WI 上,因使用的 TR 值较短,质子的磁化恢复不完全,信号强度较低,影像呈灰黑色;随着 TR 的延长,信号强度增加,在 T_2WI 上,因具有短 T_2 值的特点,信号强度增加不多,影像呈中等灰黑色,故在 T_1WI、T_2WI 和 PDWI 上均呈中等强度信号(黑灰或灰色)。肌腱和韧带组织含纤维成分较多,其质子密度低于肌肉,信号强度较肌肉组织略低,该组织也有长 T_1 值和短 T_2 值,其 MR 信号为等信号或较低的信号。

三、骨骼和钙化

骨骼和钙化内含大量钙质,水分含量甚少、氢质子很少,根据信号强度公式,在 N(H) 值趋向于 0 时,I 值主要按 N(H) 值的变化而改变,而较少受到 TR、TE 的影响,故其 T_1 值很长、T_2 值很短、PD 很低,所以无论 T_1WI、T_2WI 和 PDWI 上均呈信号缺失的无(低)信号区。特殊情况下,如钙化颗粒与蛋白结合时,其 T_1WI 表现为高信号,故在 MR 扫描图像上不易显示出早期的骨质破坏及较小的钙化灶。

颅内钙化在 T_1WI 偶可表现为高信号。CT 扫描可见典型的钙化密度，T_1WI 为高信号，T_2WI 为等信号或低信号，梯度回波序列扫描为低信号。实验证明，钙化在 T_1WI 上的信号强度与钙化颗粒的大小、钙与蛋白结合与否有关。当微小的钙化颗粒结晶具有较大的表面积，并且钙的重量百分比浓度不超过 30% 时，钙化即可表现出高信号。钙化颗粒表面积对水分子 T_1 值的影响类似于大分子蛋白，距钙结晶表面近的水分子进动频率接近于 Larmor 共振频率时，其 T_1WI 表现为高信号。总之，MRI 检查发现钙化不如 CT 敏感，小的钙化不易发现，大的钙化还需与铁的沉积等现象相鉴别。

四、软骨

软骨组织分为纤维软骨和透明软骨，纤维软骨组织内的质子密度明显高于皮质，且具有较长的 T_1 值和较短的 T_2 值，该处信号强度比骨髓和钙化略高，但因其具有一定的质子密度，故在 T_1WI，T_2WI 上信号强度不高，呈中低信号；透明软骨含水 75%~80%，且 T_1 值和 T_2 值较长，PD 高，故在 T_1WI 上呈较低信号；而在 T_2WI 和 PDWI 上呈中等灰色信号。

五、气体

根据信号强度公式，当 N(H) 趋向零时，信号强度也趋向于零，故表现为黑色无信号区，不管如何改变 TR、TE 都不会改变这一特点。在人体组织中没有比气体更黑的组织，故在各种成像图像上肺组织均呈较低信号。

在反转恢复序列中，若采集信号的时间过短，组织处于负磁化区，则长 T_1 值组织可呈现类似气体的黑色无信号，且其中无任何结构，但其与周围组织有白色边缘。

六、水分

人体正常组织中水分的 MR 信号 80% 来自细胞内，20% 来自细胞外。组织水对 MR 信号的形成贡献最大。水的 T_1 值、T_2 值均较长，故在 T_1WI 上呈较低信号，T_2WI 上信号明显增加，呈鲜明的高信号。鉴于 MRI 对于组织水含量的轻微增减有明显的敏感性，研究水与 MR 信号强度的相关性是 MRI 的一个重要课题。

纯水的 T_1 值和 T_2 值很长，组织的含水量稍有增加，不论是自由水(bulk phase)还是结合水(hydration layer)都会使 MR 信号发生变化，相比之下结合水使 MR 信号变化更明显。单独的水分子很小，处于平移、摆动和旋转运动之中，具有较高的自然运动频率，这部分水称为自由水；如果水分子依附于较大分子，如蛋白质，它的运动频率就会降低，这部分水称为结合水。T_1 值反映了这些分子运动频率与 Larmor 共振频率之间的关系，当两者接近时，纵向弛豫有效、快速；当两者差别较大时，纵向弛豫效果差，且速度缓慢。自由水的运动频率明显高于 Larmor 共振频率，因此纵向弛豫缓慢，T_1 值较长；较大的分子蛋白质的运动频率明显低于 Larmor 共振频率，故纵向弛豫同样缓慢，T_1 值也很长；结合水运动频率介于自由水和大分子之间，接近 Larmor 频率，因此 T_1 弛豫明显缩短，T_1WI 上信号增强。

认识自由水与结合水的特点，有助于认识病变的内部结构，有利于诊断的定性。例如 CT 检查由于囊性星形细胞瘤的密度与脑脊液密度近似而难以鉴别，而 MRI 检查由于囊性星形细胞瘤中的液体富含蛋白质，其 T_1 值短于脑脊液，在 T_1WI 中，其信号高于脑脊液。又如 MRI 较 CT 更能显示脑软化，脑软化在显微镜下往往有较多由脑实质分隔的小囊组成，这些小囊靠近蛋白质表面的膜状结构，具有较多的结合水，故 T_1 值缩短，所以 MRI 所见较 CT 更接近于病理所见。再如脑阻塞性脑积水时,脑脊液是自由水,它渗进脑白质后变为结合水,在 T_1WI 中信号明显高于脑脊液信号,而在 T_2WI 中又低于脑脊液信号。病变内如蛋白含量高,结合水含量也较高,由于缩短了 T_1 值,使病变(如垂体脓肿)在 T_1WI 中信号很强。

七、血流

快速流动的血液因其"流空效应",在各种成像上均低(无)信号;而缓慢或不规则的血流,如湍流、旋流等,血管内信号增加且不均匀。

八、淋巴结

淋巴结组织的质子密度较高,且具有较长的 T_1 值和较短的 T_2 值。根据信号强度公式,质子密度高,信号强度也高。但在 T_1WI 上,因其长 T_1 值特点,信号强度不高,呈中等信号;而在 T_2WI 上,因其 T_2 值不长,信号强度增加也不多,呈中等信号。

第二节　病理组织的 MR 信号分析

病理过程随病程及治疗情况不同而表现各异,MRI 技术中信号强度,严格遵循信号强度公式所规定的参数变量关系,不同的病理及病变组织具有不同的质子密度、液体流速、T_1 值和 T_2 值,在实际技术中采用不同的脉冲序列,将表现不同的信号强度,掌握这些变化特征有助于对病变的定性诊断。

一、水肿

无论何种类型的水肿,细胞内或组织间隙内的含水量增加,均使 T_1 值和 T_2 值延长,PD 值降低,故在 T_1WI 和 PDWI 上水肿区呈较低信号,而在 T_2WI 上则呈明显的高信号,对比鲜明。脑水肿分为 3 种类型,即血管源性水肿、细胞毒素水肿及间质性水肿。

（一）血管源性水肿

血管源性水肿最常见于脑水肿,是由血脑屏障破坏所致。血浆由血管内漏出进入细胞外间隙,这是血管源性水肿的病理生理基础。血管源性水肿主要发生在脑白质中,结构致密的脑灰质通常不易受影响,典型的血管源性水肿呈手指状分布于脑白质中,常见于肿瘤、出血、炎症以及脑外伤等脑部疾患中。它以结合水增多为主,自由水增多为辅,早期只在 T_2WI 上显示。血管源性水肿的较早显示,往往提示存在一个较早期或较局限的脑部疾患,这种病变和肿瘤鉴别需采用长 TE 序列,使 TR 延长,水肿信号增强,而肿瘤信号基本不增加,必要时进行 Gd-DTPA 增强扫描。

（二）细胞毒素水肿

细胞毒素水肿是缺血造成的,常见于急性脑梗死。它是由于缺氧使 ATP 减少,钠-钾泵功能失常,钠与自由水进入细胞,造成细胞肿胀,细胞外间隙减少,使脑白质与脑灰质同时受累。急性脑梗死有时在 T_2WI 上边缘信号较高,由于细胞毒素水肿出现和存在的时间不长,有时与血管源性水肿同时存在,在 MRI 上要绝对区分尚有一定困难。

（三）间质性水肿

间质性水肿是由于脑室内压力增高,出现脑脊液经室管膜迁移到脑室周围脑白质的病理生理表现。在脑室压力高(如急性脑积水或交通性脑积水)时,T_2WI上脑室周围可出现边缘光整的高信号带;在脑室内压力恢复到近乎正常时(如代偿期),上述异常信号又消失。间质性水肿常发生在脑室旁,尤其是在侧脑室旁,由于含较多的结合水,故在T_2WI上呈高信号,在PDWI上,它与脑脊液的对比更明显。间质性水肿的信号明显高于脑室内脑脊液的信号强度,其原因除间质性水肿与脑脊液含有水的物理状态不一样(脑脊液为自由水,间质性水肿为结合水)外,主要是脑室内脑脊液受搏动性运动影响,造成氢质子的失相位,致脑脊液信号强度减弱。值得一提的是,要注意间质性水肿与白质脑病鉴别,后者多见于老年血管病患者。尽管白质脑病脑室系统也扩大,但它是由脑白质萎缩造成的,脑室内压力不高,有时 MRI 难以区别,应结合病史进行鉴别。组织含水量的轻微改变可造成 MRI 信号强度的明显变化,MRI 在检出水肿方面较其他影像学方法敏感,与 CT 相比,它对水肿类别、程度及范围的显示更接近于病理。

二、出血

出血在中枢神经系统疾病中常见,按出血部位可分为硬膜下、蛛网膜下腔、脑内及脑室内出血,它们均有一个基础疾病,如外伤、变性血管病、血管畸形、肿瘤或炎症等。MRI 在显示出血、判断出血原因以及估计出血时间方面有独特作用,其中以脑内血肿 MRI 信号演变最具有特征性。较多血液由血管内溢出后,在局部脑组织内形成血肿。随着血肿内血红蛋白的演变以及血肿的液化、吸收,MRI 信号也发生一系列变化。因此,探讨血红蛋白及其衍生物的结构对于认识与解释血肿 MRI 信号甚为重要。

血肿的信号强度随血肿期龄而发生变化,非外伤性出血 95% 为动脉富含氧合血红蛋白,氧合血红蛋白释放出氧气后转化为去氧血红蛋白,血液去氧血红蛋白的含量增高。氧合血红蛋白与去氧血红蛋白中含有的铁均为二价还原铁,还原铁是血红蛋白携带氧气、释放氧气、行使其功能的物质保证。人体内维持血红蛋白铁于二价状态的关键在于红细胞内多种代谢途径,其结果阻止了有功能的亚铁血红蛋白变为无功能的正铁血红蛋白。血液从血管中溢出,血管外红细胞失去了能量来源,细胞内多种代谢途径丧失。同时由于红细胞缺氧,血肿内含氧血红蛋白不可逆地转化为去氧血红蛋白,最终变为正铁血红蛋白,还原铁转化为氧化铁,经吞噬后,形成含铁血黄素。故 MRI 表现为 4 期,即超急性期、急性期、亚急性期和慢性期。

(一) 超急性期

超急性期出血时间不超过 24 h。由于氧合血红蛋白内电子成对,不具有顺磁性,故在T_1WI上呈等信号或稍低信号,T_2WI上呈稍高信号,说明新鲜出血为抗磁性,它不引起T_2值缩短。

(二) 急性期

急性期一般为 1~3 天,该期红细胞内为去氧血红蛋白,它有 4 个不成对电子,具有顺磁性,但它的蛋白构形使水分子与顺磁性中心的距离超过 3 埃,因此,并不显示出顺磁效应,T_1WI仍呈稍低信号。但由于它具有顺磁性,使红细胞内的磁化高于红细胞外,当水分子在红细胞膜内外弥散时,经历局部微小梯度,使T_2值缩短,T_2WI呈低信号。

(三) 亚急性期

亚急性期为 4 天~2 周,出血后 3~7 天为亚急性早期,7~14 天为亚急性晚期。在亚急性早期,去氧血红蛋白被氧化成正铁血红蛋白,它具有 5 个不成对电子,有很强的顺磁性。脑血肿内正铁血红蛋白首先出现在血肿的周围,并逐渐向血肿内发展。亚急性早期由于正铁血红蛋白形成,T_1WI 呈高信号,T_2WI 因顺磁性物质的磁敏感效应而呈低信号。直到亚急性早期,血肿内的红细胞仍然是完整的。血肿信号在 T_1WI 上由低变高,说明血肿由急性转变为亚急性。亚急性晚期红细胞开始溶解,在 T_1WI 和 T_2WI 上均呈高信号。红细胞溶解使红细胞对正铁血红蛋白的分隔作用消失,水含量增加是 T_2WI 信号增强的主要原因。

（四）慢性期

慢性期为 2 周以上,含铁血黄素和铁蛋白形成并进一步氧化为氧化铁,同时由于巨噬细胞的吞噬作用使含铁血黄素沉着于血肿周边部,使 T_2 值缩短,因此在血肿的周边部出现低信号的影像环带,其余仍为高强度信号。所以血肿中心 T_1WI 为等信号,T_2WI 为高信号。血肿周边 T_1WI 为稍低信号,T_2WI 为低信号。

三、变性

不同组织的变性机制不同,所以 MRI 表现不一。如脑组织变性中有一种称为多发性硬化征者,系脑组织过早脱髓鞘脂所致,其变性部分水分增加,故 MR 图像上呈长 T_1 值和长 T_2 值信号特征,即 T_1WI 上呈稍低信号,T_2WI 上呈明显的高信号;如变性组织内脱水,例如椎间盘变性,富含蛋白质和水分的弹性椎间盘组织水分减少,且纤维结缔组织增多,组织内的质子密度减少,在 T_2WI 上其信号强度不升高反而降低。

四、坏死

坏死组织的 MRI 信号强度随组织类型不同,坏死的内容物不同而异。坏死病变早期由于含水量增加,呈 T_1 值和 T_2 值信号特征,在 T_1WI 上呈低信号,T_2WI 上呈高信号;修复期水肿消退,肉芽组织增生,肉芽组织内包含大量的新生血管和纤维结缔组织,其质子密度较正常组织高,且有稍长 T_1 值和 T_2 值的信号特征,故表现在 T_1WI 上为低信号,T_2WI 上为高信号;晚期纤维化治愈后,由于质子密度降低,呈长 T_1 值和短 T_2 值信号特征,即在 T_1WI 和 T_2WI 上均呈低信号。

五、囊变

囊腔内容物一种为纯水,另一种为含蛋白的结合水。含液囊肿 MR 图像呈边缘光滑的长 T_1 值和 T_2 值信号特征,故在 T_1WI 上呈低信号,T_2WI 上呈高信号;囊肿内含丰富的蛋白质或脂类物质时,其内水分子受大分子蛋白的吸引作用进入水化层时,质子的进动频率明显减低,较外层频率慢,当此结合水分子的进动频率达到或接近 Larmor 频率时,其 T_1 值达不到单纯水的长度,则呈短 T_1 值和长 T_2 值,在 T_1WI 上表现为中等信号,在 T_2WI 上为高信号特征,故 MRI 有助于分辨囊腔内容物的性质。

六、梗死

梗死后由于血供中断,组织表现为缺血、缺氧、继发水肿、变性、坏死和囊变等病理变化,晚期以纤维化、钙化而修复。

（一）急性期

急性期时,由于水肿使 T_1 值和 T_2 值均延长,所以在 T_1WI 上呈低信号,在 T_2WI 上呈高信号。

（二）亚急性期

亚急性期时,在 T_1WI 上表现为高信号,多为不规则脑回状,可能是由于缺血使小动脉壁破坏,梗死后如血管再通或侧支循环建立,产生出血性变化,导致 T_1WI 出现高信号。后期纤维组织增生修复,水肿消退,则呈长 T_1 值和短 T_2 值信号特征,即在 T_1WI 和 T_2WI 上均呈低信号。

七、肿瘤

MR 图像信号特征与肿瘤的组织结构类型相关,例如含脂类肿瘤(脂肪瘤、胆脂瘤、畸胎瘤等)呈短 T_1 值和长 T_2 值高信号特征;钙化和骨化性肿瘤呈长 T_1 值和短 T_2 值的低信号特征;含顺磁性物质的肿瘤(如黑色素瘤)则呈短 T_1 值和短 T_2 值的信号特征;而一般性肿瘤多数呈长 T_1 值和长 T_2 值的信号特征。富血管性肿瘤肿块内及附近可见扭曲扩张的流空血管影。

八、铁沉积

在中高场强 MR 仪行 T_2WI 扫描时,于苍白球、红核、黑质、壳核、尾状核和丘脑部位可见明显的低信号,这是由于高铁物质在上述部位沉积所致。

脑部铁沉着(非亚铁血红蛋白)始于儿童,约在 15~20 岁达到成人水平。在 6 个月龄的婴儿苍白球中已有铁存在,黑质铁沉着见于 9~12 个月时,红核在 1 岁半~2 岁,小脑齿状核要到 3~7 岁才显示铁的存在。上述部位的铁沉着量与年龄增长有一定相关性,仅沉积速度不一样,如苍白球的含铁量在开始时就高,以后缓慢增加;而纹状体(如壳核)的含铁量开始时不高,以后才较苍白球有明显的增加,直到 70 岁之后接近苍白球内所含的铁量。大脑与小脑半球的脑灰、白质含铁量最低,其中相对较高的是颞叶皮层下弓状纤维,其次为额叶脑白质、枕叶脑白质。在内囊后肢后端以及视放射中几乎不存在铁,铁在脑部选择性的沉积机理至今未明。

铁由小肠吸收之后,以亚铁血红蛋白形式(血红蛋白、肌球蛋白)与蛋白质结合,主要以铁蛋白形式沉着在脑细胞内,其中以少突神经胶质细胞与星形细胞含量最高。铁作为一个重要的辅因子,在氧化磷酸化、多巴胺合成和更新以及羟基形成中起积极作用。血液中含有的转铁球蛋白不容易通过血脑屏障。在铁沉积较多的解剖部位中,毛细血管内皮细胞中的转铁球蛋白受体并不比铁沉积较少或没有铁沉积的其他脑部多。但是一些脑变性病、脱髓鞘病以及血管病变也确实在某些部位铁沉积过多,而且在 MRI 上有表现,这些疾病包括帕金森病(铁沉积于壳核、苍白球)、阿耳茨海默病(铁沉积于大脑皮层)、多发性硬化症(铁沉积于斑块周围)、放射性脑病(铁沉积于血管内皮细胞)、慢性出血性脑梗死(铁沉积于出血部位)、脑内血肿(铁沉积于血肿周围)。因此,MRI 较其他影像学方法易于检出与诊断上述疾病。

脑部铁沉积过多时,由于高浓度铁蛋白存在,而细胞内的铁沉积过多造成细胞内高磁化率,细胞外低磁化率,局部磁场不均匀,使 T_2 值明显缩短,在 T_2 加权像上呈低信号。尽管有一些正常脑细胞中也存在铁,但由于其浓度不够,不足以在 MR 仪,特别是低场强的 MR 仪上引起明显的低信号。

九、碘油

碘油曾经作为椎管造影检查脊椎管病变的普通 X 线检查的对比剂,碘油在椎管内吸收非常缓慢,每年约吸收 1 ml。现在进行 MR 扫描时仍有可能遇到残留碘油的患者。T_1WI 上碘油为高信号,脑脊液为低信号;质子密度像碘油与脑脊液信号强度相似;T_2WI 上碘油为低信号而脑脊液为高信号。

第三节　MR 检查前准备

一、MR 检查的适应证与禁忌证

1. 磁共振检查的适应证

（1）中枢神经系统效果最佳,除颅内出血及骨折外,其他病变如肿瘤、炎症、血管性病变、感染等均优于 CT。（2）颅颈移行区病变,不产生伪影,诊断独具优势。（3）颈部病变,可清晰显示咽、喉、甲状腺、淋巴结、血管及肌肉,对诊断具有重要价值。（4）胸部由于纵隔内血管的"流空效应"及脂肪的高信号,使纵隔影像产生良好对比,对肺门淋巴结及占位病变具有特别诊断价值。（5）心脏大血管,施加门控技术可以对心肌、心包病变及先天性病变作出准确诊断,对心脏功能进行定量分析。（6）肝脏病变,不使用对比剂即可以通过 T_1 加权、T_2 加权鉴别肝囊肿、海绵状血管瘤、肝癌。但对脂肪肝的诊断效果差。（7）肾及输尿管,由于肾周围的脂肪使磁共振图像形成良好对比,肾实质与尿液形成良好对比,对输尿管狭窄梗阻具有重要诊断价值。（8）胰腺。（9）盆腔病变,对盆腔内血管与淋巴、肿瘤、炎症、转移癌等病变有良好的诊断价值。（10）四肢关节,除关节软组织显示良好外,对骨髓炎、软组织内肿瘤及血管畸形也有良好的显示效果。

2. 磁共振检查的禁忌证

置有心脏起搏器者;术后动脉夹存留者;铁磁性异物患者,如弹片、眼内金属异物;置有人工金属心脏瓣膜者;金属关节、假肢;内置有胰岛素泵及神经刺激器者;妊娠 3 个月以内者。

二、MR 检查前患者的准备

（1）接诊时核对患者资料、病史;（2）给符合适应证的患者预约单,其内容为磁共振检查的相关资料,嘱其认真阅读;（3）对腹部盆腔部位患者介绍肠道清洁方法,对置有金属避孕环者,嘱其取环后再行磁共振检查。（4）预约检查登记患者,要核对资料、登记建档,并询问是否进行过影像检查,曾进行过检查者须认真查找老片。（5）进入磁共振检查室前应除去患者携带的一切金属物品、磁性物品及电子元件,以免引起伪影或其他危险。对体内有金属异物及置有心脏起搏器者禁止检查,以防发生意外。（6）消除患者恐惧心理,争取患者合作。（7）对婴幼儿及躁动患者,应酌情施行麻醉。（8）危重患者检查时,应由有经验的临床医师陪同,并备齐抢救器械和药品。

三、MR 检查步骤

（1）认真核对磁共振成像检查申请单,了解病情,明确检查目的和要求。对检查目的要求不清的申请单,应与临床申请医生核准确认。

（2）确认患者没有禁忌证,并嘱其认真阅读检查注意事项,按要求准备。

（3）向患者介绍磁共振检查过程及所需的时间。嘱其在扫描过程中平静呼吸,不得随意运动,若有不适,可通过话筒和工作人员联系。检查特殊部位时需患者配合呼吸动作的,应在扫描前予以训练。

（4）应用合适的线圈。按照不同的检查部位、检查范围和不同的检查目的应用相应的线圈。

(5) 保持患者舒适的体位。一般情况下均让患者以标准解剖姿势仰卧在检查床上。如患者采取非标准解剖姿势,应在患者体位描述中如实表达。

(6) 确定扫描中心。为保证扫描区域静磁场的均匀,必须做到线圈中心、扫描中心及检查部位中心三者重合。

(7) 选择扫描序列与参数。通常选择两个以上平面的 T_1WI、T_2WI 及 PDWI。一旦扫描序列选定,就要结合临床要求和影像特点调整扫描参数,以保证 MR 图像具有理想的对比度和信噪比。

(8) 扫描及后处理。在以上各步骤完成的基础上进行扫描,扫描时除了观察 MRI 扫描仪的运行情况外,还要关注患者的反应。

(本篇作者:王　骏　周学军　王润文　徐寿良　王灌忠　应　琴　周亚男　郁一凡)

第六篇

数字减影血管造影及介入影像学

第二十二章　DSA 概述

第一节　DSA 的产生及发展

为了研究血管系统的状态,通常在血管内注入对比剂,然后进行 X 线摄影,得到血管造影图像,但图像中的血管影像会与其他各种组织结构的影像重叠在一起,不利于判读。数字减影血管造影技术的产生解决了这个问题,它是 20 世纪 80 年代继 CT 产生之后的又一项新的医学成像技术,是计算机与传统 X 线血管造影相结合的产物。DSA 作为一种专门显示血管的技术包含了两部分:一是数字化,二是减影。该技术首先将模拟信号转换为数字信号,由计算机处理,然后在造影前和造影后对同一部位各摄取一张照片,再将两幅图像相应部分的灰度相减。理论上,如果两帧图像的拍摄条件完全相同,则处理后的图像只剩下血管的影像,其余组织结构的影像将被全部消除。

早在 1934 年 Zides plantes 就报告过胶片减影法。随着电视技术的发展出现了电子减影法。20 世纪 60 年代 Sashin 对 X 线影像的模拟磁盘存储技术进行了研究,1970 年前在模拟磁盘上贮存未经计算机加工处理的视频图像信息并进行减影的技术已被普遍采用。1978 年 Wisconsin 大学 Kruger 领导的一个研究小组最先设计出数字视频影像处理器,从而奠定了数字减影血管造影的基础。在此期间,Arizona 大学和 Kiel Kinder Klinik 的研究者们又对数字视频成像程序进行了补充和完善,1980 年 2 月 Wisconsin 大学已对 10 例患者进行了数字减影血管造影,Arizona 大学也进行了大量的临床应用。1980 年 3 月,在 Wisconsin 大学和 Cleveland Clinic 医院安装了数字减影血管造影机。DSA 由美国威斯康星大学的 Mistretta 小组和亚利桑纳大学的 Nadelman 小组首先研制成功,于 1980 年 11 月在芝加哥召开的北美放射学会上公布。DSA 技术在 1981 年布鲁塞尔召开的国际放射学会上受到推荐。随后许多研究者采用这种数字视频影像处理器,在动物和人体上进行了时间和能量减影的研究。

随着介入放射学的发展,DSA 技术成为介入放射学的重要组成部分,是血管性造影和血管性介入治疗不可缺少的工具。DSA 技术随着人们对它认识的不断深化,造影方法不断改进,应用领域不断扩大,机器性能不断改善,功能不断增加,特别是与介入放射学结合后,它的优势越来越明显。这种技术不仅为疾病诊断提供服务,而且为疾病治疗提供了先进的手段,是一种微创的手术,与内科、外科并列为第三大治疗学科,使介入放射学成为临床治疗学科。随着影像设备的改进和发展,虽然 CTA 和 MRA 检查与 DSA 检查相比基本无创伤,但是 CTA 与 MRA 有一个层面重建成像的问题,这使得 DSA 在血管成像方面的优势相当明显。

随着电视技术、影像增强技术、数字技术、光电子技术、微电子技术、计算机技术、图像处理技术等的发展,数字减影血管造影机已从过去单一 C 臂机功能发展到步进 DSA、双 C 臂同时立体减影(图 22-1)、旋转式 DSA(图 22-2)等多种功能,平板式 DSA 为介入放射学的发展作出了巨大贡献。目前 DSA 设备图像存储容量大,实时处理速度快,图像质量高,操作简便,数字图像久储不变,X 线剂量减少,对患者损害减轻,能对病变进行定量分析。DSA 采用多方位采集立体成像,高分辨率数字记录、显示、贮存系统。整个 DSA 成像链的相关部件的性能、参数可以自动进行数字闭环式的优化调节,以选择一个较理想的成像方案。目前,DSA 正向高度一体化、程序化、自动化、系统化、数字化、网络化发展。

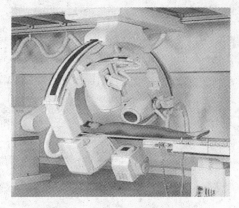

图 22-1　双 C 臂同时立体减影

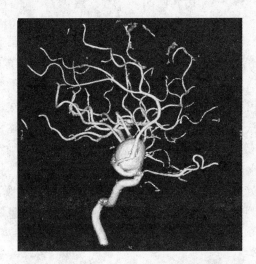 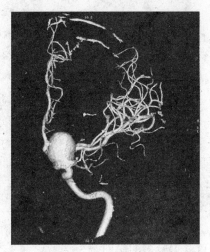

图 22-2　旋转式三维 DSA 显示动脉瘤

第二节　介入影像学的发展

　　介入放射学(interventional radiology)指以医学影像诊断技术为基础,在影像导向设备下,利用穿刺针、导管和其他介入器械或药物,对疾病进行治疗以及采集组织或其他标本进行医学诊断的科学。介入放射学属于临床医学范畴,可分为经血管介入和非血管介入两部分。

　　1928 年第一例经皮直接穿刺主动脉造影由 Santos 等完成;最早穿刺腹主动脉造影于 1929 年由 Dos Stantos 尝试;1964 年 Dotter 采用同轴技术做血管成形术。1953 年瑞典医生 Sven-Ivar Seldinger 首创用套管针、导丝和导管,经皮股动脉插管造影的技术方法,大大简化并提高了介入放射操作的安全性,Seldinger 技术的出现,使血管造影成为介入放射学的基本操作技术。1956 年 Oedman、Morino 与 Tillander 等倡导的选择性插管技术,使血管造影逐步成熟。

　　20 世纪 70 至 90 年代,电子技术、生物技术和新材料技术的进步,使介入设备和介入器械得到了迅速发展。随着医学影像新设备和非离子型对比剂的广泛应用;同轴导管系统的开发与生产;微导管、微钢圈、镍钛合金支架及封堵器、可脱性球囊以及其他多种栓塞剂的涌现;穿刺针、穿刺方法及组织学和细胞学技术的发展,使得在经血管介入放射学更进一步发展的同时,非血管介入放射学也逐步完善起来,再度扩大了介入放射学的范围,并被国际学术界广泛接受。1967 年当 Margulis 在美国放射学杂志《AJR》上提出"interventional diagnostic radiology - a new subspeciality"时,还是亚专业或分支专业的观点,1976 年经 Wallace 在《Cancer》杂志上以"Interventional Radiology"为题系统地阐述介入放射学概念后,1979 年欧洲放射学会召开了第一次介入放射学会议并作了专题介绍,此命名才逐步在国际学术界达成共识。

我国早期的介入放射学设备与器材不足,但老一辈放射学家孜孜追求、不懈努力,利用有限的设备和简陋的环境,本着为科学进步和为患者解除病痛的原则,不断实践,积累了丰富而宝贵的经验。1984 年开展肺癌支气管动脉灌注化疗;1985 年开展食道狭窄球囊扩张术;1986 年开展了肾动脉狭窄球囊扩张术(PTRA)等。1990 年卫生部发出文件,确定介入放射科为临床科室。

第三节 DSA 的评价

随着 DSA 设备性能的改进,动脉法 DSA,特别是动脉法选择性和超选择性 DSA,已广泛地应用于全身各部位的血管造影,以及全身各部位经血管性的介入治疗,完全替代了传统的各部位血管造影(图 22-3)。DSA 与传统的血管造影相比:① 图像密度分辨率高,可显示出密度差值为 1% 的影像;② DSA 的血管路径图功能,能做插管的向导,减少手术中的透视次数和检查时间;③ 图像的摄取、贮存都采用数字形式,便于图像的各种处理、光盘贮存、图像远程传输与会诊;④ 能消除造影血管以外的结构,图像清晰且分辨率高;⑤ 能作动态研究,如确定心脏功能参数(射血分数、体积变化等)、研究对比剂在血管内的流动情况,从而确定器官的相对流量、灌注时间和血管限流等;⑥ 具有多种后处理功能,对图像进行各种处理、测量和计算,有效地增加诊断信息;⑦ 图像能长期存盘、反复观察,且无信息损失;⑧ DSA 对微量碘信息敏感性高,对比剂用量少、浓度低,且图像质量高;⑨ 心脏冠脉 DSA 成像速度快、时间分辨率高、单位时间内可获得较多的画面。

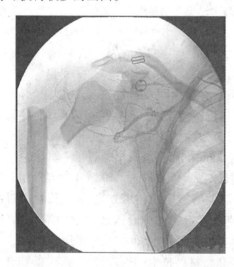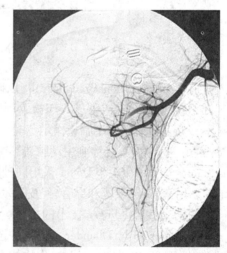

图 22-3 血管造影与 DSA 的比较

动脉 DSA 与静脉 DSA 相比:① 对比剂的浓度低,用量小;② 显像清晰,能使 0.5 mm 的小血管显示,血管相互重叠少;③ 运动性伪影发生率大大减少;④ 放射辐射剂量减少;⑤ 成像质量好,诊断准确性高,同时有利于介入治疗。但是,非选择性静脉 DSA 主要用于主动脉及其主干疾患的诊断,如大动脉炎或栓塞所致腹主动脉狭窄或闭塞,经股动脉插管困难者;选择性静脉 DSA 可用于门静脉、腔静脉、髂静脉、肾静脉、逆行股深静脉等部位的疾病诊断。为了增加病变诊断和治疗的准确性和精确性,选择性和超选择性动脉插管的 DSA,几乎取代了非选择性的静脉 DSA。

DSA 的缺陷在于:① 静脉 DSA 空间分辨率低,对小于 2 mm 的血管难以辨认;② 外周静脉法 DSA 对比剂用量大、浓度高、循环时间长,对比剂被血液稀释,成像质量较差;③ 静脉 DSA 血管相互重叠,影响诊断;④ 检查中有赖于患者的配合,容易出现运动性伪影;⑤ 动脉 DSA 对患者有一定的创伤,中心静脉法偶尔引起心律失常;⑥ DSA 视野小,较长的部位需要多次系列曝光才能完成;⑦ 对冠状动脉、脑动脉及二维平面上相互重叠的动脉,需要多方位的曝光系列才能显示该血管全貌;⑧ 放射辐射剂量大。

静脉 DSA 的弊端已被动脉 DSA 克服:图像空间分辨率低,噪声大,通过增加像素量、扩大矩阵,图像的加权、积分和滤波等处理来解决;视野小,一个部位需要多次曝光,通过改进影像增强器的输入野,采用遥控对比剂跟踪技术,步进式的曝光摄影来解决;运动部位成像及运动性伪影的产生,可通过改进高压发生器,使用超短脉冲快速曝光加以改善;大剂量的 X 线辐射,采用数字技术脉冲方式曝光,X 线剂量减少将近一半;成像部位的血管重叠,可采用旋转式血管造影,获得多角度、非重叠的立体影像;步进式数字减影血管造影,一次注药观察全程血管,缩小检查时间、减少对比剂用量、降低放射剂量;对比剂示踪技术可使采集图像随对比剂的流动方向和速度进行;心电触发脉冲式和超脉冲式 DSA,对运动部位清晰成像有独到之处。

目前,DSA 已发展到双 C 臂机,两个同心的、多方向的 C 臂采用微机管理,并有机械安全开关避免碰撞。快速调整和设置复合角度,以数字显示于屏上,侧臂可快速制动并置于检查区域旁,两支撑臂活动范围大。C 臂位置程序化,可轻易调出。自动定位和自动记忆投射角度,按一下操作键即可完成双向投射位,两臂由电机驱动,计算机控制,常规检查的角度,编成号码序,需要时仅按一下操作键即可,也可以将现在定位的位置加以记忆,以便下次投射角度重现和迅速定位。自动寻找解剖部位的投射角,以便得到最佳视野。两臂在复合角度投射后,要使其复位只按一键即可回到机臂的原始状态。采用全电动三轴旋转功能,进行复合斜位的定位,使增强器更易接近患者,自由调整 C 臂的旋转速度。

第四节 DSA 检查技术概述

利用 DSA 进行医学影像学诊断与治疗的相关介入放射学技术有穿刺插管技术、灌注技术、栓塞术、成形术与支架术、针穿(抽吸)活检术、灭能术、引流术等。

一、DSA 检查禁忌证

各种 DSA 检查的主要禁忌证有:碘过敏者;有严重出血倾向者;明显动脉硬化及严重高血压者;有严重的肝、肾、心、肺疾患者;穿刺处皮肤或软组织感染者;怀孕 3 个月以内的妇女;严重甲状腺功能亢进患者。

二、DSA 检查前准备

为防止患者、医师将灰尘带进 DSA 机房,以及谨防交叉感染,患者、医师在 DSA 检查前应更换衣服和鞋子。为解决患者的思想顾虑和紧张情绪,在 DSA 检查前应向患者做好解释工作。为防止异物产生伪影,在检查前请患者或帮助患者除掉检查部位的饰物和异物。在进行胸、腹部 DSA 检查前,应做好患者的呼吸训练工作,以减少由于患者呼吸而产生的移动伪影,确保检查的准确性。患者应在检查前 4 h 禁食。对昏迷和不合作的患者,可适当给予镇静剂,特殊情况下应给予麻醉剂。

做好碘过敏试验,无不良反应才能进行造影。造影前必须安排患者禁食、禁水,术前禁食 4～6 h,避免恶心呕吐;腹部造影应禁食高密度药物,应清洁灌肠;所有造影术前半小时排空大小便;估计时间长的检查要插导尿管。术前清洁备皮,包括双侧腹股沟、会阴部、大腿上 1/3。随后用肥皂水把备皮后的部位洗净,有条件的患者应沐浴,更换病号服。化验检查心、肝、肾功能;血常规及出、凝血时间;血生化等指标。术前半小时注射或口服苯巴比妥 0.1 g。成人一般用局麻,小儿或不配合者可用局麻结合基础麻醉,甚至全麻。

三、器械与药品准备

做 DSA 检查前要准备的器械包括:① 穿刺插管用器材,如穿刺针、注射器、相应型号的导管、导丝、球囊扩张导管、同轴导管等;② 正常运行的 X 线机和 DSA 及附属设备;③ 监护和抢救设备,如心电图、心生理记录仪及血压血氧饱和检测仪、除颤器、吸痰器、气管切开包、氧气等;④ 无菌注射器 10,20 和 50 ml 各两副。要准备的药品有 0.5%～2% 普鲁卡因或 0.5%～2% 利多卡因 40 ml,注射用生理盐水 500 ml 和必备的急救药品。对比剂用碘水溶剂,可用复方泛影葡胺等离子型对比剂,提倡使用非离子型对比剂。

四、Seldinger 技术

Seldinger 于 1953 年发明的经皮动脉穿刺,导丝引导插管的动脉造影法是历史性的重大突破。Seldinger 仅以一根细的穿刺针、一根导丝和一根导管作为自己的探索之路,为介入放射学奠定了良好基础,此后又经过许多放射界人员的共同努力,使 Seldinger 技术得到了进一步发展和完善。Seldinger 技术可简单地分为以下几个步骤:① 局部麻醉后,将穿刺针以与血管相对较小的角度经皮穿刺入血管,见血流从穿刺针流出时,再经穿刺针引入短导丝至血管内。② 先在穿刺点皮肤处用手术刀挑一小口,并在穿刺口近端加压控制出血和固定导丝,退出穿刺针。③ 沿短导丝引入动脉鞘至血管内,将鞘管及短导丝一并退出。④ 将导管经外鞘阀孔引入血管,在 DSA 透视下将导管插入相应的靶血管,或借助导丝超选至更远的细小靶血管进行造影和治疗(图 22-4)。

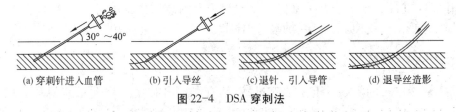

(a) 穿刺针进入血管　　(b) 引入导丝　　(c) 退针、引入导管　　(d) 退导丝造影

图 22-4　DSA 穿刺法

五、DSA 检查中的患者防护

在 DSA 检查防护措施中,除了 DSA 机本身和机房设计的固有防护外,操作者也要加强对患者的防护意识,做到确实需要时才进行 DSA 检查,避免对患者进行盲目和不必要的检查照射;在不影响诊断的情况下,尽量缩小检查野,能不用 X 线就尽量不用;以最少的曝光次数达

到最佳的诊断效果,防止只为提高图像质量而随意增加检查次数;在不影响图像质量的前提下,应尽量采用高千伏和低毫安秒进行 X 线摄影,以减少患者受到的 X 线辐射剂量;充分利用路径和图像冻结功能,减少曝光时间和曝光次数;应将患者的非曝光区域用含铅的物质遮蔽;应努力提高插管技术和诊断水平,减少患者检查时间与造影次数。

六、检查后注意事项

检查后要注意:① 穿刺部位用沙袋加压包扎 6 h;② 穿刺侧的肢体限制活动 12,24 h 后方可下床活动并解除包扎;③ 观察足背动脉搏动和远端皮肤颜色、温度;④ 及时观察穿刺处有无渗血;⑤ 请患者多饮水,以促进对比剂等的排泄,防止并发症的发生。

(一)与对比剂有关的并发症

对比剂注射后患者一般都有一过性的灼热感,尤其是对头颈部、胸部、心脏大血管造影时。多在很短时间内消失,不必处理。过敏反应可能包括荨麻疹和结膜炎等,一般采用静脉注射苯海拉明 50 mg 处理。较轻的对比剂不良反应有恶心、呕吐和咳嗽等,极少见的不良反应为支气管痉挛、喉部水肿和呼吸困难。具体处理措施见对比剂相关章节。

(二)穿刺插管引起的并发症

(1)严重心律失常:当导管顶端触及心室内膜,常见有室性心律失常,术前应严格掌握适应证,给予镇静剂,术中操作应轻柔、灵巧,做好监测,出现症状及时处理。

(2)急性肺水肿:多见于风心病二尖瓣狭窄的患者,应掌握适应证。

(3)导管在血管内打结或折断:使用网篮导管取出或手术取出。

(4)静脉撕裂:应选择合适的穿刺器械和导管、导丝。

(5)动脉血栓形成:手术中避免血管内膜损伤,注意抗凝,动作要轻巧。

(6)假性动脉瘤:动脉穿刺要准确,避免多次穿刺,压迫时间要充分。

(7)心肌损伤:心腔造影时如用端孔导管触及心壁,高压注射可使对比剂进入心肌内,造成心肌损伤,应注意插管动作轻柔。试注射少量对比剂确定导管端位置正确后,方可高压注入对比剂。

(三)DSA 检查可见的严重并发症

(1)肺循环衰竭:可经静脉滴注低分子右旋糖苷,给予强心、吸氧处理等。

(2)其他严重的并发症:心脏停搏、休克、抽搐、惊厥,但这些并发症很少见。

(3)支气管动脉造影,可能出现的严重并发症是脊髓动脉受损而出现的截瘫。因脊髓动脉常和支气管动脉共干,主要预防措施是影像形成后仔细观察有无脊髓动脉共干,杜绝向脊髓动脉注入大量对比剂、化疗药物和栓塞剂。密切观察患者有无下肢感觉异常等症状。如发生脊髓损伤症状,应及时使用血管扩张剂,改善脊髓血液循环,以及应用地塞米松或甘露醇脱水治疗,以减轻脊髓水肿。

DSA 检查最严重的并发症是死亡。有些检查确实有很高的风险,医生应给予足够的重视,一切可能的情况必须向患者及其家属交代清楚,并签手术协议。

第二十三章　DSA 结构

第一节　DSA 基本结构

DSA 的基本结构包括 X 线发生装置、图像检测装置、图像显示及处理装置。DSA 系统的组成见图 23-1。

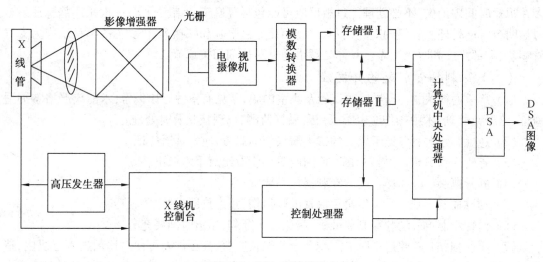

图 23-1　DSA 系统的组成

一、X 线发生装置

X 线发生装置主要包括 X 线源(球管)、高压发生器、X 线控制器及附件等。DSA 设备的 X 线发生装置与常规设备相似,除需具备大小焦点、高千伏真空 X 线管外,还必须具备更高的 X 线管热容量和散热率,以满足 DSA 检查时需要连续发射 X 线的要求,阳极热容量要求在 1 MHU 以上。X 线管功率和焦点大小之间也存在平衡,因小焦点比大焦点热负荷更集中,对于受检部位采用大的管电流成像时,不能使用过小的焦点;但若采用过大的焦点,也会导致成像系统的分辨率下降。血管造影中最常应用的焦点范围是 0.6~1.2。

DSA 对于高压发生器的要求是必须能产生高千伏、短脉冲和恒定输出。X 线是由高压发生器向 X 线管两端提供高电压,促使云集阴极端的自由电子高速运行,形成高能电子流轰击重金属靶面(阳极),产生向各个方向发射的 X 线,其中仅在一个限定的角度内被用于成像。X 线管发生的 X 线不是单一能量,而是连续能谱,依靠控制 X 线管的电压来调节,为了进一步使能谱再塑形,在线束通过的路径上还可放置滤线材料,一般为铝质材料,称滤线板。不同厚度的铝板可使一定能级的 X 线束滤过,光谱移向较高能级,使更多的 X 线具有超过碘的 K 边缘的能量,使对比增强。

二、图像检测装置

传统 DSA 的图像检测装置包括光栅、影像增强器、光学系统、电视摄像机,现今越来越多采用的是全数字平板探测装置的 DSA 设备。

(一) 光栅

DSA 设备中光栅的结构和原理与传统的滤线栅相同,它的作用是吸收散射线,增加原发与散射光子的比率,提高图像的清晰度。但光栅在吸收散射线的同时,也滤过了相当一部分原发射线,特别是 70 kV 以下能级者,通常只有 50% ~ 60% 的原发射线能透过光栅,因此,要减少散射线且达到检查所要求的 X 线剂量,约需增加 50% 的原发辐射。

(二) 影像增强器

X 线荧光屏上的亮度非常微弱,无法满足电视摄像机进行图像摄取的要求。解决这一问题的方法包括:① 提高荧光屏亮度,但这必须加大 X 线剂量,对患者不利;② 采用增强型荧光屏与高灵敏度摄像管;③ 利用影像增强器的电子器件,将 X 线影像转换成为可见光图像并将其亮度提高近万倍,再进行摄像。影像增强器按输入光线种类不同,可分为 X 线影像增强器、红外线影像增强器和可见光影像增强器等。

1. 影像增强器基本结构

影像增强器外形看似大型的玻璃管,表面涂有黑色敷物作为光封闭层,管内保持高度真空。影像增强器前端较大的称输入屏,紧贴着输入屏的是光电阴极(两者之间有很薄的透明层),管壁内有聚焦电极(通常加 0.6 kV 电压),尾端面积较小的称输出屏,其前方是锥筒形的加速电极,即阳极,通常约加 25 kV 电压(图 23-2、图 23-3)。

(1) 输入屏:输入屏呈球面形,用于将 X 线影像转换成电子像,由铝基板、荧光体层、隔离层和光电面板 4 层组成。影像增强器的真空度为 $10^{-5} \sim 10^{-8}$ mmHg。

(2) 光电阴极:锑-铯型光电阴极,当输入屏荧光影像的光子照射到光电阴极面时,另一面就发出光电子从而形成电子影像,完成光电变换过程。

(3) 输出屏:主要结构是输出光电面和玻璃层。玻璃层也是增强器外壳的一部分,是输出屏的支持体。光电面板由荧光层和其内面的一层铝箔组成,主要功能是将增强了的电子像转换成可见光像。

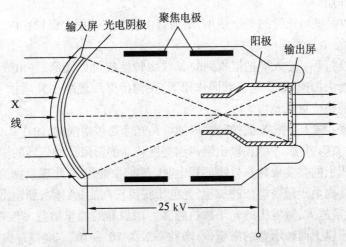

图 23-2　影像增强器结构

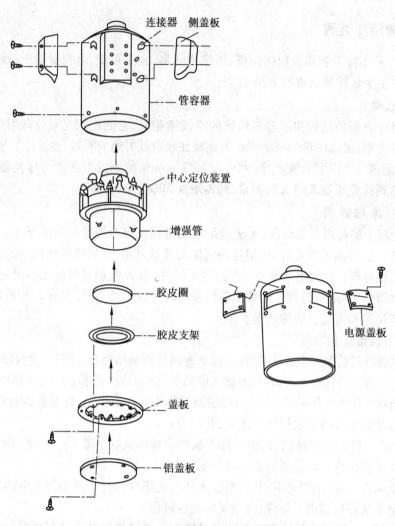

连接器 侧盖板

管容器

中心定位装置

增强管

胶皮圈

胶皮支架

电源盖板

盖板

铝盖板

图 23-3 影像增强器与管容器

（4）电子透镜：由光电阴极、聚焦电极、辅助阳极和阳极各电极的电位形成，主要功能是对电子束起聚焦作用。

（5）管套：为保证增强管的安全使用，增强管由管套夹持固定保护在内。

2. 影像增强器工作原理

（1）影像转换过程：输入屏把接收到的 X 线像转换成可见光像，并由光电阴极转换成电子像。光电子在管内加速、聚焦电场共同作用下，在输出屏形成缩小并增强了的电子像；该电子像再由输出屏转换成可见光像。

（2）增强原理：输入屏把 X 线像转换成的可见光像是很暗淡的，约在 $0.003\ \text{cd/m}^2$。通过缩小增益、流量增益等方法，才能在输出屏得到亮度较高的影像。增强器的输入屏面积大于输出屏。当较大面积上的亮度聚焦在较小面积上时，亮度得到提高，此现象称为缩小增益。流量增益是指在增强管内由于阳极电位的加速，光电子获得较高能量，撞击到输出屏时可激发出多个光子，光电子能量越大，激发出的光子数目越多。增强器的流量增益一般在 50 倍左右。增强器的总增益等于以上两种增益的乘积，总增益一般为 $10^3 \sim 10^4$。增益过大时量子噪声变得明显，将影响图像质量。

（3）增强管的变野功能：上述增强器将输入屏的影像全部缩小到输出屏上，影像不能放大或缩小。在增强管内增加一个辅助阳极，变化加在辅助阳极和聚焦电极上的电位，便能改变管内电子透镜的状态，控制图像的大小。将输入屏中心一定范围的图像成像在输出屏上，此种增强器称为

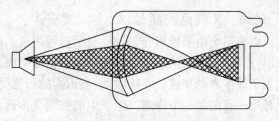

图 23-4　可变视野影像增强器

可变野增强器（图 23-4）。根据效果不同有两野、三野和连续可变野增强器。较小视野充分利用了输出屏的分辨率，使其输出图像的中心部分可达 50 LP/cm。使用较小视野时由于缩小增益降低，要维持原来的输出亮度，必须适当增加 X 线条件。

3. 影像增强器的规格参数

（1）影像比：输入屏与输出屏的有效尺寸之比。

（2）电极电压：指阴极、聚焦电极和阳极的规定电压，都为直流电压。

（3）暗电流：指在没有 X 线照射时，阴极的最大容许电流，此值不应过大。当暗电流过大时，将使输出屏的影像背景增高，从而影响影像的质量。

4. 使用影像增强器的注意事项

（1）接地：为了防止发生意外事故，影像增强器必须有较好的接地装置。

（2）预防触电：由于影像增强器的电压较高，为了防止触电事故发生，在接触前，必须做到先切断电源，然后进行高压放电。

（3）电源：影像增强器对电源的要求较高，不允许有太大的波动，电源电压的波动应小于 5%。

（4）磁屏蔽：外在的磁场可引起输出影像失真、影像分辨率下降等。为了消除这些影响，需在影像增强器的侧壁加一层高导磁的金属，但此种金属不能受到冲击和变形。

（5）调节分辨率：调节聚焦电极电压与增强器输出部分物镜，且同时观察 X 线测试卡的图像，调试到图像最清晰为止。

（6）影像增强器的防爆与防冲击：影像增强器为高真空玻璃管，当它受到剧烈震荡时可发生爆炸，在装配与拆卸影像增强器时应十分小心，操作人员需佩带防爆面具；在拆卸遮光板时，应避免将入射面对着人体。

（三）光学系统

光学系统包括物镜和光分配器两大部分。

1. 物镜

正对增强器输出屏，输出屏的位置正在物镜的焦距上，输出图像经物镜后变成平行光，可以减少图像亮度在传输中的损失。平行光传输过程中光通量损失少，成像像差小，成像质量高。

2. 光分配器

过去增强器输出图像用电视进行观察，用照相机或电影摄影机进行记录。透视时输出平行光送往摄像机，记录时送往摄影机，需要光分配器进行转换。现在都使用数字图像进行记录，光分配器的使用日趋减少。

（四）X 线电视摄像机

电视系统由摄像机、同步机、显示器等组成。电视系统在同步机控制下协调工作。同步机发出行、场同步信号,当摄像机中摄像管扫描靶面影像第一行第一个像素时,传输的信号幅度代表了该像素的亮度。在接收端,显示器的扫描受同一同步机的控制,其电子束也指向显示器屏幕第一行的第一个像素。电子束的强度受传送来的第一个像素的亮度信号控制,并在屏幕上显示出相应的亮度。在发送端和接收端通过同步,逐个像素传送,当完成第一行传送后,再传送第二行的第一个像素,依次顺序完成所有行的信号传送,在接收端就显示出整幅图像。在电视技术中,此图像被称为一帧图像。完成一帧图像的传输仅需几十毫秒,快速逐帧传送,就形成动态图像传送(图 23-5)。

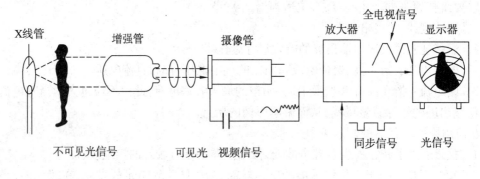

图 23-5　X 线电视工作原理

1. 摄像机结构

摄像机结构由摄像管、光学镜头、偏转系统、扫描电路、补偿电路、校直电路、前置放大器等组成。它的主要任务是把增强器输出的可见光信号转换成为电视信号。首先,光学镜头将来自增强管的可见光变为平行光源,投射到摄像管的靶面上;摄像管则完成光电信号转换。偏转系统是在扫描电路产生的锯齿波作用下使电子束进行扫描,把电视信号从摄像管内提取出来。前置放大器的作用是把微弱的电视信号预先放大,以保证传送到控制器进行信号处理的图像品质。校直电路和聚焦电路是为了电子垂直上靶,使图像清晰。补偿电路的作用是使图像亮度均匀。

新型摄像机使用的 CCD 是一种半导体器件,在半导体晶片上矩阵排列几十万(有的达 100 万)个光敏单元。每一单元对应一个像素。光敏层在光照下形成电子和空穴,它们在电场作用下进行分离,空穴被耗尽,电子被电势陷所捕捉,形成信号电荷。经过预定时间各单元信号电荷被转移到对应的寄存器中,然后依次输送到输出级,并再次转换成电压信号。在信号电势作用下,光敏单元的信号逐个有序输出,最终完成图像的分解,形成电信号。

CCD 较真空管具有下列优势:光电敏感度高,动态范围大;空间分辨率高(CCD 中心分辨率为 22 LP/cm,影像增强器为 16 LP/cm);无几何失真和扫描非线性失真;余辉小(CCD 在 2% 以下,影像增强器为 10% ~20%);寿命长、无老化。

2. 摄像管的功能

在 X 线电视系统中,摄像管的功能是将增强器输出屏上的荧光影像按顺序变换成强弱不同的讯号电压,成为电子影像。其功能大致有记录影像、阅读影像、擦除影像 3 种。

(1)记录影像:摄像管利用靶面上各点电位的高低不同记录外界(增强器输入屏)影像。靶面上和影像亮点相应的点电位高,而和暗点相应的点电位低。把明暗不均的影像用电位起伏的电子影像记录下来。

（2）阅读影像：将电位起伏的电子影像按顺序逐点变成电信号，并依次送到显像管，并将其变成荧光影像或加以贮存。摄像管一般都用电子束阅读影像，电子束自左而右，自上而下逐点扫描。扫到某一点就按该点的电信号高低变成强弱不同的电信号。每扫描一幅图像，就把明暗程度不同的各像点变成强弱不同的视频信号。

（3）擦除影像：电子束阅读造影像某一点以后，立即将该点恢复到起始电位，以便记录新的影像，从而实现了图像的擦抹，避免图像之间的混叠。

X线影像虽经增强，但是光能量仍然很弱，阅读时需将一个影像分成 50 万个像点（像素），依次变成信号电流传递出去。而传递每一个像点的时间不到 1 s 的千万分之一，在这极短时间内照射到小面积上的光线能量非常小，因此摄像管必须具有极高的灵敏度，才能把很弱的光信号变成相当强的电信号。

3. 摄像管的工作原理

摄像管的作用是将光学图像转化为电信号。摄像管通过透镜将要传输的图像投射到摄像管的输入屏上，与之相连的另一端有一个电子枪。电子枪沿真空管的长轴发射一小束电子，并轰击屏面的后侧，输入图像投影在屏上。加在摄像管上的电信号形成电子束对输入屏表面进行扫描，一种信号使电子束在水平方向上移动，另一种信号使电子束在垂直方向上移动。电子束从输入屏的左上角开始至右侧沿水平方向移动，周而复始进行并向下偏移逐行扫描至底部。

（五）数字平板探测器

医学影像用数字平板探测器主要可分为两大类：非晶体（亦称无定形）硅数字平板探测器（amorphous silicon detector）和非晶体硒平板探测器（amorphous selenium detector）。

非晶体硅数字平板探测器在平板上包含有碘化铯闪烁晶体、非晶硅光电二极管、读出电路和输出电路。它的结构是在玻璃基底上涂覆无定形硅，其上面自然生长成直径约 $5 \sim 10$ μm 针状通道的碘化铯闪烁晶体层，该晶体层将 X 线转换成可见光信号。目前，碘化铯被证明是效率最高、性能最稳定的 X 线转换物质。非晶硅光电二极管阵列层以矩阵单元将可见光转变成电荷信号，同时在每个像素单元都装配了极为复杂、细如发丝的信号读取电路和空间定位电路以及图像处理和重建系统，最后使电荷信号转换成数字信号传输至计算机系统。

非依赖型平板探测器各层的设计是互不依赖的。可以独立自主地优化设计碘化铯针状晶体层的厚度，以达到最佳的 X 线吸收转化率，这样不会影响非晶体硅层性能的发挥。同样，为了尽可能减少非晶体硅光电二极管的暗电流和信号读出延迟，可将非晶体硅光电二极管层的厚度设计得极薄，这也不会限制碘化铯晶体层的性能。

（六）控制器

控制器的主要作用是对视频信号加以处理，使其变为全电视信号，完成摄像机与显示器的同步工作。同时，它还产生整机所需要的各种电源和各种控制信号。控制器由同步机、圆消隐电路、黑斑补偿电路、X 线剂量控制电路等组成。

（七）显示器

显示器由同步分离、视频电路、扫描电路、电源电路等组成。它的任务是将摄取的电视信号还原为图像。医用 X 线电视系统的影像增强管的视角决定了显示器重现图像的视角范围，如使用 9 英寸增强管，在显示器上的图像视角范围只占屏幕中心直径为 9 英寸的一个圆面，为了便于临床观察，通常利用消除脉冲信号将圆以外的光栅消除。

三、DSA 图像显示及处理装置

（一）DSA 图像显示装置

DSA 图像从 X 线照射开始至最终显示在显示器上，需经过模数转换器将模拟图像转换成数字图像，再由计算机进行高速数字逻辑运算，最后通过数模转换器将数字图像转换成模拟图像。

1. 模数转换器

X 线透过人体形成连续、不同灰阶的模拟图像，把模拟信号转换为数字形式，是下一步进行计算机处理的基本步骤之一，这种转换的器件称为模数转换器。模数转换器是一个大规模的集成电路，每秒可以从一个视频信号采样两千万次以上，达到每个样本约 10 bit 灰阶水平的精确度。它是把连续的模拟信号分解为彼此分离的信息，并分别赋予相应的数字量级。扫描过程中以高电压代表电视信号明亮的部分，低电压代表电视信号黑暗的部分，即把视频影像从"白"到"黑"的连续灰度色调分解为不连续的"灰阶"并赋予每个灰阶相应的数字。按扫描规律顺序将像素的明暗变化转为电信号，若将高电压用二进制的"1"表示，低电压用二进制的"0"表示，则图像是在二进制"0"和"1"的变化中，每个数字值经接通电子开关的"开"或"关"即可被记录，这样电视摄像机所摄的 X 线图像也就一个接着一个变成数字。从数字成像的实际转换来看，模数转换器产生的灰阶水平数目越大，数字处理导致的误差越小。

2. 数字逻辑运算

数字逻辑运算程序由施行二进制运算的电子逻辑元件完成。一个运算逻辑单元可在 1 s 的两千亿分之一内完成两个二进制数的加或减法；如果减影与 bit 向左位移相结合（乘法），那么就可施行蒙片方式减影和对比增强。两个影像的所有的数值均被处理则需通过模数转换器、存储器、运算逻辑单元、位移寄存器和相应的逻辑线路完成。

3. 数模转换器

数字影像的最大与最小极值之间的像素亮度值是离散、不连续的，每个像素都具有确定的数值。但是数字影像极难直接用于诊断，必须使之再转变为模拟影像显示在电视屏幕上，这个过程称数模转换，完成这个转换的器件称为数模转换器。

数模转换器实际上是模数转换器的逆转，它把二进制数字转为视频电压水平，形成视频影像。由于原始影像是以有限的样本率被数字化（取样），故经数模转换器转换后的模拟影像是由一系列不同亮度的点组成的。为了使重建的模拟影像失真度尽可能小，通常通过滤过系统将周围许多点的值加权拟合，来填补未经滤过的影像模糊，更真实地再现原始影像。

（二）DSA 图像处理

1. 对数变换处理

在人体内 X 线强度以指数规律衰减，直接减影时同一血管与骨组织重叠所得的对比度不同。因此，X 线血管造影图像在实施减影处理前，一般需进行对数变换，这样才能在减影后得到对比度一致的血管图像。

2. 时间滤波处理

如果对随时间变化的序列图像作加权处理，每帧图像的权数为正时，这种处理对应着低通滤波，具有时间平滑的作用，而当每帧图像的权数有正有负时，对应着高通滤波，强调图像中随时间变化的部分。时间滤波与空间滤波不同，空间滤波是对同一时刻图像（序列图像）上同一空间像素之间的处理。数字减影常常是取对比剂注射前后的图像进行减影。因此，这种减影处理也应归入时间滤波范畴,但它属高通滤波,减影后留下不同时刻图像的差别,即留下对比剂流过的血管影像。

3. 对比度增强处理

对减影图像做对比度增强处理是极为重要的环节,其目的是改善图像的视觉效果使之适合人的视觉特性。在减影中,由于对比度强的人体组织(如骨、肌肉、软组织等)的影像已被消除,剩下对比度较弱的血管像,因此,一般相减处理的数值都较小。为了便于观察,必须做增强对比度处理,才能使医生对病变有较明确的诊断。

第二节　DSA 辅助器材

一、穿刺针

利用穿刺针经皮穿刺血管、体腔、器官腔(隙)、管腔、囊腔或脓腔等结构,是介入放射学进行 DSA 检查的首要步骤。最简单的穿刺针由套针(鞘)和针芯组成,套针前端边缘光滑而圆钝,针芯前端则尖锐且锋利;在套针与针芯尾部常设计有识别针头斜面方向或吐露尺寸的标记,以便穿刺持针和把握穿刺方向。穿刺针常由不锈钢材料制成,有的套针和钝头针芯(保护芯)可用塑料制作;针的大小可依其外径用"号"(gauge)表示。号码越大,管径越细。理想的穿刺针针尖锋利、切缘光滑而且粗细适中,这样可减少不必要的局部组织或器官损伤。穿刺针按用途可分为血管和非血管两大类,血管类穿刺针又分为动脉穿刺针、静脉穿刺针和淋巴管穿刺针;非血管类穿刺针可分为软组织穿刺针和骨骼穿刺针等。目前临床上常用的均为一次性穿刺针。

二、导丝

导丝,也叫导引钢丝(guide wire),是进行血管、胆管等介入和造影的必备材料。其作用是引导并支持导管通过皮下组织、血管壁等组织,经穿刺孔进入血管腔;引导导管通过迂曲、硬化的血管,选择或超选择性进入靶血管;加强导管硬度,利于操纵导管和作为交换导管用;导管柔软的头端可减少导管对血管壁的损伤。导丝由内芯(core or mandrel core)和外弹簧圈套管(spring guide-lumen)构成,内芯为不锈钢丝,通常为一粗一细两根。粗内芯较导丝的全长短,由尾端深至导丝前某点终止,终端可呈锥形或非锥形,粗内芯给导丝提供了支撑和硬度;细内芯一般与导丝等长,由尾端一直伸到导丝头端。因此,导丝头端较导丝杆部柔软,有一定的韧度和弹性,但不松软。导丝的外弹簧套管是由不锈钢丝绕成的弹簧状线圈管,其内腔容纳内芯。导丝的形状、粗细、硬度、柔韧性以及长短等参数因用途而异。临床上视具体情况,选择与穿刺针以及导管相匹配的导丝,保证插管手术的顺利进行。导丝表面涂有聚四氟乙烯(teflon)或肝素(teflon),以增加导丝光滑度,降低摩擦和血栓形成的可能性。

三、导管插入鞘

导管插入鞘简称导管鞘,用于引导诊治性导管、球囊导管或其他器具顺利进入管腔,同时也可用于交换导管,特别是当导管内发生凝血阻塞、导管折曲等情况时,可通过导管鞘直接拔出不能使用的导管,更换新导管,不至于手术操作被迫停止。目前最常用的导管鞘一般由外鞘、扩张器和短导丝组成,外鞘长 7～13 cm,扩张器长 13～20 cm,导丝长 30～50 cm,粗细有不同型号,以匹配不同粗细的导管。在外鞘设计方面,以早期直形薄壁短导管为基础,添加了止血垫圈和侧壁管,止血垫圈可设计成瓣膜式或管圈式,位于外鞘柄腔内,导管鞘的尾部外观上好像是封闭了外鞘内腔,但当导管经止血垫圈的中央孔通过外鞘内腔插入血管腔后,止血垫圈即与导管外壁贴紧,防止血液返流。侧壁管带有开关,通过此管可以注入药物,或用肝素盐水冲洗外鞘与导管间隙防止凝血,也可作为压力监测通道等,其功能比较完善。

四、导管

导管是进行血管造影、灌注、栓塞、球囊扩张治疗的主要器材之一,品种繁多,制作材料不同。一般说来,导管应具备管壁光滑、硬度适宜、柔软性和形状记忆性较好、导丝跟踪性优良等特点;制作导管的材料应无毒、无抗原性,还应具有良好的不透 X 线性、稳定的物理和化学性能。基于这些要求,目前常用原料为聚乙烯,其优点是硬度适中、弹性和扭力适当,表面摩擦系数相对较小。为使导管能在 X 线下显影,可在原料中加入铅、铋或钡等原子序数高且化学稳定性好的化合物。为了增强导管的扭力可在塑料导管壁内放置一层极细的钢丝网。导管可根据需要制成不同的长度,短者 15 ~ 20 cm,长者 120 ~ 150 cm;导管头端开口(有端孔、侧孔或端侧孔)和形态(有直头、弯头、猪尾形、球囊等)不一;导管粗细用"F"号(French No.)表示,如 F5 或 5F 等。F 数等于导管内径的毫米数或英寸数,1F 等于 0.335 mm 或 0.013 英寸。不同厂家生产的同一 F 数的导管内径不一定相同,其内径粗细应与所用导丝的外径大小相匹配,如 X -7,038,100,即导管外径 7F,可通过 0.038 英寸的导丝,导管长 100 cm 等。导管的流量则与导管的内径、长度、端侧孔数目、注射压力以及对比剂的粘稠度有关,要做较大流量的造影时,应选择较大内径的导管。

穿刺针、导丝、导管等器材,虽有各种不同规格,但在造影检查前选用时,必须互相匹配,否则可造成材料浪费、检查失败或引发并发症。

五、连接管、断通开关与导丝调节器

连接管是用于连接导管与注射器、导管与压力监测设备之间的透明塑料管,两端可用金属或塑料制成接头,按接头可分为公母型(FM 型)或公公型(MM 型),长度 30 ~ 240 cm 不等,管径的大小也用"F"号表示。断通开关有金属和塑料两种,从功能上分为一路、多路和多侧口开关,一般诊断性血管造影用一路开关即可。

自封闭血管造影导丝调节器可连接任何标准导管,该器械在常规介入中可替代断通开关,单手操作自动封闭止血,防止空气进入。其机械结构为前端鲁尔接口有一个大管腔和顶开阀,顶开阀控制调节止血裂隙隔膜同管腔内壁的良好接触。末端的鲁尔接口适合任何诊断导管和导引导管。

第二十四章　DSA 成像原理

常规数字减影血管造影是经影像增强器将穿过人体的 X 线信息转变为光学图像,并将其亮度增强,再用高分辨率摄像机扫描,得到的图像信号经模数转换后贮存在数字存储器内,将对比剂注入前所摄蒙片与注入后所摄充盈像处理成减影图像,再经数模转换成只含对比剂的血管像,它是通过计算机消除血管造影图像上的骨与软组织的影像而突出血管影的一种技术。

第一节　DSA 图像采集

一、DSA 参数的选择

在检查前要将被检者相关资料输入计算机,按照检查要求设置不同的检查参数。

（一）确定 DSA 方式

DSA 检查有多种减影方式,应根据不同的病情需要及诊断要求,进行全面权衡,选择与造影部位和患者状态相适应的减影技术,确定 DSA 方式。如盆腔、四肢血管选用脉冲方式;冠状动脉选用超脉冲方式;心脏可选用心电门控触发脉冲方式。

（二）采集时机及帧率

采集时机及帧率选择的原则是使对比剂最大浓度能适时出现在所摄取的造影系列图像中,并尽可能减少患者的曝光剂量。

1. 采集时机

选择采集时机时可根据要求选择曝光延迟或注射延迟。曝光延迟是先注射对比剂,然后曝光采集图像。注射延迟则先曝光采集图像然后注射对比剂。延迟的选择取决于造影方式和导管顶端至造影部位的距离,同时应注意患者的病理状态,如患者心功能不良,狭窄性或阻塞性血管病变,曝光延迟时间应适当延长。在静脉 DSA(IV-DSA)或导管顶端距兴趣区较远时,应使用曝光延迟;动脉 DSA(IA-DSA)特别是选择性和超选择性动脉造影时,应选用注射延迟。

正常情况下,肺循环时间为 4 s,脑循环 8 s ,肾及肠系膜循环 12 s,脾循环(门静脉)16 s。外周静脉法到达各部位时间大致是:上腔、下腔静脉 3~5 s,右心房 4~6 s;右心室 5~7 s,肺血管及左心房 6~7 s,主动脉 7~9 s;颈总动脉、锁骨下动脉、肝动脉、肾动脉及脾动脉 8~10 s;颅内动脉及髂动脉 9~11 s;股动脉 10~12 s,四肢动脉 11~13 s。

2. 采集帧率

采集帧率依据 DSA 装置、病变部位和病变特点而定。大多数 DSA 装置的采集帧率是可变的,一般为 2~30 帧/s,有的超脉冲和连续方式可高达 50 帧/s。通常,头颅、四肢、盆腔等不移动的部位,取 2~3 帧/s;腹部、肺部、颈部较易运动的部位,取 6 帧/s,对不易配合者可取 25 帧/s;心脏和冠状动脉运动大的部位,取 25 帧/s 以上,才能保证采集图像的清晰。

3. 技术参数的选择

DSA 检查前都要选择减影方式、矩阵大小、增强器输入野的尺寸(放大率)、X 线管焦点、X

248

线脉冲宽度、千伏和毫安值、采集帧率、mask 的帧数、积分帧数、放大类型、曝光时间、注射延迟类型和时间、对比剂总量和浓度、注射流率、噪声消除方式等。参数的选择应该从整体出发,全面权衡各参数的价值及对其他参数的影响,如心脏 DSA 成像需要高帧率、大剂量对比剂和快注射速率;而四肢血管 DSA 成像则可采用低帧率,低浓度对比剂,四肢末梢的血管成像应采用曝光延迟,提前注射对比剂。此外,补偿滤过是 DSA 检查中一个不可缺少的步骤,采像时应将视野内密度较低的部分加入一些吸收 X 线的物质,使 X 线在被照射区域内的衰减接近均匀,防止产生饱和状伪影。

(三) mask 像与充盈像的选择及相减组合

减影图像采集后在显示器上显示的效果取决于 mask 像与充盈像的选择,以及它们之间的相减组合。mask 像和充盈像的相减组合可在造影前设定,倘若出来的差值图像不理想,可在后处理中重新选择,并进行配对减影(图 24-1)。DSA 后处理一般有 3 种方式选择 mask 像,即对比剂出现前的 mask 像、对比剂从血管消失之后的 mask 像和对比剂充盈最佳时的 mask 像。

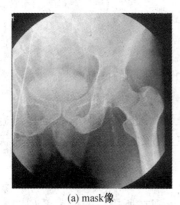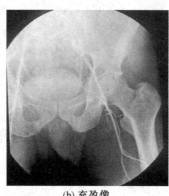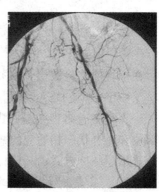

(a) mask像　　　　　　(b) 充盈像　　　　　　(c) DSA图像

图 24-1　mask 像、充盈像与 DSA 图像

二、注射参数的设定

DSA 差值减影图像质量的好坏与注射参数的选择直接相关,碘信号的强弱直接影响靶血管的显示程度。注射参数包括对比剂的用量和浓度、注射流率、注射斜率、注射压力及注射延迟等。

(一) 对比剂的用量和浓度

在 DSA 检查中,不同的造影方式需要不同的对比剂浓度和用量。DSA 显示血管及病变的能力与血管内的碘浓度和曝光量平方的积成正比,对比剂量与血管的直径成反比。欲使粗、细不等的血管得到相同显示效果,应增加碘浓度或增加曝光时间。但从防护的角度考虑,增加碘浓度较增加曝光量更合适。

对比剂剂量按体质量计算,成人一次为 1.0 ml/kg,儿童为 1.2 ~ 1.5 ml/kg;注射总量成人为 3 ~ 4 ml/kg,儿童为 4 ~ 5 ml/kg。在实际应用中,对比剂的每次总量应根据造影方式、造影部位和病变情况等全面考虑,心、肝、肾功能不良者应慎用或禁用对比剂。

(二) 注射流率和斜率

注射流率指单位时间内经导管注入对比剂的量,一般以 ml/s 表示。流率大小的选择,应与导管尖端所在部位的血流速度相适应。注射流率低于流经部位的血流速度时,对比剂被血液稀释,显影效果差;注射流率增加则血液中对比剂的浓度增高,影像的对比度提高,但在注射压力一定时,流率大小受导管型号不同或导管顶端至靶血管的距离等因素影响,实际注射流率往往小于选择流率。注射流率的选择不是一个绝对的定值而是一个动态范围。

注射斜率是指注射的对比剂达到预选流率所需的时间,即注药的线性上升速率。相当于对比剂注射速度达到稳态时的冲量,冲量越大,对比剂进入血管内越快,线性上升速率也就越高。

（三）注射压力

对比剂进入血管内作稳态流动需要一定的压力,也就是克服导管内及血管内的阻力。压力常与血管直径大小呈正相关,依据不同导管型号、不同造影部位诊断需求选择不同的压力。

1. 注射加速度及多次注射

加速度是速度的时间变化率,加速度越大,单位时间速度变化越快,即对比剂在注射过程中速度越来越快。如果选用加速度过大,就会使对比剂在极短的时间内注入,产生很大的压力,以致造影部位难以承受,血管有发生破裂的危险。多次注射是指在一个造影过程中,可选定首次注射流率、末次注射流率,第一秒注药多少毫升,第二秒注药多少毫升等。

2. 导管顶端的位置

造影导管顶端所处的位置与DSA的采像时机和成像质量,以及对比剂的浓度和用量密切相关。静脉DSA时,造影导管顶端位于上腔静脉与右心房之间和位于下腔静脉与右心房之间,在成像质量上没有统计学意义;而导管顶端位于贵要静脉,则成像质量有显著性差异。在其他条件不变时,导管顶端至兴趣区的距离越近,血管显示越清晰,成像质量越好,同时对比剂浓度也低,用量也小。造影导管顶端的位置最好置于血管中间,并与血管长轴平行。根据流体力学可知,血管中心轴的液体流速最快,距血管壁越近,流速越慢,紧靠血管壁的液层,流速为零。

对于动脉瘤病变,因该部位的血管壁失去了正常的弹性,壁变薄,张力变大,血流在此处形成湍流,血管壁内外的跨膜压失去动态平衡。根据球面的"拉普拉斯"定律可知,一个由弹性膜所形成的球面,其凹面一侧的压强大于凸面一侧的压强。两侧的压强差与单位膜长的张力成正比,与曲率半径成反比。如果将导管顶端置于体内注药,瘤体压力进一步增大,而血液湍流的压力不可以很快顺血流传递出去,此时瘤体就有破裂的危险。因此,造影时导管顶端应远离病变部位,对比剂顺常态血流来显示动脉瘤。判断导管顶端位置常用的方法有:解剖部位、心血管内压力值变化和试验性注药。

三、图像的灰度量化

（一）图像的检测与显示

常规DSA的检测器为影像增强器,它接收透过检查部位的X线衰减值,并在增强器输出屏上模拟成像,再用高分辨率的摄像机对输出屏图像进行系统扫描,把连续的视频信号转换成间断的各自独立的信息。通过模数转换变成数字信号,经计算机的算术逻辑运算,将这些数字信号排列成矩阵,矩阵中的每个单元经过数模转换变成模拟灰度,在阴极射线管上组成图像,通过显示器显示。影像通过扫描处理形成,随着摄像机电子束的移动产生电子信号,信号大小与增强管上检测的X线一致。

（二）图像的矩阵与像素

原始的射线图像是一幅模拟图像,不仅在空间上而且在振幅（衰减值）上都是一个连续体,计算机不能识别未经转换的模拟图像,只有将图像分成许多单元,并赋予数字,才能进行运算处理。摄像机扫描就是将图像矩阵化,由纵横排列的直线互相垂直相交而成,一般纵行线条数与横行线条数相等。各直线之间有一定的间隔距离,呈格栅状。这种纵横排列的格栅就叫矩阵。格栅中所分的线条越多,图像越清晰,分辨率越高。

矩阵中被分割的小单元称为像素。图像的数字化是测量每个像素的衰减值,并把测量到的数值转变为数字,再把每个像点的坐标和衰减值送入计算机。每个像素必须产生 3 个二进制数字,第一个数字相当于线数,第二个数字相当于像素在这条线上的位置,第三个数字为被编码的灰阶信息。所以说数字图像就是在空间坐标上和亮度上都已经离散化的模糊图像。表示像素的浓淡程度的数值有数十至数千级,以 2 的乘方数 bit 表示。像素的大小由增强器的输入野及矩阵的大小决定。输入野一定时,像素大小与矩阵的大小成反比;矩阵一定时,像素大小与输入野大小成正比。

四、全数字式血管造影机的工作原理

(一) 工作原理

非晶硅型平板探测器 DSA 的工作原理为穿过人体的 X 线通过碘化铯闪烁晶体吸收转变成可见光,经无定形硅阵列将可见光转变为电信号,再由读出电路读出转变为数字信号,传至图像处理器,最终在显示器上显示。这一电信号直接转化为数字信号,减少了成像环节,在标准曝光条件下,信息丢失降至最低。针状碘化铯通道消除光的散射,彻底改善了光的余辉。平板式的设计避免了传统影像链所造成的伪影和失真(如影像增强器的曲面形成的楔型失真等)。

(二) 非晶硅数字平板探测器的特点

1. 量子探测效率高

量子探测效率(detective quantum efficiency, DQE)是指某一系统输出的信号和噪声相对于输入的信号和噪声的效率,以百分比形式表达。DQE 是衡量图像质量的最重要的标准,代表数字探测器对感兴趣目标的能力。数字平板探测器对小且对比度低的目标具有极佳的检测功能。

2. 刷新时间短或刷新速度快

数字平板探测器从接收 X 线曝光、信号的转换、信号读取直至恢复到可以接收下一次曝光,这段时间间隔为刷新时间。刷新时间短或刷新速度快为这类数字平板探测器临床应用的发展奠定了基础。血管造影机的数字平板探测器的透视和采集速度可达 30 帧/s;全数字化平板刷新时间短至 200 ms 以内。

3. 曝光动态范围广

曝光动态范围是指探测器响应 X 线曝光能产生有用的信号由最低 X 线剂量到饱和 X 线剂量的范围。非晶硅数字平板探测器曝光动态范围广,克服了常规 X 线检查曝光不足和曝光过度造成的信息丢失。有些数字平板探测器的曝光动态范围可高达 60 μR ~ 13 mR,结合动态范围管理和对比度调整技术,能使整幅图像的分辨率和亮度均匀一致。

4. 性能稳定可靠

非晶体硅数字平板探测器通常具有极好的稳定性,具有严谨的抗震和防碰撞设计,对环境温度、湿度要求较低。数字平板探测器采用单片整板设计,克服了多片拼接设计造成的图像质量和稳定性下降的缺点。

第二节　DSA 图像处理

DSA 影像处理方式包括:窗口技术、空间滤过、再蒙片与像数移位、图像的合成或积分、匹配滤过与递推滤过、对数放大与线性放大、补偿滤过、界标与兴趣区的处理等。

一、窗口技术

窗口技术通过调节窗宽与窗位完成,恰当地运用窗口技术对病变性质及范围的判断起着重要的作用。

物体对 X 线吸收衰减不同,形成不同灰阶的图像。窗宽是指显示图像时所选用的灰阶范围,只有在这个范围内的不同数值,才有灰度级变化。超过范围则显示黑色或白色的影像。窗宽的最大范围取决于电子计算机所采用的表示像素浓淡的数值(单位 bit)。窗宽的大小直接影响图像的对比度和清晰度,窗宽小则显示的灰阶范围小,图像对比度强;窗宽较宽时,显示的灰阶范围大,图像对比度差,但影像轮廓光滑,密度较均匀,层次丰富。窗位系指窗宽范围内最大与最小值的平均值。窗位是器官灰度范围的中心,依照目标血管显示的最佳密度值为窗位,再根据对比度的要求,选用适当的窗宽进行图像观察,即可得到比较满意的图像效果。

二、空间滤过

空间滤过是由计算机软件控制的处理方法。带通滤波器对所获得高低视频信号加以滤过或限制。通常有 3 种滤过方式。

(一) 低通滤过

低通滤过又叫平滑滤过,低通滤波器可使低频信号完全通过,同时衰减高频噪声,减少数字图像上存在的伪影,达到平滑图像的目的。这种图像上每一点的灰度值由预先限定的周围像素平均而来,图像边缘受灰度变化的部分即高频部分(噪声)在傅里叶转换中有很大影响。

(二) 高通滤过

高通滤过又叫边缘增强,通过高频滤波器使高频率信号增强,低频率信号减弱,图像的边缘亮度增加。由于血管边缘部位与背景组织间的密度发生陡变,计算机指令增强那些变化最大的像素,产生一条沿血管边缘的线,从而更易显示血管的直径。但是增强太多会减少软组织的对比度,增加背景的随机噪声,丢失某些诊断信号。

(三) 中通滤过

中通滤过是消除图像噪声的一种方法。一个变化的窗宽内的中心像素被这个窗宽内像素的中心值代替,这样可减少图像边缘模糊,消除图像的人工伪影。在某些情况下,中通滤过可压缩噪声,但同时也压缩了有用的信号。

三、再蒙片与像素移位

(一) 再蒙片

再蒙片是重新确定 mask 像,是对患者自主或不自主运动造成减影错位的有效校正后处理方法。通过观察造影的系列图像,在原始图像中任选一帧或几帧作蒙片与其他帧相减以形成理想的减影效果。再蒙片的局限性是替换的蒙片中含有一些对比剂,降低了减影后的差值信号。

（二）时间间隔差（TID）

TID既可作为DSA减影的一种方式，又可作为图像后处理的手段。在造影中，患者自主或不自主地运动，使得减影图像上的心血管影变得模糊不清。此时，可将全造影系列温习一遍，估计患者产生运动的时间，确定间隔时间，寻找出清晰的图像。

（三）像素移位

像素移位是通过计算机内推法程序来消除移动伪影的技术，主要是消除患者移动引起的减影像中的配准不良。为了改善减影对的配准，可以将再蒙片的局限或全部像素向不同的方向移动一定的距离，使之与对应的像素更好地配准，从而清除伪影。但像素移动对影像的改善能力是有限的，几万分之一的像素移动即可产生明显的伪影。

四、图像的合成或积分

图像的合成或积分是一种空间滤过处理技术，即来自一系列图像的所有像素值被叠加，一般是将全部或部分mask像和含对比剂充盈像分别叠加，积分图像越多，图像噪声越低，图像积分法能有效地使一幅图像平滑，并能减少噪声。新形成的两组合成图像，经减影后，可获得一幅低噪声减影像，积分法实质是在一定时间内对一系列图像的平均过程。

五、匹配滤过与递推滤过

（一）匹配滤过

匹配滤过是将系列减影图像加权以突出碘信号，降低背景结构信号和噪声的减影影像作时间积分的处理方法。匹配滤过是回顾性施行的，首先作加权处理，扩大对比剂信号，消除相当比例的残留噪声及背景结构。匹配滤过过程中，信号均经加权，滤过和积分处理可降低曝光条件或对比剂浓度。经测定可使碘信号增加2倍，X线曝光量减少4倍，或对比剂用量减少2倍。

（二）递推滤过

递推滤过是应用视频影像处理方式，将图像加权后进行相加的方法。递推是从电视摄像机上读出影像与以前一段时间内的帧幅积分，通过多幅连续帧幅的重复，可以提高图像对比度，但同时也降低了时间分辨率。

六、对数放大与线性放大

放大是指在实际减影步骤之前对视频信号的处理。在选择DSA系统所执行的放大类型时，应考虑系统对感兴趣区的信号曲线。在DSA中，系统以线性和均匀性的形式来描述对比信号。"线性"是指随患者体内投射碘浓度的变化，DSA信号也成比例的改变，碘浓度的信号可引起DSA图像中差值信号的倍增。"均匀"是指含对比剂血管的显影程度是同样的，不受体内非碘结构重叠的影响。

七、补偿滤过

补偿滤过是在X线管与患者之间放入附加的衰减材料，在视野内选择性地衰减特定的辐射强度区域，以便提供更均匀的X线衰减。DSA检查过程中，为了充分发挥系统功能，必须调整物体(即患者的解剖结构)与系统的动态范围使其相吻合。物体的动态范围是成像部分的X线衰减范围。人体解剖结构变化很大，通常动态范围由成像区域的密度范围而定。

在传统 DSA 系统中,决定系统动态范围的关键部件是电视摄像机系统。动态范围与背景噪声水平的比率决定摄像机的信噪比。平均亮度水平在摄像动态范围中间,最小最大亮度值分别落在暗电流之上,饱和电流之下,这样将动态范围完全应用于减影造影。但成像部位衰减值的动态范围往往大于 1 000,超出了摄像机可精确复制的信号范围。视频峰值超出动态范围时就产生饱和,减影图像中出现均匀灰度值的饱和伪影,该区域内的诊断信号不可逆转地失去。如果未充分利用动态范围,减影图像上的对比和信号内容将有所下降。

八、界标与感兴趣区的处理

(一)界标

界标技术主要是为 DSA 的减影图像提供一个解剖学标志,对病变区域或血管作出准确定位,为疾病诊断或外科手术作参考。减影图像是只含有对比剂的血管影像,解剖定位不十分明显。如果需要体内标志,可用一个增强了亮度的 DSA 减影像,与原始的未减影像重合,这样得到的图像同时显示减影的血管和与之参考的结构,即为界标影像。

(二)兴趣区处理

随着技术的进步,医学影像学的诊断不再是单纯的解剖定位诊断,现已发展到定性诊断,乃至定量诊断。现在 DSA 技术不仅可对某些疾病作出定位诊断,还可通过某些征象分析、各种参数的测定及曲线分析作出定性和定量诊断,对疾病的诊断又上了一个新台阶。

常用的对病变部位的分析方法有:① 对病变区进行边缘增强,突出图像的轮廓,突出病灶,便于诊断和测量;② 对病变区进行系列放大,进行灰度校准及转换,并附加文字说明;③ 对病变区进行数字运算,图像换算,以观察图像的细致可见度;④ 对病变区的计算统计,包括图像密度统计(统计后显示出总密度),计算两个感兴趣区的密度比率及它们的图像质量的比率,建立病变区直方图,计算直方图密度统计曲线;⑤ 建立时间密度曲线,规定在作总密度曲线时,病变区作为时间的函数,X 轴是采像时间,Y 轴是所选病变区内的总密度;⑥ 对病变区曲线进行处理;⑦ 确定心脏功能参量,测定心室容积、心输出量和室壁运动的位相和振幅。⑧ 研究对比剂流过血管的情况,从而确定血液的相对流量、灌注时间和血管限流,同时可以测出血管狭窄的程度和相对百分比,以及狭窄区的密度改变和相对百分比。

第三节　DSA 的减影方式

一、时间减影

时间减影(temporal subtraction)是最常采用的减影方法,其特点是对沿时间轴采集到的系列 X 线血管影像进行减影处理,最后得到可用于临床诊断的血管减影像。

(一)常规方式

常规方式是取 mask 像和充盈像各一帧,然后相减,是最早采用的基本时间减影方式。

(二)脉冲方式

脉冲方式(pulse image mode 或称 serial image mode)如图 24-2 所示,对 X 线机来说,脉冲方式如同以往的快速换片机连续摄影一样,以每秒数帧的间隙,用 X 线脉冲曝光,同时,DSA 系统在对比剂未流入造影部位血管前和对比剂逐渐扩散的过程中对 X 线图像进行采样和减影,最后得到一系列连续间隔的减影图像。脉冲图像方式相对其他方式,对X线机的要求较低,只要具有连续脉冲曝光功能的普通中、大型X线机都可以采用。这种方式适用于所有具有点片功能的X线机。另一方面,脉冲图像方式在X线曝光时,脉宽较大(通常对不同的X线机每次曝光的脉宽要求在100 ms左右),射线剂量较强,所获得的X线图像信噪比较高。时间减影方法中脉冲方式是减影效果较为理想的一种方式,主要适用于脑血管、颈动脉、肝脏动脉、四肢动脉等活动较少的部位,肺动脉等部位减影时也可酌情使用。

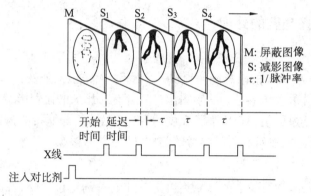

图24-2　脉冲方式

采用脉冲图像方式进行数字减影,必须确保每次X线图像采集时,前后各帧图像所接收到的X线剂量是稳定的,具体涉及X线机高压发生的稳定性、脉冲时序的稳定性以及采样时间的确定性及合理性。对于视频信号是隔行扫描制式的X-TV系统,此问题尤其值得重视。

(三)超脉冲方式

超脉冲方式(super pulse image mode,SPI)如图24-3所示,是一种逐幅成像减影方法。曝光脉冲类似电影摄影脉冲,具有频率高、脉宽窄的特点,在同X-TV匹配上,X线曝光脉冲必须同视频场同步频率保持一致,其曝光信号有效期间亦应该保持在场消隐期内。根据数字图像部分帧存储体大小,分别可选择25帧/s、12帧/s、8帧/s及6帧/s图像保存速率。超级脉冲图像方式的优点是能适应心脏、胸主动脉、肺动脉等血液流速快的部位,图像的运动模糊小,但对X线机的要求较高,它使X线管的负荷增大,需用大电流的大容量X线管以及极少延时的快速X线控制电路。一般来说,用继电器控制曝光的X线机不能适应这种要求,无法达到小于毫秒级的脉宽精度控制,必须改用可控硅等其他脉冲控制方式。所以,超级脉冲图像方式一般只能用在具有高速X线电影功能,通常为心血管诊断专用的X线机上。

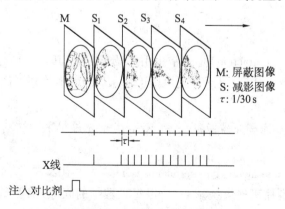

图24-3　超级脉冲方式

(四) 连续方式

连续方式(continuous image mode)如图 24-4 所示,与 X 线连续透视方式相似,在整个减影实施过程中,X 线机保持连续发出 X 线的状态。因此,这种方式往往给人以错觉,以为只要 X 线机配有 X-TV 系统,即可在透视方式下进行减影。实际上,在通常的 X 线透视状态中,除了在一些特殊的情况下,对一些基本无运动的部位,如脑血管、四肢动脉等,通过一些处理能获得效果尚可的减影图像外,基本上不能得到其他部位有诊断价值的减影图像。在通常的透视状态下,X 线管的电流仅 2 mA 左右,产生的 X 线散射较大,形成的图像信噪比较低,即使通过增加对比剂浓度来调整血管部分黑化度,仍然不足以满足 DSA 的高信噪比原始图像要求。因此,实际使用中,不采用普通的、未经调整的 X 线透视减影。作为连续图像方式真正的应用条件,实际上要求调整 X 线机,在减影采像期间,使用小焦点,管电流保持在 15 mA 左右,即比普通的透视方式下 X 线管电流增大约一个数量级。连续图像方式可用于血管流速较快部位,如心脏、胸主动脉、肺动脉等。连续图像方式,同超脉冲图像方式一样,能以电视视频速度观察连续的血管造影过程或血管减影过程,同样应根据数字图像帧存储体容量选择数字 X 线图像帧保存速度。

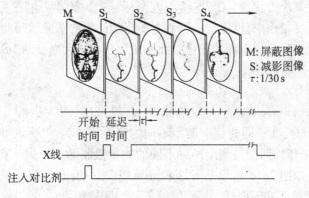

M: 屏蔽图像
S: 减影图像
τ: 1/30 s

图 24-4 连续成像方式

(五) 时间间隔差方式

前面介绍的方式都以对比剂未注入造影部位血管前的图像作为减影蒙像,用含有对比剂的序列 X 线图像作为造影像去进行减影。另一类型的时间间隔差方式如图 24-5 所示,是对

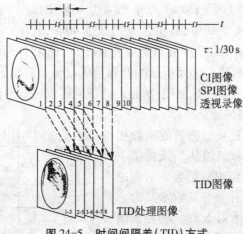

τ: 1/30 s

CI图像
SPI图像
透视录像

TID图像

TID处理图像

图 24-5 时间间隔差(TID)方式

等时间间隔的序列图像,将相隔固定帧数的两帧图像进行减影处理,从而获得一个序列的差值图像。TID 方式是相对固定蒙像的减影方法,相减的两帧图像在时间上相隔较小,因此能增强高频部分的变化,降低由于患者活动造成的低频影响,同时对于类似心脏等具有周期活动偏移的部位,适当地选择图像间隔帧数,进行 TID 方式减影,能够消除由于相位偏差造成的伪影。TID 方式常用帧存储体内已存储图像减影,属于一种图像后处理减影方式。选择不同的帧间隔,TID 可用于对 SPI、CI 图像进行减影处理。

(六) 路标方式

路标方式为介入放射学的插管安全、迅速创造了有利条件。这是一种实时时间减影技术,以透视的自然操作作为"辅助 mask",用含对比剂的充盈像取代辅助 mask 而作实际 mask,与不含对比剂的透视像相减,获得仅含对比剂的血管像,以此作为插管的路标。操作者能清楚地了解导管的走向和尖端的具体位置,顺利地将导管插入目的区域。

(七) 心电图触发脉冲方式

心电图触发 X 线脉冲与固定频率工作方式不同,它与心脏大血管的搏动节律相匹配,保证系列中所有的图像与其节律同相位,释放曝光的时间点是变化的,以便掌握最小的心血管运动时机。心电图触发采像方式有:① 连续心电图标记;② 脉冲心电图标记;③ 脉冲心电门控。在系列心电图触发工作中,由于避免了心电图搏动产生的图像运动性模糊,所以在图像频率低时也能获得对比度和分辨率高的图像。此方式用于心脏大血管的 DSA 检查。

二、能量减影

能量减影(energy subtraction)也称双能减影、K-缘减影,即进行兴趣区血管造影时,几乎同时拥有两个不同的管电压作为减影对进行减影,由于两帧图像是利用两种不同的能量摄制的,所以称为能量减影。如图 24-6 所示是 K 吸收缘原理,图中有 3 条吸收系数随 X 线能量而变的曲线,分别为碘、骨组织和软组织的吸收系数曲线。所谓 K-缘是指碘在 33 keV 能量水平时其射线吸收系数(衰减系数)显示出锐利的锯齿形不连续性。碘的这种衰减特征与碘原子在 K 层轨迹上的电子有关,若将一块含骨、软组织、空气和微量碘的组织分别用略低于和略高于 33 keV 的X 线能量(分别为 70 kVp 和 120 ~ 130 kVp)曝光,则后一帧图像

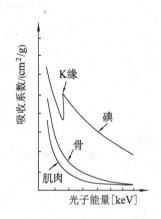

图 24-6　K 吸收缘原理

比前一帧图像碘信号大约减少 80%,骨信号大约减少 40%,软组织信号大约减少 5%,气体则在两个能级上均衰减很少。若将这两帧影像减影,彼此将有效地消除气体影,保留少量的软组织影及明显的骨影与碘信号。若减影前首先将 130 kVp 状态时采集的影像由一大约 1.33 的因数加权,则减影处理后可以很好地消除软组织及气体影像,仅遗留较少的骨信号及明显的碘信号。

能量减影法(图 24-7)还可以把吸收系数相同的组织分开,把骨组织或软组织从 X 线图像中除去,得到仅含软组织或骨组织的影像。从理论上讲,能量减影法不失为一种较好的数字减影方式。但实施中,能量减影技术对 X 线机的要求同普通 X 线有所区别,它要求 X 线管的电压在两种

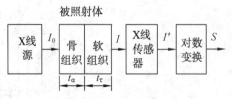

图 24-7　能量减影法

能量之间进行高速切换,增加了设备的复杂性,同时这种减影不能消除骨骼的残影。所以到目前为止还未在临床上使用。

三、混合减影

混合减影是 1981 年提出的一项技术,它基于时间与能量两种物理变量,是能量减影同时间减影相结合的技术。前面介绍过能量的 K-缘减影,当对注入对比剂以后的血管造影图像使用双能量 K-缘减影后,获得的减影像中仍含有一部分骨组织信号,为了消除这部分信号,得到纯粹含碘血管图像,有人在对比剂未注入前先做一次双能量 K-缘减影,获得的是少部分的骨组织信号图像,将此图像同血管被注入对比剂后的双能量 K-缘减影图像再作时间减影处理,即得到完全的血管图像。这种技术就是混合减影技术。

第四节　DSA 成像方式

DSA 成像方式分静脉性 DSA 和动脉性 DSA。静脉性 DSA 分外周静脉法和中心静脉法,动脉性 DSA 分选择性和超选择性方法。现阶段随介入放射学的发展及广泛的临床应用,以选择性和超选择性动脉 DSA 为主。

一、静脉 DSA

静脉 DSA 最初的动机是希望通过静脉注射方式显示动脉系统,但静脉 DSA 动脉显影的碘浓度是所注射对比剂浓度的 1/20,对比剂团块特性曲线的峰值与注射碘的总量成正比,与心输出量成正比,与中心血量成反比。所以,静脉 DSA 是一种高剂量的造影检查,每次检查需要多次注入大量对比剂,方能显示感兴趣区的全貌。在静脉 DSA 时,要先进行循环估测,循环时间长短受诸多因素影响,如个体差异、运动状况、受检部位的距离、导管顶端及对比剂注射部位等。

二、动脉 DSA

动脉 DSA 显示血管的能力与血管内碘浓度和曝光量平方根的乘积成正比。比如,欲使一直径 2 mm 的血管及其内径 1 mm 的狭窄,与一直径 4 mm 的血管及其内径 2 mm 的狭窄成像一样清晰,可将血管内的碘浓度加倍或将曝光量增强到 4 倍。从设备的负荷与患者的辐射剂量方面考虑,采用提高血管内碘浓度的方式更为可取。动脉 DSA 与静脉 DSA 相比,动脉 DSA 的对比剂直接注入兴趣动脉或接近兴趣动脉处,对比剂稀释较静脉 DSA 要轻微得多,对比剂团块不需要长时间的传输与涂布,对比剂的用量将降低 1/4 ～ 1/3。且在注射参数的选择上有许多灵活性,对比剂的用量、注射速率可根据兴趣区动脉的内径流量及注射部位至靶器官的距离进行适当的调整。同时,影像重叠少,图像清晰,质量高,DSA 成像受患者的影响减少,对患者的损伤也少。

（一）动态 DSA

在 DSA 成像过程中,X 线管或人体或检测器在运动的情况下获得 DSA 图像的方式,称之为动态 DSA。常见的有旋转式血管造影减影、步进式血管造影减影和数字电影减影。

1. 旋转式血管造影

旋转式血管造影是新型 C 型臂所具有的一种三维图像采集方法。它在血管造影时开始曝光,DSA 系统开始采集图像的同时,C 型臂支架围绕患者做旋转运动,对某血管及其分布进行 180°(角度大小因不同生产厂家而略有不同)的参数采集,人体保持静止,X 线管与探测器做同步运动,从而获得一个三维图像数据。三维图像可清楚显示某血管或心脏的多方位解剖学结构和形态,对病变的观察更全面、更确切、更客观,尤其对脑血管、心脏和冠状动脉血管是非常适用的造影方法。

2. 步进式血管造影

步进式血管造影采用快速脉冲曝光采集图像,实时减影成像。在注射对比剂前摄制该部位的蒙片,随即采集造影像进行减影,在脉冲曝光中,X 线管与增强器保持静止,导管床携人体自动匀速地向前移动,以此获得该血管的全程减影像。该方式一次注射对比剂就可获得造影血管的全貌,主要用于四肢动脉 DSA 的检查和介入治疗。

3. 数字电影减影

数字电影减影以数字式快速短脉冲采集图像,实时成像,25 ~ 50 帧/s,一般双向 25 帧/s,单向可达 50 帧/s。注射对比剂前先采集数帧 mask 像与注药时采集的图像相减,得到仅含血管的减影像。心脏冠状动脉采用该方式时,常辅以心电图触发方式,以保证脉冲曝光采集与心脏跳动同步,使减影完全而不出现运动伪影。这种采集方式用于心脏、冠状动脉等运动的部位的成像,也用于不易配合患者的腹部、肺部、头颅的血管成像。

(二) 遥控对比剂跟踪技术

DSA 一般对较长范围的血管分段进行检查,需要多次曝光序列才能完成全段血管显像。步进式血管造影方式提供了一个观察全程血管结构的新方法,而遥控对比剂跟踪技术则解决了血流速度与摄影程序不一致,未能捕捉到血管显示的最佳时机,从而出现血管显示不佳或不能显示的问题。操作者可采用自动控制速度进行造影跟踪摄影或由手柄速度控制器人工控制床面的移动速度,以适应对比剂在血管内的流动速度。

(三) 自动最佳角度定位系统

高性能的单 C 型臂有 3 个马达驱动的旋转轴,俗称"三轴系统",保证单 C 型臂围绕患者做同中心运动,操作灵活、定位精确。自动最佳角度定位能帮助操作者获得血管结构的最佳血管造影视图,操作者只要简单地取任意特殊血管的两个视图(至少间隔 30°),然后每个视图标记就会自动处理这些信息,并告诉操作者什么角度将反映出这段血管的最佳视图。

第二十五章　CT 介入与放射治疗计划

第一节　CT 引导穿刺活检

CT 扫描密度分辨率高,对比度好,可清晰显示病变位置、大小、形态、病变处有无明显坏死和空洞以及病变与周围组织结构的关系,并可精确确定穿刺点、进针角度和深度,避免损伤血管、神经和邻近的重要组织器官,因此在 CT 引导下进行穿刺活检,定位精确,穿刺安全,成功率高,并发症少。

Haaga 于 1976 年首先应用 CT 引导对胸、腹部病变进行穿刺活检,取得了满意效果。我国自 1985 年开始将 CT 介入技术应用于临床,迄今为止,已取得了可喜的成果。CT 引导穿刺活检已广泛地应用于颅脑、脊髓、甲状腺、胸部(包括肺、纵隔和胸壁)、腹部(包括肝、胆、胰、肾、肾上腺和腹部淋巴结)、盆腔、肌肉和骨骼,活检的正确率可达到 86% ~95%,极大地提高了病变诊断和鉴别诊断的准确度,对疾病治疗方案的制订和病情的预后具有重要的参考价值。

一、CT 引导穿刺器械

(一)CT 扫描机

第三代 CT 扫描机就能满足 CT 介入技术的要求。螺旋 CT 虽然比非螺旋 CT 机具有更多优越性能,但在 CT 导向穿刺活检方面却并无太大优势。

(二)穿刺针

(1)穿刺针因其管径大小、针尖构型和取材机理的不同分为许多种,一般分为抽吸针和切割针两大类。另外,还有粗针和细针之分,将 14 ~19 G(Gauge)称为粗针,20 ~23 G 称为细针,24 ~25 G 称为超细针。理想的穿刺针要求能安全地适用于多器官系统,有足够的强度穿过致密组织并保证穿刺方向不变,并且能够获得供组织学诊断用的适量标本。抽吸针多为细针,用于获取细胞学标本,切割针为粗针,用于获取组织学标本。

(2)临床常用的还有另一类穿刺针,称为同轴穿刺针,由针管和针芯共同构成。该针经一次穿刺即可反复取材,与常规穿刺针相比,减少了反复 CT 扫描确定穿刺针位置的次数,因而降低了并发症的发生率并减少了曝光剂量。

(三)定位器械

CT 导向用定位器多种多样,如数控式定位器、栅栏式定位器等,实际工作中多采用简便定位方法,如用铅号码或大头针作体表定位标志。

二、CT 引导穿刺活检术

CT 引导穿刺活检术可适用于身体各个部位,本节以胸部穿刺活检术为例,简要介绍其方法与步骤。

（一）适应证

胸部穿刺活检的适应证包括：肺部孤立性或多发性结节病灶的定性诊断；纵隔肿瘤良、恶性的鉴别；胸膜或胸壁肿块定性困难者；肿瘤治疗前取得细胞学、组织学诊断，作为治疗依据。

（二）禁忌证

胸部穿刺活检的禁忌证包括：临床有严重出血倾向者；身体状况差，不能耐受穿刺者；血管性病变，如动静脉畸形、动脉瘤等；不能保持安静或无法控制咳嗽的患者。

（三）术前准备

1. 患者准备

要有较完整的胸部 X 线片，特别是 CT 和（或）MRI 资料，纵隔病变或临近纵隔的肺内病变需做 CT 增强扫描；检查出凝血时间、血小板计数和凝血酶原时间；需做局麻药物过敏试验。

2. 器械准备

除全身 CT 扫描机外，还有穿刺活检包（包括消毒手术孔巾、穿刺针、手术刀片、5 ml 和 30 ml 注射器各一个、无菌试管、标本瓶）；载玻片。

3. 药物准备

局麻药物、肝素、组织标本固定液（10% 甲醛）。

（四）操作技术

根据病灶的位置，患者采取相应的体位（仰卧、俯卧、侧卧或斜卧），为选择安全的进针路线，不损伤重要组织器官，可将扫描架倾斜一定角度。

训练患者呼吸，CT 扫描确定穿刺点、进针路线和进针深度后，常规消毒及局部麻醉。采用粗针穿刺时，宜用刀片或其他粗针（如胸穿针）将皮肤切口扩大。进针时，患者的呼吸状态应与定位扫描时一致，以保证病灶位置的相对固定。可以在平静呼吸状态下屏气，或于深吸（呼）气后屏气时进针。当针尖到达预定深度后，在穿刺针的上下以 5 mm 的间距做 CT 扫描，观察针尖与病灶的关系，确认穿刺针的位置正确后，拔出针芯，接上内有 5 ml 1∶1 000 肝素液的 30 ml 注射器，嘱患者屏气，用 10~15 ml 负压进行穿刺取材。细针应作多点或扇形取样，切割针可作旋转和往返切割取样。穿刺针上下提位幅度根据病灶大小而定，一般为 0.5~1.0 cm。取样完毕，拔针时应停止负压。

取出标本涂片做细胞学检查，组织条块置于 10% 甲醛中做病理学检查。如疑为感染性病变，可选取适当标本做病原学检查（涂片或培养查找致病菌）。术后常规扫描，了解有无出血和（或）气胸，并留观 1~4 h。

前、中纵隔病变，选择胸骨旁或胸骨上进针，为避开主动脉，多从胸骨左缘进针。后纵隔病变采用椎体旁、肋骨上缘进针，以避免损伤肋间血管。此外，可采用经皮胸膜外途径穿刺活检，将同轴针的针外管插入壁层胸膜外间隙，注入按 25∶75 体积比配制的 1% 利多卡因和盐水的混合液；或当注射用细针的针尖距胸膜外 2 mm 时（CT 扫描证实），注入 20~40 ml 生理盐水。经皮胸膜外途径穿刺活检适用于肺内和纵隔病变的穿刺活检，可提高穿刺成功率，明显降低气胸的发生率。

（五）术后 CT 扫描

为检查穿刺活检有无早期并发症，在活检结束后，以穿刺活检的层面为中心层面，并在其上下间隔 0.5~1.0 cm 处再做 2 层横断扫描，以了解有无出血、气胸等早期并发症。如发现并发症应及时进行处理。

（六）并发症

1. 气胸

气胸为胸部穿刺活检最常见的并发症,气胸的发生率与穿刺针的粗细、病灶的位置和穿刺的次数等因素有关。有明显症状或肺被压缩超过50%者应施行胸腔闭式引流。

2. 出血

肺门附近病灶、大口径切割针易引起出血,多表现为咯血。

3. 种植转移

种植转移较罕见,仅有极少数病例报道。

4. 空气栓塞

空气栓塞非常罕见。

（七）注意点

（1）在进行CT引导穿刺前,要训练患者呼吸,用同一呼吸相进行平扫、选择扫描和穿刺时扫描,以确保定位准确。穿刺进针时,患者应屏气。

（2）选择进针途径时,要距离胸壁最近,避开大血管和肺大泡。

第二节　CT引导介入治疗与放射治疗计划

一、CT引导介入治疗

介入放射学作为现代临床治疗学中与内科、外科并列的三大诊疗体系之一,日益显示出巨大的优越性,并处于不断的发展之中。CT导向介入治疗与CT导向穿刺活检一样,同属于介入放射学的重要组成部分。

CT引导介入治疗具有定位准确、创伤小、疗效高、见效快、并发症少以及可重复性强等特点,目前主要用于脓肿的介入治疗,囊肿的穿刺硬化治疗,肿瘤的介入治疗,经皮腹腔神经丛阻滞术,椎间盘突出症的介入性治疗以及骨关节病变的介入性治疗和颅内血肿抽吸术等。上述治疗方法都是通过CT引导穿刺后注射一些治疗药物或进行手术操作以及抽吸或引流体内的一些病变物质来实现的。

二、CT与放射治疗计划

放射治疗在技术上的最大要求是使射线剂量集中在肿瘤上,而其周围正常组织的照射应减至最小程度,这被认为是放射治疗技术上的总则。CT的发明为放射治疗计划的制订提供了有力的帮助,在治疗前、治疗中及治疗后均能起到重要作用。治疗前,描绘出肿瘤的轮廓;估计肿瘤局部侵犯的范围;选择和测定照射体积;辨别周围器官的精确位置;精确测定肿瘤与体表相互关系的位置,提供放射剂量计算的原始数据,以确定最佳治疗方案。治疗中,跟踪观察肿瘤的消退情况,使照射野随肿瘤的变化而改变,根据患者体征,可随时检查肿瘤向局部或远处转移的可能。治疗后,观察肿瘤变化;检查复发情况,以及发现复发的精确位置和范围。由于能精确地设计照射区域,就有可能避免再次治疗时的局部过量照射。

应用于放射治疗的CT在结构上应具备以下几方面特点:① 放射治疗床一般是由聚苯乙烯材料制造的平板床,为了在CT定位后所取的数据与放疗一致,在做放射治疗计划的CT扫描时,也应换上同样材料制作的平板床。② 为了保持扫描和治疗时患者位置的严格一致,需与放疗时一样,采用等中心安排的 3 个定位灯,并在患者体表做出相应标记。为了在 CT 图像上显示出标记位置,有的用 8 mm 直径的聚丙烯小柱贴于体表。③ 有的 CT 填充补偿时采用"豆袋",而做放疗计划时建议使用 2 mm 厚的 Temex 橡胶。这种橡胶很轻,不像"豆袋"比较重而常改变患者体表的轮廓;而其厚度又足以消除皮肤和空气高低密度交界面所造成的人工伪影。

使用 CT 做放疗计划的大致步骤是: ① 首先在模拟机上,以患者做 CT 扫描时的体位,定出计划照射区域的上下界,以及中心平面的位置,大致观察病变区域与其周围正常组织的相互关系。② 对患者的病变区做 CT 扫描,以精确地定出患者的体表轮廓、靶区的位置以及与周围正常组织的相互关系,特别是与要害脏器(如脊髓、脑干、肾脏等)间的距离。同时,还定出被照区域内的组织密度,以供组织校准时参考。将患者的 CT 横断层图像存入光盘,然后在治疗计划系统上读出。③ 利用放射治疗计划系统,进行放疗的设计,以定出最佳照射方案,其中包括:照射野大小、射线能量和照射角度的选择,滤过板以及组织均匀性校正或补偿。同时给出肿瘤中心的剂量、照射区的均匀性、组织的最大剂量和皮肤剂量。这些参数对放疗中和放疗后的病例分析,都非常有意义。④ 在获得上述最佳方案后,再在模拟机上进行核对。这种核对能发现一些在设计治疗方案时忽视的问题,特别是照射几何学上的问题,是很重要的一个步骤。

CT 应用于放射治疗的一个必须重视的问题是患者的呼吸因素的影响。放疗时,患者的每次照射时间一般为数十秒甚至数分钟,远远大于患者的呼吸周期。体内脏器的相互几何关系实际上是平衡稳态呼吸周期内的平均几何位置,因此,CT 扫描时必须训练患者平静呼吸,并在平静呼吸时屏气,以避免呼吸运动造成的误差。

第二十六章　MR 介入成像

　　微创介入放射治疗新概念和新技术的日趋形成,在相当程度上得益于电子学、计算机技术的发展和高科技医疗装备的进步,形成的新技术包括影像引导下的观测治疗技术、计算机辅助诊断技术、微创治疗技术等。这些有潜力的新方法使影像设备应用于外科领域,如利用影像设备,准确进行监控定位和定向,制订治疗计划,提供最佳进入路径,降低了外科治疗造成的损伤。影像学的任务是灵活地运用成像方式,如 CT、超声和 MRI 等提供完整的解剖影像,帮助介入影像学、内窥镜影像学或外科完善治疗方案。各种影像有其特异性,磁共振介入成像能提供最佳组织特性的影像。

第一节　概　　述

　　1986 年 Muller 等首先提出了应用 MRI 引导活检或细胞抽吸的概念,并描述了这项技术在肝肿瘤治疗中的应用。随后这项技术逐渐被应用于身体其他部位,如乳腺、脑、纵隔、腹部和肌肉骨骼系统。1993 年推出永磁 0.64 T 开放式 MR 系统,1994 年 Silverman 等报道了在开放式 MR 成像系统进行交互式 MR 引导活检,即利用近于实时成像(1.5 s 更新一幅图像)的 MRI 设备和装有光学示踪系统的无支架立体定向系统引导,进行经皮活检和消融探头放置,被视为 MRI 介入发展中的里程碑。各种具有 MRI 相容性的仪器和器械(包括用于诊断或治疗的探头、针、钳子、剪子、套管、导管以及激光治疗仪、射频发生器、心电监护仪、麻醉监控设备和无支架光学立体定位系统等)也得到大量开发与研究。在成像序列方面,各种特殊序列,如快速梯度回波序列、分段平面回波成像、快速自旋回波序列和超速自旋回波序列的开发与应用,使成像时间不断缩短,伪影明显减少。在国内,1998 年首先报道了 MR 引导介入技术的临床应用,包括经皮穿刺活检和肾囊肿硬化剂治疗。

　　与传统 X 线透视、CT 和超声引导的介入诊断和治疗技术相比,介入性 MRI 的主要优点是具有高对比分辨率和空间分辨率;能多平面成像;无 X 线辐射损害;能显示组织的弥散、灌注和温度等功能性改变。因此,介入性 MRI 可用于 CT 和超声不能显示的病变或不能应用 CT 和超声引导的一些重要部位,如颅底、肝顶部等。此外,术中磁共振成像(intraoperative MRI, iMRI)可为外科手术提供模拟手术路径、术中定位与跟踪及手术效果的监测与评价。

第二节　MR 介入成像硬件设备

　　磁共振介入设备必须具备以下功能: ① 实时或接近实时影像显示;② 立体成像;③ 交互式显示和立体影像数据的处理;④ 手术区内导向自主;⑤ 结合影像进行治疗。MRI 导向使介入或外科操作变得容易,磁共振介入优越之处不在于成像的本身,而在于结合影像系统进行治疗和手术。组织活检和微创介入的靶区定位需要影像导向,MRI 必须用于这一过程的每一步骤,为活检发现靶点、引导和定位并监控微创的组织消融。

一、磁体系统

常规 MRI 系统的超导磁体的圆柱形结构阻碍了医生与患者的直接接触,解决这个问题最简单的方法是采用开放性磁体。当前,已经研发的开放性结构采用垂直裂隙结构,如"马蹄"形、"面包圈"形等,很适合于介入操作,允许医师充分接触到手术显示的患者的解剖部位。在磁体系统的两个"环形"静止磁体之间,医师可站着或坐着完成各种操作。患者在磁体内也可取立、坐或卧位,平行或垂直于孔径的长轴。

(一)开放式低场系统

目前有多家公司推出了开放式低场磁共振系统,场强 0.2 ~0.35 T,其磁体设计一般采用水平开放式,根据形状分为 3 种类型:① 单柱 C 形磁体,只能从前端接近患者;② 二柱形磁体,可从四角接近患者;③ 四柱形磁体,可从三个侧面接近患者。低场强系统的边缘场较小,便于安装在现有 X 线或手术室内;由于场强较低,医生和患者在磁场中允许显露的时间较长,一个人一天内可进行多次操作;在低场系统中,介入器械产生的磁敏感伪影比中高场系统明显减小,有利于提高操作的精确性。水平开放式磁体系统的不足之处在于:患者上方的空间有限,患者所占据的空间仅有 40 ~45 cm,接近患者受到两个大直径磁极的限制。

(二)开放式中场系统

磁体设计采用垂直开放式磁体,场强 0.5 ~0.7 T。此种设计的磁体呈分离式,由两个垂直方向环行磁体构成,磁体内扫描孔径为 60 cm,中间有一个 58 cm 宽的垂直凹口,操作者可在两个环形结构之间接触患者,是目前使用的开放程度最大、静磁场稳定性最高的开放式磁体。此外,它还设计了无冷却垂直开放式超导磁体,开发了一体化手术中导向和示踪系统、一体化手术设施,灵活的患者摆位以及可提供实时成像的专用成像序列等。

(三)混合式高场开放式系统

目前使用的专用于介入的高场 MR 扫描机为 1.5 T 超导 MR 系统,磁体设计采用短孔径和孔口张开式磁体,磁体全长仅为 180 cm,磁体中心孔径 60 cm,孔口处直径扩展至 100 cm,因此在大多数手术中能充分接近患者。此外,MR 扫描机旁还放置了血管造影系统(图 26-1),可使床面在两个系统间平稳移动以传送患者,便于进行 MR 成像和 X 线透视检查。其优点是不仅具有标准高场 MR 系统的各种先进功能,如灌注和弥散成像、功能成像、MR 血管成像和血流信息量化分析以及实时交互成像等,还能方便地进行介入和外科手术操作,不完全脱离 X 线透视的 MR 导向手术。此外,还配套开发了一种与 MR 完全相容的聚焦超声装置安装在 MR 床面上,以便进行聚焦超声消融术。该系统的临床应用范围较广,包括微创外科、影像导向活检、仿真内镜检查、消融治疗和血管内介入等。

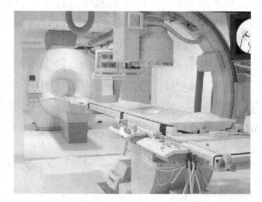

图 26-1　DSA 与 MR 组合

二、MR 相容性器械

MRI 引导可为内窥镜、腹腔镜或开放性外科操作提供参考,所以磁共振介入室必须像手术室一样装备,类似于门诊手术室。另外计算机设备、显像装置和综合性治疗系统等使介入性MRI设备成为一个独特的工作环境,即介入性 MRI 装置必须由一个手术室、一套介入放射设备和 MRI 设备组合而成。

（一）MR 相容性的定义

"MR 相容性"最早的定义与非铁磁性相同,是指只有非铁磁性装置和器械才能用于磁共振检查室,以防止铁磁性装置和器械被意外带入 MR 检查室而造成患者及医生的意外伤害。随着开放式磁共振装置和介入性 MRI 的出现,"MR 相容性"的定义改变并超过了磁力的范畴。开放式磁共振装置比较棘手的问题是器械或装置引起的磁敏感效应,这种效应与器械的导向及成像伪影有关,其程度随使用的材料、磁场强度、成像序列及器械放置的方向不同而改变。

（二）常用的器械

1. 穿刺针

MRI 介入使用的穿刺针需要用 MRI 兼容材料制成,包括镍钛合金、非铁磁性合金、高含量镍不锈钢等,不同材料制成的穿刺针在 MR 扫描机中的磁敏感伪影大小不同。研究表明伪影的产生与磁场强度、脉冲序列、回波时间、穿刺针相对于主磁场方向及相位频率编码方向的角度,以及穿刺针材料与直径等有关。一般而言,穿刺针在低场强 MR 扫描机中的伪影明显小于高场强 MR扫描机。不同的扫描序列中,梯度回波序列产生的伪影最大,而 SE 和快速 SE 序列伪影明显减少。当应用 SE 和快速 SE 序列的频率编码方向与针轴垂直时,可提高 MRI 对针尖位置显示的精确度。当针轴与静磁场方向平行时,虽然针宽度伪影减轻,但增加了确定针尖位置的误差。

2. 导管、导丝和扩张器

MR 介入所用的导管和导丝不仅要保持原有导管的良好机械性能,而且要适合 MR 介入设备,如不含有铁磁性成分、MR 图像上显影、不产生由射频所致的图像伪影等。根据不同示踪技术的要求,导管和导丝的结构不同,如在导管、导丝头端安装微型射频线圈,在导管壁导丝的合成材料内加进一些顺磁性材料(如氧化镝),以及在导管壁中加入金属丝等。

3. 体表定位器

体表定位器用来确定进针点的位置,常将 1∶200 钆稀释液或纯净水注入导管内后两端封闭,数根排列成栅栏状固定于胶布上,或用一含油脂的小胶囊。

4. 光学示踪系统

光学示踪系统以数字化的探头作为器械的手柄,可将器械实际位置的信息传送至 MR 测量控制系统,并用于下一步测量。

5. MR 相容性聚焦超声装置

MR 相容性聚焦超声装置是一种安装在 MR 床面上的与 MR 完全相容的聚焦超声装置,用于MR 导向聚焦超声消融术。超声探头是一个包括 12 个环状相阵的组压传感器,直径为 8.6 cm,使用频率 1.5 MHz,每通道功率 50 W。探头与焦点间距可电动调节,在与探头平行的平面上,由光学位置指示器控制液压驱动焦点在直径 10 cm 的圆形范围内移动。

6. 其他装置和器械

其他装置和器械包括钳子、剪子、手推车、抢救设备和激光治疗仪等。

（三）磁共振介入环境中设备

在传统的 MRI 中,被检者不仅要被磁体梯度线圈包围,而且要被头或躯体射频线圈包围。对于开放的磁体没有固定形状的射频线圈,它带有一套射频线圈装置,每一线圈都是为某一特定部位特别设计的。这些射频线圈柔软、可塑,可以为某一解剖部位调整形状。它可以消毒并插入手术床单内,使之达到全部影像容积。为各个特定的解剖器官设计最佳线圈,能明显提高影像质量,因此,介入性 MRI 线圈设计具有重要的意义。

介入性 MRI 系统应该与常规 MR 机有同样的成像性能,图像质量(图像分辨率、信噪比等)必须与同样场强诊断用的磁共振机相当。介入性 MRI 系统特殊的梯度线圈和可塑的射频线圈应有保证图像诊断质量的能力。然而覆盖较多解剖器官(如腹部)检查时,柔软的射频线圈不能提供均一的信号强度,且又没有体线圈围绕,这样不能获取整个腹部的横断层面影像。如果此装备主要用途是介入治疗而不是诊断,那么这些不足就不能认为是缺点。MRI 介入操作应在解剖诊断的基础上,进行组织活检或其他介入治疗,成像应该限制在边界清楚的靶区内。把可塑射频线圈放到靶区的最佳位置或其中一部分,能为介入操作提供高分辨率的路径图像。

1. 被动显示(passive visualization)

被动显示是指任何经一般成像即可显示介入器械的技术,即图像显示器械不需任何额外的硬件或后处理。在 MRI 检查时,介入器械的被动显示技术可分为 3 类,第一类是依靠器械本身置换体内水成分而产生的信号缺失。其原理是当实性材料构成的介入器械导入人体后,将取代一定量的组织的信号源。器械产生的信号缺失与周围组织之间的对比,可以观察到 MR 图像中的介入器械。这一技术主要用于直径大的器械,直径小的器械很难清晰显示,但不适用于腹腔镜或肺活检等手术,这是因为介入器械要通过充盈气体的体腔,而这些体腔不能产生与介入器械形成对比的信号。第二类是利用各种介入器械材料和人体组织之间的磁化率差异形成的伪影。其原理是介入器械材料与人体组织间磁化率的不同可导致静磁场局部的不均匀性,进而导致几何学失真及体素内去相位,引起磁敏感伪影。在自旋回波序列中,主要引起几何学失真及物体周围信号强度的失真,因为其 180° 相位重聚脉冲可以补偿相位偏移及由此引起的体素内去相位。梯度回波主要造成体素内去相位,特别是对于长回波时间,它可以引起信号丢失区增大。目前,这项技术作为最常采用的方法用于 MR 导向穿刺活检及血管内介入。第三类是通过对比剂增强器械的信号强度,以形成与组织间的对比。信号缺失和磁敏感伪影技术都依赖于阴性对比,器械是通过本身的信号缺失与周围解剖结构的信号对比而显示的。使用顺磁性对比剂可使器械的信号高于周围组织而产生对比,通常是在器械的头端放置一个充满对比剂的球囊。这种方法有两个缺点:一是必须在器械中加入一个额外的腔,这样就增加了器械的体积;二是这种对比也高度依赖于图像分辨率及层面厚度。层面越厚,对比就越差。该技术适用于较大的导管或腹腔镜器械。

2. 主动显示

(1) MR 主动示踪:MR 主动示踪包括光学示踪法和射频示踪法。目前在 MR 环境中使用的光学示踪系统主要借助红外线发射二极管的闪点示踪系统。其原理是在磁体扫描孔的顶部装一个三维照相机,可对闪点手柄上一排红外线发射二极管(LED)的位置示踪。当 LED 的三维空间位置确定后,便可计算出闪点手柄的位置和成角方位,如果将已知尺寸的介入器械安装在手柄上,就可以计算出器械头端的位置和方向。此法可用于扫描平面指示器、器械定位和显示、术中引导,但只局限于硬质器械(如活检针等)的示踪。

射频示踪法利用器械内的软导线传递射频信号,显示器械的体内部分,其原理是在介入器械内安装小的接收线圈,利用这些线圈探测到的 MR 信号,确定每个线圈的三维空间位置。这些线圈的位置可被实时显示,表现为叠加在一个或多个参考图像上的图标。此外,示踪线圈的坐标也可用来控制 MRI 仪的扫描平面。该技术用于示踪活检针、导管和体外解剖标记,几乎任何器械都可通过安装一个或多个微型接收线圈来进行 MRI 示踪。

（2）MR 轮廓成像（MR profiling）：在器械内安装一个直径长达数厘米的射频线圈，当用这个射频线圈作为接收线圈而获得图像时，因线圈局部的磁敏感性而勾画出线圈的轮廓，其周围背景基本上是黑的，然后将这个轮廓图像叠加在由常规射频线圈获得的路径图上，即可显示器械与周围组织的关系。因为路径图的采集不依赖于轮廓图像采集，因此任何用于显示所需要的功能或形态学信息的图像都可用作路径图，如可用高质量血管成像作为血管介入的路径图，可用脑功能成像图作为颅内介入的路径图。对叠加于路径图上的介入器械的轮廓可用任何需要的颜色标出，当使用多个器械时，可用不同的颜色标记它们，以便于识别。MR 轮廓成像还可显示器械的弯曲部分，其原理是通过在轮廓成像时关闭层面选择梯度，得到整个身体的投影，类似于常规 X 线透视所见，线圈的局部敏感性确保了器械能以高对比度成像，而与投影层面厚度无关。将器械的投影叠加到路径图上，器械的位置与路径图不必在同一水平，甚至包括相当厚度解剖信息的最大密度投影图像都可用作路径图。利用双平面轮廓成像，即在两个互相垂直平面上使用路径图，并在这两个平面上采集轮廓投影，可以解决任何介入器械的定位问题。MR 轮廓成像提供了一种比较可靠的显示细而可弯曲的器械全长的方法（如导管、导丝），大大增强了 MRI 引导血管内介入的能力。

第三节　MR 介入设备的软件

MRI 介入治疗采用脉冲、取样、重建和动态显示一系列图像。动态 MR（dynamic MRI）与常规 MRI 不同之处在于：动态 MRI 采用连续采集影像数据而快速、成功地获取大量图像。MRI 介入和功能 MR 成像的需求，促进了动态 MRI 方法的发展，如 MR 心血管造影，克服了心脏和呼吸的生理运动，是对动态 MR 扫描的一个挑战。MRI 介入对成像技术的时间和空间分辨率提出了最苛刻的要求，它需要将多因素合并在一起，如改变影像平面的定向，在扫描野内组织器官的生理运动，对比剂或治疗引起的信号强度的变化，需要施加三维容积信息进行监控治疗等。

在 MRI 导向穿刺活检过程中，MRI 显示病变位置、病变与皮肤的最短距离（直线）和最佳进针点，需要 MRI 显示和监控针尖位置及穿刺针行进轨迹。因此，需要开发适用于各种 MR 导向活检过程的高对比度和快速成像序列。MR 导向活检的理想序列应满足：第一，成像速度快；第二，穿刺针的伪影足够大，易于观察，但又不能太大，防止影响穿刺病灶的显示；第三，要保证病灶与邻近组织间、病灶与穿刺针伪影间有足够的对比度；第四，能显示沿穿刺针道上的易损结构。由于一个序列不可能同时满足上述要求，因此，应根据不同的活检部位和患者选择多个序列，以便互相兼顾。

快速脉冲序列试图采用快速操纵磁场梯度脉冲和射频脉冲，在短时间内获得尽可能多的空间编码信息，其灵敏度能区别不同的物理特性（T_1 弛豫、T_2 弛豫、易感性、弥散、化学位移）。快速脉冲序列包括快速自旋回波，如弛豫增强的快速取样（RARE）、快速小角度转换梯度重复回波技术（BURST）、梯度自旋回波（GRASE）成像、平面回波成像和螺旋扫描法，时间分辨率从每分钟 1 幅图像到每秒 5 幅图像。要成功实施超快速成像，设备必须具有很强的梯度磁场，并且切换率快。快速脉冲序列方法可受到低组织对比、低空间分辨率或低信噪比等的影响。

傅里叶编码锁眼成像、MR 透视、螺旋扫描和随机 K-空间脉冲调制方法都是通过降低 K-空间样本来实现的。锁眼成像首先获得一个高分辨率 K-空间图，如扫描野发生变换，能动态地获得较低的空间频率数据。MR 透视结合快速 MR 脉冲序列和为影像重建用的特殊硬件的数据采集技术，采用降低 K-空间样本的图像，会造成空间分辨率降低、伪影下降、组织对比变小,此技术仅能用于小扫描野(图26-2)。

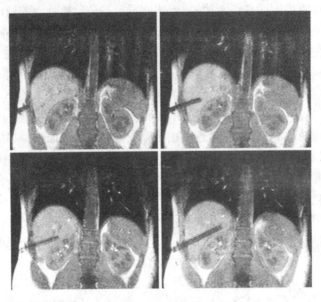

图26-2　实时成像

第四节　MRI介入的临床应用

介入性MRI的主要目的是为外科和介入操作提供影像导向,这一系列的处理包括成像、定位、改善进入途径和治疗能量传递的控制。随着各种开放式MRI装置、MR相容性仪器和器械及高端超速MRI技术的出现,介入性MRI的临床应用范围不断扩大。目前,MR引导的介入诊断和治疗包括:①头颈部、肝和盆腔下部的淋巴结和转移瘤的诊断性活检;②骨及乳腺病变的定位及活检;③囊肿、脓肿和血肿的引流;④疼痛综合征的变性治疗和神经根治疗以及MR导向交感神经切除术;⑤局部肿瘤的射频消融治疗;⑥MR导向聚焦超声;⑦MR导向冷冻外科;⑧局部药物治疗和化学消融术;⑨血管介入等。

一、手术计划制订与手术中的引导

动态MRI为外科导向和治疗靶点及监控提供了基本的影像学工具,增强了外科手术的计划能力。术前及术中所采用的计算机三维影像,为医师创造了逼真的三维环境,包括对患者的相应解剖进行定向,勾画出解剖影像轮廓,且能实现人机对话处理图像。

横断层二维图像有利于进行诊断。通常情况下,尽管没有三维成像,影像科医师仍可作出诊断。如果三维成像可以为诊断提供更有利的条件,医师会采用三维成像,如对于复杂的脊椎或骨盆骨折,三维重建图像对诊断更为准确。同样,三维影像重建应用于手术前期和术中导向时,影像重建时间长短的影响并不十分重要。如果在术中需要行三维成像,影像处理必须实时或接近实时,即重建时间要尽量短。这样才可扩大微创治疗的应用范围,缩短患者痊愈的时间。

经计算机处理的影像分析开始于对不同组织层次的识别或选择。如果是自动化处理,则需要用高效能计算机进行快速计算。三维图像重建可以在手术中对患者相应解剖区域进行定向定位(强化真实度),精确测定人体几何图形转变与图像正确匹配,在影像导向操作中是极其重要的,没有正确数据的记录,图像就不能为操作提供正确的手术路径。

尽管外科医师在真实人体的解剖范围内不能自由地操作,但动态 MRI 方法可以为外科治疗计划提供准确、真实的人机对话和强化真实度显示,介入影像学专家可以从三维分析、处理和演绎的影像中以实际数据形式,灵活地进行导向或移动。在影像空间内,能跟踪手术和介入工具(针、钳、刀),并把它们作为参考位置来获取不同角度的影像层面,选择图像角度,可以进行实时且完全正确的操作。

二、介入性 MRI 的引导和靶点

影像诊断的定位基于相关的解剖。立体定向技术在过去仅被神经外科采用,现在全身活检取材已可精确定位。体内病灶切除或消融肿瘤的微创治疗减少了病检材料,破坏了原始肿瘤的解剖边界。解决这个问题的唯一方法是确定肿瘤的生物学特性和在影像监控下进行一系列细微的活检来确定肿瘤的准确范围。由此可见,立体定向是肿瘤诊断和治疗的最有效方法。介入性 MRI 应采用最佳的影像设备或综合应用多种设备来识别靶点和确定病灶的空间范围。影像综合技术能改善靶点的清晰度且能作出定性诊断。MRI 和 CT 的联合使用、正电子发射断层扫描、单光子发射计算机断层扫描或血管造影成像对确定肿瘤的特性和范围有极大的帮助。

安装在仪器上的传感器起辅助定位作用,可以提供病灶位置信息并计算出清晰的轨迹。在开放性磁体系统中,能用无框架的立体结构方法来确定靶点位置。立体定向时在一个工具或仪器(如针架)表层安装发光二极管(LEDs),这些发光二极管产生看不见的红外线,由 3 个传感器(距发光二极管约 1 m 处)检出,并经简单的三角法进行定位。用此跟踪方法,介入性 MRI 装置能准确跟踪针尖仪器的位置和腔内仪器轴线的连续信息。

如果发光二极管和位于成像区上方的传感器之间能建立直接光学连接,就可以对任何仪器或器械进行跟踪。建立直接光学连接的方法有两种:一种是在常规 MRI 的轴位 - 冠状位 - 矢状位层面上产生仪器针尖的准确位置,另一种是测量工具像超声探头一样,轴向方向上形成跟踪工具的光学影像,这一装置的最大优点是由仪器轴确定的图像层面可以在无需移动工具的情况下进行变换。用通话器与技师联系,医师能获得在 $0°$、$90°$或垂直于工具轴平面任何角度的图像。利用光学跟踪工具确定的位置和选择相关图像平面的方法确定的靶点,可分辨出轨迹,选择进入途径。例如在做活检时,利用交互式方法确定穿刺针经皮进针位置、路径,避开重要的解剖结构,进入靶点(靶区)。

利用影像引导一次性定位到达靶点是开放性磁体无框架立体结构成像技术的重要特征。采用开放性磁体确定轨迹,完成活检的标记图像,操作简便,不需要多个步骤记录患者的解剖影像。

较早报道的跟踪方法仅适应于刚硬的设备,至少有一部分位于体外,体外部分仪器固定的发光二极管可被传感器跟踪到。但采用光学的方法不可能跟踪易弯的针尖设备(导管、引流管、可弯曲的内窥镜)。Dumoulin 等开发了一种在 MRI 系统内可跟踪易弯设备或仪器的一种 MR 特性跟踪方法。用一个小金属线环贴在导管的尖端或其他可弯曲的设备上,在连续矩形判读磁场梯度脉冲时,担当一个射频接收线圈,测定组织周围特殊的射频。针尖设备的位置能被显示在先前获取的 MR 针尖影像平面内。针尖的位置可以用来动态地选择图像平面,为外科提供方案。外科方案的改进直接关系到最佳进入路径和为治疗采用能量控制损伤的空间范围。介入放射各种类型的 MRI 引导设备(包括外科遥控设备、计算机辅助介入工具、能量释放装置等)的运行很大程度上依赖于图像给出的信息。

三、MRI 引导热量治疗

影像导向是一个广泛的概念,适用于各种受控的介入操作和治疗方法。在肿瘤治疗上,交互式控制导致的破坏性能量沉积是一个至今未解决的问题,特别是在能量消融方面,如间隙激光外科、冷冻治疗和聚焦超声的治疗等。过去直接测量或绘制组织体温分布图,只能采用多个测温探针,插入体内的热电偶或体温敏感纤维光学装置可造成局部组织损伤,但插入很少的体温敏感探针,又不能精确观察时空热分布。

MRI 能提供热治疗的计划,监控和管理所需要的信息。值得注意的是,除 MRI 外,没有哪种常规影像方式能够提出热治疗程序,以引起组织坏死或不可逆的组织损伤。适当的组织温度监控和用温度诱发组织改变,对安全进行热治疗和控制热量在组织内蓄积是十分必要的。

在影像热量外科中 MRI 有双重作用: ① 在显示正常组织一过性温度升高时,把热量限制在靶点上;② 用信号表示靶组织内已出现不可逆的热量传递(细胞坏死),即保证 MRI 对正常组织的可逆性和肿瘤组织的不可逆改变。因此,MRI 能为热量消除治疗提供所需要的反馈控制。高温治疗时温度少量升高(大约 41 ℃),需要精确的三维温度图形以完成实体肿瘤的治疗,温度敏感 MRI 序列可满足这个要求。在临界温度内,用各种 MRI 的温度敏感参数(T_1、弥散、化学位移)探测体温变化。相对于高温治疗,热外科采用比 56 ℃ ~ 60 ℃ 还要高的温度,此时蛋白质变性和热量凝固可导致不可逆的组织损伤,合适的 MRI 序列能发现围绕不足以造成细胞坏死的区域,更重要的是可以区别组织状态的转变过程。无论如何,在温度达到50 ℃ 以上不可能作出精确热图,因为在 50 ℃ 以上时,组织发生严重的新陈代谢、生理生化和结构变化。

典型的高温消融操作可以在组织活检后继续,因为光学纤维能通过活检针孔,实验性和临床间质激光治疗都可以用磁共振不间断地监控热能传递使组织发生的变化。冷冻治疗是一种用于图像靶点活检的低温治疗方法,它将冰冻探头引入肿瘤,冰冻的组织在 MRI 上清晰显示,这是因为在操作过程中组织水变成固态冰状晶体,冰状晶体无 MRI 测量信号,扩大的凝固区域在 MRI 上表现无信号区增加。最有效的热消融方法是焦点超声加热,相对于间质激光外科治疗和冷冻治疗,焦点超声热疗不需要损伤性探针,焦点超声束被位于体外的换能器确定靶点,使组织杀伤性剂量局限在体内某一点而不会使周围或介入组织发生损害,此项技术不需要切开皮肤,依据换能器的移动来完成空间控制,在目前有效的影像导向系统中,仅 MRI 能提供温度监测。

MRI 引导的焦点超声治疗用于肿瘤摘除,因为焦点超声热在 MRI 系统内进行,热蓄积的范围能被 MRI 监测和控制,由计算机工作站水压机械控制能使换能器进行全方位操作,即使有关的能量很低,但焦点的温度轻微升高时也能在 MRI 上检测出来。采用体温敏感 MRI 取样序列可以对组织内病灶进行定位,起始的热能蓄积不会造成不可逆的组织损伤,故可为靶点治疗利用。当确定靶点时,能量水平可增加至较高的温度(60 ℃ ~ 90 ℃),导致细胞蛋白的变性。这种能量传递形式是安全且精确的。在兔脑焦点超声热量试验中,能够传递热量到小于 1 mm 的病灶。由此可见,MRI 系统的空间分辨率不亚于聚焦超声系统,而超声就像一个优秀的外科医师的手一样精确,MRI 监控聚焦超声热疗是数种成像系统完美结合的一个很好的范例,这种结合是影像引导治疗的先决条件。

(本篇作者:王　骏　杨燕敏　徐建国　姚建新　熊雪峰　王敏杰　周学军　蔡树华)

第七篇

图像显示与记录

第二十七章　医用 X 线照片冲洗技术

第一节　医用 X 线胶片

一、医用 X 线胶片结构

直接摄影用 X 线胶片结构由保护层、乳剂层、底层和片基组成。间接摄影用 X 线胶片结构由保护层、乳剂层、底层、片基和防光晕层组成。X 线胶片最外层是明胶组成的保护层，保护层下面是乳剂层，主要成分由明胶与卤化银（AgX）组成，乳剂层的下方是黏合剂层，再下一层是片基。

（一）乳剂层

乳剂层是感光材料中最重要的成分，由对光线敏感的银盐和胶质以及一些附加剂组成。

1. 卤化银

乳剂中使用的银盐主要是卤化银。胶片的许多性能都与卤化银颗粒的大小有关。如果卤化银颗粒比较大且最大颗粒和最小颗粒相差较多，则该种乳剂的感光度就高，所摄得的影像对比度较低，灰雾较大，影像的清晰度也差；如果卤化银的颗粒既小又均匀，这种乳剂的感光度低，影像对比度较高，灰雾较小，影像的清晰度也较好。

2. 明胶

卤化银以微晶体的形式悬浮在明胶中，明胶在乳剂中起着保护胶体和黏合剂的作用，使卤化银颗粒悬浮而不沉淀聚积；明胶还是制备底层、保护层和防光晕层等不可缺少的原料。明胶的特点有：① 明胶可均匀分散卤化银颗粒，使颗粒不易结块，保证影像具有良好的清晰度。② 适当浓度的明胶溶液，使干燥后的乳剂层具有一定的多孔性，保证在显影过程中，化学药品易渗透进明胶层，同时又不会使银原子逸出。③ 明胶中所含的增感性物质和抑制性物质，可提高乳剂的感光度和抑制乳剂灰雾的产生。④ 明胶在摄影中具有双重的作用，它既是包围卤化银的介质，同时又保护胶体。它可以防止卤化银未经曝光用碱性显影液就能自行还原的现象出现。⑤ 明胶具有易熔、易凝和能形成胶冻的能力，利于胶片的制造。

（二）片基

片基在感光材料中起着乳剂层的支持体作用，它不仅直接决定着胶片的机械性能，而且影响着胶片的照相性能。片基有纤维素酯片基（如硝酸纤维素酯片基，三醋酸纤维素酯片基）和聚酯片基（如聚对苯二甲酸乙二醇酯片基，聚碳酸酯片基）。纤维素酯片基历史悠久，工艺成熟，机械性能较好，但由于硝酸纤维素酯片基易燃，在 20 世纪 40 年代已被安全的三醋酸纤维素酯片基代替。聚酯片基在理化性能上显得更优，具有几何尺寸稳定、柔韧性好、耐折、耐湿、耐寒等特点。

（三）附加层

X 线胶片的附加层有 3 种。① 保护层：为防止在加工和使用过程中对乳剂层的机械损伤,造成划迹,在胶片的表面涂一层黏性强的明胶,以作保护。② 结合层:在片基的表面涂布一层黏性强的胶体,以便乳剂层能紧密地附在片基上,防止其在胶片的生产和显、定影过程中脱落。③ 防光晕层:间接摄影用的荧光缩影胶片、影像增强器记录片、CT 片、多幅照相和激光图像胶片的结构中,还有一层防光晕层,其作用是防止强烈光线从片基反射回来,再次使乳剂层感光,造成影像的灰雾模糊。此层可吸收造成光渗现象的光线,防止光晕。

(四)扁平颗粒技术

扁平颗粒技术是由 T 颗粒胶片配合硫氧化钆类稀土增感屏形成的一种新型屏-片结合体系。T 颗粒胶片的感光乳剂层中的晶体成平板状,有 T-mat 型颗粒和 ST 型颗粒两种类型,其感光速度慢,成像清晰度高,在乳剂中加入品红染料可增加影像清晰度。

二、医用 X 线胶片特性

(一)X 线胶片特性曲线(characteristic curve of film)

X 线胶片特性曲线是描绘相对曝光量的对数值与所产生的密度之间关系的一条曲线,该曲线不仅清楚定量地表示出不同曝光量与所产生的不同密度值之间的对应关系,而且还能表达出感光材料的感光特性,所以称这条曲线为胶片的特性曲线。这条曲线的研究者是 Hurter 和 Driffield,所以也称 H-D 曲线。特性曲线以密度值为纵轴,用 D 表示,以相对曝光量的对数值为横轴,用 $\lg E$ 表示,其间为特性曲线,分为趾部、直线部(是整个特性曲线中曝光正确的部分,也是 X 线摄影力求应用的部分)、肩部、反转部(图 27-1)。

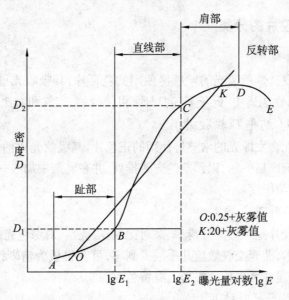

图 27-1　X 线胶片特性曲线

(二)X 线胶片特性

1. 对比度及 γ 值

对比度又叫反差系数(γ),即照片对比度与射线对比度之比,照片对比度即照片上各组织影像在密度上的差异($D_2 - D_1$);射线对比度即透过被照体不同组织的 X 线强度的差异($\lg E_2 - \lg E_1$)。特性曲线的直线部分的斜率,为曲线的最大斜率。平均斜率是连接特性曲线上指定两点密度值为 0.25 + 灰雾值(D_{min})和 2.0 + 灰雾值(D_{min})的直线斜率。

2. 光学密度(density)

光学密度以 D 表示,当入射光强度为 I_0,透射光强度为 I 时,则透光率为 I/I_0,阻光率 O 为透光率的倒数(I_0/I)。所谓密度也称黑化度,照片的光学密度 D 是阻光率 O 的常用对数值。

$$D = \lg O = \lg(I_0/I)$$

3. 宽容度(latitude)

感光材料能按比例记录被照体反差的能力,称为宽容度。因此,宽容度大的胶片,即使投照条件有较大幅度的差异,仍可以得到合乎诊断要求的影像。宽容度与 γ 值有密切的关系,γ 值大的胶片其宽容度小;γ 值小的胶片其宽容度大。

4. 感光度(sensitivity)

感光度是指感光材料对光作用的响应程度。医用 X 线胶片感光度定义为产生密度 1.0 时,所需曝光量的倒数。胶片的感光度越大,所需的曝光量越小;感光度越小,所需的曝光量越大。

5. 本底灰雾(最小密度 D_{min})

感光材料未经曝光,在显影加工后部分被还原的银所产生的密度称为本底灰雾或最小密度。

6. 最大密度(D_{max})

对某种感光材料来说,密度上升到一定程度时,不再因曝光量的增加而上升,此时的密度值称为最大密度。

三、医用 X 线胶片的分类

(一)感蓝胶片

感蓝胶片是配合发蓝紫色荧光的增感屏使用的色盲片,其吸收光谱的峰值为 420 nm,适用于大部分 X 线摄影,性能适中,低灰雾、高对比,可使骨骼、空气和对比剂之间对比增强。

(二)感绿胶片(扁平颗粒胶片)

感绿胶片是一种配合发绿光的增感屏使用的正色片,其吸收光谱的峰值为 550 nm。它是将三维卤化银颗粒切割成扁平状,以预期的方式排列,并在乳剂中加入一层防荧光交叠效应的染料,从而增加影像的清晰度。

(三)乳腺摄影用正色胶片

乳腺摄影用正色胶片是一种高分辨率、高对比、单层乳剂、对绿色光敏感的乳腺专用胶片。由于采用扁平颗粒技术,荧光交叠效应几乎减少到零,可获得极为清晰锐利的图像,皮肤线条影像可得到提高,特别是在乳腺放大摄影上有特色。

(四)高清晰度摄影用胶片

高清晰度摄影用胶片是一种高分辨率、高对比度胶片。特别适用于要求提供高清晰度图像、显示组织微细结构的 X 线摄影。

四、胶片的保存

胶片需要标准的贮存条件:温度 10 ℃ ~ 15 ℃,湿度 40% ~ 60%;须防止辐射线的照射,否则会产生灰雾;防止压力效应的产生,避免产生人为伪影。为此,胶片盒以直立放置为佳;避免有害气体接触,谨防灰雾产生;胶片经冷藏后,要在使用前 24 ~ 36 h 取出,在室温下得到平衡,否则,将出现感光迟滞。特别注意不要在冷藏库内启封;须在有效期内使用,有效期一般确定为出厂日期后的 18 个月。

第二节　增 感 屏

增感屏是利用 X 线激发荧光的特性,使增感屏上的化学物质受 X 线的照射发出蓝紫色的波长较长的荧光,此类荧光能产生增感效应。利用增感屏进行 X 线摄影时,一张 X 线照片影像的形成,直接依靠 X 线形成的感光作用不足 5% ,95% 以上由增感屏的荧光所致。

一、增感屏的结构

增感屏由 4 层组成。① 基层:为荧光物质的支持体。② 荧光体层:是增感屏的核心物质,分为单纯型(如钨酸钙)和赋活型(如稀土类的荧光体)。③ 保护层:由纤维化合物组成,有助于防止静电现象;能对质脆的荧光体进行物理保护;进行表面清洁时可保护荧光体不受损害。④ 反射层或吸收层:荧光体受 X 线激发产生的荧光是向各个方向发射的,大部分荧光向增感屏背面照射而损失,另一部分荧光则从基层反射回到胶片。因此,对于高感度增感屏,在其基层上涂有一层光泽明亮的无机物(如二氧化钛、硫酸钡、氯化镁等),使荧光反射回胶片,提高了发光效率,此层即为反射层。对于高清晰型增感屏,则在基层上涂一层吸收物质(如炭黑、有机或无机颜料等),以吸收由荧光体向基层照射的荧光,防止荧光反射到胶片,提高影像清晰度,此层即为吸收层。

二、增感屏的种类

(一)钨酸钙增感屏

按增感速度的不同,钨酸钙增感屏可分为以下几种。① 高速增感屏:荧光体结晶颗粒粗大,增感效应较高,成像清晰度较差。② 中速增感屏:荧光体结晶颗粒适中,成像既有适当的清晰度,又有一定的增感速度。③ 低速增感屏:荧光体结晶颗粒微细,激发效应差,成像清晰。此外,还有超高速增感屏、高电压增感屏、一次多层摄影增感屏等,这些增感屏适用于特殊需要,如高千伏、多层体层摄影;软组织、胃肠道摄影等。钨酸钙增感屏在 X 线激发下,转换成蓝色谱段可见光,对感蓝胶片敏感,亦称蓝敏胶片用增感屏。

(二)稀土增感屏

用稀土材料制成的增感屏称稀土增感屏,能提高增感效率,使 X 线曝光量降低。按荧光体的不同,稀土增感屏可分为:① 硫氧化物方法制备的增感屏,如硫氧化钆、硫氧化镧、硫氧化钇等,受 X 线激发转换成绿色谱段可见光,对感绿胶片敏感。② 溴氧化物方法制备的增感屏,如溴氧化镧、溴氧化钇等,受 X 线激发以后转换成蓝色谱段可见光,对感蓝胶片敏感。

稀土增感屏具有以下优点:① 增感效应增强、曝光量降低,对厚部位和易动脏器的 X 线摄影,可获得满意的效果;② 有利于对工作人员和患者的防护;③ 对于 X 线机的使用也可发挥更大的作用。小容量的 X 线机在应用稀土增感屏后,能扩大其使用范围,减轻 X 线机的负荷量,延长机器的使用寿命。

三、增感屏的特性

增感屏特性是指增感屏在 X 线摄影中发挥作用的各种物理性能,包括增感屏的发光谱、X

线吸收效率、X线-荧光转换效率、荧光传递效率、荧光体特性以及增感屏对管电压、温度、湿度的响应特性等。

（一）增感率

在照片上产生同等密度为1.0时,无屏与有屏所需照射量之比称为增感率,用公式可表示为

$$f = \frac{t_0}{t}$$

式中 f 为增感率, t_0 为无屏的照射量, t 为有屏的照射量。影响增感率的因素有增感屏的发光效率与增感屏的结构。发光效率又与屏对X线的吸收效率、荧光转换效率、荧光传递效率、屏-片匹配效率有关。增感屏的结构对增感率的影响表现为:增感屏荧光体的颗粒大,增感率高;增感屏中的结合剂使用量大,对荧光吸收小,增感率高;增感屏支持体纸板的荧光反射率高,增感率高;增感屏荧光体涂布厚度的增加,在适当数值下可提高增感率。

（二）增感速度

增感速度是各种增感屏之间增感率的比较,影响增感速度的因素有:① 荧光颗粒的大小。荧光颗粒大发出的荧光强,增感速度快,但影像比较模糊。颗粒小者增感速度慢,影像清晰度好。② 荧光体层厚度。同类荧光体中比较厚的荧光体层吸收X线光子多,发出的荧光也强,增感速度快;层薄的发出的荧光弱,增感速度慢。③ 不同类型的荧光物质。不同类型的荧光物质受X线照射的转换能不同,感光速度不一,使用中需配合相应的胶片,才能获得好的效果。④ 温度。温度较低发出的荧光较强,增感速度随温度的增加而下降。

（三）荧光体的光扩散

增感屏的晶体颗粒在受到X线照射后,每个晶体均成为一个发光光源向外散射荧光,从而降低影像清晰度的现象,称为荧光的光扩散。荧光的光扩散与荧光晶体颗粒大小及涂布厚度有关,晶体颗粒越大,涂布厚度越厚,荧光的光扩散现象也越显著。

（四）余辉现象

当X线照射停止时,增感屏上仍然有荧光作用存在,这种荧光的继续滞留称为余辉。特别对质量较差的增感屏,荧光滞留的时间更长。因此,增感屏的使用应有适当的间歇时间,防止余辉的发生。

四、增感屏对影像效果的影响

增感屏的使用会使影像对比度增加、影像清晰度下降、影像颗粒性变差。荧光体的光扩散、增感屏与胶片的密着状态、X线的斜射效应均会产生伪影等,使影像质量下降。因此,通常照片斑点由量子斑点、屏结构斑点和胶片颗粒性三要素构成。

第三节 显 影

感光后的X线胶片乳剂中的卤化银已形成潜影,潜影转换成可见影像,必须经过显影处理,使受光照的卤化银还原为银原子。对感光后的卤化银起还原作用的溶液称为显影液。通常显影液包括显影剂、保护剂、促进剂、抑制剂和溶剂等5种成分。手工冲洗的理想温度为18℃～20℃,自动洗片机显影温度为30℃左右。pH值控制在5.5～9.0。

一、显影剂

显影剂的作用主要是使潜影显出影像来,即使银盐还原为金属银。常用的显影剂有米得、对苯二酚、菲尼酮等 3 种。

二、保护剂

显影剂是一种还原剂,在水溶液和空气中易氧化,在碱性溶液中更易氧化而失去应有的显影效力。因此,必须在显影液中加入一定量的防氧化剂,常用的保护剂是亚硫酸钠(Na_2SO_3)。

三、促进剂

多数显影剂在中性溶液中不起显影作用或显影速度极为缓慢。只有在显影液中加入碱,其显影能力才会增强。正因为碱性物质对于显影剂具有促进显影作用,所以将碱性物质称为促进剂。常用的促进剂有碳酸钠、氢氧化钠、偏硼酸钠等。

四、抑制剂

抑制剂的主要作用是防止照片在显影过程中产生灰雾,也称为防灰雾剂。常用的抑制剂有溴化钾和有机防灰雾剂。

五、溶剂

显影液中的溶剂主要是水溶剂。理想的显影液中的水溶剂应为蒸馏水,如果没有蒸馏水,也可用煮沸过的水,使配制出来的显影液性能稳定。另外,如用有机防灰雾剂苯骈三氮唑,需先将其溶于乙醇中,再加入显影液里,才能发挥其作用。

第四节　定影和水洗

一、定影液的组成

一张感光的胶片经显影后,乳剂层中只有 20% ~ 25% 的卤化银被还原成金属银,而余下 75% ~ 80% 的卤化银仍保留着感光的性能。如果不及时处理,胶片遇光就会感光,这是因为没有被还原的卤化银,在光的作用下还会继续产生光化学反应。定影的目的是溶解胶片上未感光的卤化银从而获得一张稳定的照片影像。

定影是在定影液中进行的。定影液能继续中和残留于感光乳剂内的碱性显影液,起停显作用;能把未感光的卤化银迅速予以溶解,起固定影像作用;能防止胶片薄膜过度膨胀脱落,起坚膜作用。定影液由定影剂、保护剂、中和剂、坚膜剂和溶剂等 5 种成分组合而成。理想的手工冲洗定影温度为 16 ℃ ~ 24 ℃,自动洗片机定影液的温度为 33 ℃左右。pH 值控制在 4.0 ~ 6.0。

（一）定影剂

用作定影剂的物质,必须具有对卤化银的溶解性大、溶解速度快、性能稳定、无毒和价廉的特点。目前使用最多的是硫代硫酸钠($Na_2S_2O_3$,俗称大苏打或海波)和硫代硫酸铵$[(NH_4)_2S_2O_3]$。

（二）保护剂

显影后的胶片,虽经短时间的漂洗,但仍会将少量的碱性显影液带入定影液中。为了中和

278

带入的这些碱性显影液,需在定影液中加入一定量的酸,但硫代硫酸钠在酸性溶液中会发生分解而形成硫的沉淀。为了防止产生硫的沉淀,需在酸性定影液中加入保护剂亚硫酸钠。

（三）中和剂

为了中和经过显影后胶片表面带入的和乳剂层中所含的碱性显影液,使其立即停止显影,常在定影液中加入一些酸性物质,如冰醋酸(CH_3COOH)和硼酸(H_3BO_3)。酸性物质在定影液中有 3 个作用:① 中和显影后胶片带入的碱性显影液;② 使定影液保持酸性;③ 促使胶片乳剂膜收缩。

（四）坚膜剂

胶片在冲洗过程中,乳剂膜吸收水分后膨胀,遇到高温季节,乳剂膜变软,有时还会产生脱膜,或被划伤。为防止上述现象,常在酸性定影液中加入一些坚膜剂,如钾矾(明矾)$[K_2SO_4 \cdot Al_2(SO_4)_3 \cdot 12H_2O]$、铬矾$[K_2SO_4 \cdot Cr_2(SO_4)_3 \cdot 24H_2O]$等。

二、照片水洗的意义

（一）水洗的目的

照片经过定影后,乳剂层中还存留着大量的硫代硫酸钠和其产生的络合物。这些物质将随着照片保存期的延长而逐渐分解,并与影像的银起化学反应生成硫化银,使照片上的影像变色,甚至出现黄色斑痕。必须通过水洗把这些物质从照片上漂洗干净,照片才能长期保存。

（二）照片水洗的速率

照片经过定影后,在清水中漂洗时,硫代硫酸钠从乳剂层里被水冲去的速率与水温、水流速度、水的 pH 值、水中含盐量、定影液的 pH 值和胶片的类型等因素有着密切的关系。照片要在流动的清水中冲洗 30 ~ 45 min,才能达到冲洗的目的。理想的水洗温度为 20 ℃左右。

（三）胶片的干燥

经过水洗的照片,最后必须经过干燥处理,才能成为有保存价值的 X 线照片。干燥是使照片乳剂表面水分减少,乳剂内的水分扩散到表面逐渐蒸发,最后全部干燥的过程。理想的干燥温度为 30 ℃左右。

第五节　自动洗片机

一、自动洗片机的基本结构

（一）输片系统

它的功能是把胶片无损伤地按冲洗顺序通过每一个处理程序。同时保证胶片移动速度恒定协调,并且可以控制。显影、定影、水洗和干燥的时间均取决于输片的速度。

（二）循环系统

机器在启动时,显影槽、定影槽及水洗槽内的溶液各自保持循环状态。其功能为:① 搅拌溶液加速显影和定影的进程;② 保持槽内药液成分均匀;③ 使槽内药液的温度维持平衡;④ 滤清药液的反应颗粒及其他化学杂质,保持其活性;⑤ 水洗循环的目的是以流动清水充分洗涤照片中残留的定影液。该系统主要由各溶液槽的循环泵、密闭管道及过滤器组成。

（三）显影温度控制系统

自动冲洗机循环速度确定后，显影、定影时间就是恒定的，为保证冲片质量，显影温度也必须恒定。显影温度控制系统就是使显影液的温度控制在一个预置温度的恒定状态。理想的显影温度是 33 ℃ ~ 35 ℃，允许波动温差为 ± 0.3 ℃。本系统包括加热器、恒温器、温度检测器、热交换器及过热保护器等。

（四）药液贮存系统

冲洗机内设有能容纳一定量药液的显影槽、定影槽和水洗槽，其贮存容积因机型而异。

（五）补充系统

胶片原是干片，在冲洗时会吸收一定量的溶液并在乳剂中发生化学反应，使显影液和定影液的活性降低，药液量减少，这种情况持续下去会使照片密度降低。为保持显影液、定影液的稳定和维持药液的原有水平面，自动冲洗机内设有补充系统。控制补充的方法有长度补充、面积补充和密度补充。

（六）干燥系统

干燥系统的主要作用是烘干经过充分水洗的胶片表面。该系统主要包括发热元件、送风设备、干燥管道和温度检测器等。干燥温度一般恒定在 45 ℃ ~ 55 ℃。

（七）时间控制系统

该系统的难易程度取决于电路设计。简单的电路靠时间继电器控制，复杂的电路由很多电子元件设计集成电路控制。

二、自动洗片机工作原理

自动洗片机的核心部分是辊轴，辊轴成对或成组平行紧密排列，相互间依靠支架支撑，分别构成机组，所有机组的槽架辊轴都相互联系，以同一电机为动力，在电机驱动下同步协调地运转。

胶片从输入口送至第一对辊轴之间后，借助辊轴间的挤压力和旋转引力向前推进，送到第二对辊轴间，同样，第二对辊轴继续将胶片向前推进输送到第三对辊轴间，以此类推，最后将胶片从输出口送入收片箱。

胶片在运行中的转向依靠带有一定曲度的导向板完成。在胶片输送过程中，依次通过显影槽、定影槽、水洗槽和干燥室，完成冲洗到干燥的全部处理过程。

第二十八章 激光打印技术

20 世纪 80 年代开发的激光打印技术目前已成为 CR、DR、CT、MR、DSA、超声、核医学等医学影像设备硬拷贝的主流。它克服了光学和荧屏的畸变引起的噪声,以独特的点阵及差值计算和灵活多变的成像尺寸提供了高质量的医学影像信息。

第一节 医用激光胶片

一、医用激光胶片分类

医用激光胶片一般分为湿式激光胶片和干式激光胶片。

（一）湿式激光胶片

湿式激光胶片是指必须通过显、定影药液冲洗方可显像的激光胶片,它又分为红外激光胶片与氦氖激光胶片。红外激光胶片感色相对光谱为 730 ~ 820 nm,氦氖激光胶片感色相对光谱高峰在 633 nm。

（二）干式激光胶片

干式激光胶片是专门用于干式激光打印机的胶片,它的结构、性能以及成像原理与氦氖、红外激光胶片不同,即使都是干式激光胶片,由于厂家采用的技术不同,在乳剂层内又有含银盐和不含银盐之分。干式激光胶片不含卤化银,其表面是均匀涂抹的碳粉,对日光不敏感,可在明室操作,也不需化学处理。胶片的片基分透明片基和蓝色片基,片基上的碳粉只对激光起反应。为了保证照片质量,在同一盒胶片中片基不要混用或互相替代,因为对于不同片基的激光胶片激光打印机要进行不同的校准才能获得适合于此种胶片亮度和对比度的图像。干式激光胶片成像靠热力打印又称热敏胶片,其保存时间与环境温度有很大关系,保存期随环境温度升高而缩短。

二、医用激光胶片的结构特点

（一）湿式激光胶片的结构特点

氦氖激光胶片是一种具有单乳剂层、高解像力、颗粒极细的胶片,专门用于以氦氖激光为曝光源的影像记录。红外线激光胶片专为红外激光打印机而设计,用来记录扫描图像。这类胶片的中高反差度以及低灰雾度的特性,有利于放射科医生区分不同灰度的阴影,看清微小的细节。胶片的低颗粒修正了图像的清晰度,适合于 CT、DSA、MRI 使用。激光胶片结构见图 28-1。

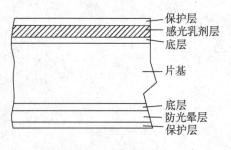

图 28-1 激光胶片结构

保护层
感光乳剂层
底层
片基
底层
防光晕层
保护层

1. 保护层

在胶片表面涂布一层透明的特殊胶质材料,以保护或防止胶片划伤和污染,同时避免在输片过程中卡片、粘片和静电产生。

2. 乳剂层

乳剂层同样由感光物质溴化银、碘化银和明胶组成。为提高激光胶片的成像性能,其乳剂层与普通胶片比较有如下特点:① 单分散卤化银乳剂呈八面形体晶;② 调配不同的增感染料,使胶片适应不同的激光光谱;③ 采用浓缩乳剂、低胶银比和薄层挤压涂布技术,以适应高温快显特点;④ 乳剂层中适量加入防静电剂、防腐蚀剂、防灰雾剂和坚膜剂等成分。

3. 结合层

结合层又称底层,是为使乳剂层牢固地黏附在片基上,在片基表面涂的一层黏性很强的胶体。

4. 片基

片基是乳剂层的支持体。激光胶片全部选用聚酯片基,有透明(白色)和淡蓝色两种,它可使胶片在激光成像仪和自动洗片机内可靠地传送。

5. 防光晕层

在片基的底面涂有一层深色的吸光物质,以吸收产生光渗现象的光线,防止光反射对乳剂再曝光,对提高影像清晰度可起重要作用。

（二）干式激光胶片的结构特点

1. 不含银盐

干式激光胶片(dryview)无卤化银乳剂层,而是由碳粉层替代,其本底灰雾略高于湿式激光胶片。干式激光胶片由感光层(感热层)、保护层、背层和片基层组成。支持体为 0.175 mm 厚的聚酯片基,背层为 3 ~ 6 μm 的薄膜无光剂,保护层设置有微细的无机原料及润滑剂,打印时利于热力头和胶片的润滑,具有显色功能的微粒胶囊和乳化物靠黏合剂均匀分布在胶片片基层上,这称感热层也称成像层,在成像层后面涂布有紫外线吸收层,起稳定作用。根据图像大小,打印机自动选择适当的像素。大多数情况下,每个像素约 90 μm,图像较大时,每个像素为 75 μm,密度分辨能力为 10 ~ 12 bit(1 024 ~ 4 096 灰阶),密度范围为 0.15 ~ 3.2。当热力头对干式激光胶片加热后,微型胶囊的胶囊壁便具有透过性,显色剂进入胶囊发生显色反应,当停止加热后,胶囊壁又不具有透过性而停止显色反应,胶片根据显色的程度而记录影像。在常态(不加热状态)下微型胶囊不具有透过性,记录的图像可以稳定地保存。这种利用热反应微型胶囊记录影像的技术称为微型隔离技术。胶片在干式激光打印机内成像后,原有的两层保护膜脱落,在碳粉层图像两面再各压一层保护膜。干式激光胶片的成像原理见图28-2。

2. 含银盐

有机银盐胶片是指在热敏层中含有 AgOS 的物质,支持体为 0.175 mm 的聚酯片基,感光层为极微细的银盐晶体颗粒和均匀分散在一种特殊的悬浮体内的成色剂(一种透明的材料)组成,将上述感光材料经一系列工艺扩散黏附在支持体上,感光层表面加有透明的保护层,支持体背面的防光晕层改为无光泽层(透明体)。

使用干式激光胶片要注意以下几点:① 胶片在容许照明条件下的安全性必须通过试验来确定,当条件变更时,就要重新试验,加以调整;② 操作胶片时要小心,以防因压力、油腻、翻卷及指纹等造成损害,影响成像质量;③ 要防额外的"热源",以免增加胶片灰雾度。因此,在仓库存放时要注意有效期,在通风阴凉干燥室内片盒应立式贮存,温度以 20 ℃为宜,最低不能低于 5 ℃ ,相对湿度为 30% ~50% ,避免潮湿、高温、日照、放射源、不良气体等。干式激光胶片记录信息后要避免接触酸、碱溶剂及可塑剂等,也要避免长时间曝晒,以免变质。

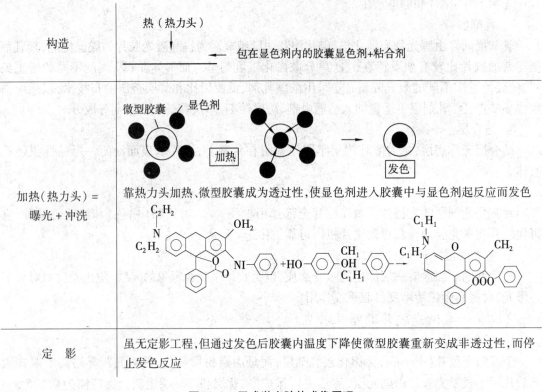

图 28-2 干式激光胶片成像原理

第二节 激光打印机

激光打印机(laser printer)作为新型的打印设备在 20 世纪 80 年代中期开发并投入临床应用。激光打印机系统见图 28-3。

一、激光打印机分类

激光打印机又称激光复印机或激光照相机(laser camera)或数字照相机(digital camera),广泛应用于 CR、DR、CT、MRI、DSA、ECT 和超声以及其他数字化的医学影像检查设备中。主成像系统(如 CR、DR、CT、MRI、DSA 等)输出的数字化图像信号或模拟图像信号,分别由激光打印机接口送入激光打印机的存储器中,打印机根据数据的不同产生不同强度的激光束,对专用的激光胶片进行扫描,产生图像。湿式激光打印机需要与洗片机相连,经过显影、定影、水洗、干燥等处理后产生照片,而干式激光打印机成像时无需化学处理,已成为现代医学成像系统中最先进的硬拷贝设备。

(一) 按激光发生器的不同分类

按激光发生器的不同可将激光打印机分为氦-氖激光打印机和半导体激光打印机。一般认为气体(氦-氖)激光发生器稳定性好,氦-氖激光束可以被聚焦到原子级,再加上选用特殊的超微粒激光胶片,会获得较高的清晰度,且造价低。氦-氖激光波长为 633 nm ,接通激光器后至少要预热 10 min,达到一定温度后才能运转。半导体激光发生器体积小、效率高,直接调制输出方便,抗震性能较好,半导体激光波长为 820 nm,在红外线范围内,它可将成像所需的数据直接用激光束写在透明胶片上。

（二）按是否需要冲洗胶片分类

按是否需要冲洗胶片可将激光打印机分为干式激光打印机和湿式激光打印机。目前我国市场上大多采用湿式激光打印机,它拥有较好的成像质量,但其成像后的胶片需要配备一套胶片冲洗设备(洗片机),经过相应的化学药液来冲洗,而洗片机的结构复杂,故障率高,需要经常清洗,在一定程度上造成使用不便,更为严重的是废弃的显、定影药水和胶片冲洗药液

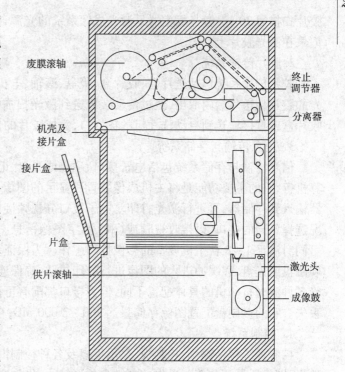

图 28-3　激光打印机系统

中含有的重金属银和化学物质会污染环境。干式激光打印机是指在完全干燥的环境下,不需要使用冲洗胶片的化学药液,无需配备供水系统,无需暗室,仅需要配有数字化胶片的新型成像设备。干式激光打印机按成像原理可分为三大类,即干式卤化银激光成像、干式热敏成像和干式喷墨成像。干式热敏成像按感热记录方式不同又分为三类,即干式助熔热敏打印机、干式升华热敏打印机和干式直升热敏打印机。干式助熔热敏打印机通过加热使油墨带内熔点较低的油墨熔化,达到记录影像的目的;干式升华热敏打印机通过油墨带内的染料加热升华记录影像;干式直升热敏打印机就是目前市场上常见的干式热敏打印机,它不产生油墨带的废料,更有利于环境保护。

从医学影像设备显示器上的图像到医生阅片时看到的胶片图像,要经过一系列的电子影像链,比如,显示的调节、数值的转换表、激光打印机、胶片感光特性、胶片冲洗、药液化学特性等,其中的每一个环节都会影响影像的质量。干式和湿式激光胶片的图像都具有相同的特点,即真正连续的色调、丰富的灰阶与高的空间分辨率。但是,干式激光胶片从曝光到显影的过程比自动洗片机洗片的过程要简洁很多,它不受温度与显、定影药液浓度、质量等诸多因素的影响。所以,干式激光胶片的影像质量更稳定,出片速度更快,极大地改善了操作者的工作环境,节省了人力物力。

二、激光打印机的构造

（一）湿式激光打印机的构造
湿式激光打印机的基本结构由以下几部分组成。

1. 激光打印系统
激光打印系统是激光打印机的核心部件,包括激光发生器、调节器、发散透镜、多角光镜、聚焦透镜、高精度电机以及滚筒等,其功能是完成激光扫描,使胶片曝光。通常,完成整张激光

胶片扫描需 20 s。激光发生器是激光成像系统的光源,激光束将输入的信号以点阵扫描方式记录在激光胶片上。

2. 胶片传输系统

胶片传输系统包括送片盒、收片盒、吸盘、滚轴、电机及动力传动部件等,其功能是将未曝光的胶片从送片盒内取出,经过传动装置送到激光扫描位置。当胶片曝光后再将胶片传送到收片盒或直接输送到自动洗片机的输入口,完成胶片的传输任务。

3. 信息传输与存储系统

信息传输与存储系统包括电子接口、磁盘或光盘、记忆板、电缆或光缆以及模数转换器、计算机等,它的主要功能是将主机成像装置所显示的图像信息,通过电缆、电子接口及模数转换器输入到存储器,再进行激光打印。电子接口分视频接口和数字接口,根据成像系统的输出情况选择不同的接口,以接收视频或(和)数字图像信息。一台激光打印机一般为多接口配置,可同时满足 1~8 台主机设备的影像打印工作。为保证多机输入同时进行,激光打印机内设有硬磁盘或光盘,以缓冲进入的图像进行打印排队,确保连续图像输入和打印无锁定地进行。尽管各种激光打印机的具体配置不同,但其接口都配有可扩展硬盘和图像记忆板,断电时图像不丢失。它的多硬盘配置图像存储量达 200~2 000 MB,存储速度快,打印周期短。

4. 控制系统

控制系统包括键盘、控制板、显示板以及各种控制键或旋钮,用于控制激光打印程序、幅式选择、图像质量调节等。操作控制键盘外形精小,操作方便,功能齐全。

5. 洗片机

各厂家分别为其激光打印机配备了相应的洗片机和冲洗套药,功能基本相同。

6. 其他配件

其他配件包括终端显示、文字打印等,其作用是用来控制终端将文字注释输入并打印在照片上。

(二) 干式激光打印机的构造

干式激光打印机主要由控制板、片盒、供片滚动轴、成像鼓、激光头、分离器、终止调节器、废膜滚动轴、机壳等组成。热敏激光头由铝基板、瓷质底层、光滑球体、保护层、抵抗层、加热丝(电阻)、电极等组成,它的功能是把数字图像通过发热元件转换成灰阶图像。铝基板增加额外的机械力量;瓷质底层以支持球体;光滑球体减小摩擦、消除伪影;保护层减小摩擦、隔热、降温;抵抗层厚 0.5 μm,增加机械强度;加热丝由 4 352 个阵列的单独电阻元件组成,每个电阻均可单独发热,用于加热胶片,记录影像;电极给加热线通电。热敏头的结构见图28-4。

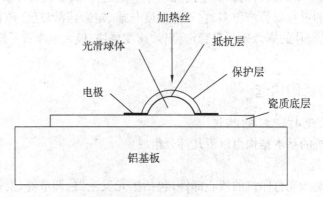

图 28-4　热敏头结构

三、激光打印机的工作原理

（一）湿式激光打印机的工作原理

湿式激光打印机是隶属多幅照相机的一种,与以往的阴极射线管多幅照相机相比,其成像原理发生了质的变化。当激光打印机接通电源后,机器控制系统(MCS)对中央处理器(CPU)和传递系统进行自检。自检完成后,MCS送硬件复位指令到图像管理系统(IMS),使IMS初始化。在上述程序工作的同时洗片机的红外线加热器对显、定影液进行加热。当Ready指示灯亮时,说明打印机已准备完毕,可以使用。操作者用遥控器(键盘)存储按钮存储每一幅图像,并向多路器(MMU)送出指令、图像数据,MMU接到指令后,由CPU控制输出编排器,根据操作者的设置,将激光打印机图像编排成行、放大,然后将图像数据从数字形式转化成模拟形式。当激光发生器工作正常后,图像模拟信号控制激光调制器,用以改变激光束的明暗度。激光打印机的光源为激光束,激光束通过激光分散透镜系统投射到一个在 X 轴方向上转动的多棱光镜或电流计镜上再折射,折射后的激光束再通过聚焦透镜系统按"行式打印"在胶片上,这种方式亦称 X 轴快速扫描。与此同时,胶片在高精度电机的带动下精确地在 Y 轴上均匀地向前移动,完成整个胶片的"幅式打印",这称为 Y 轴慢速扫描。在此过程中,利用光敏探测器从一个固定光束分流镜中连续不断采得信号,反馈到激光发生器,使源激光束保持稳定,这样以每秒达600行图像数据的速度准确地复制全部图像。图28-5所示为激光成像原理。

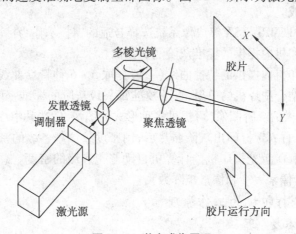

图 28-5　激光成像原理

激光束的强度可由调节器调整,调节器受数字信号控制。成像装置把图像像素单元的灰度值以数字的方式输入到激光打印机的存储器中,并以此直接控制对每一个像素单元的激光曝光强度。如果由计算机按顺序输出与激光束在胶片上的位置的同期信号,则可以将顺序不同的电信号作为平面影像由激光照在胶片上。胶片由供片的贮存暗盒(可容纳125张激光胶片)自动提供,在引导轴传送下装载在专用的打印滚筒上,滚筒随即转到打印位置,此时激光束按照计算机及矩阵指令,把图像像素单元灰度值的数字化密度传入激光打印机存储器中,直接控制对于每一个像素单元的激光曝光时间,进行强弱改变。激光束通过多棱镜的旋转进行扫描式的打印,在全部曝光过程中滚筒和激光束做精确的同步运动,根据主机成像装置编排的版面和图像尺寸,选择多幅照片的图像取舍和排列,进行打印,一幅图像的矩阵像素为 $4 \text{K} \times 5 \text{K}$,待全部图像打印完,胶片即被传输到接片盒内或传输到洗片机内自动冲洗。激光打印机的原理见图28-6。

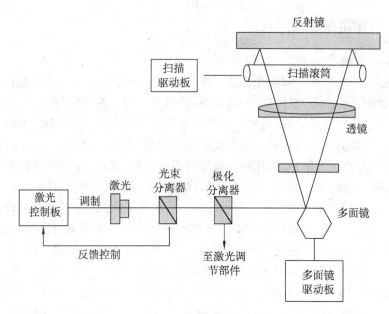

图 28-6 激光打印机原理

激光打印机具有独特的灰阶密度校正调节系统,它能获得和主显示器完全相同的图像,图像的密度由 3 方面完成。

(1) 由 CR、DR、CT、MRI、DSA 等成像系统选择合适的窗技术作为标准输入信息。

(2) 利用激光打印机内提供的标准灰阶测试图像。

(3) 选定激光打印机内提供的特性曲线(一般提取 5~6 种特性曲线,可按 CT、MRI、CR、DR、DSA 曲线选择),结合洗片机的效果,自动校准每一级灰阶的标准密度,具体校准步骤是:① 利用激光打印机提供的灰阶图像(可提供多种形式的图像,任选其中一种即可);② 固定胶片牌号、种类和洗片条件;③ 打印出灰阶照片后,用密度仪测量各级的密度,然后依次输入激光打印机的校正系统;④ 激光打印机内计算机自动修正各级的密度。总之,它的分辨率主要取决于激光束的直径(像素大小和像素矩阵数)。

(二) 干式激光打印机的工作原理

1. 光热式成像技术及原理

激光胶片的显像仅用一组恒定热辊代替,使用更快捷、方便。打印开始时,供片滚轴吸起胶片,送至显影旋转的加热鼓(其温度为 122 ℃)中吸收热量,可持续 15 s,成像鼓带动胶片旋转。打印完毕后,成像鼓停止旋转,胶片被送到分离器,分离器将胶片的外膜连同被打印过的碳粉一起剥离,传至废膜滚轴。打印后显现出图像的胶片被覆上胶膜,再通过终止调节器传出。每个初始的潜影核大约由 10^7 个金属银原子组成,与参与成像的光子数基本相对应。这种"潜影"通过一种干热过程被显示出来,在热处理过程之后,由于黑色银颗粒分布密度的不同,从而显示出可见的影像。光热化成像所采用的激光二极管具有以下优点:① 非常小的光点直径(80 μm/40 μm,300 dpi/600 dpi);② 激光二极管在红外区发射;③ 光发射源非常稳定;④ 精确的可调动功率光发射;⑤ 宽的动态可变幅度(不限制灰度级别的数量);⑥ 激光光源寿命长;⑦ 快速的成像速度(每秒超过 200 万点)。

光热化打印技术用激光束扫描胶片,保证了影像在处理过程中的精密性和一致性,且在曝光过程中打印头不接触胶片,避免了打印头和胶片摩擦引起的打印头损耗及对影像的影响。

2. 热敏成像技术及原理

（1）直热式技术：是用热敏打印头曝光胶片，热敏打印头由放热部分、电路控制部分和放热散热片等构成。放热部分的放热电阻发热，便可记录图像，在控制电路内部，安装了控制数字图像数据转换成发热图像灰阶的脉冲值，热敏头的加热线由 4 352 个热敏电阻构成，这些元件可以单独被激活，保证了能形成不同的灰阶，热的脉冲值促使热敏电阻发热，其发热温度在 100 ℃ ~ 200 ℃。另外，热敏头与胶片靠 300 g/cm² 的压力紧密接触，这样，干式激光胶片热敏层的显像剂在温度的作用下便发生变化，使热敏脉冲在热敏胶片上产生灰阶影像。热敏头的温度越高，胶片被加热温度越高，影像的密度就越大，即照片越黑，反之则白。热力头的结构可采用厚膜头和薄膜头，干式激光打印机采用薄膜头。薄膜头是在真空下对发热电阻进行蒸发而制成，记录的宽度根据热鼓的大小决定。但是接口的放热电阻的阻值误差小，且变化较平滑，因而适用于高品质图像记录。此种干式激光打印技术用压纸卷筒将干式激光胶片压在热力头上加热进行记录，如压纸卷筒不是精确地按一定速度转动，干式激光胶片输送速度便会发生变化，图像就会不均匀，这与激光打印机的非接触性记录不同。为了使其以一定的速度输送胶片，就需要有高转矩、负载强的驱动马达。直热式技术的不足之处是在曝光过程中加热的小金属点和胶片直接接触，较难控制成像的精密性；打印头和胶片直接接触使打印头损耗、变脏，影响图像质量。直热式成像原理见图 28-7。

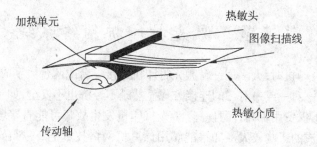

图 28-7　直热式成像原理

光热式成像与直热式成像的比较见表 28-1。

表 28-1　光热式成像和直热式成像的比较

比较因素	光热成像	直热成像
与湿式激光成像	相似	不同
显影微粒	Ag 原子	C 颗粒
微粒分布	化学分子，均匀	物理颗粒，不均匀
信号载体	激光	温度
信号传输	激光数字脉冲	温度时间延迟
信号接收	精确，无接触	不精确，有接触
成像环境	稳定均一	变化中

（2）热升华技术：从原理上看，热升华技术不产生油墨的废料，故可用在中间灰阶记录上，即由各种新技术开发的 CR、DR、CT、MRI 等所用的胶片。简言之，就是将激光扫描成像后的胶片通过一套高温装置，特制的银盐会在高温下完成还原反应，析出银颗粒。和升华反应一样将除银之外的其他物质蒸发，然后将被蒸发的物质吸附回收，以免造成新的污染。热升华技术虽然取消了洗片机，但引入了高温升华装置，尤其是吸附装置，仍需定期清洗。热升华技术虽然减少了液体排放污染，但由于升华物质的气体含有重金属化合物——银盐，排放仍具有潜在危

险性,尤其当吸附装置出现故障时更为明显。为了使热升华物质排放最少,又开发了一种全新的一次性高温成像技术,即在两层片基中夹裹一层无色银盐,成像时将胶片通过高温热头,温度在130℃以上时,银盐就会发生还原反应,将银颗粒析出。温度越高,析出的银颗粒越多,呈现在胶片上的影像密度(黑化度)也越大。银盐被密封在两层透明片基当中,不会产生任何泄漏。热升华式成像原理见图28-8。

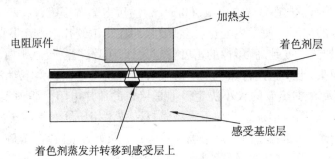

图 28-8　热升华式成像原理

激光打印机不受荧光屏光斑的影响,避免了伪影,可较好地控制曝光量,获得高质量图像,分辨率明显高于阴极射线管多幅照相机,其反应迅速以毫秒计算。

第三节　激光打印机网络系统

开始应用激光打印机时,大多用一台激光打印机连接一台或两台数字成像设备,随着数字成像设备的不断增加,一对一或一对二的连接方式显然既不经济也不安全,如果每台数字成像设备配一台激光打印机不仅费用很高,而且一旦激光打印机发生故障可能直接影响主机正常检查患者,对医院和患者造成的影响较大。如果能够用计算机网络技术把2～3台激光打印机连接,则可彻底解决打印机出现故障维修时的停机问题,从而保证了影像安全持续的输出(图28-9)。

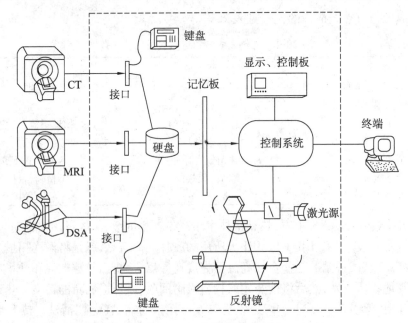

图 28-9　激光打印机互联网

一、原理

在激光打印机上加装网络接口,该网络接口通过以太网与其他激光打印机或者与采用 ACR – NEMA 格式图像的网络设备相连接,这两种连接方式分别叫激光打印机互联和激光打印机的网络联接。

二、配置要求

每台激光打印机安装一套网络接口,该接口包括一块电路板;一个用来安装系统软件、运用软件及存储图像的 3.5 寸硬盘;一个分配器板(包括一个以太网接头和一个遥控诊断用的 RS232 调制解调器接口);还有一个可用来关闭网络接口的激光打印机控制终端。

该网络接口支持 IEEE802. 3 粗缆(10BASE5)、细缆(10BASE2)。联网电缆的选用根据联网打印机间的距离而定,打印机间距离小于 185 m 时可以用细缆。选用粗缆时打印机间的最大距离为 457 m,使用转发器(repeater)最远可以连接相距 1 372 m 的两台打印机。

三、网络化管理

激光打印机互联成功以后,如果影像设备软件直接支持网络打印,那么在打印菜单上就可以选择激光打印机;如果影像设备不支持网络打印,那么只要接一个控制小键盘,就可以选择不同的激光打印机。

在选择激光打印机时除考虑激光打印机的成像质量、打印速度及机器的可靠性等因素外,还需考虑其是否有较强的联网功能。激光打印机接口一般选用国际标准件接口,符合 DICOM3.0标准,易于广泛联网并网,扩展功能,分享资源,适合于 PACS 的应用。

总之,数字成像设备与激光打印机的联网不仅要着眼于当前,更应着眼于未来,使网络系统产生更大的效益。

第二十九章　光盘刻录技术

　　光盘作为 20 世纪 90 年代应用比较普遍的新型贮存数字信息的介质,具有体积小、存储容量大、容错率高、耐久性强、保存环境宽松、生产工艺简单和制作成本低的特点。医学影像图像及数据量日益增多,仅通过普通软盘和外置硬盘存储已经不适应医院发展的要求。为此,越来越多的医院开始使用光盘保存庞大的医学影像图像及数据信息。光盘刻录质量的好坏将直接影响医学影像图像及数据的安全。

第一节　光盘刻录的配置

一、硬件的配置

（一）接口类型

　　目前刻录机与主机相连的接口类型主要有 SCSI、IDE、USB 和 IEEE1394 等。SCSI 接口的刻录机具备高速总线传输率、智能化的多工特性,设备的通用性和易扩展性强,工作性能稳定,对系统资源的占用减少到了最低程度,其缺点是必须安装 SCSI 卡,过程比较繁琐,价格也很高。IDE 接口的刻录机连接简单,成本低,总线传输率较高,能满足一般工作环境要求,逐渐成为市场主流,其缺点是设备扩展数量受到限制,占用 CPU 资源过多。采用 USB1.1 接口的外置式产品受到接口传输速率的限制,大多只能达到 4 X 或 6 X,但此接口支持热拔插,携带安装方便。IEEE1394 接口的刻录机产品少见,价格也比较贵,但从长远角度来看,外置式刻录机必将逐渐过渡到 IEEE1394 接口和 USB2.0 接口。

（二）刻录机的选择

　　现在的光盘刻录机都是从硬盘上将影像数据先读入到刻录机的缓存中,然后再从缓存中写到光盘;或者是直接从网络中将影像图像及数据读入到刻录机的缓存中,然后再从缓存中写到光盘。通常在高性能的计算机上刻录的成功率要明显高于低性能的计算机。一般来说,计算机的 CPU 应在 300 MHz 以上,内存应在 64 MB 以上,硬盘的容量要大,可以提供较大空间的硬盘缓存区,从而确保数据流的连续。硬盘是否能稳定地传输数据,对光盘刻录能否成功有着很大的影响。所以,选择一个传输速度稳定的硬盘至关重要。

　　市场上刻录机通常有 CD-R（CD-Recorder 或 CD-Recordable 的缩写,为光盘写录器）和CD-RW（CD-ReWritable,为可重复刻录光盘机）两种,前一种除了具备一般的 CD-ROM 只读光盘机所有的功能外,还具备了可录制 CD 光盘的功能,且一张光盘只可以让用户写一次;而后一种 CD-RW 驱动器具备反复擦写光盘的功能,有兼容 CD-R 刻录机和 CD-ROM 光驱的特点,成为目前的主流产品。CD-RW 产品各种各样,应选择兼容性好,具有防尘设计的刻录机。

（三）光盘的选择

　　在实施光盘刻录前首先要根据磁载档案的属性对其进行调查,选择能长期保管的磁性载体;其次是对光盘材料的选择。目前市场出售的光盘种类比较多,质量也不同,选择适宜医学影像保管和利用的光盘介质十分重要。

1. 光盘的组成

第一层是光盘的表面层,第二层是光盘的保护层,第三层是反射保护层,第四层是有机色素记录层,第五层是信号记录层,第六层是光盘基板,第七层是数据记录沟。

2. 光盘的分类

(1) 金属记录材料:主要是由碲、硒、锗等材料构成,具有导热率低、光吸收率高等特点,可实现高密度记录。其缺点是稳定性差、易氧化。

(2) 分子聚合物记录材料:刻录后形成的影像和声音的稳定性,耐酸、耐氧化性,耐腐蚀性能都比较好。

随着现代技术的发展,目前又出现了新的光盘分类方法。

(1) 金盘:一般来说,CD-R 光盘是以 24 K 金作为光盘的反射原料,然后再涂上透明有机色素,呈现金黄色的光盘表层。这种金黄色的光盘有很好的抗光特性,保存时间也相当持久,据报道可存放数据 100 年以上,普遍认为是读取相容性最好的光盘。然而,透明有机色素原料昂贵,金盘的价格也相对最高。因此,金盘一般多应用于需长时间贮存的、具有重要价值的医学影像数据备份。

(2) 绿盘:绿盘的构造与金盘一样也是以 24 K 金作为光盘的主要反射原料,然后再涂上蓝色透明的有机色素,因此呈现了绿色的光盘表层(蓝色 + 金色 = 绿色)。因为设计原因,绿色光盘在早期的 CD-ROM 光盘机上,常常会出现无法读取数据的现象(即所谓挑盘)。绿盘的品质不太稳定,市面上的绿盘有 A 级、B 级和 C 级之分;A 级品一般外销,B 级及 C 级品则以超低价位供应市场。绿片(CYANINE + 铁)贮存时间是 30 年,而且某些老旧且低倍速的光盘机可能读不出来(较新、较高倍速的光盘机没有这种顾虑),绿盘多应用于数据的贮存备份,而不太适合视频或音频数据的录制。其价格特别便宜。

(3) 蓝盘:蓝盘(AZO + 银)的结构与金盘和绿盘不太一样,金盘和绿盘都是采用 24 K 金作为光盘的主要反射原料,而蓝盘则以较低价位的"银"作为光盘的主要反射原料,然后再涂上蓝色透明的有机染料,因此呈现蓝色的光盘表层。蓝盘保存时间也相当持久,可存放数据达 100 年,不过其相容读取性没有金盘好,对影像或声音有很突出的表现,且价格较金盘便宜。

除了金盘、绿盘、蓝盘外,市面上常见的还有银盘及金绿盘。一般银盘大多使用在大量制造上,因为制造时多以高压制成,所以银盘又称为"压盘"。为了保证刻录成功,应选择读取性好、保存性好、质量好的空盘。此外,CD-R 光盘仅可刻录一次,其价格低廉;而 CD-RW 光盘可擦写 1 000 次以上,且反射率比前者低,在 CD-ROM 驱动器上无法读取 CD-RW 盘片,而 CD-RW驱动器却可以读取任何 CD-R 盘片,但价格是前者的 6 倍。

二、刻录软件的选择

市场上的刻录软件五花八门,它们的刻录原理也不完全相同,一些差的软件如果不恰当地使用缓存,就可能会经常烧坏盘片。另外,如果使用了不熟悉的刻录软件,那么就不能了解该刻录软件的特别之处,而这个特别之处有可能会成为刻盘成功的障碍。为此,应选功能强且自己熟悉的刻录软件,避免出现突发故障。

第二节 刻录前准备

一、测试

尽管很多刻录机都支持直接写入,但为了保险起见,最好先进行一次测试。在测试过程中,出现意想不到的情况时,可以及时采取措施,降低刻录速度,直到故障全部排除为止。目前几乎所有刻录软件都有"刻录前先做模拟测试"的选项。

二、杀毒

刻录工作要求比较严格,因此在刻录前应排除一切可能影响刻录不稳定的因素,比如使用杀毒软件对电脑进行杀毒,然后关闭扫毒程序,防止 CIH、木马等病毒隐藏在数据中。

三、关闭其他一切运行程序

光驱在正常运行时,计算机的运行速度会减慢,使用刻录光驱来刻写光盘消耗的系统资源会更大,如果这时候再运行其他程序,就会造成数据传输不畅,甚至有可能导致系统繁忙,响应迟钝或死机。所以,在刻录的过程中,尽量不要执行其他程序,需关闭防毒程序、屏幕保护程序、系统优化、E-mail 自动监测、自动节电功能程序、定时警报程序、自动拨号、自动访问程序以及其他可能会被触发的运行程序,断开网卡与网线连接等。

四、保证供电

在刻录的过程中要有很大的功率才能融化染色剂,并且刻录是一个相对较长的过程,所以要保证平稳的电压和较大的电流。

第三节 刻录技术

一、刻录影像数据的命名

市场上的刻录软件种类繁多,各款软件的功能和使用要求各不相同,如 EASY-CD PRO-95 刻录软件不支持中文文件名,一旦遇到中文文件名,刻录就会出错。也有些刻录软件支持中文文件名,为慎重起见,最好将被刻录文件的文件名都改成英文,且不能太长。

二、刻录速度

(一)刻录速度的概念

一倍速刻录机每秒可读取实效大于 5 个 Block。一个 Block 大约包含了 2 048 Bytes。一倍速刻录机每秒大约可读取 0.146 MB 的数据。

(二)刻录速度与时间

一般光盘容量为 650 MB。一倍速刻录机每秒大约可读取 0.146 MB 的数据,光盘刻录时间为 74 min;二倍速刻录机每秒大约可读取 0.292 MB 的数据,光盘刻录时间为 37 min;四倍速刻录机每秒大约可读取 0.584 MB 的数据,光盘刻录时间为 18.5 min。

（三）合理选择刻录速度

市场上流行的刻录机都支持 8 倍以上的速度刻写光盘,速度高虽然能节省刻盘时间,但受盘片、刻录软件以及兼容性等诸多因素的影响,速度太快可能会造成读写数据的不稳定,导致刻录数据中断,甚至损坏光盘。另外,较高的刻录速度可能会在数据传输的过程中产生较大的噪声,影响最终的光盘刻录效果和性能。因此,在开始尝试刻录时,一定要使用较慢的速度刻录,观察在刻录过程中是否有噪音或者其他不稳定的因素存在,一旦出现意外情况可以及时地采取补救措施,而不至于毁坏光盘。随着操作熟练程度的增加,在刻录时如无特殊需要,应在保证刻录质量的情况下,选择合适的刻录速度,在刻录有价值的医学影像图像及数据时,建议选择慢速刻录。基于扩展性和稳定性的考虑,现在一般的刻录机都能提供快速稳定的四倍速刻录。

当然,刻录机有 3 个速度指标,即刻录速度、复写速度和读取速度,如某刻录机标称速度为 32×12×40,说明此刻录机刻录 CD-R 盘片的最高速度为 32 倍速,复写和擦写 CD-RW 盘片的最高速度为 12 倍速,读取普通 CD-ROM 盘片（包括 CD-R 和 CD-RW）的最高速度为 40 倍速。除了刻录机,CD-R 和 CD-RW 盘片也都有标称的刻录速度,对于仅支持低速刻录的盘片,如果强行采用高速刻录,可能会造成记录层记录不完全,导致数据读取失败甚至盘片报废,所以选择支持相应刻录速度的盘片也是非常重要的。

三、对刻录数据的要求

（一）保证被刻录数据的连续性

刻录机在刻录过程中,必须有连续不断的资料供给刻录机刻录到光盘的空片上,如果刻录机在缓冲区已空缺但还得不到资料,就会导致刻录失败。也就是通常所说的"缓存器欠载（buffer under run）"现象。在刻录前要确保被刻录的数据保持完整连续性,一般可以采取以下几个措施。

（1）通过文件操作命令把需要刻录的一些文件都存在同一个分区中,并且把该分区中不需要的文件删掉,以便留出更多的硬盘空间;

（2）对硬盘进行碎片整理,使文件不再零散地分布在硬盘上;

（3）为了加快刻录的速度,可以在刻录前进行物理盘片映像,然后由该映像进行光盘录制,如果系统有多个驱动器,则应确保该物理盘片映像被贮存在快速的硬盘驱动器中;

（4）为了避免在刻录盘片的过程中出现数据中断现象,要运行硬盘修复程序,此时可以使用 Windows 系统内置的 Scandisk 磁盘扫描程序,也可以使用其他专业的扫描程序。

（二）保证数据一次性刻录

数据量较大时,建议将所需刻录的数据量划分为光盘相应容量进行刻录,如果超量刻录,VCD 刻录盘或 DVD 刻录盘无法继续维持写入动作,此时对激光头的损伤是相当严重的。而当一次刻录内容较少需要多次加刻时,建议待所需刻录的数据量达到光盘相应容量后再进行一次性刻录。特别要注意在追加刻录时尽量保证几次刻录时所使用的刻录软件一样,否则容易在加载原来刻录的数据轨道时发生问题,导致刻录后整张光盘的内容无法读取。

（三）数据格式

对于医学影像图像及数据的刻录尽可能地采用 DICOM 格式,其优点在于刻录完毕后可在带有 DICOM 软件的电脑上进行阅读,同时可根据个人的视觉和诊断病变的细节进行对比度和亮度的调制,尽可能地将细节显示得更清楚,此外,还可将图像转化成 JPEG 格式,用于 PowerPoint幻灯教学片的制作。DICOM 格式更为突出的优点是可进行序列化的对比度和亮度的调整。其缺点是占用的空间较大,在普通家庭中不够普及。而 JPEG 格式所占用的空间较小,便于 PowerPoint 教学幻灯片的制作,无需转换,在一般电脑上就能够阅片,特别适合于普通家庭,但 JPEG 格式后处理功能不如 DICOM 强大,且不利于序列调制对比度、亮度。

四、禁用键盘或鼠标

键盘或鼠标产生信息会使计算机操作系统有所反应,容易产生误动作,干扰数据传送过程,导致刻录失败,故在刻录时应尽可能地避免使用键盘或鼠标。

五、不要连续刻录

刻录机中使用的激光头是可写的,当它刻录光盘时必须达到一定的功率才能将 CD-RW 或 CD-R 上的材料熔化。如果使用时间过长,刻录光驱上的温度会非常高,有可能导致刻录出错甚至损坏光驱。

六、刻录机的放置

刻录机功率较大,并且刻录的时间相对较长,不可避免地会产生一定的热量,刻录机过热就会影响内部元件的电气参数。因此,应把刻录机放在通风良好的地方,以提高刻录的成功率。

第四节　后期工作

一、检阅图像质量

当医学影像图像及数据刻录完毕后,应采用另一个 VCD 或 DVD 对刚刻录的光盘进行阅片,检查刻录质量的优劣。当然,在大数据量的情况下,无法对图像一一进行阅读,此时应对刻录的每一类别或每一文件名下的图像进行抽查。在抽查时,对每个图像在缩略图的基础上进行个别预览,同时检查其数据量大小。

二、妥善保护光盘

为了保证刻录好的光盘长时间使用,应采取相应的保护措施:不要把光盘放在强光照射的地方;不要在盘片上贴标签,以免光盘在光盘机中高速旋转时重心不稳;要防止刮伤,光盘上层的资料面若刮伤就会伤及贮存资料用的染料层,资料就会毁坏,若下层刮伤则会影响光驱读取。

三、防尘、防潮

保持刻录激光头和周围环境的清洁。光盘刻录机的激光头通过向 VCD-ROM 或 DVD-ROM 盘片发射较高功率的激光来实现信息的"写入",落在激光头上的灰尘有可能在激光束的强烈照射下发生轻微的烧结现象。因此,激光头清洁与否对刻录成败有着举足轻重的作用。另外,刻录光盘的洁净程度也会影响到刻录的质量。

在清洁光盘时要注意方法：如果无太多污垢，使用吹风球吹一吹即可；如果有明显污垢，要使用较柔软的布或镜头纸擦拭，切忌使用毛巾、绒布、卫生纸之类的物品擦拭，这样会刮伤光盘面。应防水防潮，若长期放在潮湿阴暗的环境中，资料面会生成一层霉菌，资料就可能损坏。

第五节　DVD 光盘刻录技术

随着医学影像日常工作广泛开展，以及动态和三维图像的建立等，700 MB 左右的 CD-R 或 CD-RW 容量仍然不够。大容量的硬盘是一个不错的选择，但硬盘作为一种存储设备，不适合随身携带。容量更高的 DVD 刻录机的出现解决了这些问题。另一方面，DV 的普及也在很大程度上起到推动作用。目前 DV 的清晰度已经远远超过了 VCD 光盘的标准。352 × 240 像素的 MPEG 格式与 DVD 影片的 720 × 480 像素相比已是相形见绌。DV 的分辨率普遍为 520 像素甚至更高，制作 DVD 光盘成为人们新的追求。

一、接口方式

DVD 光盘刻录机基本上采用 5 种接口方式，即 IDE、EIDE、SCSI、SCSI-2 和 USB2.0。其中 IDE 接口的光盘刻录机最常见，可谓即插即用，所以，IDE 接口的刻录机配置最简单。EIDE 就是加强型 IDE，是 Western Digital 公司针对传统 IDE 接口的缺点加以改进之后推出的新的接口，目前的最高传输速度可高达 100 MB/s（UltraATA/100）。SCSI 接口的刻录机需带一块专门负责数据输入的 SCSI 卡，具有更好的稳定性和数据传输率，价格昂贵。USB2.0 接口刻录机具有即插即用的功能，但其价格昂贵。

二、安装方式

DVD 光盘刻录机分为内置和外置两种。内置式就是安装在计算机主机内部，外置式则通过外部接口连接在主机上，一般使用内置刻录机。如果条件允许，DVD 刻录机最好单独使用一个 IDE 通道，应该避免和硬盘使用一根 IDE 数据线和安装在同一 IDE 接口上。如果 DVD 刻录机和其他光学驱动器连接在一起，DVD 刻录机最好接为该 IDE 接口的主设备。

三、刻录速度

DVD 刻录机的倍速为 1.35 MB/s。目前，市场上 4 X、8 X、16 X 的 DVD 刻录机并存。这 3 个倍速的产品刻录 1 张 4.7 G 的 DVD 盘分别耗时 15 min、9 min、6 min，16 倍速 DVD 刻录机的传输率达到 21.6 MB/s，是 CD 刻录机的 144 倍。DVD 刻录机运用了独特的"EFM 除频技术"，将高频讯号重新除频计算，最后再还原成正常讯号，以确保讯号的完整性，保证高品质及高速刻录。导入该技术的原因在于，16 倍速刻录已达到 DVD 数据传输极限，信号要求达 420 MHz，而现有的 DVD 刻录机内部组件无法完全承受如此高频的信号，如果放弃这部分高频信号，信号将不够完整，从而影响数据读取及刻录的品质。另外，DVD 刻录机还拥有"BLEROPC 技术"，能够解决刻录过程中最容易出现的光盘外圈刻录问题，在容易翘曲的光盘外圈，进一步增强刻录品质控制。

四、数据缓存大小

数据缓存是 DVD-RW 刻录机用来存放写入光盘数据的位置。一般配置为 2 MB，目前市场上销售的大多数 DVD 刻录机缓存都达到 8 MB。刻录时计算机速度不够快,硬盘碎片太多,会导致送往刻录机的数据流断线,而缓存可以使刻录工作平稳、恒定地进行。

五、防刻死技术

防止发生缓存欠载。DVD 刻录机在工作的时候,一般先将需要刻录的资料存储到缓存中,然后再把缓存里的资料刻录到光盘上,这个过程必须保持连续不间断。目前 DVD 刻录机已经步入 16 X 时代,写入速度非常快,单纯采用增大缓存的方法不能完全解决刻坏盘的问题。DVD 刻录机所采用的技术防刻死技术与 CD-RW 所采用的技术几乎是一样的。刻录机在刻录资料的同时监控缓存的状态,当发现缓存中的数据低于一定标准,刻录机判断出将要发生缓存欠载时,就会在适当的位置暂时停止刻录,并存储资料,侦测刚才停止刻录的终点,继续接收数据,直到缓冲存储器再次被充满之后,刻录机才会重新搜取轨道并进行同步化操作,重新刻录。

六、更新 DVD 刻录机的固件

更新 DVD 刻录机的固件可加强 DVD 刻录机对 DVD 刻录盘片的兼容性,这是提高 DVD 刻盘成功率的一个关键。固件控制着整个 DVD 刻录机的运作,特别是电机转速(影响到刻录速度)和激光头的刻写功率。一般在刻录前,DVD 刻录机会对 DVD 刻录盘进行识别,根据不同的盘片染料对激光头发射的刻写功率进行调整,确保刻录质量。如果 DVD 刻录机无法正确识别盘片,选择不恰当的激光刻写功率与刻录速度,自然会造成刻盘失败。DVD 刻录机根据盘片的 media ID(指盘片种类、支持的刻录速度)对盘片进行识别,厂商在更新 DVD 刻录机的固件时,会不断将市场上出现的各种盘片的 media ID 加入其中,这样可以大大提高 DVD 刻录机对盘片的兼容性,减少刻录失败。

七、DVD 刻录软件

Nero、Burning、Rom、V6.6.0.3 是目前较常用的刻录软件。

八、DVD 刻录光盘

DVD 刻录光盘从容量上可以分为 4 种(表 29-1)。

表 29-1　DVD 刻录光盘的分类

规　　格	记　录　面	容量/G
DVD-5	单面单层	4.7
DVD-10	双面单层	9.4
DVD-9	单面双层	9.4
DVD-18	双面双层	17

随着 DVD 刻录机、DVD 刻录光盘价格不断下降,DV 的普及以及 DVD 刻录软件的编辑功能越来越强大,DVD 刻录光盘也越来越受到人们的喜爱。

第三十章 医用显示器

越来越多的医院引进了数字成像技术,并开始构建 PACS 系统,设立了数字化的软阅读工作站。作为系统中数据流的最后一环,医用诊断显示器的性能好坏直接影响到诊断的质量,而且诊断级显示器在 PACS 成本中也占较高比例,所以,医用显示器的选用也至关重要。

第一节 医用显示器的种类及特性

一、显示器的种类

显示器从使用上来分有普通彩色显示器与医用单色(黑白或灰阶)显示器;从结构上来分有阴极射线管(cathode ray tube,CRT)显示器和液晶显示器(liquid crystal display,LCD)。

(一)CRT 显示器

CRT 显示器采用电子束扫描的方法。电子枪发出的电子束轰击荧光屏时其能量转换成可见光,偏转电子束在整个荧光屏上扫描形成图像,由电光转换的方式将输出端送来的全电视信号重新还原成与被检体密度分布相对应的光学图像显示在荧光屏上,供临床诊断或治疗使用。CRT 显示器的结构与控制框示意图如图 30-1 所示。

显像管是一个矩形玻璃屏的真空器件,由电子枪、矩形玻璃屏及管壳组成。在矩形玻璃屏上涂有荧光层,当从阴极发出的电子束经聚焦和阳极加速后,高速轰击荧光层,荧光粉激发出二次电子,二次电子由涂在管内壁的内导电层吸收,并通过外回路将其释放。改变阳极电压和电子束电流大小,都会影响屏幕的发光亮度。荧光粉膜内侧还有一层很薄的铝膜,使荧光粉激发的光只向管外反射,另外,铝膜还可保护荧光粉膜不因受负离子的冲击而受到损伤。管壳外部涂有石墨导电层,它和内导电层之间形成一个 500 ~ 1 000 PF 的高压电容,用作高压整流电路的滤波电容,阳极高压插座与内导电层相连接。电子枪是显像管的重要组成部分,包括阴极(K)、控制栅极(G)、第一阳极 A_1、第二阳极 A_2、第三阳极 A_3、第四阳极 A_4 以及灯丝。各电极均由相应的管脚引出管外。

显像管重现图像是将负极性的视频图像信号加在显像管的阴极上(相当于把正极的视频图像信号加到控制栅上),视频图像信号大小变化时,电子枪射出的电子束流大小也变化,视频信号幅度小时,电子枪射出的电子束流小,视频信号幅度大时,电子枪射出的电子束流大。电子束流经电子枪系统电子透镜聚集和加速,再经第四阳极高压的进一步加速,电子束强力轰击荧光屏,在荧光屏上得到随着视频图像信号内容而变化的明暗不同的亮暗点。套在显像管颈上的偏转线圈组件,在同步同相的扫描偏转电流的作用下,受图像信号调制的电子束流在水平和垂直偏转磁场的作用下,从左到右、从上到下做有规律的扫描运动,在荧光屏上就可以重现图像。完成这些工作是在同步和扫描控制电路的严格控制下实现的。

当还原图像层次、清晰度、分辨率、几何失真、惰性、图像稳定性的各项指标满足或超过国际与国家所规定的要求时,认为其质量较好。

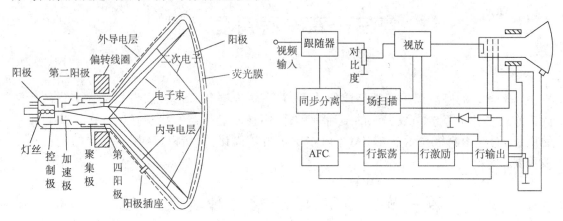

图 30-1　CRT 结构与控制框示意图

(二) LCD

液晶由奥地利植物学家 Reinitzer 在 1888 年发现,它是一种介于固体与液体之间,具有规则分子排列的有机化合物,一般最常用的液晶形式为丝状(nematic)液晶,分子形状为细长棒形,长宽约 1 ~ 10 nm,在不同电流电场的作用下,液晶分子会规则旋转 90°,产生透光度的差别,在电流断开或接通时产生明暗的区别,按照这个原理控制每个像素,从而获得所需图像(图 30-2)。

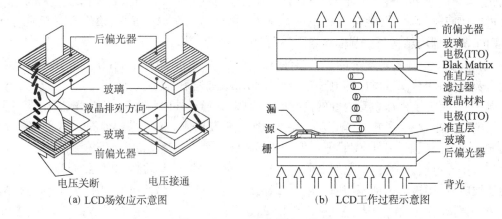

(a) LCD场效应示意图　　　　(b) LCD工作过程示意图

图 30-2　LCD 工作原理示意图

在前后两片玻璃基板上装有配向膜,液晶会沿着沟槽配向,由于玻璃基板配向膜沟槽偏离90°,所以液晶分子成为扭转型,当玻璃基板没有加入电场时,光线透过后偏光器跟着液晶分子进行 90°扭转,通过前偏光器,液晶面板显示白色;当玻璃基板加入电场时,液晶分子产生配列变化,光线通过液晶分子空隙维持原方向,被前偏光器遮蔽,光线被吸收无法透出,液晶面板显示黑色。

目前应用比较广泛的是主动矩阵(active matrix)式 LCD,也叫做 TFT(thin film transistor)LCD。TFT 液晶显示器主要由背光灯、导光板、偏光板、滤光板、玻璃基板、配向膜、液晶材料、薄膜式晶体管等构成,如图 30-3 所示。首先,液晶显示器必须先利用背光源,也就是背光灯投射出的光源,这些光源会先经过一块偏光板然后再经过液晶,这时液晶分子的排列方式会改变穿透液晶的光线角度。这些光线接下来还必须经过前方的滤光膜与另一块偏光板。因此,只要改变刺激液晶的电压值就可以控制最后出现的光线强度,进而能在液晶面板上变化出有不同深浅的黑白灰阶组合。表 30-1 所示为 CRT 显示器与 LCD 的比较。

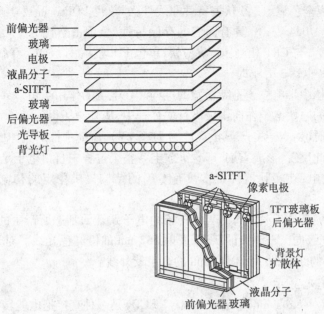

前偏光器
玻璃
电极
液晶分子
a-SITFT
玻璃
后偏光器
光导板
背光灯

a-SITFT
像素电极
TFT玻璃板
后偏光器
背景灯
扩散体
液晶分子
前偏光器 玻璃

图 30-3　TFT 式 LCD 结构示意图

表 30-1　CRT 与 LCD 显示器的比较

项　　目	CRT	LCD
体积	大	小(薄)
重量	重	轻
功耗	大	小
X 线辐射	有	无
荧屏闪烁	有	无
电磁波干扰	大	小
图像畸变	严重	小
动态稳定性	好	差
亮度	低($100 \sim 300 \ cd/m^2$)	高($600 \sim 1\ 500 \ cd/m^2$)
对比度	好	差
几何图像失真	显像管弧形有失真	纯平面无失真

(三) 等离子体显示

等离子体显示板(plasma display panel,PDP)是利用惰性气体在一定电压的作用下产生气体放电,形成等离子体,直接发射可见光,或者发射真空紫外线,进而激发光致发光荧光粉而发射可见光的一种主动发光型平板显示器件。20 世纪 60 年代美国伊诺斯大学的 D. L. Bitzer 教授发明了交流等离子体显示板,进入 90 年代 PDP 技术迅速发展,实现了彩色 PDP 的批量生产,其主要性能指标达到了 CRT 显示器的水平。

PDP 按驱动电压分为交流等离子体显示板(AC-PDP)和直流等离子体显示板(DC-PDP)两种。AC-PDP 光电和环境性能优异,是 PDP 技术的主流。PDP 具有以下特点:① 主动发光,彩色 PDP 可实现全色显示;② 伏安特性非线性强,单色 PDP 产品已实现选址 2 048 行,彩色 PDP 已实现选址 1 024 行;③ 具有固有的存储特性,显示占空比为 1,可实现高亮度显示;④ 视角大,可达 160°,与 CRT 相当;⑤ 响应快,单色 PDP 达微秒级;⑥ 寿命长,单色 PDP 达数十万小时,彩色 PDP 也达 3 万小时。

气体放电是气体中带电粒子不断增殖的过程。在电场的作用下由外界催离作用产生或前一次放电残留下来的原始电子在向阳极飞行的过程中,从外电场得到能量而加速,在动能超过气体分子的电离能时(对 Ne 原子,其电离能为 21.5 eV),碰撞中性的气体原子,使其电离并使自由电子增殖。如此反复,形成雪崩,即着火放电。整个过程中自由电子是必不可少的。为了实现稳定可靠的放电,在实际器件中常设有专门的结构提供稳定的初电子来源,称为引火装置。

气体的发光过程是处于激发态的气体分子的电子跃迁回基态所产生的辐射。对于 Ne 原子而言,是从 2 P_1 能级向 1 S_2 能级的跃迁,发射 582 nm 的橙红色光线。对于 Xe 原子而言,是 6 S 能级向 5 P 能级的跃迁,发射出 147 nm 的真空紫外线。

(四) 电致发光显示

电致发光显示(electroluminescence display,ECD)是一种直接把电能转化为光能的物理现象。从发光物理的角度来讨论,可分低场型电致发光和高场型电致发光两种。低场型电致发光一般是指在Ⅲ-Ⅴ族化合物的 PN 结上注入少数载流子,产生复合而引起的发光,这就是通常的发光二极管(light emitting diode,LED)。高场型电致发光是一种高场非结型器件的发光,其材料是Ⅱ-Ⅵ族化合物。高场型电致发光按器件结构可分为薄膜型和粉末型两种,交流薄膜型可用作矩阵显示,是目前电致发光技术发展的主要方向。交流粉末型用作 LCD 等的平面光源。

交流薄膜电致发光显示是目前唯一的全固体化平板显示器件,具有一系列固定器件所有的性能。① 亮度高,ECD 在 1 kHz 下驱动,亮度达 3 440 cd/m^2,配以圆振片可在阳光下阅读;② 对比度大,可达 100∶1;③ 响应速度快,达几十微秒;④ 视角大,达 ±80°,可多人同时观看;⑤ 工作温度宽,为 −55 ℃ ~ +125 ℃,超过一般集成块所能承受的极端工作温度;⑥ 轻薄牢固,本身没有腔体和封接的结构,可以承受玻璃板能承受的各种震动冲击。其缺点是工作电压较高,负载容抗较大,需专用驱动集成块。

二、显示器的参数

(一) 分辨率

目前显示器主要有 5 MP(2 048 × 2 560/2 560 × 2048)、3 MP(1 536 × 2 048/2 048 × 1 536)、2 MP(1 200 × 1 600/1 600 × 1 200)和 1 MP(1 024 × 1 280/1 280 × 1 024)4 种。当 MP 相同时,尺寸小的分辨率高。

(二) 亮度

亮度是显示器上显示图像的明亮程度,显示越明亮图像能够产生的动态范围就越大,人们就能分辨图像中更多的色调,这种动态范围必须提供全 8 bit 灰阶图像(即 256 不同色调)。如果最大亮度不足,则相邻色调不能分辨。理想亮度为 $400 \sim 500 \ cd/m^2$。

（三）对比度

对比度也叫动态范围,是描述显示器能显示黑和白之间的差别,比如 100∶1 对比度率就意味着显示器上的黑色是白色的 100 倍,一般能够显示黑色所有色调需要的对比率 ≥600。

（四）可视角

可视角表示观看者站在始于屏幕法线位置可清晰看见屏幕图像的角度。LCD 的可视角都是左右对称的,但上下不一定对称,常常是上下角度小于左右角度。一般选择可视角 ≥160°。

（五）校正方式

校正方式主要有外置式和内置式两种。内置式又分前置式和后置式。使用显示器比较少的单位可以购买外置式校正显示器,其成本低,但同时需购买外置检测器和相关软件;对于用量大的单位,最好购买内置式校正显示器,该种显示器能自动校正,减少了定期校正的麻烦,至于购买前置式还是后置式目前并无定论。

（六）响应时间

响应时间反映了液晶显示器各像素点对输入信号反应的速度,即像素由暗转为亮或由亮转为暗的变化速度。响应时间小则不会出现拖尾的感觉,特别是在拖动图像时。一般选择响应时间为 25 ms 以下(1/0.025 = 40 帧/s)。

（七）功耗

功耗包括显示器本身和显卡两部分,显示器分辨率越高功耗越大,因此,要尽量选择功耗小的显示器。

（八）显卡精度

显卡精度直接影响输出图像质量的好坏。目前主要有 3 种：8 bit/8 bit、8 bit/10 bit、10 bit/10 bit,在条件允许的情况下应尽量选择高 bit 的显卡。

（九）稳定性

稳定性是评价液晶显示器校正和保持校正的能力,LCD 背光随时间和温度的变化而变化。

（十）使用寿命

使用寿命指亮度达到最大亮度的 50% 时的时间,一般背光灯的正常使用寿命在 15 000 ~ 20 000 h。

（十一）坏点

坏点指液晶显示器上某个持续发光或不发光的像素点。坏点是永久性的,在选购和验收时必须看清,方法是将屏幕调为纯白或纯黑,仔细观察屏上有否黑点或亮点。

三、彩色显示器

彩色显示器的结构和工作原理与黑白显示器相似,不同之处是彩色显示器的 CRT 有 3 个阴极(单色显像管仅有 1 个阴极),分别受红(R)、绿(G)、蓝(B)色彩信号调制,如三色均衡则显示黑白像,若三色不均衡时显示彩色影像(如彩超)。

四、显示器的选择

一般选择 2 MP(1 200×1 600)、3 MP(1 536×2 048)和 5 MP(2 048×2 560)3 种用于 CR 和 DR 的图像阅读;数字点片与心血管数字成像阅读选择 1 MP 和 2 MP;CT 和 MR 的图像阅读选择 1 MP;公共阅片室可采用大屏幕显示器,如 30 英寸、4 MP,可实现多种图像或多部位、多角度同屏无缝显示,也可选购一些高分辨率显示器。

第二节　医用显示器的评价

评价医用显示器的指标通常有:显示器的分辨率,扫描频率(水平、垂直),校准方式,接口(输入信号、输入端口的数字与模拟信号),光学特性(光度 cd/m²),对比度,点钟,响应时间(msec),显示灰阶(bit),视角(水平、垂直)等。

一、显示器是否是实时全自动 DICOM 校准

在医学成像中,不论是在工作站的显示器上,还是用胶片在灯箱上观察,所有的数字图像都需要一个统一标准以保持视觉诊断的一致性。如果没有这个统一标准,就可能会出现在一种设备上显示具有很好的诊断价值的图像,在另一种设备上的显示效果由于标准的不同而形成较大的视觉差异,从而导致诊断价值下降。

DICOM 标准中的灰阶标准显示函数(grayscale standard display function)规定了如何把像素值和被显示的亮度值关联起来。只有每一个影像载体(显示器、胶片、照片)都符合这个标准,医生才能在不同的时间、不同的地点、不同的载体上都看到完全一致的影像。

通常使用亮度计和软件来对医用显示器的亮度进行实时的测量和校准,使其符合 DICOM 灰阶标准显示函数的要求。

常见的显示器的 DICOM 校准方式有外置亮度计手动校准和内置亮度计自动校准。手动校准需要用户手工操作,逐一测量显示器的数个或全部 256 个灰阶点,专职人员要耗费较多时间并且校准的结果并不十分准确。而任意亮度下进行自动校准就完全避免了这些问题,显示器在工厂内已精确测量每一级灰阶,内置的亮度计随时监测当前亮度并实时显示,安装后即可完全在后台运行,无需人工干预,提高了校准结果的准确度并且免除了测试维护等繁琐程序。

二、显示器 DICOM 校准的准确度如何

DICOM 校准的符合程度是保证医生准确诊断的前提。DICOM 3.14 标准定义了 FIT 和 LUM 两个指标来评估显示器对于 DICOM 灰阶标准显示函数曲线的符合程度。其中 LUM(luminance uniformity metric)指标表示的是每个灰阶点与标准函数曲线的离散程度,用均方根误差来表示。LUM 值越接近零,表示显示器显示的灰阶曲线与标准曲线重合度越好,也就是误差越小。

手动校准的显示器必须在每次校准测量后,才能了解当前显示器与标准曲线之间的误差。但是自动校准的显示器配备的控制软件就可以实时监测并反馈当前的 LUM 值,以判断显示器校准的准确程度。

所以,是否能够在任意亮度下自动校准并且及时准确显示 LUM 值就成为评估医用诊断显

示器的一个重要标准。一般来说,从流程效率方面考虑,如果显示器系统的校准准备时间超过15 min,就需要简化该过程。作为 DICOM 校准准确度的重要参数——LUM 值,可以使医生对校准的准确度有直观的了解。通过软件功能实现 LUM 值的实时显示可以极大地提高校准的可靠性,保证诊断质量。

三、显示器的亮度是否可以任意调整

不同的医生会对显示器亮度有不同的要求。人眼对灰阶的分辨能力和亮度之间是非线性关系,最大亮度设得越高,每一级灰阶之间的亮度差别越大,人眼就越容易分辨。有的医生要求设置较高的亮度以取得最大的对比度。但是也有医生要求调低亮度以保护视力,避免长时间使用后眼睛不适。因此对显示器的亮度设置就会有多种需求,这就要求可以快速设置显示器到需要的亮度下并自动进行 DICOM 校准。

受到 DICOM 校准方式设计的限制,使用外置亮度计来校准的显示器,在校准之后就只能固定在设定亮度下了,如果需要调整亮度就必须重新校准。若选用当前亮度可以实时显示、任意调整的内置亮度计自动校准显示器,就可以符合每个医生的要求并且保证诊断质量。

四、配备的显卡是否是医疗专用

对显示器进行评估的时候往往只注意了看得到的显示器,却忽视了安装在计算机内的配套显卡。显卡承担着主机与显示器快速通讯的重要作用,也是 DICOM 校准数据的传递管道,所以,选取高质量的显卡对于诊断级的专业显示器至关重要。专业显示器制造商都有相应的与显示器同品牌的专业显卡,以充分保证 DICOM 数据传输的完整性与稳定性。

五、是否具备网络远程集中监测

在 PACS 规模较小时,设备维护人员可以定期对每台显示器进行维护。但是发展到较大型 PACS 网络系统后,显示器分布范围广,每台显示器的日常检查维护就会变得费时费力,现场测试更会搅乱医生的诊断工作。这就需要为显示器选配网络集中监控的软件。

显示器的远程管理软件可以使用现有的 PACS 网络,利用简单网络管理协议(SNMP),远程自动测试每个工作站上显示器的工作状态,系统管理员在一个工作站上就可以集中监测、管理 PACS 网络上所有的显示器,远程调整亮度,修改管理密码等,提高了工作效率,也避免了妨碍他人工作。

六、售后服务和技术支持的程度

售后服务和技术支持是选择显示器的另一关键因素,需要评估销售商和制造商的技术支持能力,确定厂商可以保证长期稳定的售后支持。

显示器出现故障会严重影响 PACS 系统的稳定运行。只有选择售后服务好的销售商和制造商,才能在显示器发生故障后快速地修复。有些制造商可以提供显示器隔夜更换的服务,缩短了故障维修时间。

七、是否具备相关的医疗设备认证

医用显示器采用的认证标准比普通显示器更加严格。以安全标准来说，普通显示器只要通过信息技术设备安全认证标准（如 EN60950）就可以满足要求，但是医用显示器要求通过专门的医疗设备安全认证标准（如 EN60601）。

此外，美国食品药品管理局（FDA）将医用显示器也包括在 FDA510（K）标准的监控中，要求诊断级的显示器都需要通过 FDA510（K）的认证。对于应用于乳腺检查的显示器，FDA 特别要求需要通过 510（K） Mammography 认证。

（本篇作者：王　骏　甘　泉　张益兰　范志刚　景　璟　任　彤　邹　慧　张媛媛）

第八篇

图像处理与
计算机辅助诊断

第三十一章　数字图像处理

　　医学图像后处理是指通过综合运用计算机图形学和图像处理技术,将由各种数字化成像技术所获得的人体信息按照一定的需要在计算机上直观地表现出来,使之满足医疗需要的一系列技术的总称。医学图像后处理能弥补影像设备在成像上的不足,提供传统手段无法获得的结构信息,从而彻底改变传统的医学图像获取和观察方式。医学图像后处理技术发展到现在,已不单纯局限于完成一些简单的显示功能,还包括图像处理(如图像分割标注、图像配准融合等)和三维重组等技术,并融入了部分图像分析技术,集中体现在三维可视化的发展和应用中。同时计算机辅助诊断为影像学医师增添了"第三只眼",减少了造成漏诊的可能性。

　　医学图像后处理技术主要包括直方图均衡、图像平滑、边缘增强、窗宽窗位调整、正负像反转、长度角度面积测量、放大缩小、多图显示、伪彩色显示、电影回放、添加任意图像及文字标注等。图像的表示有时域图像及频域图像两种方式,时域图像就是我们常见的二维矩阵图像,频域图像则是时域图像经傅里叶函数变换后得到的数据,后者更利于分析及特征表达。

第一节　图像增强

　　图像增强的目的是改善图像的视觉效果,使图像更具价值。目前常用的图像增强技术根据处理的方式不同,可分为基于图像域的方法和基于变换域的方法两类。

　　基于图像域的方法是直接在图像所在的空间域进行处理,在对图像的每次处理中是对单个像素进行的或者是对小的子图像(模板)进行的。基于像素的处理也叫点处理,增强过程是对每个像素的处理而与其他像素无关。模板(mask)处理则是指每次处理操作都是基于图像中的某个小区域进行的处理。

　　基于变换域的方法是对图像变换处理后间接进行的。然而,在实际操作中,有时需要增强图像的某一部分,所以增强技术也可根据其处理策略分为全局的和局部的。此外,增强技术根据处理对象又可分为灰度图增强和彩色图增强。

一、空间变换增强

(一) 直接灰度变换

　　直接灰度变换包括图像求反、增强对比度、动态压缩和灰度切分等(图31-1)。

　　(1) 图像求反是将原图灰度值翻转,亦就是白变黑、黑变白,与普通黑白底片和照片的关系一样。

　　(2) 增强图像对比度实际是增强原图的各部分反差,是通过增加原图中某两个灰度值间的动态范围来实现的。

　　增强图像对比度是利用灰度线性扩展的手段扩大图像的灰度范围,适用于处理像素相近的灰度影像。具体算法是对灰度值进行线性变换,把原来灰度分布的小范围内的一幅图像,变换成灰度在整个允许范围内分布的图像。由于是线性变换,原来灰度值大的像素变换后仍然大,所以要逐点修改输入图像中每个像素的灰度。输入与输出是图像像素间一对一的运算,变换是一一对应的单调变换,图像中各像素的位置不变,不改变原图像的含义。但像素间的灰度差异变大,有利于人眼观察。

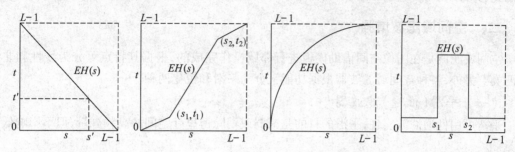

图 31-1　直接灰度变换法

非线性变换也用于对比度增强,常用分段线性变换和对数变换方法。前者是对不同灰度级范围用不同的变换系数进行线性扩展和压缩,以增加兴趣区的对比度;后者则是通过扩展低灰度区,压缩高灰度区域的方式,使低值灰度区域的图像细节更清晰。

(3) 动态范围压缩方法的目标与增强对比度相反,有时原图的动态范围太大,超出某些显示设备允许的动态范围,如直接使用原图可能会丢失一部分细节,解决这个问题的方法是对原图进行灰度压缩。

(4) 灰度切分目的与增强对比度相仿,它将某个灰度值范围变得比较突出。

(二) 直方图处理

图像的灰度统计直方图是一个一维的离散函数,它所提供的是原图像的灰度值的分布情况,即给出了一幅图所有灰度值的整体性描述,表示图像中每一灰度级与该灰度级出现的频数(具有这一灰度级的像素数)之间的对应关系。图像的灰度直方图在低灰度区频数较大,大部分像素的灰度低于平均灰度,这样隐含在较暗区域中的细节往往显示不佳。为了使暗区域的结构显示清晰,可把灰度的分布拉开,这相当于增加了图像的对比度。这类增强方法是通过调整直方图达到的,故称直方图增强。这种方法是先计算出原始图像的直方图,再根据需要确定一个期望的直方图,依据这两个直方图确定采用的灰度变换方法。这种变换仍然保持变换前后两幅图像灰度次序的一致性,即原来具有较大灰度的像素仍然具有较大的灰度值,不会影响图像含义的表达。常用的方法有直方图均衡化和直方图规定化。

1. 直方图均衡化

直方图均衡化的基本思想是把原始图像的直方图变换为均匀分布的形式,增加图像灰度的动态范围,从而达到增强图像整体对比度的效果。直方图均衡化增加了图像的反差,同时也增加了图像的噪声。其优点是能自动增强整个图像的对比度,但处理的结果是得到全局均衡化的直方图。

2. 直方图规定化

若要有所选择地增强某个灰度值范围内的对比度,就应采用较为灵活的直方图规定化方法。正确选择规定化的函数有可能获得比直方图均衡化更好的效果。直方图规定化方法主要有3个步骤:① 和均衡化方法一样对原始图的直方图进行灰度均衡化;② 规定需要的直方图,并计算能使规定的直方图均衡化的变换;③ 将第一步得到的变换反转过来,即将原始直方图对应映射到规定的直方图。

3. 图像间运算

有些图像增强技术是对多幅图进行图像间的运算而实现的,常用的方法是对图像进行相关运算(如加、减等)和图像平均,图像平均常用在图像采集中去除噪声。

二、空间域滤波增强

空间域滤波是在图像空间借助模板进行邻域操作完成的,根据其特点可分为线性和非线性两类。另外,各种空间域滤波器根据功能又分为平滑和锐化两种。

(一)平滑(低通)滤波器

平滑可用低通滤波实现,平滑的目的是减弱或消除傅里叶空间的高频分量,但不影响低频分量。

线性平滑滤波器是最常用的平滑滤波器。低通滤波器在消除噪声的同时会将图像中的一些细节模糊,如果既要消除噪声又要保持图像的细节可以使用中值滤波器,它是一种非线性平滑滤波器。其主要功能是让与周围像素灰度值的差比较大的像素改取为与周围像素值接近的值,从而消除孤立的噪声点。由于它不是简单地取均值,所以产生的模糊比较少。

(二)锐化滤波器

锐化可用高通滤波实现,锐化的目的是为了增强被模糊的细节,减弱或消除傅里叶空间的低频分量,但不影响高频分量,有线性锐化滤波器与非线性锐化滤波器两种。

三、频率域增强

(一)低通滤波

低通滤波又叫平滑图像,它对图像灰度急剧变化部分起平滑作用。低通滤波衰减了图像的高频部分,对于图像低频范围的信号不衰减。低通滤波可以降低图像噪声。

(二)高通滤波

高通滤波又叫边缘增强,图像的边缘轮廓是像素灰度值陡变的部分,包含着丰富的高频分量,若把这部分突出,就能使图像轮廓清晰。高通滤波是用高通滤波函数来衰减傅里叶变换中的低频分量,这样高频信息增强,低频信息减弱,图像的边缘增强。然而,增强太多会减少软组织的对比度,增加背景的随机噪声,丢失某些诊断信息。

(三)带通和带阻滤波

带通滤波器允许一定频率范围内的信号通过而阻止其他频率范围内的信号通过。与此相对应,带阻滤波器阻止一定频率范围内的信号通过而允许其他频率范围内的信号通过。

(四)同态滤波

同态滤波是一种在频率域中将图像亮度范围进行压缩的同时将图像对比度进行增强的方法。

四、局部增强与彩色增强

(一)局部增强

在实际应用中常常需要对某一局部区域的细节进行增强,而这些局部区域内的像素数量相对于整幅图的像素数量往往较少,在计算整幅图像的变换或转函数时其影响常常被忽略,而对于整幅图像来讲不能保证兴趣区的局部区域的增强效果。为此,有必要进行局部增强。局部增强方法比全局增强方法在具体操作前多一个选择确定局部区域的步骤。

（二）彩色增强

人眼对黑白图像只能分辨几十种不同深浅的灰度级，但对彩色变化比较敏感，能辨别约几千种不同色度的色彩。图像显示时，若能把黑白图像变成彩色图像，则可提高图像的视觉效果。一般彩色增强方法可分为伪彩色增强和真彩色增强。

1. 伪彩色增强

伪彩色增强是对原来灰度图像中不同灰度值区域赋予不同的颜色以更明显地区分它们。这里原图并没有颜色，人工赋予的颜色常称为伪彩色。这个赋色过程实际是一个着色过程。根据图像灰度特点赋予伪彩色的方法有亮度切割、从灰度到彩色的变换和频域滤波 3 种。伪彩色显示也可以锐化图像。

2. 真彩色增强

一种简便、常用的真彩色增强的基本步骤是：① 将 R,G,B 分量图转化为 H,S,I 分量图；② 利用对灰度图增强的方法增强其中的 I 分量图；③ 将结果转换为用 R,G,B 分量图来显示。尽管它不改变原图的彩色内容，但增强后效果有所不同。这是因为尽管色调和饱和度没有变化，但亮度分量得到了增强，所以整个图比原来更亮。

总之，常用的图像增强方法是对比增强法，最近提出的基于粗糙集理论的增强方法使对比效果明显提高，能将一幅采用双能量算法获得的数字 X 线胸片划分为不同的子图像并分别做衬比增强，减少胸部肋骨对肺部软组织成像的干扰，利于肺部小病灶的检出。伪彩色图像处理实际上是一种密度分割技术，能充分发挥人眼对彩色的分辨能力，提高了对图像特征的识别，已用于对 X 线、CT、MR、超声和电镜等图像的处理。

第二节　图像降噪与对比度调制

一、图像降噪

X 线数字成像中，噪声是影像上亮度水平的随机波动。X 线数字成像中检测到的 X 线量与统计学法则有关。当已知给定量的 X 线，由检测器反复读取，可得出检测器读取次数函数的曲线波形。曲线的宽度是统计学上的波动量，即噪声量的大小。随着 X 线量增加，影像中灰度的随机波动减少，噪声量降低，如曝光量增加 4 倍，观察到的噪声水平将减少 1/2。

噪声是影响图像质量的主要因素，为了减少光子密度的统计涨落出现的噪声，可以用单个像素值与邻近一些像素值均衡的方法，九点平滑处理技术是减少图像噪声的方法之一。

九点平滑处理法是计算机根据原有图像算出一幅新的图像。每个新像素值就是原像素及其周围 8 个像素的加权平均值。首先，把欲处理像素的初值乘以 4，然后，把位于四边的 4 个像素值乘以 2，把位于角上的像素值乘以 1，最后把相乘结果相加，用总和除以 16，便得到加权平均值。当把这种处理应用到九点平滑处理技术像区范围时，噪声就从 10% 减小到 1.8%。用图像平滑来减少噪声，是一个图像模糊化的过程，降低了细微结构的清晰度和可见度。

二、图像对比度调制

图像对比度与各像素之间数值差有关，对比度可以通过对像素乘以一个适当系数再减去一个数值加以改善。如果原始图像用比 1 大的系数相乘，则对比度增加；如果用比 1 小的系数

(小数)相乘,则对比度降低。

如果原始图像在背景区内每个像素的平均值为100,而在物体区中心每个像素的平均值为75,那么物体和背景间的对比度为25(25%)。增加对比度的方法是用系数2乘以每个像素值,然后减去100。根据此方法,上述背景内的每个像素的平均值为100,物体区的每个像素的平均值为50,这两个区域的对比度为50(50%),对比度增加了一倍。用这种方式提高对比度的同时也增加了噪声。

第三节　图像整合与兴趣区处理

一、图像整合

图像整合(image integrated)又称图像积分,是指在一定时间内对一系列图像的平均过程。图像平均能有效地平滑一幅图像,并减少噪声。图像平均是一种空间滤过处理,即一系列图像的所有像素值累加,以形成一个新的像素值。例如,在 DSA 检查的序列曝光中,可采集十几帧至几十帧图像,而用作减影的仅为其中一对或几对图像,其余的图像都被浪费,从 X 线曝光的利用来考虑是低效率的。若将多帧 mask 像平均,并作一个负加权(如 -1),若干帧含对比剂图像平均,并作一个正加权(如 +1),再用这两个平均和加权后得到的影像作减影,则可得到平均后的减影像。也就是说,最终用于减影的影像对是若干帧影像总和后的平均。图像的平均可在多帧范围进行,图像平均的特征有:① 提高信噪比,改善图像质量。通过对输入的信息加权,增强了有用信号,排除了无用信号。若使用了 n 帧图像积分,则减影后信噪比的改善等于 n 的平方根。② 降低了运动性模糊的敏感性。如 DSA 的 mask 由多帧合成,主动地将 mask 像变得模糊,运动性伪影也随之变得模糊,降低了平均后的图像对运动性模糊的敏感性。③ 图像时间分辨率降低。最大碘对比信号相对提高,但图像平均过多,会使图像时间分辨率下降。④ 帧幅多需增加计算机存储能力。

二、兴趣区处理

随着医学影像设备性能的提高和功能的多样化,以及临床对疾病认识的不断深化,医学影像学的诊断已从定位发展到定性诊断,乃至定量诊断。数字图像形成后,可对某些征象进行定量分析。对影像兴趣区处理常用方法有:① 对病灶区进行勾边增强,建立图像轮廓,突出病灶,便于测量及定量诊断;② 对病变区进行放大、移位、灰度校准、灰度转换、附加说明;③ 对病变区进行加、减运算;④ 对病变区计算(统计),如图像密度统计、像素总量、平均密度、标准误差、平均背景密度、比较两个病变区的密度、计算两个兴趣区的密度比率及总像素量的比率、建立病变区的密度、建立病变区直方图和计算直方图密度统计曲线等;⑤ 建立时间—密度曲线,病变区作为时间的函数,X 轴是采像的时间,Y 轴是所选病变区的总密度;⑥ 对病变区曲线进行处理,可以是单一曲线,也可以是多段曲线,通过对曲线上不同点赋予相应数值,对曲线进行积分、计算斜率等处理,便于定量分析;⑦ 确定心脏功能参量,测定心室容积和射血分数以及室壁运动的相位和振幅;⑧ 研究对比剂流过血管的情况,确定血管内的相对流量、灌注时间。同时可以测定血管狭窄程度、长短、相对百分比,以及狭窄区的密度和百分比。

(一) 边界检测

度量图像某些参数时经常需要划定某一区域的边界,各区域之间的灰度存在差异,划定边界时先确定一些临界灰度值,按像素灰度所处的灰度值范围把图像划分成不同区域,这样灰度值最接近临界灰度的像素就构成了边界。寻找边界的过程可由机器自动完成,也可借助跟踪球在屏幕上划定。

（二）突出轮廓

突出轮廓是将提取出的图像上的轮廓信息作为另一幅图像显示出来的技术,通常采用微分或差分计算原始图像上各点的灰度变化率,用这个变化率来构成一幅新图像。由于图像边缘具有较大的变化率,在新图像上对应于原始图像边缘处有较大的灰度值,可直接显示图像的轮廓。

第四节　边缘分析

在医学图像分析识别中,为了进行图像描述和分析,往往需要先将图像划分成若干个有意义的区域,如一张 CT 图像就应划分成不同的组织或病灶。这种为后续工作有效进行而将图像划分成若干个有意义(指"与目标对应"或"所研究的问题的函数")的区域(部分)的处理技术称为图像分割。图像分割中,一个重要的步骤就是进行边缘提取。

一、边缘提取的理论

图像的边缘是指在分割后的图像中,相邻的两个特征区域的分界线,它表明一个特征区域的终结和另一个特征区域的开始。图像边缘对医学图像分析识别十分有用:边缘能够画出目标组织、器官,使观察者一目了然;边缘还蕴含了丰富的内在信息(如大小、形状等),是医学图像识别中抽取图像特征的重要部分。

像素间的相似性和跳变性是边缘提取分割的理论基础。相似性是指某个区域内的像素具有某种相似的特性,如灰度一样、纹理相同等;跳变性则是指特性的不连续性,如灰度值突变等。从本质上而言,图像边缘是图像局部特性不连续性(灰度突变、颜色突变等)的反映。

如图 31-2 所示,将栅格平面上任一点 A 周围的八个像素点用 0~7 八个方向表示,并将 0~7 定义为 A 点的 8-邻域,0,2,4,6 定义为 A 点的 4-邻域。对于一个连通的像素集合 R 中的所有像素,如果它至少有一个 4-邻域不在 R 内,那么它就是边缘点。所有边缘点的集合就是 R 的边缘。其中对于 4-邻域均不在集合 R 内的像素,还应分两种情况考虑:①如果它的

3	2	1
4	A	0
5	6	7

图 31-2　边缘提取理论

8-邻域中的 1,3,5,7 方向中的任一个像素点在 R 内,该像素可能构成边缘像素;②如果当前像素的 4-邻域均不在 R 内,且 1,3,5,7 也不在 R 内时,则当前像素点为孤立点。

二、边缘提取技术

边缘提取首先检出图像局部特性的不连续性,然后再将这些不连续的边缘像素连成完整的边界。它主要分为两个部分:边缘检测和边缘跟踪。边缘检测就是根据一定的检测准则及相应的算法确定图像上某处的像素点 (X,Y) 是否属于边缘,而边缘跟踪则是将检测出来的边缘点连接起来。

（一）边缘检测技术

要判断某像素点 A 是否为边缘,关键是判断其周围 8 个方向上的像素点是否在像素集合 R 内。位于图像集合 R 的边缘而又不属于图像集合 R 的像素点主要有以下两大特点:①该

点的灰度值与像素集合 R 内的像素点的灰度值有显著不同;② 该点处的灰度变化很剧烈。集合 R 内至少有一个 4-邻域同时具有这两项特点的像素点的集合称为 R 的边缘点集合 R',显然 $R' \in R$。

灰度均一性可以作为某像素点是否满足边缘点集合 R' 的判断条件 I。设给定的图像灰度 $f(x,y) \in [z_1, z_2]$,其中 z_1, z_2 是两个灰度值。用统计算法确定一个子集 $z \subset [z_1, z_2]$,并根据各像素灰度是否属于 z 而对其进行判断,如果某像素点的灰度值 $f(x,y) \in z$,则该像素点满足判断条件 I。

由于受到噪声和模糊的影响,仅用条件 I 来判断某像素点是否属于边缘点集合 R',往往会有较大误差,因此,在大多数情况下,还需要判断该像素点是否满足判断条件 II。通常有 3 种判断方法:边缘算子法、模板匹配法和曲面拟合法。

边缘算子法是将梯度算子或拉氏算子作为图像边缘检测器,此类算子在图像灰度变化缓慢的区域其值较小,而在图像灰度迅速变化处,其值较大,因此,它在边缘像素处的值就代表了该点的"边缘强度"。这种算法的优点是简单、计算速度快、占用资源少,但它存在着"提取噪声"的缺陷。模板匹配法则是为了检测某些特定的图像区域而设计的一种方法,这种方法只能检测出某些特定方向上灰度的变化,例如 X 方向、Y 方向等,因此适用范围较窄。曲面拟合法的基本思路是用一个平面去逼近一个图像面积元,然后用这个平面的梯度代替点的梯度,从而实现边缘检测。这种方法可以在完成边缘检出的同时,较好地抑制噪声的干扰,而且它适用于各个方向。

在医学图像处理中,图像受噪声影响较大,而且图像区域形状多种多样,边缘很不规则,因此上述 3 种方法中,曲面拟合法最适合于医学图像处理中的边缘提取。曲面拟合法的主要步骤如下(以选择 9 点面积元为例):① 选择合适的拟合区域;② 用一次平面 $f(x,y) = ax + by + c$ 拟合该面积元 ΔS 上的 9 个相邻像素,即对图像中的每一个像素算出以它为中心的拟合系数 a, b;③ 求出拟合系数后,再用拉氏算子计算该平面的梯度 $a^2 + b^2$;④ 设定一个阈值,梯度大于阈值的点即认为满足判断条件 II。

(二) 边缘跟踪技术

当确定了边缘检测准则后,接下来的任务便是将边缘点的集合 R' 中的像素点连接起来,这个过程就是所谓的边缘跟踪。一般说来,对于一个连接成分的边缘上的像素点总可以由一条通路来跟踪它。初始像素 A 可以用很多方法找到,通常由上至下,由左至右扫描得到。跟踪过程可以看做是沿着属于集合 R 的像素"走"。

首先用光栅扫描方式对图像进行扫描,寻找属于边缘点集合 R' 的初始像素点。找到这样的点后把它作为"现在点",并做上标记。其次,从初始像素 A 出发按照一定的方向用曲面拟合法检查"现在点"的 8-邻域,若属于集合 R',则将其接受为新的"现在点",并做上标记。因为医学图像的边缘本身极不规则,加之噪声影响,边缘上经常会出现分支,有时甚至还会出现几条曲线相交的情况。因此,在本步骤中,可能出现以下几种情况:① "现在点"是曲线的分支点或几条曲线的交点。此时,应选取属于集合 R' 中的诸邻点中的一个作为新的起始点继续进行跟踪,而将其余诸邻点存储起来,供以后继续跟踪使用。若遇到新的分支点或交点,则重复以上步骤;② 当"现在点"的邻点全不属于集合 R' 时,该分支曲线跟踪结束,回到最近的一个分支点,取出另一个属于集合 R' 的邻点作为新的起点,并重复上述跟踪步骤;③ 当全部分支点处待跟踪的点均已跟踪完毕后,返回第一步继续扫描,以选取新的初始像素。如果图像质量特别不好,还应对方向进行判断。

第三十二章　三维重组技术

重组技术是指通过改变 CT 原始图像的矩阵、视野,进行图像再次重组处理。另外,还可根据所选滤波函数,改变算法,再次重组图像。比如内耳骨算法扫描后,还可改变为软组织算法再次重组图像,提高了组织间的密度分辨率,使图像更细致、柔和。

医学断层图像的三维重组技术(3-dimensional reformation technology)提供了一种无创方法直观观察人体内的立体结构,当通过采集体层数据(包括步进容积扫描、连续容积扫描、电影扫描)后,用多层面重组(包括曲面重组、最大密度投影、表面遮盖显示、仿真内窥镜技术、容积再现技术和黑白反转与方向旋转等方法)进行三维重组的处理。值得注意的是,在实际应用中只有结合多种方法,根据三维重建、重组的要求运用优化扫描参数,甚至是综合应用才能提供更可靠的诊断信息(图 32-1)。

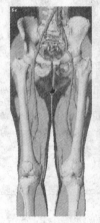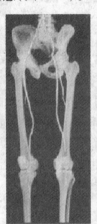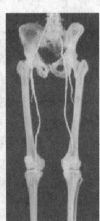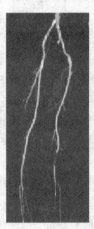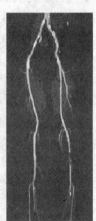

图 32-1　多种技术组合应用

当今的容积扫描、曝光时间和扫描持续时间都很短,特别适合心血管系统的三维重组。短的持续时间使所有扫描在一次深吸气后的屏气过程中完成,因而消除了呼吸带来的层间运动误差;短的曝光时间可以消除一层内的运动伪影,并使心电门控采像和电影扫描成为可能。

第一节　多层面重组

多层面重组(MPR)法是在横断面 CT 图像上按需要任意划线,然后沿该划线将某些或全部横断层面重组,获得该划线平面的冠状面、矢状面和任意角度斜位面的二维重组图像。螺旋扫描的层厚和螺距对 MPR 的图像质量有明显的影响,层厚越薄,层数越多,重组图像越清晰、平滑;若层厚与螺距选择不当,就容易造成阶梯状伪影。

容积扫描得到的一组断层图像,在三维影像工作站被重叠起来,层与层之间进行插值处理,以像素为单位的图像被重组为以体素为单位的三维数据。三维数据重组以后,可用交互式容积观察法直接观看。观察方法是用正交的 3 个平面,即冠状面、矢状面、横断面,或斜面去截取三维数据,同时生成 3 幅二维图像。操作者通过移动 3 个平面的位置,使 3 幅图像随之平滑地变化,如此人机交互式观察,便于了解器官、组织的立体解剖结构。

多层面重组是交互式容积观察的延续。让三维体元数据分别绕 X,Y,Z 轴旋转任意角度,再移动 3 个平面截取,或者用斜面截取,实现了用任意角度的平面截取三维空间。可以任意规定层厚,使层厚范围内的体元值平均,得到新断层的像素值;也可以任意规定层数、层间距,相当于以任意的角度、层厚、层间距重新做了一组扫描,这就是平面重组。

在交互式容积观察的基础上,让三维体元数据分别绕 X,Y,Z 轴旋转合适的角度后,操作者可以在冠状面、矢状面、横断面或斜面上画任意的曲线,此曲线所确定的柱面截得一幅二维图像,这就是曲面重组,它可以用任意柱面从任意方向截取体元数据。对于弯曲的器官(如血管),用平面重组法往往无法在一幅图像里显示足够大的范围,而曲面重组可以顺着血管的走行用合适的曲面截取,得到的效果如同把血管沿着一个方向展平。这样,就弥补了 CT、MR 只能提供横断面而不能按任意角度扫描断面的缺点。

曲面重组的优点是:① 操作快捷方便,通常一组 CT、MR 图像传到工作站后首先做的就是交互式容积观察和多层面重组;② 能以任意方位、角度、层厚、层数自由重组新的断层图像,而不需再次扫描;③ 从图像上能观察组织的密度(CT 值)、信号强度;④ 曲面重组能在一幅图像里真实显示血管展开的长度与狭窄情况;⑤ 不仅显示目标器官,而且显示断面上的全部结构,因而患者身体移动造成的伪影容易辨认。曲面重组的缺点是:① 当物体空间结构复杂时,难以用一幅图像表达,而需要做一系列重组图像;② 曲面重组必须准确沿着血管轴线作出曲面才能正确表达管径,对于细的血管难以做到(除非事先作出最大密度投影);③ 曲面重组由于把曲面展开观察,非目标器官存在变形,有时从重组图像上难以辨认体位,因而要附上作曲面的原图。

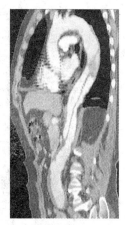

图 32-2　多层面重组显示

总之,曲面重组对肝肾之间的占位性病变、椎管内占位性病变和颅内占位性病变的显示具有独到之处,还可通过剥离和叠加的方式把病变和邻近组织的供血情况用不同的颜色标识,并辅以动态显示(连续旋转)获得直观的图像(图 32-2)。

第二节　最大密度投影法

针对三维体元数据,沿着 X 轴方向或者 Y、Z 轴方向进行投影,每条投射线经过的所有体元值取最大的一个作为结果的像素,这样得到的投影图像叫最大密度投影图像。之所以取最大值,是因为注射对比剂扫描时目标器官增强,其密度高于周围组织。在投影之前,可以先使三维数据绕 X,Y,Z 轴旋转合适的角度,这样就能向任意方向投影。

最大密度投影法可以用来做曲面重组。在对血管做曲面重组时,最理想的是沿着血管的轴线准确地作出曲面,这样就能反映整段血管的直径变化。实际在交互式容积观察的 3 个断面上,有时很难准确估计血管的轴线。然而有了最大密度投影法,就可先做一个最大密度投影,再在整段血管的投影图像上准确地画出所需的曲面。这样得到的曲面重组图像能真实反映管径,同时真实反映血管的长度。

一幅最大密度投影图像是从全部三维体元数据提取出来的,不会遗漏被增强器官高密度的任何部分,特别适用于认识器官形态的全貌。但由于是投影,前后影像是重叠的,密度特别高的组织(如骨)会完全挡住其他组织,所以在选择投影方向时应注意避开,或预先把它们选出并屏蔽。和最大密度投影法相似,还有平均密度投影法,它将投射线上的体元值平均,得到的图像效果和普通 X 线透视相当。此外,用最低密度像素代替最高密度投影显示,所产生的图像被称为最小密度投影,可利用这种图像显示支气管树、充气的结肠等。

最大密度投影法的优点是:① 操作过程简单,不需要阈值,也不需要画曲线,是完全客观的投影;② 在一幅图像里概括整个立体空间的 CT 值信息;③ 图像上体现了密度(CT 值),高密度的物体(如钙化、支架)在周围组织密度上显示得很突出。最大密度投影法的缺点是:① 投影线前后物体的影像重叠,目标血管会和投影线上的其他血管重叠,高密度的骨骼会完全挡住其他组织,因而在投影前必须将其屏蔽;② 低密度的物体(如血栓)会被遗漏;③ CT 图像上的噪声对投影结果影响较大;④ 不能清晰显示解剖结构的三维空间关系,从单独一幅投影图像不能了解空间结构,最好旋转角度做一系列投影图像连续播放;⑤ 最大密度投影图像无法分辨深度层次,密度较低的物体会被掩盖,如对血管后方的病灶显示效果较差;⑥在血管成像过程中,尤其是 MRA 中,由于沿血管壁的血流速度较慢,产生的信号较少,背景强度的峰值超过血管边缘强度,加上部分容积效应,经常会遇到血管边缘的信号丢失,导致最大密度投影图像上血管出现假性狭窄(图 32-3)。

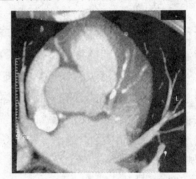

图 32-3 冠状动脉 MIP 重组

第三节 表面遮盖显示

表面遮盖显示(SSD)法是通过计算被观察物体的表面所有相关像素的最高和最低 CT 值,保留所选 CT 阈值范围内像素的影像,将超出限定 CT 阈值的像素透明处理后重组成二维图像。表面遮盖显示空间感强,解剖关系清晰,有利于病灶的定位,多用于骨骼(颅面骨、骨盆、脊椎等),空腔结构(支气管、血管、胆囊),腹腔脏器(肝脏、肾脏等)和肿瘤的显示。但 CT 阈值过高,选中的组织多,易造成管腔狭窄的假象,分支结构显示少或不能显示;反之,细微病变可能漏掉,管腔显示宽,边缘模糊。

表面遮盖显示法可生成直观、真实的图像,与前面几种面向体元数据的方法不同,这种方法面向三维物体,用光照模型所确定的算法给它们的表面加阴影,呈现在屏幕上。前面用到的三维体元数据,空间中的每个体元都有 4 096 种可能的取值(CT 值),具有 12 bit 的信息量。这里用到的三维物体不包含 CT 值信息,空间中的每个点只具有 1 bit 的信息量——"有"或"没有",所有标记为"有"的点的集合构成一个三维物体。若要重建三维物体,操作者必须提取出想要显示的组织、器官,剔除不要显示的部分。这一步或者从重建好的三维体元数据出发,或者直接从原始 CT 图像出发。

阈值法是一种不需预处理的提取方法。从三维体元数据出发,操作者规定一个 CT 值下限和一个 CT 值上限,凡是 CT 值在这两个阈值之间的体元都被选中作为兴趣器官,也就完成了三维物体的重组。阈值法特别适用于兴趣器官与周围组织密度差异显著的情况,并能大范围快速提取。从阈值法又派生出许多需要预处理的提取方法,允许人工干预提取过程。实际工作中由于 CT 图像上存在噪声、部分容积效应、对比剂分布不均等,很难简单地用一对阈值来准确提取兴趣器官,而预处理允许操作者介入提取过程,所以更加精确。

种子生长法是一种很好的预处理提取法。在 CT 图像上,先规定好阈值上下限,再向兴趣器官上播一枚"种子",计算机让种子"生长",自动找出满足阈值并和种子相连通的像素,这就是兴趣区。尽管有其他器官和图像噪声也满足阈值,但由于它们大多不和"种子"相连通,所以不会被选中。偶尔有其他器官和"种子"相连通而被选中时,还可以人为将它们剔除。每层 CT 图像都如此提取感兴趣区,然后由多层兴趣区重组三维物体。当然,这一步需用到适当的插值算法。各种提取方法中,阈值的恰当选取都是很重要的,阈值过高或过低都对表面遮盖显示的图像效果影响很大。

重建出来的三维物体要经过一系列编码、裁剪、消隐、加阴影等算法,以人眼习惯的形式显示在二维屏幕上。加阴影要根据某种光照模型来做,允许操作者指定光源的位置、强度、深度,指定物体的表面粗糙度和高光点系数。

表面遮盖显示法的优点:① 符合视觉习惯,以强化真实效果、展示完整的立体形态,当空间解剖结构复杂时此方法具有很大优势;② 在三维加速硬件支持下有丰富的人机对话功能,能平移、旋转、缩放、设置光源的位置、深度和宽度等。表面遮盖显示法的缺点:① 重组阈值的选取、对比剂浓度的变化等一些条件,对于三维图像的质量影响很大;② 受部分容积效应的影响,细的血管容易产生狭窄、堵塞状的伪影,狭窄程度容易被夸大;③ 产生的伪影同样具有真实感,容易让人误以为真;④ 不能从图像上看出密度信息。

总之,表面遮盖显示与多层面重组和最大密度投影有所不同的是在实行表面重组前需先给出一个阈值,阈值过大,图像偏白,看不清表面轮廓和颅内的脑组织;阈值过小,图像表面就会有"破孔"现象产生。表面遮盖显示法主要应用于颅脑、支气管和肠道等部位的图像重建。图 32-4 所示为表面遮盖显示重组与最大密度投影重组的对比。

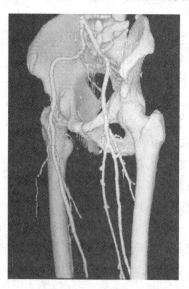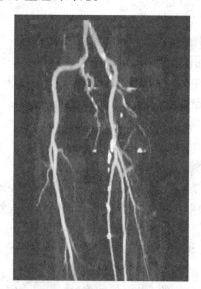

图 32-4　表面遮盖显示重组与最大密度投影重组技术

第四节 三维时间序列及容积再现

一、三维时间序列——四维重组

当今的电子束CT、多排探测器CT能够做电影扫描,可把电影序列中每一时刻的多排探测器CT图像都重组成一个三维图像,这就得到了一个三维时间序列。用本章介绍的任意一种三维重组方法,给CT的电影扫描加了一维时间,所以称之为四维重组。

二、容积再现

容积再现(volume rendering)给不同CT值分类指定不同的颜色和透明度,三维体元阵列视为半透明,假想投影光线以任意给定的角度穿过它,受到经过的体元作用,通过观察平面得到图像。最大密度投影重组和表面遮盖显示重组都可看作容积再现的特殊情况。容积再现可以最大限度地利用容积信息。图32-5所示为冠状动脉容积再现。

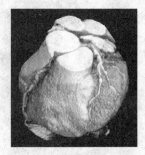

图32-5 冠状动脉容积再现

第五节 仿真内窥镜成像

仿真内窥镜成像(virtual endoscopy imaging)技术自1994年Vining等首次报道以来,经历了一个快速发展时期,目前几乎所有含有管腔的组织器官内部都可进行仿真内窥镜的检查。与传统纤维内镜(fibre endoscopy,FE)相比,仿真内窥镜检查无痛苦和感染的危险,易被患者接受,而且可任意设置视点,到达传统纤维内镜不能触及的地方,甚至穿过器官壁的限制看到壁外和临近的解剖结构。

仿真内窥镜成像技术是医学影像与仿真内窥镜技术的结合,将快速扫描获得的大量医学影像资料输入工作站后组合成代表原扫描物体的容积资料库,然后沿物体的某一方向确定图像平面。该平面上的每一个点都有一条投影线与平面垂直。沿投影线按一定间隔进行资料取样,将所有取样点重组成最后的图像。为了能把视点置于物体内部观察周围结构,必须采用透视投影重组技术。

透视法观察与内窥镜相似,视点在受检器官腔内旋转或移动,以便得到不同视角的图像。透视投影可以通过改变视野来调整投影线的散射率。视野增大,被观察到的物体范围增加;视野缩小,则被显示的图像层面变窄。透视投影法观察到的图像,可由三维表面遮盖法或容积再现法重组技术最后形成三维图像。表面遮盖显示重组法可以确定被显示表面的边缘,三维成像快速简便,但被观察表面下方的结构缺乏解剖细节,并且对伪影和噪声敏感,其结果往往导致细节的丧失或夸大。容积再现法可以显示表面结构下方的解剖细节,该项技术中的容积资料按CT值分类,每一类都有不同的阴影和密度,这对同时显示软组织、骨和血管特别有益。因此,把透视投影法与容积再现重组技术结合,可以模拟内窥镜检查,用于消化道、气管和鼻窦等部位的检查(图32-6)。仿真内窥镜的实现,除了用到可视化方法外,还涉及图像分割、路径规划等技术。

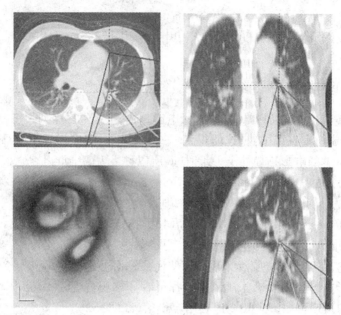

图 32-6　气管仿真内窥镜成像重组

第六节　图像分割与配准融合

一、图像再次重组技术

图像再次重组技术是在常规扫描重建图像的基础上,再次将数据进行重组处理,通过改变图像的矩阵、视野和滤波函数,从而改变组织的密度分辨率及显示细微结构的能力,常用于观察内耳、肺内的孤立结节及垂体的微腺瘤等。

但是,重组图像的好坏首先取决于容积数据的采取,容积数据获得的基本原则是:必须将病变范围包括在一次性容积扫描之中,容积资料的好坏决定三维图像的影像质量。因此,在采集容积数据时,必须采用薄层、较慢的床速、小的重建间距及高分辨率重建,螺距常采用 1∶1。如果观察的范围比较大,应在保证理想的层厚和良好的图像纵向分辨率的前提下,适当地增加螺距,该技术主要适用于骨骼和心血管系统,特别适合于结构复杂的部位,如颅底、颌面部、脊柱的小关节、复合关节、骨盆等的骨折或复合畸形。

二、图像分割

医学图像分割可以将感兴趣区(病灶等)提取出来,帮助医生进行定性及定量的分析。图像分割包括分割(目的是将图像分解成若干有意义的子区域或对象)和标注(目的是识别出各区域的解剖或生理意义)两个部分,是保证三维图像重组准确性的关键技术。

虽然不断提出新的分割方法,如基于模糊集理论的方法、基于神经网络的分割方法及基于小波分析的分割方法,但结果都不是很理想。目前研究的热点是一种基于知识的分割方法,即通过某种手段将一些先验的知识导入分割过程中,从而约束计算机的分割过程,控制分割结果在所能认识的范围内,比如在肝内肿块与正常肝灰度值差别很大时,不至于将肿块与正常肝看成两个独立的组织。

三、配准融合

医学影像成像模式分为解剖形态成像（如 CR、DR、CT、MRI、US，以及各类内窥镜图像等）和功能代谢成像（如 PET、SPECT、fMRI 等），在临床医疗中，常需将多种模式或同一模式的多次成像通过配准融合来实现感兴趣区的信息互补。

图像融合包括了图像处理、分割及三维组合显示等过程。PACS 是支持图像融合的重要平台和环境。

（一）医学图像配准、融合

医学图像配准、融合包括基于特征的方法、基于力矩和主轴的方法（即力矩和主轴法）、基于灰度的方法。研究较多的方法有以下两种。

（1）最大信息法。此方法不需要对图像作分割或任何预处理，几乎可以用于任何模式图像的配准，特别是当其中一个图像的数据部分缺损时也能得到很好的配准效果。

（2）相关法。此方法主要用于单模图像配准，通过改进算法后也可用于多模图像配准。

另外，近年来出现了一些新算法，如基于小波变换的算法、统计学参数绘图（statistical parametric map，SPM）算法、遗传算法（genetic algorithms，GA）等，它们在医学图像上的应用也在不断扩展。

（二）医学图像配准、融合的应用

（1）临床上医学图像配准、融合主要应用在 CT/MR 融合及 CT/MRI-SPECT/PET 的融合方面，而且集中于大脑病变的诊断和手术治疗，以及脏器肿瘤的诊断、定位等。

CT/MR 图像的融合能帮助克服传统神经外科手术定位方法的缺陷，并通过与相应的 PET 图对应，可更全面了解手术前脑功能的活动情况，提高手术计划的可靠性。

在胸、腹部应用中，CT/MRI-PET 以不同色彩显示腹部各区域的三维解剖与代谢信息融合，可对术前及治疗中的肿瘤精确分级和定位。

在 MRI/CT-SPECT 的融合配准过程中，通过在感兴趣区中以肝轮廓、动静脉管壁等为内部标记进行匹配，可诊断小至 1 cm 的病灶，比单独从 SPECT 中估计肝血管损伤更有效。另外，MRI/CT-PET 的融合已广泛应用于放射治疗计划的制订，特别是在确定精确放疗的靶区时。

（2）同机融合与非同机融合技术。目前非同机融合的最好方法是原始资料的融合，已在 PET 仪上得到有效应用，即在同一计算机平台上直接进行核医学和 CT 图像的原始资料的融合，这种方法在图像转换上非常容易，定位时可选择不同方向的断面进行重复比较、验证，配准度较高。

同机融合技术已投入临床应用，目前主要用于核医学与 CT 图像的融合，将核医学仪器（功能性成像系统）与 CT（形态学成像系统）安装在同一套机架系统中，同时完成核医学检查和 CT 检查，并实现图像融合，其配对准确性很高，误差一般小于 5 mm，高精度时能够达到 1 mm。

图 32-7 所示为 3 种融合技术的比较。

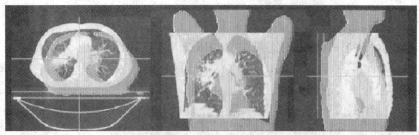

(a) 人工图像融合，移位大、配准差

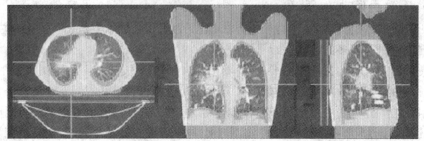

(b) 用软件进行图像融合，配准质量有明显改进

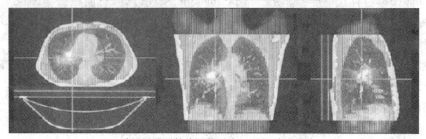

(c) 采用机器硬件将图像融合，配准质量最佳

图 32-7 不同方式的图像融合技术

第三十三章　图像处理的临床应用

对病变定位和定性诊断的准确性取决于图像质量，良好的图像质量与窗口技术的正确处理、适当的兴趣区测量、图像的最佳重组与图像融合以及必要的血管造影等有关，只要各项参数处理恰当，不仅能重建出优质的图像，而且可以根据不同病变的窗宽和窗位的调节，获取许多有价值的诊断信息。

第一节　正确应用数字图像处理

因为人体结构复杂，数字宽容度大，所以在调试人体数字照片时需要根据病情及解剖结构进行。数字成像系统常用的图像处理功能有：① 谐调处理。谐调处理通过灰度变换的非线性转换曲线来改变影像的对比度。② 空间频率处理。空间频率处理通过增加空间频率响应，产生边缘增强的效果，增加图像边缘的锐利度，利于显示骨骼边缘影像。③ 谐调处理与空间频率处理结合，可使图像内兴趣点处结构达到最佳显示；低对比处理和强空间频率处理结合使用，可提供较宽的处理范围，实现边缘强化，利于软组织影像显示；高对比处理和空间频率处理结合，可提供与传统 X 线照片相似的图像，骨骼结构显示清晰。因此，数字成像可通过一次性 X 线摄影，经过图像处理及窗宽、窗位的调节同时得到多种不同诊断要求的照片，这在一定程度上减少了 X 线的辐射，避免了球管的老化。以下是以头颈摄影为例介绍数字成像处理及窗宽、窗位的调节。

一、颈椎侧位

以屏-片组合方法实施的颈椎检查中，因为不是数字影像，成像后不具备后处理功能，影像一旦形成，则不可改变。加上曝光宽容度等因素，致使在同一张颈椎片上有时难以一次性显示颈椎椎体与软组织，对于颈部软组织有项韧带钙化时，需用强光灯观察。CR、DR 运用后处理功能进行谐调处理与空间分辨率处理，改善了软组织结构显示的密度层次及椎体的锐利度，从而大大改善了软组织的分辨率，减少了总曝光量及曝光次数。图 33-1 为颈椎不同窗宽、窗位的调节显示。

二、头颅切线位

对于头颅包块通常拍头颅切线位，在有包块的地方用胶布将铅号码"O"贴于包块处，当"O"在照片上呈"一"字形时，说明摄影成功。但常规 X 线摄影往往因曝光条件过低仅见软组织像，骨结构无法辨认；或是曝光条件"适中"看清了骨结构却看不清软组织。CR、DR 可在一次 X 线摄影之后，根据诊断需要调制出不同窗宽、窗位的图像，便于了解软组织，以及软组织与骨结构之间的内在关系。图 33-2 为包块不同窗宽、窗位的调节显示。

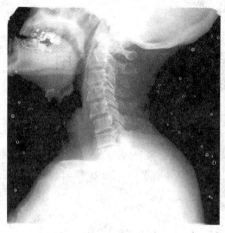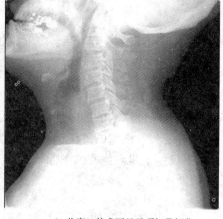

(a) 此窗口技术无法显示项韧带钙化　　　　　　　(b) 此窗口技术可显示项韧带钙化

图 33-1　颈椎不同窗宽、窗位的调节显示

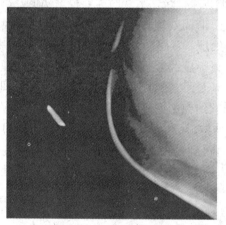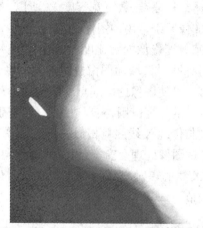

(a) 此窗口技术显示颅骨骨皮质完整　　　　　　　(b) 此窗口技术显示颅骨软组织包块处

图 33-2　包块不同窗宽、窗位的调节显示

三、鼻骨侧位

正常鼻骨上部厚而窄,下部薄而宽。常规 X 线照片鼻骨下部薄骨质处往往因骨质密度太低,显示欠清晰,只见上部较厚骨质部分如骨棘伸向前方,致使鼻外伤时常规 X 线检查仅能看清鼻骨线性骨折、塌陷、移位,然而这类外伤患者还有鼻中隔粉碎性骨折以及上颌骨、额骨、眶内侧壁骨折等复合性损伤和常有的软组织肿胀。同时因鼻骨下部结构单薄,摄影条件稍有偏差,就须借助强光灯观察。CR、DR 一次成像后能显示起自鼻额缝的细长三角形致密影,下部薄骨质处的骨结构可清晰显示,克服了常规 X 线照片较难发现鼻骨下部薄骨质处骨折线的缺点,对骨折片变形、移位及周围其他方面的骨情况观察更明确,尤其是能够看清软组织肿胀的程度。因此用 CR、DR 来诊断鼻外伤时,其敏感性及综合性信息量要远远高于常规 X 线照片。图 33-3 为鼻骨的显示。

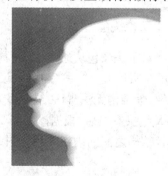

图 33-3　鼻骨的显示

四、华氏位

华氏位最常用于上颌窦疾病的诊断。当有软组织肿块时，医生首先考虑的问题是其附近骨皮质有无骨质破坏及其破坏的程度，以判定其良恶性，利于分期。常规 X 线照片不能全面、客观地显示病灶，而 CR 不但可以充分显示骨质影像，而且还能显示软组织影像，使医生更能准确地了解病灶。图 33-4 为窦腔中软组织的显示。

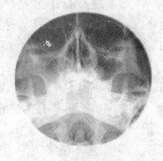

图 33-4　窦腔中软组织的显示

五、异物定位

眼外伤的异物定位对于眼外伤的及时治疗起着至关重要的作用，而常规 X 线照片对于异物的显示取决于异物的性质、大小以及 X 线摄影条件，如果达不到最佳匹配，则很难显示异物，极易造成漏诊。CR、DR 可通过影像的后处理，对一次曝光作任意的调试，让异物呈现最佳的视觉效果。图 33-5 为眼异物的显示。

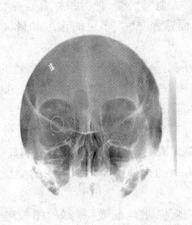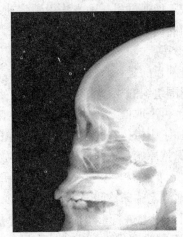

图 33-5　眼异物的显示

第二节　合理应用三维重组技术

三维重组对断层扫描提出了新的要求，不仅每个断层图像质量要好，三维 Z 轴方向上的空间分辨率和层间的准确重叠也很重要。扫描参数选择不当会加剧三维重组的各种伪影。

三维重组要求数据在 Z 轴方向上有足够的分辨率。CT 容积扫描的特点是，在 X,Y 轴方向上的分辨率很高，但在 Z 轴方向的分辨率低，Z 轴方向的分辨率取决于扫描层厚和床进距离。层厚造成所谓部分容积效应，即 CT 值实际上是层内物质的密度在 Z 轴方向上平均化的结果。常见的是与扫描平面夹角小的血管的密度降低，在三维图像上产生狭窄、断裂的伪影。常选用薄层以降低部分容积效应，但层厚越薄，X 线量越小，图像噪声也越大，因此，需要综合考虑。另外，床进距离越大，Z 轴方向分辨率越低，表现在三维图像上为阶梯状伪影。所以宜选用小的床进距离，可以重叠扫描，建议每层床进距离为 1/2 层厚到 1 倍层厚，但为了覆盖足够的扫描范围，床进距离也不能太小。

　　三维重组要求相邻的层与层之间影像准确重叠,理想的情况是受检者在扫描过程中自始至终没有任何移动。所以,对胸、腹部扫描时,应尽量缩短扫描持续时间,使扫描能在一次屏气内完成,以消除呼吸运动带来的层间移动;不能屏气的患者,应嘱其平静呼吸。胸部检查时,心脏附近的位移可达 1 cm,采用心电门控使每层图像都在同一心电时相上,可消除心跳带来的层间移动。心律不齐的患者,心电门控失效,心脏区域的三维图像会受到影响,产生横纹。

　　当今 64 层 CT 具有更快的扫描速度和更高的纵向(Z 轴)分辨率,采用其原始数据所得的三维图像更加细腻清晰。在实际应用中,当需要观察器官内部、腔内时,多层面重组是比较好的方法,但图像不能旋转,不能提供三维的空间关系;当需要判断较细血管的狭窄时,可以首先采用最大密度投影,但不能显示连续的密度变化,同时不能立体显示三维空间关系;当需要观察器官的总体形态,尤其是当空间结构关系复杂时,表面遮盖显示最能发挥作用,但在图像上不能反映 CT 值的变化,同时此方法需要人为设定分段和 CT 密度阈值,所以成像时间长,并有发生人为错误的可能。多排探测器 CT 容积扫描和电影扫描能抑制层内和层间移动伪影,提供适于三维重组的优质断层图像。比较几种重组方法的特点还可以看出,它们之间具有某些优势互补,同一组断层图像用不同的方法分别做三维重组,能为诊断提供更多有用信息,有时一种方法的缺陷能通过另一种方法得到弥补,如对大血管病变、骨折和肿瘤等占位病变采用表面遮盖显示和曲面重组结合,对小血管则采用表面遮盖显示、多层面重组和最大密度投影结合,以降低误诊率。

　　图像重组的目的是在常规图像的基础上,更好、更全面和多方位地了解病灶的位置、大小、形态以及与周围组织的相邻关系。图像的重组常采取高对比分辨率放大重组,冠状面、矢状面及斜面重组,也可采取低对比分辨率放大重组。高分辨率放大重组的特点是可观察到组织的细微结构,增加了影像边缘的锐利度,但图像的噪声增加。此外,在进行高对比分辨率的图像放大时,必须保持原始数据。低对比分辨率放大重组有利于分辨软组织中的病灶,图像边缘平滑柔和、噪声低,但图像对比度下降。两种重组方法的选择主要依据组织的类型和病灶的特点,最大限度地满足临床诊断的需要。

　　在横断面基础上进行重组时,原则上是层厚越薄,重组的效果越好,图像越清晰。尽可能采用螺旋 CT 扫描图像进行重组,因为它属于容积扫描,所采集的层面数据过渡平滑,而且进行图像重组时可采用最薄的重组间隔,并可在不增加患者辐射剂量的同时进行任意多次的图像重组。冠状面与矢状面的图像重组时,扫描层面必须保持连续,扫描参数也必须保持一致。

第三节　窗口技术的应用

　　窗宽表示数字图像所显示灰度级的范围,在这个范围内的组织结构按密度的高低从白到黑分为若干个灰度等级,加大窗宽,图像层次丰富,组织对比度减小,细节显示能力差;反之,降低窗宽,图像层次少,仅有黑白对比图像,因此,窗宽主要影响图像的对比度。它的选择主要取决于组织和病灶的结构和类型,如组织之间或组织与病灶之间密度差异不大,最好选择较窄的窗宽,反之就应加大窗宽。窗位是表示图像灰度级所显示的中心位置,又称窗中心(window center, WC)。通常,根据所要显示组织的变化范围来确定合适的窗宽和窗位,使不同密度的组织与病灶结构达到最佳显示。

　　在灰度级内每级灰度与窗内密度值呈线性关系,当保持窗宽不变,窗位变大时,原置全白的具有较大值的组织进入灰度显示区,原灰度显示区内具有较小值的组织将置全黑,从而整个图像逐渐变暗,这就是所谓的线性窗。当保持窗位不变,增大窗宽时,值的显示范围将增大。每级的值数增多,值相近的组织则难以区分,对比度下降。反之,对比度上升,值相近的组织可明确区分,但观察值的范围缩小。

窗宽和窗位关系密切,其运用原则是:窗位依显示组织的 CT 值而定,窗宽依显示组织的范围而定,同时根据组织和病灶的差别适当调整,当病灶和周围组织密度相近时,可适当调窄窗宽;如观察的部位需要层次多一些,可适当加大窗宽;如果显示部位的图像密度较低,可适当调低窗位;反之,则可调高窗位。当某些组织和器官,既存在密度差异较大的结构,又存在密度较小的结构时,必须采用双窗或多窗技术,如观察胸部时,就必须采用肺窗、纵隔窗和中间窗;如观察颅脑时,就必须采用脑组织窗和骨窗。只有根据不同组织的检查目的和检查结果,正确调整窗宽和窗位,才能得到有临床价值的图像,为疾病的定性诊断提供更丰富、更可靠的依据。

然而,不同的机器由于性能的差异,其窗宽、窗位值不一样,就是同一台机器,随着使用时间的变化,其窗值也会发生改变,另外机器本身随电流、电压、温度和湿度的改变,也会使数据采集系统产生误差。

第四节　图像测量

医学图像大部分是平面二维显像,缺乏空间立体感,为提高临床诊断的准确率,常需借助计算机软件的测量功能对图像进行测量和分析。图像测量有定量、定形和定位等测量方法。通过多种测量方式可鉴别被检组织有无病变,以及病灶的大小和空间方位,为临床定性诊断及预后提供参考依据。

一、定量测量

定量测量是测量各组织的 X 射线吸收衰减值。测量方法有 CT 值测量、血管内密度值测量、骨密度测量及心脏冠状动脉钙化的测量等。

(一) CT 值测量

CT 值是重建图像中一个像素的数值。临床常用 CT 值鉴别小病灶是实性还是囊性,是脂肪还是气体。测量方法有单个 CT 值和兴趣区 CT 值的测量;显示方法有数据显示和图形分布显示等。

1. 单个 CT 值测量

单个 CT 值测量是对较小区域的 CT 值进行快速检测的一种方法。通常是把一支 CT 值测量笔或鼠标的一个点放在被测量部位,显示屏上立刻可显示该处的 CT 值。该方法简便且常用,但它只反映被测量部位某一点的 CT 值变化,无法显示整个病灶范围的 CT 值全貌。

2. 兴趣区 CT 值测量

兴趣区 CT 值测量是对兴趣区域内不同组织的 CT 值进行测量的方法。该方法测量 CT 值的形状有圆形、方形和不规则形;测量的范围和个数可自定,测量的数目在屏幕上依次显示。

临床应用中,CT 值测量范围不宜过大。若超过病灶大小,测得的 CT 值则不能反映病变的真实信息。测量 CT 值的个数不宜过多,2~3 个为佳。若个数过多,则显示 CT 值的数据可能遮盖被检部位,影响视觉和诊断。CT 值测量过程中,除测量病灶中心 CT 值外,还需在相对应或相邻正常组织上测一个 CT 值,以作对照和比较。

3. CT 值显示

CT 值有数据、图形和颜色等显示方法。数据显示的是所定范围内平均值和标准误差;图形显示的是所选范围内 CT 值概况或动态扫描不同时间段的 CT 值变化情况;颜色显示是用不同的颜色代替不同的 CT 值范围。

CT 值的显示方式常依据临床诊断的需要选用。如小病灶的 CT 值常用数据显示;同层动态扫描一般用图形显示;图像三维重组的容积再现三维成像模式则用颜色显示。无论选用哪一种显示方式,其目的都是直观地了解被检部位的 CT 值信息,帮助临床诊断。

(二) 血管内密度值测定

血管内密度值测定是测量增强扫描时兴趣区血管内碘对比剂的变化情况,也称时间密度曲线的测量。其方法是先在被检部位做一层平扫,然后把测量 CT 值的兴趣区放入被检血管内,设定低毫安同层扫描的层数、高压注射器流量和流速等,一般在注射对比剂数秒后启动扫描。扫描后的图像用时间密度曲线进行测量,即可获得被检血管的 CT 值曲线图。该图动态显示血管内对比剂的分布情况,可直观了解碘对比剂峰值时间,常用于 CT 血管成像(CTA)和心脏冠脉成像。

血管内密度值测量还可与 CT 机联动,实现自动触发扫描。它是在同层动态扫描方法的基础上,按需设定触发扫描的 CT 域值。扫描时,CT 机同步监测兴趣区内的 CT 值,当 CT 值达到设定域值时,CT 机自动触发开始扫描。该方法可使被检部位增强效果达到一致,避免因患者血液循环快慢或操作者对延迟扫描时间判断失误而影响图像的强化效果。

(三) 骨密度测定

使用定量 CT(quantitative computed tomography ,QCT)对人体骨密度(bone mineral density,BMD)进行测量的一种方法称为骨矿物质含量测量,也称为骨密度测定。骨密度测定须使用专用体模和软件,扫描部位是腰 1 ~ 腰 4 椎体。扫描图像经测量和分析可获得被检者的骨矿物质含量和骨质疏松程度。

(四) 心脏冠状动脉钙化的测量

心脏冠状动脉钙化的测量是使用多排探测器 CT 特殊扫描软件和分析软件对冠状动脉钙化情况的测定。方法是先用多排探测器 CT 的钙化积分扫描序列对气管分权下方 1 ~ 1.5 mm 至心脏隔面范围进行平扫,再启用钙化积分(CaScoring)自动分析软件,并设定 CT 值域值和标记各冠状动脉的钙化区域,最后,计算机会自动给出左主干前降支、回旋支及右冠状动脉的钙化积分值和积分总值。

二、定形测量

定形测量有直径、面积、体积等测量方法。对病灶直径的测量可知病灶的大小;对脂肪面积的测量可知脂肪的厚薄或治疗效果;对颅内出血容积的测量可了解出血量的多少。通过定形测量可为临床治疗提供准确的数据。

为提高测量的准确性,定形测量应注意: ① 直径的测量应选病灶的中心层面;② 脂肪面积和颅内出血容积的测量须设定相应的 CT 值域值范围,脂肪域值为 -120 ~ -20 HU,颅内出血的域值为 20 ~ 100 HU;③ 测量范围不能过大或过小,以被测区域的边界为宜。

三、定位测量

CT 扫描发现病变后,除需对病灶的大小进行测量外,还需对病灶的空间位置进行测量,以利于临床的诊断、治疗及治疗后评估。定位测量包括角度和距离的测量。角度和距离的测量可准确提供病灶与周围重要器官及大血管的关系，可为临床手术治疗提供参考，也可为 CT 引导下穿刺活检与治疗提供准确的进针路径和进针深度。

第五节　摄片技术

摄片技术（photography techniques）是将显示器上显示的图像信息，按照摄影原则，通过打印机显示在照片上的过程。照片质量的优劣，除了与打印机的性能有关外，荧光屏图像的处理也至关重要，正确的显示处理技术是影像信息获得多少的关键，图像的摄影实际上是显示技术在胶片上的具体体现。因此，在摄影时，必须注意：① 根据病变的性质特征和欲重点观察的内容，正确选择窗宽和窗位；② 按照解剖顺序进行图像排列摄片，以体现整体概念，对需要重点观察的病变进行放大、测量和重组，对非重点观察的层面，必要时可组合成多幅的图像摄片；③ 必须拍摄两幅定位片，一幅为有定位线的图像，一幅为无定位线的图像；④ 图像幅式的大小要适当，过小会影响诊断的观察，同时幅式组合不要过杂，否则影响整体照片美观；⑤ 在涉及颅底和蝶鞍的扫描、全身骨骼外伤、涉及骨骼本身的病变或其他病变侵犯到骨骼时需要加摄骨窗；⑥ 必须测量病灶的 CT 值、大小和直径，以供诊断参考。在对病灶进行 CT 值的测量时应注意：要对病灶的中心层面进行测量；要对病灶及其临近正常组织进行测量；要对病灶所在组织进行测量；要在同一层面对病灶增强前后，以及延迟后组织的 CT 值进行测量；要对病灶所在位置进行相关组织的对称性测量。

对于微小或细微的解剖结构，常采用放大图像来改善成像效果和图像的分辨率。图像放大常用两种方式，即放大扫描和电子放大。放大扫描是通过缩小扫描野而进行放大，电子放大是利用软件功能进行放大。在图像显示技术中常采用的是电子放大，由于像素量不变，因此放大图像比较粗糙，粗糙程度随放大倍数的增加而加重。

图像分割是配准融合的必须步骤，又是进行三维重组的基础，但在许多时候分割所得到的结果仍然不理想。人体解剖结构复杂，功能具有系统性，虽然已有研究证明通过医学图像的自动分割能区分出所需的器官、组织或找到病变区，但目前现成的软件包一般无法完成自动分割，尚需要一定的人工干预。目前的医学图像配准、融合大多集中于对刚性体（主要是头部）的研究，涉及软组织变形或位移的图像配准方法较少，采用何种形变模型等问题还需要进行深入研究。大部分方法集中于 CT、MR 和 PET/SPECT 的应用中，涉及超声与其他模态的较少，而超声图像却是最常见、使用最多的一种模态的图像，同时还具有物美价廉和实时灵活的特性，对于实现真正意义上的手术导航有决定性的作用。影响图像质量的因素很多，除图像显示技术中的窗口设置、图像放大和图像后处理重组等，还有自动洗片机性能、胶片类型、激光打印机和暗室技术等，为了保证图像质量，应加强对成像每一环节的管理。

第三十四章 计算机辅助检测

第一节 CAD概述

计算机辅助检测（computer aided detection，CAD）技术发展至今已接近40年，20世纪70年代，国外首先将此项技术应用于乳腺疾病的诊断，并进行了大量技术、临床应用方面的研究，目前已日臻完善。自20世纪80年代起，美国芝加哥大学又对胸部疾病的CAD技术进行了大量研究，并取得了阶段性成果。20世纪90年代以来，尤其是随着数字化影像设备市场比例增高，检测系统越来越多地与设备配套设计出售，CAD技术取得成功。

所谓计算机辅助检测技术是指通过影像学、医学图像处理技术以及其他可能的生理、生化手段，结合计算机的分析计算，辅助影像科医师发现病灶，提高诊断的准确率。现在常说的CAD技术主要是指基于医学影像学的计算机辅助技术，要将它和计算机辅助诊断（computer assisted diagnosis，CAD）相区别，计算机辅助诊断重点是诊断，是依靠专家系统进行疾病的诊断。计算机辅助诊断是计算机辅助检测的延伸和最终目的，计算机辅助检测是计算机辅助诊断的基础和必经阶段。这里CAD指的是辅助检测，由于可能引起歧义，有专家建议将CAD统一为计算机辅助检测。

CAD技术主要基于图像存档与传输系统，利用工作站对获得的医学图像进行模式识别、图像分割、病灶特征提取等处理，进而得到有价值的诊断信息。CAD技术使PACS功能得到延伸。对数据的应用从低层次的简单查询提升为从数据库中挖掘有意义的知识、规律或深层信息，即所谓"知识发现"。CAD系统应当始终定位在"第二阅片者"（second reader），采用CAD系统有助于提高医生诊断的敏感性和特异性。

目前国际上有100多个科研小组在进行这一领域的研究，其中美国芝加哥大学的Kurt Ross mann实验室是比较著名的研究机构。比较成熟的CAD软件有ANN技术和R2公司的CAD技术。ANN技术发展较快，它是模仿生物神经系统中神经元的一种数学处理方法。ANN分类方法具有很强的学习能力和容错性，所以基于ANN的综合方法能显著提高医生诊断的正确率，降低假阳性率。在硬件方面，数字乳腺摄影系统（full field digital mammography system）在2002年通过了FDA认证。国内对CAD的研究尚处于起步阶段。所以CAD技术作为"预识别"（pre-reader）的手段被认为是医生的"第二双眼"（second look）。CAD技术目前仅用于对胸部结节及乳腺钙化的辅助检测。

第二节 CAD在乳腺疾病中的应用

一、CAD的作用

据统计，患有乳腺癌并接受钼靶X线检查的妇女有10%～30%被误诊为阴性，但复查发现,大约 2/3 被误诊的图像表现出明显的病灶特征。这种误诊主要是由病灶特征不明显、医师眼睛疲劳、阅片经验的差异、图像噪声等原因造成的。在乳腺平片的诊断过程中,影像科医师首先读片进行分析,之后再经 CAD"读片",标记兴趣区域,最后影像科医师根据计算机提示重新有重点地阅片,并作出最终诊断。

CAD 技术主要通过计算机将乳腺钼靶 X 线片数字化,再与计算机数据库中的正常乳腺进行比较,最后计算机将其认为异常的部位勾画出来,供影像科医师参考。由于乳腺的腺体组织与肿瘤组织在 X 线摄影条件下缺乏良好的对比,所以早期体积较小的肿瘤易漏诊。CAD 技术可以提示影像科医师注意可疑的区域,有利于发现早期肿瘤。由于数字摄影的迅猛发展,特别是数字乳腺摄影(digital mammography,DM)的出现,大大加速了 CAD 技术的临床应用,尤其在早期诊断方面。

二、CAD 系统

CAD 系统要完成两个任务:第一,使计算机理解图像;第二,使计算机有一个判断良、恶性的标准。图 34-1 是一个典型乳腺癌 CAD 系统的框图。CAD 系统的核心模块包括分割、特征提取模块和参数优化、分类模块。前一个模块主要用来做兴趣区的分割以及特征参数的计算,完成第一个任务。后一个模块是对特征参数进行优化,从所有备选的特征中筛选出最能区分兴趣区域良性或者恶性的子集,利用这个子集里的参数进行最后的分类,完成第二个任务。根据图像处理和特征提取技术的不同,在进行图像处理之前通常会进行图像预处理,

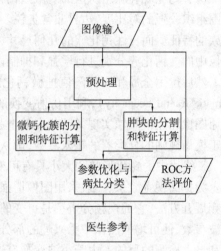

图 34-1　CAD 系统框图

采用一套受试者作业特征曲线(receiver operating characteristic, ROC)方法能评估一个系统的整体或者局部性能。

(一)病灶的自动检测

CAD 系统处理的对象是数字化医学图像,而图像预处理是图像分割的前奏。

1. 图像预处理

图像预处理算法要针对 CAD 系统采取的分割算法进行针对性地开发,为了调整不同的图像在灰度范围或者亮度上存在的差异,避免图像分割算法的不确定性,图像预处理的任务之一是把图像归一化。图像预处理的第二个任务是把乳腺从整个图像背景中分割出来,从而减少要处理信息的区域,同时针对成像时乳腺边缘部分的组织厚度比中间薄,需要对边缘部分的灰度进行修正补偿。图像预处理还包括对图像噪声的抑制,如噪声归一化(normalization)和均衡化(equilization)等。预处理模块主要是增强图像的特征,当前受 X 线装置的分辨率和对比度的限制,许多小病灶被正常的乳腺组织掩盖,不易观察和提取。一般有两种方法用于增强 X 线图像的特征:一是增强对比度,二是去除背景噪声。前者主要是基于一组对比度增强函数,采用自适应的领域法处理图像;后者通过均值滤波和中值滤波达到去噪声的目的。

2. 图像分割和特征参数的计算

图像分割和特征参数的提取模块把图像信息转化成计算机能够理解的一系列特征值,分割和特征参数计算工作又可以概括为计算机辅助检测。据报道,钼靶 X 线摄影检测到的乳腺

癌中,大约有 30% ~ 50% 伴随微钙化簇(microcalcification),大约 26% 表现为肿块(mass),大约 18% 既伴随有微钙化簇,也表现出肿块。由此可见,图像分割关键的一步是要检测出 X 线图像中的微钙化簇和肿块组织,这两种病灶特征在影像学上的不同表现导致了不同的分割、提取方法。

明确了需要提取的图像特征以后,需要明确感兴趣区域。如果把图像划分成子块,既可以减少运算量,又可以充分利用图像局部的特性。最理想的划分是每个感兴趣区中都含有一个病灶区域,Sari-Sarraf 等尝试对不规则碎片进行编码(fractal encoding)的方法定位异常区域。Li 等通过形态学运算增强了图像中可疑的肿块,再用基于模型的图像分割方法来定位这些肿块。

(1)钙化。乳腺组织内部的微型钙化点对 X 线具有很强的衰减作用,在图像上表现出与周围组织较强的对比度,边界非常尖锐。其次,微钙化簇的散状纹理和钙化点的大小都是微钙化族的特征。而良性钙化族的几何尺寸(如长度、面积等)明显比恶性钙化簇小。通过对乳腺影像中的微钙化簇分别进行增强和抑制两次滤波,把滤波的结果相减,达到增强微钙化簇的目的。然后运用全局和局部阈值把微钙化簇分割出来。Li 等基于确定性分形几何理论(deterministic fractal geometry),利用仿射变换的一组参数建立了软组织和导管组织的模型,通过比较原图像和建模图像实现微钙化点的增强。Gavrielides 等用图像直方图的 8 个特征作为一个基于模糊规则的分类器的输入参数,确认感兴趣区中是否包括微钙化簇。

X 线片中的钙化形状和大小具有可变性,且可能被致密的乳房组织影像掩盖,所以较难观察。为提高视觉效果,一般采用图像增强技术,以突出细节、抑制噪声。小波变换是一种线性视频展开方法,它的视频分辨率是可变的。在图像的小波分解与重构过程中按需要改变有关小波参数,便可增强图像中感兴趣的部分,抑制不需要的信号,再设定一些阈值,便可达到去噪声和自动检测的目的。由于小波变换有这一特性,因而被广泛应用于 X 线乳腺图像的钙化灶检测中。Lee 等提出用多分辨率小波分析(MWA)和高斯-马尔可夫随机场(GMRF)技术精确地鉴别微小的钙化灶。

(2)肿块。肿块在 X 线图像上表现为内部灰度比较一致,具有明确的边界和形状。肿块的特征包括:针状化、形状、边缘强度、密度、对比度、纹理以及左右两侧乳腺的不对称性等。针状化是乳腺癌特有的重要特征之一,Huo 等利用区域生长法把肿块从周围组织中分割出来,然后利用基于极坐标的梯度方法区分边界光滑的良性肿块和针状的恶性肿块。Liu 等运用多尺度分析的方法检测 X 光片上的针状肿块。检测从大尺度开始,通过一个二叉树分类器一直检测到小尺度,解决了特征提取算法在不同尺度下需要预先确定处理的领域大小问题。然后通过梯度方向直方图(gradient orientin histogram)的标准差和折叠梯度方向(folded gradient orientation)区分针状肿块和正常导管及组织。肿块的特征还包括其他基于肿块形状的特征和基于灰度、边界强度、对比度等的特征。Lo 等总结区分良性和恶性肿块的特征为密度、大小、形状和边缘。先计算感兴趣区域的中心,然后从中心等角度间隔地向边缘引 36 条线段,分别计算这些线段的长度、线段与边缘交点处角度的余弦值、半径方向上灰度的平均梯度以及半径方向上的灰度偏差这 4 类参数(共 36×4 = 144 个特征参数),再通过这些特征参数对感兴趣区域进行分类。

如果可疑区域内部像素有相近的亮度,可为其分配(或自适应选择)阈值达到分割的目的。但是,很多肿块的边缘是模糊的,阈值确定很困难。为了解决这一问题,Lai 等同时考虑了肿块的形状和亮度特性,构造出模板,利用模板匹配策略来区分背景和团状肿块。Brzakovic

等先用阈值(由先验知识得到)粗分图像,然后对图像进行多分辨率分析,最后利用局部光强均值和方差决定多分辨率分析的参数阈值,从而把肿块与背景分离。

3. 特征参数选择的优化及感兴趣区域的分类

特征参数的优化和最后的分类工作相当于计算机简化判断并最终对病变进行提示。

(1) 特征提取。该模块对分割后的区域进行特征参数的计算,作为下一步分类的依据。所选择的参数应该具有以下几个特点:① 可识别性(不同类对象的特征值有明显差异);② 可靠性(同类对象应用相似的特征值);③ 独立性(特征值之间不应有强相关性);④ 数目少(特征参数的数目与模式识别系统的复杂性成正比)。选用的特征参数一般可分为几何特征、形态学特征、灰度特征以及纹理特征等几类。

Li 等在进行特征提取时采用了肿块的面积、圆度、半径的标准差、灰度方差(intensity variation)、均值灰度偏差(mean intensity difference)、区域边界的平均梯度、边界上的平均灰度差异(mean intensity difference along region boundary)等 8 个特征。提取不同的特征参数的组合可能得到不同的诊断结果,经验表明,需要从提取出来的特征参数中筛选出一个最有效的子集。

特征参数优化方法包括一维分析、逐步特征选择(stepwise feature selection)以及遗传算法等。一维分析主要适用于各个特征参数相互独立的情况,但参数独立的情况比较少。逐步特征选择方法的优点是考虑了特征之间的相减性。遗传算法是一个基于自然界生物进化原理的随机搜索方法,主要依据适应函数(fitness function)计算某组解的适应程度值(fitness value),按照编码—生成初始群体—评估检测适应度—选择—交叉操作—变异等步骤群体不断地进化,最终一定可以得到最优解或者近似最优解。

(2) 分类。兴趣区分类的方法很多,包括线性判断分析、人工神经网络方法、贝叶斯方法(Bayesian method)、基于规则(rulebased)检测方法、决策树(decision tree)等。线性判别方法是把多维变量用线性函数映射到一个标量,最后作出决策。人工神经网络是应用最为广泛的一种分类方法,它与线性判别方法的区别在于它的映射函数是非线性的,而且中间处理过程是个黑匣子。贝叶斯决策规则是一种求解最优分类的规则,前提条件是无限多的样本,在实际情况下只能用有限的数据来近似贝叶斯决策规则,而且要结合一定的先验知识。贝叶斯方法的另一个特点是能应用在人工神经网络中。

大量的研究工作运用了混合分类方法,其工作重点是设计一个混合分类器,它由"硬"分类和"软"分类两部分组成。"硬"分类用到了模糊决策树(fuzzy decision tree)方法,其分类阈值保证了最终的分类结果具有较高的敏感性。但是,高敏感性通常意味着低特异性。于是,引入了"软"分类方法,它基于一个假设:对所有感兴趣区域提取的特征参数进行排序,肿块的大部分参数处于较高的等级。这个"软"分类是通过自适应竞争分类神经网络(adaptive competitive classification neural network)实现的。

分类器的最终输出可能是对感兴趣区域作出阳性或者阴性的判断,或者更进一步判断被检者是否健康,是否需要定期复查或者是立即进行活检。

(二) CAD 在细胞学检查方面的应用

细胞学检查也是乳腺癌常规检查方法之一。在显微镜下观察细胞,并对其进行主观判断、分类是一项繁琐、细致的工作。工程技术人员一直致力于细胞图像的自动检测研究,并取得了较大的进展。Tsapatsoulis 等开发了一套用于自动检测乳腺活体组织切片的图像分析系统,该系统可以检测出组织切片图像中的细胞核,并用人工神经网络对每个细胞核分类。Marroquin 等使用非线性法识别细胞核,并从形态学上计算细胞核的主要特征,最后用模糊分类器决定切片组织癌变的可能性。

第三节　CAD 在胸部疾病中的应用

CAD 在胸部疾病中的应用主要集中在胸片的心脏和肺野的自动分析(如心胸比例)、肺结节、气胸的检测,肺间质渗出,肿块和钙化的分类、鉴别等方面,尤其是对肺结节的检出有着特别重要的意义。

CAD 在胸部疾病中的应用过程如下：首先对胸片数字化,然后对所得的数据进行空间平均,得到有效的像素值,形成 1 024 × 1 024 大小的矩阵(如果是数字化摄片,这步可省去),分别将图像信噪比最大化和最小化,并保持背景一致,得到两幅图像。将两幅图像进行差分处理,再用阈值函数分析可疑结节的面积、周长、增长率等,通过消除肺部正常解剖结构影像达到突出可疑结节的目的。这种方法对周围肺结节检测效果较好,对中间肺野和侧位肺野效果不佳。

对原始 CT 图像首先分割得到肺实质,兴趣区就是结节和与结节特征相似的血管、支气管,然后提取兴趣区的特征参数,最后根据这些特征参数对兴趣区判断分类,找出肺结节并给出提示信息。

一、肺实质的分割

一幅典型的胸部 CT 片除了肺还包括其他脏器、骨骼等,这些组织有可能降低算法的有效性和增加运算时间,因此要去除这些无关区域而将肺实质分割出来。首先对图像进行全局阈值化得到二值图像,然后进行形态学操作平滑肺实质边缘,填平小的凹陷,最后进行边界跟踪得到左右肺的轮廓线,并以此进行轮廓线分割得到肺实质图像。

二、图像的二值化

肺内主要是空气,因此选取 − 250 HU 作为 CT 值的全局阈值,将输入的 CT 图像二值化得到二值图。

三、形态学运算

形态开运算具有消除细小物体,在纤细点处分离物体,平滑物体边界的作用；形态闭运算具有填充物体内细小空洞,连接相邻物体的作用。因此,对图像进行开运算可以去除肺内细小物体和分离一些与肺轮廓相连的区域,进行闭运算可以磨光肺实质边缘尖角,填平小的凹陷。

四、肺实质的轮廓检测和分割

从图像左右两边分别向中间扫描,遇到的第一个边界是身体的边界,遇到的第二个边界就可能是肺的边界,以这个点作为搜索的起始点,应用 8 邻域边界跟踪算法得到轮廓线,将左右肺的轮廓找出来。找左右肺轮廓的规则为：轮廓线长度小于 300 像素的继续扫描,不闭合的继续扫描,面积在 100 ~ 50 000 cm² 之间的保存为肺实质轮廓线,退出扫描。在得到左右肺的轮廓线后,重新导入原始图像数据,将轮廓线外的区域设为背景,即得到肺实质图像。

(一) 提取兴趣区

在 CT 图像中,肺血管、支气管和肺结节的灰度特征非常相似。因此,在得到肺实质图像后,需要提取出兴趣区(包括肺结节、肺血管和支气管)。可以用 K-均值聚类法来提取兴趣区。K-均值聚类法是将一幅图像分成 K 个类的一种常用方法,它首先假定图像要被分成 K 个类,并求出这 K 个类像素的平均值,然后将图像中的每一个像素值与这 K 个平均值比较,并认为该像素属于与这 K 个平均值最相近的那个平均值所在的类。当然,这 K 个类的平均值随着图像中的像素不停地归类而动态地更新。

将肺实质图像的灰度值作为样本数据分为两类:第一类是要提取的兴趣区,包括肺结节、肺血管和支气管;第二类是肺中的空气等。在算法收敛完成时将第二类中的像素归为背景,这样图像中就只剩下肺结节、肺血管和支气管了,最后再对这些兴趣区进行区域标记。

（二）兴趣区的特征提取

根据肺癌的 CT 征象,提取有效的兴趣区特征描述参数对下一步肺结节的识别至关重要。通常选取面积、灰度均值、方差、圆形度、形状矩描述子、傅里叶描述子 6 个特征参数。

（三）分类判别

首先对上述兴趣区的 6 个特征参数结合医学知识反复实验后各获得一个阈值,如果被测兴趣区超过这些阈值则认为是可疑肺结节。最后在原始输入图像上给这些可疑肺结节加上红色的轮廓线以提示医生。

第四节　CAD 系统的评价与展望

一、CAD 系统的评价

一个用于评价的数据库一般都是经过确诊的病例个案,这样才能有评价的标准。这种确诊可能是有丰富经验的医师的诊断(当然也会出现误诊),也可能是病理学检验的结果。CAD 系统的检测如果与确诊结果一致为真,否则为假。细分起来,评价方法还可以分为针对 CAD 系统本身检测水平的评价以及 CAD 系统辅助医师诊断水平的评价。这两种评价方法类似,但目的不一样。

如今,由于数据充足,CAD 系统的评价基本上都运用了 ROC (receiver operating characteristic) 方法。图 34-2 是一个经验 ROC 曲线(empirical ROC)和拟合 ROC 曲线(fitted ROC)的示意图。横坐标是假阳性率(1-特异性),纵坐标是敏感性。圆点代表 CAD 系统某次实验的实际结果,折线是经验 ROC 曲线,圆滑的曲线是利用实际数据并基于一个双正态分布假设拟合出来的拟合 ROC 曲线。从 ROC 曲线上读到的有用参数包括某个敏感性指数下的特异性指数、Az 值和局部 Az 值等。Az 值指的是 ROC 曲线以下部分的面积,这个面积越大,证明 CAD 系统

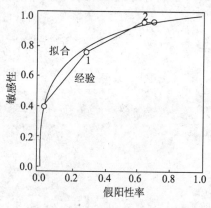

图 34-2　ROC 曲线

的整体性能越好。当 Az 值为 0.5 时,表明这个 CAD 系统完全没有能力分辨阳性和阴性;当 Az 值为 1 时,表明 CAD 系统能完全区分阳性和阴性。一般实际的 CAD 系统的 Az 值为 0.5～1。局部 Az 值指的是在某一个特定的假阳性率邻域对应的曲线以下区域的面积,它用于评价 CAD 系统在高敏感性条件下的性能。但 ROC 评价方法并不能完全客观地评价所有的 CAD 系统,原因之一是不同的 CAD 系统采用了不同的数据集进行训练和测试。

二、CAD 的展望

一个 CAD 系统集成了多种技术和算法,其中,人们对分割、特征提取这两个核心模块的研究最为深入,研究成果也最为丰硕。分割、特征提取模块主要涉及医学图像处理技术的选取和应用。这些医学图像处理技术大致分为两类:一类是已有的图像处理理论移植到乳腺 X 线图像的处理中,如数字形态学、小波变换、分形等理论;另一类是研究人员专门开发的特征参数提取算法。这类算法是基于病灶在形态上以及灰度分布上的特征进行的,具有很强的针对性。这些图像处理技术在 CAD 领域都得到了广泛的应用,并没有一套公认的最优方法。参数优化、分类模块则主要涉及模式识别技术的应用。其中,用于特征参数优化的遗传算法和用于分类的人工神经网络的应用最为广泛。

近年来,人们对 CAD 技术提出了更高的要求。第一是风险预测,目的是分析乳腺组织的模式和乳腺癌风险之间的关系。这样就把乳腺癌防治的重点放在高危人群,其中最受关注的乳腺组织特征就是乳腺的致密组织。第二是检测被遗漏的病灶。如前所述,CAD 系统的作用是辅助医师检测,所以系统本身的特异性和敏感性不一定要非常好。只要它能提醒容易忽略的特征就达到了辅助检测的目的。第三是新特征的发掘。目前 CAD 系统使用的特征参数基本上是研究人员把医师读图的经验用数字表达的结果,是否有其他的图像特征仍值得进一步研究。第四是多模式数据的综合分析。就医学影像学的手段而言,已经用于乳腺癌检测的就有钼靶软 X 线成像、MR、超声成像等。每种成像手段都有各自的特点:超声成像特别适用于致密型乳腺组织;MR 则可以对乳腺进行三维成像。虽然钼靶 X 线成像是判断乳腺癌的"金标准",但其他成像手段仍是重要的补充技术。第五是统一 CAD 系统的评价标准。

我国目前的 CAD 技术研究仍处于起步阶段,并没有形成可靠的数字钼靶 X 线图像数据库。相信随着经济发展和人们生活水平的日益提高,我国能开发出完整的 CAD 系统。

（本篇作者：王　骏　甘　泉　杨振贤　杜先懋　孙存杰　袁富红　钱　玉　查逸芸）

第九篇

图像存档与传输系统

第三十五章 PACS 的产生与发展

近30年发展起来的图像存档与传输系统(picture archiving and communications system, PACS)是医学影像学和计算机科学相结合的产物。它将图像信息以数字的形式进行存储和传送,利用计算机技术、图像压缩技术和网络传输技术,实现图像存储、处理和归档,具有图像质量高、检索图像快速、影像存储无胶片、影像读片快捷等特点。PACS 通过 Internet 实现医学影像远程会诊和影像资源共享。

第一节 PACS 产生

PACS 实际应用产生于 20 世纪 80 年代中期,当时美国军方为了提供对国际行动人群的保健,投资了一些项目,其中之一就是 PACS,主要目的是保存影像资料和降低医疗费用。PACS 的数字化系统主要是 CR,并辅以胶片扫描。但其采用了较高级别的显示器,由于当时没有相关的通信、归档标准,因此,软硬件兼容问题很突出。

随着现代医学成像技术的发展,大量新型的医学影像设备迅速投入临床应用,如 CR、DR、DSA、CT、MR、ECT、PET/CT、SPECT 和 US 等这些设备所提供的图像信息已达到非常精细的水平,分辨率可达亚毫米级,为临床医生提供了更多的信息,大大提高了医学影像学科及临床的整体医疗水平,这些现代化医学影像设备均为数字化产品,为 PACS 的运用奠定了物质基础。

医疗设备产生的大量医学影像资料对医院的管理提出了更高的要求。传统存片方式的弊端显得突出,传统 X 线照片的存档要占据庞大的存储空间,在手工查找时往往要消耗大量时间,照片归错档、丢失等现象常有发生,存放时间过久的胶片常因影像失真而影响诊断。采用 PACS 后,基本消除了对胶片有效期的要求,长期存放仍为原有图像信息,同时电子化的存档保证百分之百的准确。

传统的存档法亦难以满足快速传递信息的要求,即使在一个管理制度十分完善的医院,由于借出、会诊等,X 线片丢失率也有 10% ~ 20%。显然传统的影像管理方法已经远远不能满足医院迅速增长的业务要求,因而需要一种自动化的影像管理系统来代替它。图 35-1 所示为传统的放射学片库,图 35-2 所示为当今的 PACS 柜。

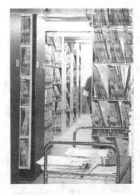

图 35-1 传统的放射学片库

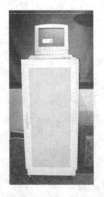

图 35-2 PACS柜

　　随着社会的发展,医院之间、医生之间的交流越来越多,一些疑难杂症经常需要多学科专家会诊,图像作为诊断疾病的重要资料及影像检查结果常常需要共享。PACS 实现了图像即时传送,可在任何地点、任何人群中实现图像共享。

　　PACS 系统的存档和通讯功能,要求有高性能的计算机和高速网络作保证。近 30 年来,个人电脑迅速普及,且性能成倍增长。进入 20 世纪 90 年代后,大容量存储介质出现且费用不断下降,网络技术得到飞速发展,使自动化的医学影像管理和大范围的图像共享成为可能。

第二节　PACS 的发展

　　1979 年柏林技术大学的 Heinz U. Lemke 教授在他的著作中提出"数字影像通信"的概念。1982 年 1 月国际光学工程协会(International Society for Optical Engineering)在加利佛尼亚主办了第一届国际 PACS 研讨会,正式提出了"PACS"这一术语,在医学图像处理年会上,PACS 这个概念被明确为经通信网络获取、存储、管理和显示放射医学影像的集成信息系统。如今,PACS 和医学影像的议题已成为国际光学工程协会每年在南加州会议的组成部分。

　　1982 年 7 月日本医学影像技术协会(Japan Association of Medical Imaging Technology)主办了第一届题为"PACS 和人类健康数据"的国际研讨会。1998 年约 100 家医院安装了不同规模的 PACS 系统。韩国第一个全面的 PACS 建设项目始于 1994 年,同年成立了韩国 PACS 学会,该国政府于 1999 年出台了对 PACS 建设实施补偿的政策,截至 2002 年,在 400 张床位以上的大医院中建有 PACS 并实现无胶片化的已达到 37%,在 100～400 张床位的小医院中达到 32%。

　　在欧洲,从 1983 年开始每年都有 PACS 会议。1990 年 10 月 12 日～24 日在法国埃未昂由北大西洋公约组织高级研究协会发起组织了一次 PACS 专题会议,有 17 个国家约 100 位学者参加了此会,会议概括了当时国际上 PACS 的研究和发展。

　　从 PACS 的发展历程来看,它经历了 3 个阶段:第一阶段 PACS 的特点是"用户查找数据库",即人工方式检索图像。当图像进入 PACS 后,终端用户需要给出查询条件,才能在系统中查询相应的图像及相关数据。这是一种原始的方式,需要大量的人工参与。第二阶段 PACS 的特点是"数据查找设备",即图像主动路由到指定的地点。PACS 具有"自动路由"、"预提取"等功能,PACS 中的数据可根据用户预先设定的规则或来自 HIS/RIS 等的外部信息,将图像自动送达指定的工作站点。这种模式减少了人工参与,实现了半自动化。第三阶段 PACS 的特点是"图像信息与文本信息主动寻找到用户",即图像主动寻找用户,送达指定的对象。PACS 的数据可根据用户预先设定的规则及来自 HIS/RIS 等外部信息,将图像及文本信息自动送达指定设备并分配给具体授权用户。这种模式实现了 PACS 的自动化,是当今最先进的模式。

　　国内 PACS 建设起步较晚,20 世纪 90 年代中晚期开始有少数医院筹建小型或微型 PACS。1999 年—2001 年正式建立小型 PACS 的医院不过 10 余家。据调查,2002 年建设医院信息系统的占 31%,由此可见 PACS 的建设要远远落后于医院信息系统的建设,这主要归因于经费的限制和相关信息系统不成熟,如 RIS 的不成熟等,特别是有关配套的法规制度不健全,使得我国的 PACS 研究和应用仍不能高速发展。

第三节 国际标准化协议

目前用于实现医学信息共享的医学数据交换标准主要有 DICOM 3.0 和 HL7。

一、DICOM 3.0 技术标准

DICOM 3.0 包括标准化数据格式及通信协议，主要用于图像数据交换。如前所述，PACS 产生初期遇到的一个最大障碍是各种设备所产生的数据格式互不兼容，各个厂家拥有自己独立的标准和格式，数据不能共享。1984 年美国放射学会（American College of Radiology，ACR）和美国国家电器制造商协会（National Electrical Manufacturers Association，NEMA）联合成立了一个委员会，制定医学数字成像和通信标准，称为 ACR-NEMA 标准。此标准的产生为各个厂家提供了信息交换的统一平台，为 PACS 的发展铺平了道路。1985 年公布 1.0 版本，1986 年 10 月该版本正式成为标准，1988 年公布 2.0 版本，它定义了标准的医学图像格式，包括图像数据和文件头部分。文件头部分规定了与图像有关的信息，如图像的矩阵尺度和行列数、像素灰阶深度、被检者基本信息以及和成像设备有关的技术参数等。标准严格规定了文件头中每比特数据的位置和意义。因此，不同成像设备按照此标准产生的图像都可以共享。标准不仅规范了医学图像的数据格式，而且还支持点对点通信。需要注意的一点是，此标准当时的数据通信采用的是 50 年代的电缆接口。

1993 推出 3.0 版本，改称 DICOM 3.0，此后又对 3.0 版本做了多次修正，主要规定医学图像信息数据格式、图像传输的通信协议以及后续的许多修正建议。目前最新的版本是 DICOM 3.0 2008。相对于以前的版本，DICOM 3.0 2008 明确划分了设备应遵循的标准范围，更加明确了信息实体，强调了基于多元文档的结构、基于 TCP/IP 的协议和适用于网络的环境，同时，增加了对 JPEG-2000 压缩标准的支持以及众多包括文字、显示、安全等新的内容。利用这个标准人们可以在影像设备上建立一个接口来完成影像数据的输入与输出工作，更有效地在医学影像设备之间实现数字影像传输交换。这些设备不仅包括 CT、MR、核医学和超声检查，而且包括 CR、胶片数字化系统、视频采集系统和 HIS/RIS 等。

（一）DICOM 标准的组成

DICOM 标准包括 15 个部分：① 引言和概述；② 一致性；③ 信息对象定义；④ 服务类规范；⑤ 数据结构和语义；⑥ 数据字典；⑦ 信息交换；⑧ 信息交换的网络通信支持；⑨ 信息交换的点对点通讯支持；⑩ 介质交换的介质存储和文件格式；⑪ 介质存储应用框架；⑫ 介质交换的介质格式和物理介质；⑬ 打印管理点对点通信支持；⑭ 灰阶标准显示功能；⑮ 安全框架。这 15 部分的文档既相关又独立，其中规定了 Patient，Study，Series 和 Image 4 个层次的医学图像信息结构，以及由它们组成的信息对象；采用服务类使用者/服务类提供者概念组成的服务——对象对；支持点对点和 TCP/IP 网络通信协议。

（二）DICOM 最基本的结构单元——数据元素

在 DICOM 文件中最基本的单位是数据元素，DICOM 数据集合就是由 DICOM 数据元素按照一定的顺序排列组成的，每个数据元素主要由标签、数据描述、数据长度和数据域组成。DICOM 中所有的数据都是以数据元素的形式出现的，文件头中含有 128 字节的特征数据。

（1）标签是一个 4 字节的无符号整数。DICOM 所有的数据元素都用标签表示，在 DICOM 中人为地将标签分为两部分：组号（高位 2 字节）和元素号（低位 2 字节），在数据字典中所有的元素都用"（组号、元素号）"这种方式来表示。

（2）数据描述（value representation，VR）指明了该数据元素中的数据是哪种类型。在 DICOM 文件中，它是一个长度为 2 的字符串，例如，如果一个数据元素的 VR 为"DA"，则表示该数据元素中存储的数据为日期型数据，如果一个数据元素的 VR 为"FL"，则表示该数据元素中存储的数据为浮点型数据。在数据元素中，VR 是可选的，它取决于协商的传输数据格式。DICOM 中规定了显式和隐式两种传输格式。在显式传输时，VR 必须存在；在隐式传输时，VR 必须省略。

（3）数据长度指明该数据元素的数据域中数据的长度（字节数）。

（4）数据域中包含了该数据元素的数值，如图 35-3 所示。

Attribute	Value
0008,0008 [ImageType]	ORIGINAL\PRIMARY\AXIAL
0008,0012 [InstanceCreationDate]	20080329
0008,0013 [InstanceCreationTime]	083809
0008,0016 [SOPClassUID]	1.2.840.10008.5.1.4.1.1.2
0008,0018 [SOPInstanceUID]	1.2.840.113619.2.55.1.1762896869.2147.1206749148.986
0008,0020 [StudyDate]	20080329
0008,0021 [SeriesDate]	20080329
0008,0022 [AcquisitionDate]	20080329
0008,0023 [ContentDate]	20080329
0008,0030 [StudyTime]	083713
0008,0031 [SeriesTime]	083748
0008,0032 [AcquisitionTime]	083802
0008,0033 [ContentTime]	083809
0008,0050 [AccessionNumber]	2008032900010019
0008,0060 [Modality]	CT
0008,0070 [Manufacturer]	GE MEDICAL SYSTEMS
0008,0080 [InstitutionName]	YangZhou No.1 People's Hospital
0008,0090 [ReferringPhysiciansName]	
0008,1010 [StationName]	CT99_OC0
0008,1030 [StudyDescription]	head
0008,103E [SeriesDescription]	
0008,1060 [NameOfPhysiciansReadingStudy]	
0008,1070 [OperatorsName]	

图 35-3　DICOM 结构单元图

二、HL7 技术标准

HL7（health level 7）是对医院和医学的常用信息的各种格式和操作给出相应编码，主要用于文本数据交换。1987 年 5 月，在 Pennsylvania 大学医院成立了一个由医疗单位（和用户）、厂家和医疗顾问（consultants）组成的委员会，目的在于创立一个用在医疗环境中，特别是医院环境中的电子数据交换标准。HL7 通信协议汇集了不同厂商用来设计应用软件之间接口的标准格式，它允许在各个医疗机构的不同系统之间进行一些重要的电子资料通信。通信协议的设计同时保留了相当的弹性，使得针对一些特定需求信息的处理保持一定的相容性。

Level 7 在 ISO 的开放系统互联通信模型中是应用层，意指医疗信息交换标准属于第七层。HL7 主要规定了医疗信息中文本的格式及通信标准，定义了患者的基本统计数据，如患者的姓名、出生日期、病案记录号（MRN）、存取号（AccNum）、检查类型和图像参数等，这些信息通常存放在图像文件头部分。HL7 标准得到美国、澳大利亚、加拿大、德国、以色列、日本、新西兰、荷兰和英国等很多国家的厂商及医院的支持与推广，并在 1994 年被纳入美国 ANSI 国家标准。

第三十六章　PACS 的分类与结构

第一节　PACS 的分类

一、按结构形式分类

（一）集中管理模式

集中管理（central management）模式以中央服务器为主,负责所有图像信息的接收、存储和网络管理,任何终端工作站均从中央服务器中查询和调阅患者的信息。其优点是能提供集中的、全面的系统运行和管理服务。其缺点是影像数据量大,传输时间长,难以保证实时性,并且所有的影像数据都放置在一个服务器上,可靠性较差。由此可见,集中管理模式能较好地对信息进行控制,但对服务器的要求较高,多个工作站同时调阅时对速度有一定影响。目前绝大部分的 PACS 均采取此种方式。

（二）分布管理模式

分布管理（distributed management）模式在主服务器下另设多个相对独立的服务器,各个服务器负责相应部门的资料管理工作,与各工作站用局域网连接,合法用户可共享网络所有资源。其优点是影像数据分别存储在不同服务器上,数据可以被网络的合法用户共享,分布式系统采用多点存储代替集中式系统的一点存储,提高了系统的可靠性。其缺点是增加了系统的复杂性。由此可见,分布管理模式分担了服务器的工作负荷,能提高速度和网络系统的可靠性,系统扩展性较大,也是常用的结构形式,但其成本较高。图 36-1 所示为 PACS 的两种体系。

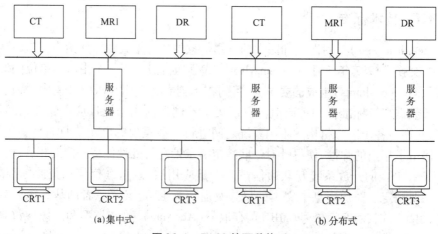

图 36-1　PACS 的两种体系

（三）远程分布式 PACS

远程分布式 PACS 也属于分布式的一种，服务器在地理上分散，依靠通信网络进行连接，每个地理位置独自为一个完整的 PACS，同时每个 PACS 可以共享所拥有的数据，也是未来 PACS 发展的趋势（见网格 PACS）。

二、按规模大小和应用功能分类

按规模的大小和应用功能，PACS 可分为 4 类。

第一类，小型 PACS（departmental PACS 或 mini-PACS），它仅局限于单一影像部门或科室内，实现影像的数字化传输、存储和软拷贝显示功能，目的是提高科室或部门内医疗设备的使用效率。该系统造价低，容易实现。

第二类，院内图像发布系统（inter-hospital image distribution，IHID），它是影像科范围内的图像传输网络，包括影像科各种数字化影像设备，如超声、核医学、放射治疗科等，目的是支持医院内部所有关于医学影像的活动。它集成了所有医学影像设备的图像存储和分发功能，可用于临床和医学影像学教学。

第三类，整个医院内实施的完整 PACS（full hospital PACS），这是医院内所有科室的数字化图像设备或影像科与临床科室间的图像传输网络，目的是帮助医院内其他部门，特别是急诊室（ER）和监护室（ICU）获得医学影像学图像。图 36-2 所示为临床医生通过 PACS 在 ICU 调阅 CT 片。

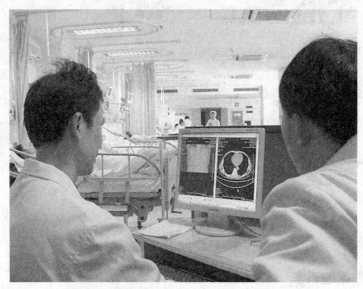

图 36-2　临床医生通过 PACS 在 ICU 调阅 CT 片

第四类，区域性 PACS 及远程影像医学系统（full hospital PACS/ teleradiology）。各医院的 PACS 借助公用通讯网络在广域网上进行信息的交换，目的是支持远程图像传输和显示，此系统造价昂贵，功能齐全，具有多个远程工作站，可进行远程会诊。

第二节　PACS 的组成

PACS 由 8 个部分组成（图 36-3）：① 数据采集点——CT、MRI、核医学、CR、DR、DSA、超

声、数字化仪器。② 数据库——把不同设备来源的数据有机地组成一个整体,用于不同目的的查询。数据库中的图像需通过存储设备和压缩存储。③ 传输网络。④ 输出设备——硬拷贝(胶片或纸张打印)、软拷贝(工作站的显示和诊断)。⑤ 数据网络——将患者信息从计算机起始单元传送到医院,乃至世界的各个用户。⑥ 信息系统的接口——保证患者资料可以通过各种平台获取,避免反复复制数据所耗费的重复劳动。⑦ 远程医学影像。⑧ 故障与灾难恢复。PACS 效果图见图 36-4。

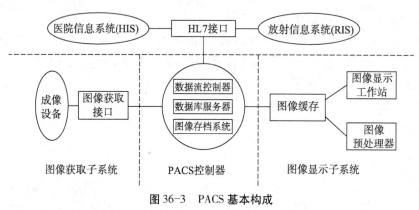

图 36-3 PACS 基本构成

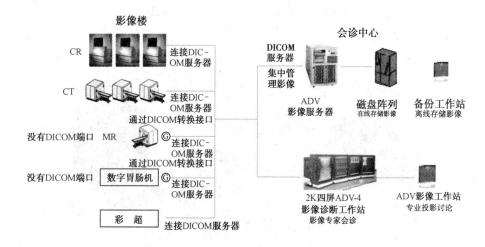

图 36-4 PACS 效果图

一、图像数据的采集

所有图像均需符合 DICOM 格式才能输入到 PACS 中,这是 PACS 的第一步,关系到整个图像系统中影像的质量。图像数据可分为 DICOM 标准及非 DICOM 标准两大类。

(一) DICOM 标准

目前新生产的 CT、MR、数字 X 线机(CR、DR、乳腺机等)、数字胃肠机、核医学设备上都有 DICOM 图像输出接口,可以直接与 PACS 连接。对于旧型号的 CT、MR、DSA 等,一般使用厂家提供的专用接口或设备来完成转换,如 DICOM 网关等。

（二）非 DICOM 标准

非 DICOM 标准包括 B 超、内窥镜、X 线胶片、申请单等。对于 B 超、内窥镜等视频信号，常用的转换方式是视频捕捉（video capture），即将其视频信号转换为 DICOM 图像，X 线胶片、申请单等可用 CCD 透射扫描仪、高像素数码相机或专用胶片扫描仪进行数字化转换，利用 CCD 透射扫描仪和高像素数码相机进行数字化转换时图像信息有部分丢失，利用专用胶片扫描仪扫描精度高，速度快，但价格昂贵。

在影像数据采集中，要求患者的基本信息、检查部位、诊断名称、设备分类等都必须标准化，否则录入信息数据无一致性。我国目前没有颁布 PACS 数据字典标准，各医院的 HIS 和 RIS 都不同，这必将严重阻碍医学影像信息的交流，造成资源的巨大浪费。

二、数据库

数据库对图像及其相关信息进行管理和存储，是 PACS 的核心。其管理包括：获取计算机中的图像，提取图像文件中的文本描述信息；更新网络数据库；归档图像文件；对数据流进行控制；将数据在适当的时间发往目的地——显示工作站；自动从归档系统中获取必要的对照信息；执行从显示工作站或其他控制器发出的对文档的读写操作。

医学影像具有法律文件的特性，影像资料至少需要保存 15 年以上。影像资料的数据量较大，长期有效地存储是 PACS 需要解决的一个重要技术问题。一般采用分层存储策略来满足 PACS 的要求，即将 PACS 中的图像分轻重缓急分别存于高速阵列、中低速阵列和磁带或光盘中，使用较多的或刚刚产生的图像应存于高速阵列中，不常使用或过期的图像应归档并存于磁带或光盘中。医学图像目录按一定的方式存储在患者数据库中，存储前作分类、编排、索引、文字说明或其他形式的再处理。影像资料的存储按存储时间可分为高速小容量存储、中低速大容量存储，以容量大小形成金字塔式结构。目前随着技术发展，长期在线存储已成为趋势。

（一）高速存储

高速存储方式用于存储需要随时调用的图像，如住院和门诊的患者图像需多次地复查和参考对比。一般常用高速硬盘阵列（RAID）来实现，通常存储能力为几个 TB，调用速度较快，能容纳 1～2 年医院内所产生的图像。

（二）大容量存储

大容量存储用于存储不常用的图像。一般使用低速磁盘阵列或磁带库、光盘库等容量较大、速度相对较慢的设备。容量常为数十个 TB 以上。

上述分类方式随着影像数据大幅度地增长也在逐步变化，目前大多数存储采用完全在线存储，将图像数据分为近期及远期两大块，近期数据为近 2 年的数据，采用高速专用存储，远期的数据则采用大容量低价格的存储装置。

三、传输网络

传输网络是 PACS 中数字化图像及相关信息的输入、检索、显示的通道。PACS 的数字通讯网络一般由以太网构成，速度可达 10 000 Mbps。网络结构的设计取决于数据吞吐量要求和价格之间的权衡。目前局域网是医院的最佳选择，局域网具有在医院内部范围传输速率高、误码率低、实时传输等优点，实现 PACS 与 HIS 的集成，可充分利用 HIS 原有的网络资源。此外，为了在计算机系统中两个实体间实现通讯，必须遵循网络协议。传输网络协议大多选用标准协议，如 TCP/IP。衡量通信系统性能常用以下几个指标。

（一）数据传输速率

数据传输速率是指单位时间内传输的比特数,用 bps 或 bit/s 表示,是衡量数据通信能力的主要指标。

（二）误码率

误码率用公式定义为

$$误码率 = 接收出现差错的比特数/总的发送的比特数$$

在通信过程中信号不可避免地会受到外界噪声的干扰,同时通道的不理想也会带来信号的畸变,当噪声干扰和信号畸变达到一定程度时就可能导致接收错误。误码率是衡量数据通信系统可靠性的指标。

（三）传输延时

数字医学图像的高分辨率和像素的高灰阶值决定了传输图像的巨大数据量,从而影响了传输效率。因此,端到端的延时是一个非常重要的指标,直接决定了系统对用户指令的响应时间。系统对用户指令的响应时间不应太长,经验表明,如果这种响应时间超过 3 s,就会使用户产生厌烦情绪,也就是说系统不够友好。

端到端的延时是指一组数据在信源终端上准备数据发送的时刻到信宿终端接收到这组数据的时刻之间的时间差,包括在发送端数据准备好而等待接收这组数据的时间(access delay)、传送这组数据(从第 1 个比特到最后 1 个比特)的时间和网络的传输延时 3 个部分。对于医学图像交互应用来说,端到端的延时往往还包括数据在收、发两个终端设备中的处理时间,如发、收终端的缓存器延时、图像的压缩和解压时间、打包和拆包延时等。

（四）服务质量(quality of service, QOS)

在图像网络传输中,由于图像端到端的实时性,不仅要求网络各结点与路由有足够的通信资源(充足的网络带宽、有效的多播技术、实时通信协议和资源管理协议),也要求服务器有足够的运算和控制能力(如 CPU 时间、缓存空间)以提供图像数据的实时处理,真正达到端到端QOS 需求。

为提供 QOS 保障,资源预留和配置是必要的功能。所谓资源预留就是网络从自己所具有的总资源(如带宽及节点缓存容量等)中预先规划出一部分资源留给某一特定的通信应用过程。除了网络资源外,医学影像传输过程中还要涉及图像的压缩、解压缩处理,有时为了提高影像显示和处理速度,在接收端会直接将接收到的图像数据送入显示器的帧缓存或内存中。因此,图像传输的 QOS 还需综合考虑服务器的处理能力。相对服务器来说,网络最有可能发生资源冲突而引起端到端 QOS 下降,因而网络 QOS 仍然是多媒体图像通信系统考虑的重点。充足的网络带宽、有效的多播技术、实时通信协议和资源管理协议是保证医学图像传输 QOS应考虑的主要问题。

四、显示工作站

显示工作站是数据库图像及信息经检索、查询后调阅显示的终端。PACS 显示工作站按用途可分为以下几种。

（一）影像诊断工作站

影像诊断工作站设于各影像科室内,用于各种患者信息、检查信息及影像信息的分析诊断,在图像分析中,用作诊断的图像要求高,一般为无损压缩的原始图像,计算机的配置应适当提高,以加快图像调阅与图像处理的速度。影像科室内由于胸片、乳腺片等密度层次丰富,在条件允许的情况下,应配置高分辨率的灰度显示器,如 2 K×2 K 的 CRT 或 LCD 竖屏;工作站还应设图像后处理功能,如图像窗宽、窗位调节,图像的缩放、移动、旋转、反色、边缘增强和病灶的测量等,以及智能诊断报告的生成。

(二) 临床浏览工作站

临床浏览工作站设于临床各科室,便于临床医生检索、调阅和会诊。由于要求不高,可使用中等分辨率显示器,如 1 K×1 K 彩色显示器。

(三) 管理工作站

管理工作站包括图像质量管理和报表统计、工作量统计、人员管理等。

(四) 打印工作站

打印工作站负责胶片的打印管理、优化打印任务,包括图像的显示、后处理优化、打印排版。

PACS 在显示器上进行阅片,其软件的应用界面显得尤为重要,它将直接影响到使用者的接受意愿。传统会诊阅片模式中的大型灯箱允许平铺方式浏览,参比大量的影像。PACS 的应用界面必须是基于影像专业的应用界面,多屏显示器的表现方法在今天先进的影像学检查中已不可缺少。

随着终端技术的发展,医学影像科与临床各科室的医生之间交流可坐在各自的办公桌前,即使在家中也能随意调取患者的图像资料,显示在终端显示器上。对于不同用途的显示器有着不同的要求,正确、合理地配置显示器,对 PACS 的建设和应用有着重要作用。通常考察显示器的性能主要有以下几个参数:空间分辨率、灰度分辨率、低对比分辨率、几何畸变、亮度、尺寸、刷新率、带宽等。

CRT 选购的关键在于其用途,如对于 CR、DR 要求显示器空间分辨率至少达 1 K×1 K,灰度分辨率至少达 10 bit,刷新率 85 Hz,相应带宽高于 150 M。对于乳腺 X 片影像,显示器空间分辨率应大于 2 K×2 K,灰度分辨率达 12 bit,刷新率保持 85 Hz,带宽也相应提高。CT、MR 要求空间分辨率 1 K 即可,灰度分辨率最好达 12 bit。DSA 要求空间分辨率达 1 K,灰度分辨率不小于 8 bit,由于 DSA 有时显示的是高达 40 帧/s 的动态图像,所以对刷新率有较高的要求,应大于 100 Hz。

总之,PACS 需具有与 HIS/RIS 系统的接口。通过局域网以及支持多种线路的广域网,提供基于 Web 方式的远程医学诊断。

五、故障与灾难恢复

PACS 与任何计算机辅助系统一样,故障与灾难恢复是一个十分重要的部分。医院信息主管人员必须十分清楚系统故障处理办法以及灾难恢复的手段。PACS 厂商可以采取一些冗余的设计,来避免一些可以预见且不可避免的系统故障,从而达到降低平均故障时间与平均故障修复时间的目的,提高系统的可用性。医院信息主管人员必须能够区分哪些故障需要人为处理,哪些故障反映了系统设计与实施的疏漏。

同样,作为医院 PACS 建设的决策者,医院管理决策层也应该认识到系统的故障与灾难恢复对于临床应用的重要性。一方面,冗余的系统设计能够避免部分系统故障引起的系统全面瘫痪,另一方面,冗余设计将在原有投资规模上增加约 30% 以上的资金投入。决策管理层必须清楚这一部分的投资对整个系统良好运转的重要性。

　　目前,较流行的冗余设计方案是双机热备(fail over cluster),即基于故障接管的服务器集群。它是系统的关键处理环节,采用硬件条件、软件环境相同的两套设备(通常为 PACS 服务器),其中一套为 Active,另一套为 stand by。一旦正常工作的设备出现故障,stand by 的一台设备能够主动接管相关工作,不至于引起大规模的系统瘫痪。双机热备的主要缺点是资源利用不足,一套系统处于闲置状态。双机热备的方案能够有效地提高系统的可用性,但并不能彻底防范系统瘫痪。PACS 的一个关键任务是对医学影像归档存储,因此,影像数据在系统灾难恢复中是首要的恢复对象。目前,各 PACS 厂商大多数采用 RAID 作为影像数据的存储方式,虽然 RAID 具有一定级别的数据防灾功能,然而,对于毁灭性的灾难技术人员不可能从高度损坏的 RAID 中恢复出有用的数据。美国医疗健康保险管理组织(HIPPA)对数据的安全性有严格的要求,医院信息化建设的决策者们越来越认识到异地数据备份的重要性。

　　系统性能、软件 bug 修复时间、现场支持与其他支持、平均故障修复时间等均是常规信息系统中的一些技术要素,理解并结合 PACS 的基本特点,在规划、设计、实施 PACS 建设中充分考虑这些技术要素,相信能够建设出成功的 PACS。

　　Edward V. Staab 曾在 1996 年发表的两篇论文中指出,作为一个大型 PACS 需要满足 4 个条件:每天要在临床中运作;至少要有 3~4 个影像设备连接到系统中;在放射科内部及外部都有工作站;每年系统至少能处理 20 000 个病例。

第三十七章　PACS 原理及特点

第一节　PACS 原理及其功能

一、PACS 原理

PACS 建立在计算机网络技术基础上,通过计算机网络对医学图像进行传输和管理。其工作原理是:先由各种成像设备产生患者的诊断图像,通过网络把图像传送到服务器。工作站是在图形方式下显示已被存放在服务器中的医学图像。不同用户可通过工作站观看一幅或同时观察由不同成像设备生成的某一患者的多幅图像。

PACS 通过网络和通讯方式连接各种影像设备及相关临床科室,利用大容量磁、光存储介质和数字化电子方式存储、管理、传送、显示医学图像及相关信息,摆脱了对传统硬拷贝技术的依赖。

二、PACS 功能

PACS 能够显示各种医学影像,其基本功能包括:图像及相关信息存储、无胶片诊断、图像处理、低成本复制、复合影像诊断、远程传输、设备集群使用。

（一）存储与管理功能

图像存储与信息管理是 PACS 最重要的功能,PACS 采用大容量存储设备(如硬盘、光盘、磁带机、磁盘阵列等),对大量的图像实行压缩、分级等有效存储,以适应医院业务日益增长的需要,同时能有效防止患者医疗资料的丢失。

（二）图像调阅及后处理功能

影像转发(或称影像路由)指依照事先制订的规则,将影像转发到指定的工作站或其他系统中。影像转发通常被某一事件驱动,如检查开始、检查结束、或者发自 HIS/RIS 中的某一消息。

影像预取由某事件驱动,一般为检查开始。由于影像诊断中常需要调阅患者较早的影像检查资料进行对比,如果这些资料存储在类似磁带库这一类调阅速度较慢的设备中时,预取首先将它们取回到一个高速调阅的存储空间,这样能够充分减少影像调阅时间。事实上,很多 PACS 不再使用磁带库这类低速存取方案,而直接使用 RAID,NAS,SAN 等高速存取方案。因此,随着技术的进步,预取技术不再十分重要。

显示工作站通过在 PACS 检索、查询等操作能快速、方便地显示图像及相关信息,具有对医学图像进行后处理和统计分析的功能,可以调整显示的分格,单独对每幅图像进行处理,以适应诊断医师和临床医师不同的需要。

（三）简化胶片的复制

图像是按数字方式存储的,只需投照一次,以后就可以通过打印工作站在激光打印机上重新输出打印,与以前投照一次只能得一张胶片相比,打印的胶片可多份复制,且可根据诊断目的,打印出所需影像密度和对比度的图像。因而,通过 PACS 打印方便、快速且不会损失任何信息,便于与未具备 PACS 的医院间的会诊和交流。打印工作站可将一些珍贵的图像,以通用的图像格式(如 DICOM,BMP,JPG 等)存储,便于教学和学术交流。

(四) 连接功能

除连接所有的影像设备外,PACS 应当遵循 HL7 标准,与 HIS,RIS 实现无缝连接,才能真正有效地利用信息资源,充分发挥 PACS 的优势。PACS 能否与 HIS,RIS 集成是衡量 PACS 成功与否的重要指标。

(五) 改善教学环境

单纯采用观片灯、三脚架、相机和暗室收集各种疾病的影像范例导致了大量影像丢失。拷贝胶片难以管理、存储以及携带。PACS 的出现极大地方便了图像的传输和显示。然而,大多数 PACS 没有提供为临床 PACS 环境以外提取使用影像的有效方法。为此,许多放射学家必须花费时间提取 DICOM 影像,或从他们的 PACS 中提取其他人的影像,下载到可移动的媒体,然后将这些影像转换成更通用的格式(如 JPEG 格式)。这种状况目前已完全改变,教学用图像以及相应的处理都集成在系统中,包括图像的匿名处理等。

通过网络,个人电脑上的数字影像也可以拷贝到影像服务器,用于数字教学档案、演讲或出版。这些影像可被编入显示的软件(如 PowerPoint),便于教学回顾以及在单位以外的地方展示。能够提供灵活的输出选择,影像可存储到任意一个服务器、网络硬件驱动器、局域硬件驱动器、光盘、软盘或电子邮件附属装置中。

用屏幕提取软件提取影像整个过程需 5~10 s,会造成不可忽略的工作流干扰。用户可接着在服务器上打开影像,并根据需要进行影像管理、存储、分类及显示。例如用户正在创建一个正式教学文档,可直接从具备教学文档软件的服务器中提取影像,即使缺乏经验的用户也能够使用。

为便于影像教学,可建立一个小工作站——服务器作为 PACS 与医院网络之间的桥梁,从 PACS 工作站中拷贝影像并存储在服务器中。此外,用户能够进入由一个虚拟专用网(virtual private network,VPN)连接的医院外影像库服务器,通过路径联络,安全通过医院防火墙。

(六) 实现远程会诊与交流

远程影像学是 PACS 在空间的延伸,包括远程诊断、远程会诊、远程咨询 3 种模式,通过公共交换电话网(PSTN)、综合业务数据网(ISDN)、异步传输模式(ATM)、T-1 或 E-1 专用线、混合光纤同轴网(HFC)和卫星通信等实现远距离的图像传输,也可以通过国际互联网传送图像。远程影像学把周边的成像中心与影像医学咨询中心相连,能为患者提供更加优质的服务,还可为边远地区或乡村提供远程会诊。远程影像学的发展依托于现代高效的通讯工具和电讯网络。随着信息高速公路的发展,网络通讯的速度会越来越快,远程影像学也将得到飞速发展。

第二节 PACS 与 HIS/RIS 的集成

一、PACS 与设备的互联

在遵循 DICOM 的前提下,影像设备均可互相连接。DICOM 中的互联是通过服务对(services objects paris,SOP)来实现的。医学影像设备需要将影像送出,则要求该设备具有 DICOM 3.0 中所描述的 Image Storage SCU,PACS 厂商的软件需要具备 DICOM 3.0 中所描述的 Storage SCP。这是遵循 DICOM 3.0 标准的 PACS 厂商获取影像的唯一办法。

DICOM 3.0 涵盖的范围非常广泛。任何一家仪器设备厂商或者 PACS 厂商能够支持全部的 DICOM 3.0 中的服务对几乎是不可能的,也是没有必要的。DICOM 制定了一套兼容性的声明方式,即一致性声明(DICOM Conformance Statements)。因此,PACS 的承建者需要获得各仪器设备的一致性声明,了解各设备支持或不支持哪些服务对。医院的信息主管人员也应该能够读懂仪器设备的一致性声明,尤其应该了解 PACS 承建商的一致性声明。

值得一提的是,目前国内医院还存在一些不具备 DICOM 标准的影像设备,对于这些设备,一般原则是要求设备厂商提供 DICOM 升级方案。经验证明:原厂商提供的升级解决方案具有绝对的优势,采取任何第三方的解决方案都很难超越原厂商的 DICOM 升级方案。

二、RIS

RIS 是 HIS 在放射科的缩影。它主要包括影像诊断所需的各项业务活动的管理,科室业务综合统计,典型疾病资料库的产生、维护、检索,智能影像诊断报告的生成,以及常用报告模板的管理、维护等。RIS 包含患者登记系统、放射科管理系统、放射科报告系统等。

三、HIS

HIS 可分为医院管理信息系统(hospital management information system, HMIS)和临床信息系统(clinical information system, CIS)。HMIS 包括医院的行政管理与业务,如人事系统、财务系统、药品库管理系统、设备供应系统等。CIS 包括医护人员的临床活动信息和患者的临床医疗信息,如医嘱处理系统、临床检查系统、临床检验系统以及 PACS。HIS 中所有的资料以电子信息的形式保存,借助于计算机网络传递,可以在较大的范围内实现信息快速、准确地共享。

四、PACS 与 HIS/RIS 的集成是必然趋势

PACS 并不是孤立存在的,如果没有 HIS/RIS,PACS 只是一个电子片库,不能发挥其应有的作用。PACS 主要是图像数据的交换,HIS/RIS 主要是文本信息的交换,一般情况下它们之间不能相互交流,而在对患者的诊治过程中,既需要图像数据又需要文本信息,因而在 HIS/RIS 中,PACS 是诊断图像的主要来源;当作诊断报告或回溯时,医学图像工作站在显示 PACS 中存储图像的同时,也应能够提供存储在 HIS/RIS 中的患者医疗记录,这样可避免患者信息的重复录入,提高工作效率。此外,PACS 工作站需要各种 HIS/RIS 的功能,如查询患者医疗记录、查询诊断报告、检查预约等;同时,HIS/RIS 也需要一些 PACS 的功能,如 HIS/RIS 中需要具有查看图像和进行一些简单图像处理的功能。PACS 与 HIS/RIS 之间的相互需求,使 PACS 与 HIS/RIS 的集成(图 37-1)成为必然。

患者文档数据主要存储在 HIS/RIS 中,图像及相关数据存储在 PACS 中,为了实现信息交互,PACS 系统应当遵循 HL7 标准。PACS 系统能否与 HIS/RIS 集成,是衡量 PACS 成功与否的重要指标,只有实现了无缝连接,才能真正有效地利用信息资源,充分发挥 PACS 的优势。

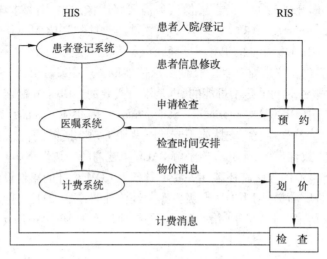

图 37-1　HIS 和 RIS 的集成

第三节　医学图像的压缩

医学影像的数据量较大,一幅 CR 或 DR 的胸片,大小达 10~16 MB,1 例 DSA 的资料可达 GB 数量级。随着多种新的成像设备的不断投入使用,医学影像的数据量还在急剧上升。为此,PACS 应充分考虑其前、后向的兼容性,在业务量扩大时平滑扩容。现今,CR 图像为 8 MB,DR 图像为 16 MB,数字化乳腺图像可达到 40 MB,医院每天可产生达到几个 GB 的数据(表 37-1),因此必须有大容量的 PACS 服务器才能支持。

表 37-1　医学影像信息容量表

名称	一幅图像容量	每次检查影像数	总容量/MB
数字化的常规 X 线片	$2\ 048 \times 2048 \times 12$	2	16
数字乳腺 X 线片	$4\ 096 \times 4\ 096 \times 12$	4	128
CR	$2\ 048 \times 2\ 048 \times 12$	2	16
DSA	$512 \times 512 \times 8$	15~40	4~10
CT	$512 \times 512 \times 12$(或 16)	40	20
MRI	$256 \times 256 \times 12$(或 16)	60	8
核医学(NM)	$512 \times 512 \times 8$	8~32	1~2
超声(US)	$512 \times 512 \times 8$(或 24)	4~8	1~2

PACS 结构本身是一种专用的计算机网络,图像的信息压缩是提高 PACS 效率的重要途径,也是医学图像传输中的重要问题。目前公认的压缩标准为 JPEG(Joint Photographic Expert Group,联合图片专家组)和 MPEG(Moving Picture Expert Group,运动图像专家组),近来另一种压缩标准 Wavelet 被应用于高分辨率医学影像的压缩(Mammography 和 X-ray),JPEG 标准不仅可以应用于 PACS,而且适用于 CT,MRI,DSA 等一切图像及真彩色图像的压缩,JPEG2000 也被收编于 DICOM 中,其图像质量比 JPEG 好。

目前影像的压缩分为无损压缩(lossless compression)和有损压缩(lossy compression)两种方式。无损压缩的图像可完全复原,几乎没有信息的丢失,诊断的准确性高,但压缩比例十分有限,二维情况下仅为 $1.5:1 \sim 3:1$,平均压缩率为 2.5,占用的存储空间大,降低了 PACS 的工作效率,也对使用低速率通讯媒体的 Teleradiology 存在用户接受度的问题。有损压缩的图像有信息丢失或失真,但压缩比可达 $10:1 \sim 20:1$,占用的存储空间小,具有一定的经济性和实用性。图像的压缩有两个方面的问题:一是无损压缩图像占用的存储空间大、传输慢、PACS 工作效率低;二是用软件压缩或解压缩常要占据计算机的宝贵时间以及系统资源,用硬件压缩速度较快,但将增加 PACS 的成本。随着计算机技术的进步,这个问题将逐步解决。

选择哪一种影像信息压缩方式要根据原始图像是否有保存价值、影响诊断的准确性等实际情况来决定,如肺部及乳腺等层次丰富、结构细微的组织,应采用无损压缩。然而,同样的无损压缩技术对于不同种类的影像有不同的压缩比率。影像存储方案的设计与压缩技术密切相关,在给定的网络宽带下,压缩算法能够有效地解决大数据量的影像传输。当压缩图像所需的时间、解压缩图像所需要的时间以及对压缩图像传输所需时间之和小于原始图像的传输时间时,压缩图像的方法是有效的。

一、JPEG

JPEG 定义了自己的编码方法,常用模式下,压缩后的图像是失真的,与原来的图像有所不同,但压缩后恢复出来的图像常常比原始的图像效果好,它的优点是压缩比较高,可以根据需要进行调节,图像大小的比值从 $1\% \sim 90\%$ 不等。在医学图像中一般选压缩比为 2.5 即 40% 左右。

二、小波变换图像数据压缩

小波变换图像数据压缩(wavelet transform image compression)是一种与快速傅里叶变换相似的数据表示法,它与傅里叶变换的不同在于其空间域非常有限。因此,小波变换对特性非连续数据极为有效。小波变换图像数据压缩的主要步骤为:首先用预定的基础函数变换图像数据,然后使其量化,最后使用结果数据编码以去除冗余的数据。

国际标准化组织于 2000 年 12 月推出了压缩效率更高的国际标准 JPEG2000。与传统 JPEG 相同的是,JPEG2000 也是基于变换的压缩技术,支持有损和无损两种压缩方式;最大的不同在于放弃了传统 JPEG 采用的以离散余弦变换(discrete cosine transform,DCT)为主的区域编码方式,而改用以二维离散小波转换(discrete wavelet transform,DWT)为主的多解析编码方式,有效地消除了 JEPG 中 8×8 离散余弦变换带来的斑块效应。JPEG2000 可以提供更好的压缩效果,在压缩比特率相同的情况下,它的压缩质量比 JPEG 更好;在同样的压缩质量条件下,其压缩率比 JEPG 高 30% 左右。不仅如此,JPEG2000 还可以支持图像兴趣区压缩,在兴趣区采用无损压缩,而在其他区域采用有损压缩,这保证了在尽可能提高压缩比的基础上重要的诊断信息不丢失。

第四节　PACS 的稳定性和安全性

PACS 的安全保障不仅局限于数据通讯中的安全,还包括数据存储的安全,如系统抵御黑客、病毒的攻击等各个方面。数据的安全在网络的使用中是第一位的,没有安全性的网络是没有意义的。然而,直到近两年 DICOM 标准中才增加信息传输安全保障方面的内容。目前大部分 PACS 厂商所提供的数据传输安全机制各不相同,紧跟 DICOM 标准中有关信息传输安全的成熟产品还比较少见。一般认为,PACS 是在安全局域网中应用,其本身并不需要特别的安全措施,即使随应用范围的扩展,其数据安全也是依赖其他的网络安全措施。

通常 PACS 厂商在自身的系统中,通过设定管理权限、网络防火墙、防病毒程序等方案来保障系统的安全。但是,任何安全保障工作都不可能是一劳永逸的。因此,PACS 承建者需要提供较完整的安全保障计划给医院信息维护人员,如密码的有效期、病毒更新机制及定期的检查等。

一、系统维护

PACS 是一个庞大的系统,其结构复杂,难于集中管理。医院应配备专业技术人员定期进行设备、网络的检查和维护,使用不间断电源防止意外断电,维持系统的稳定性,确保 PACS 正常运作。

二、合法用户和权限设置

PACS 应设置用户登录,只有合法用户才能进入系统。同时,影像科室的使用权限应高于其他科室,防止删除或修改患者的资料,保证医疗资料的准确性。此外,还应防止用户对计算机系统软件、程序的修改。

三、谨防计算机病毒

PACS 一旦受到病毒感染,网络系统将会瘫痪,特别是与 HIS 集成时,整个医院的运作将受到影响,且医疗数据遭到破坏。防止病毒感染有效的措施是安装病毒防火墙,定时查杀病毒,经常更新杀毒程序,尽量将工作站上的软驱、光驱及 USB 接口撤除,并做好数据的备份工作。

医学影像信息系统的安全性具有重要意义:一方面,它能保证医学数据的完整性和保密性,以防丢失数据和出现错误,保护患者的隐私权和医生自身的安全性;另一方面,它能确保系统中各类资源的正常运行,并对医疗失误的情况进行记录。

因为 PACS 和医院网络都设有防火墙,所以用影像服务器在两个网络间架桥,不会涉及患者的隐私或影像安全。为了保护患者的信息,在提取的影像区域内不要显示患者姓名和医学记录号码,也避免用诸如身份信息等命名无安全保证的影像文件。远程授权的用户要采用 VPN 才可进入医院网络影像系统。

第三十八章　PACS 临床应用评价及发展

第一节　PACS 的临床应用

一、系统规模及可扩展性

系统的规模与范围在 PACS 建设初期就应该明确,只有医院方面预先定义好系统与范围,PACS 承建商才能合理设计系统构架,选用已成熟的方案与技术,最终达到预定的目标。经验证明,PACS 建设切忌求大、求全。事实上,各 PACS 承建商的能力、专长均有不同,并非任何一个 PACS 承建商都能够解决大而全的 PACS 问题。因此,医院的决策层以及信息主管人员一定要明确预期的规模,明确是实现影像科室的影像存储与调阅,还是全院规模的影像调阅。即使定义在影像科室的范围内,也还需要界定 B 超、内窥镜、核医学、放射治疗科等影像是否也纳入 PACS 的范围内。

医院信息主管人员应该充分了解自己的需求与系统界定范围,当系统建设完成后,再提出超出系统设计范围的需求,往往很难满足。PACS 承建商必须提供给医院信息管理人员一套满足系统扩展性的方案。

二、PACS 的优势

PACS 的优势在于: ① 方便了临床医生及时对疾病作出处理决策,缩短了患者的住院周期,提高了床位周转率; ② 影像科医师能及时阅片并作出诊断,实现了无胶片化,减少了找片的时间,提高了工作效率;③能使激光相机联网共享,对已存储图像可通过激光打印机进行多份拷贝,排版打印更节约了胶片的费用,使医学影像能高效率地存储和传送;④ 图像能存储在计算机上,减少了存储空间,能有效地进行数据管理;⑤ 能随时、随处,快速、准确地在 PACS 任一显示工作站调阅图像和诊断结果,可以在不同的场所由许多医生讨论同一患者的影像信息,还可以检索出不同时期、不同患者的影像信息进行综合参考,便于对照和比较,使远程诊断成为可能;⑥ 后处理功能适应了医生不同的诊断需要,提高了医生的诊断水平;⑦ 资源共享避免了患者在不同医院就诊需进行的重复检查;⑧ 使医院管理最优化,带来了更高的经济效益、社会效益和学术效益。

三、PACS 效率低下的原因

PACS 的出现正在改变现代医学影像科的组成,关系到医学影像科在整个医院诊断链和治疗链中的地位。就当前的现状而言,PACS 效率低下的原因主要是 PACS 没能充分体现出其应有的价值,具体反映在它的工作效率没能得到很好的发挥。

PACS 有着众多的理论优势,在进行无胶片化的运作过程中,降低了与胶片有关的成本,并使医学影像更加贴近临床医生。但是,在很大程度上由于在 PACS 购置上的类型差异以及人们把 PACS 作为一种工具使用时工作流程上的差异,导致不能够节约胶片成本,不能够全面地提高医学影像学专家及相关工作人员的工作效率。

使用 PACS 设备最常见的错误之一是:在使用前没能认真思考其工作流程对医学影像科乃至整个医院的工作效率及经济效益的影响,PACS 作为一种工具没有恰如其分地集成到医院各科室工作之间的流程中去,致使 PACS 相关的潜在功能没能实现。一些单位在建立无胶片化医学影像科之后,几乎完全模仿以胶片为基础的放射科的工作模式,在科室工作的流程方面几乎没有任何改变。在许多数字化医学影像科室中,医学影像的相关检查仍然用纸张申请、预约,患者的相关背景资料和临床信息需要重新输入到电脑的信息系统中,待打印出此信息后,再拿这张单子给技术员,然后,再一次地人工重新打印患者身份及其相关的医学信息到医学影像科的工作站(如 CT 扫描仪操作控制台)中。为了能更全面地对医学影像进行判读,需将医学影像及其相关的旧信息发给专门的工作站,这是手工或半手工的过程,与观片灯上看片没有太大的不同。影像学家需要拿这张申请单,打印患者的 ID 号、姓名,或从条形码判读这些信息。报告往往写在纸上或采用传统打印机进行打印。这种打印纸的报告单的分类、传递仍是由人工陆续放入患者的病历夹中。这种运行方式非但没能提高工作效率和节约资金,反而还增加了相关的设备成本及人员费用。

此外,PACS 的成像方式、录入系统与电子医疗记录或 HIS/RIS 的集成有一定困难,目前这在大多数单位未能做到。其主要原因有两个:首先是缺乏信息交换功能;第二是信息交换功能在使用的标准上缺乏一致性。这些标准本身在执行中具有较强的灵活性,尽管都使用这些标准,但也可能因存在一些差异而不能采用特定的方式相互通信。

在放射科和核医学模式中几乎都支持 DICOM,但许多 HIS,甚至 RIS 厂商在他们的系统中仅有少量支持 DICOM。一些厂家 PACS 虽然采用 DICOM 网关和 HL7 引擎作为对外的 DICOM 和 HL7 接口,但系统内部仍然采用非标准的体系,这样的产品很难保证影像高质量的存储和传输以及各方面的兼容性。仅有一小部分放射科和核医学科或门诊中心能够利用 DICOM 标准简化工作流程。

四、建立适应 PACS 的管理模式

当医学影像科进行细致的工作流程分析和重新设计工作流程展示 PACS 的优势时,可最大限度地提高效率和节约成本,也只有将 PACS 的实施汇集到医院及放射信息系统中,才能发展更加有效的系统。医生可以采用位于各自医疗中心的各个工作站申请影像检查,这些申请在 PACS 数据库中自动产生电子文件夹,并启动自动检索功能对过去的资料进行比较研究(可进行前 3 个月以上的资料检索),由工作站快速检索长期档案和短期档案。利用一种叫做模态工作菜单的功能将这些指令加入到电子医疗记录或 HIS 中去,影像学家便可在他们的 PACS 工作站中,判读患者检查的项目,根据患者资料信息确定检查的类别(技术方式或解剖区域等)并显示在工作菜单中,避免了对打印的需要。在改进工作流程的同时,最主要的是建立适应 PACS 的管理模式。

(一)培养 PACS 技术保障人员

计算机日益发展,促使 PACS 不断推出新的技术和解决方案。无论哪一级医院的医学影像科建立 PACS,首先要解决的问题是培养或引进掌握现代化数字医学影像设备和计算机技术的高素质人才,根据所在单位的条件,规划、统筹实施 PACS 的建设及其未来的定位。

(二)制定管理制度

要勇于打破放射科传统的管理模式,针对 PACS 具体特点调整工作模式及其流程。建立

培训上岗机制,不经培训一律不得上岗操作。同时,制定相应的管理制度,包括责任落实到人,负责 PACS 的专业技术员能够在 24 h 内确保系统的不间断正常运行等。

(三) 树立开放式的管理理念

建立 PACS 首先要考虑影像科或医院工作的具体特点,明确建立 PACS 的最终目的是要实现医院的现代化管理,提高医学影像科的工作质量与效率,提高全员的综合素质,提高医疗、教学、科研及管理水平。为此,在建立 PACS 之前就必须树立开放式管理理念,建立与其他相关科室的业务交流,让医学影像信息在各部门之间流动起来,充分发挥 PACS 信息资源共享和利用的优势。通过科学的管理,使 PACS 的经济效益、社会效益、学术效益得到具体、充分的体现。切忌陷入自我封闭的管理模式,使建立起来的 PACS 成为一个个信息孤岛。

五、PACS 工作流程的优化

工作流程是目前医院信息化建设中十分重要的一部分,优化工作流程能够有效地提高工作效率,降低患者就诊时间。有资料表明:改变与 PACS 相关的工作流程可使技术人员的工作效率提高 20% ~60% ,职员效率提高 50% 以上,影像学家的工作效率提高 40% 以上,而自动影像显示使放射学家的判读效率提高 10% 以上。由于改变了无胶片化科室管理的相关工作流程,临床医生一天可节约 45 min 以上。仅工作菜单方式的使用就使传递 CT 扫描到 PACS 的错误率从 8% 降到约 1.5% 。因此,工作流程的优化是整个医院信息化建设的重点任务,PACS 系统不可避免地需要与 HIS/RIS 等相关信息系统整合。

PACS 与 HIS/RIS 等的整合要求为:医生工作站能够开出网上的电子预约申请,RIS 能够实时接收申请,并对工作任务进行安排,PACS 能够获取 RIS 中工作任务的安排。检查结束后,影像能供 RIS 中的诊断报告系统调阅,同时也能供临床医生工作站调阅。患者在做影像检查时的各个状态能够在临床医生工作站明确地显示,这样可以使临床医生在阅读完诊断报告后尽早为患者确定诊断,并开展相应的治疗工作。

依照就诊的流程,最大限度地优化工作流程,首先需要提供唯一的患者标识号,也就是通常讲的 ID,只有在统一 ID 号的前提下,相关的整合工作才能够顺利地进行。其次,工作流程的优化建立在 PACS 与 HIS/RIS 高度整合的基础之上。因此,理想的工作流程需要与组建各个系统的厂商共同努力方能实现。图 38-1 所示为 HIS,RIS 及 PACS 互操作实现 PACS 的图像获取。

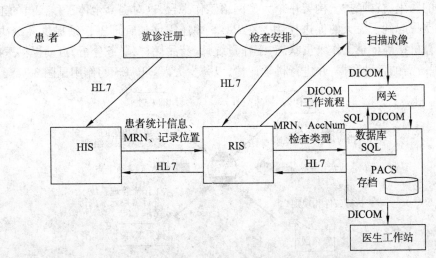

图 38-1　HIS,RIS 及 PACS 互操作实现 PACS 的图像获取

六、离线数据的管理

医学影像具有法律文件的特征,影像资料至少需要保存 15 年以上。影像资料的数据量较大,长期有效地存储是 PACS 需要解决的一个重要技术问题。结合目前的硬件以及软件技术,PACS 承建商通常采取在线存储(RAID)与离线存储(光盘塔或磁带)相结合的存储方案。

PACS 中的影像数据离线管理需要人为手动干预,缺乏经验的医院信息管理人员也不清楚应该如何对这些离线数据进行长期有效地管理,往往沿用传统 CT 等设备单机模式下的管理方式,仅仅是以光盘或者磁带介质代替了传统的胶片介质。

优秀的 PACS 方案设计,将提供简单、方便、科学的离线数据管理。例如,光盘塔的自动管理,离线数据被保存在光盘中,光盘则采用光盘塔管理。需要阅读某份已经在系统中离线的影像数据资料时,系统将自动调用光盘塔相关指令,利用光盘塔的机械手检索到数据所在的光盘。

第二节　PACS 的评价

一、PACS 工作站功能优化

PACS 要实现对医学影像科与相关的病理科、内镜室等各工作节点和流程进行实时监控,需全面整合原有放射科信息系统与 PACS 的所有功能,创新性地增加检查工作站、DICOM 打印管理系统,充分利用网络、硬件和数据,实现无缝集成,保证录入信息的规范。

该系统应用 PACS 服务器管理软件、PACS 影像工作站软件、存储/诊断工作站软件、PACS 工作流管理软件、DICOM 网关软件、胶片 DICOM 数字化转换软件、RIS 服务管理软件、单机运行登记工作站软件、Web PACS 服务器管理软件、DICOM 工作列表服务器软件、DICOM 通讯协议解析软件、远程放射学管理系统、病案数字化管理系统等对医生报告工作站功能进行优化。提供诊断帮助字典、结构化报告、计算机辅助诊断、远程诊断,使各相关科室在第一时间内调阅患者的各类医学图像,并通过网络最大限度地利用信息流取代物质流,降低科室运行成本。该系统优化了医学影像科相关的工作流程,在一个新的平台上实现患者各类信息的登记、检查预约、检查记录、图像浏览、设备维修帮助、科研数据统计和分析、科室日常工作及教学安排,为医学影像科的医生、技师、护士构架一个大型网络工作平台,这对提高全体工作人员的工作效率,改善服务质量起到了巨大的促进作用。在 PACS 中还需增加管理工作站提供高级决策帮助,可通过计算机精确记录工作人员状态,工作量统计、药品耗材、财务分析,自动提供医疗、教学、科研、管理所需的各种数据,并进行科学评估,以减少失误。PACS 的作用见图 38-2。

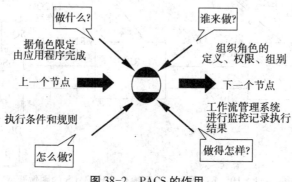

图 38-2　PACS 的作用

二、PACS 的价值

作为一个有价值的 PACS 应该包括以下子系统：① 直观、友好、美观的用户界面,使庞大的数据库信息一目了然,保证一个完整的工作流程无需在多个程序界面上反复切换；② 计算机辅助诊断和报告自动生成系统；③ 三维重建可视化系统；④ HIS 接口。

三、PACS 成功的标准

最终使用者的接受意愿及应用程度是衡量 PACS 成功与否的标准。使用者的接受意愿可以从软件功能的实现、影像传输速度、影像表现质量等几个方面来衡量。

使用者对软件功能的衡量通常参照已有的一些影像工作站,甚至仪器主机。目前,各 PACS 厂商在软件功能上差别较大,专业厂商的影像浏览终端功能强大,用户界面良好,即使相同的功能,专业厂商在细节方面的表现要远远优于一些起步较晚的 PACS 厂商。影像传输速度与影像表现的质量也直接影响到使用者的认可程度,这两者均与 PACS 规划、建设实施所选用的硬件环境有关。影像传输与网络基础建设密切相关,影像表现质量与影像浏览终端所选用的显示器有关,也与浏览软件有关。

在规划、设计医院的 PACS 工作中,信息主管人员一方面需要高度尊重影像专业医师提出的要求,另一方面,也应该清醒地认识到影像专业医师的局限性,从而有意识地进行正确导向,在主要的影像质量等方面达成共识。

四、PACS 评价考核指标

PACS 评价考核指标主要包括厂商综合能力、产品成熟度与先进性、系统安全与可靠性、系统准确性及系统性能 5 个方面内容(图 38-3,图 38-4)。

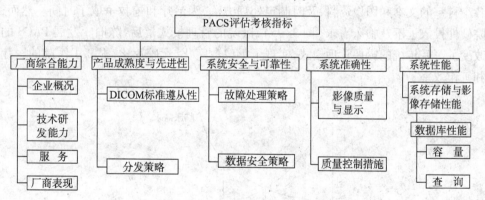

图 38-3　PACS 评估考核指标结构树

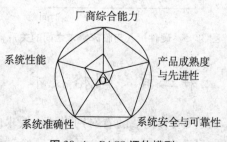

图 38-4　PACS 评估模型

五、寻找可靠的合作伙伴

PACS 可持续性发展就是应具有二次开发的能力,解决系统升级问题。医院建立 PACS 不是最终目的,最终目的是要实现电子病历,完全以电子化的方式在医院内部高效地传输。

PACS 是一门集医学、医学影像学、数字化影像技术、计算机技术、网络通信技术于一体的综合学科,更是一项包括实施和服务的系统工程。作为合作伙伴的厂家必须具备下列条件:① 良好的企业资质及社会形象;② 对 PACS 的集成设计有一定的经验;③ 深厚的行业背景、技术积累及工程经验,对各种影像设备的连接非常熟悉,对各种非 DICOM 设备能够顺利地构成互联互通的完整系统;④ 充分了解我国的医疗模式及医院的运行机制,从而能提供全面的架构设计;⑤ 提供解决、克服障碍因素的方案,必须具有在第一时间内做出响应并能及时排除障碍的能力;⑥ 为系统提供长期维护及主动提供扩容、升级等信息;⑦ 具有 PACS 与 HIS、RIS 无缝集成的能力;⑧ 丰富的国际采购经验及畅通的采购渠道。

在 PACS 的建立中,选择一个具有相应技术实力,了解本医院运行机制,能够提供系统全面解决方案,具有良好信誉,有长期合作可能的企业作为 PACS 合作伙伴至关重要。同时,PACS 的建设应遵循实用性、经济性、整体性、科学性、扩展性、一致性、可靠性和安全性等原则。

六、PACS 的远程医疗

PACS 与 Internet 相连应用于远程医疗,可充分发挥中心医院的指导作用,使多个地方的放射科医生或临床医生借助 PSTN(公共交换电话网)、ISDN(综合业务数据网)、ATM(异步传输模式)同时观察分析同一图像,形成视讯会议,对提高治疗水平、减少患者费用有直接作用;PACS 与 HIS/RIS 相连接后,临床科室特别是 ICU 医生通过计算机网络可快速方便地看到患者在各个科室的文本和图像资料,及时制定处理方法,为治疗和抢救争取了时间。然而,目前各医院硬件投入远不及临床需求(图 38-5),医院的管理模式落后、陈旧。发展 PACS 的远程医疗改变了医院传统的影像管理模式,实现了影像数字化、无胶片化,提高了医院的医疗技术水平和工作效率。

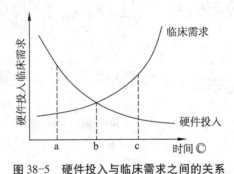

图 38-5　硬件投入与临床需求之间的关系

第三节　网格技术

网络的发展左右着 PACS 的发展方向。随着对网络速度要求的提高,未来的发展方向将是高速网络以及信息的高度共享。在这个基础上,可以实现全球范围内的医学图像的共享。

这也是未来对 PACS 的需求。目前出现的区域性的 PACS,只不过是几家甚至是十几家医院共同组建的一个大型 PACS 中心,这种以集中式为主导的大型 PACS 中心,随着数据量的暴增,将会迎来新的技术瓶颈,例如对数据库技术要求的提高,对查询及图像检索响应时间的要求。因此,实现高度信息共享,同时实现高度信息自治的分布式 PACS 将是未来 PACS 的发展方向,包括整个国家范围内的 PACS。一个区域性 PACS 可以通过行政命令建立起来,但是,全球性的 PACS 无法通过行政命令来实现。这里不光有技术的问题,还有知识产权的问题。因此,从长远的观点看,分布式、高度自治的 PACS 将是未来 PACS 的重点发展方向,它的基础就是网格——未来的因特网。

一、网格的概念

网格计算是为了解决科学、工程和商业中大型数据密集型问题而对地理上分布的计算机、网络和存储系统所形成的虚拟计算机系统的集成使用。网格俗称新一代的因特网,它是一种高性能的硬件和软件的基础设施。网格计算中独立的资源能够独立运行,并且允许是不同的系统平台。因此具有更好的可伸缩性和稳固性。然而,网格内的资源必须坚持开放和可伸缩的标准。一个由 5 层结构组成的正式结构(图 38-6)已建立起来,分别是:① 构造层:是最低层,包括物理设备或资源(如计算机、存储系统、网络、传感器和设备)。② 连接层:在构造层之上,包括网格的网络交易所需要的通讯和认证协议(如资源间交换数据以及用户和资源标识的验证)。③ 资源层:包含连接协议,用以安全启动、资源监视以及资源共享操作的控制。

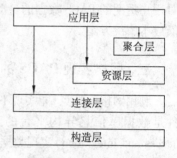

图 38-6　网格结构组成

④ 聚合层:处于资源层之上,包含协议、服务和应用接口,以实施资源间的交易(如资源发现和任务调度)。⑤ 用户应用层:是最高层,它通过所有其他层来调用资源。连接层和资源层有时被认为是核心中间件,而聚合被当作用户层中间件。网格计算是基于一个开放的标准和协议集(如开放网格服务结构 OGSA)。

网格计算技术为用户提供了下列类型的服务,这些服务都符合网格的结构和概念。① 计算服务:在分布式计算资源上支持特定的应用,例如超级计算机。这种目的的网格通常称为计算网格。② 数据服务:允许分布式数据集的共享和管理。这种目的的网格通常称为数据网格,这是网格 PACS 的关注点,任何数据网格都是描述这些类型的服务。③ 应用服务:允许存取远程软件和数字图书馆,提供对所有运行中应用软件整体上的管理。④ 知识服务:提供对数字知识工具的采集、检索、发布的整体上的管理。

目前,世界上在建的大型的网格项目有:日本东京技术学院的 Ninf;美国阿贡(Argonne)国家实验室和美国南加州大学(USC)信息科学研究院的 Globus(网格事实上的标准);澳洲墨尔本大学的 Gridbus;欧洲数据网格等。英国 eDiamond 项目是一个应用网格的乳腺摄影诊断结果的联邦数据库,这个项目只发表了与乳腺摄影最相关的初步思想,没有涉及网格计算能力的应用。美国 CaBIG 项目是利用网格技术进行癌症研究合作的一个国家级应用项目。随着时间的推移,越来越多的项目在利用网格技术提升合作领域,包括研究领域和应用领域。CaBIG 项目中,基础设施采用了新设计的 CaGrid,CaGrid 是建立在 Globus 基础之上的。俄亥俄州立大学的研究者们在这个基础上,开发出了与现有 PACS 相结合的 PACS 网关,将网格与 PACS 的结合从科研推进到应用的层面。

二、网格 PACS

Globus 是目前应用研究比较广泛的一种网格平台,通过这个平台,可以实现真正的网络信息在广域范围的共享,而不是仅仅限于一个部门、单位或区域。网格 PACS 主要需要解决两个问题:① 连接地域广泛的 PACS,但是每个 PACS 都是自治的系统;② 数据传输的瓶颈问题,研究数据表明,利用网格中的数据传输方法能极大地提高图像的传输速度。

实现网格 PACS 需要网格和 PACS/DICOM 两种技术。特别是,一些 PACS/DICOM 资源被集成进网格结构的 5 层中。例如,DICOM SCU(服务类使用者),SCP(服务类提供者)以及查询/检索是集成在 5 层结构中的关键部件。利用 Globus 中的通知机制,能实施网格中不同主机的图像复制和数据库管理,一旦某台主机失效,网格中仍然存在这台主机的所有图像和相关的信息,以实现信息的冗余保护。

网格 PACS 有以下优点:具有很高的连续可用性;对数据网格的自动管理、支持和恢复;对用户透明的 PACS 数据的自动图像恢复;能实现临床 PACS 图像数据的 DICOM 兼容;能提供低成本解决方案。

三、网格实现 PACS 的互联

利用网格的特点,能实现不同 PACS 系统的互联,包括本地互连以及异地互连。其主要部件是数据库信息异构平台的互相沟通,通过 OGSADAI(open grid services architecture-data access and integration)实现数据库信息的交流。在 Globus 基础上,只需要少许的编码,就可以实现这个目标。通过 OGSADAI 实现大型 PACS 的连接,而无需实现专门的转换系统,或者通过提供网格服务完成异地图像的存取。

（本篇作者：王　骏　杜先懋　张卫萍　应　琴　周亚男　许　媛　王晓辉　董志琦）

第十篇

医学影像质量管理与成像防护

第三十九章　医学影像质量管理

20世纪80年代之前,医学影像科称为放射科,只能作为医疗的辅助科室,当时放射从业人员的学历层次较低,学术水平也不高。到20世纪80年代之后,计算机及其在医学影像中的应用产生了大量的新技术,如CT、DSA、MRI、PET、SPECT、CR、DR、PACS等,多角度、全方位客观展示了人体的解剖结构,丰富了医学影像信息,使传统的放射科扩大。医学影像从过去静止的二维模拟影像,发展为功能成像、动态成像,甚至是分子影像,形成了三维、四维数字影像;其功能从过去单纯的X线诊断发展成为诊断与治疗相结合,这些变化使影像科在医院中的地位发生了根本性的变化,各临床科室越来越依赖于医学影像科。医院领导层也非常关注医学影像科的发展,医学影像科的资产几乎占全院总资产的一半以上。正因如此,大型医学影像科室的管理显得尤为重要。

第一节　医学影像质量管理的发展与内涵

一、国外医学影像质量管理的发展

1973年,Trout等在《北美放射学杂志》上发表文章指出:美国尘肺检查中有40%不符合诊断要求。为此,美国卫生教育福利部(HEW)的下属学会通过质量管理,将废片率降至9%。1976年,美国食品药物管理局(Food Drug Administration,FDA)的相应部门提出洗片机的质量管理,紧接着出版了与质量保证(QA)相关的刊物,并于1979年汇集成FDA标准。1979年9月,在美国弗吉尼亚州召开了"放射线诊断及核医学的质量保证程序认定会议",并于1980年召开了专题会。美国放射学会(American College of Radiology,ACR)于1987年建立了非官方的乳腺摄影鉴定程序,并于1990年出版了乳腺摄影质量控制手册,1994年、1999年相继再版。在美国政府机关的指导下,以HEW为中心进行医学影像设备质量管理,它们有权对不符合技术规格的放射设备进行回收。因此,各生产厂家均严格按照放射设备技术规格进行生产,保证了设备质量。此外,美国电气制造商协会(National Electrical Manufacturers Association,NEMA)也制定了相应的质量保证标准。

1987年,由英国学者Moores B. M.等撰写的《医学影像质量保证实践指南》,全面系统地介绍了医学影像科QA计划的实施和操作常规。欧共体(CEC)于1987年组织其成员国的专家起草了《放射诊断影像的质量标准》,并经过两次修改于1995年作为工作文件颁布,第1次提出"影像质量综合评价的观点和标准"。此后,又相继颁布了CT、儿科摄影及乳腺摄影的相关标准文件。

1981年~1984年,日本进行了一次大规模的X线装置检修和保养活动。1980年10月,世界卫生组织(WHO)在慕尼黑召开了"放射诊断的QA研讨会",并于1982年出版了《放射诊断的质量保证》。此外,国际上还有一些相关机构在医学影像质量管理方面起了相当重要的作用,较为著名的组织机构有:国际电工委员会(International Electrotechnical Commission,

IEC)、国际放射线防护委员会(International Commission on Radiation Protection)、国际原子能委员会(International Atomic Energy Agency)等。

二、我国医学影像质量管理的发展

1987年,人民卫生出版社出版了由WHO组织编写的《放射诊断的质量保证》一书的中文译本。1988年,浙江省率先建立了我国第1个放射质量控制中心。1988年国家卫生标准技术委员会放射卫生防护分会制定了医用诊断X线摄影暗室技术的质量保证、医用诊断X线摄影技术的质量保证、医用诊断X线透视的质量保证和医用诊断X线特殊检查的质量保证4个标准。1991年4月在北京召开了"全国X线诊断质量保证及质量控制技术研讨会"。1991年,福建省分别成立了放射诊断质量保证中心和质量控制中心。1992年9月,中华医学会放射学分会技术学组在大连召开了第一届"全国X线诊断质量保证和质量控制研讨会"。1993年10月,卫生部颁布了《医用X射线诊断放射卫生防护及影像质量保证管理规定》。1995年7月,卫生部颁布了《大型医用设备配置与应用管理暂行办法》。1996年10月,中华医学会影像技术分会在南京召开第二届"全国X线诊断质量保证和质量控制研讨会"。1997年,天津放射影像质量控制中心成立。1998年上海放射影像质量控制中心成立。1999年9月,中华医学会影像技术分会在沈阳召开第三届"全国X线放射诊断质量保证和质量控制研讨会",并组织制定了《X线摄影中5个典型部位的综合评价标准》。2000年2月,北京市医学影像学科质量管理委员会成立。2004年12月江苏省医学影像质量控制中心成立。此外,我国国家技术监督局在大型医学影像设备的检测等方面也起到了一定的作用。

虽然我国的医学影像质量管理起步较晚,但由于政府相关部门,特别是在中华医学会影像技术分会的大力宣传、推广下,医学影像质量管理的计划与实施已逐步发挥作用,业内人员已充分意识到医学影像质量管理是医院质量管理的重要组成部分。

三、质量管理的内涵

新设备的不断涌现赋予了医学影像质量管理新的内涵。在医学影像技术中,质量管理具有3个层次的内涵,即影像质量、工程质量和工作质量。

(一)影像质量

各种成像设备最终形成的影像,要通过屏幕或照片反映出来,不同的设备成像方式不同,构成影像质量的要素各有其特点,对其评价的内容也不尽相同,如X线照片要评价其密度、对比度、清晰度、照片斑点等。CT影像要评价其密度分辨率、空间分辨率、CT值准确度、均匀度、噪声和伪影等。MR影像要评价其信噪比、空间分辨率、均匀度及畸变率等。影像质量的确定和评价是建立在信息理论及多种学科基础上的复杂系统工程。

(二)工程质量

工程质量中的"工程"是指为保证获得高质量影像必须具备的全部条件和采取的手段,工程质量则是指它们实际达到的水平,其影响因素包括:①人(Men),即影像技术人员的知识结构、组织管理能力、技术水平、质量意识和责任感等;②机器(Machine),指影像设备所具有的物理性能、运行状况及辅助设备的性能与质量;③材料(Material),包括所用的胶片、显影液、定影液、对比剂等的质量;④方法(Method),指影像检查实施的具体操作方法、研究手段、射线防护措施及采用的组织管理方法;⑤检测手段(Measurement),包括检测设备、器具及检测、评价方法等;⑥环境(Environment),包括机房的温度、湿度、噪音及阅片环境等。

以上 6 种因素对影像质量产生直接或间接影响,其中,人的因素最重要,其他各因素只有通过人才起作用。

(三) 工作质量

工作质量是指影像技术人员的技术工作、组织管理工作和思想工作对获得高质量影像的保证程度。因此,影像质量管理应该以人为本,运用组织行为学等科学管理手段,建立科学的影像技术人员综合素质评价体系,制订质量计划,并为实现该计划开展相关活动。影像质量管理包括影像质量保证和影像质量控制两部分,这两部分既有一定的分工,又有密切的关联。影像质量保证是一个整体性概念,通过制订管理计划,使产生影像的全部流程均能始终如一地、有效(或是高效)地发挥出各自的作用,通过这些系统管理,有组织、有计划地在尽可能减少 X线辐射剂量和医疗费用的同时,不断改进医学影像技术,持之以恒地获得最佳影像质量来满足临床诊断的需要。影像质量控制是质量保证的一个完整部分,是一系列独立的技术步骤,以确保影像质量和技术指标达到一定的要求,即通过特定的方法和手段,对影像诊断设备及其附属设备的各项性能指标进行检测和维修,以及对影像制作过程进行监测并加以校正,从而保证获得高质量的影像。

医学影像科全面质量管理(total quality management,TQM)是指医学影像科全员参与,充分发挥组织管理和专业技术的作用,以统计学方法为基本手段,建立一整套严密完整的质量保证体系和质量控制体系,确保影像质量、机器设备质量、放射防护质量、人员工作质量及成本管理等处于最佳运行状态。总之,就是为了以最低的辐射剂量,获得满足临床诊断需要的医学影像。

第二节　医学影像质量管理的措施

一、建立质量保证体系

(一)建立组织结构和质量信息系统

为有效地开展质量管理工作,应建立相应规模的质量管理组织。质量管理组织人员应包括:科室行政管理者、影像诊断医师、主管质量工作的技术人员、工程师和医学物理师等。QA程序的首要部门是质量保证委员会(QAC),此组织负责 QA 程序的整体规划,设定目标和方向,制定政策以及评估 QA 活动的作用等。

质量信息是质量保证体系的基础,通过质量控制,达到提高影像质量的目的。信息反馈来源于日常评片的分析结果、影像设备的运行质量检测、有关影像质量管理和放射防护的文献、文件、法规等。

(二) 制订质量保证计划

为执行 QA 所制订的详细计划,称 QA 计划(quality assurance plan,QAP),主要包括质量目标、功效研究、继续教育、质量控制、预防性维护、设备校准和改进措施等。制订的计划应达到以下目的:① 改善影像诊断信息,提高诊断质量,确保影像质量符合临床诊断要求;② 在达到医学诊断目的的情况下,确保受检者和工作人员的辐射剂量达到最低水平;③ 有效地利用资源,节约医疗费用,获得较好的经济效益;④ 确保有关影像技术质量管理及放射防护的各项法令、法规严格执行。

（三）实行管理工作的标准化、程序化

根据岗位责任制的内容,明确各级、各类人员的责任分工及职责和权限。对各类诊断设备及其附件都必须进行质量控制,具体内容包括:①质量参数选定及参数的评价标准、测试方法、频率、允许误差、使用测试工具和记录表格等;② 购买新设备的程序及验收要求;③ 对设备使用期间的检测和维修计划;④ 技术资料档案的保存和各种数据的收集与汇总分析;⑤ 规定各类专业人员的培训与考核,并提供教材和参考书目;⑥ 对检测结果的评价及采取的措施;⑦ 制定相关的影像质量标准;⑧ 被检者的辐射剂量限值;⑨ 对质量保证计划实施情况的检查和效果的最终评价。

二、实施质量控制标准

质量控制技术的主要内容包括:设备的检测、影像质量标准的监测、质量控制效果的评价等。

（一）设备检测的内容

1. 验收检测(acceptance test)

验收检测指新设备安装后或现有设备进行大修后,为鉴定设备与合同的指标是否一致所进行的检验。

2. 状态检测(status test)

设备在使用过程中对其基本性能、状态进行检测,即对其现状定期进行各种性能指标的检测。

3. 稳定性检测(constancy test)

稳定性检测指为保证设备使用期间符合运行状况规定的标准或者为能早期发现设备组成部件的性能变化而进行的一系列检验。

每一种检测都有一定的具体要求和适用范围及所需的测试工具。检测后,必须对导致设备性能的劣化原因进行分析并加以校正。

（二）影像质量标准的监测

X 线影像质量标准包括人体各摄影部位影像质量标准和标准照片遵循的一般准则。对于人体各摄影部位的影像应按照相应的标准进行检验,并和标准照片必须遵循的准则逐一核对,进行分析和总结。

（三）质量控制效果的评价

通过检测发现设备指标超过了所规定的误差,必须及时维修并校正,使设备保持良好的稳定状态。

通过对人体各摄影部位影像质量标准的检验并加以评价,进行分析和总结,找出工作中的失误并加以改进,不断提高影像质量。

三、医学影像设备的合理配置

为控制医疗费用过快增长,维护患者权益,促进医疗卫生事业健康、有序发展,找出适合我国国情、符合区域卫生规划原则,充分兼顾技术的先进性、适宜性和可及性,优化配置、实现区域卫生资源共享,不断提高设备使用率,满足社会多层次医疗服务需求,必须进一步加强大型医用影像设备的合理配置与使用管理。

（一）大型医学影像设备的配置

在医疗设备引进上，要解放思想、开动脑筋，并充分认识到医疗设备在医学影像建设中的重要作用，认识到医疗设备质量是对医院水平评价的标准之一，做到人有我精，在参与当地医院的竞争中体现出本医院特色，为科研的硬件水平跃上一个新台阶奠定雄厚的物质基础。应依据本院的工作量、结合本院的自身特点，规划好本院的发展，选择合适的机型。因此，作为医学影像科室的领导首先要熟悉、了解该学科的发展。

目前从总体上来说，大型医用影像设备的配置基本适合国情，但有的地方配置量尚欠缺。对于大型医用影像设备的拥有量应与其经济发展相适应，达到同步、协调、稳步、健康、良性发展，以更好地满足人民群众日益增长的医疗卫生服务需要。为此，配置大型医用影像设备时应充分考虑：医院的等级、规模、工作量、所在位置、覆盖范围、人口及经济实力等。在一级医院是否应配置 CT 设备要考虑其服务区域的人口、距离城市的远近等。特别对民营医院的发展要有明确的规划。

（二）高档设备的配置与功能开发

各地高档医用设备的配置不均，甚至个别经济发达的地区在一定程度上还不如经济欠发达的地区，个别大医院设备的配置与其自身发展不相适应。对于拥有多排探测器 CT 的二级医院，从常规工作量来看，其日检查人数已接近三级医院水平，说明多排探测器 CT 能够解决大量、繁重的日常工作，避免广大患者涌向大城市、大医院，缓解了群众就医难问题，同时，也缓解了三级医院的压力。根据世界经合组织公布的数据，美国 60% 的医用影像设备是高档设备，而我国经济最发达的省份，其大型医用影像设备 50% 以上连普及型的标准都没能达到。因此，必须提高三级医院设备配置档次，适当装备高档 CT 和 MRI 设备，特别是在教学医院内，要有科研型 CT 和 MRI 设备，同时配备功能强大的后处理软件，这样可提高科研教育水平，在当地起到学科带头作用，积极指导下级医院。而综合性二级医院可配较好的 CT 机，如 16 层 CT。

（三）关于二手机的问题

二手机的应用一直是医学影像界争论的焦点，从各地的调研情况来看，二手机首先表现在没有完整的各类证件；其二，二手机在安装前究竟已用过多长时间、已扫描过多少次，没有确切的数据；其三，多数二手机没有经过相应部门的检测，其射线剂量与图像质量均有待进一步考证；其四，二手机普遍存在于一级医院；其五，二手机图像质量大多数较差，仅有部分能够基本满足诊断要求。因此，对于二手机的使用应由政府牵头，组织医学影像诊断学专家、技术人员及工程师等制定二手机使用的相关标准，对每台机器进行全面、仔细地考察、论证、检测与评估，从严掌握准入制。合格的二手机应允许其存在，以缓解一级医院资金匮乏的问题。

（四）加强对大型医疗设备批文的管理

目前，在我国没有批文及配置证的大型医疗设备占有相当比例。在没有批文的当中，有一部分医院（如一级医院）是得不到批准，便先购置机器；也有一部分医院事先向有关部门打过报告，但未见回音，就自主引进。二手机基本上都没有批文，甚至有的 CT 机被当地卫生部门封杀后还在使用，缺少论证、监督和强制执行机制。因此，要对大型医用影像设备的配置、质量和使用制定标准，规范程序；对申请购置大型设备的医院，要按照标准和程序进行审定，及时给予回复；对民营医院、一级医院应加强规范化管理和监督。

四、人才的培养与管理

大型医学影像科室管理的最终目的就是要以管理促效益、以管理促质量、以管理促优质服务、以管理促科室建设,而所有这些首当其冲的就是人才的培养和管理。

（一）人才的培养

不同的人操作同样的机器,得出的影像质量也会有很大差别,这说明人的因素是可变系数,这就要求培养医学影像专业人才。有的单位和个人不注重在职培训,在一定程度上限制了医学影像技术队伍的发展。要牢固树立"科学技术是第一生产力"的思想,全面培养和造就高层次人才。要注重多渠道培养各类医学影像技术人才,使医、技、工、护分工日益清楚,建立以提高全员（医、技、工、护）素质为中心的管理体系,形成良好的专业布局和人才梯队,为医疗、教学、科研、管理打下坚实的基础。重视在职培训和继续教育,引入人才竞争机制,扶植新秀,努力提高他们的业务素质和工作能力。为了 X 线（CR、DR）、DSA、CT、MRI 技术的大融合,要求年轻人成为多面手,成为医学影像技术专业范围内的"全科医生",既要会 CR、DR,又要学会CT、MRI 技术,还要学会 DSA 的操作。年轻人具有扎实的综合医学影像技术基础后,再进一步培养使其成为具有较高水平的影像技术"专科技师"。走横向、纵向相结合的"T"形人才的发展道路,向广度、深度发展,并形成各自的特色。以 MRI 技术为例,早期影像科只有 1 人能进行此项操作,后来通过师傅带徒弟的方式,经过几年的滚动式发展,形成了人人能动手的格局,这在组织形式上形成了对影像技术的保障机制。

要加强对基层从业人员的继续教育,提高他们的业务水平。每年开展 1~2 次继续教育学习班,聘请当地专家进行先进的实用技术项目培训,举办提高诊断水平的知识讲座,以不断提高基层从业人员的业务水平。

（二）人才的管理

有了良好的设备,有了掌握各方面专业技术的人才之后,就是要在统一指挥下既分工明确、又相互协调的工作,这就是人才的管理。要发挥"团队"精神,集思广益,调动全科人员的智慧,出主意、想办法。不搞小圈子、小集团,要勇于把德才兼备、有能力、有培养前途的人才推上医疗、教学、科研、管理工作的第一线。这就要求医院领导有识才之眼、爱才之心、扶才之行、护才之胆。

第三节　医学影像质量管理的最终目的

一、确保大型医疗设备安全

对于大型医学影像科室来讲,不但拥有磁共振扫描仪、多排探测器 CT 机、数字减影血管造影机、数字胃肠机、CR、DR、干式激光打印机、PACS、RIS 等,甚至还拥有多台 CT 机或磁共振机,其固定资产占全院总资产一半以上。要更好地保障全院医疗、教学、科研的有序开展,就得把医学影像管理工作落到在实处,确保庞大的高、精、尖医疗设备的安全。

（一）领导重视,制度管

首先,要在科内组织全科人员学习各地影像质量管理的经验与教训,特别要学习保障大型医疗设备安全的成功做法。根据现代化的设备制定出《安全防事故措施》。目前,大型设备多采用集成电路,对周围环境（包括温度、湿度、空气以及灰尘）有着严格的要求,集成电路上的某些零件一旦损坏就会使整机瘫痪,而配置这些零件还得依赖于国外进口,造成时间和金钱上的巨大浪费。具体的防事故措施包括：① 每个操作间和机房要整洁,不得将水杯及其他与工作无关的物品带入机房,避免灰尘的污染和水的侵入,防止机器短路和火灾的发生,并在机房内配置空调、去湿机及加湿机,使机房内温度和湿度严格地控制在规定范围之内。② 规定下班前操作人员必须检查科内的所有水、电、气、门的情况,检查电源是否关闭,以防机器非工作带电;检查冷、热水龙头是否关紧,防止机房进水造成电路短路;检查煤气灶的阀门是否关闭以及所有电器设备的工作是否正常,防止火灾的发生。③ 工作期间如需要使用煤气灶、电水壶或电炉时,必须有人在场,当人员离开时应及时关闭阀门和电源。

第二,重要机器实行专人负责制。科内要成立专门的安全小组,特别是对新引进的设备,要指定专人负责,确保机器的正常运行。不仅如此,对于特别贵重的仪器设备除了责任到人,还要指定安全员经常过问,确保安全。尤其是机械保障组,每天要对科内的情况进行巡视,指导与督促工作人员按操作规程进行操作。

第三,督促、落实每周机器例行保养制度。要求每个工作人员必须将各自包干的卫生进行彻底打扫,不可敷衍了事,要经组织检查验收。

第四,在重大节假日前,科领导要带领安全小组成员对全科的安全情况进行检查。认真细致地检查灭火装置是否齐全、功能是否正常等。要求值班人员在职在位,认真巡视,管理好水、电、气,关闭所有的门窗,提高警惕防止被盗。

第五,加强网络的管理。程序的紊乱与病毒的侵入都会造成机器大面积瘫痪,导致无法正常工作。对于各种网络设备除正常工作需要之外,严禁安装、卸载各种非本专业软件及使用移动硬盘。

（二）强化素质,技术管

当代的医生和技术人员仅掌握一些诊断知识与检查技术远远不能适应现代医学影像学的发展,他们还要掌握各种不同设备的结构与工作原理,甚至是各项参数指标与性能特点。培养技术精湛与熟练掌握设备工作原理的人才是管理好大型医疗设备的基础。对人才的培养主要从以下 3 个方面着手。

一是进行岗位培训。每次引进新的设备,在机器还没有到位的情况下,科领导就应该提前派出技术骨干外出学习,机器一到,外出人员便回来与厂家一起安装、调试,投入正常运行后,靠科内传、帮、带的方式使全科人员都能熟练应用,减少设备故障率,在短期内产生社会效益、经济效益和学术效益。尤其是在工作模式发生变化后,更要注意工作的流程与衔接。

二是营造良好的学习氛围。对于大型医学影像科室的工作人员来讲,大都处在满负荷的工作状态。医疗仅仅是其工作的一部分,还要有大量的教学与科研要做,这就要求他们不断进取,不断拼搏。

三是鼓励大家开展科研。充分利用学术年会及各类学习班外出学习,取长补短。工作人员自身素质提高了,机器设备安全就有了保障。

（三）发挥优势,专职管

影像科拥有专职维修队伍,他们不仅要在大型设备的安装、维护和检修方面具有丰富的经验,而且要不断追踪和关注前沿技术。由于这些现代化设备多为进口,设备用途、生产厂家、型号等各不相同,加之机组涉及物理学、电子学、计算机、光学、机械、液压、电真空等学科,给设备维修带来诸多不便。因此,工程维修组的工作人员平时要加强电路原理的分析和研究,特别是对厂商技术封锁的一点无说明或无原理的资料进行学习、消化、吸收,使引进装备尽快投入使用。科内只要有任何人员发现设备的异常情况,哪怕只是一点异常的声音,维修人员也要认真检查,排除故障。为了将设备故障降到最低限度,要进行预防性保养,经常对照图纸共同分析,不断积累经验、总结教训。定期的大型设备的预防性保养包括:检查设备的运转是否正常,有无短路、断路以及其他异常现象,并详细记录检修经过,对一些特殊及疑难故障应详细记录故障的现象、产生的原因及影响、解决的方法与过程,做到常见的中小型故障排除率达100%,确定故障不超过24 h,解决故障平均不超过1周。节假日维修人员要定期对机器进行预热,以防机器长时间不工作出现异常。

（四）加强教育,共同管

医学影像科室的进修、实习、轮转人员很多,因此,医学影像科室要制定出《进修、实习人员细则》等,帮助他们树立高度的责任感,要求其规范作业,在短期内达到服从管理,按章办事,工作定人、定时、定岗的要求。在诊疗技术上针对其职称不一、水平参差不齐的特点,动员全科医技人员组织帮带。与此同时,将日常读片与理论相结合,使他们在一整套完整的理论支持下加大上机操作的实践力度,提高具体问题具体分析的能力,提高独立工作水平,从而进一步保障医疗设备的正常运转。

二、确保各类人员安全

要通过管理确保医学影像科室各类人员的安全,不仅仅包括工作人员的安全,还包括患者的安全。

（一）患者的防护

1. 辐射防护

对于辐射防护要做到放射诊断的正当化、放射诊断防护的最优化、患者的剂量最小化。要充分利用各类医学影像的优势,尽可能删繁就简,避免重复检查,以最少的花费达到尽快诊断疾病的目的,节省人力、物力、财力,提高诊断水平。以无损伤或小损伤检查替代损伤性检查,以简单替代复杂,扬长避短,缩短诊断时间,尽可能地减轻患者的经济负担。在满足临床诊断的基础上尽可能地使用低剂量,在疾病允许的情况下使用高千伏进行X线摄影。

2. 谨防科室内交叉感染

对患者的防护不仅仅限于射线的防护,还包括交叉感染的防护。要使用一次性茶杯、一次性床单、一次性针管,以及采取对机器消毒等措施防止科室内交叉感染。在爆发严重急性呼吸综合征(severe acute respiratory syndrome,SARS)时,医学影像科室的防护就显得更为重要。

然而,由于传统模式的限制,医学影像科室往往在防止交叉感染方面做得很不够,如工作人员不得不为所有患者进行检查,同一名工作人员使用的是同一个设备、同一个房间,面对的病情却多种多样。尤其是将患者滞留在狭小的机房及候诊区内,延长了患者之间以及患者与医务人员的接触时间,给医务人员和患者都带来了极大的风险。

医学影像科室内大多是些不能移动的影像设备,因此,原则上检查完毕就应更换床单。对一些呕吐物要及时清理、消毒。还要提高工作效率,缩短患者候诊时间、检查时间、取报告时间。利用紫外线灯、消毒喷雾器、过氧乙酸进行空气消毒,以及设备的清洁等。通过改善医学影像科的工作质量与效率,可以降低医务人员及患者间传播疾病的风险。

对于危、急、重症患者的X线检查,要在医学影像科外建立卫星X线摄影和移动式服务,最好采用数字式X线摄影和图像存档与传输系统,尤其对一些有呼吸道疾病和血液疾病的患者进行检查时,工作人员应着隔离衣、防护帽、手套、鞋套及防护镜。

就疾病的传播途径而言,近距离接触(密切接触)的患者可通过带病毒的空气飞沫(aerosolized droplets)和气溶胶(aerosol)经呼吸道传播;也可通过飞沫停留在一些物体上而间接传播。医学影像科室患者流动量大,且高度密集、病种繁杂,所以应将医学影像科室的所有区域根据交叉感染的几率进行等级划分,设立相对安全区(如诊断室、磁共振室、胃肠检查室、骨科摄片室),不稳定区(如登记室、胸部摄片室、CT室)和高危区(如急诊留观室、重症ICU)。应尽量降低候诊区内拥挤度,可通过预约、领号牌等方法分流部分患者。

然而,对于大多数医院的影像科室来讲,受到其设备和布局的限制,唯一的隔离方法就是时间。这在实际工作中实施起来十分困难,因为患者的临床情况常常决定着检查时间。应充分利用现代数字成像不足1分钟即见图像的特点,确定患者是否需要重新检查,减少患者的往返与等候时间。尽可能地缩短报告时间,提高工作效率,减少患者的候诊时间与取报告的时间。

可通过安装的网络或电话系统进行科室间以及科室与患者之间的联系,减少临床医生、门诊患者来影像科,同时限制儿童、重症患者及老年患者的陪护人数。要求患者在病房内做好来影像科检查的前期准备,如需磁共振检查时在病房就要去除金属物和假牙、胸罩等。安排预约时按风险由低到高的顺序进行,如原则上先做上消化道钡餐,最后再做钡灌肠,并强调门诊患者恪守预约时间的重要性。

(二) 医务人员的防护

医务人员必须轮流值班,这样可提高工作效率,避免过度劳累导致身体抵抗力下降,减少病菌在高风险区对个体的侵袭。医务人员必须定期接受教育,并注意对自身的防护,如戴口罩、不揉眼睛、经常洗手、注意休息,吃、喝、说话时与患者拉开一定的距离等。候诊室、检查室、办公室、走廊等污染及半污染区,尽量单向大自然通风,以减少空气及空间物体病原体浓度。

检查室内利用0.5%过氧乙酸喷雾。从空气消毒考虑,最有效的是气溶胶喷雾器,这种喷雾器的特点是雾化颗粒小,具有一定的射程,可以同时对空气和物体表面进行消毒。用0.2%过氧乙酸擦拭地面、桌椅、门把手、电话等。使用时要注意对皮肤和眼睛进行防护,若不慎将浓溶液溅到皮肤上,应立即用清水冲洗。

暗盒、设备要定期清洁消毒,需特别注意清洁高压注射泵。利用紫外线消毒(对病毒核酸破坏作用较强)检查室时,常因错误使用而致无效,如照射时间过短、照射距离过长、灯管及灯罩内灰尘遮盖反射作用差、隔玻璃照射等使消毒灭菌流于形式。有时使用不当还会对眼睛造成伤害,故应加强基本知识教育,以提高紫外线灯的灭菌效果。

第四节　人机学及其定势

影像质量的优劣取决于技师的责任心、各项技术操作的规范程度、摄影水平、管理水平等因素。除此之外,人机学及其定势也具有一定的地位和作用。在实践中,某些劣质照片的产生,常伴随着一种人机关系及其心理趋向,即人机学及其定势,而人们在总结教训时往往忽视它。人机学及其定势也是导致影像质量不高的一种不容忽视的因素,是更深层的影像技术质量保证。

一、人机学及其定势的地位

(一) 人机学

一个人的应变能力有差别,其动作、反应有时滞,会产生错误,易受环境影响,疲劳时应变能力下降。人机学正是运用生理学、心理学和其他有关学科知识,使人—机器—环境协调统一,形成有机的联系,以适应人的生理和心理要求,创造舒适安全的环境,达到减轻操作疲劳和提高工作效率的目的(图39-1)。

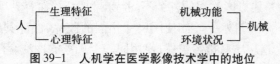

图39-1 人机学在医学影像技术学中的地位

（二）定势

在日常生活中,如果一个人穿惯了左边钉扣的上衣,当换上右边钉扣的上衣时,会依旧按老习惯系扣,这就是定势。它是通过解决一些具有共同解题特点的问题而获得的,当这种解决问题的方式被掌握时,以后同类问题的解决就无需再经过尝试错误的过程,几乎只要一次尝试就能达到目的。定势的获得以先前的辨别学习过程为基础,在许多同类型问题学习过程中发生。定势也是指人们在过去经验的影响下,心理活动的一种定向状态,它可使后继的心理活动产生一定的倾向性,是人人都存在的一种普遍的心理现象,对新知识的掌握,新技能的形成,新问题的解决等都有可能产生一定影响。这种影响可能是有益的,也可能是不利的,在条件不变的情况下,它可以使人利用已有的处理问题的模式去行动;当条件发生变化后,它也会引导人们按老习惯处理问题,妨碍人们对新问题的解决而导致失败。定势的形成受多种因素影响,如问题性质、练习时间、先前经验、强化类型、疲劳程度、周围环境等。同样,定势对医学影像技术也不可避免地产生一定的作用。

二、人机学及其定势的作用

（一）优势

为提高影像质量及工作效率,应充分利用人机学及其定势,如在拍摄时养成先曝号码、再遮盖之,如果无规律、无定势,将会在拍摄过程中记不清第一次曝光时号码曝过没有;照完的片子一定要放在"已照片"处,谨防混淆。充分依赖定势,形成固定的模式,即在每一次摄影过程中形成一定的联系,这种联系作用每利用一次就变得愈加巩固,直到最后,这种联系紧紧地建立起来,以致很难破坏它们的联结。这就是定势的积极影响,因此在不变的环境中,或是说在尽可能少变的环境中,利用定势有助于人们迅速地作出反应,提高工作效率。

（二）缺点

当X线摄影条件及状态突然发生变化时,一些人往往会搞错摄影状态或条件,若不及时认真查对,则会产生废片。通常,技师对摄影状态及条件一旦记牢,头脑中就形成了固定的模式,从而驱使粗心者不去查对,而按"老经验"办;有时即使进行了查对,也没有发现错误,这是因为他们的思维活动受到了定势思维的控制而呈现出呆板状态,如同有时自己写完的信,答好的考卷,再检查也不容易发现错误一样。可见,定势心理会使人们在判断上发生错误。定势使人们的思维活动产生惰性,使粗心者更粗心。如果不迅速打破定势所带来的消极影响,不认真执行查对制度、规范作业,必将导致错误发生。由此可见,定势不利因素的具体表现为:① 替代。将某种操纵器误认为另一种,如将控制台上的0.16 s看成1.6 s,其原因是都有数字1和6。② 遗忘。摄影时按键遗漏,未能检出。③ 下意识无目的动作。④ 曝光条件调节误差。

三、克服缺点,发扬优势

定势的负面效应会影响每个人,但并不等于对它束手无策。要克服定势对摄影质量的消极影响,一是尽量不让定势的负面效应形成和发挥影响,二是在定势负面效应形成之后想法克服它。具体方法有：① 明确定势的积极作用和消极影响，在工作中充分利用积极的一面，克服消极的一面。②根据 X 线摄影过程的各个不同特点和性质，在容易受定势影响发生差错的薄弱环节上，努力提高科学管理水平。如使用尺寸相同的胶片，保证其感光度的统一，以免在用另一种尺寸的胶片时，遗忘增减摄影条件；使用同一个厂家的冲洗套药，并保证其通用性等。各项操作要标准化、规范化，要有意识、有组织地加强管理。③ 巧妙利用定势的优点，在每次摄片前养成自查的习惯，使查对制度作为每一次摄影的第一步骤，掌握自我检查的方法，培养发现问题的能力，形成固定的模式，即先查对后执行。④ 专机专用，摄影时要根据机器性能及摄影部位划分。⑤ 定势负面效应的强弱与疲劳度有关，疲劳时应变能力下降，定势负面效应上升。为打破定势负面效应，最好的方法就是消除疲劳，从而使注意力集中和灵敏性提高。⑥ 通过定期的信息反馈，避免心理活动呈现的惰性。互查是一种借助他人帮助克服定势的重要方式，因自查有时发现不了错误，而他人往往会觉察，所以坚持二人查对是一种较为科学的措施。

如果能做到以上 6 点，受定势影响所产生的差错会大大减少。总之，人机系统的效率取决于人与机器的特性之间的匹配情况，包括环境与作业者适应性的匹配，人机、环境要素与作业要求之间的匹配。一位成熟的技师不仅要善于发挥人机及其定势的长处，克服其短处，使人机关系调整到最佳状态，保证影像质量，而且应重视对边缘及其相关学科的学习，开阔视野，提高自身素质，以适应现代影像技术发展的需要。

第四十章　X线摄影质量控制

第一节　X线影像质量评价方法与标准

一、X线照片影像质量评价方法

X线照片影像质量是密度、对比度、模糊度、伪影、噪声等多种因素的综合体现,取决于成像方法、设备特点、操作者选用的成像参数以及被检者的配合等因素。

优质X线影像应具备以下条件:① 正确的几何投影;② 适当的光学密度;③ 较好的对比度与丰富的层次;④ 良好的清晰度、鲜明的锐利度;⑤ 尽可能少的斑点,无技术操作性缺陷;⑥ 达到诊断要求,能提供准确的、有价值的影像信息。

（一）主观评价法(subjective evaluation)

通过人的视觉来识别图像信息,根据心理学规律以心理学水平对X线影像质量的优劣进行评价,称为心理学评价,又称主观评价或视觉评价。主观评价的最基本方式是"阅片"。目前,临床影像质量控制通常用主观评价法,按优、良、差、废片4级进行分类管理,另外还有:① 金属网试验法,这是用一定大小网眼的金属网投照成像后,根据网眼的显示情况来判断影像的锐利度。② Burger法,其特点是以人视觉能分辨清楚的影像细节来对影像质量进行评价。③ 并列细线法(分辨率测试卡法),其特点是观察测试卡各组金属线的识别界限。

主观评价法在我国目前尚处于起步阶段,包括ROC(receiver operating characteristic)曲线法和模糊数学评价法。ROC曲线法是以通讯工程学中的信号检出理论为基础,以心理临床评价的观测者对操作特性曲线的解析和数理统计处理为手段的评价法。它是一种以信号检出概率方式,对成像系统在背景噪声中检出微小信号的能力进行解析与评价的方法,即用数量来表示对影像中微细信号的识别能力。模糊数学评价法是由模糊集合代替经典集合并应用于影像质量评价的新型数学(模糊数学)评价方法。

（二）客观评价法(objective evaluation)

客观评价就是运用摄影条件(kV,mA,s)、特性曲线、响应函数、颗粒度的均方根值(RMS)等参数对影像质量的密度、对比度、锐利度(模糊度)、颗粒度、失真度以及整个成像系统的信息传递功能,以物理属性特性量来进行测定的评价方法。

常用的具有代表性的方法有两个:一是调制传递函数(modulation transfer function, MTF)评价法。把X线当作载体,经过人体的调制,传递至胶片或荧光屏上,显示出可见光的密度。调制与传递之间存在着一种函数关系,定量地描述了X线成像系统输入与输出影像信息量变化关系的函数,称为X线成像系统的MTF。影响照片影像质量的因素较多,每个因素都有各自的MTF,因此,X线成像系统的总MTF值是各单元系统MTF的乘积。总的MTF值用来评价X线成像系统调制与传递功能的优劣。二是维纳尔频谱(Wiener spectrum, WS)评价法。此方法主要用来对增感屏与胶片形成的X线照片斑点(影像颗粒度)进行定量测量。

近年来研究的量子检出率(detective quantum efficiency, DQE)和等效噪声量子数(noise-equivalent number of quanta, NEQ)测量方法,能将上述参数联系起来,在成像系统性能的客观评价上更有价值。

所谓 DQE 是指成像系统中输出信噪比的平方与输入信噪比的平方之比,即成像系统中有效量子的利用率。有效量子利用率越高,输出信息就越高。所谓 NEQ 是指成像系统中输出侧信噪比的平方,即该量子数在理想的成像系统中产生的噪声与实际输入信号在真实的成像系统中产生的噪声一样。NEQ 越大,成像系统的信噪比就越大,提供的影像信息就越多。

(三)综合评价法(colligation evaluation)

影像质量的主观评价和客观评价方法各有其特点,不可相互替代。主观评价法是通过人的视觉观察对已形成的影像进行判断,客观评价是对成像系统表示成像性能的物理参量的评价。但单纯的客观评价缺乏影像评价的目的性,又难以与主观评价相统一,最终的影像诊断还是要靠视觉的主观判断。综合评价以诊断学要求为基础,客观评价物理参数,再以满足诊断要求所需的摄影技术条件为保证,三者有机结合,同时充分考虑减少患者受照射剂量。综合评价尽可能地将主观评价和客观评价结合,使观察者对已形成的影像能够进行客观定量的分析和评价。

二、X 线影像质量标准

(一)人体各部位影像质量标准

1. 诊断学要求

(1)影像标准:指在 X 线照片上能看到一些主要的解剖结构和细节,并且用可见程度来表征其性质。可见程度的表征分为三级:① 隐约可见。解剖学结构可探知,但细节未显示,即特征可见。② 可见。解剖学结构的细节可见,但不能清晰辨认,即细节显示。③ 清晰可见。解剖学结构的细节能清晰辨认,即细节清晰。

解剖学结构和细节能在照片影像上显示的程度取决于体位设计、影像设备的技术性能和患者的合作程度等。

(2)重要的影像细节显示标准:此标准为照片影像上应显示的重要解剖学细节提供了可辨认的最小尺寸,作为影像质量评价的定量信息。这些细节可能是正常的解剖学细节,亦可能是病理性的。

2. 体位显示标准

体位显示标准以相应摄影体位的显示标准为依据。

3. 成像技术标准

成像技术条件的组合标准是较为合理的成像技术标准。但由于摄影设备等参数的不同,若在成像中未能满足其中一些要求,应予以改进和提高。

成像技术条件的参数有:摄影设备、标称焦点、管电压、摄影距离、曝光时间、自动曝光控制探测野、滤线栅栅比、屏-片系统感度、总过滤、防护屏蔽等。

4. 患者剂量标准

患者剂量标准制定出选定摄影体位的患者剂量水平。该指标以成年健康人标准体型的体表入射剂量作为参考值。这些值是对屏-片组合的相对感度为 200 时定的,若感度增加,这些数值应减少到 1/4~1/2。

5. 照片影像特定点的密度值

设定不同部位特定点的密度值范围,作为定量评价照片影像质量标准的参考值。

（二）标准照片必须遵循的准则

标准照片必须遵循的准则有：影像显示必须能够满足临床的诊断学要求；照片影像中的注释（包括检查日期、影像序号、定位标志及单位名称等）要完整、齐全、无误；无任何技术操作缺陷（包括无划伤、污染、粘片、脱膜、指痕、漏光、静电及伪影等）；用片尺寸合理，分格规范，照射野大小控制适当；影像整体布局美观，无失真变形；对检查部位之外的辐射敏感组织和器官应尽可能屏蔽；照片影像的诊断密度值范围应控制为 0.25～2.0。

（三）常见及典型的摄影部位影像标准

1. 胸部（肺和心脏）后前位

（1）影像显示标准：两侧胸锁关节对称；肺尖充分显示；肩胛骨投影于肺野之外；肺门阴影结构可辨；整个肺野的血管影，特别是末梢血管清晰显示；气管和邻近的支气管、心脏和主动脉边缘、横膈和两侧肋膈角清晰显示；心后肺和纵隔可见；透过心脏影可见脊椎。

（2）重要影像细节显示指标：整个肺中小圆细节（包括心肺区）高对比度为 0.7 mm 直径；低对比度为 2 mm 直径。外周肺的线状和网状细节高对比度为 0.3 mm 宽度；低对比度为 2 mm 宽度。

（3）患者辐射剂量标准：成人标准体型的体表入射剂量（ESD）≤0.4 mGy。

（4）特定点密度值范围：肺野第 2 前肋间最高密度为 1.70±0.05；肺门密度（无骨骼重叠处）为 0.75±0.05；肺周边部位密度（近胸壁 1 cm 处与单肋骨重叠处）为 0.65±0.05；心影部位密度（左心影内肺纹理处）为 0.40±0.02；膈下部位密度（肝肺重叠部）为 0.35±0.02。

2. 颅骨后前位

（1）影像显示标准：颅骨穹隆内、外板结构及额窦、筛窦、内听道清晰可见；颅骨正中矢状线投影于照片正中；眼眶、上颌窦左右对称显示；两侧无名线或眶外缘至颅外板等距离；岩骨上缘投影于眶内上三分之一处，且不与眶上缘重叠；照片包括全部颅骨及下颌骨升枝。

（2）重要影像细节显示指标：0.3～0.5 mm。

（3）患者的辐射剂量标准：成人标准体型的体表入射剂量（ESD）≤5.0 mGy。

（4）特定点密度值范围：单侧眶上缘中点向上 2 cm 处为 0.95～1.15；内听道中点为 0.55～0.60。

3. 颅骨侧位

（1）影像显示标准：颅骨穹隆内、外骨板、血管沟及蝶鞍结构清晰可见；蝶鞍位于照片正中略偏前，且各边缘呈单线半月状，无双边影；前颅窝底重叠为单线，双侧外耳孔、岩骨投影完全重合；照片包括全部颅骨及下颌骨升枝；额面缘投影应与胶片边缘近似平行。

（2）重要影像细节显示指标：0.3～0.5 mm。

（3）患者的辐射剂量标准：成人标准体型的体表入射剂量（ESD）≤3.0 mGy。

（4）特定点密度值范围：颅骨内前后径中点为 0.45～0.5；鞍内为 0.55～0.65。

4. 腰椎前后正位

（1）影像显示标准：椎弓根、椎间关节、棘突和横突均清晰可见；椎体骨皮质和骨小梁结构清晰可见；照片包括第 11 胸椎至第 2 骶椎及两侧腰大肌；腰大肌影可见；椎体序列位于照片正中，两侧横突、椎弓根对称显示；第 3 腰椎椎体各边缘呈切线状显示，无双边现象；椎间隙清晰可见。

（2）重要影像细节显示指标：0.3～0.5 mm。

（3）患者的辐射剂量标准：成人标准体型的体表入射剂量（ESD）≤10.0 mGy。

（4）特定点密度值范围：第 3 腰椎横突中点为 1.1～1.3；腰椎第 3,4 椎间隙不与骨重叠处为 1.1~1.2;腰大肌(腰椎第 3,4 椎间隙水平的腰大肌中点)为 1.4~1.6。

5. 腰椎侧位

(1)影像显示标准:椎体骨皮质和骨小梁结构清晰可见;椎弓根、椎间孔和邻近软组织可见;椎间关节、腰骶关节及棘突可见;照片包括第 11 胸椎至第 2 骶椎及部分软组织;腰椎椎体各边缘无双边现象,尤其是第 3 腰椎。

(2)重要影像细节显示指标:0.5 mm。

(3)患者的辐射剂量标准:成人标准体型的体表入射剂量(ESD)≤30.0 mGy。

(4)特定点密度值范围:第 3 腰椎椎体正中为 1.1~1.3;第 3 腰椎棘突正中为 2.0~2.2;腰椎第 3,4 椎间隙为 1.2~1.4;腰骶关节中点为 0.5~0.7。

6. 泌尿系统平片(KUB)

(1)影像显示标准:骨骼清晰可见;肾脏轮廓、腰大肌影及腹壁脂肪线可见;腹部肠道清洁良好,对诊断无影响;照片包括从肾脏上端到膀胱整个泌尿系统;腰椎序列投影于照片正中并对称显示。

(2)重要影像细节显示指标:1.0 mm 的钙化。

(3)患者的辐射剂量标准:成人标准体型的体表入射剂量(ESD)≤10.0 mGy。

(4)特定点密度值范围:肾区(肾下极向上 2 cm,无肠管气体重叠处)为 0.4~1.1;第 2 腰椎横突中点为 0.9~1.25;闭孔中心为 1.25~1.35。

7. 膝关节前后正位

(1)影像显示标准:照片包括股骨远端、胫骨近端及周围软组织;关节间隙显示于照片正中且与内外两侧等距离;腓骨小头与胫骨仅有小部分重叠(约为腓骨小头的 1/3);股骨远端与胫骨近端骨小梁清晰可见;膝关节周围软组织可见;髌骨隐约可见。

(2)重要影像细节显示指标:0.3~0.5 mm。

(3)患者的辐射剂量标准:成人标准体型的体表入射剂量(ESD)≤1.0 mGy。

(4)特定点密度值范围:软组织(腓骨小头旁)为 1.7~1.8;关节内外腔为 0.9~1.1;股骨皮质为 0.4~0.5;股骨与髌骨重叠区中心点为 0.4~0.5;胫骨上端中心为 0.55~0.65。

8. 膝关节侧位

(1)影像显示标准:膝关节间隙显示于照片正中;股骨内外髁重合;髌骨呈侧位(平行四边形)显示,无双边;股髌关节间隙完全显示;腓骨小头前 1/3 与胫骨重叠;股骨与胫骨长轴夹角为 120°~130°;股骨远端与胫骨近端骨小梁清晰可见;膝关节周围软组织可见。

(2)重要影像细节显示指标:0.3~0.5 mm。

(3)患者的辐射剂量标准:成人标准体型的体表入射剂量(ESD)≤1.0 mGy。

(4)特定点密度值范围:关节腔前缘为 1.2~1.4;关节腔后缘为 1.0~1.2;胫骨上端中点为 0.6~0.7;髌骨中点为 0.8~0.9。

第二节　CR 系统质量控制与性能检测

一、质量控制与定期维护

定期质量控制检测,对于检查系统性能和维持最优化影像质量是必需的。每天、每周、每月、每年的推荐检测步骤都是执行 QC 程序的一部分。大多数情况下,除了主要问题和年度检测外,指定技师还要执行大多数的检测任务。用户要把专为 CR 设计的质量控制模体作为系统购置的一部分考虑在设备成本中。此外,系统评估的自动 QC 方法,显示器的维护、安置和调整程序,应该从生产商那里获取。数据库管理工具和电子制表软件是相关系统性能的强有力的量化和图形分析工具。

（一）技师、医师、物理师、临床工程师的应用培训

技师需要至少一周的岗位培训,还应该在最初培训 1~2 个月后再经过一周的进修。放射医师也应该在系统的最初使用过程中与应用专家沟通,按照自己的喜好进行特殊影像处理算法。物理师应该关注处理算法功能,调整影像外观和创建检查算法。医院工程人员应该接受简单预防性维护任务和恢复最小程度错误的培训。

（二）每天的检测项目(技师)

视察系统的运行情况,包括阅读仪、ID 终端和影像观察显示器;检查自动洗片机的药液活性、药液槽和补充泵或干式相机的运行状况;制作激光成像感光测量胶片条并测量照片密度;检查胶片供给。

（三）每周的检测项目(技师)

清洁系统和洗片机的过滤器和通风孔;擦除所有很少使用或没有流通的成像板;为洗片机制作曝光仪感光测量胶片条,并测量照片密度;验证软拷贝观察工作站的显示器校准(SMPTE 模体),对比度和亮度设定在 0%~5% 和 95%~100% 时小斑块都可见;视察暗盒和成像板,按照生产商的指导进行清洁;采集测试模体影像,并在计算机数据库中编入目录,当超出预设定的界限时,核查系统性能并采取措施。

（四）每月的检测项目(技师)

维护自动洗片机,包括药液更换、药液槽和辊轮的彻底清洁;执行量化 QC 模体分析(如低对比、空间对比度、信噪比等的"抽查");检查照片重拍率,概观曝光指数,确定不可接受影像的产生原因;检查 QC 数据库,确定问题的原因并采取校正措施。

（五）每半年至一年的检测项目(医学物理师)

对所有成像板执行线性、感度测试;视察、评估影像质量;抽查影像处理算法的适用性;执行验收检测步骤以确定和(或)重新建立基准值;检查重拍现象、患者曝光量趋向、QC 记录和设备维修历史;除了定期检测外,所有的检查都应该在"视为需要"的原则下执行。

指定的 QC 技师、物理师、维修人员都应该参与到预防性维护和质量控制程序中。PSP 系统的侵入性调整和校正的执行,仅能由"销售商许可"人员、具有相关知识的技师、物理师以及负责质量控制的维修人员来完成。除了定期测试外,所有的检查都应该在"视为需要"的原则下执行,尤其是在硬件、软件变化和设备大修、改变时。

二、性能检测

使用光激励存贮荧光(PSP)接收器的计算机 X 线摄影,代表了当前投射影像数字化采集的技术水平。此技术应用日趋广泛并显示出其临床重要性,开始取代已有 100 年历史的屏-片的支柱地位。虽然利用普通摄影技术和探测器的以暗盒为基础的 X 线成像的范例至今仍保持完整,但必须充分认识计算机 X 线摄影与屏-片成像的显著差别,诸如大量的调整参数、不适当的曝光菜单、系统硬件和软件故障、成像板损坏、过多的量子斑点等。随着系统类型和生产厂商的增加,除了要考虑光激励存储荧光体和光激励发光的普遍运行状况外,还必须考虑特

定的系统性能、控制和测试程序。计算机 X 线摄影系统的验收检测和质量控制程序是直接且相对容易的评估方法。CR 成像技术正在继续革新,验收检测和 QC 程序必须同时升级才能确保最优的影像质量。

(一)成像板背景噪声

设备清单中列出的所有成像板必须首先经过整个擦除周期,以确保由于背景辐射或其他原因造成的所有残留信号。擦除装置的子系统由荧光灯(取决于生产商和设备型号)组成。擦除后,应该用自动定标算法或固定定标算法扫描 3~5 块成像板,把系统的增益驱动至最大值。每张成像板的结果照片(或软拷贝影像)应该是清洁、一致、无伪影的影像。自动处理的曝光指示器应该指示为无一次曝光。任何输出影像中出现的明显伪影、密度阴影或不一致性都应该进一步评估。如果测试设定的超过两块成像板出现问题,清单中的所有成像板都应该测试。一定数量照片中重复出现的伪影,比如一致阴影响应,表示激光子系统、光导管、存储器板、擦除单元或胶片灰雾等都存在潜在的问题。在进行其他检测前需要采取校正措施。

(二)系统线性、自动动态范围控制和曝光响应

此测试可以确定超过 20 倍曝光变化时探测器和读出系统的响应(>100 倍差异)。建议的技术参数为 80 kVp,180 cm 焦-片距(SID)和 1 mm Cu 加 1 mm Al 滤过,线束准直在整个接收器区域。设定摄影技术,提供大约 0.05,1.0 和 10 mR 的入射曝光量。应该用校准的在空气中游离的电离室(无后散射)测量真实的一次曝光量,并计算 PSP 接收器的表面剂量。采集三种独立的影像,在曝光和处理之间使用 10 min 的固定延迟时间。曝光值的校准使用生产商指定的读出算法,并确定每个接收器适当的一次曝光量。对整个过程重复三次(总共九幅影像),特定值的入射曝光量测量注意使用相同的 PSP 接收器。校准后的曝光量值都在真实入射曝光量的 20% 偏差范围内。结果照片影像中定性的影像噪声特性应该与入射曝光量呈反比。每张照片的结果光学密度应该在设定值的 ±0.1 范围内。计算机工作站上的影像特性量化测量,应该证实平均数值输出不依赖于曝光量而保持恒定,随着曝光量的增加相对噪声降低(信噪比增加)。

X 线束的质量通过增加附加滤过和(或)患者衰减发生改变,即使在相同的入射曝光下,成像板响应都会因线束质量的变化而发生改变。如果使用了不符的滤过,就可能达不到感度值的推荐精度。

(三)成像板可重复性、密度一致性和伪影分析

可重复输出(2% 变动)的 X 线管校准后就可测试接收器自身的一致性以及接收器之间的一致性。清单中的每一暗盒或成像板放置在 X 线束的中心,并使用 80 kVp 大 SID(约 180 cm,最小化拖尾效果变化和 X 线野阴影)对整个成像板均匀曝光,大约 5~10 mR 的入射曝光量。可重复的几何特性和成像板摆放必须保持前后一致。

采用照片输出方式时,光学密度的测量在照片每四分之一的中心,并且要在确认密度和空间绝对一致的中心位置进行。照片中心的测量密度如果在预定光学密度值(通常为 1.2)的 ±0.1 内变动时,是可接受的。当所有测量的光学密度值在平均(或预设)光学密度的 10% 范围内变化时,则认为空间一致性是可接受的。工作站上对软拷贝影像评估时,每一兴趣区的平均数值应该在总体平均值的 10% 范围内。5 个兴趣区中每一个的标准差也应该相似。清单中所有成像板的评估入射曝光量应该在 ±10% 内(任何测得曝光量变化的标称值)。值得注意的是包括 kVp 和附加滤过在内的这些特定需求的建立都与销售商的要求相适应。所有影像都要检查是否有条纹、黑白点和斑痕。"唯一的"不重复出现的伪影通常归因于成像板,而在

几幅或所有影像中稳定出现的伪影则很可能是设备(系统的阅读仪或记录器原件)造成的。确认某一特定成像板出现伪影后,要先对屏清洁再进行激光擦除处理,然后重新测试。如果问题仍然存在,应该对此成像板进行维修。出现横跨照片稳定变化的阴影时,应把成像板旋转180°再曝光。采取此措施后如果还出现这种改变,维修工程师应该对明暗阴影进行校正。

软拷贝影像工作站上光学密度的测量可以使用平均数字化值来实现,此数字值是利用分析工具和有效影像区域兴趣区定位得到的。如果影像工具不能使用时,对比度和亮度增强影像的主观分析应该也能确定相对一致的响应。将窗宽调窄(高对比),窗位调至近于平均值的水平,可显示任何不均匀的微小细节。

（四）成像板、暗盒流通量

此测试具有自动装载的系统,记录整个阅读周期的影像(或数字影像)出现的时间间隔,简单地推算出每小时处理的成像板数量。对于具有内部堆栈和需要手动供给的系统,应该将10块暗盒无间隔地送入阅读仪。流通量的偏差不应超出公布规格的10%(除非购置协议中制定了其他规定)。由于阅读时间主要依赖于成像板尺寸,所以完整的评估应该测试每一尺寸的暗盒。流水线处理过程提高了堆栈中成像板的流通量,因此,一幅影像的处理时间(显示或照片输出)会超过一系列成像板的平均时间。

（五）激光束功能

此测试评估激光束扫描线完整性、线束振动、信号消退、聚焦等。选择大约80 kVp,180 cm SID,5 mR的一次曝光量。将一把钢尺放置在35 cm×43 cm暗盒的中心,大致(但不)垂直于激光束扫描线。检查影像中钢尺的边缘以评估激光束的振动。钢尺边缘应该在照片整个长度内保持笔直且连续。扫描线沿钢尺边缘由亮到暗过渡时过度辐射或辐射不足,都说明存在计时错误或激光束调制问题。用10倍(或更大放大率)的放大镜观察照片各个区域的影像扫描线,检查空间一致性,直边的"阶梯"特性为正常。在大多数区域,扫描线信号消失探测为透明直线,但个别地方有可能在拾光管中表现为常见的微粒状伪影。此伪影的出现表明系统处于非最优化状态,需要维修人员校正。

（六）空间分辨率

空间分辨率测试包括每种尺寸和类型的成像板(标准和高分辨)每幅影像的中央和周边极限分辨率。在每种尺寸暗盒的中央和周边区域,近乎平行和近乎垂直于X和Y方向放置分辨率测试模体(比如铅条方波测试卡),用相对低能量(约60 kVp)的线束对暗盒曝光,180 cm SID和大约5 mR的曝光量(量子斑点应该较低)。使用阅读及处理算法增强照片对比度,但不使用明显的边缘增强。对于CRT显示器,将数字影像放大至固有分辨率极限,调节窗宽、窗位使被照体最优化显示。阅读仪扫描和打印时都是每毫米10个像素,最大分辨率为5 LP/mm。实际的空间分辨率也会受到所使用成像板类型的影响。不论在水平还是垂直方向上的空间分辨率比生产商的规格低10%以上时,都要进行校正。另一方面,"伪分辨率"的识别也很重要。伪分辨率就是较低频率的铅条组已经模糊显示,而较高频率的铅条却能看见,这是由于频率混叠造成的。如果将分辨率模体放置在X-Y矩阵的对角线上,测得的分辨率可能超出理论的采样分辨率极限。这时,分辨率模体的"有效"采样间隔变得较小。这些测试主观性强,容易产生错误。预采样MTF分析可用来评价空间分辨率。

（七）金属网测试和接收器分辨率一致性

此测试利用屏-片密着测试工具验证成像板整体视野的聚焦状况。金属网测试工具直接与 PSP 暗盒接触,用相对较低的线束能量曝光,使用增强影像对比度的阅读、处理算法。结果影像应该在整个视野内无畸变且清晰。如果在某一成像板上金属网存在畸变或模糊区,则说明 PSP 接收器应该清洁或维修。不同 PSP 接收器的影像上出现可重复的畸变或模糊则说明设备存在故障。

(八) 低对比感度和探测能力

在设计优良的系统中,对比度分辨率应该受量子统计(成像板中吸收的 X 线)的限制。此测试可以验证 X 线光子统计对常规临床使用 X 线成像曝光范围的限制。其他的噪声源,诸如电子噪声、数字化噪声、亮度噪声或固有模体噪声等,都应该在临床使用曝光范围内,不会限制低对比信号的探测。专为 CR 设计的 Leeds 模体或 UAB 低对比模体都是校准的低对比的测试模体。模体应该使用推荐的线束能量和典型临床范围内的多种一次曝光量成像。对于 Leeds 模体,使用 70 kVp 或 75 kVp 的校准能量。对 UAB 模体,可以使用一个峰值范围内的电压,校准表的绝对对比度依赖于所选 kVp 和附加铜滤过。两种模体都应该使用标准临床采集草案(例如,使用滤线栅的密着成像,PSP 暗盒放在托盘内),在对荧光板约 0.1,1.0 和 10 mR 3 种一次曝光量下采集 3 幅影像。应该使用对比度特定算法来处理成像板。随着曝光量升高和量子噪声的减少,对比感度应该改善。如果没有改善,应该考虑其他的噪声源和因素在相同的采集技术(几何特性、X 线因子、滤线栅等)下,PSP 系统应该传递与屏-片探测器相当的对比感度。一旦测试完成,对比感度等级可以作为定期 QC 测试的基准和性能标准。

具有数字影像分析能力的系统,应该重视经由兴趣区分析的信噪比的量化值,此数值是入射曝光量的函数。对比度模体中的低对比物体间的对比度噪声比(背景 ROI 内平均值差异除以 RMS 噪声)为标准化采集技术下 PSP 影像接收器提供了量化基准。通过当前和历史数据的对比可以对系统性能作出客观的评价。

(九) 距离精度测量和高宽比测试

距离精度由已知尺寸物体、影像缩小因子和照片上测得的距离确定。对于一个影像显示工作站,应该首先对每一成像板和影像矩阵执行像素校准。分辨率测试模体可以用于测量水平、垂直或任何倾斜方向的距离精度。对于减小尺寸的照片影像,实际距离是测得的距离和影像减小因子的乘积。真实距离和实测距离的比较在两个方向上应该在测量误差的 1% ~ 3% 内。

高宽比测试检测的是由于圆柱状和平面扫描镜面在扫描线起始和结束时的"倾斜"而导致的可能存在的影像畸变。在一块成像板的周边放置几块高对比的已知的方形物体(如铝或铜滤过片),使用标准摄影技术,用 1 mR 对其曝光,用标准对比感度算法读出。在照片上和(或)显示工作站用数字测径器测量被成像物体的结果高宽比。确保像素尺寸按照特定影像接收器的尺寸正确校准。验证 X 和 Y 方向的距离在绝对距离的 1% ~ 3% 偏差内,高宽比在影像的周边和中央区域一致,不随空间的变化而改变。

(十) 擦除周期的精度和完全性

如果 PSP 荧光板擦除不正确或擦除不完全,可能会在以后的影像采集中产生类似处理故障的影像伪影。特殊情况下,极度过度曝光的接收器可能需要几次"擦除"才能完全消除残余潜影。为了测试擦除能力,在 PSP 屏的中心密着放置高对比测试体(如分辨率铅条模体),用大约 50 mR(80 kVp,25 mAs,180 cm,无滤过)入射曝光量对其曝光。在有些系统中,如果曝光量超出 200 mR,荧光板会被识别为"过度曝光"而禁止立即使用,或显示警告信息。用标准临床算法处理此屏,并请求将此屏从这些系统的内部堆栈中退出。用较小的准直野和大约 1 mR

的标准入射曝光量对屏再曝光(如80 kVp,0.5 mAs,180 cm,无附加滤过),使用相同的阅读算法进行处理。通过观察分辨率测试模体的残影来验证先前的高曝光量有无残余信号。

（十一）影像处理

此测试是为了验证生产商提供的各种特殊影像处理算法和用户为临床应用所选择的调整是否正确。对于仅以照片显示的系统,需要在成像板上采集几幅一致的影像,然后使用在对比度等级、目标光学密度、特殊曲线和频率增强等方面的特定改变(或特定检查选择)进行处理。此测试在具有影像显示工作站和软件的系统中也可以简化,使用户在单一影像中也可选择性的改变成为可能。低对比度模体、铝楔和高对比测试模体的影像,可以清晰反映成像模体的多样性,以及它们与影像质量的关联。在设备安装完成后,PSP系统专家要检查算法是否最优化,并培训技师、物理师和医师执行PSP系统的操作。在获取系统的置信度后,需要特殊设定的特定状况,比如用滤线栅相对无滤线栅检查,可以通过系统的微调实现。

第三节　自动洗片机的质量控制

自动洗片机在使用过程中,必须从洗片机机械和电气、冲洗药液化学作用及胶片特性等3个方面考虑,以获得最佳匹配和恰当的控制,这就是对自动洗片机管理的意义。

一、显影的管理

显影管理的内容包括：起动液添加量、显影温度、显影液 pH 值、防止定影液混入、显影液的疲劳、显影液的补充量。自动洗片机显影液 pH 值应保持在 10.2~10.4。理想的显影温度为 33 ℃ ~35 ℃。

二、定影液的管理

定影液管理的目的是充分发挥其化学活性,及时发现其性能变化。定影液的活性与其温度和补充量有关,定影液的性能变化对水洗、干燥和胶片的保存时间有很大的影响。理想的定影温度为 28 ℃ ~35 ℃。

三、水洗的管理

水洗的目的是利用水的渗透压,在流动中充分洗涤照片中残留的定影液,去掉硫代硫酸盐及其可溶性络合物,以获得照片保存的远期效果。其次,在水洗槽内有一"U"形热交换管,起显影液和定影液温度的热交换作用,使药液温度至预定值并保持恒定。理想的水洗温度为 37 ℃。

四、干燥的管理

在干燥胶片的过程中会引起干燥槽内温度和湿度的变化。通常将干燥胶片的温度设定在最低干燥温度(是一个相对数字)。要想获得较精确的数据,可将温度、湿度传感器设置在干燥槽内直接测量温、湿度的变化值。理想的干燥温度为 40 ℃ ~65 ℃。

五、电路、电器的管理

对电路、电器的管理要求电源电压及频率稳定正常。暗室要干燥通风,温度最好在27 ℃

以下,湿度低于 18 g/m^3 或≤75%。经常监测显、定影液(流动液)的温度和胶片的干燥温度;注意电机的运转是否有异常声音;保持电路板及其电器元件清洁干燥,防止药液浸蚀电路及元件。

六、机械传动系统的管理

经常检查辊轴是否牢固,若有松动,会引起辊轴对胶片的压力不均以致胶片行走不正或不走,若挤水辊轴松动,出槽的胶片会带走更多的药液,污染或中和后序的工作液。蜗杆传动处应注意检查有无松脱,链条—齿轮传动处应注意每个齿轮与链条的对应位置是否准确。需要加油的部件应定期加油。保护辊轴表面的布套或橡胶套,清洁时不得用硬毛刷,有松动和破裂时应及时修整。应经常清洗洗片机,一般要求一周一次小清洗,月内一次大清洗,包括用清洗剂对小槽、配管、水泵及传动装置的清洗和漂水。

第四节 激光打印机的质量控制

目前胶片仍然是记录影像、诊断阅读、相互交流和病例存档的主要介质,能否将主机设备(如 CD、DR、CT、MR、DSA、超声、核医学等)影像真实完整地再现于胶片上是衡量激光打印机质量的标准。影响胶片影像质量的因素很多,除主机设备自身图像的信号质量外,激光打印机的输入数值转换,激光胶片的感光特性,冲洗药液的化学特性,胶片存储条件等多种因素均与胶片影像的质量有关。为了使各种因素对影像质量的影响降到最低,激光打印机配有一套自动影像质量控制系统(图 40-1),主要设置为内置标准测试灰阶图样及密度读取仪等,可进行密度监测、自动校准、自动调节打印机和洗片机的参数。有些打印机采用胶片条形码控制技术,通过自动校准程序调整打印参数、胶片特性、胶片冲洗环境及用户设定的密度、对比度参数,确保各种照片质量的稳定。

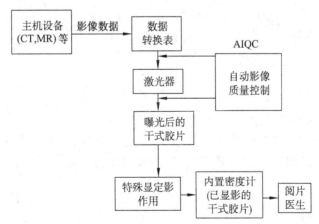

图 40-1 Dry View 8700 系统框图

胶片进曝光区前有其特定的参数,如每批型号胶片的感光度信息、尺寸等,同时用户可根据自己的习惯设定密度及对比度值,当一个或几个数值改变时系统就会分析这些变化并重新计算它内部的数值转换表以保持所需的传递函数,这一过程是系统自动完成的,故称之为自动影像质量控制系统(automatic image quality control,AIQC)。

内置的密度检测仪通过测试灰阶校正胶片的密度,自动影像质量控制系统通过胶片的特性曲线和洗片条件的输入来完成,结合激光打印机内存的 9～17 个标准灰阶密度值,自动校准每幅图像的密度,因此它可以提供标准的照片密度。通常在打印机内存入多组特性曲线以备更换激光胶片或调整显影条件时选用。此外,在正常使用时如发现在影像密度上有微小变化可采用激光打印机上的密度微调钮做少量补偿。测试校正后,质量控制系统将修改所用型号胶片的模型和传递函数,设置输出工作数值转换表为激光发生器的数字电压驱动值,以保证在胶片型号、批次、胶片冲洗条件、用户观片习惯等参数改变时系统能维持在稳定的最佳状态。激光打印机具有极大的曝光宽容度是因为它的灰阶密度调整范围高达 8～12 bit 容量,可提供相当高的灰度水平。

电影和电视工程师协会(society of motion picture and television engineers,SMPTE)于 1986年发布了《医学影像电视显示器及硬拷贝相机测试卡》的相关文件,为影像显示系统和硬拷贝相机的特性与评价制定了相应标准。IEC 也于 1994 年发布了有关《医学影像部门的硬拷贝相机的稳定性检测》的文件。由于 SMPTE 测试卡的测试程序比较复杂,而且需要显微密度计等昂贵的精密仪器,在临床实践中很难实现。

一、质量控制

(一) 掌握校准时机

当胶片乳剂、照片冲洗条件、洗片机、密度设置需要改变时,要及时校准激光打印机。应特别注意的是,当输入新的校准数据时,原有的数据会自然丢失。当打印机运行失控时,控制面板就会显示使用的最后一条校准项目编号。在校准过程中,存储和打印图像不受影响,均可进行。如果校准发生在正在打印的过程中,新的校准项目就会在所有拷贝完成后继续进行。

(二) 校准程序

激光打印机的校准就是要重新建立一个新的标准,这需要完成 5 个程序:进入校准方式、打印机的校准图像、测量密度值、向打印机输入密度值和开始校准。

(1) 校准方式的进入:① 确认激光打印机和洗片机得到充分预热;② 确保洗片机打印的激光影像与标准图像是同一个洗片机。

(2) 标准图像的打印:① 调出成像主机装置中的 SMPTE 测试卡或 IEC 相关测试模体图像,并进行激光打印;② 在此程序中要注意标准图像灰阶的最黑的一级不宜太黑也不宜太淡。

(3) 密度值测量:① 用密度计测量校准图像的最大密度(D_{max})是否符合新的标准设定值;② 测量标准图像中 9 个灰阶中心的密度值。如果打印机有内置的 QC 密度计,可按照打印机的设置程序逐项进行。

(4) 向打印机输入密度值。

(5) 开始校准:此程序中,如果校准不成功,激光打印机会显示错误信息。整个校准程序要确保以下各项:① 9 个灰阶的密度值要全部正确无误地输入。② 激光打印机和洗片机要完全预热。③ 密度值的输入要按照逐渐增高的顺序进行。每一级灰阶的密度值必须大于或等于前一级密度值。若有必要可再输入一次。④ 一定要以标准图像(SMPTE 推荐的测试卡图像)为准,不可使用试验图像或临床图像。

二、质量管理

激光打印机是精密、复杂、昂贵的高科技影像设备,为了保证其正常运行,对激光打印机的监控和管理十分必要。① 操作人员应了解装置的工作原理、结构,维护工程师应掌握常见故障的处理方法,定期查看错误信息记录,分析故障原因,及时解决问题,确保激光打印机发挥其高性能。② 激光打印机对环境要求比较严格,通常要求温度在(18 ±2)℃,湿度在70% ±5%,机房空气洁净度高,通风良好,若机房温度、湿度发生突变,常常会造成胶片传送故障,即卡片、打印故障等。因此在机房中应安放温度、湿度计以便随时监控,若温湿度偏差大,应采取措施使之达到正常要求。③ 严格遵守正确的开、关机程序,氦氖激光打印机使用前应先预热,最好做到集中一次打印,以利延长氦氖激光管的寿命(激光管的自然寿命为1万小时左右)。④ 保护好各种电缆以及网络系统设备的接口等,应统一使用 UPS 不间断电源,以防止网络突然中断。⑤ 做好预防性维护,熟悉装置菜单功能,根据错误信息提示,学会判定故障所在,并能正确处理。

激光打印机具有质量自检系统,启动后可以自动对电器和电子机械功能进行检测,并可以自动检出在贮存、装片、卸片、冲洗等多环节出现的故障,如有错误可以自动显示,便于查找和排除。

第四十一章　CT 图像质量控制

优质的影像除了有适当的密度、良好的对比度、鲜明的锐利度、尽可能少的斑点外,关键是要在最低辐射剂量下,如实地反映人体组织的解剖结构,达到诊断要求。CT 图像的形成同传统 X 线平片形成一样,是一个调制和传递的过程,因此影响 CT 图像质量的因素很多,如各种图像质量参数、扫描技术参数、机器的安装调试与校准、图像显示技术及暗室管理等,这些因素之间相互影响并相互制约。

第一节　CT 图像质量控制的内容

一、图像质量控制的内容

(一)诊断学标准(diagnostic standards)

诊断学标准包括影像解剖学标准和物理学影像标准两个方面,影像解剖学标准必须满足临床提出的诊断学要求,这些标准可通过解剖特征的"可见度"和"清晰显示"来表述。以解剖学标准为依据的 CT 影像质量评价,还应考虑检查区域的解剖结构与不同组织间的对比状况;物理学影像标准是通过客观方法进行测试,CT 影像质量可用物理参数的术语来表示,如一致性、线性度、层厚、空间分辨率、对比度分辨率、伪影和噪声等。它依赖于 CT 设备的技术性能和扫描参数。CT 影像质量可通过体模测试对以上参数进行量化测定,用伪影的显现来评估。为了保证在整个使用期间 CT 设备性能的稳定,获得优良的 CT 影像,以上这些测试必须按常规对 CT 设备的 CT 值等进行校准。

(二)成像技术条件(image technique conditions)

CT 检查的成像技术条件包括层厚、层间距、视野、扫描架倾斜角度、曝光参数、检查体积、重建方法、窗宽和窗位等参数。

(三)临床和相关的性能参数(clinical and relative function indexes)

临床和相关的性能参数在 CT 检查的正当化和成像最优化方面起着重要作用。这些参数是为了确保 CT 检查适宜地进行,并在合理的辐射剂量下提供满意的诊断质量。

(四)患者辐射剂量(radiation dose of patients)

由于 CT 检查的辐射剂量相对较高,因此检查中对患者辐射剂量的约束应特别重视。在不影响单次检查诊断价值的前提下,所用剂量应低于正常参考值。

二、质量管理

质量保证和质量控制基本的定义是:对被检者以最小的代价和最少的射线剂量,获得一张优良图像的一种有组织、有计划的行为。其内容包括:质量控制方法和质量管理程序。质量控制是对 X 线成像系统进行监测和维护的一种方法,并与 X 线成像设备直接相关。质量管理是一种管理手段,保证了监测程序正常进行,并对结果进行监督管理。

持续质量改善(continuous quality improvement)的动机和目的是使今后的工作始终处于良好的状态,质量评价也是为了发现实际工作中的一些缺陷和不足。可接受性测试为以后的质量控制评定提供了基本的评价标准。

三、噪声

噪声是单位体积(体素)之间光子量不均衡,导致采样过程中接收到的某些干扰正常信号的信息,即均匀的物质在成像过程中,其像素 CT 值的标准偏差,表现为图像的均匀性差,呈颗粒性,密度分辨率明显下降。影响噪声的因素有:光子的数量、物体的大小、扫描的层厚、滤波函数、矩阵大小、散射线、电子噪声(探测器噪声)等。噪声主要来源于 3 个方面,一是探测器;二是系统元件;三是重建方法和散射等。一般将噪声分为组织噪声和扫描噪声两大类。组织噪声由各种组织的平均 CT 值的差异造成,即同一组织的 CT 值有一定的范围变化,不同组织也可具有相同的 CT 值。扫描噪声又称光子噪声,即 X 线穿过人体后到达探测器的光子数量有限,致使光子在矩阵内各像素上分布不均,从而造成扫描均匀组织的图像上各点的 CT 值不相等,CT 值在一定范围内呈常态分布。扫描噪声不能通过改变像素的多少来改变,主要通过改变 X 线光子量来改变。增加 X 线光子量,则降低了影像中亮度或密度的随机波动,图像的噪声降低,影像的信息量增大,密度分辨率提高。反之,降低 X 线光子量,则增加了影像中亮度或密度的随机波动,图像的噪声增高,影像的信息量减少,密度分辨率下降。

因此,在临床扫描工作中,在检查较厚、重叠较多或密度较大的组织时,为了减少原始图像的噪声量,必然增加 X 线光子量,即选择较高的电流和较长的扫描时间。采用薄层扫描时,像素量增多,为了保证每个像素的 X 线光子量,减少噪声,也应增加 X 线光子量。一般来说,噪声与 X 线光子量的关系是:X 线光子量增加 4 倍,图像的扫描噪声减小一半。另外扫描时间延长 1 倍,图像的信息量增加 1 倍。虽然通过增加 X 线的光子量可以减少噪声,但增加电流和延长扫描时间,必然增加 X 线管球的负荷和患者的 X 线辐射剂量,对不合作患者及运动组织的扫描,必然会导致运动伪影。因此,为了减少噪声对图像质量的干扰,增加电流和延长扫描时间,应以不超过 X 线管球的负荷和减轻患者的辐射剂量为前提。图 41-1 所示为电压对噪声的影响,图 41-2 为影响噪声的因素。

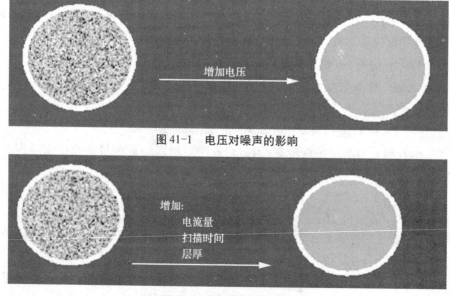

图 41-1　电压对噪声的影响

图 41-2　影响噪声的因素

螺旋 CT 扫描的噪声与射线束的强度、射线的质量（能谱）、射线束的宽度和矩阵大小有关。螺旋 CT 扫描采用线性内插法重建图像，图像噪声与所选的内插方法有关。360°线性内插法重建的图像噪声较小，而 180°线性内插法重建的图像分辨率较高。若不考虑 Z 轴方向对横断面产生的影响，螺旋 CT 扫描的图像噪声与原始投影的噪声值成正比，并不受扇形角大小的影响。

同样，螺旋 CT 扫描图像噪声的大小与重建滤过方阵的大小也成正比。噪声大小的变化对于临床应用相当重要。从理论上讲，螺旋 CT 扫描的图像噪声较非螺旋 CT 扫描明显，有研究认为在 48 cm 扫描野内的噪声波动达 40%。

噪声水平是指 CT 值总数的百分比，比如 ±1 000 CT 值的标准偏差是 3，即噪声是 0.3%，也就是 3 个单位的噪声，相当于 0.3%的噪声水平。噪声可用模型扫描并通过模型中兴趣区的计算获得，兴趣区中信号的标准偏差即为像素噪声。信噪比可以用来衡量剂量与信息的价值。

四、伪影

伪影是指在 CT 扫描过程中，由于种种原因造成的正常 CT 图像以外的非正常影像，表现为导致图像质量下降的阴影，干扰影像信息的显示。伪影主要来源于两个方面：一是机器的性能；二是患者。

来源于机器性能的伪影主要是由设备制造不良，调试不当或机器本身的故障造成，常见的伪影为：放射状和环状伪影、高密度的界面伪影、宽条状伪影和帽状伪影、假皮层灰质伪影、角度伪影和指纹状伪影。在水芯模型中，若调试不当或采样中心的位置不适，还可引起多角星形伪影。为了减少这些伪影，除应对机器进行严格的性能检验和选型外，还必须保证周围客观环境的稳定，如室内的温度和湿度恒定。

患者本身产生的伪影主要是由患者的不合作、脏器的不自主运动、被检组织相邻部位密度差太大，以及被检部位的高密度异物等引起。运动所致的伪影，常产生粗细不等、黑白相间的条状伪影和叉状伪影，其前后检测结果不一致，常采用提高电流，缩短扫描时间的方法来克服。被检组织相邻部位密度差太大所致的伪影，常为细条状伪影，主要是由于 X 线经过两种密度差交界面后硬化程度不均，经计算和重建后在交界面处产生的，常采用减小组织的密度差，适当加大窗宽来克服，如在扫描

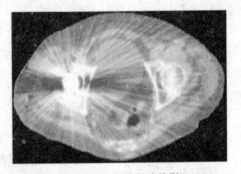

图 41-3 金属所致伪影

前饮水减少胃泡气体所致伪影对腹部脏器显影的干扰。被检部位的高密度异物所致的伪影，常为放射状伪影，主要是由于高密度异物在扫描过程中吸收了大部分 X 射线，其投影影响了吸收值的计算和测量。CT 扫描无法避免高密度异物的伪影，只能通过加大窗宽来减轻干扰，但图像质量明显下降。图 41-3 所示为金属所致的伪影。

第二节 CT 的安装与性能检测

CT 机的安装调试与校准的好坏直接影响 CT 图像质量。CT 机的安装首先要保证 CT 机房的设计与布局合理，除严格按照防护原则设计射线的防护外，还要考虑能充分发挥 CT 机各

部件的功能,要合理利用有效的空间开展日常的检查工作。其次要有一个较好的机房工作环境。CT 机属贵重精密仪器,内含计算机和大量精密的元器件,必须保证 CT 机房和计算机房的温度在 18℃ ~25℃,湿度以 40% ~65% 为宜,提供电源的功率要足够大,工作频率要稳定,同时为了保证元器件的散热和磁盘机的稳定,必须防尘,保持清洁的工作环境。此外,CT 机的安装必须注意以下几个问题:一是开箱检查时必须对照装箱单清点装箱的内容,核对名称和数目,有无元器件的损伤;二是避免多次搬动造成损坏,各部件的放置应事先安排,尽量一次到位;三是必须检查电源电压、频率和功率是否符合设备的要求,电缆槽和各连线的安排是否合理。

CT 机的调试与校准工作由软件完成。调试与校准的内容包括:X 线的产生、探测器信号的输出、准直器的校准、检查床的运行、图像显示系统和照相机的调试等。所有内容调试完成后,再利用测试体模进行水模测试,其目的是测试横断面照射野范围内射线剂量的均匀一致性和 CT 值的准确性。照射剂量一致性的测试目前通常由 CT 机附带软件完成,它要求在圆形水模的图像中间和四周(中心及偏离模型边缘 1 cm 的 12,3,6 和 9 点钟位置)各设一个测试区。照射野范围内射线剂量不均一的原因是机架扫描圆孔的范围内处于中间部分的射线路径较长,导致了扫描过程中 X 射线束的硬化。X 射线束的硬化通常由 CT 机内的软件校正,在扫描过程中,尽可能将患者置于机架扫描孔的中间。CT 机是复杂而精密的成像仪器,不同类型的 CT 机其性能不同,一般通过以下主要技术性能指标对 CT 机的性能进行检测。

一、模型平均 CT 值测试

测试工具:直径 20 cm 的水模,一般 CT 机都随机带有水模。

测试方法:采用非螺旋扫描方法扫描模型,重建图像。根据重建后的图像,在模型的中心部分设置一个兴趣区,大小为 2 ~3 cm^2,约包含 200 ~300 个像素,然后测量平均 CT 值。空气的 CT 值可从图像全黑处获得,或做空气扫描后直接测量。

参考值:水的平均 CT 值应该接近于 0 HU。空气的 CT 值应该为 -1 000 HU。

正常值:水的平均值正常波动范围 ≤ ±3 HU,空气的平均 CT 值 ≤ ±5 HU。

测试频度:每天 1 次。

二、模型 CT 值标准偏差测试

测试工具:直径 20 cm 的模型。

测试方法:同模型平均 CT 值测试方法。

参考值:模型测试正常 CT 值标准偏差范围应为 2 ~7 HU,实际的 CT 值与兴趣区处的剂量及重建算法有关。另外,CT 值的标准偏差与兴趣区所处的位置有关,如兴趣区位于模型的边缘处,标准偏差可能会稍低。

正常值:从理论上说,标准偏差应越小越好,但最后的取舍还需根据以前的测试和 CT 机的工作情况。如果标准偏差变大,则意味着图像的噪声增加。其原因可能是扫描剂量不够,或是由于成像系统中探测器、放大电路和模数转换器所致。

测试频度:每天 1 次。

三、高对比度分辨率测试

测试工具:高对比度分辨率体模。对比分辨率要求 ≥10% ,也可采用分辨率测试线对板。该测试体模由有机玻璃制成,每排有 5 个直径相等的孔,直径依次缩小排列,孔内含水的体模对比度大约是 20%,孔内含空气的体模对比度大约是 100%。

测试方法:选用适当参数扫描分辨率体模,观察体模图像中能分辨的最小孔径。标准要求是所有 5 个孔都能清晰显示,5 个孔未全部显示则不能计算在内。

参考值:采用头颅标准扫描模式时,高对比分辨率约在 1 mm 以内;采用高分辨率扫描模式时,其分辨率可达 0.25 mm。

正常值:应该根据不同 CT 机的情况,设定分辨率的正常值范围。设定方法是在该 CT 机最佳工作状态时做高对比分辨率测试,所测得的最高分辨率数值即为该机的正常值。另外,厂家所标称的分辨率参考值,也可作为测量的正常值范围。分辨率衰退往往是由于球管使用过久,焦点变大,机架内的机械结构磨损、颤动,探测器老化等造成的。

测试频度:每月 1 次。

四、低对比度分辨率测试

测试工具:低对比度分辨率体模,上面分别钻有直径 2 ~ 8 mm 不等的小孔,孔内注满水或其他液体(乙醇或糖水),使 CT 值的差保持在 0.5%。另一种方法是将塑料薄膜(或胶片)中间钻孔置于水模中,利用部分容积效应测试低对比度分辨率。扫描时,X 射线大部分通过水,小部分由塑料薄膜吸收,形成模糊的低对比度图像。在质量控制测试中,这两种方法都很难定量,通常的做法是将正常情况下测得的结果作为以后质量控制测试对照。

测试方法:根据结果所得的 CT 图像,寻找能看到的最小孔径。能看到的孔径越小,CT 机的密度分辨率越高。一般而言,扫描剂量越高,噪声越小;反之则噪声越大。扫描剂量增加,密度分辨率也随之增加。

参考值:一般低对比度分辨率约在 5%,也就是说应能分辨直径为 4 ~ 5 mm 的小孔,随着设备使用年限的增加,密度分辨率会有所降低。

正常值:密度分辨率的高低与扫描剂量等因素密切相关。如使用薄膜水模时,密度分辨率则与薄膜的厚度和扫描的层厚有关。增加扫描剂量,也会使密度分辨率增加。另外,改变扫描算法,也会影响密度分辨率。密度分辨率的测试常以头颅扫描条件为准,以后每次测试都以此作参照,不再变化。

测试频度:每月 1 次。

五、距离测量标尺的精确性

测试工具:距离测量体模。体模由塑料制成,内有等距、已知数值的标尺。

测试方法:将体模扫描后,在显示器上用 CT 距离标尺测量外周测量点的距离,通常是测量上、下、左、右 4 个点。

参考值:标尺所显示的数值,应和体模上的实际尺寸相符。

正常值:一般误差范围在 1 mm 以内。若误差 >2 mm,应采取措施纠正。

测试频度:每年 1 次。

重建算法可影响距离标尺的准确性,如出现误差,应由工程师校正。

六、视频显示器图像测试

测试工具:距离测量体模。

测试方法:将体模扫描后在显示器上用透明塑料尺测量测试图像上下、左右的孔距。

参考值：显示器上任何位置孔的大小和距离应与体模相同。

正常值：显示器上测得的实际距离可允许有些误差，但上下、左右的测量结果应相等，其误差范围≤1%，也就是说，体模直径如为 170 mm，那么实际的误差不能超过 1.7 mm。如上部 3 个孔距实际测得为 30 mm，而下部三个孔距为 25 mm，可视为显示器显示图像变形。对显示器四周的图像显示要求应略放低，因为通常显示器四周的图像质量都不及中心部分。

测试频度：每月 1 次。

显示器图像的畸变大多是由电压波动或非线性造成，应由工程师调整。

七、CT 值的均匀性

测试工具：直径 20 cm 模型。

测试方法：将模型扫描后，用 CT 机上的兴趣区测量模型图像的上下、左右部位，兴趣区大小为 $2 \sim 3$ cm^2。

参考值：正常情况下，4 个部位所测得水的 CT 值都应为零。

正常值：所有部位测得的 CT 值平均差值≤5 HU，若 >5 HU 说明 CT 图像的平滑度降低。如果模型 CT 值中心高四周低，称为"帽状"现象；相反如四周高中心低，则称为"杯状"现象。

测试频度：每年 1 次。

八、检查床定位精确性测试

测试工具：定位装置测试体模。该装置在塑料体模上钻有两个互相垂直的小孔道与成像平面成 45°，并交错通过体模中心。

测试方法：首先确定层厚，对体模中心孔道交叉点进行扫描，重建后的图像上应能看到两个小孔道。如果定位装置精确，两个孔道应并行排列。该测试方法也可定量，即测试图像显示两条孔道错位，可将该图像照相后用尺测量错位的距离，两孔道错位的距离等于射线束中心与定位装置中心的偏离距离。

参考值：正常情况下，两个孔道应整齐排列。

正常值：两个孔道排列偏差 >3 mm，应由维修人员调整。

测试频度：每月 1 次。

检查床定位误差多见于检查床定标误差，偶尔也可由软件因素引起。

九、床移动指数的测试

测试工具：10 英寸 × 12 英寸 X 线胶片 1 张。

测试方法：将装有胶片的暗盒置于检查床上，较长的一端与检查床平行。CT 扫描程序设定为 10 次，层距为 10 mm，层厚选择 <5 mm。为模拟实际扫描的情况，另给检查床加负载≥50 kg。照片应为整齐排列的条带状，用一把尺在每两条曝光带之间测量。

参考值：每两条曝光带之间的距离应该等于测试所选的层距，即 10 mm。

正常值：10 次扫描结果应该有 10 条曝光带，并且从第一条曝光带中心到最后一条曝光带中心的距离应该是 90 mm。如果总长度的误差 >1 mm，应视为床移动指数有误差。

测试频度：每年 1 次。

床移动指数的误差多见于床移动的滚动部件配备太多或床位指示标志有误。

十、床移动精度检查

测试工具：有色胶带、尺。

测试方法：将检查床移动到常规检查位置并复零，模拟实际扫描的情况，给检查床加负载 ≥50 kg。在床面和床基座之间各粘贴有色胶带 1 条并对齐。然后将床以 10 mm 的层距进机架移动至 200 mm 并回到起始点零位，再反方向移动检查床重复上述操作。正常情况下，每次进出检查床均应回复到零位，然后将床进出至 300 mm 测试 1 次。

参考值：正反方向测试结果检查床均应回复到零位。

正常值：检查床的复零误差≤1 mm。

测试频度：每年 1 次。

床运动的传动部件问题均可使复零产生误差。

十一、定位线指示灯的精确性

测试工具：10 英寸×12 英寸 X 线胶片 1 张。

测试方法：纸包片放置于检查床上，并将检查床升高至常规检查位置，约相当于机架孔中点，进床后打开定位指示灯，在指示灯相当于扫描线的位置处，用大头针在胶片的两侧边缘处钻 2 个小孔，然后用最小的层厚扫描。

参考值：照片上的扫描线应该与针眼的位置一致。

正常值：正常误差范围≤2 mm。

测试频度：每年 1 次。

产生定位线指示灯误差的原因：一是定位线指示灯，二是球管。

十二、层厚的测试（非螺旋扫描）

测试工具：嵌有金属丝或钻有小孔并与射线成 45°的塑料体模。不能简单地直接用胶片扫描。

测试方法：选择层厚，通常测试最小、中等和最大 3 种层厚已足够。扫描后在显示屏上测量金属丝或小孔的距离，一般显示的孔距应该等于所用层厚的大小。

参考值：屏幕上测得的层厚应该等于标称层厚。

正常值：如用 7 mm 标称层厚扫描，误差范围应在 2 mm 以内；如选择 1 mm 或 2 mm，误差可达标称层厚的 1 倍。一般，层厚的误差都要超出标称层厚的宽度。

测试频度：每年 1 次。

层厚的误差主要是准直器造成的。

十三、扫描野范围内的 CT 值误差

测试工具：直径 20 cm 的模型。

测试方法：同样的条件扫描 5 次，即将水模置于扫描野中心、上下和左右各扫描 1 次。CT 值测量的兴趣区大小为 2 ~ 3 cm^2，每幅图像测量水模中心而不是图像中心的 CT 值。

参考值：各个位置水模扫描和测量的 CT 值均应为零。

正常值：CT 机扫描野中心处的 CT 值平均误差应 <5 HU。

测试频度：每年 1 次。

CT 机的性能衰退可引起扫描野范围内 CT 值的误差增大。

十四、与患者体厚有关的 CT 值误差

测试工具：不同直径的模型 1 套。直径 30 cm 体部体模，20 cm 头颅体模，15 cm 小儿头颅体模和 8 cm 四肢体模。

测试方法：对应于不同部位的扫描条件，扫描 4 种不同的体模，扫描野大小应正好包括模型的大小。扫描完成后测量模型中心部位的平均 CT 值，兴趣区大小为 $2 \sim 3 \ cm^2$。

参考值：各模型中心部位测量的 CT 值均应为零。

正常值：根据体模的大小，所有模型测量平均 CT 值的误差应 < 20 HU。

测试频度：每年 1 次。

与患者体厚有关的 CT 值误差增大，表示 CT 成像射线量补偿和探测器的灵敏度有漂移。

十五、与图像重建算法有关的 CT 值误差

测试工具：直径 20 cm 模型。

测试方法：将水模扫描后保留原始数据，用各种不同的重建算法重建模型图像，如扫描无原始数据，则需用不同的扫描重建算法做相应的数次扫描。

参考值：不管如何改变重建算法，模型的平均 CT 值均应为零。

正常值：不同重建算法之间的平均 CT 值误差 ≤ 3 HU。

测试频度：每年 1 次。

产生此误差的原因主要是图像重建算法定标误差。

十六、与扫描层厚有关的 CT 值误差

测试工具：直径 20 cm 的模型。

测试方法：扫描条件相同仅改变扫描层厚对模型进行扫描，扫描重建后的图像在水模的中心处，取兴趣区大小 $2 \sim 3 \ cm^2$ 测量模型的平均 CT 值。

参考值：不管如何改变扫描层厚，水模的平均 CT 值均应为零。

正常值：不同扫描层厚的平均 CT 值差 ≤ 3 HU。

测试频度：每年 1 次。

探测器阵列的灵敏度或图像重建算法定标有误，尤其是 CT 成像射线量补偿部分可能有偏差。

十七、噪声水平测试

测试工具：直径 20 cm 模型。

测试方法：其他扫描参数不变，分别改变毫安秒和扫描层厚，对模型做数次扫描，毫安秒的增加应该从低到高。扫描重建后的图像，分别在水模的中心处测量平均 CT 值，兴趣区大小为 $2 \sim 3 \ cm^2$。

参考值：在匀质物体中，CT 值的标准偏差与噪声水平成正比。通常其他扫描参数不变，当毫安秒和层厚增加时，CT 值的标准偏差增大。

正常值：一般在新 CT 安装后应做噪声水平测试，并留存噪声变化曲线，随着设备使用年限的增加，噪声曲线应无显著变化。

测试频度：每年 1 次。

引起噪声水平变化的原因很多，如扫描条件的改变、探测器的灵敏度改变、探测器阵列放大电路等。

十八、散射线剂量和防护测试

测试工具：直径 20 cm 模型和射线曝光计量仪。

测试方法：将水模置于扫描位置，同时将射线曝光计量仪置于散射线测量点，穿上铅围裙，另一人按下扫描按钮开始扫描，测得的辐射剂量乘以扫描总次数，即为某一部位的辐射剂量。其余测试点按同样方法进行。

参考值：辐射剂量根据测试点离扫描机架的远近而不相同，通常越靠近扫描机架和患者散射线剂量越大。

正常值：散射线剂量越小越好。

测试频度：每年 1 次。

如每次扫描辐射剂量 >25 mR，应确认准直器及球管管套有无问题。

十九、kVp 的波形测试

测试工具：kVp 波形测试表。

测试方法：选择常用的 kVp 值扫描，用 kVp 测试表和示波器连接，观察示波器的波形变化。

参考值：测试的结果应与设定值一致，在连续的扫描过程中，电压的波形应无明显的异样。

正常值：正常 kVp 的波动范围应 <2。

测试频度：每年 1 次。

定标误差有可能使 kVp 输出有波动。

第三节　CT 机房的建筑布局

一、建筑布局

一个完善的 CT 机房的布局应考虑以下要求：机器安装、调整和维修的方便；有利于安装空调；满足放射防护的环境要求；患者候诊方便。

扫描室内主要包括机架和床两部分，一般建议天花板的高度应达 2.6 m 或 3 m。为了尽可能创造一个使患者心情舒畅的环境，扫描室应以壁画和花卉美化。并保持足够的空间，尤其是对危重患者应考虑病床能方便地进出扫描室，面积最好不小于 30 m²。为便于扫描时以灯光定位，最好安装可调暗灯。

控制室包括操作台等，与扫描室之间的观察窗，可采用大屏宽视野的平板铅玻璃。铅玻璃的高度由操作员操作时的视平线决定，宽度应能保证方便地观察到整个扫描室。考虑到操作和维修的方便，控制室应留有足够的空间，面积最好不小于 20 m²。操作员座位后方应保持至少 2 m 的距离。为了能清晰地观察电视屏，控制室也应有暗灯照明。

计算机房包括主计算机、阵列计算机、磁盘机、数据采集系统等。为了通风和维修方便，所有这些机柜均应距墙半米,相互间也应留有足够的空间。操作员能随时观察计算机、磁盘机等的工作情况,它与控制室之间最好以玻璃拉门相隔。此外,该房间应满足计算机房的一般要求(空调和净化)。

高压室主要包括高压控制柜、高压发生器和冷却装置。CT室的总配电电源最好装在高压室,并具有电压、电流和频率的指示。如需用稳压电源则也应置于此室。房间内应有上下水管,门应可以上锁,以防非维修者进入。如高压发生器中的变压器或倍压装置在维修时需吊起,则应具备相应设备。室内高度不宜低于 3 m,面积最好在 15 m² 以上。

准备室是患者更衣,做增强扫描前的静脉注射及其他扫描前准备工作的地方,面积以 15 m² 为宜。

附属房间,如护理室、候诊室、登记室、会诊室、器械室以及卫生间等,按需设计各自的面积。

二、电源及空调要求

CT 是精密的大型医疗器械,电压和频率过大的波动会妨碍其正常运转,具体指标要求视机器而定。一般,电压波动要求 ≤ ±10% ,频率波动 ≤ ±0.5 Hz。如果不能满足这一要求,需采用稳压器供电。同时,考虑到 CT 的电源容量一般为 30 kW 以上,建议不要与其他大容量电器设备并联在一个配电电源上,以免其他设备的开关引起 CT 电源的过大涨落。

电缆沟结构的设计,应使电源电缆和讯号电缆间有很好的屏蔽,以减少干扰和发热对讯号的影响。

电子计算机、磁盘机及其他一些精密电子控制器械,对环境要求很高,空调设备应满足说明书的指标。一般温度范围规定为 18℃ ~ 22℃,相对湿度为 40% ~ 65% 。尽可能做到净化,这对减少机器故障和延长机器寿命十分重要。

三、放射防护

CT 扫描室的放射防护应符合一般 X 线诊断机的防护设计规定。由于所用 X 线的最高电压一般在 150 kV 以下,因此在防护设计上不存在特殊要求。

总之,要获得优质的 CT 影像,进行图像质量控制的方法很多,除上面介绍的控制方法以外,X 线的剂量、扫描层厚、扫描野、过滤函数、窗口技术和图像的放大技术等任意一个或多个参数改变,图像的质量将随之改变,只有真正了解单个或多个参数对图像质量的影响,才能掌握图像质量控制的方法。另外,熟悉人体解剖结构,掌握各系统疾病的影像诊断知识,对图像质量控制有很大的帮助。

第四十二章　MR 图像质量控制

优质的图像必须能如实反映人体自身的解剖结构,提供足够的诊断信息,这就有必要对图像进行数据检测分析,用定量的方法评价图像质量,其中包括使用技术参数、程序和模型进行评价,这些就是 MR 图像质量控制的工作。

第一节　MR 图像特征参数及评价方法

对于已经存在的 MRI 仪,其质量和状态基本上稳定,但对图像质量的影响依然存在,这是操作者无法改变的。与其他成像方法相比,MR 成像的质量在很大程度上受操作者技术水平的影响,因此,操作者应掌握 MR 图像的质量指标及影响因素,以便在使用中选择适当的参数,达到最佳的图像显示效果。控制和评价 MR 图像质量主要有 3 个方面:空间分辨率、信号噪声比、图像对比度及对比噪声比,这 3 个因素既互不相同又互相联系,把握好这 3 个因素之间的关系才能有效地提高图像质量。

一、噪声与信噪比

噪声指图像视野的随机信号,是由患者、环境和 MR 系统电子设备所产生的不需要的信号,其主要来源为样体分子的热运动及系统的电子电路的电阻。信噪比受多种因素影响,如磁场强度、体素大小、重复时间、回波时间、反转时间、层厚、扫描野大小、矩阵、信号平均采集次数、翻转角、射频线圈等。就被检者组织特性而言,质子密度高的组织能产生较高信号,信噪比高;质子密度低的组织产生低信号,信噪比低;具有短 T_1 值和长 T_2 值的组织在不同加权像上信号强度均较高,从而可获得高信噪比。

在一定范围内,信噪比越高,图像表现越清晰,轮廓越鲜明。因此,需努力提高组织信号强度和最大限度地降低噪声。信号强度与体素的大小及平均自旋密度成正比。

二、MR 图像对比度及对比度噪声比

对比度是指不同兴趣区域的相对信号强度差,是用影像学区别两种具有不同属性样体的基础。在不影响图像整体质量条件下,应尽量追求高对比度。所以仅仅具有高信噪比,并不能产生高质量的 MR 图像,不同组织间的差异,特别是病理组织与正常组织间的差异同样非常重要。

不同组织的对比受相应参数的影响,在不同条件下,其对比特征不同。在 SE 序列中,短 TR、短 TE,主要表现为 T_1 对比;长 TR、短 TE,主要表现为质子密度对比;长 TR、长 TE,主要表现为 T_2 对比。

MR 图像的对比度有时由于严重的噪声影响,不能真实反映图像质量,因此必须将噪声考虑在内,以对比度噪声比来评价图像质量。两种相关组织的对比度噪声比代表两种组织信噪比的差异。

对比剂通过所具备的自由电子或高磁化率物质对自旋弛豫的影响,缩短 T_1 值及 T_2 值(或

T_1、T_2弛豫率 R_1、R_2），从而影响组织间的对比。

三、MR 图像分辨率

分辨率（resolution）是所有影像质量评价的一项重要指标，代表了影像对肢体细节的分辨能力，是指在一定的对比度下，影像能够分辨空间的最小距离，包括空间分辨率、密度分辨率及时间分辨率。空间分辨率是指影像设备系统对组织细微解剖结构的显示能力，它用可辨的线对（LP/cm）或最小圆孔直径（mm）数表示，是控制 MR 图像质量的主要参数之一。空间分辨率越高，图像质量越好。空间分辨率大小除了与 MR 系统的磁场强度、梯度磁场等有关外，还与所选择的体素大小有关。密度分辨率则为信号强度的差异，是空间分辨率的基础，没有密度分辨率就没有空间分辨率。时间分辨率是指同一组织结构不同时间的强度或状态的差异。

层面厚度越厚，体素越大，空间分辨率越低。当扫描野确定后，矩阵越大，体素越小，空间分辨率越高。当矩阵确定后，扫描野越小，空间分辨率越高。

四、伪影

伪影是指除噪声外的非肢体结构影像及肢体结构的影像异位。其表现多种多样，是 MRI 中应尽量避免的现象。

通常如果上述几项评价指标均达到了诊断要求，就可以说图像质量"好"。当然，也可以根据具体的诊断要求，决定几者之间的优先顺序。MR 图像质量是信噪比、空间分辨率、对比度及测量时间、伪影几方面因素共同作用的结果，使用者也可根据不同的诊断需要设计不同的参数以突出某些因素的作用，消除伪影的影响。

第二节　MR 图像质量参数间的相互影响

MR 图像的质量取决于影像的分辨率、对比度、信噪比和检查时间等，而影响这些参数的因素很多，如检查部位、层面厚度、层间距离、脉冲激励次数、相位编码方向、像素多少，TR、TE、TI 的选择等，这些因素又互相联系着，如增加脉冲激励次数或相位编码方向像素值，虽然可以提高空间分辨率，却增加了检查时间，同时降低了信噪比。因此，在设备和患者条件允许的情况下，应权衡各自的利弊，以得到满足临床需要的最佳图像。

一、TR 选择

SE 序列的 TR 是指一个 90°射频脉冲至下一个 90°射频脉冲之间的时间间隔。增加 TR，各种组织中的质子可以充分弛豫，纵向磁化矢量增加，信号强度也增加，并可增加多层面技术中的层面数，但同时增加了检查时间，降低了 T_1 加权成分，流动性物体的信号强度变小。减少 TR 可减少检查时间，增加 T_1 权重成分，增加了流动性物体的信号强度，但降低了质子磁化强度，信号变弱，减少了层面数量。

二、TE 选择

TE 是横向磁化矢量衰减的时间，它决定进动质子矢相位的多少。增加 TE，采集信号前横向磁化的衰减量越大，回波幅度越小，增加了 T_2 权重成分，增加了流动物体的信号强度，但降低了信噪比。减少 TE 能减少信号延迟，但降低了 T_2 权重成分，减少了流动物体的信号强度（图 42-1）。

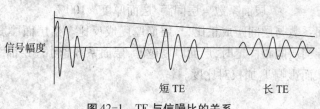

信号幅度

短 TE　　　　　长 TE

图 42-1　TE 与信噪比的关系

三、矩阵

矩阵是组成每幅 MR 图像的像素方格,它包括采集矩阵(原始资料矩阵)和显示矩阵(影像矩阵)。显示矩阵经过傅里叶变换显示在显示屏上,为了提高显示屏上图像的分辨率,一般显示矩阵大于采集矩阵,显示矩阵大多最高达到 512×512。采集矩阵是指频率编码采样数目与相位编码步码数的乘积,采集矩阵一般用 256×256,最高可用 512×256。增加矩阵可增加空间分辨率,但增加了检查时间,降低了信噪比。减少矩阵可缩短检查时间,增加信噪比,但降低了空间分辨率。在频率编码方向增加采样点,可以增加空间分辨率,而不增加扫描时间;在相位编码方向增加编码数,则会增加扫描时间。

四、层厚

层厚取决于射频的带宽和梯度场强的坡度。层面厚度增加使检查范围增大,激发的质子数量增多,信噪比增加,减少了流动物体的信号强度,增加了信号代表的组织厚度平均值;但层厚越厚,采样体积增大,容易造成组织结构重叠,产生部分容积效应,降低空间分辨率。当层面厚度减少时,信号所代表的组织厚度变薄,流动物体的信号强度增加,空间分辨率提高,但增加了噪声,降低了信噪比,减小了所要检查的范围。扫描时需根据解剖部位及病变大小来决定扫描层厚。

五、层间距

层间距即非成像层面。层间距增加时可减少交叉激励所引起的人工伪影,增加检查的范围,提高信噪比,一般要求层间距不小于层厚的 20%,但增加层间距容易遗漏位于层间的病变。减少层间距易于发现微小病变,但减小了检查的范围,同时增加了交叉激励所引起的伪影。如果扫描部位或病变较小,不能选择过大层间距或无层间距时,应采用间插切层采集法,以克服相邻层间的相互干扰,提高信噪比。

六、层数

SE 序列多回波多层面二维采集时,脉冲重复期间最多允许层数由 TR 和最大回波时间 TE 决定。

$$NS = TR/(TEmax + K)$$

式中,NS 为最多允许层数;TR 为重复时间;TEmax 为最大回波时间;K 为额外时间,根据所用参数不同而变化,一般用预饱和技术(SAT)和流动补偿技术(Flow Comp)时 K 值就大。另外特殊吸收率(SAR)也是允许层数的主要限制因素。

七、层面系数

层面系数的大小取决于层间距与层面厚度,即

$$层面系数 = 层间距/层面厚度 \times 100\%$$

由此可知,层面系数与层间距成正比,与层面厚度成反比。当层面厚度固定时,层间距越大,层面系数越大。当层间距固定时,层面厚度越厚,层面系数越小。层面系数小时,相邻层面之间会产生干扰,从而影响 T_1 加权对比度。

八、扫描野

扫描野也称为观察野,是指扫描时采集数据的范围。增大扫描野可增加信噪比,降低人工伪影,增加检查范围,但空间分辨率会降低。缩小扫描野可增加空间分辨率,但降低了信噪比,增加了卷褶伪影。扫描野大小的选择还受射频线圈的限制。在实际工作中,为了节省扫描时间,经常使用矩形扫描野,将图像部位的最小径线放在相位扫描野方向,最大径线放在频率扫描野方向。这是因为只有相位方向扫描野缩小时才能缩短扫描时间,而频率方向扫描野缩小,不会缩短扫描时间。

九、信号平均次数

信号平均次数即数据采集的重复次数,是指在 K 空间里一特定行被采样的次数。增加激励次数可增加信噪比,通过均值作用,有效地减少运动产生的伪影,但延长了检查时间。减少激励次数时,缩短了检查时间,但降低了信噪比,增加了运动等产生的伪影。信噪比大小与信号平均次数的平方根成正比,当激励次数从 1 次提高到 4 次时,信噪比可提高 2 倍,扫描时间延长 4 倍。

十、射频线圈

射频线圈的形状、大小、敏感性、检查部位与线圈间的距离等因素均能影响信噪比。线圈分为体线圈、头线圈及各种表面线圈。表面线圈可增加信噪比,减少远离脏器运动伪影及其他伪影,但观察野较小,且影像不均匀,距表面线圈近处的信号强,远处信号弱。体线圈的影像信号强度均匀,观察野大,可增加深部组织的信噪比,但表面组织信噪比降低,血流产生伪影严重,极易产生其他伪影。线圈类型与信噪比的关系见图 42-2。

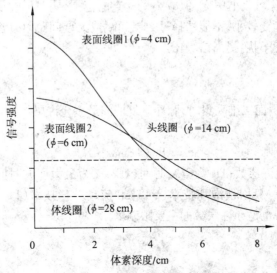

图 42-2　线圈类型与信噪比的关系

十一、翻转角

翻转角是指射频脉冲激励的角度,决定了有多少纵向磁化矢量转变成横向磁化矢量。翻转角越小,产生的信号越弱,信噪比就越低。因为 SE 序列使用90°射频脉冲,使纵向磁化转变为横向磁化,而在梯度回波脉冲序列中,纵向磁化只能部分转变为横向磁化。SE 脉冲序列使用的是180°射频脉冲使相位重叠,而 GRE 脉冲序列是用梯度翻转产生相位重聚。因此,SE 脉冲序列获得的信号更强,信噪比也更高。

十二、接收带宽

接收带宽是指 MRI 采集信号时所接收的信号频率范围。射频脉冲越短,其带宽越宽。断层层面的厚度与带宽成正比,即层厚越厚,带宽越宽。减少接收带宽,就减少了信号采集范围,也就减少了噪声接收量,从而提高了信噪比,但会导致图像对比度下降。射频带越宽,信号采集范围就越大,噪声也越大,但减少了扫描层数,延长了扫描时间,并增加了化学位移伪影。

十三、相位编码和频率编码方向

在频率编码方向上的扫描野缩小时不缩短扫描时间,而在相位编码方向上的扫描野缩小时,可以缩短扫描时间。因此,在扫描方案的设置上,应该注意以下两个问题:

第一,相位编码方向扫描野应放在成像平面最小径线方向,不但能节省扫描时间,又可避免产生卷褶伪影,而图像质量不受影响,如进行腹部、胸部横断位扫描时,相位方向应放在前后方向,相位编码方向扫描野可减少25%,能节省1/4的扫描时间。

第二,选择的相位编码方向应能使运动伪影不在主要观察区,如在进行肝脏扫描时,为避开主动脉伪影对肝左叶的影响,相位编码方向应放在左右方向;为避免产生卷褶伪影,不能减小扫描野。

十四、预饱和技术

预饱和技术可用于各种脉冲序列,使用预饱和技术可以抑制各种运动伪影,设置预饱和带在运动的组织区(感兴趣区以外的区域)最多可放 6 个方向的饱和带。饱和带越多,抑制伪影效果越好,但会减少扫描层数或增加扫描时间。饱和带越窄,越靠近感兴趣区,抑制伪影效果越好。

十五、回波次数

在常规 SE 脉冲序列中,90°脉冲后,使用多次180°相位重聚脉冲产生多个回波,称为多回波 SE 序列。随着回波次数的增加,回波时间的延长,图像 T_2 对比越多,噪声增加,空间分辨率下降,图像质量下降。

十六、回波链

每次 TR 周期的回波数为回波链长,主要用 FSE 及 IR 序列,回波链越长,扫描时间越短,但信噪比也越低,允许扫描的层数也越少。

十七、扫描时间

常规 SE 序列的扫描时间为

$$扫描时间 = TR \times NY \times NEX$$

FSE 序列的扫描时间为

$$扫描时间 = (TR \times NY \times NEX)/ETL$$

式中 TR 为重复时间,NY 为相位编码步码数,NEX 为信号平均次数,ETL 为回波链长度。FSE 序列所需时间是 SE 序列的 1/ETL。各序列参数与 MR 图像质量的关系见表 42-1。

表 42-1 序列参数与 MR 图像质量的关系

调整参数		利	弊
TR	↑	SNR↑,成像层数↑	扫描时间↑,T_1 加权↓
	↓	扫描时间↓,T_1 加权↑	SNR↓,成像层数↓
TE	↑	T_2 加权↑	SNR↓
	↓	SNR↑	T_2 加权↓
NEX	↑	SNR↑	扫描时间↑
	↓	扫描时间↓	SNR↓
层厚	↑	SNR↑,扫描范围↑	空间分辨率↓
	↓	空间分辨率↑	SNR↓,扫描范围↓
扫描野	↑	SNR↑,扫描范围↑	空间分辨率↓
	↓	空间分辨率↑	SNR↓,扫描范围↓,包裹伪影↑
矩阵	↑	空间分辨率↑	扫描时间↑,SNR↓
	↓	扫描时间↓,SNR↑	空间分辨率↓

第三节　MR 图像质量控制措施

与其他医学影像技术相比,MRI 是出现伪影最多的一种影像技术。出现伪影较多与 MR 扫描序列以及成像参数多、成像过程复杂有关。由于原因不同,所产生的伪影表现和形状也各异。只有正确认识伪影产生的原因,以及各种伪影的图像特征,采取相应的控制措施,才能有效地限制、抑制甚至消除伪影,提高图像质量。根据产生伪影的原因不同,可将伪影大致分为设备伪影、运动伪影和金属异物伪影等。当然,这其中有的伪影是可以消除的,而有些伪影仅能尽量减少而不能完全消除。

因此,要对 MR 图像进行质量控制,主要应采取的措施是尽可能消除和减少伪影。

一、设备伪影

设备伪影是指机器设备所产生的伪影,包括机器主磁场强度、磁场均匀度、软件质量、电子元件、电子线路以及机器的附属设备等所产生的伪影。

(一) 化学位移伪影

化学位移伪影是由人体内脂肪与水的化学环境的差异引起的。虽然脂肪与水均含(氢)质子,但脂肪中的氢与碳相连,而水中的氢与氧相连,脂肪中的质子进动频率慢于水中的质子。两者进动频率上的差异与主磁场场强成正比。因此,在低场强设备中这种差异不显著,如 0.5 T 时两者相差 73.5 Hz;在高场强设备中这种差异显著,如 1.5 T 时相差 220 Hz,并可导致化学位移伪影。在 1.5 T 设备中,当接收带宽为 ±16 kHz、频率编码次数为 256 次时,则扫描野频率编码方向上每一像素的频率宽度为 125 Hz；由于脂肪中的质子与水中的质子进动频率相差 220 Hz，使同一体素内彼此相邻的脂肪和水在影像上信号位置彼此分离，发生 1.76 个像素距离的移位，即化学位移伪影。在影像上化学位移伪影的宽度取决于脂肪与水质子进动频率的差值和像素在频率编码方向上的宽度。化学位移伪影仅发生在频率编码方向上。表现为脂肪与水的界面上出现黑色和白色条状或月牙状阴影，尤其在肾脏与肾周脂肪囊交界区表现突出（图 42-3）。化学位移伪影也称为化学性配准不良（chemical misregistration）伪影。

解决方法：增加接收带宽，缩小扫描野，减轻化学位移伪影（因带宽越窄，像素移动距离越大，产生化学位移伪影机会越多）；应用预饱和技术，使脂肪或水中的质子被预饱和，不再产生信号；通过变换频率和相位编码方向，加以控制；选用抑水和抑脂脉冲序列，去掉化学位移伪影的产生源；选择适当的 TE 值，尽量调整使 GRE 序列中脂肪和水同相位。

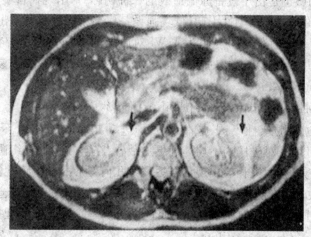

图 42-3　化学位移伪影

（二）卷褶伪影

卷褶伪影，也称混淆伪影（aliasing artifact）或包裹伪影，是被检部位的大小超出了视野范围时，视野范围以外部分的解剖部位的影像移位或卷褶到下一张图像上去。相位编码方向不同，卷褶伪影的位置也不同（图 42-4）。

解决方法：加大扫描野，卷褶多发生于边缘，对中间部分的兴趣区影响不大；将被检查部位的最小直径，摆到相位编码方向上。

这类伪影是完全可以消除的。

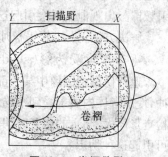

图 42-4　卷褶伪影

（三）截断伪影

截断伪影（thuncation artifact）也称 Gibbs 伪影，是数据采样不足所致，在图像中高、低信号差别大的交界区信号强度失准，在颈椎矢状位 T_1WI 上这种伪影比较常见，表现为颈髓内出现低信号线影。其他部位，如颅骨与脑交界区、脂肪与肌肉交界区也可出现这种伪影。截断伪影仅发生在相位编码方向上。

解决方法：增加相位编码次数；加大采集矩阵；减小扫描野；过滤原始资料；变换相位和频率编码方向；改变图像重建的方法。

（四）部分容积效应

当选择的扫描层面较厚或病变较小，又骑跨于扫描层切层之间时，周围高信号组织可掩盖小的病变或出现假影，这种现象称为部分容积效应。目前，MR 是三维切层以二维图像成像的，所以，图像的基本单位为像素，每一像素再乘以层厚即为体素。实际上，任何一个像素的信号强弱，都是通过体素内包括的不同组织成分的平均信号强度反映出来的。因此，低信号的病变如果位于高信号的组织中，受周围组织的影响，病变信号比病变原有的信号强度要高。反之，高信号的病变如果位于低信号的组织中，病变的信号比病变原有的信号强度要低。由此可见，部分容积效应容易导致遗漏尺寸较小的病变。

解决方法：选用薄层扫描；改变选层平面方向，使成像平面与交界面垂直；减小扫描野。

（五）交叉对称信号伪影

交叉对称信号伪影也是由于设备原因造成的一种伪影，常出现在自旋回波脉冲序列 T_2WI 或 PDWI 中，主要因磁场的不均匀性引起，低场强设备比高场强设备更易出现。其主要表现为图像在对角线方向呈对称性低信号。因为 T_2WI 对磁场的不均匀性反应特别敏感，这种伪影容易发生在刚开机的时候，随着开机时间的延长，磁体内匀场线圈逐渐恢复工作。

解决方法：匀场。

（六）磁敏感性（magnetic susceptibility）伪影

不同组织成分的磁敏感性不同，它们的质子进动频率和相位也不同。回波平面成像（EPI）由于使用强梯度场，对磁场的不均匀性更加敏感，在空气和骨组织磁敏感性差异较大的交界处（如颅底与鼻窦）会因失相位出现信号丢失或几何变形的磁敏感性伪影。

解决方法：在做 EPI 之前先进行匀场；改变扫描参数，如减小层厚、选择射频带宽较宽的序列或倾斜切面等（这样会延长扫描时间，降低时间分辨率）；改善后处理技术。

（七）拉链伪影（zipper artifact）

拉链伪影指图像中频率编码方向上出现的致密线状伪影，似拉链状。产生拉链伪影的原因是额外的某一频率射频脉冲进入扫描室，并与来自患者体内的弱信号相互干扰。当扫描室射频屏蔽出现泄露时会引起这种伪影。

解决方法：由维修工程师查出泄露点并修复。

（八）遮蔽伪影（shading artifact）

遮蔽伪影指图像中某一部分信号缺失。产生遮蔽伪影的主要原因是使用非 90° 和 180° 脉冲，使患者体内质子受到不均激励，也可由线圈的异常负载或线圈在某一点上的耦联引起，如检查形体大、超重的患者时，其身体接触到体线圈的一侧并形成耦联。主磁场均匀性下降时也可引起这种伪影。

解决方法：正确使用线圈；选择合适的线圈；预扫描，扫描前应当获取合适的预扫描参数，以校准射频脉冲的频率和幅度；主磁场均匀性下降时应进行匀场。

（九）交叉激励（cross excitation）伪影

射频脉冲波形不呈方形，其宽度在正常时可有 10% 左右的变化，因此当用射频脉冲对所选层面进行激励时，相邻层面内的质子也可能受到激励，当这些相邻层面进行数据采集而受到激励时，层面内曾受到过激励的质子则发生饱和，影响信号强度和图像对比，这种效应称交叉激励（图 42-5）。

解决方法：成像层面之间保持一定的间隔，当间隔的宽度为层厚的 30% 时可有效地减少交叉激励伪影。

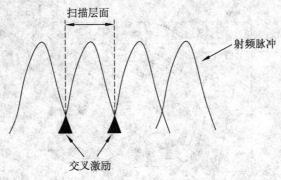

图 42-5　交叉激励

（十）倒置重叠伪影

倒置重叠伪影属于装备伪影,是由相位敏感检查机制的误差所致。正常时真实数据与成像数据的两个通道经相位敏感检查系统处理后达到平衡状态。如果这两个通道失去平衡就会造成倒置重叠伪影。倒置重叠伪影表现为观察视野内出现上下倒置的两个重叠图像。

解决方法:再次重建。

二、运动伪影

运动伪影(motion artifact)主要来自于人体自身的运动,分为生理性运动和自主性运动。

生理性运动包括心脏、大血管搏动,胃肠蠕动,呼吸运动,血液及脑脊液的流动等。

自主性运动包括患者有意识或无意识的肢体移动,如眼球转动,咀嚼、吞咽运动以及咳嗽、打喷嚏等。生理性因素和自主性因素均可引起运动伪影,使图像质量下降。

（一）生理性运动伪影

MR 成像时间较长,因此,心脏、大血管搏动,呼吸运动,血流以及脑脊液流动等生理性运动引起的伪影成为降低图像质量最常见的原因。生理运动伪影是生理性周期运动的频率与相位编码频率一致,叠加的信号在傅里叶变换时使数据发生空间错位所致,在相位编码方向上产生间断的条形或半弧形阴影。这种伪影与运动方向无关,影像的模糊程度取决于运动频率、振幅、像素大小、重复时间和激励次数。生理性运动伪影也称为相位错位伪影。

解决方法:对于心脏和大血管搏动,可采用心电门控技术,以在心动周期同一预定点上采集成像;对于呼吸运动,可采用呼吸门控技术,以调整相位编码与运动周期同步;尽量缩短检查时间,如采用梯度回波成像、减少信号采集次数或改变矩阵等;通过预饱和技术,去除呼吸时腹壁运动引起的伪影;屏气,减少呼吸运动;腹带加压,以限制呼吸幅度。

图 42-6 所示为呼吸产生的相位错位,图 42-7 所示为有呼吸伪影的影像与采用多次平均处理后的影像,图 42-8 所示为有蠕动伪影的影像与采用麻醉后抑制了伪影的影像,图 42-9 所示为有运动伪影的影像与采用运动补偿处理后的影像。

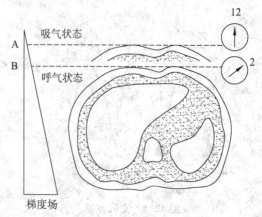

图 42-6 呼吸产生的相位错位

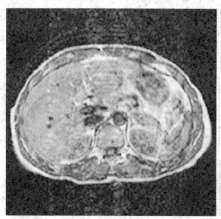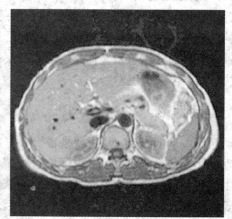

(a) 有呼吸伪影的影像   (b) 多次平均处理后的影像

图 42-7 呼吸对图像质量的影响

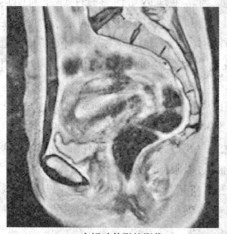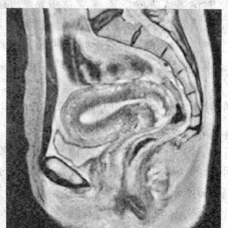

(a) 有蠕动伪影的影像   (b) 采用麻醉处理后的影像

图 42-8 蠕动对图像质量的影响

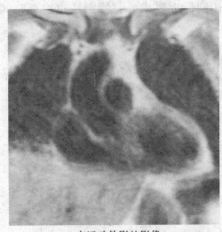
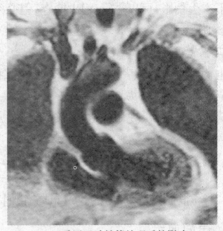

(a) 有运动伪影的影像　　　　　　　　　　(b) 采用运动补偿处理后的影响

图 42-9　运动对图像质量的影响

（二）自主性运动伪影

在 MRI 检查时,由于人体运动,如颈部检查时吞咽运动、头部检查时眼球运动等,可在图像上产生各种不同形状的伪影,造成图像模糊。图像模糊的原因与生理性运动伪影相似。

解决方法:改变扫描参数,尽量缩短扫描时间,减少产生伪影的几率,如应用梯度回波技术、减少信号采集次数、改变矩阵等;尽量使患者体位舒适,可用海绵块等进行固定;检查前向患者介绍检查过程,解释可能遇到的情况;对躁动患者,必要时给予镇静剂或使用 EPI 技术。

三、异物伪影

（一）金属和异物伪影

患者体内或体表的金属和异物不能带入磁体有两种原因:① 影响磁场均匀度,使图像产生金属、异物伪影,影响诊断;② 对患者有一种潜在的危险,例如外科手术夹可能因磁体磁性吸引脱落造成出血,剪刀、刀片等锐利物飞向磁体时刺伤患者。金属物体不慎带入磁体时,在 MR 成像过程中易产生涡流,金属和异物的局部形成强磁场,从而干扰主磁场的均匀性,局部强磁场可使周围旋进的质子很快丧失相位,而在金属物体周围出现一圈低信号"盲区"或图像出现空间错位而变形失真(图 42-10)。

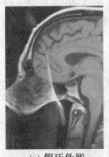
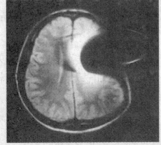
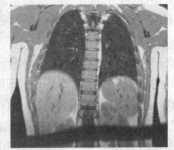

(a) 假牙伪影　　　　　　　(b) 金属伪影　　　　　　　(c) 皮带伪影

图 42-10　金属和异物伪影

解决方法:首先要做好必要的解释工作,在患者进入磁场前要认真检查,杜绝将金属和异物带入机器房。目前骨科手术所用高科技镍、钛合金固定板,假关节等材料不受磁性吸引,在其周围不产生伪影,可以进行 MRI 检查,但必须达到标准要求。要特别注意检查时间不能过长,以免灼伤患者。

(二) 静电伪影

静电伪影一般为患者所穿的毛衣、尼龙衣物及毛毯引起,表现为整个图像上覆盖着信号不均的间隔带影,呈交替状。

解决方法:去除各类上述衣物。

第四节　MR 机房及其建筑环境

MR 磁场很强,对其机房的建筑布局有独特的要求,否则影响 MR 图像质量。

一、房间要求

根据磁场要求,其磁体间大小要求不一,这里以 1.5 T 超导磁共振为例,磁体间面积为 44 m^2,空间为 8 m×5.5 m×4 m(长×宽×高),磁体中心到观察窗的最小距离≥4 m。操作间亮度以不影响观察显示器上的图像为宜,通常有两种照明要求,一种是用于普通照明,另一种用于检查时照明。操作间大小通常为 3.0 m×4.0 m×3.8 m(长×宽×高)。设备间通常为 4.0 m×7.0 m×3.8 m(长×宽×高)。屏蔽房绝缘 >1 000 Ω。

二、门窗要求

磁体间出入门的最小净尺寸为 1.6 m×2.4 m(宽×高)。观察窗是工作人员了解被检者动态的窗口,它由玻璃和屏蔽铜网构成,一般为 1.6 m×1.1 m(宽×高)。设备间的门为 1.2 m×2.1 m(宽×高)。

三、环境要求

磁场干扰可分为静干扰和动干扰两类。

(1) 离磁体中心点很近(2 m 之内)的钢梁等铁磁性材料(如排水管道、暖气管等)均可能产生静干扰。一般可通过被动或主动匀场的办法加以克服;同时,要对周围建筑的钢材用量加以限制,不能超过 15 kg/m^2。

(2) 移动、变化的磁场以及震动等所产生的干扰为动干扰。在 MR 室磁体中心点的一定距离内不得有电梯、汽车等大型运动的金属物体。交变设备(如高压线、变压器、发电机、电动机等)不得靠近磁共振室。

若有两台磁共振设备,应确保两台设备之间在 3 高斯(Gauss)线内没有交叉;ECT 与 MR 设备之间的距离应大于 0.5 G 线;PET/CT、直线加速器、回旋加速器与 MR 设备之间的距离应大于 1.0 G 线。磁影响通常在 5.0 G 线区域内非常显著,而在 5.0 G 线以外区域逐渐减弱。因此,在 MR 设备离磁体 5.0 G 线外应设立醒目的警示标志。置有心脏起搏器、生物刺激器、神经刺激器的被检者与磁体中心的距离应大于 5.0 G 线。

其他对电源的要求(如地线、空调)和通风等可参照 CT、X 线机房的要求。

第四十三章　DSA 图像质量控制

从 DSA 成像原理可知,每帧减影图像都要经过复杂的程序处理才能获得,其中不可避免地要丢失部分信息或因产生伪影而降低影像质量。

第一节　影响 DSA 图像质量的因素

影响 DSA 影像质量的主要因素包括设备结构、成像方式、操作技术、造影方法及患者本身等。

一、设备结构因素的影响

(一) X 线源

DSA 的图像以每秒几帧至几十帧快速地形成,这就要求具有产生高千伏、短脉冲和恒定输出的高压发生器;80 万 HU(heat unit 热单位) 以上、具有大小焦点的 X 线球管;并配置功能完善的遮光栅和 X 线滤过装置,使用中应经常检测它们是否固定于正确的位置。

(二) 影像接收器

影像接收器即影像增强器(II)或平板探测器,应具有 30 帧/s 以上的显像能力、理想的光敏度和对比度、足够的亮度、较高的分辨率以及最小的失真度,有适应不同部位使用的可变输出野和稳定的光路分配器。

(三) 电视摄像系统

电视摄像管应具有很高的分辨率和最适宜的合成时间(integration time 或 C - time),确保 II 输出屏上 1 毫伦 X 线产生的微弱荧光能无遗漏地采集到;系统动态幅度的信噪比在 1 000∶1 左右;每帧图像的水平稳定度差异(variation in horizontal stability)要小于 1% 。防止图像信息递减丢失,获得最精确的影像信息。

(四) 影像处理和显示系统

影像显示和处理系统必须具有计算速度快和存储数据能力强大的电子计算机和精密的数字电路,能快速完成运算、存储、减影和图像处理等程序。

二、成像方式和操作技术的影响

(一) 成像方式的影响

目前 DSA 设备大多是用"时间"物理变量减影法,但按其 X 线输入方式可分为脉冲式或连续荧光式,一般有 4 种成像方式用于实时减影,即脉冲成像方式(PI mode)、超脉冲成像方式(SPI mode)、连续成像方式(CI mode)和时间间隔差成像方式(TID mode)。脉冲成像方式单位时间内摄影帧频低,每帧图像接受的 X 线剂量大,图像对比分辨率较高;连续成像方式则相反。因此,造影时应根据受检部位和诊断要求选择相应的成像方式,以获取优质的减影像。例如,四肢、头、颈等易控制活动的部位常用脉冲成像方式,而心脏大血管等难控制活动的部位则常用超脉冲成像方式获取高对比度、高分辨率的动态减影像。

（二）操作技术的影响

1. 摄影条件

在确定被检体后,一定范围内 X 线剂量的大小常与空间分辨率及对比分辨率成正比。DSA 设备的曝光参数常设有"自动曝光"和"手动曝光"两种方式,一般情况下,对密度高且较厚的部位选用自动曝光比较理想,而对密度低且较薄的部位采用手动曝光,并经曝光测试后选择最适宜的曝光条件以避免过度曝光或曝光不足。

2. 摄影体位

DSA 图像不仅要有很好的分辨率,还要具有正确的摄影体位。DSA 检查技术中常把正、侧位视为"侦察"体位,此外还用一些特殊体位,如左、右斜和头、足向倾斜。研究和设计这些投照体位,对确定心、脑血管疾病的介入治疗"工作体位"至关重要。

3. 其他摄影技术因素

合理应用遮光器和密度补偿装置使影像密度均衡;正确选择照射野、焦-肢距、肢-片距和焦-片距,可防止图像放大、失真和模糊。

4. 后处理技术

充分利用再蒙片、再配准、合成蒙片、边缘增强和窗口技术等多种后处理技术消除伪影,减少噪声,提高兴趣区信噪比,改善 DSA 图像质量。

三、造影方法和对比剂的影响

（一）造影方法的影响

临床上 DSA 检查方法分为经静脉和动脉两条途径:凡是经选择性或非选择性穿刺静脉置管或直接用套管针注射对比剂的 DSA 检查方法,统称为静脉法 DSA;采用穿刺动脉进行选择性或非选择性 DSA 检查方法,称之为动脉法 DSA。

（二）对比剂的使用

1. 碘 K 缘

碘作为对比剂的一种重要成分,具有 33.16 keV 的 K 层结合能,这约相当于 $60 \sim 70$ kV 管电压下产生的 X 线的平均能量,光子透过的几率几乎为零,全部产生光电吸收,这种衰减系数突然不连续增加的状态称之为碘 K 缘。

2. 对比剂浓度和用量

DSA 信号是兴趣区的对比剂团流到达之前采集的蒙片与对比剂充盈最佳时获得的造影片相减后,分离出的对比剂的差值信号。它随血管内碘浓度和血管直径的增加而增加。因此,使用对比剂时,应根据不同的造影方法和部位、注射速率和持续时间、导管的大小与先端位置等情况选择浓度和用量。

四、患者本身因素的影响

在 DSA 检查过程中,患者本身自主和不自主的运动,如心跳、吞咽、呼吸或胃肠蠕动等,是形成运动性伪影的主要原因。为此,术前应对意识清醒的患者进行训练,争取配合;对意识差或无意识的患者,应给予镇静剂或适当麻醉,并对受检部位施行附加固定等,正确把握曝光时机。

五、DSA 性能及其影响

能够应用标准的数字减影体模进行图像质量评价的参数一般有空间分辨率、低对比性能、对比度和空间均匀度、对比度线性、噪声及信噪比、时间分辨率等。

1. 空间分辨率

空间分辨率可以用调制传递函数描述,但其测量较复杂,在数字减影性能评价中,通常采用标准条形模块的可见截止频率描述,以每毫米线对数(LP/mm)表示,通常 DSA 图像的空间分辨率约 1~2 LP/mm。影响空间分辨率的主要因素有以下几个方面。

(1)X 线影像增强器本身的性能参数。普通的影像增强器的分辨率为 4~5 LP/mm,对于一个固定矩阵而言,像素尺寸可随实际输入屏尺寸的增加而增加,所覆盖的视野也越大,导致空间分辨率下降,改善方法是采用较小尺寸的影像增强器输入屏。

(2)X 线血管造影成像过程中的几何放大倍数。DSA 出现在输入屏上的图像均被放大器放大,而放大率的增加,可导致有效空间分辨率降低。

(3)X 线管焦点尺寸和管电流。空间分辨率与焦点尺寸成反比,虽然选择小焦点可增加影像的清晰度,选择较大的焦点会增加几何模糊度,但较大焦点使用较大的电流值,缩短了曝光时间,减少了患者的运动模糊度,又可增加 DSA 的分辨率,所以焦点的合理选择直接影响 DSA 图像的空间分辨率。

(4)图像显示矩阵尺寸。空间分辨率永远不会超过像素尺寸限定的极限值,像素尺寸取决于矩阵(像素数量)和患者平面(几何放大率和实际输入屏尺寸)中影像的直径。

(5)X 线电视系统的性能与参数。电视摄像机镜头对输出屏的光学聚集,以及水平和垂直方向不同的因素都影响着电视链的空间分辨率。垂直分辨率受线数的影响,水平分辨率不仅取决于每帧电视图像的扫描线数,还取决于视频放大器的带宽(即每条扫描线视频信号幅值能够变化的次数)。在常规电视系统中,一般将带宽设置为能够提供相同的水平和垂直分辨率即可,然而在 DSA 系统中,为了避免采样伪影,避免因带宽的增大而产生的电子噪声,常常减小带宽。

2. 低对比特性

注射碘对比剂后不同直径血管中碘的浓度不同,即密度不同,由于 DSA 采用图像处理技术,对含有低浓度碘对比剂的血管也能较好地成像,所以,数字减影系统密度分辨能力较好,也就是它的低对比灵敏度较好。评价低对比特性,通常采用与真实的血管造影碘浓度相近的物质制成的"血管模块"进行有关检测。影响低对比特性的因素有:① X 线束的质量(即采用高滤过 X 线束);② 几何放大倍数,临床应用典型放大率为 1.25;③ 像素尺寸;④ 影像增强器输入剂量。

3. 对比度与空间均匀度

(1)对比度均匀度:若被 X 线摄影的血管直径是一致的,并且碘的浓度是均匀的,在减影图像中显示的血管直径及对比度都应当是均匀的,对比度均匀度下降的因素主要是 X 线散射和视频图像中的杂波。

(2)空间均匀度:影像增强器、电视系统及成像系统中光学系统的非线性会引起影像失真,导致空间均匀度下降。空间均匀度在图像定量测量中很重要。

4. 对比度线性

对比度线性依赖于数字减影系统中对数处理器调整正确与否,电视摄像部分的线性及模拟数字转换(ADC)的线性。密度较大的部位(如心室等)由于散射、杂波等,会出现差异,对比度非线性时有发生。

5. 噪声及信噪比

(1)噪声:DSA 系统中的噪声有直接噪声、随机进程噪声以及影像增强器的噪声等。直接噪声通常来自系统各个部件的制造差异,如输入屏的不均匀性、输出屏的颗粒性状、电视摄像机靶面的缺陷等,在 DSA 影像中,这种噪声一般能被消除,对图像质量不会产生很大影响。然而,为了改正患者运动而重新选择蒙片时,这种直接噪声就会出现在减影后的图像中。随机进程噪声又称为量子噪声,它是在减影过程中,由 X 线量子随机进程产生的空间波动导致的,与被摄物体的厚度成正比。来自电视摄像系统电子源的噪声又称电子噪声,如果曝光量偏低,系统中噪声占主导的是 X 线量子噪声,而不是系统的电子噪声。噪声在 DSA 图像中可表现为斑点状、网络状、雪花点等异常情况,严重影响 DSA 图像的质量。噪声降低了 DSA 图像的清晰度,使得观察范围缩小,图像信噪比降低。在调整图像对比度(即调节窗宽、窗位)时,亦可使噪声随图像对比度的增减而变化。

(2)信噪比:减影图像中的图像信号与其背景信号的比例。减影图像的信号是除去其背景的单纯的血管信号,而背景信号则是背景区域中的平均信号。信噪比数字越大,图像信号的比例越高,可提供的信息量也越大。理想的 X 线摄像机的信噪比应大于 200∶1。

6. 时间分辨率

时间分辨率为单位时间内可采集的影像的最多帧数,其单位为帧频。DSA 图像是对心脏、血管形态的动态观察,所以时间分辨率的大小可直接影响显示血管的能力。DSA 时间分辨率受影响较大的除了计算机的运算速度外,还与电视摄像机的迟滞有较大的关系。迟滞是摄像机对输入信号快速变化的响应速度,即摄像机读出一个视频信号所需的时间。在形成一帧视频影像以前,摄像机要不断读出若干个视频帧幅来达到平衡,这种现象被称为建成迟滞。还有一种迟滞是当摄像机处于无信号的短暂时期,光导靶上的残余电荷形成可感知的信号,称"余辉迟滞"。摄像机迟滞越明显对 X 线系统的时间分辨率限制就越明显,这对动态观察,特别是快速采集图像的 DSA 检查尤其不利。

第二节　DSA 的伪影

伪影是 DSA 成像过程中所造成的虚假影像。在数字减影系统处于良好的工作状态时,引起伪影的主要因素是患者运动及 X 线管输出的 X 线剂量不稳定。

一、运动性伪影

在 DSA 的成像过程中,患者生理性和病理性的运动可以使减影对不能精确重合,在影像上形成伪影,这种伪影称为运动性伪影。常见的运动性伪影产生的原因有:① 离子型对比剂可引起患者舌根和咽部灼感,使患者自主或不自主地出现咽部运动。可以选用非离子型对比剂或含漱 2% 的利多卡因来克服此类伪影。② 40% 以上浓度的复方泛影葡胺做四肢血管 DSA 成像时,对比剂对该处血管内膜的刺激,可引起患者反应性抖动,这与四肢血管内皮细胞的敏感性高有关。③ 呼吸运动。肺部 DSA 成像时,因呼吸运动而使图像模糊。造影前应训练患者屏气,或注药前吸入 O_2,还可以用非离子型对比剂减少对呼吸道黏膜的刺激。④ 胃肠蠕动。可在检查前一分钟静脉注射胰高糖素 1 mg,腹部气囊加压,或注入 654-2 注射液,训练患者屏气,以克服此类伪影。⑤ 心脏跳动。可选用 DSA 超脉冲方式和采用心电图触发方式来克服此类伪影。⑥ 对精神紧张或躁动患者,检查前应消除其顾虑,或给予镇静剂,或适当麻醉,或将检查部位固定。

此外,血管壁粥样斑块随血管的搏动而运动,造成无法消除的伪影,但对图像质量影响较小。运动性伪影有以下特征:在结构的边缘处最明显,近结构的中心部相对轻微;伪影的量随结构边缘密度陡度增大而增大;伪影的量随移动的结构衰减系数增加而增大。如骨和软组织的厚度相等,移动相同距离,则骨的伪影较大;图像配准不良会导致 DSA 影像正性和负性伪影。

二、饱和状态伪影

DSA 是一种视频显示技术,若成像的视野内结构密度差别过大,则会在视野内出现斑片状信号缺失区。X 线衰减值的动态范围超过图像信号处理规定的动态范围,形成一片均匀亮度的无 DSA 信号的盲区,称为饱和状伪影。

三、设备性伪影

摄影系统不稳定:球管、检测器、摄像机等性能不稳定,可引起条纹状伪影和漩涡伪影。

软件伪影:丢失的高频信息会在低频处以条纹的形式出现,形成条纹伪影;当空间频率超过某值时,在物体的锐界面以光密度的梯度出现过冲伪影。

此外还有 X 线束的几何学伪影及 X 线束硬化。X 线束硬化是指 X 线束的平均能量随物体厚度的增加而增加,但与之相应的衰减系数减小。

四、图像配准不良

图像配准不良可来自机械部分、数据处理部分、患者等。当减影对不能精确重合时,会导致差值图像减影不完全,血管影像模糊。

第三节 DSA 图像质量保证

一、数字减影系统的性能检测

根据影响数字减影图像质量的因素,性能检测要应用 3 种仪器设备。

(一) X 线辐射量计

X 线辐射量计用于检测 X 线发生器在 X 线曝光时的剂量。

(二) 影像增强器及电视系统测试装置

影像增强器及电视系统测试装置用于检查和调整系统的空间分辨率、低对比分辨能力、几何失真等性能参数。

(三) 数字减影专用体模

数字减影专用体模用于检测评价数字减影的空间分辨率、低对比性能、对比度均匀性、空间均匀度、对比度线性、伪影等。数字减影专用体模由以下几部分组成。

1. 衰减体模

衰减体模由有机玻璃或与人体组织等价的塑料组成,且能组合重叠,能模拟人体任何一部分的厚度。组合重叠为一模型的梯状模块,对 X 线衰减范围大于 15∶1,模拟数字减影中动态范围较大的信号。其内有用与骨骼等价的塑料制成的骨模块插件,能模拟患者体内高对比重叠结构、动态范围极值和X线硬化效应,还能模拟具有双能减影系统中的骨质对X线的衰减与散射特性(图43-1)。

2. 模拟血管插件

图43-2表示模拟0.5,1.0,2.0,4.0 mm 的血管的导管插件,导管中注入含碘的环氧树脂。碘的浓度分别为:10,5,2.5 mg/cm³。模拟血管插件可模拟经静脉注射的典型条件。如果使用动脉注射对比剂技术,要使用高浓度模拟血管插件,如60 mg/cm³。血管插件用于检测、评价低对比性能和均匀度,成像后其边缘清晰度与实际血管相同。

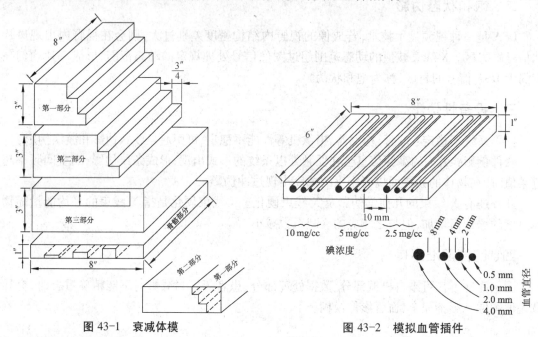

图 43-1 衰减体模

图 43-2 模拟血管插件

3. 低对比线对插件

低对比线对插件用于定量分析评价低对比度及均匀度,线对的断面为矩形,边缘对比度高,矩形管道(1 LP/mm、0.7 LP/mm、0.5 LP/mm、0.35 LP/mm、0.25 LP/mm、0.175 LP/mm、0.125 LP/mm)的深度为均匀的 1 mm,因此它们的对比度是完全一致的,而模拟血管插件的对比度随血管尺寸的减小而减小。以浓度为 5 mg/cm³的含碘环氧树脂填充矩形管道(图43-3)。

4. 线性度插件

含有不同碘厚度的6个区域 A 0.5 mg/cm³、B 1.0 mg/cm³、C 2.0 mg/cm³、D 4.0 mg/cm³、E 10.0 mg/cm³、F 20.0 mg/cm³。该插件用于评价线性度(图43-4)。

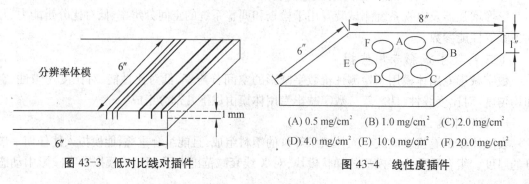

(A) 0.5 mg/cm² (B) 1.0 mg/cm² (C) 2.0 mg/cm²
(D) 4.0 mg/cm² (E) 10.0 mg/cm² (F) 20.0 mg/cm²

图 43-3 低对比线对插件

图 43-4 线性度插件

5. 空间分辨率插件

采用厚度不大于 1 mm 的铅制成线对卡(图 43-5),数字空间分辨率可达 5 LP/mm(也用 0.01 mm 铅制成线网测试卡)。将测试卡放在 15 cm 厚体模中,成像后影像放大率为 1.25 倍,用以评价空间分辨率。

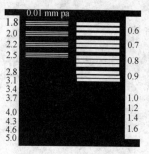

图 43-5 线对卡组件

二、DSA 图像质量改善措施

(一) 监测项目及周期

1. X 线及电视透视系统

X 线及电视透视系统按常规 X 线设备质量控制方法进行质控。

2. 数字减影系统

数字减影系统固有性能参数每 6 个月评价一次,并建议用模拟血管插件和阶梯楔形模块,以固定操作方式每天检查 1 次,评价该系统的稳定性(一致性),所有测试结果均记录存档。

3. 硬拷贝和胶片处理器

硬拷贝胶片图像尽可能与显示器图像接近,每天监测自动洗片机(按洗片机质量控制方法)。每天摄影(处理)数字存储的灰阶,绘出灰阶密度与对比度变化的趋势图,并记录在档。

(二) 相关改善措施

DSA 的影像质量与其成像链中的每项因素都密切相关,改善图像质量主要是从 DSA 成像链中的动态因素中的可变因素入手。(1) 术前向患者说明检查过程和注意事项,争取患者术中配合,尽可能地减少运动性伪影;(2) 根据 X 线摄影学原理、成像部位和诊断要求,设计最佳摄影体位;(3) 根据病变部位结构特点,制定合理的曝光程序,选择恰当的曝光参数、合适的成像和减影方式、适宜的帧频、蒙片或积分蒙片;(4) 根据病情和病变部位,决定造影导管先端的位置,对比剂的浓度、用量、注射速率、注射压力以及延迟方式;(5) 正确使用遮光栅、密度补偿器以及密度均衡装置减少空间对比;(6) 合理应用曝光测试方法,在保证影像质量的同时还要减少不必要的照射;充分利用 DSA 设备的图像后处理功能,修正和充实影像内容。

第四十四章 辐射防护及 MRI 的安全性

第一节 放射生物效应及基本概念

一、辐射所产生的生物效应阶段

辐射的生物效应从发生的时间上可分为物理阶段、物理化学阶段、化学阶段、生物化学阶段及生物学阶段等。

物理阶段：发生于受 X 线照射之后 $10^{-17} \sim 10^{-13}$ s。在放射生物作用的初期过程，能量被物体吸收，构成细胞与组织的原子、分子产生激发或电离过程。

物理化学阶段：发生于受 X 线照射之后 $10^{-13} \sim 10^{-8}$ s。在物理阶段的生成物是不稳定的，又与邻近的分子作用，产生 2 次生成物。

化学阶段：发生于受 X 线照射之后 $10^{-8} \sim 10^{-3}$ s。自由电子与原子团那样反应性很强的生成物的相互作用，引起与周边物质的反应，导致分子发生变化，进入化学阶段。

生物化学阶段：发生于受 X 线照射之后数秒~数小时。分子的变化会引起 DNA 和蛋白质的生物构造变化。

生物学阶段：发生于受 X 线照射之后数小时~数十年。在此阶段可观察到细胞坏死、癌的发生、遗传效应等生物学变化。

二、影响辐射损伤的因素

X 射线作用于机体后引起的生物效应受辐射性质（种类和能量）、X 线剂量、剂量率、照射方式、照射部位和范围的影响；同时，也与年龄、性别、健康状况、精神状态、营养等有一定程度的关系。

三、组织对 X 线照射的感受性

高感受性组织：造血组织、淋巴组织、生殖腺、肠上皮、胎儿。
中高感受性组织：口腔黏膜、唾液腺、毛发、汗腺、皮肤、毛细血管、眼晶状体。
中感受性组织：脑、肺、胸膜、肾、肾上腺、肝、血管。
中低感受性组织：甲状腺、脾、关节、骨、软骨。
低感受性组织：脂肪组织、神经组织、结缔组织。

四、辐射效应的危险度

在受小剂量、低剂量率辐射的人群中，引起的辐射损害主要是随机性效应。常用危险度（或危险系数）来评价辐射损害的危险程度。危险度是指单位剂量当量在受照的器官或组织中引起随机效应的几率。辐射致癌的危险度，损害的几率用死亡率表示；遗传性损害的危险度,用严重遗传疾病的发生率表示。在相同的剂量当量下,危险度数值表示不同组织、器官辐射效应的危险度不同。为表征这种差异,引入一个表示相对危险度的权重系数(W_T),即

W_T = 组织或器官 T 受 1 Sv 照射的危险度/全身均匀受 1 Sv 照射时的总危险度

五、X 线剂量单位

(一) 照射量与照射量率

照射量(exposure dose)是 X 线光子在单位质量(dm)空气中释放出的次级电子,完全被空气阻止时,形成的任何一种符号离子的总电荷(dQ)的绝对值(X),即 $X = dQ/dm$,其 SI 单位为 $C \cdot kg^{-1}$(库仑每千克),原有单位为 R(伦琴)。

$$1\ R = 2.58 \times 10^{-4} C \cdot kg^{-1}$$

照射量率是单位时间内照射量的增量,即时间间隔 dt 内照射量的增量(dX)除以间隔时间(dt)的商。SI 单位为 $C \cdot kg^{-1} \cdot s^{-1}$(库仑每千克秒)。专用单位为 $R \cdot s^{-1}$(伦琴每秒)。

$$X = dX/dt$$

(二) 吸收剂量与吸收剂量率

吸收剂量(absorbed dose)是单位质量的物质吸收电离辐射能量大小的物理量。定义为任何电离辐射授予质量(dm)的物质的平均能量($d\varepsilon$)除以 dm 的商,即

$$D = d\varepsilon/dm$$

其 SI 单位为 $J \cdot kg^{-1}$(焦耳每千克),专用名称为戈瑞(Gy),与原有单位拉德(rad)换算如下:

$$1\ rad = 10^{-2} J \cdot kg^{-1} = 10^{-2}\ Gy$$

$$1\ Gy = 10^{2}\ rad$$

吸收剂量率表示单位时间内吸收剂量的增量。为时间间隔(dt)内吸收剂量的增量(dD)除以该间隔时间所得之商,即

$$D = dD/dt$$

其 SI 单位为 $J \cdot kg^{-1} \cdot s^{-1}$(焦耳每千克秒)。

(三) 吸收剂量与照射量

吸收剂量与照射量是两个概念完全不同的辐射量,在相同条件下又存在一定的关系。1 R = $2.58 \times 10^{-4} C \cdot kg^{-1}$,1 R 的照射是能使每千克标准空气吸收射线的能量,$D_{空气} = 8.7 \times 10^{-3}$(Gy)。对于 X 线在空气中最容易测得的是照射量(X),则空气吸收剂量应是

$$8.7 \times 10^{-3} \cdot X(Gy)$$

(四) 剂量当量与剂量当量率

剂量当量是辐射防护中常用的单位。被生物体吸收的辐射剂量与引起某些已知生物效应的危险性往往不能等效,这是因为生物效应与吸收剂量之间的关系,会因辐射的种类和其他条件而变化。因此,必须加以修正。修正后的吸收剂量称为剂量当量(H),即

$$H = DQN$$

其中,D 为物质某处的吸收剂量,Q 为线质系数,N 为修正系数。

其 SI 的专用单位为 Sv(希沃特)。它与原使用单位 rem 的换算关系为

$$1\ rem = 10^{-2}\ Sv$$

$$1\ Sv = 10^{2}\ rem$$

在 X 线诊断能量范围内,线质系数 $Q=1$,修正系数 $N=1$。所以,在此剂量当量和吸收剂量具有相同的数值和量纲。

剂量当量率(H)是单位时间内剂量当量的增量。SI 单位为 $J \cdot kg^{-1} \cdot s^{-1}$(焦耳每千克每秒),专用单位为 $Sv \cdot s^{-1}$(希沃特每秒)。

$$1 Sv \cdot s^{-1} = 1 J \cdot kg^{-1} \cdot s^{-1}$$

(五)比释动能与比释动能率

间接电离辐射与物质相互作用时,其能量辐射有两个步骤,第一步是传递给直接电离粒子;第二步是直接电离粒子在物质中引起电离、激发,直至间接电离辐射能被物质吸收。第一步由吸收剂量来表达物质的吸收能量;第二步引出比释动能的概念。

比释动能是指间接电离粒子与物质相互作用时,在单位质量(dm)的物质中,由间接辐射粒子释放出来的全部带电粒子的初始动能之和(dE_{tr}),定义为比释动能(K)是 dE_{tr} 除以 dm 之商,即

$$K = dE_{tr}/dm$$

其 SI 单位为 Gy(戈瑞),专用单位为 rad(拉德),与吸收剂量单位相同。

比释动能的概念常用来计算辐射场量,推断生物组织中某点吸收剂量,描述辐射场的输出额等。国际放射防护委员会(ICRP)规定 X 线机输出额采用光子在空气中的比释动能率 $Gy \cdot mA^{-1} \cdot min^{-1}$(戈瑞·毫安$^{-1}$·分$^{-1}$)表示。

比释动能率(K)是指时间间隔(dt)内的比释动能的增量(dk),即

$$K = dk/dt$$

SI 单位为 $Gy \cdot s^{-1}$(戈瑞每秒),专用单位同吸收剂量率。

第二节　放射防护的目的和基本原则

一、放射防护的目的

放射防护的目的是保障放射工作人员和被检者及其后代的健康和安全,防止发生有害的非随机性效应,并将随机效应(stochastic effect)的发生率限制在可接受的水平。

二、放射防护的原则

(一)建立剂量限制体系

放射防护的原则包括辐射实践正当化、防护水平最优化、个人剂量限值等 3 条基本原则。

(1)辐射实践的正当化是指医学影像学的放射检查必须符合适应证,避免给患者带来诊断和治疗负面效应的辐射照射。

(2)放射防护最优化是指在保证患者诊断和治疗的前提下,实施的辐射照射剂量应尽可能地保持在合理的最低水平。

(3)实行个人剂量限值,建立剂量限制体制。

(二)建立防护外照射的基本方法

防护外照射的基本方法包括缩短受照时间、增大与射线源的距离、屏蔽防护。屏蔽是在射线源与人员之间设置一种能有效吸收 X 线的屏蔽物,从而减弱或消除 X 线对人体的危害。为便于比较各种防护材料的屏蔽性能,通常以铅为参照物,把达到与一定厚度的某屏蔽材料相同

的屏蔽效果的铅层厚度,称为该屏蔽材料的铅当量,单位以 mmPb 表示。屏蔽防护分主防护与副防护两种。主防护指对原发射线照射的屏蔽防护;副防护指对散射线或漏射线照射的屏蔽防护。X 线诊断机的主防护应有 2 mm 铅当量的厚度,副防护应有 1 mm 铅当量的厚度。

另外,要做到固有防护为主与个人防护为辅;X 线工作者与被检者防护兼顾;合理降低个人受照剂量与全民检查频率。

第三节　我国放射卫生防护标准

我国制定放射卫生防护标准是以辐射实践正当化、放射防护水平最优化、个人剂量当量限值作为综合原则,避免以剂量当量限值或最大允许剂量当量为唯一指标。

一、放射工作人员的剂量当量限值

(一)放射工作条件分类

一年照射的有效剂量当量很少可能超过 15 mSv/年的为甲种工作条件,要建立个人受照射剂量和场所监测档案;年照射的有效剂量当量很少有可能超过 15 mSv/年,但可能超过 5 mSv/年的为乙种工作条件,要建立场所的定期监测和个人剂量监测档案;年照射的有效剂量当量很少超过 5 mSv/年的为丙种工作条件,可根据需要进行监测,并加以记录。

从事放射工作的育龄妇女,应严格按均匀的月剂量率加以控制;未满 16 岁者不得参与放射工作。

在特殊情况下,需要少数工作人员接受超过年剂量当量限值的照射,必须事先周密计划,由本单位领导批准,有效剂量在一次事件中不得大于 100 mSv,一生中不得超过 250 mSv,进行剂量监测、医学观察,并记录存档。

放射专业学生学习期间,其剂量当量限值、遵循放射工作人员的防护条款,非放射专业学生学习期间,有效剂量当量不大于 0.5 mSv/年,单个组织或器官剂量当量不大于 5 mSv/年。

(二)防止非随机效应的影响

眼晶体 150 mSv/年(15 rem/年),其他组织 500 mSv/年(50 rem/年)。

(三)防止随机性效应的影响

全身均匀照射时为 50 mSv/年(5 rem/年)。不均匀照射时,有效剂量当量(H_E)应满足下列公式:

$$H_E = \sum W_T H_T \leqslant 50 \text{ mSv}(5 \text{ rem})$$

H_T 表示组织或器官(T)的年剂量当量 mSv(rem);W_T 表示组织或器官(T)的相对危险度权重因子;H_E 表示有效剂量当量 mSv(rem)。在一般情况下,连续 3 个月内一次或多次接受的总剂量当量不得超过年剂量当量限值的一半(25 mSv)。

二、被检者的防护

对被检者的防护包括:提高全民对放射防护的知识水平;正确选用 X 线检查的适应证;采用恰当的 X 线质与量;严格控制照射野;非摄影部位的屏蔽防护;提高影像转换介质的射线灵敏度;避免损伤失误,减少废片率和重拍片率;严格执行防护安全操作规则。

三、对公众的个人剂量当量限值

对公众个人所受的辐射照射的年剂量当量全身应低于 5 mSv(0.5 rem),单个组织或器官应低于 50 mSv(5 rem)。

第四节　CT 扫描的辐射

一、CT 扫描辐射特点

图像质量和射线剂量之间存在一定的因果关系,如有时为了增加图像分辨率或减少图像噪声,需要增加扫描射线剂量,这对于诊断而言或许是有利的,但患者却额外承受了 X 射线辐射。X 线属于电离辐射,对人体作用的过程中会产生生物效应而伤害人体。与常规 X 线摄影相比,CT 检查的 X 线量和质都有一些明显的区别。

CT 检查为窄束 X 线,常规 X 线检查是宽束 X 线。在同样照射条件下,宽束 X 线剂量大,散射线多。CT 检查的射线能量高,一般都在 120 keV 以上;CT 检查的 X 射线线质硬、穿透性强、被人体吸收少;CT 检查采用的元器件转换效率高、损失少,其 X 线的利用率要较常规 X 线检查高;CT 机 X 线管的滤过要求比常规 X 线管高,对人体有害的软射线基本被吸收,CT X 线是一束相对单一的高能射线。

目前使用的 CT 机扫描射线大多为扇形束,射线束的纵轴方向(Z 轴)都很窄,扫描层厚很薄。假定把该射线束的宽度放大,从射线束的侧面观察,可以画出纵轴方向的射线强度分布图,从理论上说,该窄束射线沿 X 方向或反方向射线的强度应相等,但实际使用中的情况并非如此,它在纵轴方向的边缘也不形成一个直角,而是平滑的类似铃形状,其剂量的分布也往往比标称层厚宽。通常的横断面 CT 扫描的剂量分布可从两个方向解释,从焦点向探测器方向所形成的射线分布,称为辐射剂量分布;从探测器向焦点方向所形成的射线分布,则称为层厚剂量分布,其辐射剂量的分布主要与有无探测器端的准直器有关。如无探测器端的准直器,则位于扫描层附近的其他组织结构会引起扫描剂量分布的变化和产生额外的散射线。患者的辐射剂量主要与辐射剂量分布有关。对于扫描剂量分配的测量,常用函数 $D(z)$ 表示,$D(z)$ 值并不相同。1 次扫描的辐射剂量,除扫描层面内的剂量外,扫描范围外的区域也存在相当剂量的散射线。

二、CT 扫描的辐射防护

防止 X 线辐射要避免发生有害的非随机效应,并将随机效应的发生率降低到最低水平。具体的防护除了 CT 机房固有的防护外,还需注意个人防护。尽可能避免一些不必要的检查;扫描中尽可能取得患者的合作,减少不必要的重复扫描;扫描时尽可能让陪伴人员离开,必要时应让陪伴人员穿上铅防护衣并尽可能离球管远一些;在不影响诊断的情况下,尽可能缩小扫描野,降低扫描剂量;对患者应做好扫描区以外部位的遮盖防护;定期检测扫描机房的 X 线防护和泄漏等情况。

总之,影响 CT 影像质量的因素有很多,如 X 线的剂量、扫描层厚、扫描野、滤波函数、窗口技术和图像的放大技术等。只有真正了解单个或多个参数对图像质量的影响,才能真正掌握图像质量控制的方法。

第五节　CT 扫描辐射剂量测量

CT 检查时必须对患者接受的辐射剂量进行监测，以保证患者安全。有关剂量测量的方法有很多，如经常使用的热释光射线剂量仪或使用 X 线胶片测量，较为准确和实用的方法是电离室测量法。

一、电离室测量法

电离室由一个薄壁、密封的气室组成，薄壁通常采用几乎不吸收 X 线的材料，它能精确地测量射线的量。测量时，高能光子 X 射线与密封气室内的空气撞击，气室内的空气分子被电离，即分子中的电子被分离成为自由电子，然后该自由电子被一个导通的电路根据电荷数测量，被测量的电荷数与空气分子电离量、入射 X 射线量成正比。由 X 射线电离后产生的电子计量单位是库仑（Q），1 库仑 = 1.6×10^{19} 电子。

二、射线的平均剂量测量

在 CT 扫描时，1 次扫描将得到一个铃形的曲线，然后移动检查床至相应的距离，将全部扫描完成后的曲线相加，得到的则是类似于示波器上的连续的波形。所有的曲线都是重叠的，是全部扫描剂量的和。根据峰值和峰谷的平均值，可用数学方法计算出射线的平均剂量。

三、CT 剂量指数

在计算平均剂量时，还必须引入 CT 剂量指数这一概念。CT 剂量指数（CTDI）是与扫描层厚有关的，1 次连续扫描 14 层所得的局部剂量率。当层厚增加时，CT 指数增加；射线强度增加，CT 剂量指数增加，同时患者接受的射线剂量增加。

此外，扫描平均剂量还与床移动指数（层距）有关。平均射线剂量等于层厚与床移动指数乘以 CT 剂量指数。床移动指数越大，2 次扫描间的距离越大，患者接受的射线剂量越少，反之患者接受的射线剂量越大。当层厚等于床移动指数（层距）时，射线平均剂量等于 CT 剂量指数。严格地说，射线平均剂量测量方法，仅在一组扫描的中间处才是有效的，在扫描的两端偏高，但总体而言，射线平均剂量测量方法还是准确的。

四、CT 剂量指数测量

测量时电离室的放置必须平行于患者的纵轴，与 X 射线束垂直。另外，为使测量的结果有参考价值，电离室须放置在专用的体模内。以头颅体模（直径 25 cm）和体部体模（直径 32 cm）为例，每个体模都有 5 个插孔，每次需依次分别测量，然后取平均值作为 1 次扫描的剂量。

第六节　MRI 的生物效应及安全性

自 MRI 应用于临床以来，其安全性一直引人关注。由于 MRI 系统的生物效应来自静磁场、梯度磁场和射频脉冲对生物体的作用，因此难以将其复合的结果加以区分。另外，各厂家的 MRI 设备所采用的技术参数各异，使研究工作受到局限且进展滞后。而动物实验本身与人体的临床检查存在差异，虽然目前公认临床所使用的 MRI 系统对人体不会造成损害，但并没有确切的数据能绝对说明 MRI 检查的安全程度。

一、静磁场的生物效应

静磁场的生物效应包括温度效应、动力学效应和中枢神经系统效应,它主要取决于磁场强度。静磁场对哺乳动物体温的影响称为温度效应,富兰克等采用荧光温度计在更精确的实验条件下对 1.5 T 磁场中人体的温度变化进行了测量,证实在静磁场中至少在 20 min 内,人体的深、浅体温均无明显变化。

磁流体动力学效应是指由磁场中的血流以及其他流动液体产生的生物效应。在静磁场中它能使红细胞的沉积速度加快、心电图发生改变,并有可能感应出生物电位。血液中氧离血红蛋白的顺磁特性有可能使血液中的红细胞在强磁场(包括强梯度场)中出现一定程度的沉积。在静磁场中心电图的波形可表现为 T 波幅度增高以及其他非特异性变化,但不伴有心脏功能的改变,可认为没有生物学危险,但对于心脏病患者在 MRI 检查时应给予关注。

实验表明,短期暴露于 2.0 T 以下静磁场中,对中枢神经不会产生明显的生物学影响,但在 4.0 T 以上的 MRI 系统中,大多数参加实验的志愿者有眩晕、恶心、头痛、口中有异味等主观感觉,说明超高场磁体可能会导致人体的生理变化。

二、梯度磁场的生物效应

梯度磁场对神经系统的生物效应主要表现为视觉磁致光幻视。磁致光幻视是指在梯度场的作用下眼前出现闪光感或色环的现象,这种现象目前被认为是电刺激视网膜感光细胞后形成的视觉紊乱,是梯度场最敏感的生理反应之一。常规 MRI 检查的梯度场一般不会超出安全标准,但是,平面回波成像(EPI)系统及各种单激发技术中所使用的梯度场更快、波形更复杂,因而容易超出安全标准。

三、射频脉冲的生物效应

实验表明,在人体中睾丸、眼等对升温非常敏感,是最容易受射频脉冲损伤的部位。射频电磁波对睾丸功能的影响表现为精子产生数目减少、精子活力下降等。而当眼睛受到长时间和大剂量的照射时,因其散热功能差,也会产生一定升温。因此,对这些部位进行长时间检查时应慎重。

四、MRI 的安全性

投射或导弹效应是指铁磁性物体靠近磁体时,因受到磁场吸引而获得很快的速度向磁体方向运行,如果剪刀、镊子等较小铁磁性物体飞行速度相当快,可对患者和工作人员造成伤害,甚至是致命性危害。

在 MRI 检查中,有 1% ~ 10% 的患者会出现幽闭恐惧感和心理问题,如压抑、焦虑、恐惧等,难以完成 MRI 检查。

目前普遍认为 MRI 检查对胎儿无损伤,用 MRI 系统对怀孕中期的鼠进行实验研究,发现无明显胚胎畸形,但冠至臀长度缩短。Tyndall and Suilk 发现用 MRI 的射频磁场对鼠照射后会影响鼠的器官生长。

(本篇作者:王　骏　范志刚　徐卫国　周学军　孙存杰　王敏杰　陈大龙　熊雪峰)

第十一篇

医学影像检查技术的临床应用

第四十五章　颅　　脑

第一节　颅脑 X 线检查技术

一、头颅后前位

体位设计：患者俯卧，两臂置于头部两旁，头颅正中矢状面垂直台面。下颌内收，听眦线与台面垂直，两侧外耳孔与台面等距。摄影上缘超出头顶 3 cm，下缘包括部分下颌骨。摄影距离为 100 cm。中心线对准枕外隆凸下 2 cm，经眉间垂直射入(图 45-1)。

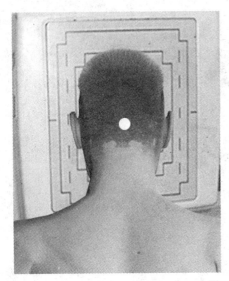 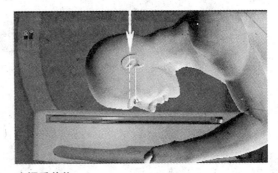

图 45-1　头颅后前位

二、头颅侧位

体位设计：患者俯卧，头部侧转，被检侧贴近台面。头颅矢状面与台面平行，瞳间线与台面垂直，下颌稍内收。摄影上缘超出头顶，下缘包括部分下颌骨。摄影距离为 100 cm。中心线对准外耳孔前、上各 2.5 cm 处，垂直射入(图 45-2)。

三、颅底颏顶位

体位设计：患者仰卧，腰背部用棉枕或沙袋垫高，膝关节和髋关节屈曲。头后仰，使顶部贴近台面，头部正中矢状面垂直于台面。听眦线尽可能平行于台面，两外耳孔与台面等距。摄影上缘超出前额部，下缘包括枕外隆凸。摄影距离为 100 cm。中心线对准两侧下颌角连线中点，向头侧倾斜 5°～10°，与听眦线垂直(图 45-3)。

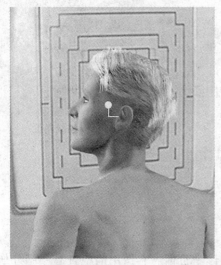
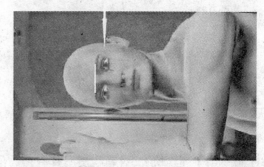

图 45-2　头颅侧位

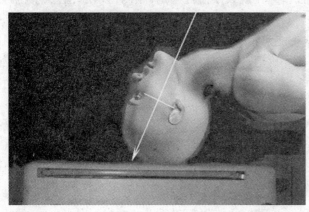
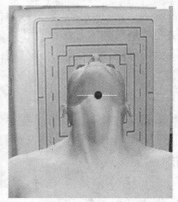

图 45-3　颅底颏顶位

四、头颅前后半轴位(Townes' 位)

体位设计：患者仰卧，头部正中矢状面垂直于台面。下颌内收，听眦线垂直台面，两侧外耳孔与台面等距。摄影上缘与头顶平齐，下缘低于下颌骨。摄影距离为 100 cm。中心线向足侧倾斜30°，对准眉间上方约 10 cm 处射入，从枕外隆凸下方射出(图 45-4)。

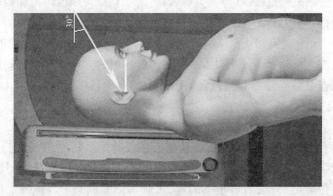

图 45-4　头颅前后半轴位

五、蝶鞍侧位

体位设计：患者俯卧,头部成侧位。头颅矢状面与台面平行,瞳间线与台面垂直。外耳孔前、上 2.5 cm 处,置于摄影中心。摄影距离为 100 cm。中心线对准暗盒中心,垂直射入(图 45-5)。

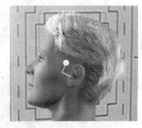

图 45-5　蝶鞍侧位

第二节　颅脑 CT 检查技术

一、颅脑

(一)适应证

CT 最早用于颅脑检查,对颅脑疾病具有很高的诊断价值。它适用的检查有颅脑外伤、脑血管疾病、颅内肿瘤、先天性发育异常、新生儿缺氧缺血性脑病、颅内压增高、脑积水、脑萎缩、颅内感染、脑白质病、颅骨骨源性疾病以及术后和放疗后复查等。临床已将 CT 作为颅脑外伤和婴幼儿颅脑疾病的首选检查;CT 检查能显示病变的大小、数目、部位、形态以及与周围组织的关系,对颅内肿瘤的定位和定性有指导价值,为脑血管病变与颅内炎症的治疗和预后提供可靠依据。

(二)增强扫描禁忌证

严重心、肝、肾功能衰竭患者禁止做 CT 增强扫描;急性大出血和颅脑外伤患者在检查时应有临床医师陪同或患者病情稳定后再行检查;对碘对比剂过敏和高危人群一般不做 CT 增强扫描检查。

(三)操作方法及程序

1. 检查前的准备

患者的密切配合是顺利完成 CT 检查和获得高质量影像资料的基础。

(1)认真核对 CT 检查申请单,了解病情,明确检查目的和要求。对检查目的、要求不清的申请单,应与临床医师核准并确认。

(2)检查前向患者说明扫描床移动和机架倾角的安全性、检查所需时间及扫描过程中保持体位不动等,消除患者的紧张心理,取得患者合作。

(3)要求患者去除头上发夹、耳环等金属饰物,冠状扫描时须摘掉活动假牙,避免伪影干扰。

(4)对增强扫描者,按含碘对比剂使用要求准备。

(5)对婴幼儿、外伤、意识不清及躁动不安的患者,根据情况给予适当的镇静剂。成人一般用静脉注射或肌注 10 mg 安定;小儿口服水合氯醛,用量为 50 ~ 75 mg/kg,总剂量应小于 2 g。婴幼儿 CT 检查可待其熟睡时进行。

2. 检查方法及扫描参数

(1)平扫。

①扫描体位:仰卧位,下颌内收,两外耳孔与台面等距。特殊患者的扫描体位须作矫正,如驼背、肥胖、颈部强直及呼吸困难而不能低头的患者,在摆体位时可垫高其头部或臀部,使其头部成标准的前后位或后前位,若矫正不满意,可倾斜扫描机架予以弥补。

②扫描方式:横断面连续扫描。

③ 定位扫描：确定扫描范围、层厚、层距。

④ 扫描定位基准线：扫描基线是 CT 扫描前在体表或定位像上确定能最佳显示病变或一些解剖结构的扫描起始线。颅脑 CT 横断位扫描基线有听眦线（图45-6）、听眉线（图45-7）和

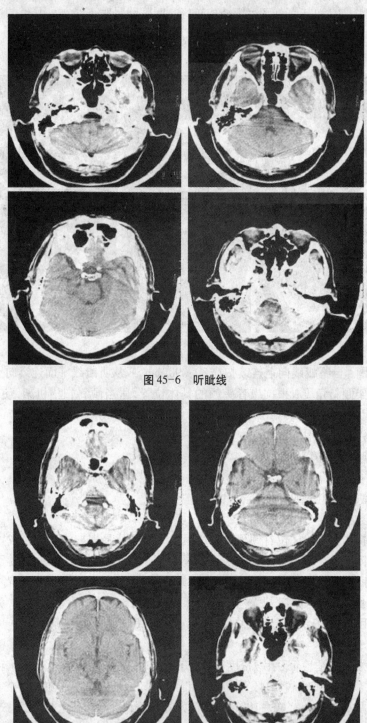

图 45-6　听眦线

图 45-7　听眉线

听眶线(图45-8)。听眦线是外耳孔与同侧外眼眦的连线,头部CT检查常以此线作为扫描基线,机架向足再倾斜15°,可同时扫描3个颅凹。听眉线是眉上缘的中点与同侧外耳道的连线,将听眉线作为扫描基线的优点是:标志醒目,定位准确;通过3个颅凹的最低处,扫描范围较理想;显示第4脑室和基底节区组织结构较好。听眶线是眶下缘与外耳道的连线,又称大脑基底线。用此线作为基线扫描,断面经过眼窝、中颅凹和后颅凹上部,前颅凹、后颅凹的大部分,但第4脑室、枕骨大孔的附近区域不能被显示。

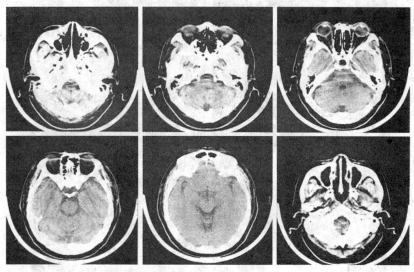

图45-8 听眶线

⑤ 扫描范围:自听眦线向上连续扫描80~90 mm,或从听眦线平面连续向上扫描至头顶。

⑥ 扫描机架倾斜角度:根据患者头颅的具体位置,适当倾斜扫描机架,使射线方向与颅底平面平行。

⑦ 扫描野:头部范围。

⑧ 扫描层厚:5~10 mm。

⑨ 扫描间隔:5~10 mm。

⑩ 重建算法:软组织或标准算法。

⑪ 扫描参数:根据CT机型设定。

⑫ 冠状位扫描:冠状体位有颌顶位和顶颌位。颌顶位是把扫描头架换成冠状位头架,患者仰卧于扫描床上,肩背部垫高,两手置于身体两侧,两膝屈曲,头部下垂,并尽可能后仰,使听眦线与台面趋于平行,正中矢状面与台面中线重合(图45-9)。顶颌位是患者俯卧于扫描床上,两手平放于胸侧,两腿伸直,头置于头架内,下颌尽可能前伸,并紧靠台面,头颅后仰,两外耳孔与台面等距,正中矢状面与台面中线重合(图45-10)。

(2)增强扫描。

① 颅脑增强扫描适应证:组织密度异常、有占位表现等;怀疑鞍区、小脑脑桥角及后颅凹的病变;其他检查已证实的病灶;怀疑血管瘤和血管畸形;颅内病变的随访复查等。

② 对比剂用量:成人为60~100 ml离子型或非离子型含碘对比剂,儿童按体质量计算为2 ml/kg。

③ 注射方式:用压力注射器静脉内团注或加压快速手推团注,注射速率为1.0~2.0 ml/s,如重点观察病变的血管特征(动脉瘤、动静脉畸形等),注射速率为2.5~3.5 ml/s。

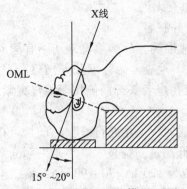
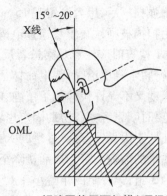

图 45-9　颅脑冠状层面扫描(颌顶位)　　　图 45-10　颅脑冠状层面扫描(顶颌位)

④ 扫描开始时间：开始注射对比剂后 16～20 s 做动脉期扫描,60～70 s 做实质期扫描。当然,增强后的扫描时间也可依据病变的性质而定,如脑血管畸形、动脉瘤等与血管有关病变的扫描时间可在注射对比剂后 50 s 开始扫描;颅内感染、囊肿等可在注射对比剂后 60 s 开始扫描;颅内转移瘤、脑膜瘤等可在注射对比剂后 6～8 min 开始扫描。

⑤ 扫描程序、参数与平扫相同。

3. 摄片要求

(1) 依次顺序摄取定位片、平扫和增强图像。

(2) 窗位：L 30～40 HU,窗宽：W 70～100 HU。

(3) 骨窗窗位：L 300～500 HU,骨窗窗宽：W 1 300～1 800 HU。通常在下列情况下必须拍摄骨窗窗位:涉及颅底、内听道和蝶鞍的扫描;观察颅脑外伤须同时摄骨窗;涉及颅骨本身的病变,或颅脑病变侵犯到颅骨;如有皮下软组织病变时应在病变层面加摄增宽窗宽的软组织窗(类似体部图像的软组织窗)。

(4) 必要时病灶层面放大摄片。

(5) 测量病灶大小及病灶层面增强前后的 CT 值。

(6) 根据临床需要,可进行图像重建。

(7) 病变与颅壁相连或脑外伤的图像处理,需同时观察脑组织和骨组织,以确定有无颅骨破坏或颅骨骨折;耳鸣及疑桥小脑角区病变者,应放大调节内听道窗口技术,以观察内听道口有无扩大。

图 45-11 为颅脑 CT 检查的平扫、增强和骨窗的图像。

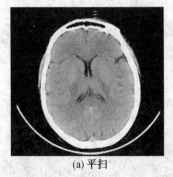
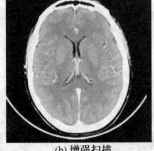
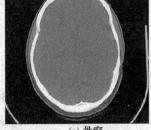

(a) 平扫　　　　　　(b) 增强扫描　　　　　　(c) 骨窗

图 45-11　颅脑 CT 检查图像

(四) 注意事项

(1) 应注意对扫描检查以外部位的防护屏蔽。

（2）增强扫描后，患者应留观 15 min 左右，以观察有无迟发过敏反应。

（3）由扫描技师认真填写检查申请单的相关项目并签名。

急症 CT 检查时应注意观察患者反应，扫描须快速准确。颅脑重度外伤不宜搬动的昏迷患者，应先行脱水降压治疗，待生命体征平稳后再行 CT 检查。急性颅脑外伤急需手术，或不明原因的躁动又不允许快速给予镇静、麻醉的患者，应在患者头部两侧用海绵垫夹紧，并用头带固定，必要时嘱患者家属协助固定患者。

婴幼儿处于生长发育期，过量的 X 线辐射对其危害较大。小儿行 CT 检查时，可在不影响临床诊断质量的前提下将扫描剂量降至最低，即采用低剂量扫描技术。小儿头部低剂量扫描按年龄分为 3 组，第一组的年龄小于 6 个月，扫描参数为 120 kV，70 ~ 90 mAs；第二组年龄为 6 个月 ~ 3 岁，扫描参数为 120 kV，110 ~ 150 mAs；第三组年龄为 3 ~ 6 岁，扫描参数为 120 kV，160 ~ 200 mAs；准直器为 1.5 ~ 2.5 mm，层厚与间隔为 5 ~ 8 mm。头部常规剂量参数为 120 kV，260 ~ 320 mAs。小儿头部血管的扫描参数为 80 kV，100 ~ 150 mAs。

二、鞍区

（一）适应证

鞍内肿瘤、颅脑外伤累及鞍区、观察鞍区肿瘤侵犯周围结构情况、鞍区先天性发育异常、鞍区肿瘤术后复查、鞍区血管性疾病、鞍区感染、鞍区骨源性疾病以及鞍区以外的肿瘤侵入垂体。如颅咽管瘤、脑膜瘤等。

（二）增强扫描禁忌证

鞍区增强扫描禁忌证同颅脑。

（三）操作方法及程序

1. 检查前的准备

同颅脑 CT 检查。

2. 检查方法及扫描参数

（1）扫描体位：仰卧位或俯卧位。

（2）扫描方式：冠状面扫描。

（3）定位扫描：确定扫描范围、层厚、层距。

（4）扫描定位基准线：听眦线。

（5）扫描范围：从前床突至后床突，疑颅内肿瘤侵入鞍区时，需加做头部扫描。

（6）扫描机架倾斜角度：与鞍底垂直或与鞍背平行。

（7）扫描野：头部范围。

（8）扫描层厚：2 ~ 3 mm。

（9）扫描间隔：2 ~ 3 mm。

（10）重建算法：标准或高分辨率算法。

（11）扫描参数：根据 CT 机型设定。

（12）对比剂用量：60 ~ 100 ml 离子或非离子型含碘对比剂。

（13）注射方式：压力注射器静脉内团注，注射速率为 2.5 ~ 3 ml/s；或加压快速手推团注，注射速率为 1.0 ~ 2.0 ml/s。

（14）扫描开始时间：对比剂注入后延迟 16 ~ 20 s 开始扫描。

（15）冠状扫描体位可用颅脑颌顶位或顶颌位。先摄取头颅侧位定位片，扫描层面尽可能与蝶鞍后床突平行或与鞍底垂直,层厚和间隔视蝶鞍大小选 2~3 mm,扫描范围包括整个鞍区。

（16）垂体微腺瘤的放大动态扫描技术:在冠状定位像上确定鞍区的扫描范围并作平扫,选择病灶或鞍区的中心层面为重点观察层面;然后以 2.5~3 ml/s 的速率静脉注射对比剂 50~70 ml,注药 10 s 后对选定层面进行持续 15~20 次的单层连续动态扫描;最后进行常规冠状增强扫描。

图 45-12 为鞍区 CT 扫描图像。

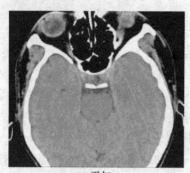 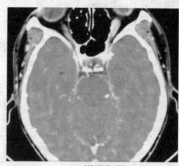

(a) 平扫　　　　　　　　　　　　　　　　(b) 增强扫描

图 45-12　鞍区 CT 扫描图像

3. 摄片要求

（1）依次顺序摄取定位片及增强图像。

（2）窗位: L 30~50 HU,窗宽: W 250~350 HU。

（3）骨窗窗位: L 300~500 HU,骨窗窗宽: W 1 300~1 800 HU。

（4）必要时病灶层面放大摄片。

（5）根据需要测量病灶大小及病灶的 CT 值。

（6）根据临床需要,可进行图像重建。

（四）注意事项

同颅脑 CT 检查。

三、颅脑 CT 血管成像

（一）适应证

脑血管疾病、颅内肿瘤。

（二）禁忌证

同颅脑 CT 检查。

（三）操作方法及程序

1. 检查前准备

同颅脑 CT 检查。

2. 检查方法及扫描参数

（1）平扫。

① 扫描体位:仰卧位,下颌内收,两外耳孔与台面等距。

② 扫描方式:横断面连续扫描。

③ 定位扫描:确定扫描范围、层厚、层距。

④ 扫描定位基准线:听眦线。

⑤ 扫描范围：依据病变情况具体确定。一般从后床突下 30 mm 开始，向上达后床突上 50～60 mm。

⑥ 扫描机架倾斜角度：与扫描床成 0°或根据需要适当倾斜。

⑦ 扫描野：头部范围。

⑧ 扫描层厚：1～2 mm。

⑨ 进床速度：1～4 mm/s。

⑩ 重建算法：软组织或标准算法。

⑪ 扫描参数：根据 CT 机型设定。螺距 1∶1 或 2∶1。

（2）增强扫描。

① 对比剂用量：成人为 100～140 ml 离子或非离子型含碘对比剂，儿童按体质量计算为 2 ml/kg。

② 注射方式：压力注射器静脉内团注或快速手推团注，注射速率 3.5～5 ml/s

③ 扫描开始时间：开始注射对比剂后 12～25 s 做动脉期扫描，颅内肿瘤时加扫 60～70 s 实质期扫描。

④ 其他扫描程序、参数：扫描方式用螺旋扫描，平扫确定增强扫描的范围。单层螺旋 CT 的扫描层厚为 1～2 mm，图像重叠为 70%；多排探测器 CT 可选用 0.75 mm 准直器宽度扫描，二次重建层厚为 1 mm，间隔为 0.7 mm。

图 45-13 所示为颅脑血管成像检查的影像。

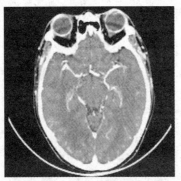 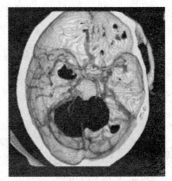

(a) 颅脑增强图像　　　　　　　　　(b) 颅脑三维重组图像

图 45-13　颅脑血管成像检查(3D)图像

3. 摄片要求

（1）依次顺序摄取定位片、平扫和增强图像。

（2）窗位：L 30～40 HU，窗宽：W 70～100 HU。

（3）骨窗窗位：L 300～500 HU，骨窗窗宽：W 1 300～1 800 HU。

（4）工作站进行 2D、3D 血管图像重组并摄片。

（四）注意事项

（1）应注意对扫描检查以外部位的防护屏蔽。

（2）增强扫描后，患者应留观 15 min 左右，以观察有无迟发过敏反应。

（3）由扫描技师认真填写检查申请单的相关项目并签名。

（4）采用非常平滑(very smooth)算法重建，重建间隔为 1 mm，采用表面遮盖重组法和最大密度重组法做三维重组成像。采用表面遮盖重组法重组时必须分别做含颅骨与去颅骨两次重组处理,前者阈值一般选择 85～120 HU;后者选兴趣区时须注意保留动脉壁钙化斑;发现动脉瘤时将作适当的旋转,以便观察动脉瘤的位置、形态、大小、瘤底指向及其与邻近颅骨的关系。

四、颅脑 X 刀、γ 刀术前定位扫描

颅脑 X 刀、γ 刀术前定位扫描时,患者头戴定位框,在摆体位时,应搀扶患者上扫描床。患者颅脑呈标准的头颅前后位。

X 刀和 γ 刀治疗前需做头颅三维重建,以计算治疗时 X 射线的剂量。扫描方式采用螺旋扫描。单层 CT 由于受球管热容量的限制,通常颅脑 X 刀和 γ 刀术前定位分两次扫描,病变部位的扫描层厚与间距为 2 mm,螺距为 1,重建厚度为 1.5 mm;非病变部位层厚用 5 mm,层距用 7.5 mm,螺距为 1.5,重建厚度为 2.5 mm。多排探测器 CT 可用较薄的层厚一次扫描。扫描时需先作头颅侧位定位像,并划线确定扫描基线和扫描范围。

第三节　颅脑 MR 检查技术

一、颅脑

(一)适应证与禁忌证

1. 适应证

颅脑肿瘤;脑血管病;颅脑外伤;颅内感染与炎症;脑部退行性病变;脑白质病变;脑室与蛛网膜下腔病变;颅脑先天性发育畸形;颅骨骨源性疾病;颅内压增高、脑积水、脑萎缩等。

2. 禁忌证

磁共振采用高强磁场、强射频场扫描成像,为防止发生意外,下列情况应视为禁忌证:带有心脏起搏器及神经刺激器者;颅脑手术后颅脑内止血夹存留者;人工金属心脏瓣膜者;装有金属假肢、金属关节者;眼球内有金属异物或内耳植入金属假体者;3 个月内早期妊娠者。

(二)准备工作

1. 患者的准备

询问患者是否属禁忌证范围,如未发现禁忌证,嘱患者认真阅读有关检查注意事项。进入检查室之前,嘱患者去除随身的一切金属物品、磁性物品及电子器件(包括假牙、发卡、钥匙、打火机、硬币、钢笔、手表、磁卡等),以免引起图像伪影或损坏物品。

2. 工作人员的准备

给患者做好解释工作,取得患者合作,以获得良好的检查效果。对小儿、不合作患者及幽闭恐惧症者应给予镇静剂,入睡后方可检查。急危重症患者应由临床医师陪同,抢救器械和药品必须齐备。

3. 线圈

选用头部表面线圈,插好线圈,然后将患者的资料输入计算机。

(三)检查技术

1. 患者体位及采集中心

患者仰卧,取头先进,将头置于线圈内的头托垫上,双手平放两侧,取舒适位置。头颅正中矢状面尽量与线圈长轴平行,线圈横轴中心对准眉心或眉心下 2～3 cm,视头部后仰情况而定。用线圈两侧托垫固定好头部,合上线圈,将检查床移向磁场,打开定位灯,使定位线对准线

圈的纵横轴中心,按灭定位灯,将检查床送至磁场中心。

婴幼儿患者,因其头颅太小,应在枕部及颈部加软垫,使头颅的中心尽量与线圈中心保持一致,以免信号采集不均匀。肥胖、短颈患者,在双侧肩背部加垫,使头颅尽量能入线圈中心。有颈项强直,驼背的患者,特别是老年患者,因头部后仰过度,线圈不能合上,患者感到不适,可把检查床的软垫取下,让患者直接躺在检查床上,这样相对地升高了头部的位置,纠正了头部后仰过度,使检查能顺利进行。危重呕吐患者,头部应取侧位,以免呕吐物堵塞呼吸道,并由医护人员陪同检查。

2. 扫描定位

颅脑磁共振扫描一般常规扫描方位为横断位、矢状位和冠状位。先用快速扫描序列同时采集横断面、矢状面及冠状面定位图像或分别采集 3 个面的定位图像。横断位成像定位只能在矢状面和冠状面图像上进行,其他面的成像定位也只能在另外两个不同面图像上进行。

横断扫描定位:取矢状面、冠状面、横断面作定位像。确定横断面扫描方位及相应序列,先在矢状面定位像上设定横断层面方向及范围,转动层面定位线使之与大脑前联合-后联合连线平行。然后在冠状面定位图像上转动定位线,使之与大脑正中矢状线垂直,再在横断面定位像上设定合适的扫描野与采集中心。根据头颅的头尾径大小及感兴趣区域的需要设定扫描范围。一般不需设置预饱和带。相位编码方向取前后方向。

矢状面扫描定位:选矢状扫描方向及相应序列,先在横断面定位像上确定层面定位方向,转动定位线使之与大脑矢状裂平行,然后在冠状面定位像上转动定位线使之与大脑裂之 CC 轴平行。再在矢状面像上确定扫描野和采集中心。根据头颅左右径大小及感兴趣区域的需要设定扫描范围。相位编码方向取前后方向。

冠状面扫描定位:选冠状扫描方向及相应序列,先在横轴位像上设定冠状面方向,转动定位线使之与大脑矢状裂之前后轴垂直。然后在矢状面定位像上校正冠状层面,转动定位线使之与 AC-PC 线垂直。再于冠状面定位像上设定合适的扫描野,并纠正采集中心。根据颅脑前后径大小及感兴趣区域的需要设定扫描范围。相位编码方向取左右方向。

有部分患者头部体位不宜摆正或体位未摆好,MRI 扫描可通过扫描定位,纠正其颅脑的旋转,使矢状位、冠状位、横断位图像不受其影响。MRI 扫描定位的原则就是定位线一定要与颅脑正中矢状线垂直或平行,采取在多面定位像上定位的方法。

(四)脉冲序列及扫描参数

1. 横断位

脉冲序列为 $T_2WI-FSE$ 序列;T_1WI-SE 或 FSE 序列。层厚为 6~8 mm;层间距为 0.5~3 mm(T_1,T_2 要保持一致)。采集矩阵为 256×256 或 312×256,256×192。扫描野为 220 mm×220 mm 或 220 mm×165 mm。信号平均次数为 2~4 次;回波链为 8~32;相位编码方向为左右向。

2. 矢状位

脉冲序列为 $T_2WI—FSE$ 序列或 FLAIR 序列;$T_1WI—SE$ 或 FSE 序列。层厚为 4~6 mm;层间距为 0.5~1 mm。采集矩阵为 256×256。扫描野为 220 mm×220 mm。信号平均次数为 2~4 次;回波链为 8~32;相位编码方向为前后向。

3. 冠状位

脉冲序列为 $T_2WI—FSE$ 序列或 FLAIR 序列;$T_1WI—SE$,FLAIR 序列。层厚为 4~6 mm;层间距为 0.5~1 mm。采集矩阵为 256×256 或 256×192。

扫描野为 220 mm×220 mm 或 220 mm×165 mm。信号平均次数为 2~4 次;回波链为

8～32；相位编码方向为左右向。

4. 脉冲序列的扫描参数

颅脑脉冲序列的扫描参数见表45-1。

表 45-1　颅脑脉冲序列的扫描参数

脉冲序列	加权像	TR/ms	TE/ms	TI/ms
FSE	T_2WI	2 000～3 000	90～100	
FALIR	T_2MI	9 000	120	2 200
SE	T_1WI	440～550	10～15	
FALIR	T_1MI	2 000	12～20	750
	DWI(弥散加权)	10 000	102	B 值 1 000 diffusion direction (弥散方向 all)

（五）扫描方案

颅脑检查视需要行平扫或平扫加增强扫描。脑梗死、颅内出血、血管性病变、脑先天畸形等一般只需做平扫。脑炎、颅内肿瘤、临床疑转移瘤平扫呈阴性者,则需加做增强扫描。有关专家指出,增强检查应作为临床工作中的常规扫描。

平扫检查：做横断位 T_2WI 和 T_1WI,矢状面 T_1 成像,必要时行冠状面 T_1WI 或 T_2WI 成像。常用序列组合为：横断 TSE、FSE T_2WI;横断、矢状或冠状 SE T_1WI。

平扫加增强检查：做平扫横断位 T_2WI 和 T_1WI,注射对比剂后行矢状面、冠状面、横断面 T_1 加权成像。常用序列组合为：平扫横断位 FSE 或 TSE T_2WI,SE T_1WI;增强扫描横断、矢状、冠状位 SE T_1WI。

（六）增强扫描

磁共振常用的对比剂为顺磁性物质,如 Gd-DTPA 能显著缩短 T_1 值,而对 T_2 值缩短不明显,故在 T_1WI 图像上强化的病变呈高信号。在病变性质的鉴别、范围的评估以及检出率等方面增强扫描具有重要意义,应作为临床工作中的一项常规检查。

一般对比剂用量为 0.1～0.2 mmol/kg,注射速率为 6.67 ml/s,经静脉一次性注入体内,不需做过敏试验,不良反应的可能性极小,但是,检查室内必须配备有关抢救及抗过敏药物,患者一旦出现不良反应,工作人员应能熟练地处理。

（七）特殊技术

在 MR 成像中,来自脂肪组织的高信号常干扰周围组织结构的成像。脂肪抑制技术对消除这些高信号产生的影响非常有用,当它与顺磁性对比剂联合使用时,可以明显改善组织正常结构的显示,使有强化的病灶变得更加突出,在富含脂肪组织的部位,脂肪信号被抑制,病灶边缘可显示得更加清晰。脂肪抑制技术还可以减少伪影的干扰,提高图像质量,尤其是在 T_2 加权像表现更加明显。临床上该技术常用于头颈部颅神经病变、头颈部肿瘤、眼眶内病变及手术后的患者。

最基本的脂肪抑制技术有化学饱和法(chemsat)、短时反转恢复法(STIR)、Dixon 和 Chopper 及混合法。

（1）化学饱和法：是一种常用和简单的脂肪抑制方法,是在没有梯度磁场的条件下用一定窄的频带脉冲选择性地预先激励脂质子后,再加上梯度干扰脉冲,使激发的脂质子失相位并压制它们的信号,然后使用 SE 脉冲序列,使没有饱和的无脂肪的组织产生信号,从而得到无脂肪信号的图像。此方法用于 T_2WI,T_1WI,PDWI 的显示。由于只抑制了脂肪的信号,对其他组织不影响,故可以与顺磁性对比剂联合应用。T_1WI 脂肪抑制可以广泛应用于增强后病灶的显示及术后追踪观察。

(2)短时反转恢复法:首先使用 180°脉冲,翻转纵向磁化,然后停止,纵向磁化往返恢复。由于各种组织的恢复速率不一样,当脂质子没有纵向磁化,而水依然具有纵向磁化时,使用一个 SE 脉冲序列,则得到无脂肪的一组信号。此方法最主要的弊端是抑制脂肪信号的同时也抑制了与脂肪相似的 T_1 弛豫时间的物质信号,如消散期血肿、顺磁性对比剂。此方法对病变的敏感度非常高,能够较好地、高对比度地显示病灶,但不能把不正常的组织(如肿瘤与水肿)分开。SPIR 原理与 STIR 相似,可与顺磁性对比剂同时应用。脂肪抑制技术虽然降低了图像信噪比,还可能形成一些磁敏感伪影,但在临床应用中对病变的显示有着常规 MR 图像不可比拟的优越性。

图 45-14、图 45-15、图 45-16、图 45-17 所示为用各种成像技术显示的颅脑影像。

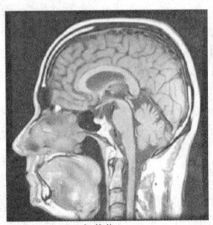

(a) 矢状位

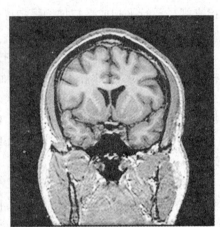

(b) 冠状位

图 45-14　颅脑 MRI

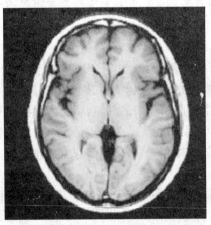

(a) T_1WI

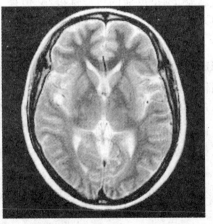

(b) T_2WI

图 45-15　颅脑横断位 SE T_1WI,T_2WI

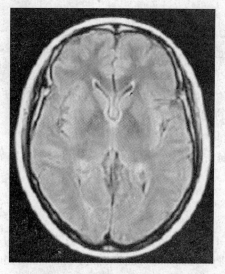

图 45-16 颅脑横断位FLAIR

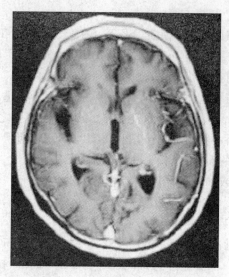

图 45-17 颅脑横断位增强T₁WI

二、鞍区、桥小脑角

(一) 适应证与相关准备

适应证：脑桥小脑及鞍区肿瘤、血管性疾病、先天性发育异常、肿瘤术后复查、感染、骨源性疾病等。相关准备同颅脑 MRI。

(二) 扫描技术

1. 线圈

选用头部专用线圈

2. 体位及采集中心

体位同颅脑 MRI 体位，将定位灯对准线圈横纵轴交点和患者头部眉心或下 2~3 cm 处，送入检查孔至磁场中心。

3. 扫描定位

鞍区常规采用矢状位、冠状位扫描，必要时做横断位扫描，用快速序列短时间内获得矢、冠、横断面的定位图像。

(1) 冠状面扫描：选冠状扫描方位及序列，在矢状面定位像设定冠状扫描层面方位，转动定位线使之与垂体柄平行。在横断面定位像上转动定位线使之与颅脑左右轴平行。最后在冠状位上校正采集中心并设定合适的扫描野。根据垂体大小及病变范围设定扫描范围。相位编码取前后方向。

(2) 矢状面扫描、横断面扫描定位方法同颅脑 MRI。但要根据鞍区病变范围采用相应序列：SE 序列或快速序列，确定采集中心及扫描范围。

桥小脑角区一般行横断面及冠状面扫描，必要时行矢状面扫描。用快速序列获得横、矢、冠 3 方位的定位像。

横断面扫描定位同颅脑 MRI，根据兴趣区确定扫描范围。

冠状面扫描取横断面定位像，选用冠状方向及相应序列，转动定位线使之与左右两侧听神经连线平行，根据颅脑左右两侧的长度确定扫描野，根据观察范围确定扫描范围。

4. 扫描方案

鞍区平扫：横断 TSE T_2、SE T_1、矢状 SE T_1、冠状 SE T_1。

平扫加增强：平扫横断 TSE T_2、矢状 SE T_1、冠状 SE T_1，增强后做矢状、横断、冠状 SE T_1。必要时行矢状、横断、冠状 T_1脂肪抑制术。

若行垂体扫描，则对层厚、层间距予以适当修改，通常层厚为 2 ~ 3 mm，层间距为 0.2 ~ 0.3 mm。不主张无间距扫描，以减少层与层之间的信号干扰。

桥小脑角平扫：横断 TSE T_2、SE T_1、冠状 SE T_1。

平扫加增强：平扫做横断 TSE T_2、SE T_1，增强后做横断 SE T_1、冠状 SE T_1，必要时做矢状 SE T_1或加做 T_1脂肪抑制术。

5. 扫描序列及参数

(1) 横断位。

脉冲序列为 T_2WI—FSE 序列；T_1WI—SE 或 FLAIR。层厚为 6 ~ 7 mm；层间距为 0.5 ~ 2 mm。采集矩阵为 256 × 256 或 312 × 256。扫描野为 220 mm × 220 mm 或 220 mm × 150 mm。信号平均次数为 4 次；回波链为 8 ~ 32；相位编码方向为左右向。

(2) 矢状位。

脉冲序列为 T_1加权 – SE 或 FSE 序列。

(3) 冠状位。

取正中矢状位做定位像，扫描线与鞍底垂直。

脉冲序列为 T_1WI—SE 或 FSE 序列。层厚为 4 ~ 5 mm；层间距为 0 ~ 0.5 mm。采集矩阵为 256 × 256 或 312 × 256。扫描野为 200 mm × 200 mm 或 200 mm × 150 mm。信号平均次数为 4 次；回波链为 8 ~ 12；相位编码方向为左右向。

(4) 脉冲序列的扫描参数(见表45-2)

表45-2 鞍区和桥小脑脉冲序列扫描参数

脉冲序列	加权像	TR/ms	TE/ms	TI/ms
FSE	T_2WI	2 000 ~ 3 000	100	
SE	T_1WI	440 ~ 550	10 ~ 15	
FALIR	T_2WI	9 000	120	2 200

图45-18、图45-19 所示为鞍区 MR 影像和桥小脑角影像。

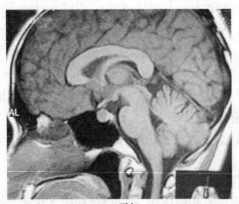
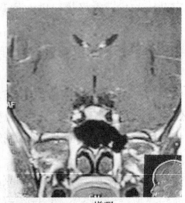

(a) 平扫   (b) 增强

图45-18 鞍区 MR 平扫、增强扫描影像

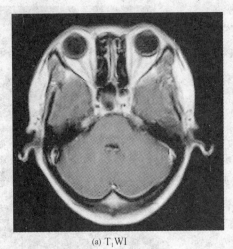
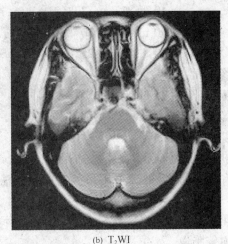

(a) T₁WI　　　　　　　　　(b) T₂WI

图 45-19　桥小脑角 SE T₁WI,T₂WI

三、颅脑磁共振血管造影检查

（一）适应证

脑血管性疾病、颅内肿瘤及肿瘤样病变、脑血管性疾病术后随访、筛选可疑又不能行 DSA 检查的脑血管疾病、颅内感染。

（二）相关准备和注意事项

相关准备和注意事项同颅脑 MRI 技术,但应特别嘱患者头部不能摆动,闭上双眼,以免造成图像不清晰。

（三）扫描方法

定位同颅脑 MRI 技术,在采集范围设定时,应根据病变区部位设定。在使用预饱和技术时根据临床要求选择饱和静脉或动脉血流,使目标血管显示更清楚。MRA 方法有时间飞跃法（TOF）、相位对比法（PC）、黑血法 3 种,较常用的为前两种方法。对于脑血管成像,选择适当的扫描方案十分重要,一要显示多的信息,二要避免误诊,三要节省时间。拟选以下方案:① 2D-TOF 全脑冠状面,因为多数血管与冠状面垂直;② 病变区的 3D-PC 轴面;③ 必要时加扫 2D-TOF 轴面或矢状面,以显示病变区的垂直血管;④ 若病变区有信号丢失,则加扫 3D-TOF;⑤ 动脉瘤通常为慢流或复杂血流,应当合用 3D-PC 与 3D-TOF 以更加清晰显示复杂血流。

（四）脉冲序列及扫描参数

脉冲序列: FISP 3D-TOF,FISP 3D-PC,FISP 2D-PC,FISP 2D-TOF。

采集模式: 3D,M2D。

采集矩阵: $256 \times (160 \sim 256)$,$512 \times (230 \sim 512)$。

重建矩阵: 256×256,512×512。

扫描野: $180 \sim 200$ mm。

NSA: $1 \sim 2$ 次。

THK/Gap: $0.75 \sim 4$ mm($-50\% \sim 0\%$)。

TR/TE/Flip: 32 ms/12 ms/20°(3D-PC);

　　　　　　 50 ms/7 ms/25°(3D-TOF);

40 ms/13 ms/20°(2D-PC);

50 ms/8 ms/30°(2D-TOF);

40 ms/9 ms/25°(3D-TOF FSPGR)。

成像平面:Ax。

成像野:20~25 cm。

成像层厚:1~2 mm。

成像间距:无间隔。

为获得动脉像或静脉像,扫描区域近端或远端应设置预饱和带,图像后处理采用最大密度投影法或表面遮盖法。

图45-20、图45-21、图45-22 所示为用不同方法得到的颅脑血管影像。

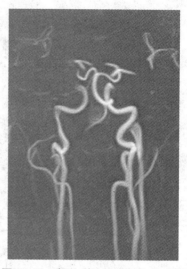

图45-20　相位对比磁共振血管成像

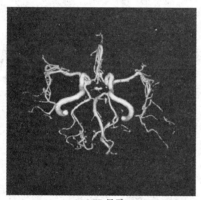

(a) MIP 显示

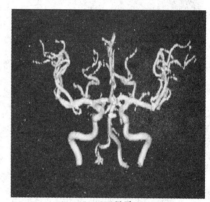

(b) SSD 显示

图45-21　三维时间飞越磁共振血管成像

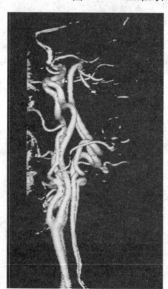

(a) MIP 显示

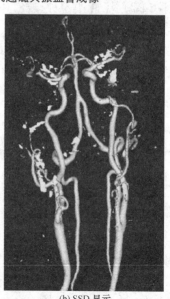

(b) SSD 显示

图45-22　三维对比增强磁共振血管成像

第四节　颅脑 DSA 检查技术

一、颈内动脉造影（含左、右颈内动脉）

（一）适应证

颅内血管性疾病；原因不明的脑内和蛛网膜下腔出血；颅内肿瘤性病变；颅内血管性疾病手术后随访；颅骨、头皮病变，了解颈内动脉有无参与供血；颅内血管性病变介入治疗前后。

（二）禁忌证

有严重出血倾向和严重凝血功能障碍；对比剂和麻醉剂过敏；严重心、肝、肾功能衰竭和极度虚弱者；穿刺部位感染；高热及急性感染。

（三）操作方法及程序

(1) IADSA 采用 Seldinger 技术，行经皮股动脉穿刺插管。

(2) 在透视下将导管分别插入左右颈动脉。

(3) 进行造影。造影参数：对比剂用量为 8～10 ml/次，注射速率为 7～8 ml/s，压限为 250～300 PSI。

(4) 造影体位：常规摄取正侧位，正位显示两岩骨对称位于眼眶内下 2/3，侧位为水平侧位，两外耳孔重合；对于动脉瘤可加造 15°～30°斜位以显示动脉瘤根部；其他在必要时加摄左斜、右斜位。

(5) 造影程序：采用 DSA 脉冲方式成像，3～6 帧/s，注射延迟 0.5 s，每次造影均包括动脉期、微血管期、静脉期，一般曝光至静脉窦显示为止，对不配合易动患者采用超脉冲方式，25 帧/s。

(6) 造影完毕拔出导管，局部压迫 10～15 min 后加压包扎。

(7) 由操作技师认真填写检查申请单的相关项目和技术参数并签名。

（四）并发症

(1) 穿刺和插管并发症：暂时性动脉痉挛、局部血肿、假性动脉瘤、动静脉瘘、导管动脉内折断、动脉内膜夹层、动脉粥样硬化斑块脱落、血管破裂、脑血管血栓和气栓等。

(2) 对比剂并发症：休克、惊厥、瘫痪、癫痫、脑水肿、喉头水肿、喉头或支气管痉挛、肺水肿、急性肾功能衰竭等。

（五）注意事项

(1) 严格掌握适应证和禁忌证；

(2) 做好术前准备工作；

(3) 术中密切观察患者反应；

(4) 造影时注意控制对比剂的浓度和剂量，严格按造影体位和程序操作，要排空高压注射器针筒内气体以防气栓；

·　(5) 要求患者术后卧床 24 h，给予必要抗生素、止血剂等，留观一定时间观察患者病情变化和可能出现的并发症；

(6) 头颈部检查主要移动伪影为吞咽伪影，术中要求患者不做吞咽动作；

(7) 血管重叠：病理血管与颅外血管分辨需多体位检查；

(8) 患者不配合形成移动伪影者，需增加后处理程序，如像素位移等。

二、椎动脉造影

（一）适应证

颅后窝血管性疾病；原因不明的脑内和蛛网膜下腔出血；颅后窝肿瘤性病变；颅后窝血管性疾病手术后随访；颈、面、眼部和颅骨、头皮病变；颅后窝血管性病变介入治疗前后。

（二）禁忌证

同颈内动脉造影。

（三）操作方法及程序

（1）IADSA 采用 Seldinger 技术，行经皮股动脉穿刺插管；

（2）在透视下将导管插入椎动脉造影；

（3）造影参数：对比剂用量为 6～8 ml/次，注射速率为 3～4 ml/s，压限为 200～300 PSI；

（4）造影体位：常规摄取汤氏位、侧位及华氏位，汤氏位增强器向头端倾斜 30°～35°，显示两岩骨对称位于眼眶上缘，可见枕骨大孔，侧位为水平侧位，两外耳孔重合；在必要时加摄左、右斜位；

（5）造影程序：采用 DSA 脉冲方式成像，3～6 帧/s，注射延迟 0.5 s，每次造影均包括动脉期、微血管期、静脉期，一般曝光至静脉窦显示为止，不配合易动者采用超脉冲方式，25 帧/s；

（6）造影完毕拔出导管，局部压迫 10～15 min 后加压包扎；

（7）由操作技师认真填写检查申请单的相关项目和技术参数并签名。

（四）并发症

同颈内动脉造影。

椎动脉 DSA 造影如图 45-23 所示。

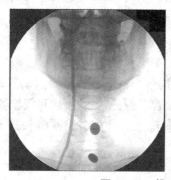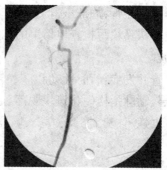

图 45-23　椎动脉 DSA 影像

（五）注意事项

同颈内动脉造影。

三、颈外动脉造影

（一）适应证

颌、面部及头皮的血管性疾病；颌、面部肿瘤性病变；颌、面部出血性病变；颌、面部深部手术前了解病变部位血供及周围血管解剖；颌、面部及头皮的血管性病变介入治疗前后。

（二）禁忌证

同颈内动脉造影。

（三）操作方法及程序

（1）IADSA 采用 Seldinger 技术,行经皮股动脉穿刺插管;

（2）在透视下将导管先插入颈总动脉造影,再进行颈外动脉造影,根据需要进行颞浅动脉、枕动脉、面动脉、咽升动脉、颌内动脉等超选择造影;

（3）造影参数:对比剂用量为 10～12 ml/次,注射速率为 5～6 ml/s,压限为 250～300 PSI;

（4）造影体位:常规摄取正、侧位,必要时加摄汤氏位、斜位、头足位或足头位;

（5）造影程序:采用 DSA 脉冲方式成像,3～6 帧/s,注射延迟 0.5 s,每次造影均包括动脉期、微血管期、静脉期,不配合易动者采用超脉冲方式,25 帧/s;

（6）造影完毕拔出导管,局部压迫 10～15 min 后加压包扎;

（7）由操作技师认真填写检查申请单的相关项目和技术参数并签名。

（四）并发症

同颈内动脉造影。

（五）注意事项

同颈内动脉造影。

四、颈总动脉造影

（一）适应证

颌面、头颈部血管性病变及介入治疗前后;颌面部外伤出血及介入治疗前后;颌面、头颈部肿瘤性病变及介入治疗前后。

（二）禁忌证

同颈内动脉造影。

（三）操作方法及程序

（1）IADSA 采用 Seldinger 技术,行经皮股动脉穿刺插管;

（2）在透视下将导管插入颈外动脉造影,根据需要进行舌动脉、面动脉、甲状腺动脉等超选择性造影;

（3）造影参数:对比剂用量为 5～6 ml/次,注射速率为 1～3 ml/s,压限为 450 PSI;超选择至舌动脉、面动脉、甲状腺动脉 6～10 ml/次,注射速率为 3～6 ml/s,压限为 150 PSI;

（4）造影体位:常规摄取正位、侧位,在必要时加摄左、右斜位,或头足位、足头位;

（5）造影程序:采用 DSA 脉冲方式成像,3～6 帧/s,注射延迟 0.5 s,每次造影均包括动脉期、微血管期、静脉期,对不配合易动者采用超脉冲方式,25 帧/s;

（6）造影完毕拔出导管,局部压迫 10～15 min 后加压包扎;

（7）由操作技师认真填写检查申请单的相关项目和技术参数并签名。

（四）并发症

同颈内动脉造影。

（五）注意事项

同颈内动脉造影。

第四十六章　头　颈

第一节　头颈 X 线检查技术

一、内听道经眶位

体位设计：患者俯卧，头部正中矢状面垂直台面。听眦线垂直台面，两外耳孔与台面等距。两侧外眦连线置于摄影中线。摄影距离为 100 cm。中心线经两外耳孔连线中点垂直射入（图46-1）。

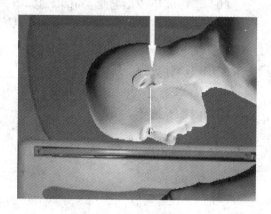

图46-1　内听道经眶位

二、视神经孔后前斜位（瑞氏位 Rhees's）

体位设计：患者俯卧，被检侧眼眶外下 1/4 位于摄影中心。被检侧颧骨、鼻翼及下颌隆凸三点紧贴台面，头颅矢状面与台面成53°，对侧听鼻线垂直台面。摄影距离为 100 cm。中心线对准被检侧眼眶外下 1/4 处，垂直射入（图46-2）。

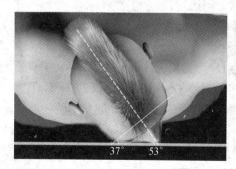

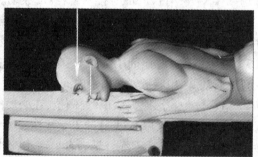

图46-2　视神经孔后前斜位

三、乳突劳氏位（Law's）

体位设计：患者俯卧，被检侧贴近台面，头部正中矢状面与台面成15°。被检侧耳廓向前折叠，外耳孔置于摄影正中线上，听鼻线垂直台边。摄影距离为 100 cm。中心线向足侧倾斜15°，通过被检侧外耳孔射入（图46-3）。

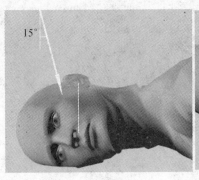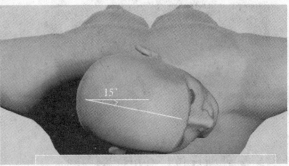

图 46-3 乳突劳氏位

四、乳突许氏位(Schuller's)

体位设计:患者俯卧,头侧置。标准头颅侧位,被检侧耳廓向前折叠,并紧贴台面。患侧外耳孔置于摄影正中线上,下颌稍内收,听眦线垂直台边。摄影距离为 100 cm。中心线向足侧倾斜 25°,通过被检侧外耳孔射入(图 46-4)。

五、乳突伦氏位(Runstrom's)

体位设计:患者俯卧,头侧置,被检侧耳廓向前折叠并紧贴台面。头部成标准侧位,外耳孔置于摄影正中线上,听眦线与台边垂直。摄影距离为 100 cm。中心线向足侧倾斜 35°,通过被检侧外耳孔射入(图 46-5)。

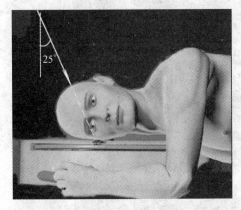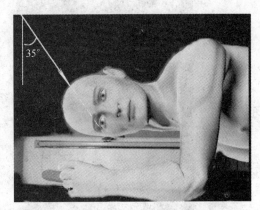

图 46-4 乳突许氏位   图 46-5 乳突伦氏位

六、乳突梅氏位(Mayer's)

体位设计:患者仰卧,面部转向被检侧。被检侧耳廓向前折叠,耳轮后沟置于摄影正中线上。头部正中矢状面与台面成 45°,下颌内收,使头部正中矢状线与台面正中线平行,听眦线与台面垂直。摄影距离为 100 cm。中心线向足侧倾斜 45°,经对侧眼眦外 1/3 额部上方约 10 cm 处射入,通过患侧外耳孔达摄影区上 1/3(图 46-6)。

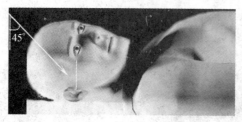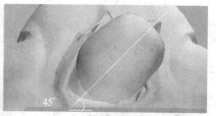

图 46-6 乳突梅氏位

七、岩乳部斯氏位(Stenrer's)

体位设计:患者俯卧,面部转向对侧,被检侧颧骨、鼻部、额部三点置于台面上。头部正中矢状面与台面成45°,对侧听眶线与台面垂直。患侧外耳孔前2 cm 处置于台面正中线上,摄影外缘包括乳突尖部,下缘与鼻翼平齐。摄影距离为100 cm。中心线向头侧倾斜12°,经被检侧外耳孔前2 cm 处射入(图 46-7)。

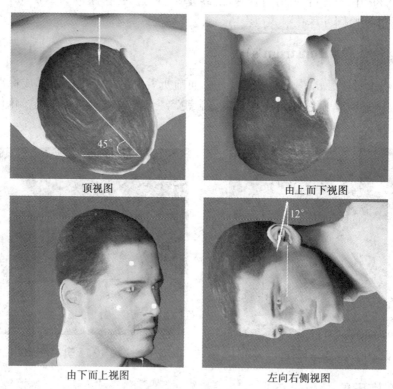

顶视图 由上而下视图

由下而上视图 左向右侧视图

图 46-7 岩乳部斯氏位

八、岩乳部反斯氏(Stenver's)位

体位设计:患者仰卧,头面部转向对侧,健侧贴近台面。患侧外耳孔前2 cm 处置于摄影正中线上。头部正中矢状面与台面成45°。下颌稍向下倾,使听眶线与台面垂直。摄影距离为100 cm。中心线向足侧倾斜12°,对准被检侧外耳孔前方2 cm 处射入(图 46-8)。

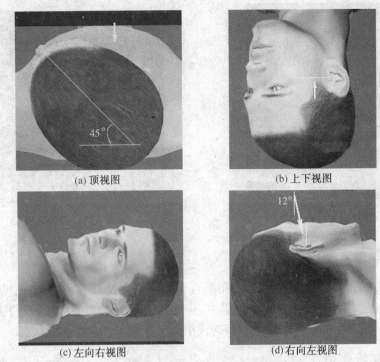

(a) 顶视图　　　　　(b) 上下视图

(c) 左向右视图　　　　(d) 右向左视图

图 46-8　岩乳部反斯氏位

九、鼻旁窦华氏位(Water's)

体位设计:患者俯卧,颏部紧贴台面,头部正中矢状面垂直于台面。头稍后仰,听眦线与台面成37°。两侧外耳孔与台面等距,鼻尖对准摄影中心。摄影距离为 100 cm。中心线对准鼻尖与上唇间连线中点,垂直射入(图 46-9)。

十、鼻旁窦柯氏位(Caldwell's)

体位设计:患者俯卧,两上肢放于头部两侧,鼻额紧贴台面。头部正中矢状面垂直台面。听眦线

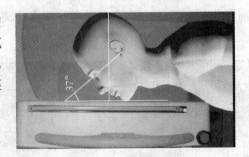

图 46-9　鼻旁窦华氏位

垂直台面,鼻根下 1.5 cm 处置于摄影中心。摄影距离为100 cm。中心线向足侧倾斜23°,经鼻根部射入(图 46-10)。

十一、面骨后前 45°位

体位设计:患者俯卧,双上肢上举肘部弯曲置于头部两旁。头部正中矢状面垂直台面。头稍仰起,听眦线与台面成45°,鼻尖对准摄影区下 1/3 横线上。摄影距离为 100 cm。中心线通过鼻根部垂直射入(图 46-11)。

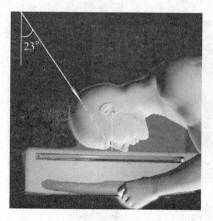

图 46-10　鼻旁窦柯氏位

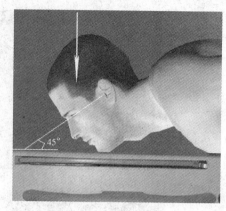

图 46-11　面骨后前 45°位

十二、下颌骨后前位

体位设计:患者俯卧,头部正中矢状面垂直台面。鼻尖及额部紧贴台面,听眦线垂直台面,上唇与下颌联合下缘连线中点对准摄影中心。摄影上缘平外耳孔上 1 cm,下缘包括颏部。摄影距离为 100 cm。中心线对准两下颌角连线中点垂直射入(图 46-12)。

十三、下颌骨侧位

体位设计:患者仰卧,头面部转向被检侧,置于额高头顶低(倾斜 15°)的木质角度板上。头部后仰下颌前伸,使下颌骨体部下缘与摄影横轴平行。头部正中矢状面与摄影区平行,摄影前缘包括颏部,后缘包括外耳孔。摄影距离为 65~100 cm。中心线向头侧倾斜 15°,通过两下颌角连线中点射入(图 46-13)。

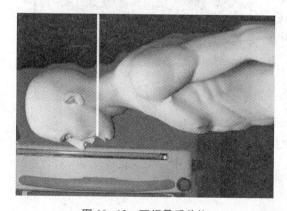

图 46-12　下颌骨后前位

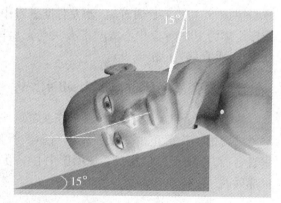

图 46-13　下颌骨侧位

十四、颞颌关节侧位

体位设计:患者俯卧,头部成标准头颅侧位,被检侧紧贴台面。患侧外耳孔前下各 2 cm 处放于摄影中心。摄影距离为 100 cm。左右两侧各照一张开口(尽量张大)及闭口像。中心线向足侧倾斜 25°,对准对侧颞颌关节上方约 5 cm 处射入(图 46-14)。

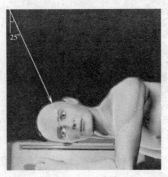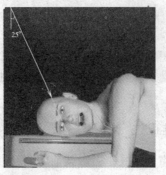

图 46-14　颞颌关节侧位

十五、颧骨弓顶颏斜位

体位设计:患者俯卧,颏部前伸并紧贴台面,成顶颏位。下颌与摄影上缘平齐。头向对侧偏转 10°~15°,使头部正中矢状面与台面成 75°~80°。患侧听眦线中点置于台面正中线上,并尽量与台面平行。摄影距离为 100 cm。中心线垂直听眦线,经颧骨弓内缘切入(图 46-15)。

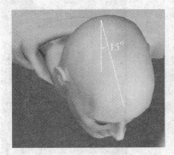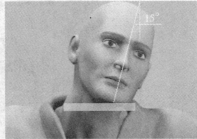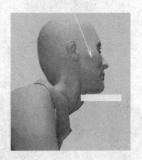

图 46-15　颧骨弓顶颏斜位

十六、鼻骨侧位

体位设计:患者俯卧,头颅成标准侧位,鼻根部下方 2 cm 处位于摄影中心。摄影距离为 100 cm。中心线对准鼻根下方 2 cm 处垂直射入(图 46-16)。

十七、眼眶后前位

体位设计:患者俯卧,头部正中矢状面垂直台面,鼻根部位于摄影中心。前额和鼻尖紧贴台面,听眦线垂直台面。摄影距离为 100 cm。中心线向足侧倾斜 20°,通过鼻根部射入(图 46-17)。

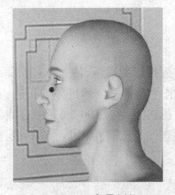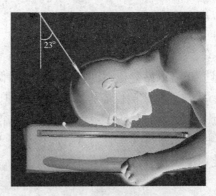

图 46-16　鼻骨侧位　　　　　　图 46-17　眼眶后前位

十八、第1、2颈椎张口位

体位设计：患者仰卧于摄影台上，双上肢放于身旁，头颅正中矢状面垂直台面。头后仰，上颌门齿咬面至乳突尖的连线垂直于台面。摄影距离为100 cm。曝光时嘱患者口张大或令患者发"啊……"声。中心线通过两嘴角连线中点垂直射入（图46-18）。

十九、颈椎正位

体位设计：患者站立于摄影架前，颈背部靠近摄影架面板，人体正中矢状面垂直摄影架面板。头稍后仰，使上颌门齿咬合面至乳突尖的连线垂直于暗盒。摄影上缘与外耳孔平齐，下缘包括第1胸椎。摄影距离为100 cm。中心线向头侧倾斜10°～15°，对准甲状软骨下方射入（图46-19）。

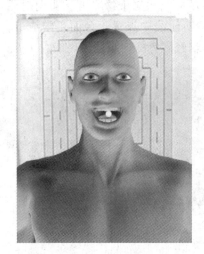
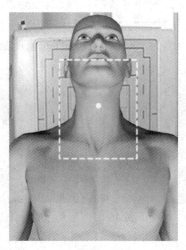
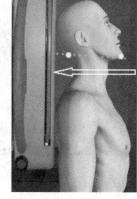

图46-18　第1、2颈椎张口位　　　　　图46-19　颈椎正位

二十、颈椎侧位

体位设计：患者侧立于摄影架前，两足分开使身体站稳，外耳孔与肩峰连线位于摄影中心。头部后仰，下颌前伸，头颈部正中矢状面平行于摄影架面板，上颌门齿咬合面与乳突尖端连线与水平面平行。双肩尽量下垂，必要时辅以外力向下牵引。摄影上缘包括外耳孔，下缘包括肩峰。摄影距离为100 cm。中心线经甲状软骨平面颈部的中点，水平方向垂直射入（图46-20）。

二十一、颈椎前后斜位

体位设计：患者取站立位，背向摄影架，被检侧靠近摄影架面板，使人体冠状面与摄影架面板约成45°。头部偏转成侧位姿势。下颌稍前伸，上肢尽量下垂。颈椎序列长轴，置于摄影长轴中线。摄影上缘包括外耳孔，下缘包括第1胸椎。摄影距离为100 cm。中心线对准甲状软骨平面颈部中点，水平方向垂直射入。此体位用于检查颈椎椎间孔和椎弓根病变，应摄左右两侧，以作对比（图46-21）。

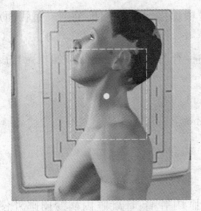

图 46 -20 颈椎侧位

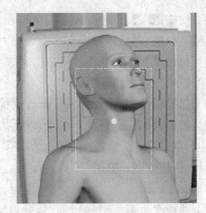

图 46 -21 颈椎前后斜位

第二节 头颈 CT 检查技术

一、眼

(一) 适应证

眼内、泪腺、眶内各组织来源的肿瘤,其他部位转移到眼眶及眶部的肿瘤;眶骨骨折及眶内软组织损伤的诊断;眼球内和眶内异物的诊断和定位;血管瘤、颈内动脉海绵窦瘘、静脉曲张等血管病变;渗出性视网膜炎、视神经炎、眼外肌炎、泪囊炎、眼眶蜂窝组织炎、视网膜剥离等眶内各组织炎症。

(二) 增强扫描禁忌证

同颅脑增强扫描禁忌证。

(三) 检查前准备

(1) 认真核对 CT 检查申请单,了解病情,明确检查目的和要求,对检查目的、要求不清的申请单,应与临床医师核准确认。

(2) 做好解释工作,消除患者的紧张心理,取得患者合作。

(3) 去除患者头部的金属饰物等,避免伪影干扰。

(4) 对需要增强扫描的患者,按含碘对比剂使用要求准备。

(5) 检查前 4 h 禁食。

(6) 对婴幼儿、外伤、意识不清及躁动不安的患者,根据情况给予适当的镇静剂。对婴幼儿做眼眶 CT 时,最好让其自然睡眠或口服 10% 水合氯醛 3 ~ 5 ml 使其安睡。

(7) 训练患者闭上眼睛保持眼球固定不动,或嘱患者眼睛盯住一目标,保持不动。

(四) 检查方法及扫描参数

1. 平扫

(1) 扫描体位: 仰卧或俯卧位。

(2) 扫描方式: 横断面或冠状面连续扫描。非螺旋扫描采用标准模式。

(3) 定位扫描: 确定扫描范围、层厚、层距。

(4) 扫描定位基准线: 横断扫描基线使用听眶线,由于听眶线与视神经的走向大体一致,使用该基线扫描,能较好显示视神经和眼外肌;冠状扫描基线使用冠状线(俯卧位)。

（5）扫描范围：横断面自眶底至眶顶，必要时可根据需要扩大扫描范围。冠状面从眶前缘向后连续扫描，即从眼球前部至海绵窦。

（6）扫描机架倾斜角度：与扫描床成0°；冠状面检查时根据需要适当倾斜机架角度。

（7）扫描野：头部范围。

（8）扫描层厚：横断面1~3 mm；冠状面3~5 mm。

（9）扫描间隔：横断面1~3 mm；冠状面3~5 mm。

（10）重建算法：软组织或高分辨率算法。

（11）扫描参数：根据CT机型设定。

2. 增强扫描

在下列情况下需作增强扫描：怀疑血管性疾病；眶内肿瘤；怀疑眶内病变向眶外侵犯者。通过增强扫描，可使血管、肌肉和有血供的病变得到强化，使病变范围显示得更清楚，且可观察病变的血供情况，有利于定性病变。

（1）对比剂用量：成人60~100 ml离子或非离子型含碘对比剂，儿童按体质量2 ml/kg计算。

（2）对比剂注射方式：压力注射器静脉内团注或快速手推团注，注射速率一般为1.0~2.0 ml/s，重点观察病变的血管特征（如区分动脉瘤、动静脉畸形等）时，可提高速率至2.5~3.5 ml/s。

（3）扫描开始时间：对比剂注入后延迟20 s扫描观察动脉期，延迟50 s扫描观察静脉期。

（4）其他扫描程序、参数与平扫相同。

图46-22所示为眼部CT影像。

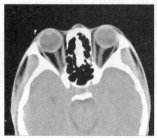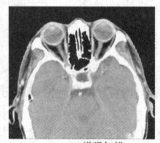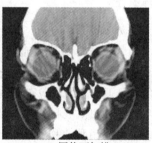

(a) 平扫　　　　　　　　　(b) 增强扫描　　　　　　　　　(c) 冠状面扫描

图46-22　眼部CT平扫、增强、冠状面影像

3. 摄片要求

（1）依次顺序摄取定位片、平扫及增强图像。

（2）窗位：L 30~50 HU，窗宽：W 250~450 HU。

（3）骨窗窗位：L 300~600 HU，骨窗窗宽：W 1 500~2 000 HU。通常眼部有钙化或病变侵犯眶壁时，加照骨窗像。

（4）必要时病灶层面放大摄片，但放大的CT图像应包括一个完整的解剖结构和适当的临近组织，避免病变定位困难而失去诊断价值。

（5）必要时测量病灶大小及病灶层面增强前后的CT值。

（6）根据临床需要，可进行图像重建。

（五）注意事项

应注意扫描检查以外部位的防护屏蔽；增强扫描后，患者应留观15 min左右，以观察有无迟发过敏反应。球内异物定位;眼部外伤,眶壁骨折;观察和确定病变与眶顶和眶底的关系以及辨别眶尖病变的侵袭范围;观察病变对眼外诸肌肉的影响时可首选 CT 冠状位扫描。由扫描技师认真填写检查申请单的相关项目,并签名。

二、内听道

（一）适应证

内听道内小肿瘤;脑桥小脑三角、内听道区域病变;内听道先天性发育异常;观察内听道内肿瘤与邻近结构的关系。

（二）增强扫描禁忌证

同颅脑增强扫描禁忌证。

（三）检查前准备

同眼部 CT 扫描。

（四）检查方法及扫描参数

1. 平扫

（1）扫描体位:仰卧位。下颌内收,两外耳孔与台面等距。

（2）扫描方式:横断面连续扫描,必要时冠状面扫描。

（3）定位扫描:确定扫描范围、层厚、层距。

（4）扫描定位基准线:横断面为听眶线;冠状面为外耳孔前缘与听眶线的垂直线。

（5）扫描范围:横断面自外耳孔向上至整个颞骨岩锥。冠状面自外耳孔前缘向前至颈内动脉管水平段连续扫描。

（6）扫描机架倾斜角度:与扫描床成 0°。

（7）扫描野:头部范围。

（8）扫描层厚:1~3 mm。

（9）扫描间隔:1~3 mm。

（10）重建算法:高分辨率算法。

（11）扫描参数:根据 CT 机型设定。

图 46-23 所示为平扫时内听道轴位像,图 46-24 所示为平扫时内听道冠状位像。

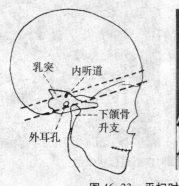
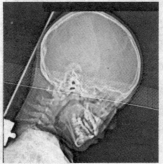

图 46-23 平扫时内听道轴位像

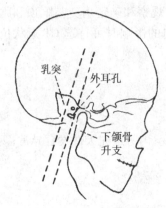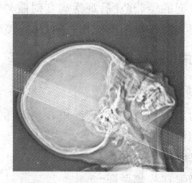

图 46-24 平扫时内听道冠状位像

2. 增强扫描

（1）对比剂用量：成人 60～100 ml 离子或非离子型含碘对比剂，儿童按体质量 2 ml/kg 计算。

（2）注射方式：压力注射器静脉内团注或快速手推团注，注射速率一般为 1.0～2.0 ml/s。

（3）扫描开始时间：对比剂注入后立即开始扫描。

（4）其他扫描程序、参数与平扫相同。

图 46-25 所示为增强扫描时内听道轴位像，图 46-26 所示为增强扫描时内听道冠状位像。

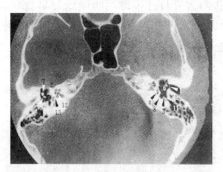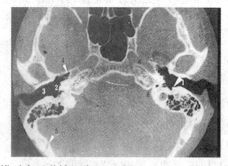

图 46-25 增强扫描时内听道轴位像

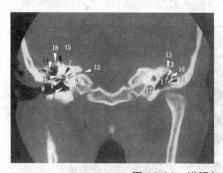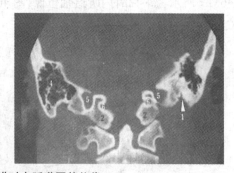

图 46-26 增强扫描时内听道冠状位像

3. 摄片要求

（1）依次顺序摄取定位片、平扫及增强图像。

（2）窗位：L 30～40 HU，窗宽：W 70～100 HU。

（3）骨窗窗位：L 300～500 HU，窗宽：W 1 300～1 800 HU。

(4) 必要时病灶层面放大摄片。

(5) 必要时测量病灶大小及病灶层面增强前后的 CT 值。

(6) 根据临床需要,必要时可进行图像重建。

（五）注意事项

同眼部 CT 扫描。

三、鼻旁窦

（一）适应证

鼻窦癌及其他恶性肿瘤和转移瘤;良性肿瘤、鼻窦黏液囊肿;上颌骨鼻窦区的肿瘤与囊肿;外伤;化脓性鼻窦炎、鼻腔息肉;配合纤维内镜手术,显示上颌窦开口的部位和形态;先天异常。

（二）禁忌证

同颅脑 CT 扫描。

（三）检查前准备

同眼部 CT 扫描。

（四）检查方法及扫描参数

1. 平扫

（1）扫描体位：仰卧或俯卧位。

（2）扫描方式：横断面或冠状面连续扫描。鼻与鼻窦 CT 常规检查用非螺旋扫描方式即可,但要使用仿真内窥镜观察鼻腔及各鼻旁窦内情况时须采用螺旋扫描。患者体位与扫描范围同横断位扫描,单螺旋 CT 扫描层厚 1 mm,间隔 1 mm,螺距 1;多排探测器 CT 的准直 0.5 ~ 0.75 mm,层厚 1 mm,间隔 0.7 ~ 1 mm。

（3）定位扫描：确定扫描范围、层厚、层距。

（4）扫描定位基准线：横断扫描——听眶线(仰卧位);冠状扫描——冠状线(俯卧位)。

（5）扫描范围：横断面自上牙槽突至额窦底连续扫描;冠状面自额窦前缘至蝶窦后缘。

（6）扫描机架倾斜角度：与扫描床成 0°或根据需要适当倾斜角度。

（7）扫描野：头部范围。

（8）扫描层厚：3 ~ 5 mm。

（9）扫描间隔：3 ~ 5 mm。临床疑脑脊液鼻漏的患者可用层厚 1 ~ 2 mm,间隔 1 ~ 2 mm 的薄层扫描寻找漏口。

（10）重建算法：标准或高分辨率算法。

（11）扫描参数：根据 CT 机型设定。

2. 增强扫描

（1）对比剂用量：成人 60 ~ 100 ml 离子或非离子型含碘对比剂,儿童按体质量 2 ml/kg 计算。

（2）注射方式：压力注射器静脉内团注或快速手推团注,注射速率一般为 1.0 ~ 2.0 ml/s。

（3）扫描开始时间：对比剂注入后立即开始扫描。

（4）其他扫描程序、参数与平扫相同。

图 46-27 所示为增强扫描时鼻旁窦 CT 横断位像和冠状位像。

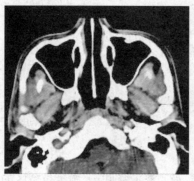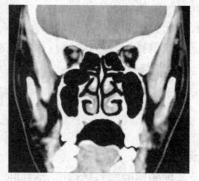

　　　　(a) 横断位像　　　　　　　　　　　　(b) 冠状位像

图 46-27　增强扫描时鼻旁窦 CT 横断位像、冠状位像

3. 摄片要求

（1）依次顺序摄取定位片、平扫及增强图像。

（2）鼻窦图像可放大摄影，窗技术用软组织窗。窗位：L 30 ~ 50 HU，窗宽：W 250 ~ 450 HU。

（3）外伤或肿瘤侵犯骨组织时，需加照骨窗像。骨窗窗位：L 300 ~ 600 HU，骨窗窗宽：W 1 500 ~ 2 000 HU。

（4）必要时病灶层面放大摄片。

（5）必要时测量病灶大小及病灶层面增强前后的 CT 值。

（五）注意事项

同眼部 CT 扫描。

四、鼻咽

（一）适应证

鼻咽部肿瘤，如鼻咽癌、纤维血管瘤和脊索瘤等；鼻咽部肉芽肿性病变。

（二）禁忌证

同颅脑 CT 扫描。

（三）检查前准备

同眼部 CT 扫描。

（四）检查方法及扫描参数

1. 平扫

（1）扫描体位：仰卧或俯卧位。

（2）扫描方式：横断面或冠状面连续扫描。

（3）定位扫描：确定扫描范围、层厚、层距。

（4）扫描定位基准线：横断扫描——听眶线（仰卧位）；冠状扫描——冠状线（俯卧位）。

（5）扫描范围：横断面自上牙槽突至额窦底连续扫描；冠状面自上额窦前缘向后连续扫描至鼻咽腔后缘。

（6）扫描机架倾斜角度：与扫描床成 0°或根据需要适当倾斜角度。

（7）扫描野：头部范围。

（8）扫描层厚：3~5 mm。

（9）扫描间隔：3~5 mm。

（10）重建算法：标准或高分辨率算法。

（11）扫描参数：根据 CT 机型设定。

图 46-28 所示为平扫时鼻咽 CT 横断位像和冠状位像。

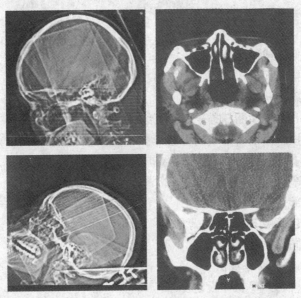

图 46-28　平扫时鼻咽 CT 横断位像、冠状位像

2. 增强扫描

（1）对比剂用量：成人 60~100 ml 离子或非离子型含碘对比剂,儿童按体质量 2 ml/kg 计算。

（2）注射方式：压力注射器静脉内团注或快速手推团注,注射速率一般为 1.0~2.0 ml/s。

（3）扫描开始时间：对比剂注入后延迟 13~18 s 开始扫描。

（4）其他扫描程序、参数与平扫相同。

3. 摄片要求

（1）依次顺序摄取定位片、平扫及增强图像。

（2）窗位：L 30~50 HU,窗宽：W 250~450 HU。

（3）骨窗窗位：L 300~600 HU,骨窗窗宽：W 1 500~2 000 HU。

（4）必要时病灶层面放大摄片。

（5）必要时测量病灶大小及病灶层面增强前后的 CT 值。

（五）注意事项

同眼部 CT 扫描。

五、颞区（内耳）

（一）适应证

颞骨部的先天性畸形,包括外耳、内耳、中耳畸形及血管畸形;颞骨部的炎症性疾病;颞骨的外伤;颞骨肿瘤,包括外耳道癌、中耳癌、中耳鼓室内血管瘤、化学感受器瘤、面神经鞘瘤、听神经瘤等;耳硬化症;耳源性脑脓肿;岩骨尖综合征,外伤;外耳道炎症、中耳炎、乳突炎、内耳迷路炎等。

（二）禁忌证

同颅脑 CT 扫描。

（三）检查前准备

同眼部 CT 扫描。

（四）检查方法及扫描参数

1. 平扫

（1）扫描体位：仰卧或俯卧位。

（2）扫描方式：横断面或冠状面连续扫描。

（3）定位扫描：确定扫描范围、层厚、层距。

（4）扫描定位基准线：横断扫描——听眶线（仰卧位）；冠状扫描——冠状线（俯卧位）。

（5）扫描范围：横断面以听眶线向上连续扫描至鼓窦盖；冠状面以冠状线垂直听眶线自外耳孔前缘向后连续扫描，必要时可根据需要扩大扫描范围。

（6）扫描机架倾斜角度：与扫描床成 12°～15°（冠状扫描）。

（7）扫描野：头部范围。

（8）扫描层厚：超薄层 1～2 mm；薄层 3～5 mm。

（9）扫描间隔：同扫描层厚。

（10）重建算法：高分辨率算法。

（11）扫描参数：根据 CT 机型设定。

2. 增强扫描

（1）对比剂用量：成人 60～100 ml 离子或非离子型含碘对比剂，儿童按体质量 2 ml/kg 计算。

（2）注射方式：用压力注射器静脉内团注或快速手推团注，注射速率一般为 1.0～2.0 ml/s。

（3）扫描开始时间：对比剂注入后立即开始扫描。

（4）其他扫描程序、参数与平扫相同。

图 46-29 所示为增强扫描时颞骨脑窗像和骨窗像。

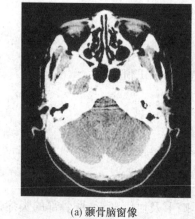 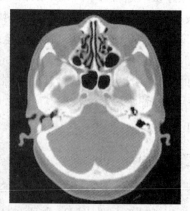

(a) 颞骨脑窗像　　　　　　　　　　(b) 颞骨骨窗像

图 46-29　增强扫描时颞骨脑窗、骨窗像

3. 摄片要求

(1) 依次顺序摄取定位片、平扫及增强图像。

(2) 窗位:L 40~60 HU,窗宽:W 300~500 HU。

(3) 骨窗窗位:L 300~600 HU,骨窗窗宽:W 1 500~3 000 HU。

(4) 必要时病灶层面放大摄片。

(5) 必要时测量病灶大小及病灶层面增强前后的 CT 值。

(五) 注意事项

(1) 注意对扫描检查以外部位的屏蔽防护;增强扫描后,患者应留观 15 min 左右,以观察有无迟发过敏反应;由扫描技师认真填写检查申请单的相关项目,并签名。

(2) 由于耳部结构细小且排列复杂,不同的扫描基线显示的颅底及中内耳结构各有差异,因此,扫描角度应根据临床要求选择。颞骨横断位扫描常用 0°和 30°断面。0°轴位扫描时,头稍仰,使听眶线与台面垂直,扫描基线为听眶线。该断面图像能较好显示锤骨和砧骨关系、鼓窦入口、舌下神经管、耳蜗、咽鼓管、颈动脉管、颈静脉孔等颅底结构。30°轴位扫描时头稍前曲,使听眉线与台面垂直,扫描基线为听眉线(与听眶线夹角呈 30°)。该断面图像能较好显示锤骨和砧关节、面神经水平段和膝部、鼓窦、鼓膜张肌半管、外半规管、卵圆窗、圆窗和前庭导水管等。

(3) 冠状扫描常用 70°与 105°断面。70°冠状位扫描平面平行于下坡长轴方向,X 线与听眶线长角成 70°,可较好显示上鼓室,鼓室盖、耳蜗、颈动脉管、颈静脉孔、面神经水平段等结构。105°冠状扫描平面平行于上颌窦后缘或垂直于蝶骨平板。扫描平面与听眶线夹角成 105°,可较好显示面神经鼓室段、垂直段、卵圆窗与镫骨的关系、锥隆起、鼓室窦、鼓室盾板及耳蜗神经等结构。

(4) 耳部 CT 扫描患者体位的选择视临床要求而定。一般病例可选择横断位和冠状位常规薄层扫描,显示被检结构较佳的体位采用超薄层扫描;如中耳和内耳病变常用冠状位超薄层扫描;内听道和颈静脉孔区肿瘤可以轴位超薄层扫描为基础,复杂病例常需两个方位的超薄层检查。扫描角度 0°和 70°、30°和 105°大体上互相垂直,可配合使用。重点观察内听道及颈静脉区肿瘤时,0°轴位和 70°冠状位为常规扫描首选。若是外耳道闭锁或需了解中内耳结构,则首选 30°轴位和 105°冠状 HRCT 扫描。

六、面部

(一) 适应证

肿瘤及放疗后复查,如鼻咽癌和腮腺肿瘤等;炎症,如化脓性腮腺炎;外伤,如颌面部骨折;整形,如颜面部的美容整形等。

(二) 相关准备

扫描前嘱患者取下头、耳及颈部的饰物;要求患者在扫描中保持不动,禁止吞咽动作;增强扫描患者需作碘过敏试验。

(三) 扫描技术

1. 平扫

(1) 扫描体位:患者仰卧,头部正中矢状面与台面中线垂直,下颌稍内收。

(2) 定位像:头部侧位扫描。

（3）扫描基线：腮腺以听眦线为扫描基线；鼻咽部扫描平面与硬腭平行。

（4）扫描范围：腮腺从外耳孔扫描至下颌角支部，鼻咽部从鞍底扫描至硬腭上缘。

（5）扫描参数：腮腺扫描层厚 2～3 mm，间隔 2～3 mm；鼻咽部扫描层厚可选用 5 mm，间隔 5 mm。

2. 增强扫描

面部血管病变、肿瘤，以及了解病灶有无转移时需做增强扫描。患者碘过敏试验呈阴性，且适宜做增强扫描时，可静脉注射对比剂 50～60 ml，流速 2.5～3 ml/s，延时扫描时间为 20～25 s。扫描范围、层厚及间隔同面部平扫。扫描方式可用连续扫描或螺距为 1 的螺旋扫描。

3. 螺旋扫描

面部三维图像需螺旋扫描数据。3D 成像技术立体显示颜面部的病变、骨折及畸形，为临床手术提供有价值的信息。

（1）扫描体位：同面部平扫。

（2）定位像：头部侧位扫描。

（3）扫描范围：眉弓至整个下颌。

（4）扫描参数：单层螺旋用扫描层厚 3 mm，重建间隔 1.5～3 mm 的薄层扫描。多层螺旋用扫描层厚 0.75～1 mm，重建层厚 1 mm，重建间隔 0.7～1 mm。

（四）后处理技术

面部图像的显示和摄影常用软组织窗，窗宽 350～400 HU，窗位 35～40 HU。鼻咽部图像加用骨窗观察颅底有无骨质破坏。3D 重建在工作站进行，并旋转 3D 图像进行多角度观察。

图 46-30 所示为面部骨 3D 影像。

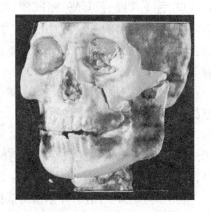

图 46-30　面骨 CT 3D 影像

七、鼻腔及鼻旁窦 CT 仿真内窥镜检查

（一）适应证

鼻腔及鼻旁窦占位性病变；鼻道狭窄和阻塞性病变；副鼻窦炎、鼻旁窦囊肿；鼻中隔弯曲；鼻甲肥大、息肉；外伤等。

（二）器械准备

螺旋 CT 扫描机和具有三维导航软件（Navigator Smooth）的工作站。

（三）药物准备

滴鼻剂用于扫描前消除可逆的鼻腔充血和黏膜分泌。

（四）患者准备和注意事项

同面部 CT 扫描。

（五）检查方法和技术

1. 鼻腔及鼻旁窦容积扫描

（1）扫描体位：仰卧位，扫描平面平行于腭板。

（2）扫描范围：从额窦至上颌齿。

（3）层厚及间距：均为 1 mm。

（4）螺距：1。

（5）对比剂：新生儿总量 8 ml,注射速率 0.2 ml/s,延迟 40 s 开始扫描;婴儿总量 12 ml,注射速率 0.5 ml/s,延迟 24 s 开始扫描,成人总量 60~100 ml。

（6）扫描条件：成人 120 kV,小儿 90 kV,200~280 mAs。

2. 工作站后处理

工作站后处理用 Navigator 软件。阈值选择 -700 ~ -200 HU。

八、耳部 CT 仿真内窥镜检查

（一）适应证

外耳、中耳、内耳各种先天性畸形;耳道肿瘤性病变;中耳、内耳炎性病变;外伤性病变等。

（二）器械准备

螺旋 CT 机及三维后处理工作站。

（三）患者准备和注意事项

去除头面部易造成扫描伪影的饰品或其他物品。

（四）检查方法和技术

1. 先作颞骨部螺旋 CT 容积扫描

（1）扫描体位：仰卧位,平行于听眦线作轴面扫描。

（2）扫描范围：外耳道下缘至岩骨上缘。

（3）层厚：1.0 mm。

（4）螺距：1。

（5）扫描条件：120 kV,260~360 mAs。

2. 工作站后处理

利用三维后处理软件处理,阈值选择 -600 ~ -200 HU 和 50~300 HU 赋以伪彩色多方位观察听骨链,有病变时也可采用"边缘效应"方式同时观察中耳异常软组织及听骨链情况。

九、腮腺

（一）适应证

良性腮腺肿瘤;恶性肿瘤;腮腺炎症及腮腺脓肿等。

（二）禁忌证

同颅脑 CT 扫描。

（三）检查前准备

同眼部 CT 扫描。

（四）检查方法及扫描参数

1. 平扫

（1）扫描体位：仰卧或俯卧位。

（2）扫描方式：横断面或冠状面连续扫描。

（3）定位扫描：确定扫描范围、层厚、层距。

（4）扫描定位基准线：横断扫描——听眶线（仰卧位）;冠状扫描——冠状线（俯卧位）。

（5）扫描范围：自蝶鞍至下颌角,必要时可根据需要扩大扫描范围。

（6）扫描层面角度：与扫描床成 0°。

（7）扫描野：头部范围。

（8）扫描层厚：3~5 mm。

（9）扫描间隔：3~5 mm。

（10）重建算法：软组织算法。

（11）扫描参数：根据 CT 机型设定。

2. 增强扫描

（1）对比剂用量：成人 60~100 ml 离子或非离子型含碘对比剂，儿童按体质量 2 ml/kg 计算。

（2）注射方式：压力注射器静脉内团注或快速手推团注，注射速率一般为 1.0~2.0 ml/s。

（3）扫描开始时间：对比剂注入后延迟 13~18 s 开始扫描。

（4）其他扫描程序、参数与平扫相同。

图 46-31 所示为腮腺 CT 平扫和增强扫描时的影像。

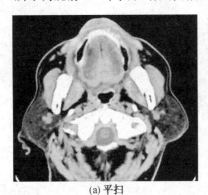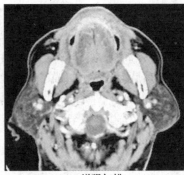

(a) 平扫　　　　　　　　　　　　　　(b) 增强扫描

图 46-31　腮腺 CT 平扫、增强扫描影像

3. 摄片要求

（1）依次顺序摄取定位片、平扫及增强图像。

（2）窗位：L 30~50 HU，窗宽：W 250~450 HU。

（3）骨窗窗位：L 300~600 HU，窗宽：W 1 500~2 000 HU。

（4）必要时病灶层面放大摄片。

（5）必要时测量病灶大小及病灶层面增强前后的 CT 值。

（五）注意事项

同颞区增强扫描。

十、喉部

（一）适应证

喉部肿瘤性病变、喉部囊肿及脓肿、喉部炎症、声带息肉、喉膨出、喉部外伤性病变及异物。

（二）禁忌证

含碘对比剂过敏、骤发喉阻塞需及时做气管切开者。

（三）操作方法及程序

1. 检查前准备

（1）认真核对 CT 检查申请单，了解病情，明确检查目的和要求，对检查目的、要求不清的申请单,应与临床医师核准确认。

（2）做好解释工作,消除患者的紧张心理,取得患者合作。

（3）去除头、颈及耳部的金属饰物等,避免伪影干扰。

（4）对增强扫描者,按含碘对比剂使用要求准备。

（5）检查前4 h禁食。

（6）对婴幼儿、外伤、意识不清及躁动不安的患者,根据情况给予适当的镇静剂。

（7）向患者说明在扫描期间须保持头部不动,平静呼吸,禁止吞咽动作。

（8）训练患者发持续的"咿"声或行瓦氏呼吸,可观察两侧声带活动度、喉室、梨状窝状况。

2. 检查方法及扫描参数

（1）平扫

① 扫描体位：仰卧位。下颌稍扬起,两外耳孔与台面等距。

② 扫描方式：横断面连续扫描。

③ 定位扫描：确定扫描范围、层厚、层距。

④ 扫描定位基准线：听鼻线垂直台面。

⑤ 扫描范围：自舌骨平面向下扫描至环状软骨下缘,必要时可根据需要扩大扫描范围,如发现肿瘤可扫描至颈根部,以了解淋巴结受累情况。

⑥ 扫描基线：扫描层面分别与咽部或喉室平行。

⑦ 扫描机架倾斜角度：与扫描床成0°。

⑧ 扫描野：颈部范围。

⑨ 扫描层厚：3～5 mm。

⑩ 扫描间隔：3～5 mm。

⑪ 重建算法：软组织算法。

⑫ 扫描参数：根据CT机型设定。

（2）增强扫描

① 对比剂用量：成人60～100 ml离子或非离子型含碘对比剂;儿童按体质量2 ml/kg计算。

② 注射方式：压力注射器静脉内团注,静脉注射速率2.5～3 ml/s;或快速手推团注,注射速率一般为1.0～2.0 ml/s。

③ 扫描开始时间：对比剂注入后立即开始扫描。

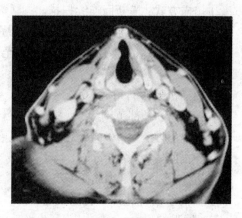

图46-32 增强扫描时喉部CT影像

④ 其他扫描程序、参数与平扫相同。

图46-32所示为增强扫描时喉部CT影像。

3. 摄片要求

（1）依次顺序摄取定位片、平扫及增强图像。

（2）窗位：L 30～50 HU,窗宽：W 200～400 HU。

（3）骨窗窗位：L 300～600 HU,骨窗窗宽：W 1 500～2 000 HU。

（4）必要时病灶层面放大摄片。

（5）必要时测量病灶大小及病灶层面增强前后的CT值。

（6）根据临床需要，可进行图像重建。

（三）注意事项

同颞区增强扫描。

十一、颈部（甲状腺）

（一）适应证

甲状腺病变，如囊肿、腺瘤、甲状腺及甲状旁腺肿瘤等。颈动脉间隙内病变的恶性肿瘤、颈动脉瘤、副神经节瘤、神经鞘瘤和神经纤维瘤。颈动脉粥样硬化和颈静脉血栓形成，静脉炎、蜂窝组织炎和脓肿等。咽旁、咽后、椎前间隙的良恶性肿瘤等。颈椎病变，外伤等。

（二）禁忌证

同喉部 CT 扫描。

（三）操作方法及程序

1. 检查前准备

（1）认真核对 CT 检查申请单，了解病情，明确检查目的和要求，对检查目的、要求不清的申请单，应与临床医师核准确认。

（2）扫描前去除患者颈、胸部饰物及其他金属物品。嘱患者扫描时不做吞咽动作，可平静呼吸或憋住气。

（3）对增强扫描者，按含碘对比剂使用要求准备。检查前 4 h 禁食。

2. 检查方法和扫描参数

（1）平扫。

① 扫描体位：仰卧位。身体置于床面中间，头稍后仰，使下颌支与床台面垂直。

② 扫描方式：横断面连续扫描。

③ 定位扫描：确定扫描范围、层厚、层距。

④ 扫描范围：上界为舌骨下缘，下界至主动脉弓上缘；甲状腺扫描范围从第 5 颈椎下缘至第 1 胸椎。

⑤ 扫描机架倾斜角度：0°。

⑥ 扫描野：颈部范围。

⑦ 扫描层厚：5～10 mm，对微小病变可薄层扫描。

⑧ 扫描间隔：5～10 mm。

⑨ 重建算法：软组织或标准算法。

⑩ 扫描参数：根据 CT 机型设定。

（2）增强扫描。

颈部一般都要做增强扫描。

① 对比剂用量：80～100 ml 离子或非离子型含碘对比剂。

② 注射方式：静脉团注，静脉注射的流速为 2.5～3 ml/s。

③ 扫描开始时间：注射 50 ml 对比剂后快速连续扫描。

④ 其他检查程序和扫描参数同平扫。

图 46-33 所示为颈部 CT 平扫时和增强扫描时的影像。

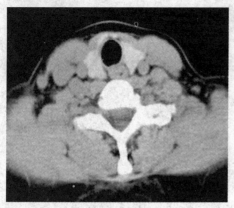
(a) 平扫

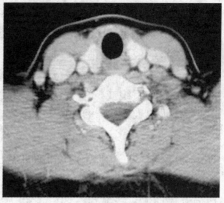
(b) 增强扫描

图 46-33 颈部 CT 平扫、增强扫描影像

3. 摄片要求

① 依次顺序拍摄定位片、平扫及增强图像。

② 一般采用软组织窗,窗位 L 30~60 HU;窗宽 W 200~400 HU。外伤患者加摄骨组织窗,窗位 L 300~600 HU;窗宽 W 1 500~3 000 HU。

③ 必要时测量病灶大小、CT 值,以及测量病灶层面增强前后 CT 值的变化。

（四）注意事项

同颞区增强扫描。

十二、颈椎

（一）适应证

脊柱外伤;各种原因引起的椎管狭窄;椎间盘退行性病变和椎间盘突出;原发性、继发性脊椎骨肿瘤和椎旁肿瘤;椎管内占位病变;CT 导向下介入放射学检查;脊柱感染性疾病、脊柱结核、化脓性脊柱炎;先天性畸形和发育异常;脊柱退行性病变。

（二）禁忌证

同喉部 CT 扫描。

（三）操作方法及程序

1. 检查前准备

（1）认真核对 CT 检查申请单,了解病情,明确检查目的和要求,对检查目的、要求不清的申请单,应与临床医师核准确认。

（2）嘱患者在检查期间避免吞咽动作,并保持体位不动。

（3）对增强扫描者按含碘对比剂使用要求准备。

（4）扫描前去除颈、胸部饰物及其他金属物品等。

2. 检查方法和扫描参数

（1）平扫

① 扫描体位:仰卧位,身体置于床面中间,头部略垫高,两臂下垂并用颈托固定颈部。

② 扫描方式:横断面连续扫描。

③ 定位扫描:侧位定位扫描,确定扫描范围、层厚、层距。

④ 扫描范围:根据临床要求扫描椎间盘或椎体。

⑤ 扫描机架倾斜角度：根据定位片显示,适当倾斜扫描机架角度。

⑥ 扫描野：椎体范围。

⑦ 扫描层厚:2~3 mm(椎间盘),3~5 mm(椎体)。

⑧ 扫描层距:2~3 mm(椎间盘),3~5 mm(椎体)。

⑨ 重建算法:软组织或标准算法。

⑩ 扫描参数:根据 CT 机型而定。

（2）增强扫描

① 对比剂用量：80~100 ml 离子或非离子型含碘对比剂。

② 注射方式：高压注射器静脉内团注,注射速率为2~3 ml/s。

③ 扫描开始时间：注射 60~80 ml 后开始连续扫描(8~10 s 扫描周期)。

④ 必要时在注射含碘对比剂 5~30 min 后做延迟扫描。

⑤ 其他扫描程序和扫描参数与平扫相同。

3. 摄片要求

（1）依次顺序拍摄定位片、平扫以及增强图像。

（2）图像显示采用软组织窗:窗位 L 30~50 HU,窗宽 W 200~400 HU;骨窗窗位: L 300~600 HU,骨窗窗宽 W 1 200~2 000 HU。

（3）测量病灶层面 CT 值及大小,必要时测量病灶层面增强前后的 CT 值变化。

（4）必要时病灶层面放大摄片。

（四）注意事项

同颞区增强扫描。

十三、颈部 CTA

（1）扫描体位：患者仰卧,头后仰,使下颌支与检查床面垂直。

（2）扫描范围：在颈部侧位定位像上设定从胸腔入口至颅底的扫描区域。

（3）扫描方式：单层或多层螺旋。

（4）扫描参数：单层螺旋的扫描层厚 2~3 mm,重建间隔 1~1.5 mm;多层螺旋的扫描层厚 0.75~1 mm,重建层厚 1 mm,重建间隔 0.7~1 mm。

（5）对比剂应用：静脉注射对比剂 100~120 ml,流率 3 ml/s,延时扫描时间 15~18 s。

十四、喉及下咽部 CT 仿真内窥镜检查

（一）适应证

喉部肿瘤性病变;喉部囊肿及脓肿等;声带麻痹;喉部非肿瘤性病变,如息肉、喉膨出等;声音嘶哑;喉部外伤性病变或异物等。

（二）器械准备

螺旋 CT 机及三维后处理工作站。

（三）患者准备和注意事项

仰卧位,平静呼吸,扫描时不能咳嗽或做吞咽动作。

（四）检查方法和技术

1. 先做螺旋 CT 容积扫描。

（1）扫描体位：仰卧位,颈后伸。

（2）扫描角度：平行于喉室作轴位扫描。

（3）扫描范围：从舌根部至食管上端水平。

（4）层厚：扫描层厚 3.0 mm,重建间距 1 mm。

（5）螺距：1。

（6）扫描条件：120 kV,200～250 mAs。

2. 工作站后处理

工作站后处理利用三维后处理,阈值选择 −700～−200 HU。

第三节　头颈 MR 检查技术

一、眼部

（一）适应证

眶部肿瘤;眼肌疾病;眼血管性疾病;眼外伤;非金属性眼内或眶内异物;眶内炎症,包括炎性假瘤与眶内感染。

（二）扫描技术

1. 平扫

（1）线圈：颅脑用正交线圈或颅脑相控阵线圈,扫描野为 16～20 cm;眼球病变应选择 7.6 cm(3 英寸)环形表面线圈,扫描野为 12～16 cm。

（2）横断位：选用旁矢状位视神经清楚的层面作为定位图像,使定位线与视神经平行,再在冠状位图像上调正左右中心。脉冲序列为 T_2WI-FSE 序列、T_1WI-SE 或 FSE 序列。层厚 4 mm;层间距 0～0.5 mm;采集矩阵 256×256 或 312×256;扫描野为 180 mm×180 mm 或 160 mm×160 mm;信号平均次数为 4 次;回波链为 8～32;相位编码方向为左右向。

（3）冠状位：脉冲序列为 T_2WI-FSE 序列。层厚为 4～6 mm;层间距 0.5～1 mm;采集矩阵为 256×256;扫描野为 200 mm×200 mm 或 200 mm×165 mm;信号平均次数为 2～4 次;相位编码方向为左右向。

（4）矢状斜位：取横断视神经清楚的平面,扫描线与视神经平行。脉冲序列为 T_2WI-FSE 序列。层厚为 4 mm;层间距 0.5～1 mm;采集矩阵 256×256;扫描野为 200 mm×200 mm;信号平均次数为 4 次;相位编码方向为左右向,加"无卷褶伪影"技术。

（5）脉冲序列扫描参数：见表 46-1。

表 46-1　眼部脉冲序列扫描参数

脉冲序列	加权像	TR/ms	TE/ms	TI/ms
FSE	T_2WI	3 000～4 000	90～120	
SE	T_2WI	440～550	10～15	
FLAIR	T_1WI	2 000～2 500	12～20	750
脂肪抑制 STIR 序列		>1 500	<40	400～600

2. 增强后成像平面

增强后成像平面同增强前 T_1WI 平面。

图 46-34 所示为眼部磁共振影像。

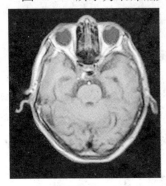 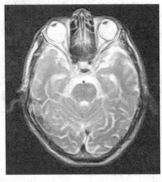 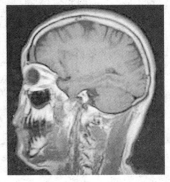

(a) 横断位SE T_1WI　　　　　(b) 横断位SE T_2WI　　　　　(c) 矢状位SE T_1WI

图 46-34　眼部 MR 横断位 SE T_1WI、SE T_2WI、矢状位 SE T_1WI

（三）注意事项

（1）由于眶内脂肪丰富,眼眶内病变容易被脂肪掩盖,故 T_2WI 要加脂肪抑制技术,用以抑制高信号的脂肪。

（2）检查眼肌病变,有时候需要高信号脂肪的衬托,所以不加脂肪抑制技术,有利于对病变的显示。

（3）眼肌病变和眼眶内占位性病变均需做 Gd-DTPA 增强扫描。增强扫描 T_1WI 的所有脉冲序列均加脂肪抑制技术,以去除高信号脂肪对肿瘤增强信号的干扰。

二、耳及颞骨部

（一）适应证

听神经瘤;静脉球瘤;耳、颞骨部同时累及颅底和颅内的病变;乳突胆脂瘤;耳部、颞部的其他肿瘤;颞骨骨折及中耳炎。

（二）扫描技术

1. 平扫

（1）线圈:颅脑正交线圈或颅脑相控阵线圈。

（2）横断位:选择冠状位显示听视神经束清楚的层面作定位图像,使定位线与双侧听神经束平行。脉冲序列为 T_2WI-FSE 序列。层厚 2～4 mm;层间距 0～0.5 mm;采集矩阵 512×256 或 512×128;扫描野为 200 mm×150 mm;信号平均次数为 4～8 次;回波链为 16～32;相位编码方向为左右向。

（3）冠状位:脉冲序列为 T_2WI-FSE 序列;3D FIESTA(梯度回波稳定进动脉冲序列);2D T_2-FSE。3D 层厚 0.6 mm,每个层块有 40 层;层间距为 0～0.5 mm;采集矩阵为 256×224;扫描野为 140 mm×140 mm;信号平均次数为 4～6 次;倾斜角为 70°;相位编码方向为左右向。

2D 层厚 2 mm～4 mm,每个层块有 40 层;层间距 0～0.5 mm;采集矩阵为 512×224;扫描野为 140 mm×140 mm;信号平均次数为 4 次;倾斜角为 70°。相位编码方向为左右向。

（5）脉冲序列扫描参数:见表 46-2。

表 46-2　耳颞骨部脉冲序列扫描参数

脉冲序列	加权像	TR/ms	TE/ms	FL
2D FSE	T_2WI	3 000 ~ 4 000	120	
3D FIESTA		5.7	1.6	70°

2. 增强后成像平面

增强后成像平面同增强前 T_1WI 平面，常规作 3 个平面 T_1WI。

图 46-35 所示为耳颞骨部磁共振影像。

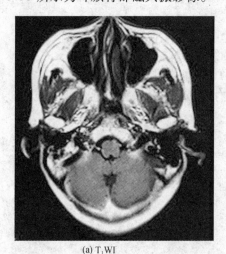 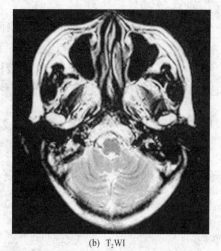

(a) T_1WI　　　　　　　　　　　(b) T_2WI

图 46-35　耳颞骨部 MR SE T_1WI、T_2WI

（三）注意事项

（1）做 2D FSE T_2WI 的目的是显示听神经束，能在听神经束内显示面神经及听神经。扫描层厚以 2 ~ 3 mm 为最好，为了提高空间分辨率应用 512 × 512 矩阵。

（2）3D 梯度回波稳定进动脉冲序列能清楚显示耳蜗、内耳半规管等。

（3）3D 要做最大密度投影重组，并放大做左右侧标记。

（4）为了提高信噪比，应增加信号平均次数。

三、颞颌关节

（一）适应证

颞颌关节紊乱综合征等。

（二）扫描技术

（1）扫描范围：双侧颞颌关节

（2）线圈：7.6 cm（3 英寸）环形颞颌关节（TMJ）表面线圈一对，双侧对比成像。

（3）冠状位：选用横断位显示颞颌关节清楚的层面定位，定位线与颞颌关节头平行。脉冲序列为 T_1WI-FSE 或 SE 序列。层厚为 2 ~ 3 mm；层间距为 0 ~ 0.2 mm；采集矩阵为 256 × 256 或 512 × 256；扫描野为 200 mm × 200 mm；信号平均次数为 4 次；相位编码方向为左右向。

（4）矢状斜位：选用横断位显示颞颌关节及翼外肌清楚的层面作定位，定位线与翼外肌和颞颌关节小头平行。脉冲序列为 T_1WI-FSE 或 SE 序列。层厚为 2 ~ 3 mm；层间距为 0 ~ 0.2 mm；

采集矩阵为 256 × 256;扫描野为 180 mm × 180 mm;信号平均次数为 2 ~ 4 次。

（5）脉冲序列扫描参数:见表46-3。

表 46-3　颞颌关节脉冲序列扫描参数

脉冲序列	加权像	TR/ms	TE/ms
FSE	T_1WI	350 ~ 500	10 ~ 15
SE	T_1WI	350 ~ 500	10 ~ 15

（6）单层多时相成像:使用矢状斜位单层多时相扫描,能快速连续显示(TMJ 电影)。

（三）注意事项

（1）双侧颞颌关节同时扫描,并要求做双侧的张口位和闭口位扫描;

（2）摄片时要有参考图像,并标记左右侧颞颌关节;

（3）脉冲序列仅做 SE 序列 T_2WI,SE 序列 T_1WI 能清楚显示关节盘;

（4）选择开口位扫描参数时,为尽量减少扫描时间,有效的方法是减少 TR。

四、鼻及鼻旁窦

（一）适应证

鼻咽部肿瘤;鼻咽部肉芽肿性病变;鼻窦肿瘤、囊肿、炎症、息肉、黏膜增厚、窦内积液、积脓。

（二）扫描技术

1. 平扫

（1）推荐序列: SE 序列或快速序列。

（2）成像平面: T_1/轴位(Ax), T_2/Ax, T_1/冠状位(Cor)。

（3）成像野: 18 ~ 25 cm。

（4）成像层厚: 3 ~ 5 mm。

（5）成像间距: 10% ~ 20% 成像层厚。

（6）矩阵: 128 × 256 或 256 × 512。

2. 增强后成像平面

增强后成像平面同增强前 T_1WI 平面,常规作 3 个平面 T_1WI。

五、鼻咽部

（一）平扫

（1）线圈:颅脑线圈。

（2）横断位:扫描范围上自垂体,下至第 3 颈椎。脉冲序列为 T_2WI – FSE 或 SE 序列; T_1WI–SE 或 FSE 序列。层厚为 6 ~ 8 mm;层间距为 0.5 ~ 1 mm(T_1 和 T_2 要保持一致);采集矩阵为 256 × 224 或 312 × 256;扫描野为 220 mm × 220 mm 或 220 mm × 165 mm;信号平均次数为 4 次;回波链为 8 ~ 16;相位编码方向为左右向。

（3）冠状位:选用正中矢状位为定位图像,使定位线覆盖整个鼻咽部,并与喉、气管平行。扫描方位及脉冲序列为 T_1WI-FSE 序列。层厚为 4 ~ 6 mm;层间距为 0.5 mm;采集矩阵为 256 × 256 或 312 × 256;扫描野为 220 mm × 220 mm;信号平均次数为 4 次;相位编码方向为左右向。

（4）矢状位：脉冲序列为 T_1WI-SE 序列或 T_1 FLAIR。层厚为 4 mm；层间距为 0.5 ~ 1 mm；采集矩阵为 256×256 或 312×156；扫描野为 220 mm×220 mm；信号平均次数为 4 次；相位编码方向为前后向。

（5）脉冲序列扫描参数：见表 46-4。

表 46-4 鼻咽部脉冲序列扫描参数

脉冲序列	加权像	TR/ms	TE/ms	TI/ms
FSE	T_2WI	3 000 ~ 4 000	100 ~ 120	
SE	T_1WI	400 ~ 550	10 ~ 15	
FLAIR	T_1WI	2 000	20	780 ~ 800

（二）增强后成像平面

增强后成像平面同增强前 T_1WI 平面。

图 46-36 所示为鼻咽部磁共振影像。

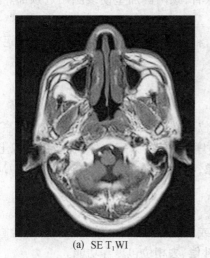 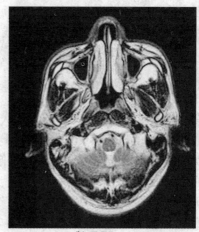

(a) SE T_1WI (b) T_2WI

图 46-36 鼻咽部 MR SE T_1WI、T_2WI

（三）注意事项

（1）鼻咽部病变必须做横断位 T_1WI、T_2WI，矢状位 T_1WI 及冠状位 T_2WI。冠状位 T_2WI 要加脂肪抑制技术。

（2）鼻咽部病变必须做增强扫描，而且要做 3 个方位的增强扫描，并加脂肪抑制技术。

六、面部

（一）适应证

各种面部肿瘤；各种面部的血管性病变；面部肉芽肿性病变；面部淋巴结肿大。

（二）扫描技术

1. 平扫

（1）推荐序列：SE 序列或适宜的快速序列。

（2）成像平面：T_1/Ax，T_2/Ax，T_1/Cor。

（3）成像野：20~25 cm。

（4）成像层厚：3~5 mm。

（5）成像间距：10%~20%成像层厚。

（6）矩阵：128×256 或 256×512。

2. 增强后成像平面

增强后成像平面同增强前 T_1WI 平面。

七、颈椎与颈髓

（一）线圈

颈椎线圈或表面线圈。

（二）体位

仰卧、头先进，身体与床面长轴一致，双臂置两侧或交叉于胸腹前。线圈置颈后，头不过仰，使颈部与线圈贴紧。

使用软质表面线圈时，线圈中心对准甲状软骨，颈两侧加垫使线圈贴近颈部。固定头、颈位置。嘱患者在检查中不咳嗽或吞咽。

矢状位光标正对鼻尖到胸骨柄切迹间连线，轴位光标对准甲状软骨水平，锁定位置后，进床至磁体内。

（三）扫描

1. 常规扫描方位

颈椎及脊髓检查时常规扫描方位均为矢状位、轴位，必要时加扫冠位，以便观察椎体、椎间孔、神经根及脊髓病变等。均可先选冠状位 SE 序列 T_1WI 为定位像，在该定位像上确定与脊髓平行的矢状层面；再以所获矢状位像为定位像，确定与椎间隙平行的轴位层面。应根据具体扫描野确定相位编码方向。

2. 成像序列

成像序列常规选用 SE、FSE、GRE 序列，IR 或快速 IR 序列也较常用。脊髓检查还可采用 MR 脊髓造影。可选用预饱和、外周门控、流动补偿、去相位包裹等功能。

图 46-37 所示为颈椎椎体影像，图 46-38 所示为颈椎椎间盘影像。

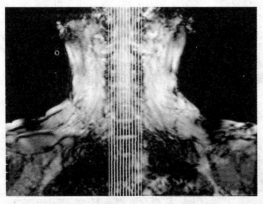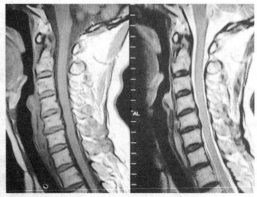

图 46-37　颈椎椎体影像

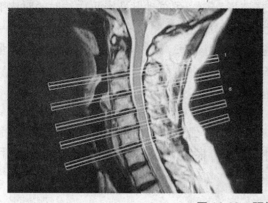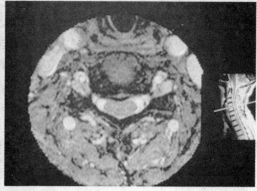

图 46-38　颈椎椎间盘影像

第四节　头颈 DSA 检查技术

一、适应证

颌面五官部位的血管性病变,如血管瘤、血管畸形等;颌面五官部位的肿瘤性病变,特别是高血运性肿瘤,如鼻咽部血管纤维瘤、副神经节瘤、神经鞘瘤等;严重的鼻衄;颌面五官部位外伤所致的严重出血;颌面五官深部手术前需了解病变部血供及周围血管解剖;某些血供丰富的颌面五官慢性炎症性病变,如肉芽肿性病变等也适应检查。

二、禁忌证

碘过敏;凝血机制功能不全;严重的心、肝、肾功能不全及其他严重的全身性疾病。其他不适宜做血管造影检查的患者。

三、并发症

对比剂所致的过敏反应;穿刺部位血肿或出血;可能发生的动脉内血栓形成或栓塞、感染等;可能发生的导管断裂等异常情况。

四、准备

器械:导管、导丝、导管鞘、穿刺针等及血管造影检查包。
药物:非离子型或离子型对比剂 50～100 ml

五、患者准备和注意事项

术前做碘过敏试验;术前空腹(急诊例外),以免术中发生呕吐和误吸;穿刺部位的常规皮肤准备。

六、检查方法和技术

一般均采用 Seldinger 技术,经皮股动脉穿刺,某些特殊情况下也可经皮腋动脉穿刺和直接经颈总动脉穿刺,插入造影导管,根据情况先做颈总动脉和颈内动脉造影,然后根据需要再做面动脉、咽升动脉、颌内动脉等及分支的超选择造影。成人颈总动脉造影每次注射的对比剂量约 10~12 ml,注射速率为 5~6 ml/s,颈内动脉造影每次注射量 7~8 ml,注射速率为 4~5 ml/s,颈外动脉造影每次注射量为 5~6 ml,注射速率为 1~3 ml/s,超选择造影每次注射量约 5 ml,注射速率为 1~2 ml/s。如做 DSA 造影,对比剂浓度可稀释至 30% 左右。

七、摄片要求

一般需同时摄取正位和侧位,必要时加摄汤氏位和 X 线管倾斜角度的体位。一般 12 张,共需 12 s,2 张/s 摄 3 s,1 张/s 摄 3 s,1 张/2 s 摄 6 s。可根据情况适当增减。做 DSA 造影时,一般取 2 张/s,曝光时间 15 s 左右。

八、检查后注意事项

拔管止血包扎后,穿刺部肢体保持 6 h 伸直不动,以免引起穿刺部出血和皮下血肿。24 h 内卧床,以后可起床活动。观察期内注意穿刺部有无出血或血肿;注意血压、脉搏等生命体征的变化。必要时可给予适量抗生素以预防感染。

第四十七章　胸　部

第一节　胸部 X 线检查技术

一、胸椎正位

体位设计:患者仰卧,人体正中矢状面垂直台面。头稍后仰,双上肢放于身体两侧。摄影上缘包括第 7 颈椎,下缘包括第 1 腰椎。摄影距离为 100 cm。中心线对准胸骨角与剑突连线中点,垂直射入(图 47-1)。

二、胸椎侧位

体位设计:患者侧卧于摄影台上,双侧上肢尽量上举抱头,双下肢屈曲,膝部上移。腰部垫棉垫,使胸椎序列平行于台面。摄影上缘包括第 7 颈椎,下缘包括第 1 腰椎。摄影距离为 100 cm。中心线对准第 7 胸椎垂直射入(图 47-2),腰部如不垫棉垫,中心线应向头部倾斜 5°~10°,使中心线与胸椎长轴垂直。

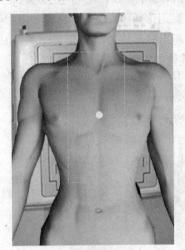

图 47-1　胸椎正位

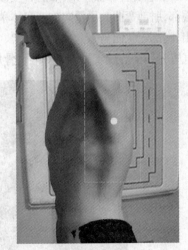

图 47-2　胸椎侧位

三、胸部后前位

体位设计:患者面向摄影架站立,前胸紧靠暗盒,两足分开,使身体站稳。人体正中矢状面对摄影中线,头稍后仰,将下颌搁于摄影区上方,摄影上缘超两肩 3 cm。两手背放于髋部,双肘弯曲,尽量向前。两肩内转,尽量放平,并紧贴摄影区。摄影距离为 180~200 cm(观察心脏时,摄影距离为 200 cm,亦称远达片)。深吸气后屏气曝光。中心线水平方向,通过第 6 胸椎垂直射入(图 47-3)。

四、胸部侧位

体位设计：患者侧立摄影架前，被检侧胸部紧靠摄影区，摄影上缘应超出肩部。胸部腋中线对准摄影中线，前胸壁及后胸壁与暗盒边缘等距。两足分开，身体站稳，双上肢上举，环抱头部，收腹，挺胸抬头。摄影距离为 180~200 cm（观察心脏时，摄影距离为 200 cm）。深吸气后屏气曝光。中心线水平方向，经腋中线第 6 胸椎平面垂直射入（图 47-4）。

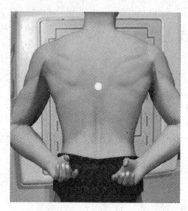

图 47-3　胸部后前位

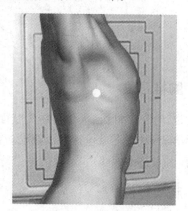

图 47-4　胸部侧位

五、胸部前凸位

体位设计：患者背靠摄影架，取前后位，人体正中矢状面对摄影中线。两足分开，使身体站稳。手背放于髋部，肘部弯曲并尽量向前。身体稍离开摄片架，上胸后仰，使上背部紧贴摄影架面板，腹部向前挺出，胸部冠状面与暗盒成 15°~20°。摄影上缘超出肩部约 7 cm。摄影距离为 180 cm。深吸气后屏气曝光。中心线水平方向对准胸骨角与剑突连线的中点垂直射入（图 47-5）。

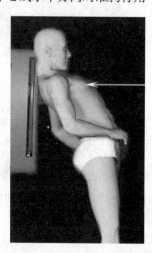
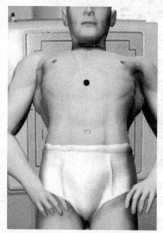

图 47-5　胸部前凸位

六、胸部右前斜位

体位设计：患者直立于摄影架前，胸壁右前方靠近摄影架面板，两足分开，使身体站稳。右肘弯曲内旋，右手背放于髋部，左手上举抱头。左胸壁离开暗盒，使人体冠状面与暗盒约成 45°~

55°。摄影上缘超出肩部 3 cm,左右缘包括左前及右后胸壁。摄影距离为 200 cm。服钡剂后,平静呼吸状态下屏气曝光。中心线水平方向,对准左侧腋后线经第 7 胸椎高度垂直射入(图 47-6)。

七、胸部左前斜位

体位设计:患者直立于摄影架前,胸壁左前方靠近摄影架面板。左肘弯曲内旋,左手背置于髋部,右手高举抱头。人体冠状面与暗盒约成 55°~65°,摄影上缘超肩部上方 3 cm。右前、左后胸壁与暗盒边缘等距。摄影距离为 200 cm。平静呼吸状态下屏气曝光。中心线水平方向,经右侧腋后线第 7 胸椎高度垂直射入(图 47-7)。

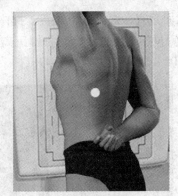

图 47-6　胸部右前斜位

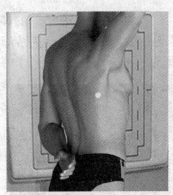

图 47-7　胸部左前斜位

八、胸骨后前斜位

体位设计:患者俯卧于摄影台上,人体长轴与摄影台长轴垂直,双上肢内旋置于身旁。两肩尽量内收,使胸骨紧贴台面,头转向右侧,颏部触台面。摄影上缘达胸锁关节上 1 cm,下缘包括剑突。中心线自背部脊柱右后射向左前方,经过胸骨达摄影中心。中心线倾斜角度视胸廓前后径而定,一般在 20°左右,采用此体位是为了使 X 线的倾斜方向与滤线栅的铅条排列方向一致(图 47-8)。摄影条件宜用低千伏、低毫安、长时间、近焦片距。曝光时嘱患者均匀呼吸。

九、胸骨侧位

体位设计:患者侧立于摄影架前,两足分开,使身体站稳。两臂在背后交叉,胸部向前挺出,两肩尽量后倾,胸骨成侧位。摄影上缘超胸骨颈切迹,下缘包括剑突。胸骨长轴对准摄影中线。摄影距离为 100 cm。中心线水平方向,经胸骨中点垂直射入(图 47-9)。

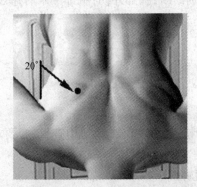

图 47-8　胸骨后前斜位

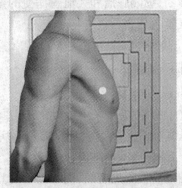

图 47-9　胸骨侧位

十、膈上肋骨前后位

体位设计：患者站立于摄影架前，前胸壁紧贴摄影架面板，两足分开，使身体站稳。身体正中矢状面垂直摄影架面板并对准摄影中线，下颌稍仰，摄影上缘超出两肩。双肘屈曲，手背放于臀部，肘部尽量向前。摄影距离为 100 cm。深吸气后屏气曝光。中心线水平方向，通过第 7 胸椎垂直射入（图 47-10）。

十一、膈下肋骨前后位

体位设计：患者仰卧于摄影台上，身体正中矢状面垂直台面。双上肢置于身体两侧，稍外展。摄影上缘包括第 5 胸椎，下缘包括第 3 腰椎，两侧包括腹侧壁外缘。摄影距离为 100 cm。呼气后屏气曝光。中心线通过脐孔上，向头侧倾斜 10°～15° 射入中心（图 47-11）。

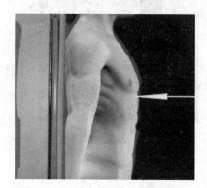 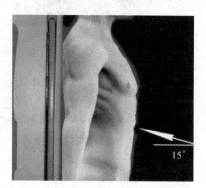

图 47-10　膈上肋骨前后位　　　　　　图 47-11　膈下肋骨前后位

第二节　胸部 CT 检查技术

一、胸部

（一）适应证

肺部良恶性肿瘤和肿瘤样病变的诊断和鉴别诊断；肺部急慢性炎症及弥漫性病变的诊断和鉴别诊断；肺血管性病变的诊断和鉴别诊断；胸部职业病的诊断和鉴别诊断；胸膜病变的诊断和鉴别诊断；纵隔肿瘤和大血管病变的诊断和鉴别诊断；胸部外伤；胸部手术后疗效的评价；气管和支气管内异物。

（二）禁忌证

同眼部 CT 检查。

（三）操作方法及程序

1. 检查前准备

（1）认真核对 CT 检查申请单，了解病情，明确检查目的和要求，对检查目的、要求不清的申请单，应与临床医师核准确认。

（2）扫描前去除患者颈、胸部饰物及其他金属物品。

（3）训练患者呼吸和屏气。图 47-12 所示为因被检者呼吸致使病灶漏扫。

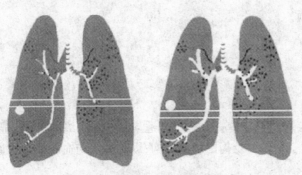

图 47-12 呼吸对病灶检查的影响

（4）对增强扫描者,按含碘对比剂使用要求准备。

2. 检查方法和扫描参数

（1）平扫。

① 扫描体位:仰卧位,身体置于床面中间,两臂上举抱头。

② 扫描方式:横断面连续扫描。

③ 定位扫描:确定扫描范围、层厚、层距。

④ 扫描范围:自胸腔入口到肺下界膈面。

⑤ 扫描机架倾斜角度:0°。

⑥ 扫描野:体部范围。

⑦ 扫描层厚:5 ~ 10 mm。

⑧ 扫描间隔:5 ~ 10 mm。

⑨ 重建算法:软组织或标准算法。

⑩ 扫描参数:根据 CT 机型设定。

（2）增强扫描。在确定肺内结节、肿块的性质,鉴别肺门血管与淋巴结和诊断纵隔、心脏肿瘤、胸部大血管病变时,应采用增强扫描。

① 对比剂用量:成人 80 ~ 100 ml 离子或非离子型含碘对比剂,儿童按体质量 2 ml/kg 计算。

② 注射方式:压力注射器静脉团注或快速手推加压团注。注射速率一般为 3.0 ~ 4.0 ml/s。

③ 扫描开始时间:注射含碘对比剂 60 ~ 80 ml 即可开始扫描。

④ 其他扫描程序、参数与平扫相同。

⑤ 延迟扫描:根据需要可在注射含碘对比剂 5 ~ 30 min 后做延迟扫描。

3. 摄片要求

（1）依次顺序拍摄定位片(包括有和无扫描线的两幅定位片)、平扫和增强扫描图像。

（2）显示窗有肺窗,窗位 L – 600 ~ – 300 HU,窗宽 W 1 300 ~ 1 600 HU;软组织窗位 L 30 ~ 50 HU,窗宽 W 250 ~ 350 HU;骨窗窗位 L 300 ~ 600 HU,窗宽 W 1 000 ~ 2 000 HU。

（3）必要时测量病灶大小及增强前后病灶同一层面 CT 值的变化。

图 47-13 所示为胸部 CT 肺窗。

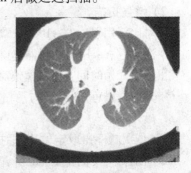

图 47-13 胸部 CT 肺窗

（四）注意事项

同眼部 CT 扫描。

二、纵隔

（一）适应证

CT 是临床纵隔疾病的首选检查方法。其适应证包括：纵隔肿瘤（显示其范围、大小及与周围血管的关系）；淋巴结转移及周围解剖结构；纵隔肿块与血管异常的诊断和鉴别诊断。

（二）禁忌证

同眼部 CT 扫描。

（三）操作方法及程序

1. 检查前准备

（1）认真核对 CT 检查申请单，了解病情，明确检查目的和要求，对检查目的、要求不清的申请单，应与临床医师核准确认。

（2）扫描前去除患者颈、胸部饰物及其他金属物品。

（3）训练患者呼吸和屏气。

（4）对增强扫描者，按含碘对比剂使用要求准备。

2. 检查方法和扫描参数

（1）平扫。

① 扫描体位：仰卧位横断面扫描，身体置于床面中间，两臂上举抱头。

② 扫描方式：横断面连续扫描。

③ 定位扫描：确定扫描范围、层厚、层距。

④ 扫描范围：上界为胸腔入口，下界至心室水平。

⑤ 扫描机架倾斜角度：0°。

⑥ 扫描野：体部范围。

⑦ 扫描层厚：5~10 mm。

⑧ 扫描间隔：5~10 mm。

⑨ 重建算法：软组织或标准算法。

⑩ 扫描参数：根据 CT 机型设定。

（2）增强扫描。

① 对比剂用量：80~100 ml 离子或非离子型含碘对比剂。

② 注射方式：压力注射器静脉团注或快速滴注。注射速率一般为 3.0~4.0 ml/s。

③ 扫描开始时间：注射含碘对比剂 50~80 ml 后连续扫描。

④ 其他扫描程序、参数与平扫相同。

3. 摄片要求

（1）依次顺序摄取定位片、平扫和增强的各层扫描图像。

（2）图像显示采用软组织窗，窗位 L 35~70 HU，窗宽 W 200~400 HU。

（3）必要时病灶层面放大摄片。

（4）测量病灶大小及增强前后的 CT 值变化。

图 47-14 所示为胸部 CT 纵隔窗，图 47-15 所示为胸部 CT 增强扫描影像。

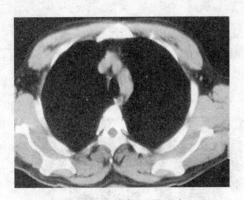

图 47-14　胸部CT纵隔窗

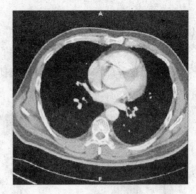

图 47-15　胸部CT增强扫描影像

（四）注意事项

同眼部 CT 检查。

三、肺部高分辨率 CT 检查

（一）适应证

胸部职业病的诊断和鉴别诊断；气道病变的诊断和鉴别诊断；肺部弥散性、网状病变的诊断和鉴别诊断；肺囊性病变，结节状病变的诊断和鉴别诊断；胸膜病变的诊断和鉴别诊断；各种肺部炎症的诊断；肺水肿的诊断和鉴别诊断。

（二）禁忌证

同眼部 CT 扫描。

（三）操作方法及程序

1. 检查前准备

（1）认真核对 CT 检查申请单，了解病情，明确检查目的和要求，对检查目的、要求不清的申请单，应与临床医师核准确认。

（2）严格训练患者呼吸和屏气。

（3）扫描前去除患者颈、胸部饰物及其他金属物品。

2. 检查方法和扫描参数

（1）扫描体位：仰卧位，身体置于床面中间，两臂上举抱头。

（2）扫描方式：横断面连续扫描。

（3）定位扫描：确定扫描范围、层厚、层距。

（4）扫描范围：根据定位片决定扫描区域或选取 3 个部分，即肺尖、主动脉弓下至肺门、膈上部分。

（5）扫描机架倾斜角度：0°。

（6）扫描野：体部范围。

（7）扫描层厚：1 ~ 2 mm。

（8）扫描间隔：10 ~ 20 mm。

（9）重建算法：高分辨率算法。

（10）扫描参数：根据 CT 机型设定。

3. 摄片要求

(1) 依次顺序拍摄定位片(包括有、无扫描线的两幅定位片)及各层扫描图像。

(2) 图像显示采用肺窗,窗位 L −500 ~ −300 HU,窗宽 W 1 300 ~1 500 HU;软组织窗,窗位 L 30 ~50 HU,窗宽 W 300 ~500 HU。

图 47−16 所示为高分辨率胸部 CT 影像。

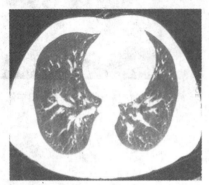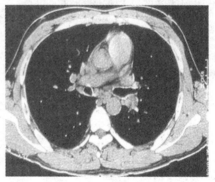

(a) 高分辨率胸部CT肺窗　　　　　　　　(b) 高分辨率胸部CT纵隔窗

图 47−16　高分辨率胸部 CT 影像

(四) 注意事项

同眼部 CT 检查。

四、心脏电子束 CT 扫描技术

(一) 适应证与相关准备

1. 适应证

电子束 CT 的血管造影对大血管病变,如主动脉瘤的诊断价值明显优于常规心血管造影。电子束 CT 的扫描图像伪影少、层面薄,在细节显示和三维重建能力上明显优于其他成像设备。电子束 CT 能够准确识别和定量冠状动脉钙化(CAC)而被用来判断粥样硬化及诊断冠心病,对评价冠状动脉搭桥术后血管再通及心肌再灌注情况,冠心病患者的病情估计,流行病学调查都有较大的帮助。电子束 CT 扫描速度快,配合心电门控扫描消除了心脏跳动的伪影,既可得到心脏的解剖断面图,又可了解心脏功能的变化。电子束 CT 还可定量测定心肌的血流量;计算心脏的射血分数;计算心脏输出量;动态评价心肌壁的厚度;定量评估主动脉及心瓣膜置换术后血液返流量;评估在安静和应激状态下左心室功能;诊断先天性和后天性心脏病、黏液瘤和其他心脏肿瘤;检测心腔内血栓、心包疾病、肺动脉血栓栓塞等。

2. 相关准备

(1) 对比剂使用含碘对比剂。① 对比剂浓度:通常采用 300 mgI/ml(60%)即可达到良好的增强效果,对超重或心功能不全者可增加碘浓度,如采用 370 mgI/ml 的对比剂。婴幼儿可根据体质量和先天畸形特点等,将对比剂碘浓度稀释为 150 ~250 mgI/ml。② 对比剂用量:成人容积扫描约 40 ~80 ml;血流扫描约 30 ~35 ml;电影扫描约 45 ~55 ml。婴幼儿按体质量计算,不超过 3.0 ml/kg。③ 对比剂注射方法:临床上根据电子束 CT 检查的目的不同,对比剂的注射方法也不同。增强扫描的起始扫描时间由患者的实际循环时间决定。

(2) 扫描起始时间的确定。扫描起始时间是指从注射对比剂到开始扫描的时间,是获得良好增强扫描效果的关键,它依赖于循环时间的测定。循环时间是指血液从一个标记点流到另一标记点的时间,常用臂-舌循环时间。两种常用的测循环时间的方法如下：① 硫酸镁测定法。经肘静脉注射10%硫酸镁2 ml,注射开始至舌咽部出现热感的时间即为患者的循环时间。② 血流扫描测定法。自肘静脉以8 ml/s注射10 ~ 12 ml碘对比剂,以血流方式扫描心脏,测得左室内某一点(实际兴趣区)的时间-密度曲线(time-density curve,T-D曲线),曲线峰值时间即为血管最佳充盈时间,以此确定扫描的起始时间,也即扫描延迟时间。

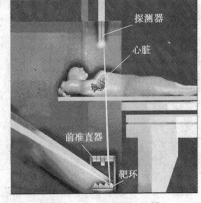

一般来说,血液循环的平均时间约(16±4)s,对比剂经肘静脉注射至到达主动脉的时间是18 s,快者可缩短为15 s,心功能不全者可延迟至30 s以上。如果观察左心,血流扫描起始时间约为1/2循环时间;如果观察右心,扫描与注药同时或稍延迟。电影扫描的起始时间大约为循环时间±2 s。

（3）扫描体位。① 横轴位：扫描层面与身体长轴垂直,显示人体横断面影像,横轴位是心脏大血管容积扫描的常规体位,扫描范围根据实际需要而定,最大范围达62.9 cm(图47-17)。

图47-17　心脏轴位扫描

② 心脏短轴位。检查床面呈头高足低15°,检查床长轴按顺时针方向旋转25°,使扫描层面与心脏长轴垂直,显示心脏短轴位影像,扫描范围包括心尖至心底部。心脏短轴位可减少心室容积和射血分数测量中的部分效应影响,是心脏多层电影和血流检查的常用扫描体位,适于观察心室的前、侧、后壁及室间隔,也适于观察主动脉瓣(图47-18)。

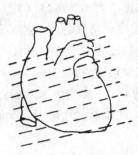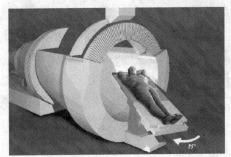

图47-18　心脏短轴位扫描

③ 心脏长轴位。检查床面不倾斜,检查床长轴按逆时针方向旋转25°,使扫描层面与心脏长轴平行,显示心脏长轴位影像,扫描范围应覆盖整个心脏。心脏长轴位用于观察二尖瓣、左室根部、主动脉流出道和心尖部病变,是心脏多层电影检查和血流检查的常用扫描体位(图47-19)。

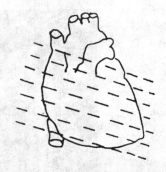

（4）扫描方式。① 电影扫描方式：电影扫描应在左右心室对比剂充盈的高峰期进行,为保证每幅图像中各心腔内均有对比剂充盈,要求注射对比剂速度较慢,持续时间较长。注射对比剂可采用两种注射时相：第一时相的注射速度为3 ~ 4 ml/s,持续10 s;第二时相的注射速度为1.5 ~ 2 ml/s,一直维持至扫描开始后2 s。这样就保证了左右心房室对比剂充盈较一致,并避免上腔静脉入口处由于对比剂浓度过高造成的伪影。

图47-19　心脏长轴位扫描

② 血流扫描方式：血流扫描应记录成像区对比剂从出现到消失的完整过程,所以对比剂注射

速度应较高,持续时间较短,常采用静脉团注法,对比剂的注射速度达 7 ~ 8 ml/s。③ 容积扫描方式:应保证整个扫描范围内兴趣区的组织增强效果,常采用一次性注射,对比剂在 25 s 内注射完毕,注射速度为 3 ~ 5 ml/s。

（二）扫描技术

1. 冠状动脉

电子束 CT 血管造影是冠状动脉解剖的无创影像显示法。电子束 CT 血管造影时,患者仰卧,采用单层扫描序列首先做心脏定位扫描,扫描时要求患者屏气。然后根据定位标图进行心脏横断面扫描,成像野为 26 cm,从主动脉根部向足侧连续扫 20 ~ 40 层,扫描由心电门控在 80% R-R 间期触发,做冠状动脉平扫(层厚 3 mm,无层间隔),每个心动周期采集 1 幅图像,每幅图像采集时间为 100 ms。最后做冠状动脉增强扫描(层厚 2 mm,无层间隔),采用单层增强扫描在 80% R-R 间期心电触发并采像,层厚 3 mm,重叠 2 mm,扫描速度每层 0.1 s,对比剂采用非离子型对比剂,经肘静脉注射,速率为 4 ml/s,总量约120 ~ 160 ml,自气管分杈下左冠状动脉开口上扫描到心脏底部,共扫描 40 ~ 60 层。测定循环时间,在心腔对比剂浓度最高时采像,以表面遮盖显示法进行三维重建。

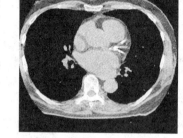

图 47-20 所示为冠状动脉平扫影像。

图 47-20　冠状动脉平扫影像

2. 主动脉

主动脉病变的诊断以前多依赖心血管造影检查,随着螺旋 CT 及 MRI 在临床上的广泛应用,主动脉疾病(包括主动脉夹层及动脉瘤)的诊断及检出率大大提高,而 CT 比 MRI 更适用于胸部急症,尤其是主动脉夹层。胸主动脉扫描采用单层序列增强心电门控采像,采像时间为 80% R-R 间期,扫描时层厚为 3 mm,无层间隔。胸腹连扫或腹主动脉扫描采用连续容积增强扫描,无心电门控,平静呼吸状态下屏气,扫描体位采用横轴位,扫描时间为 0.1 s/层,扫描范围自主动脉弓上至左右髂总动脉,共 140 层,扫描层厚为 6 mm,床进为 3.5 mm,对比剂流速为 4 ml/s,总量为 100 ~ 150 ml。扫描前,测患者从肘静脉至主动脉的血液循环时间,以确定最佳延迟时间。

图 47-21 所示为主动脉三维影像,通过多角度观察主动脉夹层情况。

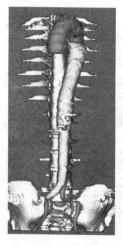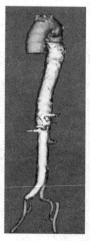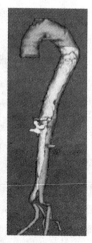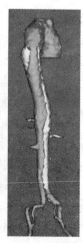

图 47-21　主动脉 3D 影像

3. 肺动脉

采用增强连续容积扫描,不用心电门控,层厚为3 mm,扫描速度为100 ms,对比剂流速为3 ml/s,总量为60 ml;做心脏电影序列扫描采用心电门控触发,层厚为7 mm,扫描速度为50 ms,对比剂流速为3~4 ml/s,总量为50 ml。

图47-22所示为肺动脉三维影像显示肺动脉栓塞。

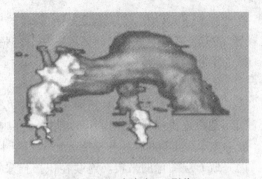

图47-22 肺动脉3D影像

4. 心脏

扫描时间为100~200 ms/层,层厚为3 mm,自主动脉弓部扫描到心脏底部;同时还需做心脏长轴血流和心脏电影扫描。注射剂量一般控制在1.5~2 ml/kg体质量以内,注射速率容积扫描为2~3 ml/s,血流扫描为6~7 ml/s,电影扫描为2~3 ml/s。容积扫描分连续容积(无心电门控)和步进容积(有心电门控)两种,扫描层厚为1.5~6 mm,床进为1~3 mm,图像重建层厚为1~3 mm,血流和电影扫描均有心电门控,层厚为7 mm,层数为8层,无床进,扫描10~16个心动周期。

心脏轴位影像如图47-23所示。

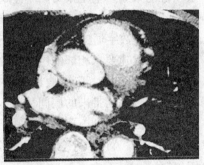

图47-23 心脏轴位影像

5. 心肌灌注

患者仰卧于检查床上,常规取心短轴位,足端向下15°,同时右旋15°~20°。选血流扫描序列,扫描野为26 cm,矩阵为360×360,心电门控触发,触发点为R-R间期的40%,每隔一次心跳触发一次,对比剂用量为35~40 ml,速率为7~8 ml/s。注射开始后6 s即行扫描,要求患者屏气。

6. 心肌病

冠状动脉单层平扫,测量钙化积分,扫描层厚为3 mm,扫描时间为0.1 s/层,无层间隔,心电门控在80% R-R间期触发扫描;心脏电影扫描包括长轴面及短轴面,前者用于观察4个心腔、室间隔及左心室流出道,后者用于观察心室前后壁和室间隔,测量左心室功能;单层增强扫描能更清晰全面地显示心脏的解剖结构,补充电影扫描的不足,常采用心电门控80% R-R间期触发,0.1 s/层,层厚为3~6 mm,对比剂总量为80 ml。限制型心肌病尤其需要进行单层增强扫描。

7. 心脏肿瘤

进行单层增强序列和横断电影序列扫描。单层平扫及单层横断增强扫描一层需0.1 s,采用心电门控,80% R-R间期触发,层厚为3 mm;横断增强电影序列于0% R-R间期采像,层厚为7 mm,层数为8×10,速度为每层0.05 s,扫描范围均为主动脉至心尖。对比剂总量30~70 ml,注射速率为2~4 ml/s,检查前测定循环时间,确定延迟扫描间期,保证在心腔显影高峰时采像。

(三)后处理技术

医学断层图像的三维重建技术提供了一种无创方法直观显示人体内的立体结构,当用于电子束CT扫描时,通过采集体层数据(包括步进容积扫描、连续容积扫描、电影扫描)后,用多层面重组(包括曲面重组、最大密度投影、表面遮盖显示等方法)进行三维重建的处理,最大限度地减少了运动伪影,提高了三维图像的质量。但值得注意的是,各种重建方法都有其优缺点,在实际应用中只有结合多种方法,根据三维重建的要求运用优化扫描参数,才能提供更可靠的诊断信息。

电子束 CT 的容积扫描、曝光时间和扫描持续时间都很短,特别适合心血管系统的三维重建。短的持续时间使所有扫描在一次深吸气后的屏气过程中完成,因而消除了呼吸带来的层间运动误差;短的曝光时间可以消除一层内的运动伪影,并使心电门控采像和电影扫描成为可能。电子束 CT 的容积扫描曝光时间短至 100 ms。心电门控的步进容积扫描在 n 个心动周期内完成 n 层图像的采集。连续容积扫描采用 0.1 s 的曝光时间,能在 16.2 s 内完成连续 140 层图像的采集。电子束 CT 的电影扫描,曝光时间为 50 ms,在固定的若干层面上(常用层厚为 7 mm 的 8 层)以 57 ms 为周期采像,成为电影序列。CT 图像的信号采集和断层重建由电子束 CT 完成,经数字通道实时传送给三维影像工作站。

三维重建要求相邻的层与层之间影像准确重叠,理想的情况是受检者在扫描时自始至终没有任何移动。对于胸、腹部的扫描,应尽量缩短扫描持续时间,使扫描能在一次屏气内完成,以消除呼吸运动带来的层间移动;不能屏气的患者,应嘱其平静呼吸。胸部检查时,心脏附近的位移可达 1 cm,电子束 CT 采用心电门控使每层图像都在同一心电时相上,消除了心跳带来的层间移动。对于心律不齐的患者,由于心电门控失效,心脏区域的三维图像会受到影响,产生横纹。

冠状动脉电子束 CT 血管造影矩阵为 512×512,重建视野为 18 cm,体素大小为 0.34 mm × 0.34 mm×2.0 mm(大约 7 LP/cm)。采用图像后处理工作站,对电子束 CT 血管造影横断图像进行"容积再现法"三维重建。由于图像重建阈值可以引起冠状动脉管腔直径变化,从而影响冠状动脉三维重建图像质量,因此应采用统一的重建阈值(70 HU)。电子束 CT 血管造影图像伪影(如冠状动脉运动伪影、呼吸运动伪影、心电门控伪影等)、较小的冠状动脉直径和钙化灶也会影响冠状动脉三维图像质量,并有可能造成假阳性或假阴性的诊断。患者年龄、性别、身高、体重、基础心率与冠状动脉三维重建图像质量无关,而扫描过程中心率的变化、血管直径、管腔增强强度以及各种图像伪影,则对三维重建图像有较大影响。在心动周期中,选择冠状动脉运动最弱的时相采集图像,将大大减少冠状动脉运动伪影。在现有电子束 CT 扫描设备的基础上提高冠状动脉成像质量要做到以下几点:首先应注重对患者的屏气训练以杜绝呼吸伪影;其次,根据患者的基础心率,选择最佳心电门控时间,以减少冠状动脉运动伪影;再次,选用薄层重叠扫描方法(如 3 mm 准直器宽度、1.5 mm 或 2 mm 床进),可以增加图像信噪比;另外,应选择较佳的重建视野和算法等图像后处理方法,通常矩阵为 512×512。为了尽量增加图像信噪比,提高对远段冠状动脉的识别,要以高流量(>4 ml/s)注射高浓度对比剂。总之,图像采集方法、后处理方法及扫描过程中患者的心率和呼吸情况等,都会影响冠状动脉电子束 CT 血管造影的三维图像质量。目前,电子束 CT 血管造影对冠状动脉主干的成像是可靠和准确的,但对于外周冠状动脉的显影则有一定的局限。冠状动脉钙化灶定义为 CT 峰值≥130 HU,面积≥1 mm^2 的病灶。钙化积分由 CT 峰值评分与钙化面积的乘积得出。放射科医生逐层观察所得图像,圈出所有可疑病灶,通过计算机分析软件测定 CT 值,得出钙化面积,对冠脉钙化进行定量分析。由各支钙化灶积分之和得出该支血管的钙化积分,诸支血管钙化积分之和则为该患者冠状动脉钙化总积分。

图 47-24 所示为 X 线冠状动脉造影与电子束 CT 冠状动脉三维重组影像。

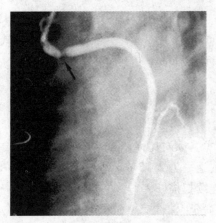 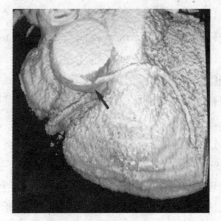

(a) X线冠状动脉造影　　　　　　　(b) 电子束CT冠状动脉三维重组影像

图 47-24　X 线冠状动脉造影与电子束 CT 冠状动脉 3D 重组影像

总之,电子束 CT 及其后处理技术的临床应用优势在于:① 电子束 CT 扫描速度快,具有较高的时间及空间分辨率,其断层图像质量高,尤其是对胸主动脉的扫描,消除了呼吸及心脏搏动伪影,可清晰显示主动脉夹层的破口及内膜片,提高了诊断符合率。② 三维重建图像可立体、直观地显示主动脉及病变的全貌或局部,对于外科手术具有重要价值。③ CT 仿真内窥镜(CTVE)可辅助显示血管腔内结构,但较多依赖于二维图像质量及参数的选择。

五、胸椎

(一)适应证

脊柱外伤;各种原因的椎管狭窄;椎间盘退行性病变和椎间盘突出;原发性、继发性脊椎骨肿瘤和椎旁肿瘤;椎管内占位病变;CT 引导下介入放射学检查;脊柱感染性疾病、脊柱结核、化脓性脊柱炎;先天性畸形和发育异常;脊柱退行性病变。

(二)禁忌证

同眼部 CT 扫描。

(三)操作方法及程序

1. 检查前准备

(1)认真核对 CT 检查申请单,了解病情,明确检查目的和要求,对检查目的、要求不清的申请单,应与临床医师核准确认。

(2)嘱患者在检查期间避免吞咽动作,并保持体位不动。

(3)对增强扫描者按含碘对比剂使用要求准备。嘱患者扫描前 4 h 禁食。

(4)扫描前去除颈、胸部饰物及其他金属物品等。

2. 检查方法和扫描参数

(1)平扫。

① 扫描体位:仰卧位,身体置于床面中间,头部略垫高,两臂下垂并用颈托固定颈部。

② 扫描方式:横断面连续扫描。

③ 定位扫描:侧位定位扫描,确定扫描范围、层厚、层距。

④ 扫描范围:根据临床要求扫描椎间盘或椎体。

⑤ 扫描机架倾斜角度:根据定位片显示,适当倾斜扫描机架。

⑥ 扫描野：椎体范围。

⑦ 扫描层厚：2～3 mm（椎间盘），5～10 mm（椎体）。

⑧ 扫描层距：2～3 mm（椎间盘），5～10 mm（椎体）。

⑨ 重建算法：软组织或标准算法。

⑩ 扫描参数：根据 CT 机型而定。

（2）增强扫描。

① 对比剂用量：80～100 ml 离子或非离子型含碘对比剂。

② 注射方式：高压注射器静脉内团注，注射速率为 2～3 ml/s。

③ 扫描开始时间：注射 60～80 ml 后开始连续扫描（8～10 s 扫描周期）。

④ 必要时在注射含碘对比剂 5～30 min 后做延迟扫描。

⑤ 其他扫描程序和扫描参数与平扫相同。

3. 摄片要求

（1）依次顺序拍摄定位片、平扫以及增强图像。

（2）图像显示采用软组织窗：窗位 L 30～50 HU，窗宽 W 200～400 HU；骨窗窗位 L 300～600 HU，骨窗窗宽 W 1 200～2 000 HU。

（3）测量病灶层面 CT 值，必要时测量病灶层面增强前后的 CT 值变化。

（4）必要时做放大摄影。

（四）注意事项

同眼部 CT 检查。

第三节　胸部 MR 检查技术

一、胸部

（一）线圈

胸部 MR 检查选用体线圈或包绕式体部表面线圈（检查胸部）、包绕式心脏表面线圈（检查心脏大血管）以及相控阵线圈。

（二）体位

胸部 MR 检查时心电电极不应放在肋骨或肩胛骨上，否则心电信号减弱，应将多余导线包于海绵块内。患者仰卧，身体与床面长轴一致，头先进，双上肢置于两侧或交叉于腹前。呼吸补偿感压器放在呼吸幅度最大部位，注意感压器导线和心电导线均不可触到磁体。矢状位光标正对身体中线，轴位光标正对剑突水平，锁定位置。呼吸门控和心电门控波形显示好后，进床至磁体中心扫描。胸部检查如使用包绕式表面线圈，线圈应置于患者背后，线圈横轴与患者背部中线垂直，中心对准胸骨中点，线圈两端向胸前包裹。心脏大血管检查如使用包绕式心脏表面线圈，线圈横轴中心正对左锁骨中线第 5 肋间处，两端分别包绕胸部并用束带固定于右侧胸壁。

（三）扫描

1. 常规扫描方位

肺与纵隔常规使用轴、冠状位，根据需要加矢状位及斜位。心脏大血管除轴、冠、矢状位外，还应获心脏长、短轴位影像，其他还有瓣膜功能位及功能分析位等。

2. 扫描定位像

先取冠状位 SE 序列 T_1WI 为定位像,定轴位层面;再以轴位图为定位像,确定其他位(包括心脏长、短轴)层面。冠状层面以左右为相位编码方向,轴位和矢状位层面以前后为相位编码方向。

3. 成像序列

常规用 SE、GRE 等,可选流动补偿、预饱和等。心脏大血管可用 MRA,心脏检查还可用 MRI 电影序列进行心功能分析。心肌灌注可定量检测心肌血供。

二、胸椎与胸髓

(一)线圈

胸椎与胸髓 MR 检查选用胸腰线圈或表面线圈。

(二)体位

胸腰线圈置于床面,患者仰卧,身体与床面长轴一致,头先进,双上肢上举过头或置两侧,双腿平放在坡垫上。线圈上端超过肩部,包括第 7 颈椎至第 1 腰椎水平。矢状位光标正对身体中线,轴位光标于第 4 胸椎椎体水平,锁定位置后,进床至磁体。如用表面线圈,使线圈长轴中心尽量贴近胸椎棘突,上端平第 7 颈椎棘突,能包括全部胸椎,必要时在体表放置 MR 图像上可显示的标志以便椎体计数。矢状位光标位于患者中线,轴位光标对准线圈横轴中点。高身材患者分上下段扫描,但要包括相邻部位椎体,利于椎体定位。

(三)扫描

1. 常规扫描方位

常规扫描方法为矢状位、轴位,必要时加扫冠状位,以便观察椎体、椎间孔、神经根及脊髓病变等。

2. 扫描定位像

均可先选冠状位 SE 序列 T_1WI 为定位像,在该定位像上确定与脊髓平行的矢状层面;再以所获矢状位像为定位像,确定与椎间隙平行的轴位层面。应根据具体扫描野确定相位编码方向。

3. 成像序列

成像序列常规选用 SE、FSE、GRE 序列,IR 或快速 IR 序列也较常用。脊髓检查还可采用 MR 脊髓造影。可选用预饱和、外周门控、流动补偿、去相位包裹等功能。

第四节　胸部 DSA 检查技术

一、支气管动脉造影

图 47-25 所示为支气管动脉造影。

(一)适应证

急性大咯血;肺部肿瘤诊断及介入治疗前后;支气管动静脉畸形、动脉瘤或与肺动脉异常沟通。

(二)禁忌证

对比剂、麻醉剂过敏;严重心、肝、肾功能不全;严重的全身性疾病、极度衰弱者;严重凝血功能障碍者;穿刺部位感染及高

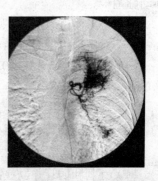

图 47-25　支气管动脉造影

热者。

（三）造影方法及程序

（1）用 Seldinger 技术行股动脉穿刺插管,将导管顶端置于靶动脉开口。

（2）注入少量对比剂观察导管位置有无错误及有无脊髓动脉共干充盈,无异常后行支气管动脉造影。

（3）造影体位为正位,必要时加摄斜位。

（4）造影程序:采用 DSA 脉冲方式成像,3~6 帧/s,注射延迟 0.5 s,每次造影均包括支气管动脉开口位置,并显示动脉期、微血管期、静脉期影像。

（5）造影完毕拔出导管,局部压迫 10~15 min 后加压包扎。

（6）由摄影技师填写相关项目并签名。

（四）并发症

（1）穿刺和插管并发症:导管动脉内折断、打结。暂时性动脉痉挛、内膜损伤、假性动脉瘤、动脉硬化斑块脱落、血管破裂、血栓、气栓和局部血肿等。

（2）对比剂并发症:休克、肺水肿、喉头水肿、支气管痉挛、急性肾功能衰竭。

（3）脊髓损伤:术后数小时可出现横断性脊髓炎伴感觉障碍和尿潴留。

（五）注意事项

（1）严格掌握适应证与禁忌证。

（2）认真做好术前准备工作。

（3）术中密切观察患者反应。

（4）术后留观一定时间,注意观察患者反应,要求患者卧床 24 h,静脉给予广谱抗生素。

二、肺动脉造影

（一）适应证

肺动脉病变所致大咯血;先天性肺动、静脉畸形;肺动脉瘤;肺动、静脉瘘;肺栓塞。

（二）禁忌证

对比剂、麻醉剂过敏;严重心、肝、肾功能不全;严重的全身性疾病、凝血功能障碍及极度衰弱者;急性感染或风湿病活动期;急性心脏疾患,如急性心肌梗死、心律失常等。

（三）造影方法及程序

（1）用 Seldinger 技术行股静脉穿刺插管,引入猪尾巴导管,经右心房、室将导管顶端放入肺动脉主干。

（2）造影体位为正位、侧位,必要时加摄斜位。

（3）对比剂用量为 20~40 ml/次,注射速率为 13~16 ml/s。

（4）造影程序为 15~50 帧/s,注射延迟 0.5 s,每次造影应包括动脉期、微血管期、静脉期影像。

（5）造影完毕拔出导管,局部压迫 15 min 后加压包扎。

（6）由摄影技师填写相关项目并签名。

（四）并发症

（1）穿刺和插管并发症:导管动脉内折断、打结。暂时性动脉痉挛、内膜损伤、假性动脉瘤、动脉硬化斑块脱落、血管破裂、血栓、气栓、局部血肿等。

（2）对比剂并发症：休克、横断性脊髓损伤、癫痫、脑水肿、喉头水肿、支气管痉挛、急性肾功能衰竭等。

（3）局部肺梗死或心律失常。

（五）注意事项

（1）严格掌握适应证与禁忌证。

（2）认真做好术前准备工作。

（3）肺动、静脉畸形伴血流黏滞度高者，导管操作注意肝素化，预防血栓形成。

（4）术中密切观察患者反应，做好急救准备。操作中一旦出现心律紊乱，应立即撤出导管。

（5）术后留观一定时间，注意观察患者反应，要求患者卧床24 h，静脉应用广谱抗生素。

三、上腔静脉造影

（一）适应证

外压性上腔静脉移位、阻塞和狭窄；上腔静脉阻塞综合征及介入治疗前后；先天性或后天性心脏病变需观察上腔静脉。

（二）禁忌证

同肺动脉造影。

（三）造影方法及程序

（1）局麻下行股静脉穿刺插管，将导管顶端位于上腔静脉上端或上腔静脉狭窄或闭塞的部位造影。

（2）造影体位为正位，必要时加摄斜位。

（3）对比剂用量为20～30 ml/次，注射速率为8～10 ml/s。

（4）造影程序为3～6帧/s，注射延迟0.5 s，每次造影应包括静脉期及其侧支性循环。

（5）造影完毕拔出导管，局部压迫15 min后加压包扎。

（6）由摄影技师填写相关项目并签名。

（四）并发症

（1）穿刺和插管并发症：局部血肿、血管破裂、血栓、气栓等。

（2）对比剂并发症：休克、横断性脊髓损伤、癫痫、脑水肿、喉头水肿、支气管痉挛、急性肾功能衰竭等。

（五）注意事项

（1）严格掌握适应证与禁忌证。

（2）认真做好术前准备工作。

（3）导管操作注意肝素化，预防血栓形成。

（4）术中密切观察患者反应，做好急救准备。操作中一旦出现心律紊乱，应立即撤出导管。

（5）术后留观一定时间，注意观察患者反应，要求患者卧床24 h，静脉应用广谱抗生素。

四、胸主动脉造影

（一）适应证

胸主动脉瘤；主动脉夹层；先天性胸主动脉及其分支畸形；主动脉瓣病变；大动脉炎，胸主动脉及其主要分支阻塞性病变;先天性心脏病心底部分流;主动脉窦瘤破裂;冠状动脉瘘;纵隔肿瘤鉴别诊断。

（二）禁忌证

对比剂和麻醉剂过敏;严重心、肝、肾功能不全及其他严重的全身性疾病;心力衰竭,顽固性心律不齐(尤以室性);发热,全身感染。

（三）术前准备

1. 患者准备

（1）向患者及其家属交待造影目的及可能出现的并发症和意外,签订造影协议书。

（2）询问病史及各项检查结果,如心电图、超声心动图、胸片、CT、MRI 等,根据临床要求设计造影方法。

（3）检查心、肝、肾功能,血常规和出凝血时间。

（4）碘剂及麻醉剂按药典规定进行必要的处理。

（5）术前 4 h 禁食。必要时给予镇静药,婴幼儿作全身麻醉。

（6）穿刺部位常规备皮。

（7）建立静脉通道,便于术中用药及抢救。

2. 器械准备

（1）心血管 X 线机,要求配有电影摄影、DSA 或电视录像设备。

（2）造影手术器械消毒包。

（3）穿刺插管器材,如穿刺针、导管鞘、导管和导丝等。

（4）压力注射器及其针筒、连接管。

（5）心电监护仪、电压力仪、心脏除颤器、中心供氧、麻醉机及负压吸引器。

3. 药品准备

（1）对比剂:有机碘水制剂 60% ~76% 离子型或 300 ~370 mg/ml 非离子型。

（2）麻醉剂、抗凝剂及心导管检查所需药品。

（3）并发症和心脏病抢救药品。

（四）操作方法及程序

（1）经皮穿刺或切开法从股动脉或肱动脉插入猪尾巴导管。

（2）将导管置于主动脉内,可根据诊断要求将导管前端置于主动脉根部、升部、弓部或降部,但勿放置于主动脉瘤内。

（3）对比剂用量:成人为 35 ~50 ml/次,注射速率为 15 ~25 ml/s;儿童为 1.0 ~2.0 ml/kg,2 s 注射完毕。

（4）造影体位为双斜位或正侧位或长轴斜位(适用于动脉导管未闭或主动脉缩窄)。

（5）造影程序。DSA:12.5 ~50 帧/s;电影摄影:25 ~50 帧/s;注射延迟 0.5 s。根据诊断需要决定摄影持续时间,一般 3 ~5 s,如有主动脉狭窄病变,可适当延长。

（6）造影完毕拔出导管,局部压迫 10 ~15 min 后加压包扎。

（五）并发症

（1）穿刺和插管并发症:局部血肿、血管撕裂、血栓、气栓、医源性动脉夹层形成及心脏大血管穿孔等。

（2）对比剂并发症:休克、惊厥、横断性脊髓损伤、癫痫、脑水肿、喉头水肿、喉头或(和)支气管痉挛、肺水肿、急性肾功能衰竭等。

（3）心律紊乱、心衰。

（六）注意事项

（1）掌握适应证和禁忌证。

（2）做好术前准备工作。

（3）导管操作注意肝素化，预防血栓形成。

（4）主动脉瘤患者不宜在动脉瘤内注射对比剂，以防瘤体破裂。

（5）密切观察患者反应，做好急救准备。

（6）术后要求患者卧床 24 h，静脉给予抗生素，留观一定时间，注意观察患者可能出现的造影并发症。

五、左心室造影

（一）适应证

左室梗阻、占位性病变；左室增大性质待定；先天性心脏病，非发绀型及发绀型复杂畸形；主动脉瓣及二尖瓣病变；冠心病。

（二）操作方法及程序

（1）经皮穿刺或切开法从股动脉或肱动脉插入猪尾巴导管逆行进入左心室；右心导管经过房间隔未闭卵圆孔或心内异常通道进入左心室。

（2）测量左心室压力曲线，必要时观察左心室至升主动脉连续压力曲线和心电图；导管顶端置于左室中部造影。

（3）对比剂用量：成人为 35 ~ 50 ml/次，注射速率为 15 ~ 20 ml/s；儿童为 1.0 ~ 2.0 ml/kg，2 s 注射完毕。注射速率不宜过高，避免早搏。

（4）造影体位为正侧位，斜位或轴位（四腔位或长轴斜位）。

（5）造影程序。DSA：25 ~ 50 帧/s；电影摄影：25 ~ 75 帧/s；注射延迟 0.5 s。根据诊断需要决定摄影持续时间，一般为 3 ~ 5 s。

（6）造影完毕拔出导管，局部压迫 10 ~ 15 min 后加压包扎。

六、右心室造影

（一）适应证

先天性心脏病右心排血受阻疾患；先天性心脏病 Eisemenser's 综合征；肺血管疾病；三尖瓣病变或畸形；发绀型先天性心脏病复杂畸形；右心型心肌病；三尖瓣关闭不全。

（二）操作方法及程序

（1）经皮穿刺或切开法从股静脉或上肢静脉插入导管。

（2）测量右心房压力曲线及观察心电图；测右心房、右心室及上、下腔静脉等部位血氧饱和度。

（3）将导管顶端置于右心房体部造影。

（4）对比剂用量：按 1 ~ 1.5 ml/（kg,2s）计算，成人不超过 50 ml/次，右心房巨大者用量可适当增加。注射速率为 10 ~ 12 ml/s。

（5）造影体位为正侧位，必要时加四腔位。

（6）造影程序。DSA：25~50 帧/s；电影摄影：25~75 帧/s；注射延迟 0.5 s。摄影持续时间一般 3~5 s，如观察再循环可延长至 8~10 s。

七、左心房造影

（一）适应证

二尖瓣梗阻性病变；主动脉根部梗阻性病变，逆行插管不成功者房间隔缺损伴部分性肺静脉畸形引流；先天性心脏病复杂畸形；二尖瓣球囊扩张时观察二尖瓣位置。

（二）操作方法及程序

（1）经皮穿刺或切开法将右心导管经未闭卵圆孔或房间隔缺损由右心房送入左心房；经房间隔穿刺将导管送入左心房；经左心室进入左心房。

（2）测量左心房压力曲线及观察心电图。导管顶端置于左心房体部或右上肺静脉开口部造影。

（3）对比剂用量：成人 35~50 ml/次，儿童按体质量 1~2 ml/kg。注射速率为 8~12 ml/s，2 s 注射完毕。

（4）造影体位为正侧位或四腔位或双斜位。

（5）造影程序。DSA：25~50 帧/s；电影摄影：25~75 帧/s；注射延迟 0.5 s。根据诊断需要决定摄影持续时间（一般为 3~5 s）。

（6）造影完毕拔出导管，局部压迫后加压包扎。

（7）由摄影技师认真填写检查申请单的相关项目和技术参数，并签名。

八、右心房造影

（一）适应证

右心占位性病变及纵隔肿瘤鉴别；三尖瓣病变；心包疾患；发绀先天性心脏病复杂畸形。

（二）操作方法及程序

（1）经皮穿刺或切开法从股静脉或上肢静脉插入导管。

（2）测量右心房压力曲线及观察心电图；测右心房、右心室及上、下腔静脉等部位的血氧饱和度。

（3）将导管顶端置于右心房体部造影。

（4）对比剂用量：按 1~1.5 ml/(kg·次)计算，成人不超过 50 ml/次，右心房巨大者用量可适当增加。注射速率为 10~12 ml/s。

（5）造影体位为正侧位，必要时加四腔位。

（6）造影程序。DSA：25~50 帧/s；电影摄影：25~75 帧/s；注射延迟 0.5 s。摄影持续时间一般为 3~5 s，如观察再循环可延长 8~10 s。

（7）造影完毕拔出导管，局部压迫后加压包扎。

（8）由摄影技师认真填写检查申请单的相关项目和技术参数，并签名。

九、冠状动脉造影

（一）适应证

冠心病，各型心绞痛，心肌梗死及其并发症；心脏瓣膜病需做瓣膜置换术，40 岁以上有心绞痛病史须排除冠心病者;先天性冠状动脉畸形,准备手术者;休息心电图异常或休息心电图正常而运动试验阳性的 40 岁以上患者;原因不明胸痛心脏增大,心律不齐,心力衰竭须排除冠心病者;冠状动脉搭桥术前;冠状动脉介入治疗术前后;冠状动脉动脉瘤及先天性疾患。

（二）操作方法及程序

1. 选择性冠状动脉造影

（1）经皮穿刺或切开法从股动脉或肱动脉插入冠状动脉导管,导管插入冠状动脉口不宜过深。

（2）测量冠状动脉压力曲线,观察心电图,快速注入 2~3 ml 对比剂,确定冠状动脉造影体位。

（3）2~3 s 注射 6~8 ml 对比剂,依次完成不同摄影体位造影。

（4）采取多轴位摄影,使冠状动脉各支不缩短和不互相重叠,多方位显示冠状动脉及其主要分支。如发现病变,追加显示该病变分支的最佳体位。

（5）造影程序为 12.5~25 帧/s。注射略延迟,摄影包括动脉期、侧支循环及静脉期。

（6）造影完毕拔出导管,局部压迫 10~15 min 后加压包扎。

2. 非选择性冠状动脉造影（选择性插管失败时选用）

（1）经皮穿刺或切开法从股动脉插入猪尾巴导管,置于升主动脉起始部进行非选择性冠状动脉造影。

（2）对比剂用量为 40~50 ml/次;注射速率为 18~20 ml/s。对比剂用量不宜过多。

（3）采取多轴位摄影。

（4）造影程序为 12.5~25 帧/s。注射略延迟,摄影包括动脉期、侧支循环及静脉期。

（三）左冠造影体位

（1）右肩位:影像接收器置右前斜 30°~50°并倾头 15°~25°位,也称右前斜头位。显示左前降支及左主干。

（2）肝位:影像接收器置右前斜 30°~50°并倾足 15°~25°位,又称右前斜骶位。显示左主干和回旋支。

（3）左肩位:影像接收器置左前斜 45°~60°并倾头 15°~25°位,也叫左前斜头位。显示前降支与回旋支夹角、分支走向及其中、远段。

（4）蜘蛛位:影像接收器置左前斜 45°~60°并倾足 15°~25°位,也称左前斜骶位。显示左主干、中间支、前降支及回旋支分叉部关系及其各支近段。

（5）补充体位:正、侧位和其他斜位的组合可作为补充体位,视情况选择应用。

左冠状动脉造影如图 47-26 所示。

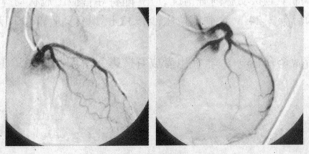

图 47-26　左冠状动脉造影

（四）右冠造影体位

（1）左前斜30°～40°位：此位置常作为右冠造影插管时的工作体位，又作为摄影体位。一般情况下，右冠脉于此位常呈"C"字形切线显示。

（2）右前斜30°～45°位：此位置下，因视线几乎与心脏的右房室沟垂直，也即与右冠中段主干垂直，两侧的房室分支显而易见，右冠脉常呈"L"显示。但后降支和左室后支重叠，有时不易分辨。

（3）正位并倾头15°～25°位：常作为左、右前斜位置的补充体位，用于展开后降支和左室后支。

图47-27所示为右冠状动脉造影。

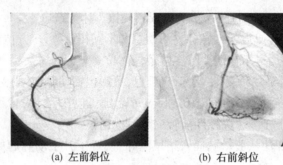

　　　　(a) 左前斜位　　　　　　　　(b) 右前斜位

图47-27　右冠状动脉造影

（五）并发症

（1）穿刺和插管并发症：局部血肿、血管撕裂、血栓、气栓、医源性冠状动脉夹层形成及心脏大血管穿孔等。

（2）对比剂并发症：休克、惊厥、横断性脊髓损伤、癫痫、脑水肿、喉头水肿、喉头或（和）支气管痉挛、肺水肿、急性肾功能衰竭等。

（3）一般并发症：心绞痛、胸闷、严重心律失常。

（4）严重并发症：急性心肌梗死、室颤、脑栓塞，心脏骤停。

（六）注意事项

（1）严格掌握适应证和禁忌证，严重（室性）心律不齐、顽固性心力衰竭者（射血分数＜35%）是主要危险因素。

（2）做好术前准备工作。

（3）导管操作注意肝素化，预防血栓形成。

（4）密切观察患者反应，做好急救准备。如出现心电图心肌缺血、冠状动脉压力明显降低、心绞痛、对比剂停滞于冠状动脉内等情况，应立即将导管撤出冠状动脉，对症处理。

（5）要求患者术后卧床24 h，穿刺部位压沙袋12 h，观察插管部位有无血肿及末梢动脉搏动情况。

（6）返回病房后做全套心电图，重症患者或有造影并发症者应送ICU病房监护。

第四十八章　腹　部

第一节　腹部X线检查技术

一、腰椎前后位

体位设计：患者仰卧，人体正中矢状面垂直台面。头部和双肩用棉垫抬高，两侧髋部和膝部弯曲，使腰部贴近台面，以矫正腰椎生理弯曲度，减少失真。双上肢放于身体两侧或上举抱头。摄影上缘包括第12胸椎，下缘包括第1骶椎。摄影距离为100 cm。中心线对准脐上3 cm处垂直射入（图48-1）。

二、腰椎侧位

体位设计：患者侧卧，双上肢自然上举抱头，双下肢屈曲，膝部上移。腰部用棉垫垫平，以使腰椎序列平行于台面。摄影上缘包括第12胸椎，下缘包括上部骶椎。摄影距离为100 cm。中心线向足侧倾斜5°，对准第3腰椎与暗盒垂直（图48-2）。

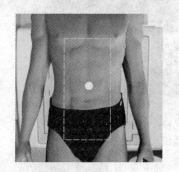

图48-1　腰椎前后位

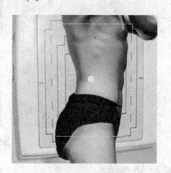

图48-2　腰椎侧位

三、腰椎斜位

体位设计：患者侧卧，近台面侧髋部及膝部弯曲，对侧下肢伸直。身体后倾，使冠状面与台面约成45°。腰椎长轴对准台面中线。摄影上缘包括第11胸椎，下缘包括上部骶椎。摄影距离为100 cm。中心线对准第3腰椎与暗盒垂直（此位常规照左右两后斜位，便于两侧对比观察）（图48-3）。

四、骶椎正位

体位设计：患者仰卧，人体正中矢状面垂直台面。双下肢伸直，两趾并拢。摄影上缘包括第4腰椎，下缘包括尾椎。

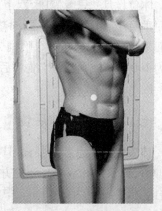

图48-3　腰椎斜位

摄影距离为100 cm。中心线向头侧倾斜15°～20°,对准耻骨联合上缘3 cm处射入(图48-4)。

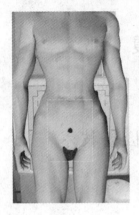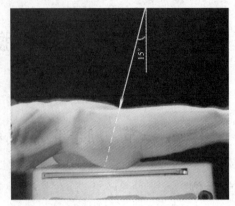

图48-4　骶椎正位

五、尾椎正位

体位设计:患者仰卧,人体正中矢状面垂直于台面。双下肢伸直,两拇趾并拢。摄影上缘包括髂骨嵴、下缘超出耻骨联合。摄影距离为100 cm。中心线向足侧倾斜10°,对准两侧髂前上棘连线中点射入(图48-5)。

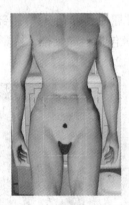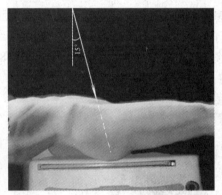

图48-5　尾椎正位

六、骶尾椎侧位

体位设计:患者侧卧,双下肢屈曲,膝部上移。骶尾部后平面垂直于台面,腰部垫以棉垫。使骶、尾骨正中矢状面与台面平行。上缘包括第5腰椎,下缘包括全部尾椎。摄影距离为100 cm。中心线对准髂后下棘前方8 cm处垂直射入(图48-6)。

七、骶髂关节前后位

体位设计:患者仰卧,人体正中矢状面垂直台面。双下肢伸直,或双髋和双膝稍弯曲并用棉垫稍垫高,使腰椎摆平。上缘超出髂骨嵴,下缘包括耻骨联合。摄影距离为100 cm。中心线向头侧倾斜10°～25°,对准两髂前上棘连线中点射入(图48-7)。

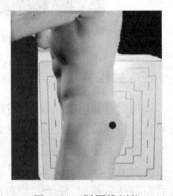

图48-6　骶尾椎侧位

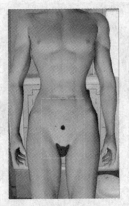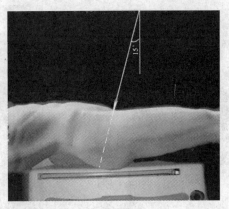

图 48-7 骶髂关节前后位

八、骶髂关节前后斜位

体位设计：患者仰卧，被检侧腰部及臀部抬高，使人体冠状面与台面成20°~25°。将被检侧的髂前上棘内侧2.5 cm处的纵切面对准摄影中线。两髂前上棘连线平面置于摄影区上下的中线。上缘包括髂骨嵴，下缘包括耻骨。摄影距离为100 cm。中心线对准被检侧髂前上棘内侧2.5 cm处垂直射入（图48-8）。

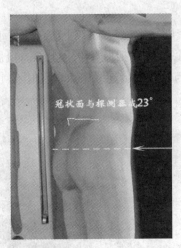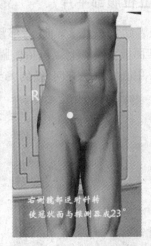

图 48-8 骶髂关节前后斜位

九、骨盆前后正位

体位设计：患者仰卧，人体正中矢状面垂直台面。两下肢伸直，双足轻度内旋10°~15°，拇趾并拢。两侧髂前上棘至台面的距离相等。上缘包括髂骨嵴，下缘达耻骨联合下方3 cm。摄影距离为100 cm。中心线对准两髂前上棘连线中点下方3 cm处垂直射入（图48-9）。

十、肾、输尿管及膀胱平片

体位设计：患者仰卧，下肢伸直，人体正中矢状面垂直台面，两臂放于身旁或上举。上缘超出胸骨剑突，下缘包括耻骨联合下2.5 cm。摄影距离为100 cm。呼气后屏气曝光。中心线对准剑突与耻骨联合上缘连线中点垂直射入（图48-10）。

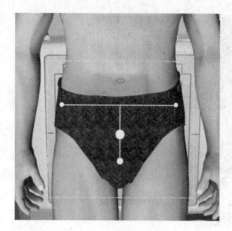

图 48-9　骨盆前后正位

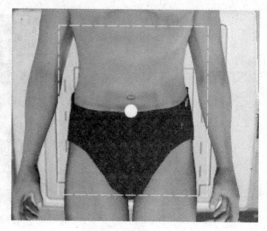

图 48-10　肾、输尿管及膀胱平片

十一、膀胱区平片

体位设计：患者仰卧，两臂放于身旁，身体正中矢状面垂直台面。上缘与髂骨嵴相齐，下缘超耻骨联合下缘。摄影距离为 100 cm。中心线对准暗盒中心垂直射入（图 48-11）。

十二、前后立位腹部平片

体位设计：患者站立于摄影架前，背部紧贴摄影架面板，双上肢自然下垂稍外展。人体正中矢状面与摄影架面板垂直。上缘包括横膈，下缘包括耻骨联合上缘。摄影距离为 100 cm。呼气后屏气曝光。中心线水平方向，经剑突与耻骨联合连线中点垂直射入（图 48-12）。

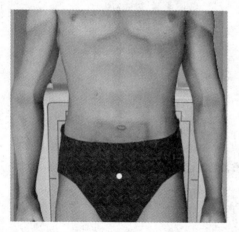

图 48-11　膀胱区平片

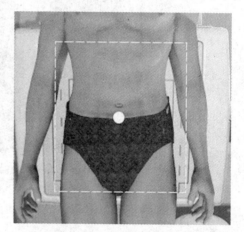

图 48-12　前后立位腹部平片

十三、胆囊区后前位

体位设计：患者俯卧，身体右半侧锁骨中线对台面中线，身体右侧抬高使冠状面与底面成 15°，头面部转向对侧。右手上举抱头，左上肢放于身旁。上缘包括第 10 胸椎，下缘包括髂骨嵴。摄影距离为 100 cm。中心线对准右侧锁骨中线与第 11 肋骨交点垂直射入（图 48-13）。

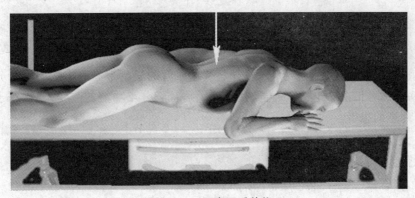

图 48-13　胆囊区后前位

十四、静脉肾盂造影

静脉肾盂造影(intravenous pyelography，IVP)叫分泌性或排泄性肾盂造影，是将对比剂注入静脉后，经肾脏排泄使全尿路显影，不仅可以观察泌尿系统的解剖结构，而且可以了解双肾分泌功能和尿路病变。

（一）适应证

肾和输尿管疾病，如结核、肿瘤、结石、先天畸形、慢性肾盂肾炎以及肾损伤等；不明原因的血尿或脓尿；腹膜后肿瘤，了解肿瘤与泌尿器官的关系及排除泌尿系统疾病；尿道狭窄患者无法插入导管行膀胱造影者。

（二）禁忌证

碘过敏者；肝、肾功能严重受损者；高热、急性传染病及严重心血管疾病者；甲状腺功能亢进者；严重血尿和肾绞痛发作者。

（三）造影方法

检查前 2 日患者不食有渣食物，检查前 1 天晚 8 时服泻药清洁肠道，或检查前 2 h 清洁灌肠，检查前 12 h 禁食、禁水。采用非离子型对比剂，成人用量为 20 ml。患者取仰卧位，置两个椭圆形压迫器于脐的两旁，相当于输尿管经过处，用连有血压计的气袋覆盖，再用腹带束紧，静脉注射对比剂后，使气袋充气加压，以患者能忍受为度，压迫输尿管使对比剂停留在肾盂、肾盏内。头低足高位 5°效果更好。注射对比剂后 7 min、15 min 及 30 min 摄肾区片，肾盂充盈理想，放松腹带，膀胱充盈后摄俯卧位全尿路片。如肾盂显示不理想，则要加摄 60 min 甚至 120 min 片。

（四）摄影技术

7 min、15 min 及 30 min 时摄取肾区平片，患者仰卧位，其正中矢状面对准检查床中线，中心线对准胸骨剑突与脐连线的中点射入，经第 2 腰椎到达暗盒中心。放松腹带后摄取尿路后前位，显示全尿路，患者俯卧位，其正中矢状面对准检查床中线，上界包括第 11 胸椎，下界包括耻骨联合下缘。均在屏气时曝光（图 48-14）。

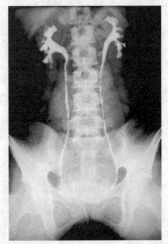
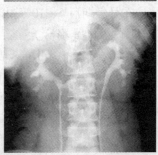

图 48-14　静脉肾盂造影

十五、逆行性肾盂造影

由临床医师操作,在膀胱镜观察下,经膀胱将特制的导管插入输尿管,再经此导管注入对比剂使尿路显影。能更清楚地显示肾盂、肾盏及输尿管的解剖形态。本法不受肾分泌功能限制,但插入膀胱镜可带来一定检查痛苦,且不能了解肾脏分泌功能的改变,通常用于静脉肾盂造影显示不理想的患者。

(一)适应证

同静脉肾盂造影。

(二)禁忌证

尿道狭窄;泌尿道急性炎症;严重血尿和肾绞痛发作期间;严重心血管疾病及全身器官衰竭者。

(三)造影方法

患者取仰卧位,临床医师将导管插入输尿管后,一般固定在肾盂下一个椎体处,经导管注入对比剂。对比剂采用10%~15%泛影葡胺,一侧肾注射量为5~10 ml,在透视下观察肾盂、肾盏充盈满意后摄片。如充盈不理想或有可疑处,可根据需要或改变体位再注入对比剂重复拍片。需注意注药不宜过急或过多,以免造成对比剂回流至肾小管、淋巴管和静脉内,影响诊断。如检查输尿管,可将导管拉到输尿管最低位置,注入对比剂后立即拍片。

(四)摄影技术

在透视下观察点片,以病变部位为中心摄取正位片,必要时加摄斜位、侧位片。常规拍摄尿路前后位,以显示全尿路。

十六、子宫输卵管造影

子宫输卵管造影(uterosalpingography)是利用一定的器械将对比剂从子宫内口注入子宫、输卵管,显示子宫及两侧输卵管位置、形态、大小及内部改变的方法,目前仍为妇科所常用。还可用来诊断和治疗不孕症。

(一)适应证

了解原发或继发不孕症;寻找子宫出血的原因;了解内生殖器畸形;对于考虑绝育或再育者,可观察输卵管、子宫情况;了解骨腔炎症、子宫肌瘤、附件及盆腔其他器官的疾病等。

(二)禁忌证

碘过敏;急性和亚急性内生殖器炎症及盆腔炎症;全身性发热;严重的心肺疾病;月经期内(应在月经期后5~10天内做);妊娠期内。

(三)造影方法

(1)造影前肠道准备同静脉肾盂造影。术前做碘过敏试验,给予适量的镇静剂。

(2)患者取仰卧位,两腿抬高固定在托架上,对会阴部消毒后,将导管插入子宫颈管内,抽取对比剂5~7 ml(常用40%碘化油或60%泛影葡胺)注入子宫腔内,并用橡皮套顶紧以免对比剂外漏。注射前先将气泡排除以免形成假充盈缺损,误诊为息肉或肌瘤。在透视观察下注射对比剂,患者有胀感时停止,即刻摄第一张片,为子宫腔充盈像;等输卵管充盈后摄第2张片。用碘化油24 h或用泛影葡胺30 min后摄第3张片,了解对比剂是否进入腹腔。

(3)术后处理。检查后如下腹及腰部疼痛,应休息1 h后再离开。术后须休息1周,给予抗生素预防感染。

（四）摄影技术

在透视下观察子宫腔和输卵管的充盈情况，显示满意即刻摄片。摄影位置是盆腔平片位置，患者仰卧位，其正中矢状面对准检查床中线，上缘包髂前上棘，下缘包耻骨联合，中心线对准摄影中心射入，屏气时曝光（图48-15）。

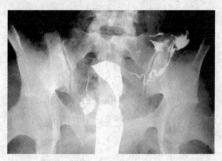 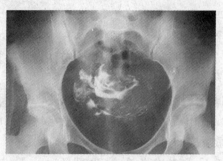

(a) 充盈像　　　　　　　　　　　　　　　　　　　(b) 弥散像

图 48-15　子宫输卵管造影

十七、瘘管及窦道造影（fistulography and sinography）

瘘管是指连接于体外与有腔脏器之间或两个有腔脏器之间的，有两个以上开口的病理管道。窦道是指有一个开口的病理管道。瘘管及窦道有先天性和后天性两类，以后天性多见，常源于骨及软组织的感染、肿瘤、异物等。造影检查可以了解瘘管及窦道的范围、位置、形状及其与周围组织器官的关系。

（一）适应证

所有瘘管及窦道，只要临床需要均可。

（二）禁忌证

碘过敏者；有急性炎症者。

（三）造影方法

患者取仰卧位，瘘口及窦口朝上，做常规消毒后，将导管插入瘘管及窦道内，用胶布固定。对比剂可用40%碘化油或60%泛影葡胺，用量多少根据腔道大小决定。将导管与抽好对比剂的注射器连接，在透视下缓慢注入对比剂，多方向转动患者体位，观察瘘管及窦道的走行方向、范围及其与邻近组织的关系，显示满意即刻摄片。术后尽量抽出对比剂。

（四）摄影技术

在透视下选择最佳的摄影位置，一般以瘘口或窦口为中心，摄取相互垂直的2张照片，或常规摄取正侧位片。

第二节　腹部 CT 检查技术

一、食管

（一）适应证

食管癌分期（了解癌的周围浸润程度，有无纵隔淋巴结转移）；食管癌治疗（手术、放疗）后复查;其他(食管黏膜下或外来肿瘤、囊肿和肉芽肿);食管破裂等。

(二)禁忌证

对比剂有关禁忌证。

(三)并发症

对比剂有关并发症。

(四)扫描前准备

1. 器械

① 全身 CT 机;② 遥控(可调节注射速率及压力)压力注射器及其附件。

2. 药物

① 离子型对比剂,60% 泛影葡胺(282 mgI/ml)100 ml;或 300 mgI/ml 非离子型对比剂 100 ml。② 山莨菪碱20 mg(对食管上段无作用)。③ 1% ~2% 泛影葡胺溶液200 ml。④ 对比剂过敏反应的急救药品。

(五)患者准备和注意事项

(1)检查前4 h 禁食。

(2)上机前 10 min 肌注山莨菪碱 20 mg(禁忌者不用)。

(3)患者取仰卧位。

(4)做好头部、腹部放射防护。

(六)检查方法和技术

1. 平扫

(1)定位扫描成像:确定扫描范围、层次。

(2)扫描方式:仰卧位做横断面扫描,扫描前经可弯吸管吸入适量1% ~2% 泛影葡胺对比剂。

(3)扫描层面角度:与扫描床面成90°,与扫描机架成0°。

(4)扫描范围:上界为平舌骨平面,下界至剑突水平。

(5)显示野:350 ~450 mm。

(6)扫描层厚:5 ~10 mm。

(7)扫描间距:5 ~10 mm,平扫后可于食管扩张段(正常)与狭窄段(病变)交接处加层厚 1 ~3 mm 的薄层扫描。

(8)矩阵:512 ×512。

(9)曝光条件:视 CT 机型号而定,通常使用 120 ~140 kV,120 ~150 mA,2.0 s。

2. 增强扫描

(1)注射方式:静脉加压快速滴注或团注 100 ml(2 ~4 ml/s),注入 50 ml 后开始连续扫描。

(2)扫描程序、参数与平扫相同。

(3)增强扫描时,密切观察患者反应。

(七)摄片要求

(1)以纵隔窗及骨窗顺序观察扫描图像。

(2)依次顺序摄取平扫及增强片。

(3)测量病变段长短及大小。

食管 CT 平扫及增强图像见图48-16。

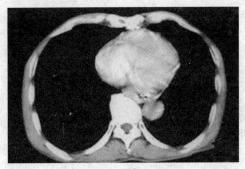

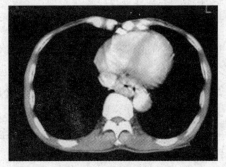

(a) 平扫　　　　　　　　　　　　　　　(b) 增强扫描

图 48-16　食管 CT 平扫、增强扫描影像

（八）检查后注意事项

做增强扫描者,检查完后,须留观 15 min。

二、胃

（一）适应证

胃恶性肿瘤(需了解胃周情况、淋巴结及肝有无转移,术前评估手术切除可能性及分期);卵巢恶性肿瘤(寻找源于胃的原发肿瘤)。其他:① 胃良恶性肿瘤定位(腔内、壁内、腔外);② 胃恶性肿瘤治疗(手术、化疗、介入疗法)后的情况,随访复查。

（二）禁忌证

对比剂有关禁忌证。

（三）并发症

对比剂有关并发症。

（四）扫描前准备

同食管 CT 检查。

（五）患者准备和注意事项

(1) 检查前 1 周内不服含有重金属类的药物,如 1 周内曾做过胃肠道钡剂造影,则于检查前先行腹部透视,确认腹内无钡剂残留。

(2) 检查前 1 天,晚饭后禁食。

(3) 需做增强扫描者,应先详细询问有无药物过敏史,了解患者全身情况(心、肝、肾功能),判定患者是否属高危人群。高危人群应慎用对比剂。

(4) 如用对比剂做增强扫描者,检查前应先做药物过敏试验。

(5) 检查日早晨空腹。

(6) 检查前 10 min 肌注山莨菪碱 20 mg(青光眼、前列腺肥大、排尿困难者不用),抑制胃蠕动,松弛胃壁,有利于胃充盈扩张。

(7) 上机前患者分多次口服冷或温开水作为对比剂,总量不少于 1 000 ~ 1 500 ml,使胃充液扩张,胃扩张满意是胃 CT 检查成功的关键。

(8) 用铅防护布遮盖患者脐以下腹部,减少接受辐射的剂量。

（六）检查方法和技术

1. 平扫

（1）定位扫描成像：确定扫描范围、层次。如定位片上胃影清楚且密度较低，提示胃内气体较多，充液较少。可用吸管补充吸入冷或温开水。

（2）扫描方式：取仰卧左前斜位或仰卧位做横断面扫描。

（3）扫描层面角度：与扫描床面成90°，与扫描机架成0°。

（4）扫描范围：上界为胸骨剑突，下界至脐（包括膈上食管下端至胃窦大弯）。

（5）扫描野：350～450 mm。

（6）扫描层厚：5～10 mm。

（7）扫描间距：5～10 mm。

（8）矩阵：512×512。

（9）曝光条件：视 CT 机型号而定，通常使用120～140 kV，120～150 mA，2.0 s。均采取屏气扫描。

2. 增强扫描

（1）注射方式：静脉加压快速滴注或团注100 ml（2～4 ml/s），待注入30～50 ml 后开始连续扫描。

（2）扫描程序、参数与平扫相同。

（3）增强扫描时，密切观察患者反应。

图 48-17 所示为胃 CT 扫描影像。

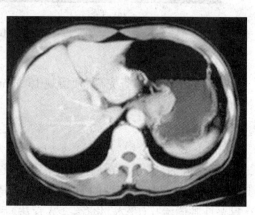

图 48-17　胃 CT 扫描影像

（七）摄片要求

（1）以软组织窗及骨窗顺序观察扫描图像。对胃穿孔患者则需用纵隔窗观察，以鉴别脂肪与游离气体影。

（2）依次顺序摄取平扫及增强片。

（3）测量病灶大小。必要时测量病灶增强前后 CT 值变化。

（八）检查后注意事项

同食管 CT 增强扫描。

三、肝脏

（一）适应证

肝脏良、恶性肿瘤：肝癌、转移瘤、海绵状血管瘤；肝脏囊性占位病变（肝囊肿、多囊肝、包虫病）；肝脏炎性占位性病变（肝脓肿、肝结核）；肝外伤；肝硬化；肝脂肪变性等。

（二）禁忌证

对比剂有关禁忌证。

（三）检查方法和扫描参数

1. 平扫

（1）扫描体位：仰卧位，身体置于床面中间，两臂上举抱头。

（2）扫描方式：嘱患者平静呼气后屏住呼吸，横断连续扫描。

（3）定位扫描：确定扫描范围（以膈顶为扫描基线）、层厚、层距。

（4）扫描范围；从膈顶至肝下缘。

（5）扫描机架倾斜角度：0°。

（6）扫描野：体部范围。

（7）扫描层厚：5~10 mm。

（8）扫描层距：5~10 mm。

（9）重建算法：软组织或标准算法。

（10）扫描参数：根据 CT 机型而定。

2. 增强扫描

（1）对比剂用量：成人 80~100 ml 离子或非离子型含碘对比剂。小儿腹部增强扫描为每次 1.5 ml/kg。

（2）注射方式：高压注射器静脉内团注，注射速率一般为 2~4 ml/s。

（3）扫描开始时间：动脉期延时扫描时间为 25~30 s；门脉期延时扫描时间为 60~70 s；实质期延时扫描 85~90 s 以后，若怀疑为肝血管瘤，则实质期的延时扫描时间为 3~5 min 或更长，直致病灶内充满对比剂为止。

如鉴别肝癌和肝血管瘤，有时一般的增强扫描方式不易确定，故常采用注射对比剂后对病变部位进行同一层的时间间隔扫描，如注射对比剂 15,30,60 s 和 120 s 后，以及必要时的延迟扫描，延迟时间根据病情需要可至 10~15 min。此外肝内胆管细胞癌也有延迟强化更明显的特点，有时也需要做延迟扫描帮助诊断。

（4）其他扫描程序和扫描参数与平扫相同。

3. 摄片要求

（1）依次顺序拍摄定位片、平扫以及增强图像。

（2）图像显示采用软组织窗，窗位 L 30~60 HU，窗宽 W 200~400 HU。如观察密度差较小的病变，要用窄窗；对脂肪肝、多发性肝囊肿病变，可采用 W 200~250 HU，C 30~35 HU。注射对比剂后，由于肝组织密度提高，CT 值增加约 20~30 HU，所以窗位也要相应增加 20~30 HU。

（3）通常应做脏器正常值的测量，如做肝脏和脾脏的 CT 值测量，用以区分有无脂肪肝或肝硬化。原则上平扫和增强后的测量在同一层面进行，以便分析对照。发现病变应测量病变大小，提供诊断参考。

图 48-18 所示为肝脏 CT 平扫及增强扫描影像。

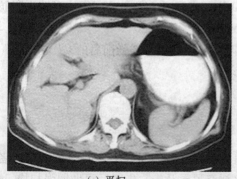 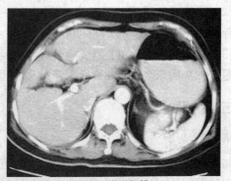

(a) 平扫　　　　　　　　　　　　(b) 增强扫描

图 48-18　肝脏 CT 平扫、增强扫描影像

四、胰腺

(一)适应证

胰腺肿瘤,包括各种原发性和转移性胰腺肿瘤的诊断和鉴别诊断;急、慢性胰腺炎的诊断;胰腺外伤;胰腺先天发育变异及异常;胰腺囊肿的诊断;梗阻性黄疸的病因诊断。

(二)禁忌证

对比剂有关禁忌证。

(三)检查方法和扫描参数

1. 平扫

(1)扫描体位:仰卧位,身体置于床面中间,两臂上举抱头。

(2)扫描方式:横断面连续扫描。

(3)定位扫描:确定扫描范围(以膈顶为扫描基线)、层厚、层距。

(4)扫描范围:从胸12下缘或腰1上缘向下包括全部胰腺。需重点观察胰头时,可取右侧位使充盈的十二指肠与胰头形成对比,使胰头显示更清楚。

(5)扫描机架倾斜角度:0°。

(6)扫描野:体部范围。

(7)扫描层厚:3~5 mm。

(8)扫描层距:3~5 mm。

(9)重建算法:软组织或标准算法。

(10)扫描参数:根据 CT 机型而定。

2. 增强扫描

(1)对比剂用量:80~100 ml 离子或非离子型含碘对比剂。

(2)注射方式:高压注射器静脉内团注,注射速率一般为 2~3 ml/s。

(3)扫描开始时间:胰腺增强扫描通常采用"双期",动脉期延时扫描时间为 35~40 s,静脉期延时扫描时间为 65~70 s。

(4)延迟扫描:必要时在注射对比剂 5~30 min 后做延迟扫描。

(5)其他扫描程序和扫描参数与平扫相同。

3. 摄片要求

(1)依次顺序拍摄定位片、平扫以及增强图像。

(2)图像显示采用软组织窗,窗位 L 30~50 HU,窗宽 W 200~400 HU。对缺少脂肪衬托的患者可调小窗宽,如 W 150~200 HU,C 35~50 HU。

(3)测量病灶层面 CT 值及病灶大小,必要时测量病灶层面增强前后的 CT 值变化。

图 48-19 所示为胰腺 CT 平扫及增强扫描影像。

五、胆囊

(一)患者准备

如重点观察胆囊及胆管系统,或阻塞性黄疸的病例,一般口服阴性对比剂或水;或者平扫时不用口服阴性对比剂或水,而是口服阳性对比剂充盈胃及十二指肠后再做增强扫描,这种方法可显示总胆管下端阳性结石,同时对于怀疑有胰头或十二指肠壶腹部占位的病例效果优于采用阴性对比剂或水。

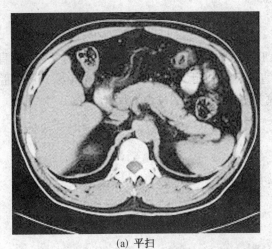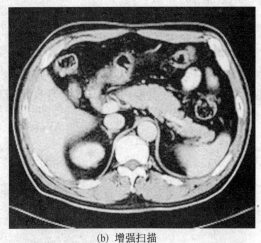

(a) 平扫　　　　　　　　　　　　　(b) 增强扫描

图 48-19　胰腺 CT 平扫、增强扫描影像

（二）检查技术

胆管扫描采用 3 mm 层厚，3 mm 层距，

胆影葡胺静注后胆管造影，主要观察胆管情况，一般不做延迟扫描；而胆囊的口服碘番酸造影主要观察胆囊内占位情况。

静脉胆管造影的具体方法为：直接采用 50% 胆影葡胺 20 ml 或用 5% 葡萄糖注射液等量稀释后静脉缓慢推注，约 15 min 注射完毕，注射完后 30 min 进行扫描。在注射对比剂前应常规做药物过敏试验，并在注射 1 ml 对比剂后短时间观察，对比剂注射完后应保留静脉针直至扫描结束，以便在发生严重过敏反应时进行抢救。

图 48-20 所示为胆囊 CT 平扫及增强扫描影像。

（三）后处理

对胆囊造影的图像应采用类似骨窗的窗宽、窗位，如 W 1 300～1 500 HU，C 350～500 HU，以免遗漏细小病灶。

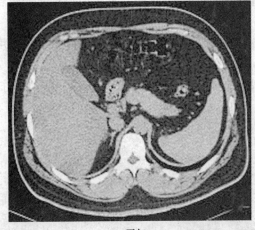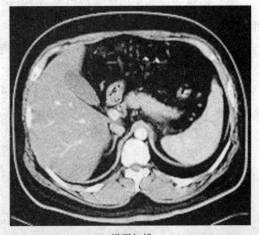

(a) 平扫　　　　　　　　　　　　　(b) 增强扫描

图 48-20　胆囊 CT 平扫、增强扫描影像

六、直肠

（一）适应证

直肠癌（术前分期与术后随访复查）；直肠及肛周脓肿（了解脓肿分布、数目、大小、范围）；直肠壁内、外肿块。其他：① 子宫内膜异位症；② 直肠良性肿瘤（腺瘤、绒毛状腺瘤）；③ 直肠盆腔（阴道、子宫）瘘；④ 盆腔内（尤其是子宫直肠陷窝）肿块，了解病变是否累及直肠等。

（二）禁忌证

对比剂有关禁忌证。

（三）并发症

对比剂有关并发症。

（四）准备

1. 器械

① 全身 CT 机；② 遥控（可调节注射速率及压力）压力注射器及其附件。③ 肛管。

2. 药物

① 离子型对比剂，如 60% 泛影葡胺（282 mgI/ml）100 ml 或 300 mgI/ml 非离子型对比剂 100 ml；② 山莨菪碱 20 mg，抑制肠蠕动，使肠腔充分扩张，增加患者对水保留灌肠的耐受性；③ 温开水 1 000 ~ 1 500 ml。

（五）患者准备和注意事项

检查前 1 周内做过胃肠道钡剂造影者，应待钡剂排空后进行检查；检查前 3 天内少食有渣食物；检查前 1 天晚及检查前 4 h 各做清洁灌肠 1 次；检查前 1 h 之内分两次口服 1% ~2% 碘溶液 1 000 ml 充盈小肠；检查前禁食 6 h；上机前患者不排尿，保持膀胱充盈状态；检查前 5 ~ 10 min 肌注山莨菪碱 20 mg（有禁忌者不用）；检查前用温水作保留灌肠（量不少于 1 000 ml）；做好盆腔以上躯体的辐射防护。

（六）检查方法和技术

1. 平扫

（1）定位扫描成像：确定扫描范围、层次。

（2）扫描方式：常规采用仰卧位，做横断面扫描，如机架条件许可，必要时可做直接冠状面扫描。

（3）扫描层面角度：与扫描床面成 90°，与扫描机架成 0°。直接冠状面扫描时，机架角度随机而设（使扫描层面与躯体冠状面平行）。

（4）扫描范围：自骨盆入口处至坐骨结节平面，如发现有后腹膜淋巴结转移，可向上加扫至肾门水平或以上。

（5）扫描野：350 ~ 450 mm。

（6）扫描层厚：5 ~ 10 mm。

（7）扫描间距：5 ~ 10 mm。

（8）矩阵：512 × 512。

（9）曝光条件：扫描参数依所用不同 CT 机而定，常规选用 120 ~ 140 kV，120 ~ 150 mA，2.0 s。

2. 增强扫描

（1）增强扫描时，床位、层厚、间隔通常与平扫一致。

（2）静脉加压快速滴注或压力注射器团注碘对比剂 100 ml（2～4 ml/s），待注入 30～50 ml 后，开始连续扫描。

（3）增强扫描时，应密切观察患者有无对比剂不良反应，如有不良反应立即停止给药，并采取相应救护措施。

（七）摄片要求

（1）以腹部软组织窗和骨窗顺序观察扫描图像。

（2）依次顺序摄取平扫及增强片，做横断面扫描者，可加摄冠状面重组片。

（3）测量病灶大小以及病灶与周围正常组织增强前后的 CT 值。

图 48-21 所示为直肠的 CT 平扫及增强扫描影像。

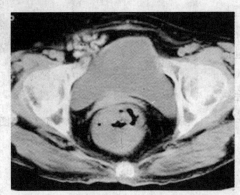

(a) 平扫　　　　　　　　　　　　　　　(b) 增强扫描

图 48-21　直肠 CT 平扫、增强扫描影像

（八）检查后注意事项

同食管 CT 增强扫描。

七、肠道仿真内窥镜

肠道仿真内窥镜具有以下特点：① 安全、患者痛苦小；② 能从不同角度和从狭窄或阻塞远端观察病灶；③ 能改变透明度，透过管腔观察管外情况，在临床诊断方面具有一定的潜能。

（一）患者准备

CT 仿真内窥镜的基础是螺旋 CT 连续扫描获得的容积数据重建出的立体图像，所以在检查前患者必须做好肠道准备，否则残留粪便会造成假象。要求患者检查前一天晚餐开始禁食，服泻药（如硫酸镁、甘露醇、番泻叶等），清洁肠道。也可在检查当日清洁灌肠，但需等 1.5 h 后才能进行肠道仿真内窥镜检查，以免肠道内残留水分遮盖病灶。扫描前 5～10 min 肌肉注射 654-2 注射液 20 mg，无需使用对比剂。要求患者侧卧，经肛门注入适量（1 000～1 500 ml）空气或二氧化碳气体，待患者感觉腹部饱胀时，再仰卧。

（二）扫描技术

患者双手上举，扫腹部正位定位图，从定位图上观察到肠腔充气足够时，行螺旋扫描。扫描条件：管电压 130 kV、管电流 200～240 mA，层厚 2～3 mm，重建间隔 0.5～1.7 mm，螺距 1～1.5 mm，一次屏气扫完全腹。如果扫描时间超过 25 s，则需分设 2 个相连或 5 mm 重叠的螺旋扫描程序，2 个程序间隔 5～10 s，让患者呼吸。如果同时做仰卧位和俯卧位扫描，可避免因肠道内残留水分而遮盖病灶，也可有助于鉴别活动的残留粪便和息肉。应特别注意的是，萎陷的肠道无法进行肠道仿真内窥镜检查,因此肠道内充气量要充分。

（三）重组技术

用平滑功能将螺旋扫描所获图像平滑 1~2 次后传输至工作站,在工作站内存中,将横断层面图像数据首尾叠加转变为容积数据,重组成立体图像。用软件功能调整 CT 阈值及透明度,根据观察对象取舍图像。用人工伪彩功能调节图像色彩,使其类似内镜所见组织色彩。用远景投影功能,调整视角为 70°,视屏距为 1,重组肠道表面三维投影图像,再调整物屏距及视向,使三维重组图像沿着肠道行程方向前进。因结肠行走纡曲,重组内镜图像时,为保持观察方向始终与肠腔一致,需小幅调整视向。根据计划观察的肠道长短,可重组为 20~90 帧主三维图像,再利用计算机内部功能,在相邻主图像间自动插入 3~4 帧过渡图像,并存入硬盘中。根据范围不同,共产生 80~300 帧图像。最后用电影功能以 15~30 帧/s 连续依次回放图像,获得仿真内窥镜效果。图 48-22 所示为肠腔 CT 仿真内窥镜影像。

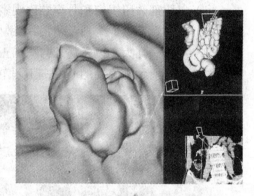

图 48-22　肠腔 CT 仿真内窥镜重组图像

八、肾

（一）适应证

肾脏良、恶性肿瘤的诊断和鉴别诊断;肿瘤大小、范围,有无淋巴结转移等;肾先天性畸形;肾脏外伤及出血情况;肾脓肿和肾周脓肿;肾梗死;囊性病变(包括囊肿和包虫囊肿等);肾结石的大小和位置;肾盂积水;慢性感染(肾结核、黄色肉芽肿性肾盂肾炎、慢性肾炎等);肾血管病变(肾动脉瘤、肾动静脉瘘、肾血管狭窄和闭塞等)。

（二）禁忌证

对比剂有关禁忌证。

（三）检查前准备

（1）认真核对 CT 检查申请单,了解病情,明确检查目的和要求,对检查目的、要求不清的申请单,应与临床医师核准确认。

（2）训练患者呼吸及屏气。

（3）对增强扫描者,按含碘对比剂使用要求准备。

（4）检查前 4 h 禁食。

（5）检查前 30 min 口服 1%~2% 的含碘对比剂水溶液 500~800 ml,临上机前再服 300 ml。

（6）疑有肾阳性结石者,直接平扫。外伤急症患者可不用口服对比剂。

（7）去除患者携带的金属物品,解除腰带、腰围、腹带及外敷药物等。

（8）做好耐心细致的解释工作,使患者消除疑虑和恐惧,明白检查的程序和目的。训练患者的呼吸,保持每次呼吸幅度一致,尽可能提高检查的成功率。

（四）检查方法和扫描参数

1. 平扫

（1）扫描体位: 仰卧位,身体置于床面中间,两臂上举抱头。身体尽量置于床面正中间,侧面定位线对准人体正中冠状面。有时也可根据观察部位的需要采用侧卧位或俯卧位。

（2）扫描方式：横断面连续扫描。

（3）定位扫描：确定扫描范围、层厚、层距。

（4）扫描范围：肾上极至肾下极包括全部肾脏。

（5）扫描机架倾斜角度：0°。

（6）扫描野：体部范围。

（7）扫描层厚：5～10 mm。

（8）扫描层距：5～10 mm。

（9）重建算法：软组织或标准算法。

（10）扫描参数：根据 CT 机型而定。

2．增强扫描

（1）对比剂用量：50～80 ml 离子或非离子型含碘对比剂。

（2）注射方式：压力注射器静脉内团注，注射速率为 1.5～3 ml/s。

（3）扫描开始时间：肾脏增强扫描通常应扫皮质期、髓质期和分泌期，皮质期延时扫描时间为 25～30 s，髓质期延时扫描时间为 1～2 min，分泌期延时扫描时间为 2～5 min。

（4）其他扫描程序和扫描参数与平扫相同。

（五）摄片要求

（1）在摄取定位像时，应摄取有无定位线的图像各一帧，便于分析时参考。按解剖顺序将平扫、增强、延迟的图像依时间先后摄取。

（2）图像显示采用软组织窗，窗位 L 30～50 HU，窗宽 W 200～400 HU；为区别病变组织中的脂肪与空气可适当增加窗宽。对延迟扫描目的在于观察肾盂、肾盏内病变的部分应采用类似骨窗的窗宽、窗位，如 W 1 300～1 500 HU，C 350～500 HU。

（3）对有些小病灶除需放大摄影外，必要时行冠状面及矢状面重组和摄片。

（4）测量病灶层面 CT 值及病灶大小，必要时测量病灶层面增强前后的 CT 值变化。

图 48-23 所示为肾脏 CT 平扫、增强肾皮质期及增强肾实质期的影像。

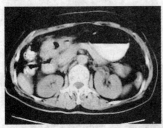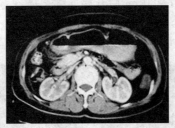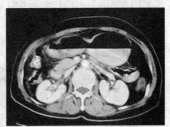

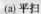

(a) 平扫　　　　　　　　(b) 增强肾皮质期　　　　　　　(c) 增强肾实质期

图 48-23　肾脏 CT 平扫、增强肾皮质期、增强肾实质期影像

（六）注意事项

（1）检查前 1 周内不服重金属药物，如 1 周内曾进行过胃肠道钡餐造影，应于检查前先行腹部透视，确认腹腔内无钡剂残留；

（2）应注意对扫描检查以外部位的防护屏蔽；

（3）增强扫描后，患者应留观 15 min 左右，以观察有无迟发不良反应；

（4）由扫描技师认真填写检查申请单的相关项目并签名。

九、肾上腺

（一）适应证

功能性肾上腺疾病(肾上腺增生、肾上腺嗜铬细胞瘤等)；非功能性肾上腺肿瘤；肾上腺转移瘤(肾上腺癌、神经母细胞瘤等)；急性肾上腺皮质功能衰竭,明确有无出血；不明原因的高血压、低血钾或其他内分泌症状临床不能确诊时；肾上腺功能低下；肾上腺结核。

（二）禁忌证

对比剂有关禁忌证。

（三）检查前准备

同肾部 CT 扫描。

（四）检查方法和扫描参数

1. 平扫

(1) 扫描体位：仰卧位,身体置于床面中间,两臂上举抱头。

(2) 扫描方式：横断面连续扫描。

(3) 定位扫描：确定扫描范围、层厚、层距。

(4) 扫描范围：第 12 胸椎上缘至第 1 腰椎下缘。

(5) 扫描机架倾斜角度：0°。

(6) 扫描野：体部范围。

(7) 扫描层厚：1 ~ 3 mm。

(8) 扫描层距：1 ~ 3 mm。

(9) 重建算法：软组织或标准算法。

(10) 扫描参数：根据 CT 机型而定。

2. 增强扫描

(1) 对比剂用量：50 ~ 80 ml 离子或非离子型含碘对比剂。

(2) 注射方式：压力注射器静脉内团注,注射速率为 2 ~ 3 ml/s。

(3) 扫描开始时间：注射 60 ~ 80 ml 后开始连续扫描。

(4) 其他扫描程序和扫描参数与平扫相同。

图 48-24 所示为肾上腺 CT 平扫及增强扫描影像。

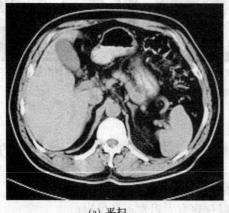
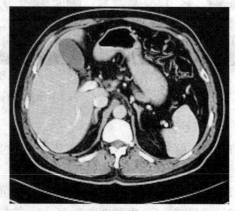

(a) 平扫　　　　　　　　　　　　　　(b) 增强扫描

图 48-24　肾上腺 CT 平扫、增强扫描影像

（五）摄片要求

（1）在摄取定位像时，应摄取有无定位线的图像各一帧，便于分析时参考。按解剖顺序将平扫、增强、延迟的图像依时间先后摄取。

（2）图像显示采用软组织窗，窗位 L 25～45 HU，窗宽 W 200～400 HU。

（3）对肾上腺的图像应放大摄影，必要时行冠状面及矢状面重建和摄片。

（4）测量病灶层面 CT 值及病灶大小，必要时测量病灶层面增强前后的 CT 值变化。

（六）注意事项

同食管 CT 增强扫描。

十、输尿管

（一）适应证

先天性畸形；输尿管重复畸形、腔静脉后输尿管、输尿管先天性狭窄和输尿管囊肿等。输尿管肿瘤；尤其对肾功能丧失或无法插管者更具优越性。观察腹膜后纤维化对输尿管的影响。其他：① 输尿管积水；② 输尿管结石；③ 输尿管结核等。

（二）禁忌证

同肾脏 CT 检查。

（三）并发症

同肾脏 CT 检查。

（四）准备

1. 器械

同肾脏 CT 检查。

2. 药物

同肾脏 CT 检查。

（五）患者准备和注意事项

大多数同肾脏 CT 检查，应注意不同的是输尿管 CT 检查前 2 h 及半小时各服 2% 泛影葡胺 500 ml。

（六）检查方法和技术

1. 平扫

（1）定位扫描成像：自肾门水平至耻骨联合下缘。

（2）扫描方式：横断面。

（3）扫描机架倾斜角度：0°。

（4）扫描范围：自耻骨联合下缘向上至肾门水平，必要时可参考尿路造影片。

（5）扫描野：300～420 mm。

（6）扫描层厚：5～10 mm。

（7）扫描间距：5～15 mm。

（8）矩阵：256×256 或 512×512。

（9）曝光条件：尽量用短曝光时间（2～3 s）。

2. 增强扫描

（1）对比剂注射方式：静脉加压快速滴注或团注（2～4 ml/s）。

（2）用60%对比剂30～80 ml即可显影,扫描程序与平扫相同。

（七）摄片要求

同肾脏CT检查。

图48-25所示为输尿管CT平扫及增强扫描图像。

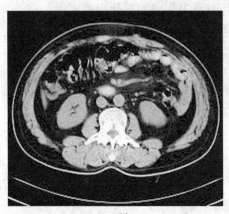 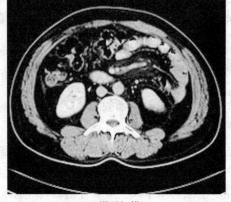

(a) 平扫   (b) 增强扫描

图48-25 输尿管CT平扫、增强扫描影像

（八）检查后注意事项

与对比剂有关的注意事项。

十一、膀胱

（一）适应证

膀胱和输尿管下段肿瘤及肿瘤大小、范围,有无淋巴结转移等;膀胱肿瘤与前列腺肿瘤或增生的鉴别诊断;发育异常（包括畸形、输尿管异位开口、囊肿等）;膀胱结石的大小和位置。

（二）禁忌证

同肾脏CT检查。

（三）检查前准备

（1）认真核对CT检查申请单,了解病情,明确检查目的和要求,对检查目的、要求不清的申请单,应与临床医师核准确认。

（2）对增强扫描者,按含碘对比剂使用要求准备。

（3）检查前6～10 h分次口服1%～2%的含碘对比剂水溶液1 000～1 500 ml,使远、近段小肠和结肠充盈;扫描前大量饮水,保持膀胱充盈。

（4）必要时检查前10 min肌注山莨菪碱10 mg（青光眼、前列腺肥大、排尿困难者禁用）;

（5）疑有直肠或乙状结肠受侵者,可直接经直肠注入1%～2%的含碘对比剂水溶液或空气300 ml。

（6）膀胱双重造影时,在检查前需用福利管（Foley tube）经尿道插入膀胱,放尽尿液,注入100～300 ml空气和100 ml浓度为1%～2%的含碘对比剂溶液。

（7）去除金属物品,去除外敷药物等。

（8）做好耐心细致的解释工作,使患者消除疑虑和恐惧,明白检查的程序和目的。训练患者的呼吸,保持每次呼吸幅度一致,尽可能提高检查的成功率。

（四）检查方法和扫描参数

1. 平扫

（1）扫描体位：仰卧位或根据病情采用俯卧位、侧卧位。

（2）扫描方式：横断面连续扫描。

（3）定位扫描：确定扫描范围、层厚、层距。

（4）扫描范围：耻骨联合下缘至髂前上棘水平。

（5）扫描机架倾斜角度：0°。

（6）扫描野：体部范围。

（7）扫描层厚：3~5 mm。

（8）扫描层距：3~5 mm。

（9）重建算法：软组织或标准算法。

（10）扫描参数：根据 CT 机型设定。

2. 增强扫描

（1）对比剂用量：80~100 ml 离子或非离子型含碘对比剂。

（2）注射方式：高压注射器静脉内团注,注射速率为 2~3 ml/s。

（3）扫描开始时间：注射 60~80 ml 后开始连续扫描。必要时延迟 3 min 后做全膀胱扫描,以便在对比剂充盈的情况下显示膀胱壁细小占位性病变。

（4）其他扫描程序和扫描参数与平扫相同。

（五）摄片要求

（1）在摄取定位像时,应摄取有无定位线的图像各一帧,便于分析时参考。按解剖顺序将平扫、增强、延迟的图像依时间先后摄取。

（2）图像显示采用软组织窗,窗位 L 30~50 HU,窗宽 W 200~400 HU。

（3）测量病灶层面 CT 值及病灶大小,必要时测量病灶层面增强前后的 CT 值变化。

（4）对有些细小病灶除需放大摄影外,还可行矢状位、冠状位重建。

图 48-26 所示为膀胱 CT 平扫及增强扫描影像。

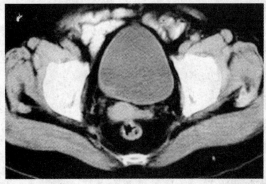
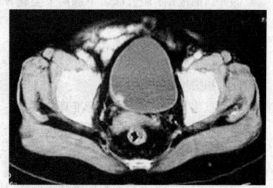

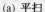

(a) 平扫　　　　　　　　　　　　　　　　(b) 增强扫描

图 48-26　膀胱 CT 平扫、增强扫描影像

（六）注意事项

与对比剂有关的注意事项。

十二、前列腺

（一）适应证

协助临床分期与明确有无转移或经穿刺活检证实的前列腺癌患者；手术后随访，观察有无并发症；测量前列腺大小、体积，作为非手术治疗前列腺的随访、观察；确定前列腺有无脓肿形成及显示脓肿液化情况；观察前列腺增生的间接改变。

（二）禁忌证

同肾脏 CT 检查。

（三）检查前准备

（1）认真核对 CT 检查申请单，了解病情，明确检查目的和要求，对检查目的、要求不清的申请单，应与临床医师核准确认。

（2）对增强扫描者，按含碘对比剂使用要求准备。

（3）检查前 6~10 h 分次口服 1%~2% 的含碘对比剂水溶液 1 000~1 500 ml，使远、近小肠和结肠充盈；扫描前大量饮水，保持膀胱充盈。

（4）疑有直肠或乙状结肠受侵者，可直接经直肠注入 1%~2% 的含碘对比剂水溶液或空气 300 ml。

（5）让患者脱掉有金属扣子和挂钩的衣裤，取出口袋中的金属物品，去除外敷药物等。

（6）做好耐心细致的解释工作，使患者消除疑虑和恐惧，明白检查的程序和目的。训练患者的呼吸，保持每次呼吸幅度一致，尽可能提高检查的成功率。

（四）检查方法和扫描参数

1. 平扫

（1）扫描体位：仰卧位，身体置于床面中间，两臂上举抱头或放于上腹部。

（2）扫描方式：横断面连续扫描。

（3）定位扫描：确定扫描范围、层厚、层距。

（4）扫描范围：耻骨联合下缘向上至耻骨上缘 2~3 cm。

（5）扫描机架倾斜角度：0°。

（6）扫描野：体部范围。

（7）扫描层厚：2~3 mm。

（8）扫描层距：2~3 mm。

（9）重建算法：软组织或标准算法。

（10）扫描参数：根据 CT 机型设定。

2. 增强扫描

（1）对比剂用量：80~100 ml 离子或非离子型含碘对比剂。

（2）注射方式：高压注射器静脉内团注，注射速率为 2~3 ml/s。

（3）扫描开始时间：注射对比剂 50~70 ml 后开始连续扫描。

（4）其他扫描程序和扫描参数与平扫相同。

（五）摄片要求

（1）在摄取定位像时，应摄取有无定位线的图像各一帧，便于分析时参考。按解剖顺序将平扫、增强、延迟的图像依时间先后摄取。

（2）图像显示采用软组织窗,窗位 L 30~50 HU,窗宽 W 200~400 HU。

（3）测量病灶层面 CT 值及病灶大小,必要时测量病灶层面增强前后的 CT 值变化。

（4）对有些小病灶除需放大摄影外,还可行矢状位、冠状位重组。

图 48-27 所示为前列腺 CT 平扫及增强扫描影像。

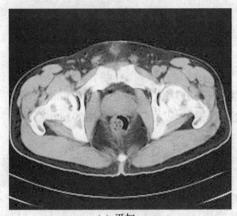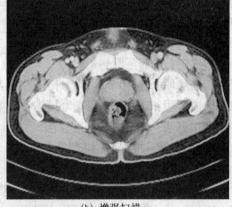

(a) 平扫 (b) 增强扫描

图 48-27　前列腺 CT 平扫、增强扫描影像

（六）注意事项

与对比剂有关的注意事项。

十三、女性盆腔

（一）适应证

良、恶性肿瘤的诊断和鉴别诊断,及肿瘤大小、范围,有无淋巴结转移等;其他隐匿性病变如脓肿、血肿和肿大淋巴结的诊断;生殖道先天性畸形;放疗、化疗及术后随访观察;活检或放疗计划的定位;子宫内避孕装置的观察和定位。在外伤情况下,可观察有无骨折、泌尿生殖器官的损伤和出血等。

（二）禁忌证

同肾脏 CT 检查。

（三）检查前准备

（1）认真核对 CT 检查申请单,了解病情,明确检查目的和要求,对检查目的、要求不清的申请单,应与临床医师核准确认。

（2）对增强扫描者,按含碘对比剂使用要求准备。

（3）检查前 6~10 h 分次口服 1%~2% 的含碘对比剂水溶液 1 000~1 500 ml,使远、近小肠和结肠充盈;扫描前大量饮水,保持膀胱充盈。

（4）疑有直肠或乙状结肠受侵者,可直接经直肠注入 1%~2% 的含碘对比剂水溶液或空气 300 ml。

（5）去除金属物品,解除腰带、腰围、腹带及外敷药物等。

（6）做好耐心细致的解释工作,使患者消除疑虑和恐惧,明白检查的程序和目的。训练患者的呼吸,保持每次呼吸幅度一致,尽可能提高检查的成功率。

（四）检查方法和扫描参数

1. 平扫

（1）扫描体位：仰卧位，身体置于床面中间，两臂上举抱头，侧面定位线平人体正中冠状面。

（2）扫描方式：横断面连续扫描。

（3）定位扫描：确定扫描范围、层厚、层距。

（4）扫描范围：耻骨联合下缘向上至髂前上棘水平。

（5）扫描机架倾斜角度：0°。

（6）扫描野：体部范围。

（7）扫描层厚：5～10 mm，若为扫描整个盆腔观察肿块大小时可采用8 mm层厚。

（8）扫描层距：5～10 mm，若为扫描整个盆腔观察肿块大小时可采用8 mm层距。

（9）重建算法：软组织或标准算法。

（10）扫描参数：根据CT机型设定。

2. 增强扫描

（1）对比剂用量：80～100 ml离子或非离子型含碘对比剂。

（2）注射方式：高压注射器静脉内团注，注射速率为2～3 ml/s。

（3）扫描开始时间：延时扫描时间为30～35 s。

（4）其他扫描程序和扫描参数与平扫相同。

图48-28所示为女性盆腔CT平扫及增强扫描影像。

（五）摄片要求

（1）应摄取有无定位线的图像各一帧，按解剖顺序将平扫，增强扫描的图像依时间先后顺序摄取，对一些占位病变可行矢状面和冠状面重组。

（2）图像显示采用软组织窗，窗位L 30～50 HU，窗宽W 200～400 HU。

（3）测量病灶层面CT值及病灶大小，必要时测量病灶层面增强前后的CT值变化。

（六）注意事项

与对比剂有关的注意事项。

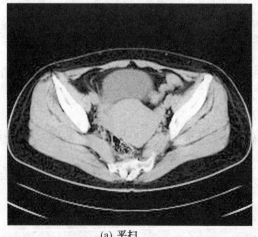
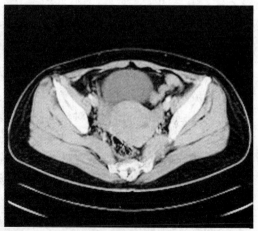

(a) 平扫　　　　　　　　　　　　　　　　　(b) 增强扫描

图48-28　女性盆腔CT平扫、增强扫描影像

十四、肾动脉 CT 血管造影

为了解肾动脉有无血管狭窄及其他肾血管病变,通常需要做肾动脉 CT 血管造影。肾动脉 CT 血管造影检查前不宜口服对比剂,以免干扰血管的显影。扫描范围为胸第 11 椎至腰第 5 椎体。对比剂总量为 80 ~ 100 ml,注射速率为 3 ~ 4 ml/s,延时扫描时间通常为 15 ~ 20 s,层厚为 1 ~ 2 mm,层距为 1 ~ 2 mm。对扫描后获得的薄层轴位图像进行 MIP、SSD、VR 重组,多角度观察有助于对病变的显示和诊断。

十五、膀胱 CT 仿真内窥镜检查

(一)适应证

超声提示膀胱占位性病变患者;无痛性全血尿;可疑膀胱病变者。

(二)禁忌证

对比剂有关的禁忌证。

(三)并发症

对比剂有关的并发症。

(四)器械准备

螺旋 CT 扫描机和三维后处理工作站。

(五)药物准备

60% 泛影葡胺或 300 mgI/ml 非离子型对比剂 100 ml。

(六)患者准备和注意事项

膀胱充盈满意后,经前臂静脉团注 60% 泛影葡胺或 300 mgI/ml 非离子型对比剂 100 ml,做容积扫描。

(七)检查方法和技术

(1)扫描方法:膀胱容积扫描。

(2)扫描体位:仰卧位,屏气 15 ~ 30 s。

(3)扫描范围:上界膀胱顶部,下界耻骨联合。

(4)层厚 2 ~ 3 mm,图像重建间隔 1.0 ~ 1.5 mm。

(5)螺距:1.0 ~ 1.5。

(6)扫描野:20 ~ 30 cm。

(7)扫描条件:120 kV,200 ~ 230 mA。

(8)图像工作站后处理:用三维软件处理,阈值选择 150 ~ 1 000 HU。

十六、腰椎

(一)适应证

脊柱外伤;各种原因的椎管狭窄;椎间盘退行性病变和椎间盘突出;原发性、继发性脊椎骨肿瘤和椎旁肿瘤;椎管内占位病变;CT 引导介入放射学检查;脊柱感染性疾病、脊柱结核、化脓性脊柱炎;先天性畸形和发育异常;脊柱退行性病变。

(二)禁忌证

对比剂相关禁忌证。

（三）操作方法及程序

1. 检查前准备

（1）认真核对 CT 检查申请单,了解病情,明确检查目的和要求,对检查目的、要求不清的申请单,应与临床医师核准确认。

（2）嘱咐患者在检查期间保持体位不动。

（3）对增强扫描者按含碘对比剂使用要求准备。扫描前 4 h 禁食。

（4）扫描前患者去除护腰带,膏药,腰、腹部皮带及其他金属物品等。

2. 检查方法和扫描参数

（1）平扫

① 扫描体位:仰卧位,身体置于床面中间,两臂上举抱头。下肢膝关节处用腿垫抬高,尽可能保持腰椎椎体生理弧度与检查床平行。

② 扫描方式:横断面连续扫描。

③ 定位扫描:侧位定位扫描,确定扫描范围、层厚、层距。

④ 扫描范围:根据临床要求扫描椎间盘或椎体。

⑤ 扫描机架倾斜角度:根据定位片显示,适当倾斜扫描机架角度。

⑥ 扫描野:椎体范围。

⑦ 扫描层厚:3~5 mm(椎间盘),5~10 mm(椎体)。

⑧ 扫描层距:3~5 mm(椎间盘),5~10 mm(椎体)。

⑨ 重建算法:软组织或标准算法。

⑩ 扫描参数:根据 CT 机型而定。

图 48-29 所示为椎体扫描定位图及腰椎间盘扫描定位图。

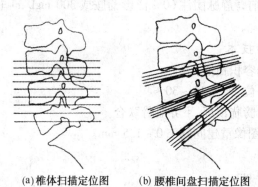

(a)椎体扫描定位图　　(b)腰椎间盘扫描定位图

图 49-29　椎体扫描定位图、腰椎间盘扫描定位图

（2）增强扫描:脊柱一般不做增强扫描,如有怀疑占位等情况需做增强扫描。

① 对比剂用量:80~100 ml 离子或非离子型含碘对比剂。

② 注射方式:高压注射器静脉内团注,注射速率为 2~3 ml/s。

③ 扫描开始时间:注射对比剂 60~80 ml 后开始连续扫描(8~10 s 扫描周期)。

④ 必要时在注射含碘对比剂 5~30 min 后做延迟扫描。

⑤ 其他扫描程序和扫描参数与平扫相同。

图 48-30 所示为脊柱 CT 影像。

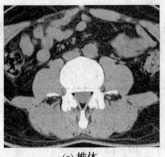
(a) 椎体

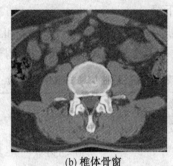
(b) 椎体骨窗

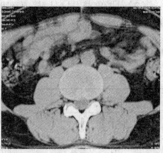
(c) 椎间盘

图48-30 脊柱CT检查影像

3. 摄片要求

(1) 依次顺序拍摄定位片、平扫以及增强图像。

(2) 图像显示采用软组织窗:窗位 L 30~50 HU,窗宽 W 200~400 HU;骨窗窗位 L 300~600 HU,骨窗窗宽 W 1 200~2 000 HU。

(3) 测量病灶层面 CT 值及病灶大小,必要时测量病灶层面增强前后的 CT 值变化。

(4) 必要时做放大摄影。

（四）注意事项

与对比剂有关的注意事项。

第三节 腹部 MR 检查技术

一、肝脏

（一）适应证

肝良、恶性肿瘤;肝囊肿和囊肿性病变;肝脓肿、肝结核和其他肝炎性肉芽肿等;肝局灶性结节状增生;各种原因所致的肝硬化;Budd-CHiari 综合征。

（二）检查前准备

检查前空腹6~8 h,除去身上金属物品。询问被检者体内有无金属异物,如起搏器、手术后金属血管夹等,以避免意外发生;需做屏气检查者,检查前要训练呼、吸气方法,耐心解释检查过程,消除被检者紧张情绪,配合完成 MRI 检查。

（三）平扫

1. 检查体位

患者仰卧在检查床上,取头先进,人体长轴与床面长轴一致,双手置于身体两旁或胸前。

2. 成像中心

相控阵线圈横轴中心对准脐与剑突连线中点,移动床面位置,开定位灯,使十字定位灯的纵横交点对准脐与剑突连线中点,即以线圈中心为采集中心,放置于上腹正中,锁定位置,并送至磁场中心。在肋缘下方放置呼吸门控,表面线圈上缘与腋窝平齐,嘱患者平静有规律地呼吸。

3. 扫描方法

(1) 定位成像:采用快速推荐成像序列,同时做冠、矢、轴三方向定位图,在定位片上确定扫描基线、扫描方法和扫描范围。横轴中心对准脐与剑突连线中点。

（2）成像范围：从膈顶到肝下缘。

（3）推荐成像序列：SE 序列或快速序列，横断面 T_1WI 和 T_2WI 成像；冠状面 T_1WI 成像。必要时可根据病情以及磁共振设备条件辅以其他的推荐成像序列，具体参数见表48-1。

表 48-1　肝脏 MR 扫描序列参数

脉冲序列	加权像	TR/ms	TE/ms	FL
FSE	T_2WI	3 000 ~ 4 000	100 ~ 120	
SE	T_1WI	440 ~ 550	10 ~ 15	
FSPGR	T_1WI	170	2.3	70°

（4）横断位：层厚为 5 ~ 10 mm；层间距为 1 ~ 3 mm；采集矩阵为 256 × 256 或 312 × 256；扫描野为 350 × 260 mm；信号平均次数为 2 ~ 4 次；回波链为 16 ~ 38；相位编码方向为前后向。

图 48-31 所示为肝脏横断位图像。图 48-32 所示为肝脏 FLASH 影像。

（5）冠状位：层厚为 5 ~ 6 mm；层间距为 1 mm；采集矩阵为 256 × 256 或 312 × 256；扫描野为 400 mm × 400 mm；信号平均次数为 2 ~ 4 次；回波链为 16 ~ 32；相位编码方向为左右向加"无卷褶伪影"技术。

图 48-33 所示为肝脏冠状位 MR 影像，图 48-34 所示为肝脏 TURBO-FLASH 图像。

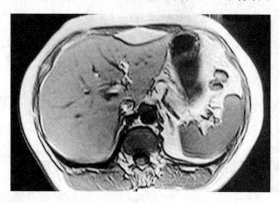

(a) SE T_1WI

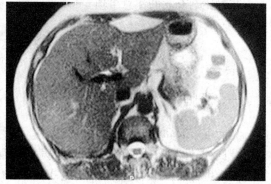

(b) T_2WI

图 48-31　肝脏横断位 MRI FSE 影像

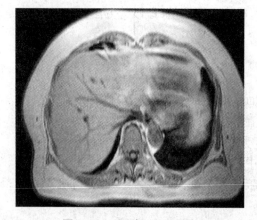

图 48-32　肝脏FLASH影像

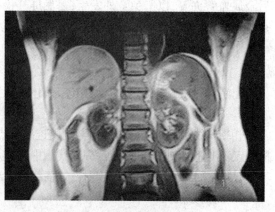

图 48-33　肝脏冠状位MR影像

4. 抑脂技术

常用两种方法抑制脂肪信号：一是反转恢复技术，TR 延迟时间为 165 ms，TSE 成像，此技术的优点是对磁场的均匀度要求不高，各种场强的 MR 扫描仪均可获得较好效果。二是相位移技术，采用 T_1WI WATS 水激励的方法，层厚度为 8 mm、层间隔为 1.00 mm，层数为 20 层，需做匀场。FFE 成像，采集 1 次。

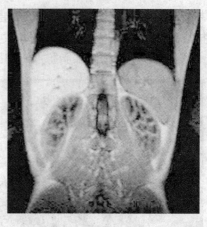

图 48-34　肝脏 TURBO-FLASH 图像

（四）增强扫描

对比剂为顺磁性对比剂（如 Gd-DTPA 等），剂量为 0.1～0.2 mmol/kg。常规使用 SE、TSE 序列，需做横断位 T_1WI，根据诊断需要加做其他方位和序列。

1. 快速手推注射方法

静脉注射对比剂 12～15 ml，注射完毕 10～15 s 后，快速注入 10 ml 生理盐水，开始扫描。成像程序一般与增强前 T_1WI 程序相同。部分病例可根据需要在增强后加延迟扫描（延迟 5～30 min）。

2. 磁共振注射器注射方法

静脉注射器分 A、B 两个筒，A 筒中抽入注射的对比剂（0.2 mm/kg）约 15 ml，B 筒中加入生理盐水 20 ml。两筒通过三通管相连。在准备注射对比剂前进行一次预扫描试验，确定设备运转正常后，选择注射程序以 3～4 ml/s 速率注射对比剂。对比剂注射完毕后，再以同样速率注射 15～20 ml 生理盐水，避免对比剂在导管内残留。注意注射对比剂的时间与扫描时间相配，注射结束后开始扫描。具体扫描方法同前。

二、胰腺

（一）适应证

胰腺肿瘤的诊断和鉴别诊断；胰岛细胞瘤的诊断；急性胰腺炎的诊断；胰腺先天性异常。

（二）平扫

1. 检查体位

同肝脏磁共振平扫

2. 成像中心

同肝脏磁共振平扫

3. 扫描方法

常规轴位 T_1WI 和 T_2WI 采用 TSE 序列。成像层厚 5～10 mm，扫描无间隔。有条件的建议做 T_1 压脂。采用 T_1WI/WATS 激励水的方法。具体扫描参数见表 48-2。

表 48-2　胰腺 MR 扫描序列参数

脉冲序列	加权像	TR/ms	TE/ms	FL
FSE	T_2WI	3 000～4 000	100	
SE	T_1WI	440～550	10～15	
FSPGR	T_1WI	170	2.3	70°

（1）横断位：T_2WI-FSE 序列加脂肪抑制技术，T_2WI-SE 序列或 FSPGR 序列加或不加脂肪

抑制技术屏气扫描。层厚为 5~6 mm;层间距为 0.5~1.0 mm;采集矩阵为 256×256 或 312×256;扫描野为 350 mm×260 mm;信号平均次数为 2~4 次;回波链为 18~32;相位编码方向为前后向。

图 48-35 所示为胰腺脂肪抑制的磁共振影像。

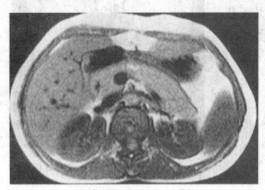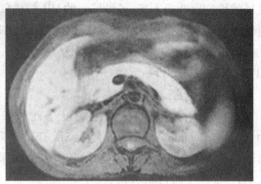

(a) 胰腺脂肪抑制MR图像　　　　　　　　(b) 胰腺MR图像

图 48-35　胰腺脂肪抑制 MR 影像与胰腺 MR 影像

(2) 冠状位:T_2WI-FSE 序列加脂肪抑制技术。层厚为 5 mm;层间距为 1 mm;采集矩阵为 256×256;扫描野为 400 mm×400 mm;信号平均次数为 2~4 次;回波链为 8~32;相位编码方向为左右向加"无卷褶伪影"技术。

(三) 增强扫描

同肝脏磁共振平扫,图 48-36 所示为胰腺 T_1 增强磁共振影像。

三、肾脏

(一) 适应证

肾脏良、恶性肿瘤(如肾癌、肾母细胞瘤、肾转移瘤、肾错构瘤等);肾囊肿和囊肿性病变,及其相关临床分期;各种肾脏先天性畸形;肾脓肿、肾结核和其他肾脏炎性肉芽肿等;肾盂积水;肾

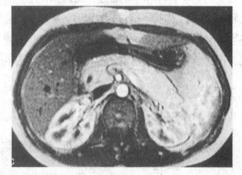

图 48-36　胰腺 T_1 增强 MRI

功能的评价;肾血管病变;肿瘤治疗效果的评价;不适宜 CT 检查者(如孕妇、儿童)以及碘剂过敏不能增强检查者。

(二) 操作方法及程序

1. 平扫

(1) 检查体位:患者仰卧在检查床上,取头先进,人体长轴与床面长轴一致,双手置于身体两旁。

(2) 成像中心:腹部相控阵表面线圈横轴中心对准脐中心,移动床面位置,使十字定位灯的纵横交点对准脐部中心,即以线圈中心为采集中心,锁定位置,并送至磁场中心。表面线圈上缘与剑突平齐,嘱患者平静有规律地呼吸,安置呼吸门控。

(3) 扫描方法

① 定位成像:采用快速推荐成像序列同时做冠、矢、轴三方向定位图,在定位片上确定扫描基线、扫描方法和扫描范围。

② 成像范围:从肾上极到肾下极。

③ 横断位：T_2WI-FSE 序列加脂肪抑制技术，T_1WI-SE 序列或 FSPGR 加或不加脂肪抑制技术，屏气扫描。成像层厚为 5~6 mm。成像间距为相应层厚的 10%~50%，或 1 mm。矩阵为 256×256 或 312×256 等。扫描野为 30~40 cm 或 350 mm×260 mm。信号平均次数为 2~4 次，回波链为 8~32。相位编码方向为前后向。

④ 冠状位：T_2WI-FSE 序列加脂肪抑制技术。成像层厚为 5 mm。成像间距为 0.5~1.0 mm。采集矩阵为 256×256。扫描野为 400 mm×400 mm。信号平均次数为 2~4 次。回波链为 8~32。相位编码方向为左右向加"无卷褶伪影"技术。

⑤ 脉冲序列的扫描参数见表 48-3。

表 48-3　肾脏 MR 扫描序列参数

脉冲序列	加权像	TR/ms	TE/ms	FL
FSE	T_2WI	3 000~4 000	100	
SE	T_1WI	440~550	10~15	
FSPGR	T_1WI	170	2.3	70°

（4）注意事项：肾脏占位性病变必须做动态增强扫描，动态增强扫描需加脂肪抑制技术，并作冠状位扫描，冠状位扫描则包括肾、输尿管和膀胱。

图 48-37 所示为肾脏横断面 T_1WI 和 T_2WI，图 48-38 所示为肾脏冠状面 T_1WI 和 T_2WI。

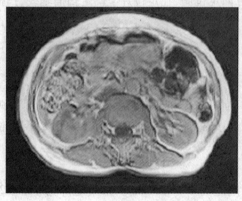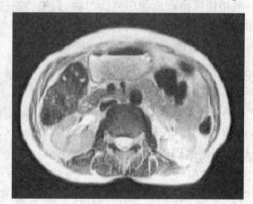

(a) T_1WI　　　　　　　　　　　　(b) T_2WI

图 48-37　肾脏横断面 MR 影像

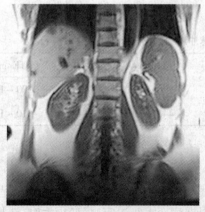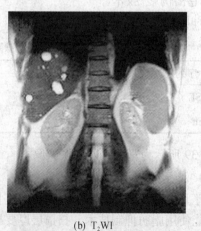

(a) T_1WI　　　　　　　(b) T_2WI

图 48-38　肾脏冠状面影像

2. 增强扫描

（1）快速手推注射方法：注射对比剂后即开始增强扫描，成像程序一般与增强前 T_1WI 程序相同，常规做横断面、矢状面及冠状面 T_1WI。部分病例可根据需要在增强 5~30 min 后加延迟扫描。

（2）磁共振注射器注射方法：开始注射对比剂后，延时一定时间开始增强扫描，成像程序同手推注射。

（3）必要时可进行动态扫描。

四、肾上腺

（一）检查体位

患者仰卧在检查床上，取头先进，人体长轴与床面长轴一致，双手置于身体两旁。

（二）成像中心

腹部相控阵表面线圈横轴中心对准剑突中心，移动床面位置，使十字定位灯的纵横交点对准脐部中心，即以线圈中心为采集中心，锁定位置，并送至磁场中心。表面线圈上缘与乳头平齐，嘱患者平静有规律地呼吸，安置呼吸门控。

（三）扫描方法

1. 定位成像

采用快速推荐成像序列同时做冠、矢、轴三方向定位图，在定位片上确定扫描基线、扫描方法和扫描范围。

2. 成像范围

成像范围包括整个肾上腺。

3. 横断位

T_2WI-FSE 序列，T_1WI-SE 序列。成像层厚为 4 mm。成像间距为 0~0.5 mm。矩阵为 256×256 或 312×256 等。成像野为 320 mm×240 mm。信号平均次数为 2~4 次。回波链为 8~32。相位编码方向为前后向。

4. 冠状位

T_2WI-FSE 序列。成像层厚为 4 mm。成像间距为 0~0.5 mm。采集矩阵为 312×256。成像野为 400 mm×400 mm。信号平均次数为 2~4 次。回波链为 8~32。相位编码方向为左右向加"无卷褶伪影"技术。

5. 脉冲序列的扫描参数

表 48-4　肾上腺脉冲序列的扫描参数

脉冲序列	加权像	TR/ms	TE/ms
FSE	T_2WI	3 000~4 000	100~120
SE	T_1WI	440~550	10~15

图 48-39 所示为肾上腺磁共振影像。

（四）注意事项

由于肾上腺体积较小，周围的脂肪能在图像中衬托出肾上腺，因此，无论是 T_2WI 还是 T_1WI 均不能使用脂肪抑制技术。扫描层厚要根据病变大小决定，病变很大时，选择较厚层，包括整个病变及周围组织，并且 T_2WI 序列还需加脂肪抑制技术。冠状位 T_2WI 必不可少，必要时还要加矢状位扫描。疑肾上腺腺瘤要加做 in-opposed phase 明确诊断。肾上腺占位性病变，需要做动态增强扫描。

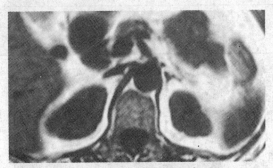
(a) 肾上腺横断位扫描

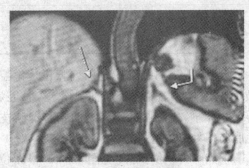
(b) 肾上腺冠状位扫描

图 48-39　肾上腺 MRI

五、前列腺

（一）适应证

前列腺肿瘤和肿瘤样病变（了解肿瘤性质、部位和侵犯范围）；前列腺结节增生与前列腺其他占位性病变鉴别。

（二）操作方法及程序

1. 平扫

（1）检查体位：患者仰卧在检查床上，取头先进，人体长轴与床面长轴一致，双手置于身体两旁或胸前。

（2）成像中心：移动床面位置，使十字定位灯的纵横交点对准在脐和耻骨联合连线下 1/3 处前列腺中点，即以线圈（前列腺专用相控阵表面线圈或心脏相控阵线圈）中心为采集中心，锁定位置，并送至磁场中心。

（3）扫描方法。

① 定位成像：采用快速推荐成像序列，同时做冠、矢、轴三方向定位图，在定位片上确定扫描基线、扫描方法和扫描范围。

② 成像范围：膀胱与尿生殖膈之间，前方为耻骨联合，后方为直肠壶腹，包括整个前列腺。

③ 横断位：T_2WI-FSE 序列，T_1WI-SE 序列或 FSE 序列。成像层厚为 4 mm。成像间距为 0.5～1.0 mm。采集矩阵为 256×256 或 312×256 等。扫描野为 300 mm×225 mm。信号平均次数为 2～4 次。回波链为 8～32。相位编码方向为前后向。

④ 冠状位：T_2WI-FSE 序列。成像层厚为 4 mm。成像间距为 0.5～1.0 mm。采集矩阵为 256×256 或 312×256。扫描野为 350 mm×350 mm。信号平均次数为 2～4 次。回波链为 16～32。相位编码方向为左右向。

⑤ 矢状位：T_2WI-FSE 序列。成像层厚为 4 mm。成像间距为 0.5～1.0 mm。采集矩阵为 256×256 或 312×256。扫描野为：300 mm×225 mm。信号平均次数为 2～4 次。回波链为 16～32。相位编码方向为前后向。

⑥ 脉冲序列的扫描参数见表 48-5。

表 48-5　前列腺脉冲序列的扫描参数

脉冲序列	加权像	TR/ms	TE/ms
FSE	T_2WI	3 000 ~ 4 000	100
SE	T_1WI	440 ~ 550	10 ~ 20

（4）注意事项：无论是前列腺还是盆腔病变，做 T_2WI 扫描时都需加脂肪抑制技术。盆腔病变需要增强扫描，所用脉冲序列需加脂肪抑制技术，以免脂肪信号掩盖增强的病灶。

前列腺失状位 T_2WI 见图 48-40，横断位 T_1WI 及 T_2WI 见图 48-41。

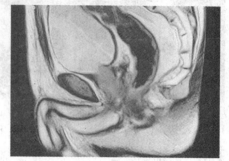

图 48-40　前列腺矢状位 T_2WI 影像

2. 增强扫描

（1）快速手推注射方法：注射对比剂后即开始增强扫描，成像程序一般与增强前 T_1WI 程序相同，常规做横断面、矢状面及冠状面 T_1WI。部分病例可根据需要在增强后加延迟扫描。

（2）磁共振注射器注射方法：注射对比剂后即开始增强扫描，成像程序同手推注射。

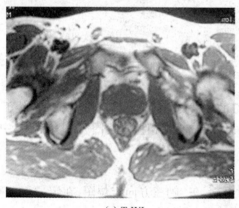

(a) T_1WI

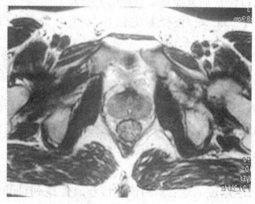

(b) T_2WI

图 48-41　前列腺横断位 MR 影像

六、睾丸

评估阴囊需使用 8 ~ 14 cm 环形表面线圈，并限制视野的大小。在成像前，把毛巾绑在大腿上部，将阴囊抬高，然后用一条被单或毯子盖住阴囊，将表面线圈直接放在上面。高分辨率快速自旋回波 T_2WI（FSE、TSE）采集应包括 3 种成像平面。轴面和冠状面能很好地显示双侧睾丸，便于参考比较。矢状面能最充分地显示附睾。自旋回波 T_1WI 有助于辨别出血。图 48-42 所示为睾丸的磁共振影像。

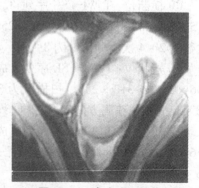

图 48-42　睾丸 MR 影像

七、女性盆腔

（一）适应证

女性内生殖器官的良、恶性肿瘤和囊肿性病变(了解肿瘤性质、部位、侵犯范围及临床分期);子宫内膜异位症与女性盆腔内其他占位性病变鉴别;生殖道畸形(了解子宫输卵管大小、形态及位置、明确畸形的类型);女性生殖系统损伤。

（二）患者准备

去除随身金属物质,有金属避孕环者,须先取出后才能做生殖系统 MR 检查,膀胱中度充盈。

（三）操作方法及程序

1. 平扫

（1）检查体位:患者仰卧在检查床上,取头先进,人体长轴与床面长轴一致,双手置于身体两旁。

（2）成像中心:移动床面位置,使十字定位灯的纵横交点对准中点脐和耻骨联合之间,即以腹部相控阵表面线圈中心为采集中心,锁定位置,并送至磁场中心。

（3）扫描方法。

① 定位成像:采用快速推荐成像序列,同时做冠、矢、轴三方向定位图,在定位片上确定扫描基线、扫描方法和扫描范围。

② 成像范围:包括女性盆腔范围。

③ 横断位:T_2WI-FSE 序列、T_1WI-SE 序列或 FSE 序列。成像层厚为 5 ~ 6 mm。成像间距为 1.0 mm。采集矩阵为 256×256 或 312×256 等。扫描野为 300 mm×225 mm。信号平均次数为 2 ~ 4 次。回波链为 8 ~ 32。相位编码方向为前后向。

④ 冠状位:T_2WI-FSE 序列。成像层厚为 5 mm。成像间距为 1.0 mm。采集矩阵为 256×256 或 312×256。扫描野为 350 mm×350 mm。信号平均次数为 2 ~ 4 次。回波链为 16 ~ 32。相位编码方向为左右向。

⑤ 矢状位:T_2WI-FSE 序列。成像层厚为 5 mm。成像间距为 1.0 mm。采集矩阵为 256×256 或 312×256。扫描野为 300 mm×225 mm。信号平均次数为 2 ~ 4 次。回波链为 16 ~ 32。相位编码方向为前后向。

⑥ 脉冲序列的扫描参数见表48-6。

表 48-6　女性盆腔脉冲序列的扫描参数

脉冲序列	加权像	TR/ms	TE/ms
FSE	T_2WI	3 000 ~ 4 000	100
SE	T_1WI	440 ~ 550	10 ~ 20

（4）注意事项:女性盆腔脂肪较多,扫描时需加脂肪抑制技术,以排除脂肪信号对病变的干扰。盆腔占位性病变在扫描时需要做横断位、矢状位及冠状位扫描,同时需做增强扫描,扫描时要加脂肪抑制技术。由于盆腔部位受呼吸运动影响极小,可不用呼吸门控,从而可减少扫描时间。

图 48-43 所示为女性盆腔横断位磁共振影像,图 48-44 所示为女性盆腔矢状位磁共振

影像。

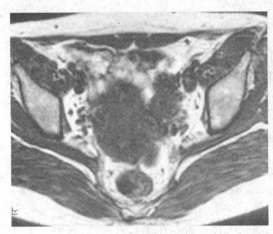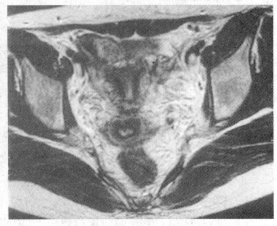

图 48-43　女性盆腔横断位 MRI 影像

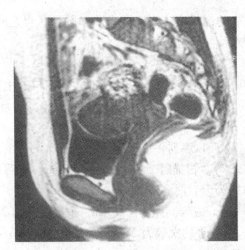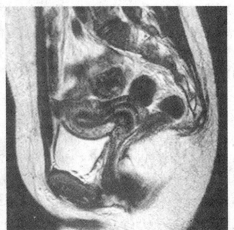

图 48-44　女性盆腔矢状位 MRI

2. 增强扫描

增强扫描时要用顺磁性对比剂(如 Gd-DTPA 等),剂量为 0.1 ~ 0.2 mmol/kg。

(1)快速手推注射方法:静脉注射对比剂 12 ~ 15 ml,注射 10 ~ 15 s 后,快速注入 10 ml 生理盐水,即开始扫描。成像程序一般与增强前 T_1WI 程序相同,常规做横断面、矢状面及冠状面 T_1WI。部分病例可根据需要在增强后加延迟扫描。

(2)磁共振注射器注射方法:静脉注射器分 A、B 两个筒,A 筒中抽入应注射的药量 (0.1 mmol/kg)约 15 ml,B 筒中抽入生理盐水 20 ml。两筒通过三通管相连。在准备注射对比剂前进行一次预扫描试验,确定设备运转正常后,选择注射程序以 1.5 ~ 2.5 ml/s 速率开始注射对比剂 12 ~ 15 ml。对比剂注射完毕后,再以同样速率注射 15 ~ 20 ml 生理盐水,避免对比剂在导管内残留。注射结束后开始扫描。成像程序同手推。需注意的是注射对比剂的时间应与扫描时间相匹配。

八、肾动脉 MRA

3D CE MRA 成像速度快、不良反应少、操作简单,非常适合观察肾血管疾病。患者取仰卧位。采用体线圈以获得较大的扫描范围,应用相控阵线圈可明显提高图像的质量。在行 3D CE MRA 之前需进行肾脏的常规 MRI,以确定肾动脉的大体位置并对肾脏进行全面了解。常规 MRI 可采用 2D 梯度回波技术,如 T_2^*-WI 采用 True FISP 技术,T_1WI 采用 FLASH 技术,T_2WI 采用 TSE 技术。肾动脉的 3D CE MRI 常规采用冠状位扫描,顶部包括腹腔动脉主干,向下应包括髂总动脉;向前包括全部腹主动脉,向后到两侧肾脏的中部。另外还应结合常规 MRI 所见及临床要求进行调整。由于肾动脉走向基本是水平位,受呼吸运动伪影影响最大。因此,应当尽量选择屏气扫描序列,非屏气扫描技术不适合于肾动脉成像。检查前向患者说明屏气的重要性以取得患者最好的配合,必要时训练患者屏气。扫描应当在深呼气状态下进行。注射对比剂之前应先行一次预扫描,以获得蒙片图像。

　　3D CE MRA 的 TR 应尽量短,以便能在一次屏气内完成覆盖整个肾动脉的扫描。标准的 3D CE MRA 相位编码线最好应在 160 以上,扫描层厚不能超过 2.5～3 mm,如能更薄可提高图像的分辨率。由于为快速扫描,数据采集时间很短,对对比剂注入时间及扫描延迟时间要求更加准确。如判断不准确会造成血管不能成像。因此,应常规采用对比剂团注试验扫描。对比循环时间的经验估计在快速扫描技术中很难精确确定扫描延时时间。自动触发或 MR 透视监控技术是较简单而准确的方法,但大多数扫描仪尚未应用该技术。对比剂注射剂量常规采用 0.2 mmol/kg,一般在 0.1～0.3 mmol/kg 的范围内。多期肾动脉 3D CE MRA 需具备高梯度场强(25 mT/m),梯度爬升速度要求很快(300 μs)。Schoenberg 等采用 3D fast FLASH,使 TR 时间缩短到 3.2 s,再采用非对称 K-空间采集技术与"0"填充技术相结合,相位编码线为 90,3D 块层数 22,使一次采集时间缩短到 6.4 s。患者一次屏气状态下可进行 5 次重复成像。期间间隔 150 ms,扫描延迟时间 8 s。这种技术的空间分辨率与标准的单期技术相同,但时间分辨率明显提高。该技术不需团注试验,避免了行 3D CE MRA 时,团注试验的对比剂流入肾盂对肾血管产生的干扰。同时由于多期成像 Gd-DTPA 浓度随时间的变化远远低于扫描时每期的时间变化,消除了标准的单期 3D CE MRA 在中心 K-空间采集时由于 Gd-DTPA 浓度的急剧变化产生的环状伪影。

　　应用带有门控的屏气电影相位对比序列可进行肾动脉血流量的测定,此检查可在 3D CE MRA 后进行。常规在垂直于肾动脉的方位上进行数据采集,扫描范围从肾动脉的近端直到其第一级分支处。

　　图 48-45 所示为肾脏 3D CE MRA 影像。

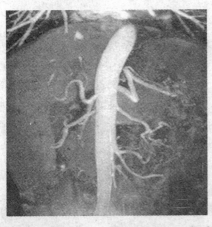 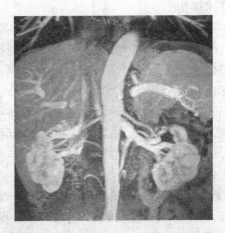

图 48-45　肾脏 3D CE MRA 影像

第四节　腹部 DSA 检查技术

一、肝脏

（一）适应证

肝脏肿瘤诊断及鉴别诊断；肝内占位性病变的介入治疗前后；门静脉高压或阻塞病变时行间接性门静脉造影；肝血管发育不良和肝动脉闭塞症；经颈静脉肝内门体静脉支架分流术前后；肝脏外伤性出血性病变介入治疗前后。

（二）禁忌证

碘过敏、甲状腺功能亢进、严重出血倾向、感染倾向；心、肝、肾功能不全及全身衰竭；穿刺部位软组织感染；不能平卧的患者；女性月经期。

（三）患者准备

对比剂和局部麻醉药物可能引起过敏反应，需做碘及局部麻醉药的过敏试验；心、肝、肾功能的检查，血常规、血小板及出凝血时间等检查，穿刺部位的备皮，必要的影像学检查，术前 4 h 禁食，术前半小时肌注镇静剂，保持呼吸道通畅，训练患者学会造影所要求的吸气及屏气动作，向患者及其家属说明造影目的及可能出现的并发症和意外，签订造影协议书。

（四）器械准备

股动脉穿刺包一只。Seldinger 穿刺针、扩张器、二路开关、相应的导管、导引导丝、10 ml 和 5 ml 注射器各 3 个、高压注射器、DSA 机器设备。

（五）药物准备

对比剂选用：离子型对比剂溶液（<60% 的泛影葡胺），高危人群慎用；非离子型对比剂较常用，浓度一般为 300~370 mgI/ml，如优维显，欧乃派克等。局麻药选用：1% 利多卡因、10% 普鲁卡因需做过敏试验。其他：化疗药物，栓塞剂或溶栓剂等及肝素、生理盐水等辅助药物，以及各种抢救药物等。

（六）造影技术

1. 手术操作

（1）采用 Seldinger 技术，行股动脉或肱动脉穿刺插管。

（2）先行选择性腹腔动脉造影，再行超选择性肝动脉造影。

2. 造影参数

腹腔动脉造影对比剂用量为 25~30 ml/次，注射速率为 6~7 ml/s，压力上限（简称压限）为 150~300 PSI；肝动脉造影对比剂用量为 15~18 ml/次，注射速率为 5~6 ml/s。造影程序为 3~6 帧/s，注射延迟 0.5 s。屏气状态曝光至肝内毛细血管期。肝动脉造影观察门静脉者，曝光持续 15~20 s，直至门静脉显示。

3. 造影体位

常规取正位，必要时加摄斜位。

图 48-46 所示为腹腔动脉 DSA，图 48-47 所示为腹主动脉影像，图 48-48 所示为肝动脉影像，图 48-49 所示为肝右动脉 DSA。

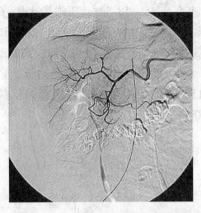

图 48-46　腹腔动脉DSA影像

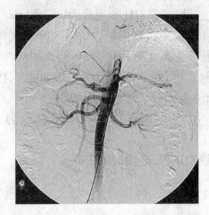

图 48-47　腹主动脉造影

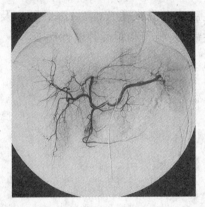

图 48-48　肝动脉造影

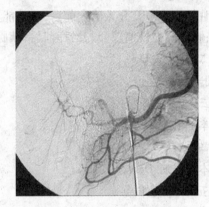

图 48-49　肝右动脉DSA影像

二、胃肠道

（一）适应证

消化道出血的诊断及介入治疗；消化道肿瘤的诊断及介入治疗；消化道血管性病变的诊断；门脉高压及阻塞性病变的诊断。

（二）禁忌证

同肝脏 DSA。

（三）患者准备

注射抑制肠道蠕动药物；建立静脉通道，便于术中给药及抢救；其他同肝脏 DSA。

（四）器械准备

同肝脏 DSA。

（五）药物准备

同肝脏 DSA。

（六）造影技术

1. 手术操作

采用 Seldinger 技术，行股动脉或肱动脉穿刺插管。先行选择性腹腔动脉造影，再行超选择性肝动脉造影。

2. 造影参数

腹主动脉造影对比剂用量为 35~40 ml/次,注射速率为 15~18 ml/s,压限为 450~600 PSI;腹腔动脉造影对比剂用量为 25~30 ml/次,注射速率为 6~7 ml/s,压限为 150~300 PSI;肠系膜上动脉造影对比剂用量为 10~12 ml/次,注射速率为 5~6 ml/s,压限为 150~200 PSI;肠系膜下动脉造影对比剂用量为 8~10 ml/次,注射速率为 4~5 ml/s;胃十二指肠动脉造影对比剂用量为 6~8 ml/次,注射速率为 3~4 ml/s,压限为 150~200 PSI;分支动脉造影对比剂用量为 4~6 ml/次,注射速率为 1~3 ml/s,压限为 150~200 PSI。

3. 造影体位

常规取正位,必要时加摄斜位。

三、胰、胆、脾

（一）适应证

脾脏外伤出血及介入治疗前后;脾功能亢进、巨脾症及介入治疗前后;脾脏肿瘤及介入治疗前后;脾动脉血管瘤及介入治疗前后;胰腺血管性病变;胆管和胆囊肿瘤性病变。

（二）禁忌证

同肝脏 DSA。

（三）患者准备

基本同肝脏 DSA。

（四）器械准备

基本同肝脏 DSA。

（五）药物准备

基本同肝脏 DSA。

（六）操作方法及程序

（1）采用 Seldinger 技术,经皮穿刺股动脉插管。

（2）胰腺动脉造影按腹腔动脉、肠系膜上动脉、脾动脉、胃十二指肠动脉、胰背动脉和胰十二指肠下动脉顺序依次进行选择性造影。

（3）胆管动脉造影按肝动脉、胆囊动脉顺序进行选择性造影。

（4）脾脏血管造影选用腹腔动脉造影,然后做超选择性脾动脉造影。

（5）注射参数:腹腔动脉造影对比剂用量为 25~30 ml/次,注射速率为 6~7 ml/s,压限为 150~360 PSI;脾动脉造影对比剂用量为 18~20 ml/次,注射速率为 5~6 ml/s,压限为 150~300 PSI;胃十二指肠动脉造影对比剂用量为 6~8 ml/次,注射速率为 3~4 ml/s,压限为 150~200 PSI;胰十二指肠下动脉、胰背动脉及胆囊动脉造影对比剂用量为 3~4 ml/次,注射速率为 2~3 ml/s,压限为 150~200 PSI。

（6）造影体位:一般取正位,必要时加摄不同角度的斜位。

图 48-50 所示为胰十二指肠动脉 DSA,图 48-51 所示为胰动脉 DSA,图 48-52 所示为脾动脉 DSA 影像。

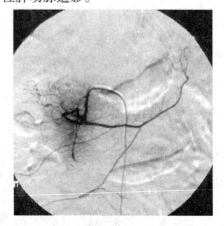

图 48-50　胰十二指肠动脉 DSA 影像

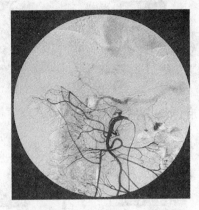

图 48-51　胰动脉DSA影像

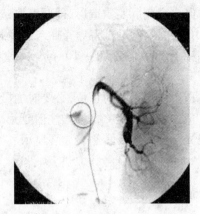

图 48-52　脾动脉DSA影像

四、门静脉造影

（一）适应证

肝硬化及肝内外门静脉系统阻塞性病变；肝脏恶性肿瘤，了解门静脉通畅情况；不明原因的上消化道出血，了解门静脉情况；门、体静脉分流术后造影，了解门静脉情况；门静脉先天性疾患。

（二）操作方法及程序

1. 脾门静脉造影

在超声引导下，在左侧腋中线第 8～10 肋间穿刺，向脾门方向进针入脾脏，见到回血后注射对比剂曝光采像，通过对比剂回流显示门静脉。

2. 肝门静脉造影

在超声引导下，在右侧腋中线第 8～10 肋间穿刺门静脉，见到回血后注射对比剂曝光采像，直接显示门静脉系统。

3. 间接门静脉造影

采用 Seldinger 技术，经皮股动脉穿刺插管，行腹腔动脉或脾动脉造影，通过脾脏对比剂回流显示门静脉（图 48-53）。

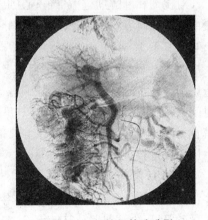

图 48-53　间接门静脉造影

五、肝静脉造影

（一）适应证

布加综合征；门静脉高压症；经颈静脉肝内门—体静脉支架分流术前。

（二）操作方法及程序

（1）肝静脉楔入导管造影，即楔入法。经股静脉或颈静脉穿刺，导管选择性地插入肝静脉。

（2）肝静脉游离导管造影，即游离导管法。经股静脉或颈静脉穿刺，将导管放到较大的肝静脉中，或选择性插入一根多孔导管于肝静脉中。

（3）阻断肝静脉造影，即阻断法。经股静脉或颈静脉穿刺，将一根带有胶囊的导管选择性插入肝静脉，囊中注入 1～2 ml 液体或气体阻断血流。

（4）经皮穿刺肝实质造影，即肝穿刺法。在右腋下第 8～10 肋间穿刺肝脏将导管插入肝静脉。

（5）对比剂用量为 8～10 ml/次，注射速率为 3 ml/s。

（6）造影体位一般为正位，必要时加摄斜位。

（7）造影程序为 2～3 帧/s，注射延迟 0.5 s。屏气状态曝光至肝静脉及其侧支循环显示。

图 48-54 所示为肝静脉 DSA 影像。

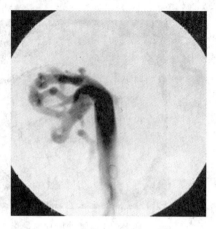

图 48-54　肝静脉 DSA 影像

六、肾动脉造影

（一）适应证

肾血管性病变；肾脏肿瘤性病变诊断及介入治疗前后；肾脏周围肿瘤性病变；肾脏外伤出血及介入治疗前后；肾盂积水，了解肾实质和功能受损；部分肾脏切除者，术前明确病变范围；不明原因的血尿；肾脏移植术后；肾内小血管瘤、动静脉瘘及微小动脉瘤等。

（二）禁忌证

对比剂和麻醉剂过敏；严重心、肝、肾功能不完及其他严重的全身性疾病；极度衰弱和严重凝血功能障碍者；穿刺局部感染及高热者。

（三）患者准备

向患者及其家属说明造影目的及可能出现的并发症和意外，签订造影协议书；向患者解释造影的过程及注意事项，以消除顾虑，争取术中配合；检查心、肝、肾功能，以及血常规和出凝血时间；必要的影像学检查，如超声、CT 等；碘剂及麻醉剂按药典规定进行必要的处理；术前 4 h 禁食，排空大小便，并训练屏气；穿刺部位常规备皮，必要时给予镇静剂；建立静脉通道，便于术中用药及抢救。

（四）器械准备

DSA X 线机及其附属设备；造影手术器械消毒包；穿刺插管器材，如穿刺针、导管鞘、导管和导丝等；压力注射器及其针筒、连接管。

（五）药品准备

（1）对比剂：有机碘水制剂（40%～76% 离子型或相应浓度的非离子型）。

（2）麻醉剂、抗凝剂及各种抢救药物。

（六）操作方法及程序

（1）采用 Seldinger 技术，行股动脉或肱动脉穿刺插管。

（2）先行腹主动脉造影，再行选择性肾动脉造影，必要时行超选择性肾段动脉造影。选择性造影时插管不宜过深，以免造成肾缺如假象。

（3）肾动脉造影对比剂用量为 10～15 ml/次，注射速率为 5～7 ml/s；肾段动脉造影对比剂用量为 4～6 ml/次，注射速率为 2～3 ml/s。

（4）体位常规取正位，必要时加摄斜位，影像增强器向同侧倾斜 7°～15°。

（5）造影程序为 3～6 帧/s，注射延迟 0.5 s。屏气状态曝光至微血管期和静脉早期。

（6）造影完毕拔出导管，局部压迫 10～15 min 后加压包扎。

（7）由摄影技师认真填写检查申请单的相关项目和技术参数并签名。

（七）并发症

1. 穿刺和插管并发症

暂时性动脉痉挛、局部血肿、假性动脉瘤和动静脉瘘、导管动脉内折断、动脉内膜夹层、动脉粥样硬化斑块脱落、血管破裂、脑血管血栓和气栓等。

2. 对比剂并发症

休克、惊厥、癫痫、脑水肿、喉头水肿、喉头或（和）支气管痉挛、肺水肿、急性肾功能衰竭等。

（八）注意事项

（1）掌握适应证和禁忌证；

（2）做好术前准备工作；

（3）先行腹主动脉造影，了解肾动脉开口；

（4）术中密切观察患者反应；

（5）要求患者术后卧床 24 h,静脉给予抗生素,留观一定时间,注意观察患者可能出现的造影并发症。

超选择性肾段动脉造影如图 48-55 所示。

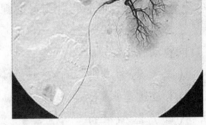

图 48-55 超选择性肾段动脉造影

七、肾静脉造影

（一）适应证

肾癌疑肾静脉癌栓；肾移植术后早期排异反应；单侧肾动脉完全闭塞而静脉尿路造影不显影者；先天性肾缺（如肾发育不良）。

（二）禁忌证

同肾动脉造影。

（三）患者准备

同肾动脉造影。

（四）器械准备

同肾动脉造影。

（五）药品准备

同肾动脉造影。

（六）操作方法及程序

（1）采用 Seldinger 技术,经皮穿刺股静脉插管。

（2）导管插入肾静脉行选择性造影。

（3）对比剂用量为 10～15 ml/次,注射速率为 2～3 ml/s。

（4）摄影体位一般取正位,必要时加摄斜位。

（5）造影程序为 2～3 帧/s,注射延迟 0.5 s。屏气状态曝光,持续至肾静脉及其分支显示。

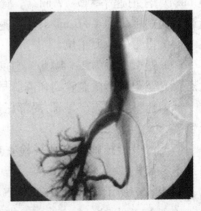

图 48-56 肾静脉 DSA 影像

（6）造影完毕拔出导管,局部压迫后加压包扎。

（7）由摄影技师认真填写检查申请单的相关项目和技术参数并签名。

图 48-56 所示为肾静脉 DSA 影像。

（七）并发症

1. 穿刺和插管引起的并发症

局部血肿、动静脉瘘、静脉穿孔或破裂、血栓形成、静脉炎等。

2. 对比剂并发症

喉头水肿、肺水肿、惊厥、休克等。

（八）注意事项

同肾动脉造影。

八、肾上腺动脉造影

（一）适应证

功能性肾上腺疾病的鉴别诊断；肾上腺肿块手术栓塞时造影；腹膜后肿瘤不能明确起源部位；肾上极或邻近肿瘤、囊肿与肾上腺肿瘤、囊肿的鉴别诊断。

（二）禁忌证

同肾动脉造影。

（三）患者准备

同肾动脉造影。

（四）器械准备

同肾动脉造影。

（五）药品准备

同肾动脉造影。

（六）操作方法及程序

（1）采用 Seldinger 技术，行股动脉或肱动脉穿刺插管。

（2）按腹主动脉，肾动脉，膈下动脉，肾上腺上、中、下动脉依次造影。

（3）腹主动脉造影对比剂用量为 35～40 ml/次，注射速率为 15～20 ml/s；肾动脉造影对比剂用量为 10～15 ml/次，注射速率为 5～7 ml/s。肾上腺上、中、下动脉造影对比剂用量为 4～6 ml/s，注射速率为 1～2 ml/s。

（4）摄影体位取正位。

（5）造影程序为 2～4 帧/s，注射延迟 0.5 s。屏气状态曝光至靶器官微血管期和静脉早期。

（6）造影完毕拔出导管，局部压迫 10～15 min 后加压包扎。

（7）由摄影技师认真填写检查申请单的相关项目和技术参数并签名。

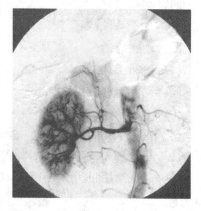

图 48-57　肾上腺动脉 DSA 影像

图 48-57 所示为肾上腺动脉 DSA 影像。

（七）并发症

（1）穿刺和插管并发症：暂时性动脉痉挛、局部血肿、假性动脉瘤和动静脉瘘、导管动脉内折断、动脉内膜夹层、动脉粥样硬化斑块脱落、血管破裂、脑血管血栓和气栓等。

（2）对比剂并发症：休克、惊厥、癫痫、脑水肿、喉头水肿、喉头或（和）支气管痉挛、肺水肿、急性肾功能衰竭等。

(3) 肾上腺功能减退、肾上腺危象。

（八）注意事项

(1) 掌握适应证和禁忌证。

(2) 做好术前准备工作。

(3) 术中密切观察患者反应。

(4) 要求患者术后卧床 24 h,静脉给予抗生素,留观一定时间,注意观察患者可能出现的造影并发症。

(5) 肾上腺由三支动脉供血,选择病变部位的供血动脉造影。

(6) 如一侧肾上腺动脉造影出现对比剂外溢,禁止做对侧肾上腺动脉造影。

(7) 肾上腺动脉不允许反复注射对比剂,且操作应轻柔,以预防肾上腺危象。

九、肾上腺静脉造影

（一）适应证

动脉造影不能排除微小的乏血管性的肾上腺病变者;测定肾上腺静脉血中激素含量。

（二）禁忌证

同肾动脉造影。

（三）患者准备

同肾动脉造影。

（四）器械准备

同肾动脉造影。

（五）药品准备

同肾动脉造影。

（六）操作方法及程序

(1) 采用 Seldinger 技术,经皮穿刺股静脉插管。

(2) 导管插入肾上腺静脉行选择性造影。

(3) 对比剂用量为 6~8 ml/次,注射速率为 2~3 ml/s。

(4) 摄影体位取正位,必要时加摄斜位。

(5) 造影程序为 2~3 帧/s,注射延迟 0.5 s。屏气状态曝光,持续至肾上腺静脉及其分支显示。

(6) 造影完毕拔出导管,局部压迫后加压包扎。

(7) 由摄影技师认真填写检查申请单的相关项目和技术参数,并签名。

（七）并发症

(1) 穿刺和插管并发症:局部血肿、动静脉瘘、静脉穿孔或破裂、血栓形成、静脉炎等。

(2) 对比剂并发症:喉头水肿、肺水肿、惊厥、休克等。

(3) 肾上腺功能减退、肾上腺危象。

（八）注意事项

(1) 掌握适应证和禁忌证。

(2) 术中密切观察患者反应。

（3）要求患者术后卧床休息，观察患者有无插管及造影引起的并发症。

（4）一侧肾上腺静脉造影有对比剂外溢时，禁止做对侧肾上腺静脉造影，以防止肾上腺功能减退。

（5）肾上腺静脉不允许反复注射对比剂，且操作应轻柔，以预防肾上腺危象发生。

十、膀胱动脉造影

（一）适应证

膀胱肿瘤诊断及介入治疗前后；膀胱动脉瘤、血管畸形；未明原因的终末血尿。

（二）禁忌证

对比剂和麻醉剂过敏；严重心、肝、肾功能不全及其他严重的全身性疾病；极度衰弱和严重凝血功能障碍者；穿刺局部感染及高热者；月经期或阴道出血；盆腔急性炎症及慢性炎症的急性发作。

（三）患者准备

同肾动脉造影。

（四）器械准备

同肾动脉造影。

（五）药品准备

同肾动脉造影。

（六）操作方法及程序

（1）采用 Seldinger 技术，经皮股动脉穿刺插管。

（2）先行髂内动脉造影，再行膀胱上、下动脉造影。

（3）膀胱上、下动脉造影的对比剂用量为 8~10 ml/次，注射速率为 3~6 ml/s。

（4）摄影体位取正位，必要时加摄斜位。

（5）造影程序为 2~3 帧/s，注射延迟 0.5 s。曝光持续至微血管期。

（6）造影完毕拔出导管，局部压迫 10~15 min 后加压包扎。

（7）由摄影技师认真填写检查申请单的相关项目和技术参数，并签名。

（七）并发症

（1）穿刺和插管并发症：暂时性动脉痉挛、局部血肿、假性动脉瘤和动静脉瘘、导管动脉内折断、动脉内膜夹层、动脉粥样硬化斑块脱落、血管破裂、脑血管血栓和气栓等。

（2）对比剂并发症：休克、惊厥、癫痫、脑水肿、喉头水肿、喉头或（和）支气管痉挛、肺水肿、急性肾功能衰竭等。

（3）其他：神经损害；臀部疼痛和皮肤坏死；盆腔脏器坏死穿孔。

（八）注意事项

（1）掌握适应证和禁忌证；

（2）做好术前准备工作；

（3）术中密切观察患者反应；

（4）要求患者术后卧床 24 h，观察患者有无造影并发症；

（5）如行膀胱上、下动脉造影，应先行髂内动脉造影。

图 48-58 所示为右膀胱动脉影像，图 48-59 所示为左膀胱动脉影像。

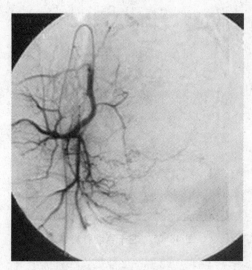 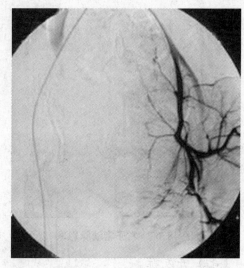

图 48-58　右膀胱动脉影像　　　　　　　　图 48-59　左膀胱动脉影像

十一、子宫动脉造影

（一）适应证

产科大出血及介入治疗前后；子宫及附件肿瘤的诊断与鉴别；原因不明的子宫出血；子宫肿瘤介入治疗前后。

（二）禁忌证

对比剂和麻醉剂过敏；严重心、肝、肾功能不全及其他严重的全身性疾病；极度衰弱和严重凝血功能障碍者；穿刺局部感染及高热者；月经期或阴道出血；盆腔急性炎症及慢性炎症的急性发作。

（三）患者准备

同肾动脉造影。

（四）器械准备

同肾动脉造影。

（五）药品准备

同肾动脉造影。

（六）操作方法及程序

（1）采用 Seldinger 技术，经皮股动脉穿刺插管。

（2）先行髂内动脉造影，再行超选择性子宫动脉造影。

（3）子宫动脉造影的对比剂用量为 8 ~ 10 ml/次，注射速率为 3 ~ 6 ml/s。

（4）摄影体位常规取正位，必要时加摄斜位。

（5）造影程序为 2 ~ 3 帧/s，注射延迟 0.5 s。曝光持续至微血管期。

（6）造影完毕拔出导管，局部压迫 10 ~ 15 min 后加压包扎。

（7）由摄影技师认真填写检查申请单的相关项目和技术参数，并签名。

图 48-60 所示为右子宫动脉影像，图 48-61 所示为左子宫动脉影像。

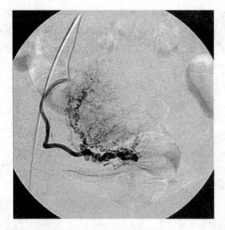

图 48-60　右子宫动脉影像

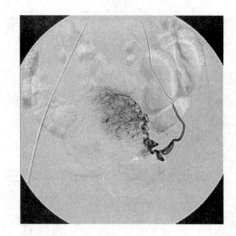

图 48-61　左子宫动脉影像

（七）并发症

（1）穿刺和插管并发症：暂时性动脉痉挛、局部血肿、假性动脉瘤和动静脉瘘、导管动脉内折断、动脉内膜夹层、动脉粥样硬化斑块脱落、血管破裂、脑血管血栓和气栓等。

（2）对比剂并发症：休克、惊厥、癫痫、脑水肿、喉头水肿、喉头或（和）支气管痉挛、肺水肿、急性肾功能衰竭等。

（3）其他：神经损害；臀部疼痛和皮肤坏死；盆腔脏器坏死穿孔；异位栓塞。

（八）注意事项

（1）掌握适应证和禁忌证；

（2）做好术前准备工作；

（3）术中密切观察患者反应；

（4）要求患者术后卧床 24 h，观察患者有无造影并发症；

（5）如行子宫动脉超选择性插管造影，应先行髂内动脉造影，了解子宫动脉开口。

十二、精索静脉造影

（一）适应证

明确有无精索静脉曲张及其曲张程度、范围和原因（静脉瓣膜功能不全或外来压迫）；精索静脉曲张术后疗效的观察；不育症。

（二）禁忌证

同腹主动脉造影。

（三）并发症

同腹主动脉造影。

（四）准备

1. 器械

① 导管法：同腹主动脉造影检查。② 切开直接注射法：手术刀、有齿镊、无齿镊、圆缝针、三角缝针、持针器、注射器（5 ml 和 20 ml 各 1 副）、小蚊式钳、弯盘、换药碗、消毒巾以及纱布若干。

2. 药物

同腹主动脉造影。

（五）患者准备和注意事项

同腹主动脉造影。

（六）检查方法和技术

1. 导管法

采用 Seldinger 法经皮穿刺右股静脉送入导管,经下腔静脉达左肾静脉,将导管头置于左精索静脉开口水平,用手推法在 2～6 s 内注入对比剂 10～30 ml。右侧精索静脉多开口于右肾静脉水平以下的下腔静脉的前壁,显影困难。

2. 切开直接注射法

局麻后显露精索静脉,分离其中较粗的一支,穿刺后快速注入 30% 泛影葡胺 10 ml。

（七）摄片要求

在透视控制下从注射对比剂开始以 1 帧/s 的速度连续摄取点片共 10～15 帧。

（八）检查后注意事项

同腹主动脉造影。

第四十九章　骨关节

第一节　骨关节X线检查技术

一、手掌后前位

体位设计：患者侧坐于摄影台一端，曲肘约90°。五指自然分开，掌心向下紧贴暗盒，第3掌骨头置于摄影中心。摄影距离90 cm。中心线对准第3掌骨头垂直射入（图49-1）。

二、掌下斜位

体位设计：患者在摄影台一端侧坐，曲肘约90°。五指均匀分布，稍弯曲，指尖触及暗盒。手指内旋，使掌心面与暗盒约成45°。摄影距离为90 cm。中心线对准第5掌骨头垂直射入（图49-2）。

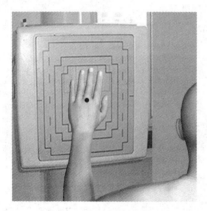　　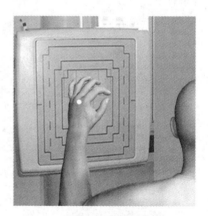

图49-1　手掌后前位　　　　　　　　　图49-2　掌下斜位

三、拇指正位(掌上位)

体位设计：患侧手背内旋使掌心向上，拇指背侧紧贴暗盒。患者自己用健侧手将其余四指抓住并背曲。摄影距离为90 cm。中心线对准拇指的指掌关节垂直射入（图49-3）。

四、拇指侧位

体位设计：患者侧坐于摄影台一端，肘部弯曲，约成直角，拇指外侧缘紧贴暗盒，使拇指背面与暗盒垂直。其余手指握拳，用以支持手掌，防止抖动。摄影距离为90 cm。中心线对准拇指的指掌关节垂直射入（图49-4）。

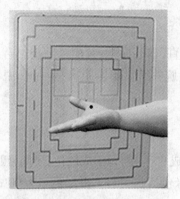

图 49-3　拇指正位(掌上位)

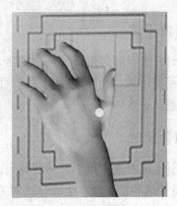

图 49-4　拇指侧位

五、腕关节后前位

体位设计:患者坐位,腕关节成后前位,手放于摄影台上,肘部弯曲,约成 90°。手半握拳,腕关节置于暗盒中心,腕部掌面紧贴暗盒。摄影距离为 90 cm。中心线对准尺骨和桡骨茎突连线的中点垂直射入(图 49-5)。

六、腕关节侧位

体位设计:患者在摄影台旁侧坐,肘部弯曲,约成直角。手指和前臂侧放,将第 5 掌骨和前臂尺侧紧贴暗盒,尺骨茎突置于摄影中心。摄影距离为 90 cm。中心线对准桡骨茎突垂直射入(图 49-6)。

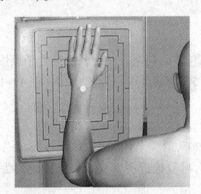

图 49-5　腕关节后前位

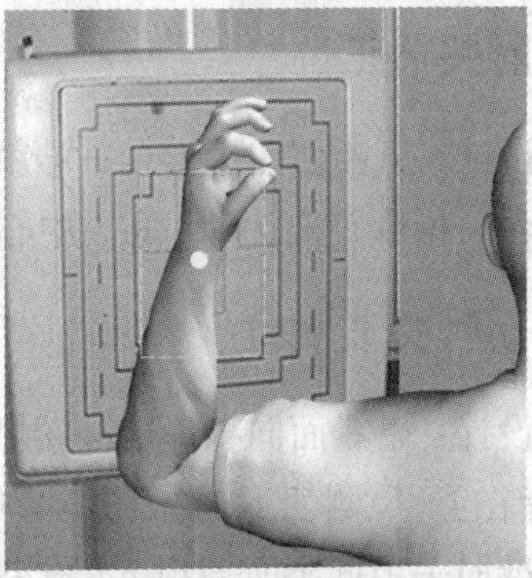

图 49-6　腕关节侧位

七、腕关节外展位

体位设计:患者面向摄影台一端就坐,自然屈肘,掌心向下。置于一个 20°角度板上(或用沙袋垫高 20°)。手掌尽量向尺侧偏移。摄影距离 90 cm。中心线对准尺骨和桡骨茎突连线中点垂直射入(图 49-7)。

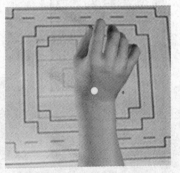

图 49-7　腕关节外展位

八、前臂正位

体位设计：患者面向摄影台一端就坐，前臂伸直，掌心向上，背面紧贴摄影台。前臂长轴与摄影长轴平行一致。上缘包括肘关节，下缘包括腕关节。摄影距离90 cm。中心线对准前臂中点垂直射入（图49-8）。

九、前臂侧位

体位设计：患者面向摄影台一端就坐，曲肘约成90°。前臂摆成侧位，尺侧紧贴摄影台，肩部下移，尽量接近肘部高度。上缘包括肘关节，下缘包括腕关节。摄影距离为90 cm。中心线对准前臂中点，垂直射入（图49-9）。

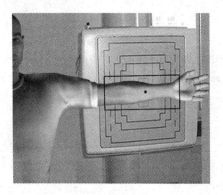

图49-8 前臂正位

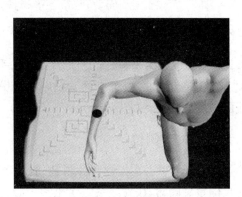

图49-9 前臂侧位

十、肘关节正位

体位设计：患者面向摄影台一端就坐，前臂伸直，掌心向上。尺骨鹰嘴突置于摄影中心并紧贴摄影台。摄影距离为90 cm。中心线对准肘关节（肘横纹中点）垂直射入（图49-10）。

十一、肘关节侧位

体位设计：患者面向摄影台一端侧坐，曲肘成90°，肘关节内侧紧贴摄影台。手掌心面对患者，拇指在上，尺侧朝下，成侧位姿势。肩部下移，尽量接近肘部高度。摄影距离为90 cm。中心线对准肘关节间隙垂直射入（图49-11）。

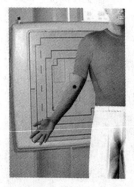

图49-10 肘关节正位

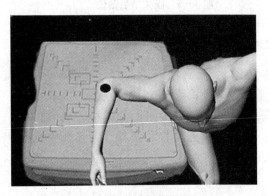

图49-11 肘关节侧位

十二、肱骨前后位

体位设计：患者仰卧，手臂伸直稍外展，掌心朝上。对侧肩部稍垫高，使被检侧上臂尽量贴近摄影台。肱骨长轴与摄影长轴保持一致，上缘包括肩关节，下缘包括肘关节。摄影距离为90 cm。中心线对准肱骨中点垂直射入（图49-12）。

十三、肱骨侧位

体位设计：患者仰卧，对侧肩部稍垫高，使被检侧上臂尽量贴近摄影台。被检侧上臂与躯干稍分开，肘关节弯曲成90°成侧位姿势置于胸前。肱骨长轴与摄影长轴平行一致。上缘包括肩关节，下缘包括肘关节。摄影距离为90 cm。中心线对准肱骨中点垂直射入（图49-13）。

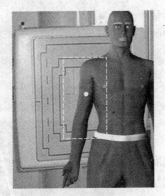 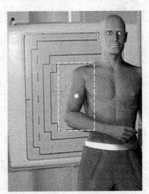

图49-12 肱骨前后位   图49-13 肱骨侧位

十四、肩关节前后正位

体位设计：患者仰卧于摄影台上，被检侧肩胛骨喙突置于台面正中线上。被检侧上肢向下伸直，掌心向上。对侧躯干稍垫高，使被检侧肩部紧贴台面。上缘超出肩部，外缘包括肩部软组织。摄影距离为100 cm。中心线对准喙突垂直射入（图49-14）。

十五、肩关节穿胸侧位

体位设计：患者侧立于摄影架前，被检侧上臂外缘紧贴摄影架面板。被检侧上肢及肩部尽量下垂，掌心向前，对侧上肢高举抱头。被检侧肱骨外科颈对准摄影中心。摄影距离为100 cm。中心线水平方向通过对侧腋下，经被检侧上臂的上1/3处垂直射入（图49-15）。

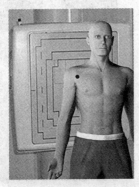 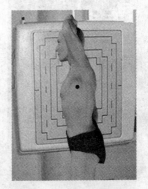

图49-14 肩关节前后正位   图49-15 肩关节穿胸侧位

十六、锁骨后前正位

体位设计：患者俯卧，被检侧锁骨中点对准摄影区上 1/3 横线中点。头面部转向对侧，使锁骨与台面贴近，被检侧手臂内旋，掌心向上。肩部下垂，使肩部与胸锁关节相平。摄影距离为 90 cm。中心线通过锁骨中点，向足侧倾斜 10°（图 49-16）。

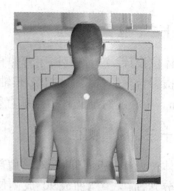

图 49-16 锁骨后前正位

十七、足前后正位

体位设计：患者仰卧或坐于摄影台上，被检侧膝关节弯曲，足底部紧贴摄影台。上缘包括足趾，下缘包括足跟，第 3 跖骨基底部放于摄影中心，并使摄影中线与足部长轴一致。摄影距离为 90 cm。中心线通过第 3 跖骨基底部，垂直（或向足跟侧倾斜 15°）射入（图 49-17）。

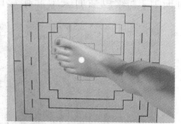

十八、足内斜位

体位设计：患者仰卧或坐于摄影台上，被检侧膝部弯曲，足底部紧贴暗盒。前缘包括足趾，后缘包括足跟。第 3 跖骨基底部置于摄影中心，将躯干和被检侧下肢向内倾斜，使足底与暗盒成 30°~50°。摄影距离为 90 cm。中心线通过第 3 跖骨基底部垂直射入（图 49-18）。

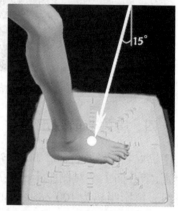

图 49-17 足前后正位

十九、足侧位

体位设计：患者侧卧于摄影台上，被检侧下肢外侧缘靠近台面，膝部弯曲。被检侧足部外侧缘紧贴摄影台，足部摆成侧位，使足底平面与摄影台垂直。上缘包括足趾，下缘包括跟骨。摄影距离为 90 cm。中心线通过足部中点垂直射入（图 49-19）。

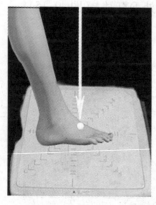

图 49-18 足内斜位

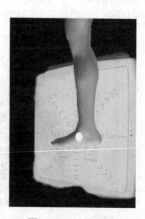

图 49-19 足侧位

二十、跟骨侧位

体位设计：患者侧卧于摄影台上，被检侧下肢外侧缘紧贴台面，膝部弯曲。被检侧足部外侧紧贴摄影台，使足底平面垂直摄影台。跟骨置于摄影中心，整个跟骨包括在摄影区内。摄影距离为 90 cm。中心线对准跟距关节垂直射入（图 49-20）。

图 49-20　跟骨侧位

二十一、跟骨轴位

体位设计：患者仰卧或坐于摄影台上，被检侧下肢伸直。小腿长轴与暗盒长轴一致，踝关节置于摄影中心，踝部极度背屈。摄影距离为 90 cm。中心线向头侧倾斜 35°~45°，通过第 3 跖骨基底部射入（图 49-21）。

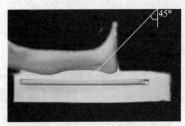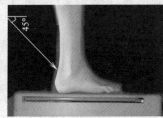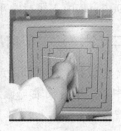

图 49-21　跟骨轴位

二十二、踝关节前后位

体位设计：患者仰卧或坐于摄影台上，被检侧下肢伸直，将踝关节置于摄影中心。小腿长轴与摄影中线平行，足稍内旋，足尖下倾。摄影距离为 90 cm。中心线通过内、外踝连线中点上方 1 cm 处垂直射入（图 49-22）。

二十三、踝关节外侧位

体位设计：患者侧卧于摄影台上，被检侧靠近台面。被检侧膝关节稍屈曲，外踝紧贴暗盒，足跟摆平，使踝关节成侧位。小腿长轴与摄影长轴平行，将内踝上方 1 cm 处置于摄影中心。摄影距离为 90 cm。中心线对准内踝上方 1 cm 处垂直射入（图 49-23）。

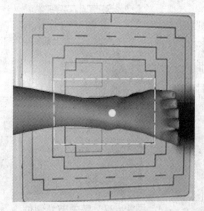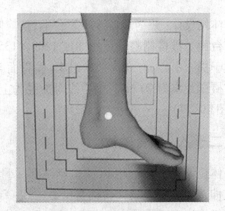

图 49-22　踝关节前后位　　　　　　图 49-23　踝关节外侧位

二十四、胫腓骨前后位

体位设计：患者仰卧或坐于摄影台上，被检侧下肢伸直，足稍内旋。小腿长轴与摄影长轴一致，上缘包括膝关节，下缘包括踝关节。摄影距离为 90 cm。中心线对准小腿中点垂直射入（图 49-24）。

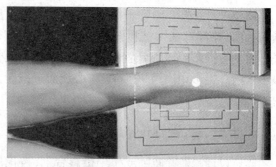

图 49-24　胫腓骨前后位

二十五、胫腓骨侧位

体位设计：患者侧卧于摄影台上，被检侧靠近台面。被检侧下肢膝关节稍屈，小腿外缘紧贴摄影台。上缘包括膝关节，下缘包括踝关节。小腿长轴与摄影长轴一致。摄影距离为 90 cm。中心线对准小腿中点，垂直射入（图 49-25）。

二十六、膝关节前后正位

体位设计：患者仰卧或坐于摄影台上，下肢伸直，被检侧膝置于摄影台上，髌骨下缘对准摄影中心。小腿长轴与摄影长轴一致。摄影距离为 90 cm。中心线对准髌骨下缘垂直射入（图 49-26）。

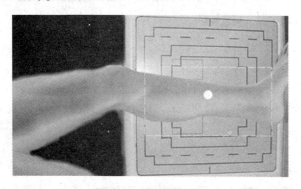

图 49-25　胫腓骨侧位

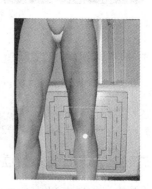

图 49-26　膝关节前后正位

二十七、膝关节外侧位

体位设计：患者侧卧于摄影台上，被检侧膝部外侧靠近台面。被检侧膝关节屈曲成 120°～135°。髌骨下缘置于摄影中心，前缘包括软组织，髌骨面与摄影台垂直。摄影距离为 90 cm。中心线对准胫骨上端，垂直射入（图 49-27）。

二十八、髌骨轴位

体位设计：患者俯卧，被检侧膝部尽量弯曲，对侧下肢伸直。被检侧股骨长轴与摄影中线一致。髌骨下缘置于摄影区下 1/3 处。摄影距离为 90 cm。中心线

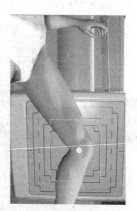

图 49-27　膝关节外侧位

向头侧倾斜 15°~20°,对准髌骨下缘射入(图 49-28)。髌骨轴位摄影方法较多,如俯卧位、坐位、侧卧位,应视患者情况及设备条件进行选择。

二十九、股骨前后正位

体位设计:患者仰卧,下肢伸直足稍内旋,使两足趾内侧互相接触。被检侧股骨置于摄影台上,股骨长轴与摄影中线一致。上缘包括髋关节,下缘包括膝关节。摄影距离为 90 cm。中心线对准股骨中点垂直射入(图 49-29)。

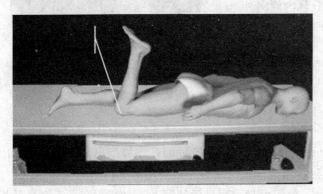

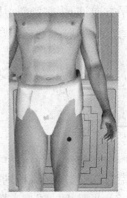

图 49-28　髌骨轴位　　　　　　　　图 49-29　股骨前后正位

三十、股骨侧位

体位设计:患者侧卧于摄影台上,被检侧贴近台面。被检侧下肢伸直,膝关节稍弯曲,股骨外侧缘置于摄影台上,股骨长轴与摄影长轴一致。摄影距离为90 cm。中心线对准股骨中点垂直射入(图 49-30)。

三十一、髋关节正位

体位设计:患者仰卧,被检侧髋关节置于台面中线。下肢伸直,双足跟分开,两侧足趾内侧相互接触。股骨头置于摄影台中心,股骨长轴与摄影长轴平行。上缘包括髂骨,下缘包括股骨上端。摄影距离为 100 cm。中心线对准股骨头(髂前上棘与耻骨联合上缘连线的中垂线下方 2.5 cm 处)垂直射入(图 49-31)。

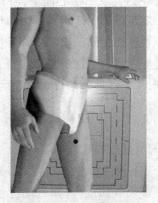

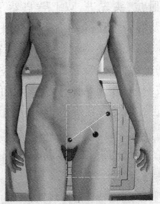

图 49-30　股骨侧位　　　　　　　　图 49-31　髋关节正位

三十二、髋关节水平侧位

体位设计：患者仰卧，被检侧下肢伸直，足尖稍内旋。健侧髋关节和膝关节屈曲外展，避免遮挡 X 线束射入。电子暗盒垂直台面竖放于被检侧髋部外侧，上缘紧贴髂骨脊，下缘远离股骨，使电子暗盒长轴与股骨颈长轴平行。摄影距离为 100 cm。中心线水平方向，向头侧倾斜，从被检侧股骨内侧向外上方垂直股骨颈射入电子暗盒(图 49-32)。

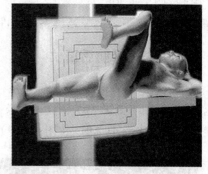

图 49-32　髋关节水平侧位

第二节　骨关节 CT 检查技术

一、适应证

(1) 骨折。CT 扫描对骨折可以显示碎片及移位情况，同时还能显示出血、血肿、异物以及相邻器官的有关情况，特别是 CT 的三维重建能很清晰地显示上述情况。

(2) 半月板的损伤。膝关节的 CT 扫描可显示半月板的形态、密度等，有助于对半月板损伤的诊断。

(3) 骨肿瘤。CT 平扫及增强扫描可观察和显示肿瘤病变的部位、形态、大小、范围及血供等情况，有助于对肿瘤进行定性诊断。

(4) 其他骨病。如骨髓炎、骨结核、骨缺血性坏死及关节病变等，CT 扫描可显示骨皮质和骨髓质的形态与密度的改变，同时可观察病变与周围组织的关系，这些都有助于对疾病的诊断。

(5) 各种软组织疾病。CT 扫描可利用其密度分辨率高的优点来确定软组织病变的部位、大小、形态以及与周围组织结构的关系。

二、扫描技术

(一) 扫描体位

双手及腕关节的扫描采用俯卧位，头先进，双臂上举平伸，双手间隔 5 cm，手指并拢，手心向下，两中指末端连线与检查床中轴线垂直。双肩关节、胸锁关节及锁骨、肘关节及上肢长骨的扫描采用仰卧位，头先进，双上臂自然平伸置于身体两侧，双手手心向上，身体置于床面正中。双髋关节及股骨上段的扫描采用仰卧位，头先进，双足跟略分而足尖向内侧旋转并拢，双上臂抱头，身体躺平、躺正、躺直。双膝关节、踝关节和下肢长骨的扫描采用仰卧位，足先进，双下肢伸直并拢，足尖向上，双足跟连线与检查床中轴线垂直，双上臂抱头。双足扫描时应仰卧，足先进，双下肢弯曲，双足平踏于检查床面，双足纵轴相互平行且均平行于检查床纵轴，双足间隔约 5 cm，双足跟连线垂直于检查床中轴线。

(二) 定位像

四肢关节的扫描均需扫描定位像，定位像应包含关节及相邻长骨。

(三) 扫描范围

在定位像上设定扫描范围。各关节的扫描不仅要将关节扫描完，而且还应包含相邻长骨的一部分；各长骨的扫描也应包含相邻的关节。

（四）扫描参数

双手及腕关节的扫描常规采用 2~3 mm 层厚,2~3 mm 层距;肘关节扫描采用 2~3 mm 层厚,2~3 mm 层距;肩关节及髋关节采用 5 mm 层厚及层距;膝关节常规为 5 mm 层厚及层距,若为观察半月板则应采用 1 mm 层厚及层距;踝关节及双足为 2 mm 层厚及层距。以上关节常规为螺旋扫描方式,标准算法,若为观察骨骼的详细结构,可采用高分辨率算法,如需做三维重建,则可用螺旋扫描方式,层厚为 1~2 mm。

三、增强扫描

对于骨关节及软组织的扫描,有时也需行增强扫描,以了解肿瘤病变的血供情况以及周围血管动脉瘤的位置和形态,此外还可以显示骨骼、肌肉内肿块与邻近动静脉血管的关系。增强扫描常规用静脉团注法,对比剂总量为 60~80 ml,注射速率为 2~2.5 ml/s,延时扫描时间为 25~30 s。

四、后处理技术

四肢骨关节的显示和摄影需同时采用骨窗和软组织窗。根据扫描的部位不同和病变的情况应选择合适的窗宽、窗位,通常软组织窗窗宽为 200~400 HU,窗位为 40~50 HU;骨窗窗宽为 1 000~1 500 HU,窗位为 300~400 HU。图像摄影时应双侧同时摄影,以便对比,定位像要摄取有无定位线的图像各一帧,根据实际情况,有时需放大摄影和做三维重组。

五、应用举例

（一）肩关节、胸锁关节及锁骨扫描

采用标准体位,头先进,体表定位以双侧肩峰连线下 2 cm 处,采样矩阵为 512×512,层厚为 5 mm,层间距为 5 mm,电压为 110~130 kV,电流为 100~120 mA,时间为 3 s,采用标准算法。

（二）肘关节、上肢长骨扫描

采用标准体位,头先进。肘关节体表定位以内外上髁中点远侧 2 cm 处,上肢长骨根据病变部位定位。采样矩阵为 512×512。层厚:长骨为 10 mm,关节为 3 mm。层间距:长骨为 10 mm,关节为 3 mm。电压为 80~110 kV,电流为 50 mA,时间为 3 s。关节采用标准算法,长骨采用锐利算法。

（三）腕关节及手扫描

俯卧位,头先进。腕关节体表定位以尺桡骨茎突连线中点处,手掌以第 3 掌指关节处。采样矩阵为 512×512。层厚:长骨为 10 mm,关节为 2 mm。层间距:长骨为 10 mm,关节为 2 mm。电压为 80~90 kV,电流为 50 mA,时间为 3 s。采用标准算法。

（四）膝关节、踝关节及下肢长骨扫描

采用标准体位,足先进。膝关节体表定位以胫骨内外髁连线中点、踝关节以内外踝连线中点,下肢长骨根据病变部位定位。采样矩阵为 512×512。层厚:长骨为 10 mm,关节为 5 mm。层间距:长骨为 10 mm,关节为 5 mm。电压为 90~100 kV,电流为 70 mA,时间为 3 s。关节采用标准算法,长骨采用锐利算法。

图 49-33 所示为膝关节 CT 影像。

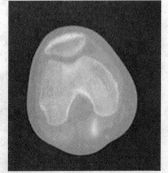

图 49-33 膝关节 CT 影像

第三节　骨关节 MR 检查技术

一、四肢骨骼、肌肉

（一）适应证

骨骼、肌肉软组织良、恶性肿瘤;组织损伤;骨髓疾患;骨与关节的化脓性或非化脓性感染。

（二）操作方法及程序

1. 平扫

（1）检查体位：患者取仰卧位,用海绵垫垫平被查肢体并用沙袋固定,使患者舒适易于配合。单侧肢体检查时,尽量把被检侧放在床中心。可用体线圈行两侧肢体同时扫描,以便对照观察,或用特殊骨关节表面线圈。

（2）成像中心：应根据不同的检查部位而定。

（3）扫描方法。

① 定位成像：做冠、矢、轴三方向定位图,在定位片上确定扫描基线、扫描方法和扫描范围。

② 成像范围：视病变范围而定。

③ 成像序列：SE 序列或适宜的快速序列,常规做横断面 T_1WI、T_2WI 和脂肪抑制 T_2WI、矢状面 T_1WI。必要时加 STIR、FFE,做 T_1WI 和 T_2WI。

④ 扫描野：20~25 cm。

⑤ 成像间距：相应层厚的 10%~50%。

⑥ 成像层厚：5~10 mm。

⑦ 矩阵：128×256 或 256×512 等。

图 49-34、图 49-35 所示分别为骨关节冠状位、横断位 MR 影像。

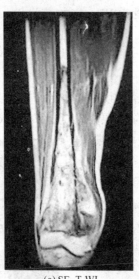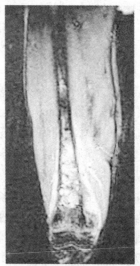

(a) SE T_2WI　　　　　　　　　(b) STIR

图 49-34　骨关节冠状位 MR 影像

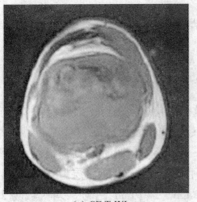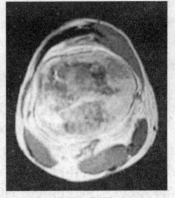

(a) SE T$_1$WI　　　　　(b) SE T$_2$WI

图 49-35　骨关节横断位 MR 影像

2. 增强扫描

无论是快速手推注射法还是磁共振注射器注射法,均采用对比剂注射结束后即开始增强扫描,成像程序一般与平扫 T$_1$WI 程序相同,常规做横断面、矢状面及冠状面 T$_1$WI(图 49-36)。

二、四肢关节

(一)适应证

关节软骨及关节周围韧带及肌腱的损伤,如膝关节半月板损伤、肌腱撕裂、十字韧带断裂、肩袖撕裂等;关节内及关节周围囊肿;关节滑膜病变;骨缺血性坏死;退行性关节病;骨及关节的良、恶性肿瘤;关节炎等。

(二)操作方法及程序

1. 平扫

(1)检查体位:患者取仰卧位,用海绵垫垫平被查肢体并用沙袋固定,使患者舒适易于配合。单侧肢体检查时,尽量把被检侧放在床中心。切面的方位应根据不同的关节而定。

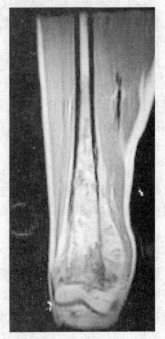

图 49-36　骨关节 MR 增强
扫描影像(SE T$_1$WI)

(2)成像中心:应根据不同的关节部位而定。

(3)扫描方法。

① 定位成像:采用快速成像序列,同时做冠、矢、轴三方向定位图,在定位片上确定扫描基线、扫描方法和扫描范围。

② 成像范围:视病变范围而定。

③ 成像序列:SE 或快速 SE 序列,常规做横断面 T$_1$WI 和 T$_2$WI,矢状面或冠状面 T$_1$WI 和 T$_2$WI。

④ 扫描野:20 ~ 25 cm。

⑤ 成像间距:相应层厚的 10% ~ 50% 。

⑥ 成像层厚:3 ~ 10 mm。

⑦ 矩阵:128 × 256 或 256 × 512 等。

2. 增强扫描

无论是快速手推注射法还是磁共振注射器注射法,均采用对比剂注射结束后即开始增强扫描,成像程序一般与增强前 T_1WI 程序相同,常规做横断面、矢状面及冠状面 T_1WI。

（三）应用举例

1. 肩关节

取仰卧位,头先进,上肢紧贴身体两侧,呈中立位（指其上肢相应拇指位于前方）或有轻度外旋,采集中心对准肩关节中心,使用肩关节专用柔软表面线圈。

（1）斜冠状面:以横断面图像为定位像,平行于冈上肌腱长轴扫描获得斜冠位图像,向前要包括肩胛下肌腱,向后要包括冈下肌腱,采用 $T_2WI-FSE$ 序列,层厚为 4mm,层间距为 0.5 ~ 1.0 mm,采集矩阵为 256×256,扫描野为 240 mm×240 mm,信号平均次数为 2 ~ 4 次,回波链为 16 ~ 32,相位编码方向为左右向加"无卷褶伪影"技术。

（2）横断位:取冠状位肩关节层面做定位像,使定位线与关节盂垂直,扫描范围从肩峰至肱骨颈下。$T_2WI-FSE$ 序列,T_1WI-SE 序列,层厚为 4 mm,层间距为 0.5 ~ 1.0 mm,采集矩阵为 256×256,扫描野为 180 mm×180 mm,信号平均次数为 2 ~ 4 次,回波链为 16 ~ 32,相位编码方向为前后向。

（3）斜矢位 T_1WI:取冠状位做定位图像,使定位线平行于冈上肌,从肩胛盂窝扫描至肱骨头最外侧,$T_2WI-FSE$ 序列,层厚为 4 ~ 5 mm,层间距为 0.5 ~ 1.0 mm,采集矩阵为 256×256,扫描野为 200 mm×200 mm,信号平均次数为 2 ~ 4 次,回波链为 16 ~ 32,相位编码方向为上下向。

斜冠位和斜矢位可以较好地显示肩袖的 4 个组分、喙肩弓的结构、肩锁关节、部分盂唇以及肱二头肌长腱,适合于评价撞击综合征和肩袖损伤。在怀疑后上撞击综合征时,可以进行外展外旋位（the abduction and external rotation position, ABER position）肩关节检查,以便检出后上盂唇和肩袖后部的病变。患者仰卧,手掌朝上抱于颈后或脑后即可成外展外旋位,连接好肩关节线圈,然后按肱骨干长轴的方向进行 MR 扫描即可。但是,此位置一般用于 MR 肩关节造影,而且有时因疼痛患者常不能忍受。必要时采用 TSE、STIR 序列,以及脂肪抑制技术。

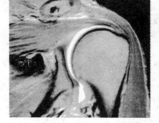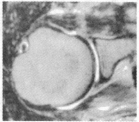

图 49-37　肩关节 MR 影像

图 49-37 所示为肩关节 MR 影像。

2. 肘关节

采用仰卧位,肘部伸直自然置于身体的一侧,腕部保持中性位置。表面线圈通常使用直径 12 ~ 14 cm 的环状型表面线圈。采用横断面 SE 序列 T_1WI 和 T_2WI 扫描。GE 序列、STIR 序列也适用于肘部。肘关节的 MR 定位像采用冠状面 SE 序列,层厚为 1 mm,视野为 32 ~ 40 mm,矩阵为 256×128,NEX = 1。根据肘的提携角确定横断面图像的扫描定位,按病变的部位、大小及临床所需做 T_1WI 横断面、冠状面和矢状面扫描,还可根据韧带或肌腱的走行方向采取多方位的斜切面扫描方法。参照横断面图像可制定出冠状面和矢状面的扫描方位,冠状面扫描以平行于肱骨内上髁、外上髁连线为基准;矢状面扫描以垂直于肱骨内上髁、外上髁连线为基准。显示肘关节的韧带及肌腱组织,以双回波序列加权扫描为最佳选择。对疑有骨质方面的病变时,应加用脂肪抑制序列。

肘关节常规 MRI 扫描序列参数见表 49-1。

表 49-1　肘关节的常规 MRI 扫描序列参数

脉冲序列	加权像	层厚/层距/mm	视野/mm	矩阵	NEX
SE 200/10 ~ 20	定位像(冠状面)	10	30 ~ 40	128 × 256	1
SE 2 000/20,60 ~ 80	横断面(T2 加权)	5 ~ 10/1 ~ 3	12 ~ 16	256 × 256	1 ~ 2
SE 500/10 ~ 20	横断面、冠状面、矢状面(T1 加权)	3 ~ 10/1 ~ 3	12 ~ 24	256 × 256	1

3. 腕关节

一般采用俯卧位,前臂向前方伸直,手掌面向下,应注意保持腕部处于中立位。采用小直径表面线圈 8 ~ 15 cm,也可采用膝关节线圈,线圈置于掌侧与手、腕保持良好接触。以横断面和冠状面为主,在某些情况下还应根据韧带的走向选用斜切面。冠状面做 T_1WI、T_2WI、脂肪抑制 T_2WI。扫描层厚一般不大于 3 mm,脉冲序列为 SE、TSE、STIR。

(1)显示韧带:冠状面 T_2 加权或 T_2^* 加权扫描为最佳选择,尤其能很好显示舟月韧带和月三角韧带。最好选用 FSE 序列或三维 GE 序列,视野为 8 cm,矩阵为 256 × 256,层厚为 1 ~ 2 mm。为更好显示三角韧带,还需加用矢状面 T_2WI 扫描。在某些情况下,还应根据韧带的走向选用斜切面。

(2)显示软骨:应首选 GE 序列 T_1WI 扫描,亦以冠状面为最佳,T_2^* 加权扫描也能很好显示关节软骨,特别是软骨内病变。视野为 8 cm,矩阵为 256 × 256,层厚为 1 ~ 3 mm。

(3)显示骨结构:SE 序列 T_1WI 扫描能很好显示正常骨髓及骨皮质。SE 序列 T_2WI 扫描及 STIR 序列常被用于发现骨髓水肿或充血。脂肪抑制技术加静脉内注射对比剂是显示新生血管及肿瘤组织的最好方法。检查层面以冠状面最常用,矢状面也是很好的选择。视野为 8 cm,矩阵为 192 × 256,层厚为 2 ~ 4 mm。

(4)显示腕管及肌腱:T_2WI 扫描或 T_2^*WI 扫描能很好的显示腕管,尤其是肌腱病变,横断面为最佳选择,层厚可增加至 5 mm 以提高信噪比。

4. 髋关节

取仰卧位,头先进,身体正中矢状面与床面长轴中线重合。两臂伸直放于身体两侧或上举过头,双下肢伸直略内旋,双足第 1 趾相触以确保两侧髋关节对称,一般使用腹部相控阵表面线圈(包括双侧髋关节),利于对比,采集中心对准股骨大转子(耻骨联合下缘)。双侧髋关节冠状面成像:使成像层面与左右股骨头中点连线平行。单侧髋关节冠状面成像:可适当倾斜成像层面,使其与股骨颈平行。一般采用冠状面和横断面 T_1WI、T_2WI,矢状面 T_2WI 在儿童先天性髋关节脱位的诊断中较有价值。

(1)冠状面:采用 T_2WI-FSE 序列,T_1WI-SE 序列或 FSE 序列,层厚为 4 mm,层间距为 0.5 ~ 1.0 mm,采集矩阵为 256 × 256,扫描野为 350 mm × 350 mm,信号平均次数为 4 次,回波链为 16 ~ 32,相位编码方向为左右向加"无卷褶伪影"技术。

图 49-38 所示为髋关节冠状位 MR 影像。

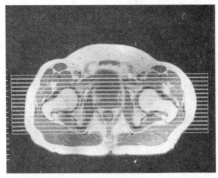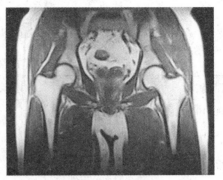

图 49-38　髋关节冠状位 MR 影像

（2）横断位：T_2WI-FSE 序列，T_1WI-SE 序列或 FSE 序列，层厚为 4 mm，层间距为 0.5～1.0 mm，采集矩阵为 256×256 或 312×256，扫描野为 300 mm×225 mm，信号平均次数为 2～4 次，回波链为 16～32，相位编码方向为前后向。

图 49-39 所示为髋关节轴位 MR 影像。

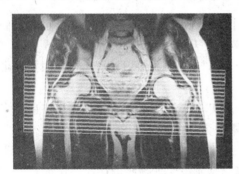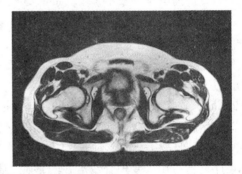

图 49-39　髋关节轴位 MR 影像

5. 膝关节

采用膝关节包绕式线圈，取仰卧位，足先进，患者膝关节多取自然伸直位，也可将膝关节常规置于 10°～15°的外旋位。线圈中点和扫描中心对准髌骨下缘关节中心。

（1）矢状位定位：患肢外旋 10°～15°，在冠状面上与胫骨平台垂直。T_1WI-SE 序列，T_2^*-GRE序列，层厚为 4 mm，层间距为 0.5～1.0 mm，采集矩阵为 256×256 或 256×160，扫描野为 180 mm×180 mm 或 180 mm×135 mm，信号平均次数为 2～4 次，相位编码方向为前后向加"无卷褶伪影"技术。

图 49-40、图 49-41 所示为膝关节矢状位 MR 影像。

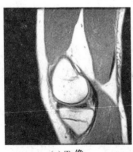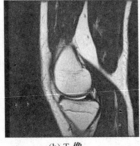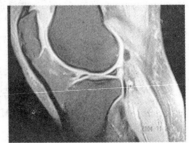

(a)T_1像　　　　　　(b)T_2像　　　　　　(c)压脂像

图 49-40　膝关节矢状位 MR 影像

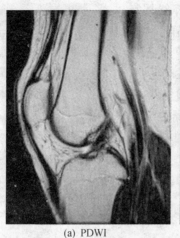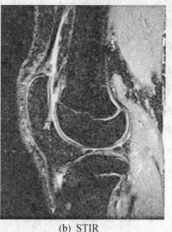

(a) PDWI　　　　　　　　(b) STIR

图 49-41　膝关节矢状位 MR 影像

（2）冠状位定位：在矢状面上使成像面与胫骨平台垂直。T_1WI-SE 序列，T_2^*-GRE 序列，层厚为 4 mm，层间距为 0.5～1.0 mm，采集矩阵为 256×160，扫描野为 180 mm×180 mm 或 180 mm×135 mm，信号平均次数为 2～4 次，相位编码方向为前后向。

图 49-42 所示为膝关节冠状位 MR 影像。

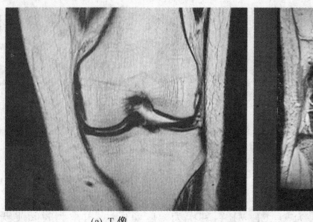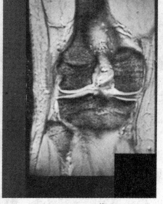

(a) T_2 像　　　　　　　　(b) T_1 像

图 49-42　膝关节冠状位 MR 影像

（3）横断位定位：在冠状面上使成像面与两侧股骨头连线平行。横断面 T_1WI；常规做矢状位、冠状位扫描，相同层面做 T_1WI、T_2WI 和脂肪抑制成像。SE：T_1WI，TR 为 440～500 ms、TE 为 10～15 ms；GER：T_2^*，TR 为 500 ms，TE 为 20 ms，FL 为 30°。半月板检查一般采用质子密度加权和 T_2WI 双回波检查序列。SE 序列：T_1WI、T_2WI 和 PDWI；FSE 序列：T_2WI、PDWI；GE 序列：FGE、三维序列；脂肪抑制技术：FSE 序列 FS 技术 T_2WI 和反转恢复序列；髌骨的特殊检查技术：髌骨的动态扫描，髌骨软骨的显示（FGE 序列、FS 技术）。静注造影：SE 序列 T_1WI 和 FS 技术，主要用于观察膝关节组成骨和周围软组织的肿瘤；关节内注射对比剂：SE 序列 T_1WI 和 FS 技术，主要用于半月板修补术前、部分切除术或重建术后再撕裂的诊断。其检查技术的选择原则：① 在 3 个扫描断面上一般应有其他形式的 T_2WI，如 T_2^*WI、STIR 序列等，可以弥补常规 T_2WI 的不足，以便更清晰地显示骨挫伤和肌肉损伤，甚至是软骨损伤。② 依临床诊断及既往的扫描图像,根据不同序列的特点来选择能最好成像的序列,如 FSE 序列,对半月板内轻微的信号和形态改变的显示比较困难,而使用矢状面 GE 序列 T_1WI、T_2WI 扫描可以提高半月板病变诊断的准确性。③ 不能用某些特殊序列取代常规序列,如 T_2^*WI 辐射状扫描对于半月板-关节囊解剖关系的显示及评估周边性半月板撕裂很有价值,但因辐射状扫描对其他结构的显示欠佳,并不能替代常规的矢状面扫描。

图 49-43 所示为髌骨关节横断位 MR 影像。

6. 踝关节

它可通过一个专用的肢端表面线圈(90°相位差或平行相位设计)来获得,使用 12 ~ 14 cm 的视野和 512×256 或 256×256 的图像采集矩阵。常规横断面、矢状面和冠状面 T_1WI,TR 为 500 ~ 600 ms,TE 为 15 ~ 20 ms。薄层扫描(即 3 mm)可以在扫描层与层之间不设间距或仅设 0.5 mm 间距。横断面还可使用常规 T_2WI 或脂肪抑制技术,应用薄层扫描的三维 FSE 序列可用于检查内侧或外侧的韧带结构。STIR 序列可在诊断骨软骨损伤、骨挫伤和肌腱炎中提供更好的对比度。

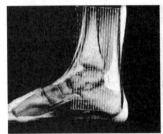

图 49-43 髌骨关节横断位 MR 影像

图 49-44 所示为踝关节 MR 影像。

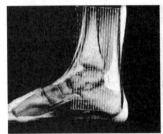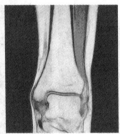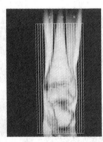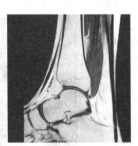

图 49-44 踝关节 MR 影像

三、四肢血管 MRA

四肢血管 MRA 首选方法为 3D CE MRA,其次为幅度对比法,再次为时间飞跃法。3D CE MRA 根据对比剂峰值通过时间分别采集动脉期、静脉期图像,并可进行减影处理,使血管显示更佳;幅度对比法可根据流速编码选择性显示动静脉,以动脉显示为佳;时间飞跃法可根据血流流向设定静脉饱和(显示动脉)或动脉饱和(显示静脉)。

1. 3D CE MRA

选用矩形表面线圈、柔韧表面线圈、全脊柱线圈或体线圈,根据受检四肢血管部位选择合适的线圈。采用超快速三维梯度回波序列 3D-FISP,TR 为 5 ms,TE 为 2 ms,FA 为 20°,冠状位,扫描野为 280 ~ 400 mm,3/4 矩形视野,采样矩阵为 117×256,3D 块厚度为 80 ~ 96 mm,有效层厚为 1.33 mm,共 32 ~ 40 层,采用脂肪抑制技术,采集时间为 18 ~ 23 s,采集成像一般取 5 ~ 6 次,也可根据病情而定,分别得到动脉期、静脉早期、中期、晚期。

① 建立静脉通道,对比剂 Gd-DTPA 的剂量为 0.1 ~ 0.2 mmol/kg,注入对比剂,注射速率约 3 ml/s,注射完毕迅速以 20 ml 生理盐水冲洗;② 用团注试验剂量法确定受检血管峰值通过时间,用以确定对比剂注射时间和开始扫描时间,一般设计扫描次数为 5 ~ 6 次,第一次为不注射对

比剂的平扫,然后再于注射对比剂后连续采集 4~5 次,即可分别得到动脉期及各静脉期。再分别将注射对比剂的血管图像与平扫图像进行减影处理,减影后的图像再行 MIP 重建。

图 49-45 所示为四肢血管造影磁共振影像。

2. 幅度对比法

常用于肢体动脉血管的检查,其优势在于成像范围大,一般需要配合使用心电同步采集技术,才能获得最佳的流动对比。

3. 二维时间飞跃法

采用二维时间飞跃法及追踪饱和技术,肢体血管的流动对比很强,但采集范围有限,必须分次扫描,所以成像时间较长,空间分辨率较差。使用不同方向的追踪饱和带,可分别使动脉和静脉单独显影。

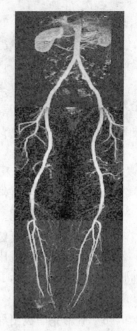

图 49-45 四肢血管
造影磁共振影像

第四节 骨关节 DSA 检查技术

一、上肢动脉

(一)适应证

血管性病变诊断及介入治疗前后;动脉病变术后随访;血管外伤病变诊断及介入治疗前后;肿瘤性病变诊断及介入治疗前后;先天性发育异常;不明原因肢体肿胀和糜烂。

(二)禁忌证

对比剂和麻醉剂过敏;严重心、肝、肾功能不全及其他严重的全身性疾病;极度衰弱和严重凝血功能障碍;穿刺局部感染及高热者。

(三)造影方法及程序

(1)用 Seldinger 技术行股动脉或锁骨下动脉或肱动脉穿刺插管。

(2)体位取正位,必要时加摄斜位。

(3)对比剂用量为 6~8 ml/次,注射速率为 3~4 ml/s。

(4)造影程序为 2~4 帧/s,注射延迟 0.5 s,曝光持续至微血管期。

(5)造影完毕拔出导管,局部压迫 15 min 后加压包扎。

(6)由摄影技师认真填写检查申请单的相关项目和技术参数并签名。

(四)并发症

(1)穿刺和插管并发症:导管动脉内折断、打结;暂时性动脉痉挛;内膜损伤;假性动脉瘤;动脉硬化斑块脱落;血管破裂;血栓;气栓;局部血肿等。

(2)对比剂并发症:休克、横断性脊髓损伤、癫痫、脑水肿、喉头水肿、支气管痉挛、急性肾功能衰竭等。

(五)注意事项

严格掌握适应证与禁忌证。认真做好术前准备工作。术中密切观察患者反应。为减轻或消除血管痉挛和肢体剧痛,对比剂浓度不宜过高,一般控制在 40% 以下,并可加用血管扩张药和利卡多因。术后留观一定时间,注意观察患者反应,要求患者卧床 24 h,静脉应用广谱抗生素。

二、上肢静脉

（一）适应证

上肢静脉阻塞性病变；上肢静脉血管性病变；不明原因上肢肿胀；上肢静脉病变术后随访；先天性静脉发育异常。

（二）禁忌证

同上肢动脉。

（三）造影方法及程序

（1）腋部结扎止血带，行手背浅静脉穿刺，亦可在肘正中静脉或贵要静脉穿刺插管。

（2）观察腋-锁静脉血管时，去除腋部止血带曝光采像。

（3）造影体位取正位，必要时加摄斜位。

（4）手背浅静脉对比剂用量为 30～40 ml/次，注射速率为 1～2 ml/s。肘正中静脉或贵要静脉插管对比剂用量为 10～15 ml/s，注射速率为 2～3 ml/s。

（5）造影程序为 2～3 帧/s。

（6）造影完毕拔出导管，局部压迫 15 min 后加压包扎。

（7）由摄影技师认真填写检查申请单的相关项目和技术参数并签名。

（四）并发症

（1）穿刺和插管并发症：局部血肿、动静脉瘘、静脉穿孔或破裂、血栓形成、静脉炎等。

（2）对比剂并发症：休克、喉头水肿、肺水肿、惊厥等。

（3）对比剂外溢引起局部炎症反应或皮肤坏死。

（五）注意事项

严格掌握适应证与禁忌证；认真做好术前准备工作；术中密切观察患者反应；要求患者术后卧床休息，观察患者有无插管引起的并发症；静脉内对比剂流动慢、采像帧率要小且采像时间稍长。

三、下肢动脉

（一）适应证

血管性病变诊断及介入治疗前后；动脉病变术后随访；血管外伤病变诊断及介入治疗前后；肿瘤性病变诊断及介入治疗前后；先天性发育异常；不明原因的肢体肿胀和糜烂。

（二）禁忌证

同上肢动脉。

（三）操作方法

（1）采用 Seldinger 技术，经皮股动脉穿刺插管。

（2）先行一侧的髂总动脉造影，再行髂外动脉造影。

（3）髂总动脉造影的对比剂用量为 15～20 ml/次，注射速率为 12～15 ml/s；髂外动脉造影的对比剂用量为 15～18 ml/次，注射速率为 10～12 ml/s。

（4）造影采集频率为 2～4 帧/s，注射延迟时间为 0.5 s，注射压力为 250～300 磅。曝光持续至微血管期。

（5）造影体位取正位，必要时加摄斜位。

（6）造影完毕拔出导管后,局部压迫穿刺点 10～15 min 后加压包扎,嘱咐患者静卧 24 h。

（7）由摄影技师认真填写检查申请单的相关项目和技术参数并签名。

（8）严密观察患者的生命体征、意识状态、语言功能及肢体功能的变化。

（四）并发症

（1）穿刺和插管并发症:暂时性动脉痉挛、局部血肿、假性动脉瘤和动静脉瘘、导管动脉内折断、动脉内膜夹层、动脉粥样硬化斑块脱落、血管破裂、脑血管血栓和气栓。

（2）对比剂并发症:休克、惊厥、癫痫、脑水肿、喉头水肿、喉头和支气管痉挛、肺水肿、急性肾功能衰竭等。

（五）注意事项

（1）掌握适应证和禁忌证。

（2）做好术前准备工作。

（3）术中密切观察患者情况。

（4）术后静卧 24 h,注意观察患者有无造影并发症。

（5）为减轻或消除血管痉挛和肢体剧痛,对比剂浓度不宜过高,一般控制在 40% 以下,并可加用血管扩张药和利多卡因。

（6）延迟方式和时间是造影成功的关键因素,应视具体病变灵活掌握。

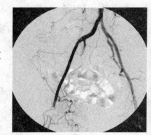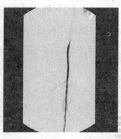

图 49-46 下肢动脉 DSA 影像

图 49-46 所示为下肢动脉 DSA 影像。

四、下肢静脉

（一）适应证

下肢静脉瓣膜关闭不全引起的静脉反流和静脉曲张;肢体静脉阻塞性病变;肢体血管瘤样病变;不明原因肢体肿胀;静脉病变术后随访;骨或软组织肿瘤,了解肿瘤周围血管情况。

（二）禁忌证

同上肢动脉。

（三）操作方法

顺行性静脉:踝部扎止血带阻断浅静脉回流,下肢远端浅静脉注射对比剂。

逆行性静脉:用 Seldinger 技术行股静脉穿刺插管,将导管置于患侧髂外静脉远端或髂总静脉注射对比剂。

（1）顺行性静脉造影的对比剂用量为 60～80 ml/次,注射速率为 1～1.5 ml/s;逆行性静脉造影的对比剂用量为 15～18 ml/次,注射速率为 2～3 ml/s。

（2）造影体位一般取正位,必要时加摄侧、斜位。

（3）造影频率为 1～2 帧/s,延迟注射。曝光采像至成像部位静脉显示。

（4）造影完毕拔出导管,局部压迫 10～15 min 后加压包扎。

（5）由操作技师认真填写检查申请单的相关项目和技术参数并签名。

（四）并发症

（1）穿刺和插管并发症:局部血肿、动静脉瘘、静脉穿孔或破裂、血栓形成、静脉炎等。

564

（2）对比剂并发症：喉头水肿、肺水肿、惊厥、休克。对比剂外溢引起局部炎性反应或皮肤坏死。

（五）注意事项

（1）掌握适应证和禁忌证。

（2）做好术前准备工作。

（3）术中密切观察患者情况。

（4）嘱患者术后静卧24 h，注意观察患者有无插管和造影引起的并发症。

（5）下肢顺行性静脉造影时，头侧抬高30°，延长对比剂在下肢静脉滞留的时间。

（6）下肢逆行性静脉造影时，嘱患者在注射造影时行 Valsalva 试验。

图 49-47 所示为下肢静脉 DSA 影像。

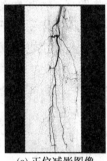 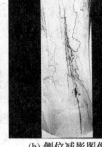

(a) 正位减影图像　　　(b) 侧位减影图像

图 49-47 下肢静脉 DSA 影像

第五十章 乳 腺

第一节 乳腺X线检查技术

1913年德国的Saloman最早开始进行乳腺癌X线诊断的研究,1930年美国的Warren采用细颗粒胶片及增感屏技术进行乳腺摄影,他们使用的都是钨靶X线机,成像质量欠佳。1960年美国的Egan采用大电流、低电压、无增感屏方法进行乳腺摄影,图像质量有所提高。1970年法国首先推出专供乳腺及其他软组织摄影用的钼靶X线机,乳腺的细微结构和对比度明显提高,这是乳腺X线摄影技术的一次突破。

通常,40 kV以下管电压产生的X线,能量低,波长较长,穿透力较弱,称为软射线。用软射线进行的X线摄影称为软射线摄影。钼靶X线管可以输出具有17 keV能量的特性X线(图50-1),满足了乳腺的成像要求。

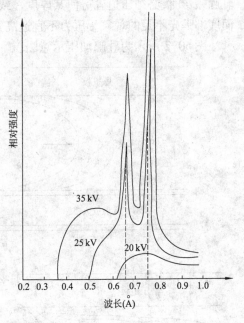

图50-1 不同管电压时钼靶X线强度曲线图

一、基本原理

管电压在40 kV以下的低能量X线,在身体内主要是以光电效应被吸收,光电效应吸收与原子序数的4次方成正比,扩大了X线的吸收差,使密度相差不大的肌肉、脂肪等软组织的对比度大大提高,从而使照片中的各种软组织影像更清晰。

二、设备

用来进行乳腺摄影的设备通常是乳腺摄影专用X线机。近年来,乳腺摄影专用X线机在功能和性能上发展非常快,主要部件及其性能指标如下。

(一) X线管

阳极靶面一般采用钼靶,也有采用钼、铑双靶阳极的X线管,常用的焦点组合为0.1 mm/0.3 mm,前者可做放大摄影。

(二) 高压发生器

目前乳腺机的高压发生器大都采用中频或高频方式,前者的曝光时间可以较后者缩短50%,提高了X线束的质量。

（三）滤过材料

乳腺机的滤过板有钼、铑、铝 3 种不同的材料,根据不同的乳腺类型选取,更换方式有自动和手动两种。

（四）自动曝光控制或半自动曝光控制

多采用电离室自动曝光装置控制,可自动、半自动和手动设定电压和电流,双靶乳腺机可根据乳腺的致密情况和厚度自动更换靶面。

（五）加压装置

有至少 4 种类型的压迫板可供选择,如半圆形、长方形、正方形等,可以自动或手动压迫。乳腺摄影时,必须压迫乳房使其厚度一致(一般 5 cm 左右),否则就会出现乳腺前部曝光过度而底部曝光不足的现象。压力不宜过高,以免引起严重不适或疼痛。

图 50-2 所示为乳腺加压示意图。

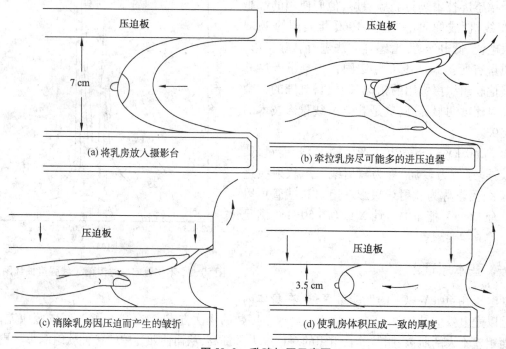

图 50-2　乳腺加压示意图

压迫技术是提高乳腺摄影影像质量的重要措施。恰当的压迫可以减少 X 线照射剂量,同时降低散射线,改善影像的对比度、锐利度及模糊度。压迫检测是测试在手动和电动模式下,压迫系统是否能提供足够的压力。ACR 的建议标准是:压迫系统所提供的压力应在 111 ~ 200 N(牛顿)之间,也有的认为标准压力为 25 磅。当然,在加压时要注意是否有乳腺植入物等(图 50-3)。

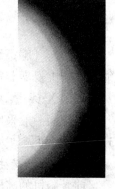

图 50-3　乳腺植入物的钼靶 X 线照片

（六）立体定向活检系统

临床上乳腺癌患者拍摄 X 线片后,一般都需做穿刺活检,以便确诊。现代的乳腺机都可以配立体定向活检系统,乳腺机的机架能做多轴向的倾斜、旋转运动,以便摄影和活检。

（七）专用的屏-片组合系统

为满足影像高分辨率的要求,乳腺摄影必须用细荧光颗粒、薄层涂布的单面增感屏;用高对比、高清晰度的单面感光乳剂的胶片,胶片常用规格为 12 cm×17 cm;用全塑材料制成的暗盒。

三、乳腺 X 摄影技术

（一）摄影位置

乳腺摄影时被检者通常取立位和坐位,特殊需要时也可采用侧卧位或俯卧位。乳腺摄影有侧斜位、轴位和侧位,此外还有局部点片和放大摄影等。常规位置是侧斜位和轴位,同时摄影两侧乳腺以作对照。

1. 侧斜位

（1）用途:可显示乳腺上下、内外的组织结构,还可以显示乳腺外上 1/4 处的组织结构以及胸大肌和腋窝组织结构,是乳腺疾病检查非常有价值的位置。

（2）摄影体位:如图 50-4 所示,被检者坐或立于乳腺 X 线机前,机架旋转 45°左右,被检侧上臂充分展开并屈曲于滤线栅（Bucky）上缘,使腋窝部分充分暴露,被检侧乳腺及胸大肌置于滤线栅上,滤线栅高度与腋窝基本一致,片盒置于乳腺外下方。然后调节压迫器,双手向外拉乳腺并托住,直到将乳腺压平,屏气后曝光。

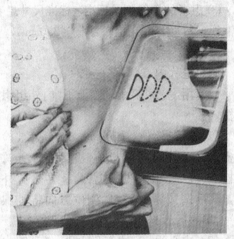

图 50-4 侧斜位

（3）中心线:X 线管呈 45°,经乳腺内上方到达外下方垂直射入胶片中心。

（4）照片显示:乳腺、胸大肌及腋窝组织。

（5）质量控制。

①影像显示标准:照片应包括乳房、胸大肌及腋窝前部;胸大肌影清晰可见,且处于正确角度;乳腺下角折叠部可见;上、外侧腺体组织清晰显示;腺体后部脂肪组织清晰显示;整个乳头轮廓清楚地位于乳腺组织之上;见不到皮肤皱褶;左、右乳腺影像对称且呈菱形显示。

②重要影像细节显示指标:细小钙化 0.2 mm。

③患者的辐射剂量标准:标准尺寸患者（乳腺压缩厚度 4.5 cm）的体表入射剂量（ESD）:无滤线栅≤1.0 mGy,有滤线栅≤3.0 mGy。

2. 轴位

轴位也称正位或上、下位。

（1）用途:可显示乳腺内外、上下组织结构。

（2）摄影体位:如图 50-5 所示,被

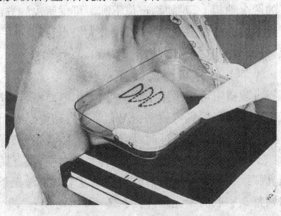

图 50-5 轴位

检者坐或立于乳腺 X 线机前,将对侧乳腺拉到滤线栅一角,使内侧返摺可显示,对侧的手可放在把手上,被检侧乳腺置于滤线栅上。然后调节压迫器,从上往下压迫乳腺直到外侧有紧绷感,屏气后曝光。

(3) 中心线:自上而下,经乳腺上方达下方垂直射入胶片中心。

(4) 照片显示:乳腺和很少部分胸大肌。

(5) 质量控制。

① 影像显示标准:在影像的边缘上胸大肌影清晰显示;腺体后的脂肪组织清晰显示;乳腺中间的组织清晰显示;腺体侧面组织影像清晰显示;无皮肤皱褶影;左、右乳腺影像对称且呈球形显示。

② 重要影像细节显示指标:细小钙化 0.2 mm。

③ 患者的辐射剂量标准:标准尺寸患者(乳腺压缩厚度 4.5 cm)的体表入射剂量(ESD):无滤线栅≤1.0 mGy,有滤线栅≤3.0 mGy。

3. 侧位

侧位也称内、外位。

(1) 用途:可显示乳腺上下、内外组织结构。

(2) 摄影体位:如图 50-6 所示,被检者坐或立于乳腺 X 线机前,机架旋转 90°,被检侧乳腺置于滤线栅上,片盒在乳腺外侧。然后调节压迫器,从侧位方向将乳腺压平,屏气后曝光。

(3) 中心线:X 线管呈水平,经乳腺内侧达外侧,水平射入胶片中心。

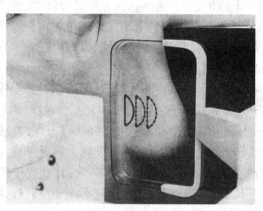

图 50-6　侧位

(4) 照片显示:乳腺和一部分胸大肌。

4. 体位选择的不利因素

(1) 体位选择的盲区:所谓盲区,即乳腺摄影照片中未能显示的乳腺部分。侧斜位的盲区为乳腺的后部内侧;轴位的盲区为外侧部分乳腺;侧位的盲区为乳腺的内外上部。

(2) 侧斜位与轴位不能形成正交:摄影常规取侧斜位和轴位,这两种体位可满足绝大部分(93%)的临床诊断要求。但是,这两种体位不能形成正交。也就是说,这两种体位不在垂直的两个轴相上,对肿物定位不利。可供解决的方法是:无异常阴影时,常规取侧斜位和轴位;有异常阴影并可触到肿物时,加放大摄影及辅助位;有异常阴影而触摸不到肿物时,可加辅助位,怀疑肿瘤时穿刺活检。

(二) 乳腺摄影的曝光条件

乳腺摄影可以采用全自动曝光,由电离室自动曝光装置控制,曝光后有电压和电流提示,双靶乳腺机根据乳腺致密情况和厚度自动更换靶面。

手动曝光设定条件时,要依女性乳腺各生理、发育期的特点而定,乳腺致密程度由小到大为:老年妇女、有哺乳史的妇女、青春期女性、发育期(包括妊娠期)女性。摄影曝光时,主要根据乳腺致密程度和压迫后乳房的厚度来设定曝光条件,同时摄影时需视病变的情况进行适当的调整。一般的曝光条件为:22~35 kV,30~200 mAs,正、侧、斜位曝光条件尽量相同。

（三）乳腺导管造影

乳腺导管造影是经乳头上的导管开口，注入对比剂以显示乳腺导管形态及邻近组织结构改变的检查方法。

1. 适应证

任何有乳头溢乳的患者；无乳头溢乳的某些乳腺癌患者。

2. 禁忌证

急性乳腺炎患者；哺乳期；碘过敏者。

3. 造影方法

患者取仰卧位或坐位，常规消毒乳头，轻轻挤压患侧乳头使乳头有液体流出，或涂以少量橄榄油，有助于识别出导管口。将一个顶端磨平的 6 号注射针头捻转插入导管口，深约 1 cm，接上针管，回抽有液体，证明穿刺成功后，即可注射对比剂。对比剂可用水溶性碘对比剂（如 50% 泛影葡胺）。注射剂量为 1 ~ 2 ml，患者有胀感时停止，用胶膜将导管口封闭。立即进行摄片，摄影完成 10 余分钟后对比剂可由乳腺组织吸收或经导管自然流出。

4. 摄影技术

摄影位置采用正位和侧位，曝光条件要稍高于乳腺平片摄影。可以采用放大摄影，使用小焦点放大 1.5 ~ 2 倍，有利于小分支导管病变的显示。

四、数字乳腺成像技术

随着医学影像技术不断发展，乳腺成像技术也在不断改进。从第一代的钨靶机到钼靶机，再到钼、铑双靶机，目前已进入数字乳腺成像阶段。数字乳腺成像的类型，根据采用的探测器和成像技术可分为以下几类。

（一）计算机 X 线摄影（CR）

通常 CR 系统应用于普通 X 线摄影，使用专门的乳腺成像板，利用 CR 的高检测敏感性及后处理功能，也可应用于乳腺检查，尤其对致密乳腺具有更重要的临床价值。CR 需与乳腺专用 X 线机匹配使用，才能获得质量优良的乳腺照片。

（二）数字 X 线摄影（DR）

1. CCD

采用 CCD 探测器技术的数字 X 线设备已较多地应用于影像学检查中，如血管造影、胃肠造影等。在乳腺摄影中，该技术主要用于局部数字化乳腺摄影系统，可进行局部数字点片摄影和立体穿刺活检时的 3D(X、Y、Z 三轴)定点影像采集。

2. 非晶体硅探测器

该探测器用一个闪烁体（碘化铯）转换 X 线为可见光，然后被光电二极管列阵捕获，光电二极管自身的电容贮存电荷，每个像素的贮存电荷量与入射光子量成正比，经放大器放大和模数转换后输出数字信号。

3. 非晶体硒探测器

该探测器直接转化 X 线能量为电荷，一个偏置电压驱动电子或电子穴形成电流，由薄膜晶体管阵列（TFT）的极间电容贮存电荷，电荷量与入射光子量成正比，每个薄膜晶体管就是一个像素，像素信息经放大器放大和模数转换后直接输出数字信号。

CR 和 CCD 探测器技术的空间分辨率有限，不能作为常规乳腺摄影。非晶体硅探测器和非晶体硒探测器有较高的空间分辨率（8 ~ 10 LP/mm）和很好的对比分辨率，是目前最佳的数字摄影成像技术,可进行全乳数字化 X 线摄影。

(三)局部数字点片

局部数字点片是数字乳腺设备具有的技术,可作为一种附加的摄影技术,有一定的临床应用价值,一般在以下情况运用:① 局部触及硬结或包块,而 X 线照片显示局部致密,但未见明显肿物影像;② X 线照片疑有微小钙化但不能肯定,需加以证实或排除;③ 乳腺导管造影时,疑有小分支导管病变,需证实或排除。局部数字点片需根据病变大小选择不同直径和形状的压迫器,所以局部数字点片又叫数字点压摄影。

第二节　乳腺 MR 检查技术

一、乳腺常规扫描技术

(一)线圈及体位

1. 线圈

线圈选择双侧或单侧乳腺专用表面线圈。

2. 体位及采集中心

患者俯卧于乳腺线圈上,使双侧乳房悬于线圈深槽内,不应受到任何挤压。如使用呼吸门控,则应将感应器置于患者背部并固定。调整体位使双侧胸平卧,头、下颌部置于双臂交叉处。采集中心对准线圈中心(乳腺中心)。

(二)扫描方位、脉冲序列及扫描参数

常规扫描方位为轴位、矢状位。

1. 轴位

取冠状位做定位线,定位线包括双侧全乳及两侧胸壁。扫描方位及脉冲序列:$T_2WI-FSE$ 序列;SPGR 序列(3D);IR 序列。层厚为 4 mm;层间距为 1 mm;采集矩阵为 256×128;扫描野为 300 mm×300 mm;信号平均次数为 4;回波链为 8~16;相位编码方向为前后向。

2. 矢状位

取轴位 SE 序列 T_1WI 作为定位像,确定矢状位扫描层面。扫描方位及脉冲序列:$T_2WI-FSE$ 序列;SPGR 序列(3D);IR 序列。采集模式为 3D;层厚为 4 mm;层间距为 1 mm;采集矩阵为 256×128;扫描野为 300 mm×300 mm;信号平均次数为 4;回波链为 8~16;相位编码方向为头足向。

脉冲序列的扫描参数,见表 50-1。

表 50-1　乳腺 MR 脉冲序列扫描参数

脉冲序列	TR/ms	TE/ms	FL
FSE	4 000	99	
FSPGR	6	1.3	20°

可选用去相位包裹、呼吸补偿等功能。对乳腺内有硅质植入物者,可采用预饱和(水抑制)技术。使用快速 GRE 序列加脂肪抑制技术获取增强前、后 T_1WI,再将所获增强前、后图像进行减影处理,对乳腺癌的诊断有很高的价值。

图 50-7 所示为乳腺动态增强扫描影像。

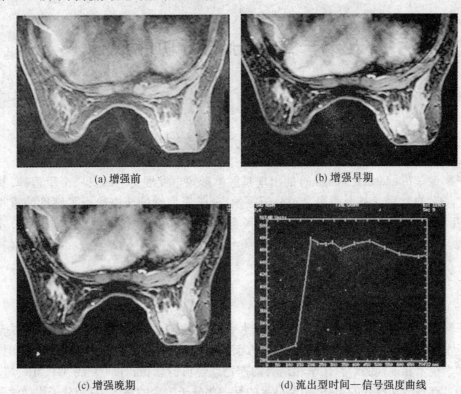

(a) 增强前　　　　　　　　　　　　　　　(b) 增强早期

(c) 增强晚期　　　　　　　　　(d) 流出型时间—信号强度曲线

图 50-7　乳腺动态增强扫描图像

二、乳腺扫描的注意事项

乳腺平扫仅做 T_2WI,常使用 3D 扫描模式,一般不使用呼吸门控。乳腺病变定性诊断主要依赖于动态增强扫描。常使用 3D 模式先做增强前平扫(使用动态增强脉冲序列),然后注射对比剂,延迟 18 s 后,开始做动脉期扫描。在前 2 min 内连续扫描,之后每隔 40 s 扫描 1 次,共扫描 7 min。扫描后进行时间-信号强度曲线后处理。

第五十一章　分子与功能成像

第一节　分子影像学

分子影像学(molecular imaging)的出现是医学影像学发展史上的又一个里程碑,我国科技部、卫生部、自然科学基金委员会对分子医学、分子影像学的研究给予了高度的重视。然而,分子影像学毕竟刚刚起步,还需要多学科合作,尤其是跨学科间的交流与合作,才能促进其发展。

一、分子影像学的概念和意义

(一) 分子影像学概念

分子影像学是运用影像学手段显示组织水平、细胞和亚细胞水平的特定分子,反映活体状态下分子水平变化,对其生物学行为在影像方面进行定性和定量研究的科学。分子影像学是分子生物学技术和现代医学影像学相结合的产物。经典的影像诊断(X 线、CT、MR、超声等)检测的是具有解剖学改变的疾病,主要显示的是一些分子改变的终效应;而分子影像学通过发展新的工具、试剂及方法,探查疾病过程中细胞和分子水平的异常,在尚无解剖学改变时检出异常。在探索疾病的发生、发展、转归以及评价药物的疗效中,分子影像学起连接分子生物学与临床医学之间的桥梁作用。

(二) 分子影像学意义

人类基因组计划的完成,为不久的将来实现个体化危险因素、预防、医学干预提供了可能。伴随不断涌现的"组科学"(omics),如(功能)基因组学、蛋白组学、药物基因组学等及系统生物学的推广,个体化医疗(personalized medicine)正从理论走向临床。分子影像学能够实现无创(微创)诊断,可重复提供定量、实时、可视化分子的基因信息,甚至多分子相互作用信息。这些独特、真实的个体信息,正是个体化医疗的前提。分子影像学是诊断组学的重要部分,不仅是基础研究中具有诸多优势的重要技术手段,而且是基础研究成果转化到临床应用的重要桥梁。另外,随着多功能纳米材料的研究与应用,分子影像学必将进一步淡化诊断与治疗的界限。分子影像学的进展与靶向治疗学(targeting therapeutics)相辅相成,它可以解决靶向治疗面临的诸多关键问题,如在分子水平实时评价治疗效果。分子影像学在药物开发过程中也有很大的优势,它对预防疾病与优化临床医学干预决策具有重要作用,在个体化医学模式中起主导作用。

二、分子影像学的技术方法和成像原理

(一) 分子影像学的技术方法

显示分子信息的关键在于运用高特异性的成像专用探针、相应的放大技术和敏感高效的图像检出系统。分子显像的过程包括:分子探针用核素、磁性物质或荧光素标记后与靶目标结

合,经合适的扩增方法扩增,将信息放大,然后由成像系统(如 PET、MRI)发现信息。

目前用 MRI 技术进行基因表达的显像技术主要包括传统 MRI 技术和 MRS 分析技术。传统 MRI 技术中目的基因的扩增方法是采用多种标记基因并利用不同的对比剂增加其信号来完成的。MRS 通过评价特异标记底物代谢水平的改变来发现基因的表达。利用 MRI 进行基因表达显像与 PET 相比有如下优点:MRI 的空间分辨率高,可达到或接近显微镜的分辨率(几十微米范围),能同时获得生理和解剖信息,能够进行小动物的生理和分子标记物的分析。相对于 PET 而言,MRI 基因表达显像的扩增信号要弱得多,需要有强大的扩增系统。MR 分子成像目前主要用于基因表达传递成像、肿瘤血管生成以及细胞分子水平的功能成像等。

（二）分子影像学成像原理

分子影像学融合了分子生物化学、数据处理、纳米技术、图像处理等技术,具有高特异性、高灵敏度和高分辨率的特点,能够真正为临床诊断提供定性、定位、定量的资料。分子影像技术有 3 个关键因素,第一是高特异性分子探针,第二是合适的信号放大技术,第三是能灵敏地获得高分辨率图像的探测系统。它将遗传基因信息、生物化学与新的成像探针综合输入到人体内,用它标记所研究的"靶子"(另一分子),把"靶子"放大,由精密的成像技术检测,再通过一系列的图像后处理技术,达到显示活体组织分子和细胞水平上的生物学过程的目的,从而对疾病进行亚临床期的诊断和治疗。

（三）分子影像学的特点

分子影像学起源于分子、细胞生物学以及成像技术与化学,其发展的主要基础不是影像设备硬件的研发,而是分子生物学的进展与探针的开发。分子影像学作为一门新兴学科,具有多学科交叉和融合的特征。目前分子影像学技术中还有许多亟待解决的问题,如 MR 分子成像的敏感性差;核医学技术的空间分辨率低;光学成像背景噪声大、组织穿透性低等。

三、分子影像学的人才培养

因为各种成像技术各有利弊,所以常常需要跨学科、多角度的交叉与合作。然而,目前缺乏多学科的合作成了阻碍分子影像学发展的瓶颈,尤其缺乏与生物、化学、物理、工程、计算机等相关学科的交流和合作。比如,在分子探针的设计、制备以及表征分析中,就需要生物工程、生物化学等相关专家的密切配合。

把握现代医学影像学发展趋势与特征,推动我国医学影像学事业发展,人才培养是关键。要设置合理的医学影像学学科体系,按照学科发展的需要,培养新型医学影像学人才。相关人员应当在各个领域大力宣传分子影像学研究计划,编写配套教材,将分子影像学基本原则、研究方法、发展趋势与进展等列入基本训练内容。重视对放射工作者"基础动力学科"的教育,关注生命科学进展,积极发挥影像医学的作用。将分子影像学作为继续教育的重要内容之一,开展相关专业的培训与交流,积极引进相关专业的高素质人才参与分子影像学研究。

四、分子影像学的评价和影响

（一）分子影像学的评价

在分子影像学中,一个关键问题是如何客观地评价传递和表达的效果,特别是在体(动物或人体)进行评价。目前显示基因表达情况的方法分为有创性以及无或小创伤性两大类。如果要对体内特殊分子或(和)基因成像,必须满足 4 项前提:① 高亲和力的探针,且该探针在体内有合理的药代动力学行为;② 这些探针可穿透生物代谢屏障,如血管、间叶组织、细胞膜等;③ 化学的或生物的信号扩增方法;④ 敏感、快速、高分辨率的影像技术。

(二) 分子影像学对影像医学的影响

如今影像医学发展逐渐形成了3个主要阵营:① 经典医学影像学。以 X 线、CT、MR、超声成像等为主,显示人体解剖结构和生理功能。② 以介入放射学为主体的治疗学阵营。③ 分子影像学。它以 MR、PET、光学成像及小动物成像设备等为主,可用于分子水平成像。三者是紧密联系的一个整体,相互印证,相互协作,以介入放射学为依托,使目的基因能更准确到达靶位,通过分子成像设备又可直接显示治疗效果和基因表达。因此,分子影像学对影像医学的发展有很大的推动作用,它使影像医学从对传统的解剖、生理功能的研究,深入到分子水平的成像,探索疾病分子水平的变化,对新的医疗模式的形成和人类健康有着深远的影响。

目前,分子影像学尚处于起步阶段,随着疾病发病机理研究的进一步深入,分子医学更多研究成果应用于临床疾病的基因诊断和治疗,分子医学与临床跨学科合作将得到拓宽和加强,从而推动分子影像学的健康发展。

第二节　CT 灌注成像

CT 灌注成像是结合高速增强(4～12 ml/s)和快速扫描技术建立起来的一种成像方法,通过分析动态增强图像获得一系列组织参数,如组织的血流量、组织的血容量、平均通过时间以及峰值时间等,主要用于了解组织的血流灌注情况。CT 灌注成像有两个技术特点:一是对比剂团注的速度要快,二是时间分辨率要高。最初 CT 灌注成像仅用于脑梗死的诊断,随着先进的计算机图像处理技术的发展和扫描技术的日益成熟,以后逐渐用于肝、肾及肿瘤的血流灌注的诊断。目前,器官移植后,为了了解移植器官血管的存活情况和血流灌注情况,也常常采用 CT 灌注成像。

一、CT 灌注成像的基本概念

灌注(perfusion):单位时间流经100 g 脑组织的血容量。单位是 ml/(min·100g)。由于影像学检查中质量的测定非常复杂,所以影像学中灌注的定义为:单位时间内流经单位体积组织的血容量,计算单位为%/min。

组织血流量(blood flow,BF):单位时间内流经一定体积(V)组织的血容量,计算单位为 ml/min。灌注(f)与组织血流量(BF)的关系公式为 f = BF/V。

组织血容量(blood volume,BV):一定体积(V)组织内的含血量,计算单位为 ml/体积单位。单位体积组织内的含血量称为相对组织血容量(relative blood volume,rBV),用百分数表示。

平均通过时间(mean transit time,MTT):血液流过组织的毛细血管床所需要的时间。组织血容量(BV)、组织血流量(BF)及平均通过时间(MTT)三者的关系为 BF = BV/MTT。

二、CT 灌注成像的基本原理

经静脉高速注射对比剂后,对选定层面进行快速扫描,用固定层面的动态数据记录对比剂首次通过受检组织的过程。然后根据不同的要求,应用不同的计算机程序,对对比剂首次通过受检组织的过程,每个像素所对应体素密度值(CT 值)的动态变化进行后处理,得出从不同角度反映血流灌注情况的参数,根据这些不同的参数组合,组成新的数字矩阵,最后通过数模转换,用灰阶或伪彩色(大多应用伪彩色)形成反映不同侧面的 CT 灌注图像。每一种图像可以从一个侧面反映灌注情况。实际上,灌注成像的根本就是动态记录组织中对比剂的早期充盈过程。组织的强化(对比剂充盈)程度取决于组织的血管化程度、血管壁对对比剂的通透性及血管外液量3个重要因素。早期强化程度主要取决于组织的血管化程度,后期的强化则主要受血管壁的通透性及血管外液量的影响。对比剂首次通过受检组织的过程中,由于注射速率极高,含高浓度对比剂的血液取代无对比剂充盈的血液逐渐充盈毛细血管床。在这个极短的充盈过程中,对比剂主要位于血管腔内,血管外几乎没有对比剂存在,所以体素的密度变化主要是由血管内对比剂含量的变化决定的。而此过程中血管外因几乎无对比剂充盈所以不会影响体素的密度值。因此,评价这一过程中密度的动态改变,可以间接反映对比剂充盈毛细血管床的速度和程度,及组织的血流灌注情况。早期强化过程时间相当短,所以对CT机器的时间分辨率要求很高。CT的时间分辨率越高,这一短暂过程中采集的数据量就越大,分析结果就越可靠。目前,CT亚秒级的数据采集和重建过程完全可以把握这一时机,通过动态记录强化过程,准确判断受检组织的血管化程度和灌注情况。当然,注射速率也是一个相当重要的因素,注射速率越高,对比剂的浓度越高,体素的密度变化差别就越大,分析的准确程度就越可靠,目前多要求注射速率超过6 ml/s,有的机器要求达到10 ml/s。

三、CT灌注成像的技术

首先,应根据患者的临床症状与体征及平扫结果,选择合适的兴趣扫描层面。如果寻找缺血病变位置,扫描层面应包括最可能的病变发生区域,例如颅脑灌注通常选择基底节层面,这主要是因为在该层面可最大程度地观察到大脑前、中、后动脉分布区的血液循环情况,并且可借助侧脑室等解剖标志,更有利于图像分析。另外,基底节层面亦是缺血性脑血管病的多发区。对于肿瘤灌注则要注意选择肿瘤直径最大的层面,同时要注意避开坏死区域。扫描区域内要有一条较粗大的血管,以便在扫描后图像处理时,有一个良好的参照。其次,注射对比剂要选择一条可靠的静脉,回流好,易穿刺,采用不小于18#穿刺针进行静脉穿刺并固定好。采用压力注射器,以便准确地设定对比剂注射速率和总量。

将灌注扫描完成后的图像经过计算机处理,画出一条时间密度曲线(time - density curve),简称T-D曲线(图51-1)。然后再进行不同参数的计算,根据计算结果再形成反映不同参数的彩色图像,如灌注图像、相对组织血容量图像、平均通过时间图像、相对组织血流量等。研究参数很多,不同研究者可选择不同的参数。

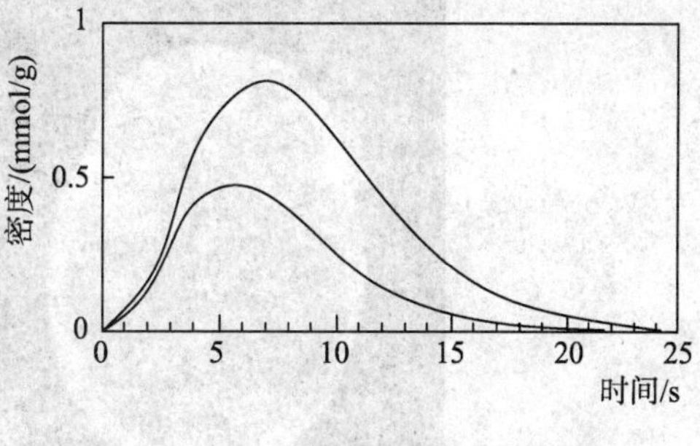

图51-1　CT灌注扫描时间密度曲线

四、CT灌注成像的评价

(一)急性缺血性脑血管病的评价

急性脑缺血早期,尤其是超急性期(2~4 h),病灶内主要是水分及电解质的变化,因此,常规CT扫描的征象轻微,确诊率不足50%,假阴性和假阳性时有发生,这不仅不能显示闭塞部位缺血脑组织的灌注情况,也不能显示脑血液侧支循环情况,所提供缺血脑组织的病理生理学信息很少,不能很好地指导临床治疗。功能性脑灌注CT成像可在急性脑梗死的超早期(≤2 h),在其引起形态学改变之前,就能发现明显的脑组织血液灌注障碍,相对脑组织血流量(rCBF)降低,清楚地显示出缺血性病灶的范围、程度,有较高的敏感性(89%)。CT 灌注成像检查和评价所需时间短(仅数分钟),可为临床治疗赢得宝贵的时间。如果首选层面没有发现病灶,而临床上又高度可疑,可根据具体情况另选择适当的层面进行重复检查。随着多排探测器 CT 扫描技术和灌注 CT 成像技术的进一步发展,可进行多层面的动态 CT 扫描数据的采集,获得三维信息,进行脑组织三维灌注 CT 图像分析。

图 51-2 所示为正常和缺血脑组织的 CT 灌注影像。

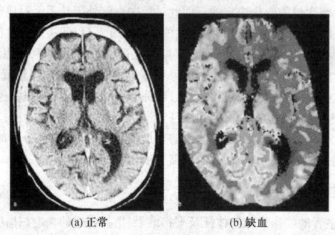

(a) 正常　　　　　　(b) 缺血

图 51-2　正常和缺血脑组织的 CT 灌注影像

(二)肿瘤灌注

通过对肿瘤血流灌注的评价,可以观察肿瘤血液供应的特点,从这些血液动力学的改变中寻找规律,可以为肿瘤的定性分析、恶性程度的判断、治疗方案的制订提供重要信息,还可以用来评价肿瘤放、化疗的疗效,血流灌注量降低说明疗效显著,反之说明治疗方案欠佳。

图 51-3 所示为肿瘤 CT 灌注扫描。

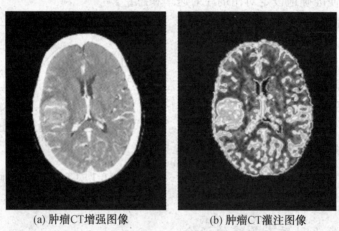

(a) 肿瘤CT增强图像　　　　　(b) 肿瘤CT灌注图像

图 51-3　肿瘤 CT 增强图像与灌注图像对比

(三)肺、肝、肾脏功能评价

利用 CT 灌注成像,可以观察不同时相中脏器的血流灌注情况,从而评价各个器官的功能。例如动脉夹层患者,当假腔累及一侧肾动脉时,灌注成像可以评价肾动脉供血障碍的程度。

图 51-4 所示为肝脏 CT 灌注影像。

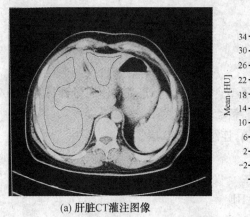
(a) 肝脏CT灌注图像

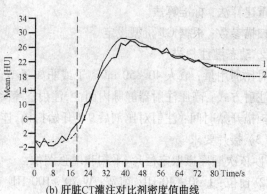
(b) 肝脏CT灌注对比剂密度值曲线

图51-4 肝脏 CT 灌注图像

（四）心肌灌注

心肌灌注扫描可以评价心肌本身的血供情况,有助于诊断早期的心肌缺血。

五、CT 灌注成像的临床应用

（一）颅脑 CT 灌注

1. 适应证

脑血管疾病、颅内肿瘤、颅内感染、脑白质病、颅骨骨源性疾病。

2. 禁忌证

严重心、肝、肾功能衰竭;含碘对比剂过敏。

3. 操作方法及程序

（1）检查前准备。

① 认真核对 CT 检查申请单,了解病情,明确检查目的和要求,对检查目的、要求不清的申请单,应与临床医师核准并确认。

② 做好解释工作,消除患者的紧张心理,取得患者合作。

③ 患者检查前 4 h 禁食。

④ 去除患者头部的金属饰物等,避免伪影干扰。

⑤ 对增强扫描者,按含碘对比剂使用要求准备。

⑥ 对婴幼儿、外伤、意识不清及躁动不安的患者,根据情况给予适当的镇静剂。

（2）检查方法及扫描参数。

① 平扫。

扫描体位:仰卧位。下颌内收,两外耳孔与台面等距。

扫描方式:横断面连续扫描。

定位扫描:确定扫描范围、层厚、层距。

扫描定位基准线:听眦线。

扫描范围:上界为听眦线上 80 ~ 90 mm,下界为听眦线上 0 ~ 10 mm。

扫描机架倾斜角度:与扫描床成 0°,或根据需要适当倾斜角度。

扫描野:头部范围。

扫描层厚:5 ~ 10 mm。

进床速度：5~10 mm/s。

重建算法：标准算法。

扫描参数：根据 CT 机型设定。

② 动态灌注扫描。

对比剂用量：成人 40~50 ml 离子或非离子型含碘对比剂,儿童按体质量计算为2 ml/kg。

注射方式：高压注射器静脉内团注,注射速率≤5 ml/s。

扫描开始时间：注射对比剂后 9 s 开始扫描,连续扫描 40 层。

（3）摄片要求。

① 依次顺序摄取定位片、平扫和增强图像。

② 窗位：L 30~40 HU,窗宽：W 70~100 HU。

③ 必要时病灶层面放大摄片。

④ 必要时测量病灶大小及病灶层面增强前后的 CT 值。

⑤ 绘制动态灌注曲线。

图 51-5 所示为颅脑 CT 灌注检查影像。

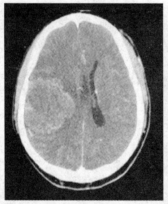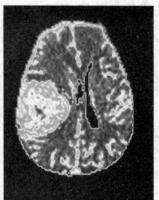

(a) 颅脑CT增强图像　　　　(b) 颅脑CT灌注图像

图 51-5　颅脑 CT 增强图像与灌注图像对比

4. 注意事项

（1）应注意对扫描检查以外部位的防护屏蔽。

（2）增强扫描后,患者应留观 15 min 左右,以观察有无迟发过敏反应。

（3）由扫描技师认真填写检查申请单的相关项目并签名。

（二）甲状腺 CT 灌注

1. 平扫定位

层厚与层间距为 5 mm,只扫甲状腺以确定甲状腺有无病变。

2. 灌注扫描

对比剂用量为 50 ml,注射速率为 4 ml/s,肘正中静脉给药。电压 80 kV,电流 200 mA,选甲状腺病变中心(无病变时选甲状腺中央)作为扫描层面,层厚 5 mm,电影扫描方式,注射对比剂后立即扫描,扫描 45~80 层。

3. 常规增强扫描

扫描范围包括全颈部,层厚与层间距可用 5~8 mm。

（三）CT 脊髓造影

1. 适应证

怀疑脊髓病变;椎管内占位性病变;脊髓损伤。

2. 方法

向腰部硬膜囊内注射 4～6 ml 水溶性非离子型碘对比剂。先做脊髓造影,脊髓造影 4～6 h 后,在一部分对比剂被吸收后再做 CT 扫描,以免病变被过浓的对比剂所掩盖,患者应采取头高位,以免药物进入颅脑内。这样可观察到脊髓、蛛网膜下腔和马尾神经根等结构,确定肿瘤的具体部位。如要观察有无脊髓空洞,需将扫描时间延迟 16～24 h。

第三节　PET/CT

PET(positron emission computed tomography) 全称正电子发射体层摄影,微型 PET 也叫动物 PET,主要用于临床前研究、药理实验等基础研究,它的特点是分辨率较高,可达 1 mm。将 PET 与 CT 设计安装在同一机架上便形成了 PET/CT(图 51-6)。PET 进行功能影像扫描,CT 进行解剖成像后与 PET 图像同机融合,完成功能图像的定位和衰减校正。CT 采用 16 层螺旋 CT,临床仍可单独使用。PET/CT 是连接分子生物学与临床医学的桥梁,使在活体上观察细胞成为现实。

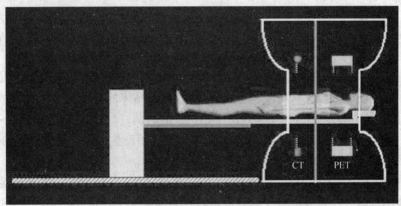

图 51-6　PET/CT

一、概述

1976 年诞生第 1 台用于临床的 PET,它是由 Michael Phelps 和 Edward Hoffman 主持设计,由 ORTEC 公司组装生产。1992 年全身 PET 应用于临床,通过对探测器和断层图像重建技术的研究和改进,更多类型的 PET 显像仪相继出现,它们以多晶体旋转型、双探头 Anger 型和环状探头型较为典型。采用了 BGO(锗酸铋)和 LSO(硅酸镥)晶体的探测器,引用了数字化正电子符合技术、切割晶体的探测器模块等,使 PET 系统的分辨率小于 4 mm。PET 用短半衰期放射性核素,如 ^{11}C、^{13}N、^{15}O 和 ^{18}F 等标记的示踪剂参与人体生物代谢进行正电子断层扫描。

PET 可以获得组织代谢、细胞生化反应和分子水平的受体及基因变化的影像,因此有可能早于 CT 和 MR 对肿瘤、神经和心血管疾病作出诊断。PET 作为一种全新的功能成像设备得到了临床的肯定,但是 PET 影像的分辨率和对比度不如 CT 和 MR,单独 PET 影像即使看到了阳性病变也难辨病变的确切部位。1995 年 Townsend 等研制了 PET/CT,把 PET 图像与 CT 或 MR

等解剖图像进行配准和融合,用解剖图像帮助 PET 图像定位,但受到计算机功能、网络技术和图像配准技术的限制,这种不同时间、不同模式的图像融合相当复杂,临床实用性很差。

随着 PET/CT 的不断改进和完善,其中 CT 的功能和作用已起了质的变化。2000 年 PET/CT 在北美放射学年会(RSNA)推出,2001 年 PET/CT 应用于临床,2002 年北美放射学年会推出 16 层 CT 的 PET/CT(LSO 晶体 PET)。人们把 CT 与 PET 同轴装在同一个机架上,这样 PET 和 CT 的探测器能与患者保持同一个相对位置采集断层影像数据,进行同机图像融合。

自 2002 年 5 月国内引进第 1 台 PET/CT 以来,截至 2006 年 8 月底国内已安装 54 台。新一代 PET/CT 具有以下功能和特点:① PET/CT 的 CT 仍须保持独立的 CT 功能,必须保证 CT 图像仍可满足观察组织解剖结构的临床需要。② PET/CT 中的 PET 具有独立 PET 功能。临床有时需要用独立 PET 功能进行动态显像,以完成脏器血流灌注的研究(包括时间分辨率的研究)。③ 具备 PET/CT 独特的功能。对于全身扫描、心脏门控显像等应用,可以充分发挥 PET/CT 的功能。④ 系统的 PET 和 CT 应有同一机架、检查床和图像处理工作站。⑤ 采用 X 线进行 PET 图像的衰减校正。PET 的衰减校正是必需的,没有衰减校正的图像会产生伪影,从而造成假阳性或假阴性诊断。⑥ PET/CT 同机融合技术在临床诊断、治疗方案制订、治疗效果观察中所发挥的作用越来越明显。采用功能代谢图像和 CT 解剖结构图像相结合,确定放射治疗靶区的方法已经被临床广泛接受和认可。PET/CT 的出现不仅仅是将两种技术融合在一起,更重要的是体现了现代医学影像学的整体发展方向。

二、基本结构

(一) 探测器

PET 部分是 PET/CT 的最重要的部分,而探头是 PET 的最关键部件,犹如照相机的镜头。探头是由晶体所组成的全环、全功能、全数字化的探头。晶体的性能决定了探头的性能,也就决定了 PET 的性能。探头晶体的发展经历了相当长的时期,探头晶体的发展代表了 PET 的发展。PET 是用无机晶体记录由示踪剂发射的正电子湮灭所产生的 γ 光子。PET 的最终性能与晶体的物理和闪烁性能密切相关。

在早期的 PET 中,探头由单晶体碘化钠(NaI)组成,并各自与光电倍增管连接。NaI 晶体具有高的光输出,即可以有效地将 γ 射线能量转化为闪烁光子。近几年锗酸铋(BGO)晶体由于密度大,探测效率高,稳定性好,逐渐得到广泛应用。虽然 BGO 的光输出量只有 NaI 的约 15%,但其密度几乎是 NaI 的两倍且原子序数也更高,从而有较高的探测效率。但 BGO 晶体余辉时间较长(300 ns),从而限制了符合时间分辨率,而 PET 图像质量与探头的符合时间分辨率息息相关。

现已有掺铈的氧化正硅酸镥(LSO)晶体上市,其密度和原子序数都较高,对 γ 光子有较高的探测效率,余辉时间短,符合时间分辨率高,光子输出量大。另外,它牢固且不吸湿,容易制造探头。LSO 因为含有 ^{176}Lu 而具有很低水平的天然放射性,对 PET 影响甚小。因此,LSO 是用于 PET 探头的发展趋势之一。LSO 晶体的主要优势是快速扫描,全身扫描时间仅需 7 ~ 15 min,而具有 BGO 晶体的 PET/CT 全身扫描时间约需 30 min。另一方面,快速的全身扫描,使导致图像质量降低的因素减少,明显提高了诊断的准确性。具有 LSO 晶体的 PET/CT 的快速扫描特别适合于不宜长时间进行检查的患者。

从总体上看,硅酸镥(LSO)、硅酸钆(GSO)、锗酸铋(BGO)的光输出量分别相当于 NaI 晶体的 75%,30% 和 15%,光子检测率分别为 82%,75% 和 94%,晶体余辉时间分别为 40,60,

300 ns。光输出量越高,光子探测率越高,晶体余辉时间越短,晶体探测 γ 光子的灵敏度就越高。当然,灵敏度也和晶体切割的大小相关,晶体块切割得越小,PET 的空间分辨率越高,但是其灵敏度会受到损失。而高灵敏度的 PET,可以在一个相对短的时间内采集到足够的计数量。换言之,就是高灵敏度 PET 的图像采集时间短或使用放射性药品的剂量较小。

LSO 属于快速晶体,它的相对光输出量明显高于其他晶体,很短的余辉时间能有效缩短晶体探测的时间,从而缩短符合时间窗,最终有效提高计数率。但是,由于 LSO 本身具有微弱的放射性,必须使用较高的放射性药物剂量提高总计数以减少 LSO 本身放射性对图像的影响。BGO 和 GSO 则都没有自身放射性这一缺陷。BGO 对光子的探测效率高,所需要的放射性药物的剂量相对较低,GSO 的综合性能介于 LSO 与 BGO 之间,且其采集能窗较窄,可以有效减少散射分数。

(二) PET 的环及轴向视野

PET 的环数影响空间分辨率和轴向视野。一般而言,环数越多,空间分辨率越好,轴向视野越大。PET 的轴向视野决定了成像的躯体长度,加长轴向视野可提高灵敏度,但是这将明显增加成像仪的复杂程度和成本。PET 的断层数与环的关系为 $(2N-1)$,其中 N 为 PET 的环数。

(三) 采集方式

除了探测器结构的不同外,采集技术是 PET/CT 系统性能的重要特征之一。PET 有 2D 和 3D 采集方式,2D 采集时等效噪声计数率高,轴向视野内探测灵敏度均匀,但是采集的灵敏度远不如 3D 采集;3D 采集时随机符合和散射符合计数较高,灵敏度也很高,等效噪声计数率较低,此外轴向视野探测器灵敏度的均匀性较差。3D 比 2D 的数据量要大 n 倍(n 为采集矩阵大小)。

PET/CT 目前已经发展到完全使用 3D 采集技术,3D 采集大大提高了经过散射和随机符合校正后的数据采集灵敏度,显著缩短了采集时间,提高了图像融合的对位准确性。另外,PET/CT 的用户平台也有了全新的发展,用户界面采用视窗图标语言,不仅操作简单、直观,而且多种影像产品可共享同一平台,能够在同一操作界面上同时进行 CT、MR、SPECT 和 DSA 等影像资料的显示与分析。

(四) 示踪剂

目前临床最常用的显像剂是氟(^{18}F)标记的氟代脱氧葡萄糖(^{18}F-FDG),是葡萄糖代谢类药物,进入人体后仅示踪葡萄糖的细胞转运及磷酸化过程产生 ^{6}P-^{18}F-FDG,并滞留于细胞中而不参与进一步的葡萄糖代谢及糖原合成。此外,还有众多的示踪剂有待开发应用,与蛋白合成相关的有 ^{11}C-蛋氨酸、棕榈酸、酪氨酸、^{18}F-酪氨酸;与 DNA 合成加速相关的有 ^{11}C-胸腺嘧啶;与细胞增殖相关的有 ^{18}F-溴尿嘧啶、^{18}F-氟脱氧尿嘧啶;与抗原表达相关的有 ^{64}Cu-、^{124}I-抗体;与受体表达相关的有 ^{18}F-17β-estradiol(雌激素受体)、^{18}F-Octreotide(生长抑素受体);与癌基因表达相关的有 ^{18}F-8fluoroacyclovir(FACV)、^{18}F-8fluoroganciclovir(FGCV);与细胞膜代谢相关的有 ^{11}C、^{18}F-Choline;与缺氧、血流、血管形成相关的有 ^{18}F-FDG、^{18}F-Misonidazole 等。

(五) 工作站

PET 用正电子放射性核素标记的示踪剂进行探测采集和重建成像。PET/CT 使用同一个检查床和同一个图像处理工作站,包括主控制台 Navigator,两个工作站 Wizard 和 E. soft. Navigator。

主控制台主要用于控制扫描,可以使用控制台的操作元件,打开、关闭系统,输入患者数据,计划检查和触发检查,可利用 CT、PET 数据重建图像,然后进行简单的评估。主控制台包括显示器、控制盒、键盘、鼠标、图像控制系统(image control system, ICS)、图像重建系统(image reconstruction system, IRS)。

PET/CT 主要由两台主计算机控制,即图像控制系统导航器和图像重建系统,执行所有输入计算机的命令,可以控制 PET/CT 进行检查,并可存储检查数据。图像重建系统与扫描系统进行通讯,使用控制测量系统测定的数据来计算各个断层的图像,然后将数据传送到图像控制系统,由强大的计算机存储空间,实现实时重建、实时显示。控制台的显示器是具有高分辨率、高图像刷新率的彩色显示器。

Wizard 工作站主要进行复杂的后处理工作,该机配有多个进行 3D 重建的软件。该工作站使用已有的图像数据在多方位的平面上进行回顾性重组,利用工具栏中的诸多测量工具,在具有诊断意义的关键层面进行测量计算。利用计算机强大的存储容量,可以反复导入、导出数据,不但能处理单纯的 CT、PET 图像,而且可以选择融合图像键,实现 CT、PET 的图像融合,并在融合图像上进行有目的、有选择地操作。为了存储患者数据,在 Wizard 工作站,可以将数据拷贝入 MOD、CD 中,同时也可以将其他医院做的检查资料通过 MOD、CD 的媒介作用导入工作站,利用工作站自身配置的各种软件进行工作。

相对于 Wizard 工作站来说,E. soft 工作站比较简单,主要处理常规的一些后处理项目,可以进行 CT 值的测量、3D 重建、数据拷贝,但不可以导入数据。

三、成像原理

PET 的基本原理是将发射正电子的放射性核素(如^{11}C、^{13}N、^{15}O、^{18}F 等)标记到能够参与人体组织血流或代谢过程的化合物上,放射性核素发射出的正电子在体内与组织中的负电子结合发生湮灭辐射,产生两个能量相等(511 keV)、方向相反的 γ 光子,经图像重建,得到人体各部位横断面、冠状面和矢状面标记核素的分布信息影像,通过对病灶部位示踪剂的摄取了解病灶功能代谢状态,对疾病作出正确诊断。其不足之处是不能提供某些病灶的精细解剖定位诊断。

图 51-7 所示为 PET 的工作原理。

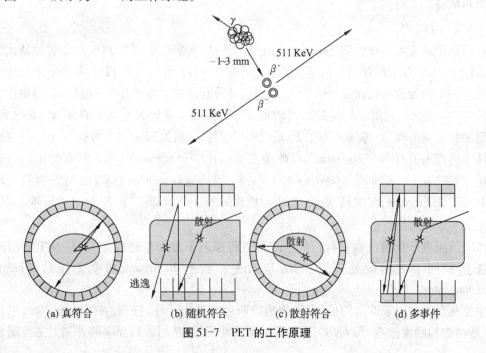

(a) 真符合　　(b) 随机符合　　(c) 散射符合　　(d) 多事件

图 51-7　PET 的工作原理

计算机断层扫描机是利用 X 线对人体选定的断层层面进行穿透摄影,通过测定透过的 X 线量获得断层图像的一种成像装置。它可以清晰地显示人体的断层影像,准确描述病变(如肿瘤)的大小、位置、形态等解剖学特征。但仅靠病变的解剖学特征诊断疾病有一定的局限性,对有些病灶性质 CT 难以作出准确的判断。

PET/CT 同机融合是 PET 与多排探测器 CT 的同机融合。两类设备都利用符合探测原理,即同时测定正电子在组织内湮灭时反向发射的光子对,再通过计算机重建获得正电子在体内的空间信息,形成断层图像。图像融合一般由融合工作站来完成,其主要步骤是:① 以像素为基础的图像预处理;② 特征提取;③ 根据提取创建融合图像;④ 逆变换重建融合图像。

PET/CT 同时具有 PET 和 CT 的功能,但不是将 PET 和 CT 两种设备简单地整合,也不是把两种影像资料简单地叠加,而是将 PET 和 CT 两个设备有机地结合在一起,使用同一个检查床和同一个图像处理工作站,实现一站式功能代谢和解剖形态成像。由于 PET 与 CT 优势互补,PET/CT 比单独的 PET 和 CT 能够提供更多的临床信息。两者完美整合,其功能已远远超越了单一的 PET 和 CT 的功能,可以产生 $1 + 1 > 2$ 的效应。PET/CT 具有独特的优越性,尤其是解剖和功能图像的融合,在对患者相同体位进行一次性成像后,同时得到 PET 的功能代谢图像和 CT 的解剖图像,两者可以精确融合,不仅清晰地显示出躯体或器官的解剖形态结构,而且可以精细地描绘出机体分子水平上的生理病理和生物代谢过程,克服了在二者显像分离情况下图像数据融合难以匹配的固有缺陷。PET/CT 具有高灵敏度、高特异性和高准确性的特点。

四、回旋加速器的原理和应用

(一)回旋加速器的原理

回旋加速器是产生正电子药物的主要设备,是用高频电场加速带电粒子的共振加速器,其基本结构为两个半圆柱 Dee 盒置于扁圆柱形的真空室中,上下有一对圆柱形磁极,极间是大体均匀的恒定磁场。

加速器的理论基础是拉摩尔定律,即恒定磁场中粒子的运动角频率与粒子本身运动速度无关。若粒子的质量为 m,所带电荷为 q,速度为 v,运动方向垂直于恒定磁场 B,粒子受到垂直于 v 和 B 的洛伦兹(Lorentz)力的作用,使粒子沿着曲率半径为 r 的轨道做圆周运动。粒子的运动角频率为

$$\omega = v/r = qB/m$$

拉莫尔定律揭示的运动粒子在恒定磁场中回旋角频率 ω 与粒子本身所具有的速度 v 无关这一重要特征,成为回旋共振加速器方案可行的重要依据。

产生于中央区的离子源在电场的作用下开始运动,而磁场则使运动的带电粒子沿着一定的轨道运动。带电粒子经多次加速后能量达到最大,圆周轨道直径达到最大而接近 Dee 盒的边缘被束流提取装置提出。

(二)回旋加速器的结构和组成

回旋加速器一般由以下子系统组成。

1. 磁场系统

磁场系统包括上下磁轭、磁场线圈、磁场电源等,其作用是约束离子在磁场中按一定的轨道运行,而且要在磁场中不断反复被加速。

2. 射频系统

射频系统主要由信号源、初级放大器、中级放大器、末极放大器、射频控制器以及两个 Dee

盒组成。

3. 真空系统

真空系统包括两个部分：一个是磁轭间的真空腔(主真空腔)，另一个是离子源的真空腔。真空系统由两个机械泵、两个低温泵以及一个涡轮分子泵来维持。机械泵用于抽初级真空，低温泵用于维持高真空，涡轮分子泵是针对离子源未电离的氢气用的。

4. 引出系统

引出系统主要是将加速到一定能量的束流引到靶体上，与相应的原料发生核反应。

5. 靶系统

靶系统包括准直器、一个容纳 4 个或 8 个靶的靶选择装置和对应的靶体支持单元。

6. 冷却系统

加速器运行时产生的热量用 3 种方式排出，一是风冷，二是水冷，三是氦气冷却。

7. 控制系统

现代回旋加速器除了主电源、水冷系统、真空系统和屏蔽装置外，其他大部分都能由计算机自动控制，并实现模块化，简化和优化操作。

五、质量控制

(一) 放射性药剂的影响

$^{18}F-FDG$ 是临床 PET 研究的主要放射性示踪剂，是在回旋加速器里产生的，而后放射性药物往往由简单的放射化学在特定的地方合成。很多 PET 中心拥有回旋加速器设备和与之相配套的设备，保证 $^{18}F-FDG$ 的供应。由于 ^{18}F 的半衰期短(110 min)，离 PET 远的 ^{18}F 的生产会导致一些问题，代谢过程中捕捉 FDG 激活肿瘤细胞并提供功能成像的基础。

(二) 检查前准备

患者检查前需禁食 6 h 以上，在静脉注射 $^{18}F-FDG$ 前，常规测量空腹血糖并控制在 <7.0 mmol/L，安静避光休息 15 min 后，经肘静脉注射 FDG 370~555 MBq，饮水 200~500 ml，卧床休息 50~60 min 后排尿行 PET/CT 体部扫描，扫描 6~8 个床位，每个床位扫描 3 min。

(三) 消除紧张

FDG 用药剂量是 5~6 $MBq \cdot kg^{-1}$，在甲状腺成像的标准模式里，患者在注射 FDG 前后应放松。颈部肌肉紧张会导致药物局部摄取，这将会错误地诊断为淋巴结转移。在检查时禁止讲话。图 51-8 所示为正常分布影像，图 51-9 所示为紧张对图像质量的影响，图 51-10 所示为讲话对图像质量的影响。

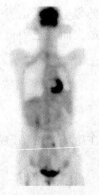
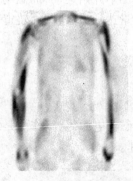
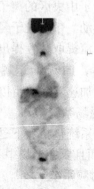

图 51-8　正常分布影像　　图 51-9　紧张对图像质量的影响　　图 51-10　讲话对图像质量的影响

（四）全身扫描

为了评估已知恶性肿瘤患者状况，需进行全身扫描，通常扫描从头颅到股骨中部。典型的发射扫描覆盖范围为 100 cm，需要时间 40 min。对于信号的衰减用 ^{68}Ge 对同一区域透射扫描来校正发射扫描。典型的透射扫描需要 18 min，需要一个 8 mm 的同步发射-透射扫描来进行衰减校正。电脑显示器屏幕上从横断面、冠状面及矢状面上显示影像，可进行所有三维显示融合。

（五）TSH 的影响

实验表明使用外源性促甲状腺素（thyroid stimulating hormone，TSH）可以调节甲状腺癌肿的葡萄糖转运和 FDG 摄取。在培养的甲状腺细胞中，TSH 增加了 Glut 1 的表达和葡萄糖的转运。但 TSH 刺激能进一步提高 FDG 摄取。Sisson 等首先报道 1 例甲状腺功能正常而后甲状腺功能减退的患者对 FDG 的较高摄取率。Moog 等从系列研究中得出：高分化甲状腺癌（differentiated thyroid carcinoma，DTC）的复发和转移对 FDG 摄取依赖于 TSH 的水平，并且对病灶检查的敏感性产生影响。在 10 例患者中，在 TSH 刺激情况下，PET 检查出了 17 个病灶的 15 处，而在 TSH 抑制情况下，PET 检查出了 17 处病灶中的 12 处。Van Tol 等在对 8 例患者的研究中也同样发现，诊断 DTC 复发和转移在 TSH 刺激情况下具有更好的影像质量。在 TSH 刺激情况下，PET 检查出了 5 例患者的异常病灶；而在 TSH 抑制情况下，PET 检查出了 4 例患者的异常病灶。在 5 例患者中的 2 例，与 TSH 抑制情况下产生的 PET 影像相比，较多的病灶是在 TSH 刺激情况下的 PET 影像上发现的。在所有的 PET 阳性病例中，在 TSH 刺激情况下产生的 PET 影像的病灶对比度较好。最近，Petrich 等公布，他们在重组人类 TSH（recombinant human TSH，rhTSH）作用下对 30 例患者进行了 PET 扫描，发现在 rhTSH 刺激下的敏感性为 87%，而在 rhTSH 抑制情况下的敏感性为 53%。

（六）呼吸的影响

由于现代 CT 扫描仪能高速采集数据，患者运动所引起的伪影就很少发生了。而对一个视野要获取常规衰减影像要几分钟的时间，这段时间平均超过了呼吸周期。这种平均水平在 PET 发射扫描和透射扫描中是相似的，只要在发射扫描和透射扫描时不动，就不会降低最终衰减校正的 PET 图像的质量。

基于 CT 的衰减校正通过 CT 完成，这种技术可以在某一呼吸时间点对患者的身体做快速扫描。这种在非常短暂的时间里的数据获取可以导致 CT 衰减数据和 PET 发射图像之间的不协调。最近一项研究表明，正常呼气进行 CT 扫描所获得的数据比浅呼吸时所获得的数据能更好地与 PET 图像匹配。在正常呼吸周期里，呼气相占的时间相对较长，所以在 PET 图像中上腹部器官、心脏和下部纵隔的位置和在呼气相时很近。如果 CT 扫描是在最大吸气时进行的，这个区域测量到的衰减就会太低。

如果膈肌周围区域是在吸气相扫描的，就会产生呼吸感应伪影。这些伪影会引起对病变的错误判读，导致对 FDG 浓集的错误测定。在图像融合过程中，如果 CT 图像不能很好地适应 PET 发射图像，上腹部的病变可能会被错误地定位于下肺区。

实际应用中，应该根据患者呼吸时的情况，制定一个可行的 CT 成像的规程。对患者作随访 PET 检查，同一个患者应该使用同一台扫描仪和相同的衰减校正方法。另外，在使用 CT 衰减校正方法的 PET 检查中，对每个患者在相同的呼吸状态下成像是很关键的。推荐使用正常呼气后屏气的 CT 扫描模式，这样就可以获得与 PET 发射成像匹配的衰减影像。

此外，高密度的对比剂可导致 PET 图像的伪影，一些相关的疾病对 PET/CT 的影像质量也会产生一定程度的影响。在 PET/CT 检查前还需进行校正,否则会影响图像质量。

从图 51-11 可以看出校正后的图像均匀性和一致性好。

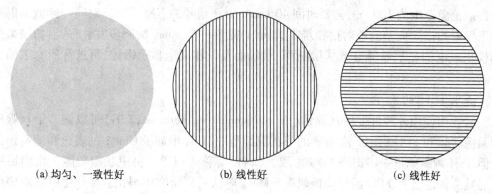

(a) 均匀、一致性好　　　　(b) 线性好　　　　(c) 线性好

图 51-11　校正后图像均匀、一致性好

六、临床应用

任何疾病的产生都是由于基因异常、表达失控、代谢改变、功能失调、结构代偿,然后出现症状、体征,而 X 线、CT、超声常常是在疾病出现、功能失调之后才有可能对疾病作出诊断,MRI 也只是部分能做分子与功能成像。而 PET/CT 和 ECT、光学检查可在疾病出现代谢改变之前就做出相应的诊断,从而能更早地发现疾病。

(一) 肿瘤

PET/CT 在肿瘤疾病中的应用主要是对肿瘤的早期诊断、肿瘤的良恶性鉴别诊断、提供恶性肿瘤准确的分期和分级,为制订治疗方案提供可靠的依据。PET/CT 为不明原因的转移性肿瘤寻找原发病灶,为恶性肿瘤放疗提供准确的定位,有利于放射治疗计划的制订。使用 PET/CT 检查良恶性肿瘤具有较高的敏感性和特异性,通常采用标准化摄取值的最大值 2.5 作为阈值,恶性肿瘤组织的摄取值一般大于 2.5,延迟 2~3 h 摄取值上升 10% 或 20% 以上能使判断更准确。

(二) 心血管疾病

PET/CT 在心血管系统中的应用主要表现在对冠心病的诊断和监测以及对心肌活力进行评估。PET/CT 实现了心脏影像的解剖学、相位运动、代谢状态和受体分布的三维诊断信息融合,有利于冠心病的诊断和治疗。

(三) 神经系统疾病

PET/CT 在神经系统疾病中的应用主要表现在癫痫灶的定位、老年性痴呆的诊断、帕金森氏病的诊断与鉴别诊断等。

(四) PET/CT 的局限性

尽管 PET/CT 可以较早期发现病变,但也有其局限性:① 小的病灶容易遗漏,尤其是代谢相对较低的病灶。② PET/CT 分辨率较低,且存在部分容积效应,容易导致漏诊。③ 肝脏周围容易遗漏。这是因为肝脏为高摄取组织,细小而代谢不是很高的病灶不易发现。④ 腹膜或网膜脂肪内弥漫性种植转移不能良好显示。这可能是由于分辨率不够或病灶形成不明确所致。⑤ 化疗结束后不久病灶受到抑制呈阴性,或者延迟检查标准化摄取值下降或持平。⑥ 有时不能与其他一些少见病变(间皮瘤等)区别。

第四节 MR 弥散与灌注成像

磁共振功能成像(functional MRI, fMRI)是相对于形态学诊断而言的,具有较广泛的含义,包括弥散加权成像、灌注加权成像、皮层活动功能定义及 MR 波谱成像等。其中,脑 fMRI 或称磁共振脑功能定位图(functional brain mapping)的研究是目前开发应用最广泛的领域之一,而肺实质、心脏、肝脏、肾脏及乳腺的 fMRI 的研究也在逐步发展。

一、弥散成像

脑细胞及不同神经束的缺血改变导致水分子的扩散运动受限,这种扩散受限可以通过弥散加权成像显示出来,即弥散成像(diffusion imaging),又称扩散成像。它是利用对扩散运动敏感的脉冲序列检测组织的水分子扩散运动状态,并用 MR 图像的方式显示出来。扩散运动是分子的布朗氏运动,在一定方向上,其增大的距离(弥散距离)与相应扩散的时间的算术平方根之比为一个常数,这个常数即为扩散系数 D。在均匀介质中,任何方向的 D 值都相等,这种扩散称为各向同性扩散(isotropic diffusion);在非均匀的介质中各方向的 D 值不同,这种扩散称为各向异性扩散(anisotropic diffusion)。可见,扩散系数除反映分子的扩散运动特性外,还与扩散的介质有关。

(一) 弥散加权对比的原理

物质的扩散特性通常以扩散系数 D 来描述,它是以一个水分子单位时间内自由随机扩散运动的平均范围(距离)来度量的,其单位是 mm^2/s。在室温下,自由水的 D 值是 $2.0 \times 10^{-3} \ mm^2/s$,正常脑组织的 D 值为 $(0.5 \sim 1.0) \times 10^{-3} \ mm^2/s$。在病理状态下,不仅病理组织的 T_1 值、T_2 值发生变化,而且由于局部组织中水的分布状态发生变化,水分子的扩散强度也发生了变化。只是这种变化在普通 SE 序列中无法充分表现出来,而 MR 扩散加权成像就是针对水分子的扩散状况最大限度地反映水分子扩散强度。正如双极梯度对流动自旋的作用一样,扩散运动的自旋在双极梯度方向也同样产生净相位改变 $\Delta\varphi$,即

$$\Delta\varphi = (\gamma \cdot G \cdot \delta) \cdot (d_1 - d_0)$$

式中,γ 为旋磁比常数,G 为梯度强度,δ 为梯度的持续时间,$d_1 - d_0$ 为扩散运动自旋在梯度方向上的扩散距离(在流动自旋中 $d_1 - d_0 = V \cdot T$,V 为流动自旋的流速,T 为梯度间隔时间)。由此可见,流动自旋与扩散运动在双极梯度作用下产生净相位改变的原理是一样的。式中 $(\gamma \cdot G \cdot \delta)$ 反映了序列的梯度对 $\Delta\varphi$ 的效应,而 $d_1 - d_0$ 则反映了扩散运动在梯度方向上的强度,即在梯度轴上的张量(图51-12)。

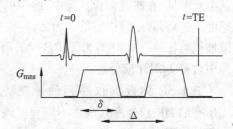

图 51-12 MR 扩散原理示意图

(二) 弥散信号的测量

病理组织扩散系数的改变需用特殊的、针对扩散运动的序列来检测,这种序列对扩散运动表现的敏感程度被称为该序列的扩散敏感度 b,它是评价序列对扩散检测能力的主要指标。在常规自旋回波序列中,加入强大的双极扩散敏感梯度则扩散敏感信号与无扩散信号强度之比为

$$SD/S_0 = \exp[-(\gamma G\delta)2 \cdot \Delta \cdot D]$$

式中,SD 为扩散加权信号强度,S_0 为未加扩散加权的信号强度,Δ 为梯度的间隔时间。由

于$(\gamma G\delta)2\cdot\Delta$反映了梯度相应,所以称之为序列的扩散敏感度$b$,因此上式可简化为

$$SD/S_0 = \exp(-b\cdot D) \quad \text{或} \quad SD = S_0\exp(-b\cdot D)$$

式中,b为扩散敏感度,D为扩散系数。序列b值的大小直接反映了扩散信号的强弱,即同一个扩散运动的分子在不同b值的序列中,其信号不同。

由

$$SD_1 = S_0\exp(-b_1\cdot D)$$
$$SD_2 = S_0\exp(-b_2\cdot D)$$

可得

$$D = (\ln SD_1 - \ln SD_2)/(b_2 - b_1)$$

由此可见,可以通过使用不同b值的序列,根据每个像素对应的扩散加权信号强度计算出每个像素对应的扩散系数D。以D为图像信号强度的图像称扩散系数图,反映组织的扩散运动特征。在各向异性扩散中,扩散系数对应的扩散张量Dxx、Dyy、Dzz代表分子沿主张量轴X,Y,Z不同的运动特性。所以

$$SD/S_0 = \exp\left(\sum b_i D_{ii}\right), i = x, y, z$$

b_i为X,Y,Z方向的扩散敏感度,D_{ii}为相应方向的扩散系数。设梯度方向与主张量方向(X,Y,Z)一致,则有效b值为

$$b_{\text{eff}} = bx + by + bz$$

因此,单独设定X、Y、Z方向的b值,分次采集扩散加权图像,可以更好地显示各向异性扩散。在生物组织中,大多数的扩散测量称表面扩散系数测量,表面扩散系数的测量通常设想成像体素具有均匀的扩散系数,由于大多数组织都具有亚结构成分,这种假设不能总与事实相符。设测量时间极短,则扩散在各种亚结构(i)中呈非限制性(自由)扩散。假设无交换产生,则信号

$$SD/S_0 = -\sum P_i\exp(-bD_i)$$

式中,P_i为亚结构i中扩散分子的比例,D_i为相关的扩散系数,即所谓表面扩散系数Da。在此条件下的"表面"扩散系数才与特定范围的b值有相关性,且不会使体素的扩散效应被曲解。使用低b值的测量序列对快速扩散成分更敏感。成像主体被扩散敏感序列的激发所产生的MR信号强度与扩散敏感度b的关系为

$$I = I_0 e - bDa - TE/T_2$$

由此可见,在扩散加权成像中,组织的扩散系数D越高,则其在图像上的信号越低;扩散敏感度b越高,其信号也越低。因此,在实施扩散加权成像时应使用b值较大的序列,以增加扩散加权对比度。式中,I_0为无扩散时的信号强度,b值一般为$1\,000\ \text{s/mm}^2$或更高。扩散加权序列中含有T_2对比成分。

(三) SE 弥散加权序列的原理

所有的MR成像序列内都不同程度地反映了扩散效应,只是一般的序列中,T_1、T_2对比等都超过了扩散对比,因此无法观察扩散对比。扩散加权成像时,在普通SE序列基础上,在$180°$聚焦脉冲两侧施加两个对称的、巨大扩散敏感梯度G以增加序列的扩散敏感度b值。

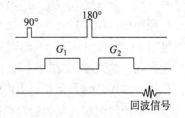

$$b = \gamma^2\cdot G^2\cdot\delta^2\cdot(\Delta - \delta/3)(\text{s/mm}^2)$$

其中,γ为常数,$G(\text{mT/m})$为扩散梯度强度,$\delta(\text{ms})$为每个扩散梯度的持续时间,$\Delta(\text{ms})$是两个扩散梯度中心相距时间(图51-13)。

图 51-13　SE 弥散加权序列原理

在梯度磁场中运动的自旋都会产生去相位效应,无论是宏观的流动,还是微观的布朗运动,由于自旋运动在梯度磁场的位置发生改变,进动频率也相应改变,因此,其相位也同样发生改变。在梯度磁场强度较小时,微观运动产生的质子间的相位扩散较小;当梯度磁场很大时,单位体素内的自旋质子间的相位扩散严重。因为扩散运动是无规律的随机运动,聚焦梯度无法重聚其相位,所以体素内自旋质子间去相位,单个体素的磁化矢量减小,所产生的 MR 信号幅度相应减少。在强扩散梯度磁场作用下,扩散系数越大的组织的信号越低。

固态大分子的运动频率缓慢,可以视为静止,但在梯度磁场的作用下,会产生体素之间自旋去相位,这种去相位效应在180°聚焦脉冲后,再次施加相同幅度及相同持续时间的扩散梯度,则产生相位重聚(回波),这与自旋回波形成时频率编码方向上的去相位梯度与读出梯度的关系一样,但对于具有扩散系数及流动的自旋质子情况则完全不一样,在第一个扩散敏感梯度作用下,由于分子的布朗运动,其所处的位置发生了改变,在第二个反向扩散敏感梯度作用下,无法完全重聚相位,所以这些组织的 MR 信号变低,但静态组织则无明显改变,这样便产生了由于扩散系数差异而形成的 MR 信号强度的差异,即扩散加权对比。由此可见,在扩散加权图像上,扩散系数越高,MR 信号越低;序列的扩散敏感度 b 越高,其扩散加权越高。

（四）临床应用

弥散加权序列由于对运动极其敏感,无论是人为运动还是生理运动都可产生对比的改变,因此扩散加权成像一般可与 EPI 结合,也可以与快速梯度回波序列结合。由于 EPI 可冻结生理运动,实现真正的扩散加权对比,在临床上,弥散加权序列被用于早期脑梗死的检查及肿瘤的评价。脑组织在急性或超急性梗死期,首先出现细胞毒性水肿,使局部梗死区脑组织的自由水减少,扩散系数显著下降,因而在弥散加权像上表现为高信号区,而 T_1WI、T_2WI 变化不明显。在脑白质区由于白质束的影响,水分子的扩散系数在空间各个方向是不相同的,可以反过来在不同方向上施加扩散敏感梯度,通过水分子在不同方向的扩散系数观察白质束改变,这些都是扩散加权成像的主要用途。脑扩散成像技术的应用如下。

1. 适应证与相关准备

扩散成像序列被用于早期脑梗死的检查、脑干部位病变、脑出血及肿瘤的评价。相关准备同颅脑常规 MRI。

2. 扫描技术

在矢状面定位扫描像上设定横断扩散加权扫描,其扫描方位应采取倾斜层面以尽量避开颅底界面的磁敏感伪影。视病变部位的需要尚可设定矢状面及冠状面扫描(脑干病变)。

(1) 推荐常规扫描方位及序列。

① EPI-DWI,$b = 1\ 000S$(S 表示选层方向);

EPI-DWI,$b = 1\ 000R$(R 表示读出方向);

EPI-DWI,$b = 1\ 000P$(P 表示相位方向)。

② EPI-弥散示踪加权。$b = 1\ 000T$(T 表示张量);相应层面 EPI-ADC Map;推荐序列为依 MRI 设备条件成像平面;成像野为 $20 \sim 25$ cm;成像层厚为 $5 \sim 10$ cm;成像间距为 $10\% \sim 50\%$ 成像层厚;采样矩阵为 128×256 或 256×256,选择 2 个以上扩散系数,S,R,P 三轴分别成像,生成平均扩散加权图像及表面扩散系数图像。

(2) 序列应用技术及技巧:在弥散加权成像序列中,弥散敏感度(或称弥散加权系数,弥散加权因子)具有方向性,其方向与弥散敏感梯度方向一致,同一病变不同的弥散加权系数及不同方向的弥散敏感梯度,其图像的信号表现不同。所以应使用同时具有三个方向的弥散加权系数的弥散示踪加权,或者分次做每个方向的弥散加权成像以便比较。在弥散加权成像序列中,三个方向弥散加权系数相等称为各向同性弥散加权;三个方向弥散加权系数各不相等称为各向异性弥散加权。如果需要做量化分析,则应作表面弥散系数图。对脑干部位的病变可使用矢状面或冠状面弥散加权,以避开横断面的颅底磁化敏感伪影。

二、弥散张量成像

尽管弥散成像在活体上进行水分子弥散测量和成像有着诸多的优势,但它只能在单一方向或三维方向合成各向同性水分子弥散的情况,对各向异性组织结构的测量仅能包含平行或垂直于纤维束的走行,而对于白质应充分考虑其内在的高度、各向异性的结构等因素,且弥散加权成像由于存在 T_2 权重的成分,需用 $b=0$ 的图像校正,从而致使弥散成像不能真正区分灰、白质。

(一) 原理

弥散张量成像(diffusion tensor imaging,DTI)增加了采集方向(6~55 个),其 D 值有效地克服了各向异性结构或异型性方向的组织内水弥散的缺陷。除沿 3 个正交方向(X,Y,Z 轴)测量 D 值外,还要沿四面体的 3 个方向(XY,XZ,YZ)测量,梯度编码 b 值为 4 000 时即称为弥散张量成像。DTI 能够测量:各向同性的 ADC 值;各向异性;最大弥散张量的特征值。各向同性的 ADC 值测量即弥散成像中 ADC 的测量。DTI 中主要的弥散系数(D 值)测量是沿三个内在协同方向,三个特征向量互相垂直,根据磁场递减顺序分别为 λ_1 = 高弥散率,λ_2 = 中等弥散率,λ_3 = 低弥散率。在各向异性的平行束状排列的组织中,最大弥散张量特征值(λ_1)代表平行于纤维束方向的弥散系数(ADC∥);λ_2,λ_3 代表横切纤维束方向的弥散系数(ADC⊥,ADC⊥′)。

(二) 临床应用

正常大脑实质中白质的各向异性非常不均匀,统计学证实不仅灰质和白质的各向异性存在显著性差异,所有白质区域的各向异性亦存有差异,如胼胝体和锥体束,DTI 测量锥体束的扩散各向异性结果显示大脑脚最高,延髓、脑桥次之。这与解剖上大脑脚的白质纤维排列更有序、具有较高的各向异性相一致。平行于纤维方向的水弥散率为 $1\ 700 \times 10^{-6}\ mm^2/s$,高于垂直纤维束方向的弥散率($250 \times 10^{-6}\ mm^2/s$)几倍。

弥散张量成像用于观察白质纤维束的走行、绕行、交叉及稀疏推挤、中断、破坏等异常表现,称为白质束成像(tracography),其三维彩色编码显示对脑干处白质束的复杂走行及交叉十分直观,是一种无创性研究和诊断脑白质疾病的手段。Chiu 报道的脑外伤患者中 MRI 未发现异常而白质束成像显示部分区域的缺失,从而解释了临床出现外伤后的记忆丧失现象。Lim 在精神分裂症的研究中发现尽管全脑白质的体积没有减少,但白质的各向异性降低;而灰质表现为体积减少,其各向异性并无变化。DWI 的进一步研究可能会揭示精神分裂症的微观变化。最近的研究聚焦于神经元连接的网络结构,结合 fMRI 可对神经认知领域的网络研究提供更多的信息,有助于理解大脑的功能。除脑部外,Hsu 还对椎间盘纤维环的各向异性的扩散张量显微技术进行了研究,DTI 在椎间盘、肝脏、乳腺也有良好的应用前景。最近,超张量扩散成像(diffusion super-tensor imaging)采用更多方向的梯度已研究成功并开始应用于临床,这说明 DTI 的临床应用前景十分宽广。将来的 DTI 研究主要是提高其准确性和稳定性,增强三维白质纤维束的显示。

三、灌注成像技术

灌注成像是通过引入顺磁性对比剂,使成像组织的 T_1 值、T_2 值缩短,同时利用超快速成像方法获得较高成像的时间分辨率,通过静脉团注顺磁性对比剂后微循环周围组织的 T_1 值、T_2 值的变化率进一步计算组织血流灌注功能;或者以血液为内源性示踪剂(通过使用动脉血液的自旋反转或饱和方法),显示脑组织局部信号的微小变化,进一步计算局部组织的血流灌注功能。

（一）灌注成像的原理

灌注成像就是将组织毛细血管水平的血流灌注情况,通过磁共振成像方式显示出来,从磁共振影像角度评估局部组织的活力及功能,即为磁共振灌注成像。以往已有多种方法(如PET、SPECT 等)可以对活体组织的灌注进行评价,这些方法都通过应用示踪剂完成对组织灌注的评估。磁共振灌注成像可以利用外源性示踪剂(顺磁性对比剂)或内源性示踪剂(自身血流)作为扩散示踪物。注射外源性示踪剂产生灌注成像的方法,称对比剂团注示踪法;利用内源性示踪剂产生灌注成像的方法称动脉血流自旋标记法。

1. 对比剂团注示踪法

它是利用团注磁共振顺磁性对比剂钆-二乙烯三胺五乙酸产生的"质子-电子-电子偶极质子效应"使成像组织的 T_1 值、T_2 值缩短,尤以 T_2 值缩短明显;同时利用超快速成像方法来获得较高成像的时间分辨率,观察在静脉团注顺磁性对比剂后微循环周围组织的 T_1 值、T_2^* 值的变化率,进一步计算组织血流灌注的方法。

因为对比剂不能通过血脑屏障(BBB)进入组织间隙,只能停留在毛细血管内,而毛细血管的容积占脑容积的 4% ~5%,对比剂所致的 T_1 值很小,高浓度的顺磁性对比剂瞬间首次通过毛细血管池,毛细血管与组织间产生强烈的磁化率差异,这种差异在磁敏感加权像(T_2^* WI)上能够充分表现出来。在 T_2^* WI 中,对比剂通过期间,其信号强度下降,而对比剂通过后,信号会部分恢复。忽略 T_1 弛豫效应,则 T_2^* WI 信号强度的变化率与局部对比剂的浓度成正比,显然与局部相对脑血容量(rrCBV)成正比。通过一系列快速连续测量,可产生时间－信号强度曲线。从曲线上可以计算出对比剂的通过时间(MTT),并通过 MTT 计算出局部脑血流量(rCBF)及局部脑血容量(rCBV)。脑组织中对比剂的浓度与组织的 T_2^* 变化率成正比。

2. 动脉血流自旋标记法

它以自身的动脉血液为示踪剂,这一技术要求到达采集区域的动脉血流处于磁饱和状态。所以在血流到达脑部之前(颈部),必须进行自旋饱和处理。饱和状态的自旋质子流入脑组织与局部血管床内外质子进行交换,使局部脑组织的信号下降。通过测量兴趣区脑组织影像信号的强度,研究其是否受动脉血流自旋标记的影响,可以获得局部脑组织的灌注信息。实际上,这些组织磁化强度的改变,依赖于组织的 T_1 值及局部的血流量。应用这一技术,可以获得脑血流量图,并能估计饱和程度。

（二）灌注成像的临床应用

灌注成像技术主要用于脑梗死及肝脏病变的早期诊断、肾功能灌注。对比剂引起的 T_1 增强效应适应于心脏的灌注分析,这是因为对比剂能够进入组织间隙,而且每次成像所需要的对比剂量较少,可以多次重复扫描观察整个心脏的灌注情况。T_2^* 成像所需要的对比剂量较大(0.4 mm/kg)。目前,磁共振 Gd-DTPA 灌注成像是半定量分析,定量研究还需获得供血动脉内的对比剂浓度变化、Gd-DTPA的组织与血液的分配系数等。MR灌注成像对同类肿瘤恶性程度分级价值较高,是评价放、化疗疗效,准确探查肿瘤残留及复发早期诊断的方法。

1. MR脑灌注成像技术

(1)适应证:脑血管梗死早期诊断、颅内肿瘤、颅内外伤、先天性发育异常、颅内压增高、脑积水、脑萎缩、颅内感染、脑白质病。

(2)扫描技术。

① 弥散加权扫描:先做弥散加权成像,将其作为诊断及病变定位图像。通常选各向同性的弥散加权序列,$b = 1\,000$。如果可能,再做一次高分辨率弥散加权,一般层面设为20~25层,扫描时间约4 s。图51-14所示为脑组织弥散加权图像。

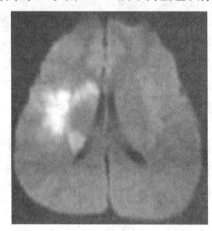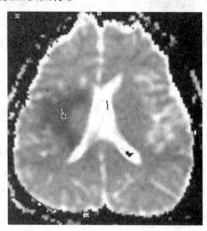

图51-14 脑组织弥散加权图像

② 灌注扫描:选用EPI灌注成像序列,按病变部位设定横断面层面,一般为10层,扫描次数为60次。首次扫描不注射对比剂,静脉团注对比剂后立即开始扫描。

③ 序列应用及参数:脑灌注成像属于EPI-T_2^*加权序列,回波时间为50~70 ms。推荐序列为EPI快速序列或快速梯度序列。成像平面为Ax。扫描野为20~25 cm。成像层厚为5~10 mm。成像间距为10%~50%成像层厚。采样矩阵为256×256。成像次数为40~60次,第1~4次不注射对比剂,4次末注射对比剂后,成像至40~60次。计算感兴趣区的血流平均通过时间(MTT)、局部脑血容量(rCBV)、局部脑血流速度(rCBF)。

(3)灌注成像的后处理:用统计学功能显示血液灌注过程,并计算T_2^*图像信号变化率,根据T_2^*变化率计算局部相对脑血容量,再根据对比剂峰值通过时间和相对脑血容量计算出局部相对脑血流量,即

$$局部相对脑血流量 = 局部相对脑血容量/对比剂通过时间$$

再由对比剂的稀释原理计算出脑血容量。

2. MR脑血流灌注成像

MR脑血流灌注成像是将顺磁性对比剂团注入周围静脉,同时对脑部感兴趣区连续快速成像。感兴趣区的信号变化过程包含了局部血流动力学的信息,反映血流灌注的状况。该方法主要应用于急性脑血管病、脑血管异常、cmoyamoya病、海绵状血管瘤、动静脉畸形、脑肿瘤及脑功能的诊断和评价。

通常采用平面回波技术进行扫描。具体参数为:TR 1.2 ms,TE 42.1 ms,激发角度90°,矩阵128×128,视野230×230,扫描间隔时间1.2 ms,层数10层,层厚5 mm,层间距1 mm。

图 51-15 所示为脑组织 MR 灌注成像。

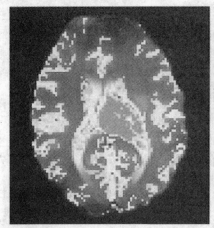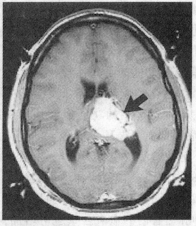

图 51-15 脑组织 MR 灌注成像

3. 肝脏灌注磁共振检查技术

（1）适应证：小肝癌的早期诊断和鉴别诊断；肝血管瘤的诊断和鉴别诊断；肝转移癌的早期诊断和鉴别诊断；肝癌术后复发的发现和鉴别；肝局灶性结节状增生（FNH）；肝脓肿、肝结核和其他肝炎性肉芽肿等；肝囊肿和囊肿性病变。

（2）平扫：同肝脏磁共振平扫。

（3）增强扫描。

① 快速手推注射方法：注射完对比剂后即开始增强后扫描，成像程序一般与增强前 T_1WI 程序相同，推荐成像序列为快速梯度回波序列。屏气扫描，以同样的扫描序列重复 4 次，间隔时间为 10 s，最后一次可以在延迟 3～5 min 后扫描。部分病例可根据需要在增强后延迟 30 min 扫描。

② 磁共振注射器注射方法：注射完对比剂后即开始增强后扫描，具体扫描方法同前。如果机器性能许可，建议扫描 7 次，最后一次扫描延迟 1～2 min。

四、脑活动功能成像

脑活动功能成像是利用脑活动区域局部血液中氧合血红蛋白与去氧血红蛋白比例的改变引起局部组织 T_2^* 的改变，通过 T_2^* 加权图像反映脑组织局部的活动功能，又称为血氧水平依赖性成像（BOLD MRI）。狭义的脑功能成像也称为血氧水平依赖性（BOLD）脑功能成像（BOLD-fMRI），是指通过刺激周围神经，激活相应皮层中枢，使中枢区域的血流量增加，进而引起血氧浓度及磁化率的改变，并在磁敏感对比 MR 图像上显示相应的中枢范围。

（一）血氧水平依赖（BOLD）成像原理

脑皮层中枢的激活，使其局部的血流量增加，但氧消耗量增加不明显，即局部 Oxy-Hb 的供应增加而消耗未明显增加。所以，局部 Oxy-Hb 相对含量增加，而 Deoxy-Hb 的相对含量下降，因而局部磁化率减小。T_2^*WI 图像上，局部信号增加，从而显示出被激活的中枢与非中枢区的对比（磁化率或磁敏感对比）。但这种信号的绝对差异非常微小，必须将这些相差微小的信号反复平均，才能形成显著的对比。因此，fMRI 采取反复多次间歇刺激，将刺激前后产生的 MR 图像反复平均再相减，才产生 fMRI 图像。图 51-16 所示为血氧水平依赖性成像的时间-信号强度曲线。

（二）BOLD-fMRI 的临床应用

BOLD-fMRI 主要用于功能皮层中枢的定位,包括视觉、运动、听觉、味觉、语言、音乐等皮层中枢的定位研究。fMRI 的应用甚至已扩展至类似于记忆等认知功能的研究领域。fMRI 还应用于手术前定位、化学刺激研究以及癫痫的评价等。当然,通常所运用的功能成像是利用脑皮质被激活后局部血液循环中氧含量的变化而成像的,并不是被激活皮质本身的信号,所以任何原因导致的局部血氧含量增加均可误认为是激活区,如激活区周围有关的静脉,当局部血流量增加时,静脉血管内的血氧含量也可增加,这

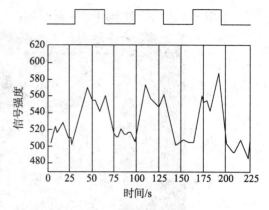

图 51-16　血氧水平依赖性成像的时间-信号强度曲线

样就会导致空间定位与真正激活区之间的差异。功能磁共振成像的信号除受物理机制所引起的噪声影响外,还受生理活动(如呼吸和心跳)变化的影响,所以必须对成像后的图像进行纠正,以显示更多的低程度激活区。

（三）MR 脑活动功能成像技术

1. 相关准备

相关准备除同颅脑常规准备外,还应:① 根据所观察活动中枢准备适当的刺激工具。② 与患者充分讨论检查过程,使患者熟悉刺激过程,并作出正确的反应。③ 准备头部专用线圈,注意将患者头部尽量靠近磁场中心,头前后径小的患者应将颅后加垫,使头颅前后径中心与正中冠状面一致,因 EPI 成像无中心偏置,所以要用束带固定器将患者头固定,保持患者头部无运动。

2. 扫描技术

（1）患者到磁场中心后,先做多方位投影匀场。

（2）做矢状位定位像。

（3）在矢状位像上设定横断 SE 序列 T_1WI,一般为 10~16 层,层厚为 4 mm,层面应包括目标中枢。将矢状位像作为基础解剖像。

（4）BOLD 图像采集:选 FID-EPI-T_2^*WI 序列,回波时间以 60~70 ms 为佳。扫描层面位置与基础解剖像完全一致,如层面位置、扫描野、层厚、层间距、激发顺序、相位编码方向等。设定 60 次扫描,延迟时间设定为 3 s,每 5 次扫描为一组,共分 12 组。1,3,5,7,9,11 组为刺激活动组(A),2,4,6,8,10,12 组为休息组(N)。两组交替扫描,直至 60 次扫描全部完成。

3. 功能图像的产生

先将刺激活动组与休息组分开,在刺激活动的 6 个组 A_1,A_2,A_3,A_4,A_5,A_6 中,每组 5 次扫描中选后三次扫描图像,即 $A_{1,3},A_{1,4},A_{1,5};A_{2,3},A_{2,4},A_{2,5};A_{3,3},A_{3,4},A_{3,5};A_{4,3},A_{4,4},A_{4,5};A_{5,3},A_{5,4},A_{5,5};A_{6,3},A_{6,4},A_{6,5}$。每层 18 幅图像平均产生 A 平均图像。

同样方法,选休息状态的 N_1,N_2,N_3,N_4,N_5,N_6 组的每一组中后 3 次扫描,即;$N_{1,3},N_{1,4},N_{1,5};N_{2,3},N_{2,4},N_{2,5};N_{3,3},N_{3,4},N_{3,5};N_{4,3},N_{4,4},N_{4,5};N_{5,3},N_{5,4},N_{5,5};N_{6,3},N_{6,4},N_{6,5}$。每层 10 幅图像平均产生 N 平均图像。

功能图像即所谓的 Z 分数(Z-Score)就是刺激活动的平均像与休息平均图像的差图像,即 A 平均图像与 N 平均图像对应相减后保留每一层的功能图像。

在后处理分类计算中,通常只需要将刺激活动组与休息组分类,其余统计计算工作由计算

机自动完成,最终产生功能图像。在此过程中,常常涉及
Z 分数阈值的设定,通常 Z 分数阈值设定为最大 Z 值的
一半或最大 Z 值减去 0.5～1,标准的 Z 分数阈值设定
为 2。

4. 功能图像与解剖图像的叠加

运用图像动态处理功能,将功能图像对应叠加在相
应功能层面的基础解剖图像上,使解剖关系与活动功能
关系达到统一。图 51-17 所示为手指对指运动的皮层激
发图,图 51-18 所示为男女不同的语言中枢处理机制,图
51-19 所示为正常及弱视眼的反应强度和反应面积。

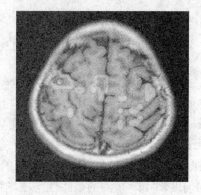

图 51-17　手指对指运动的皮层激发图

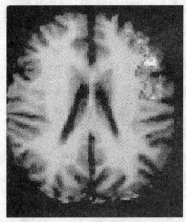 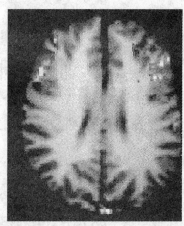

(a) 男　　　　　　　　　　　(b) 女

图 51-18　男女不同的语言中枢处理机制

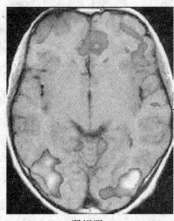 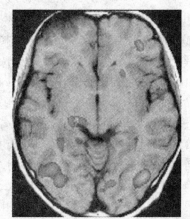

(a) 弱视眼　　　　　　　　　(b) 正常眼

图 51-19　正常眼和弱视眼反应强度及反应面积

5. 信号的统计比较

统计动态曲线分析功能,选取一个有明显信号改变的功能区为兴趣区,将 60 次扫描按时
间顺序依次作时间-信号强度曲线,可见 MR 信号呈交替波动曲线。

第五节 MR 波谱

磁共振波谱(magnetic resonance spectroscope,MRS)最早用于物理化学领域分子结构方面的研究,随着高场强 MR 的应用及相关技术的迅速发展,MRS 在活体上应用日益广泛,是目前惟一无损伤检测活体器官组织代谢、生化反应、化合物定量分析的技术。当今生物体能检测的原子核有^{1}H、^{31}P、^{13}C、^{19}F、^{23}Na、^{17}O 等,其中^{1}H 和^{31}P 最常用。活体 MRS 检测受原子核自然丰度、固有敏感性和在生物体内浓度的影响。MRS 检测的硬件环境要求静磁场具有高场强、高均匀度。MRS 检测的敏感性与磁场强度的 2/3 次方成正比,均匀的磁场是获得高分辨 MRS 的必要条件,故 MRS 检测前必须进行匀场处理。射频信号发射和接收线圈的大小可影响磁场的均匀性和信噪比。

一、原理

MRS 就是利用自旋磁矩所处化学环境不同产生的化学位移现象在 MRS 上的差异,探测自旋磁矩所处化学环境的物质结构。目前,人体临床研究多采用 1.5 ~ 3.0 T 的 MRI/MRS 一体化装置。

(一)^{1}H-MRS 技术

^{1}H-MRS 技术是敏感性最高的检测方法,它可检测与脂肪代谢、氨基酸代谢以及神经递质有关的化合物,如肌酸(Cr)、胆碱(Cho)、肌醇(mI)、γ-氨基丁酸(GA-BA)、谷氨酸和谷氨酰胺(Glu+Gln)、乳酸(Lac)和 N-乙酰天门冬氨酸(NAA)等。与^{31}P-MRS 相比,其空间分辨率高。正常脑组织的^{1}H 频谱见图 51-20。临床^{1}H-MRS 不需增加磁共振硬件设备,且 MRI 和 MRS 在一次检查中完成,不需重新定位和更换线圈。影响^{1}H 在不同化合物中磁共振频率的因素包括以下 3 个方面。

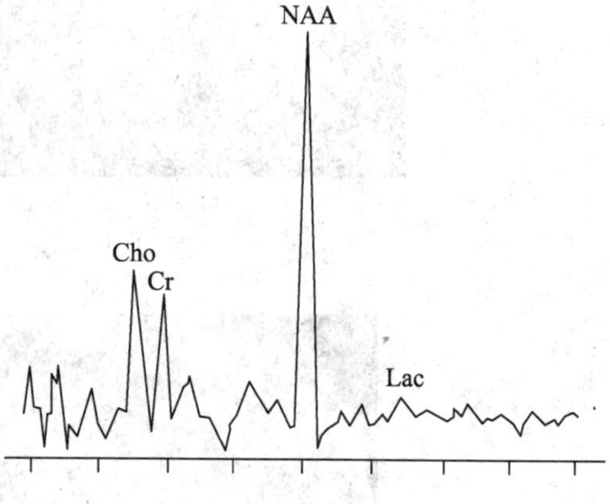

图 51-20 正常脑组织的^{1}H 频谱

1. 化学位移(chemical shift)

根据拉莫公式,质子的共振频率与外磁场强度成正比。但实际上,质子在不同分子中或在相同分子中的不同空间位置上,因受外电子的影响,其共振频率略有差异。由于原子核外有围绕核旋转的轨道电子,多个电子组成"电子云",电子云产生环形电流,进而形成一个较弱的磁场。按照 Lenz 定律:感应电流的方向与产生它的方向相反;与之相似,感应磁场的方向也与所应用的磁场相反。电子云的作用是使外磁场的场强轻微降低,改变局部磁场强度。在外磁场不变的情况下,相同的原子核在不同分子中,具有不同的共振频率这就是"化学位移"。一般质子的化学位移为数十至数百赫兹。通常化学位移(σ)以每百万(ppm)的数目方式表达,计算公式为

$$\sigma = (W_0 - Wref)/Wref$$

式中,W_0为波线的共振频率,Wref 为相关峰频率。利用化学位移原理获取成像容积中单一化学成分的图像称为化学位移成像。

2. 自旋耦合(spin coupling)或 J-耦合(J coupling)

同一分子内,邻近的氢原子核的自旋方式不同,彼此相互作用也可造成磁共振频率的变化。由于氢质子存在高能级与低能级的自旋方式,加之多个氢质子不同能级的组合方式不同,自旋耦合可在原共振频率上产生分裂,造成双峰、三峰甚至更多的锯齿峰。自旋耦合与化学位移不同,它的大小与外磁场强度无关,而与参与自旋耦合的共价键数目成正比。在大多数情况下,自旋耦合产生的频率变化远小于化学位移产生的频率变化。尽管如此,自旋耦合也可使波形中的波峰发生融合,因此常需要采用去耦合技术得到较好的谱线。去耦合技术可利用自旋方式的快速变化消除自旋方式不同造成的影响。

3. 与时间相关的影响因素

(1) 弛豫:MRI 中不同的弛豫时间与图像中组织的对比度相关,在 MRS 中,弛豫过程与定量分析组织的化合物浓度密切相关,也可通过选择不同的弛豫时间抑制相应的信号而简化谱线。^1H 的弛豫过程包括 T_1 弛豫和 T_2 弛豫。T_1 弛豫主要涉及 TR 的选择,为减少饱和效应,应选择较长的 TR,使 ^1H 弛豫过程中,J-耦合不受 180° 射频脉冲的影响。因此,只有当 TE 选择为 1/J 的倍数时,才能够保证发生耦合作用的质子耦合,频率相差 6.93 Hz,而当 TE 位于1/J,即 144 ms 整数倍时间时,两者处于同相位,谱线中的峰值最高,选择其他时间势必降低两者的信号强度。

(2) 化学交换(chemical exchange):当处于两种分子或 ^1H 环境时,两种分子内的 ^1H 彼此的环境发生改变或发生碰撞,从而使自旋状态发生改变。化学交换与 T_2 弛豫仅有 ^1H 自旋状态的变化,而化学交换发生的条件是:有两种不同能量状态的 ^1H 环境。交换过程的速度与 MRS 的结果直接相关,可影响发生交换物质的共振频率和波峰宽度。交换发生较慢时,两种物质的波峰彼此接近、波峰变宽,最终的波峰位置和宽度取决于两种物质的浓度和交换速度;当交换速度足够快时,两种物质只产生一个波峰,峰宽变窄,波峰位于两者之间,具体位置取决于两种物质的浓度。

(二) ^{31}P-MRS 技术

许多含磷化合物参与细胞能量代谢以及与生物膜有关的磷脂代谢。MRS 能检测的含磷代谢物首先必须是体内含量要高于所能检测的灵敏度的最低限度,主要用于反映组织细胞的能量代谢改变。由于磷化合物的浓度与能量代谢密切相关,可以用 ^{31}P-MRS 通过测定磷代谢产物的相对浓度来确定细胞的能量状态,同时可以计算细胞内 pH 值。^{31}P-MRS 最早应用于肌肉和肌肉病变的能量代谢研究,而后用于脑、肝、心脏及肿瘤的能量代谢研究。正常人体不同组织的磷代谢产物的分布不同,肌肉的磷酸单脂(PME)、磷酸二脂(PDE)含量相对低于其他组织,而磷酸肌酸(Pcr)明显高于脑组织。肝、肾组织的波谱内不含 Pcr,不同部位的脑组织各种代谢产物的浓度不同。

二、MRS 定位技术

精确定位是确保 MRS 有效性的关键技术。若将产生 MR 信号的组织控制在一定容积的感兴趣区(volume of interest,VOI)内,MRS 的结果分析就非常容易。定位就是将 MRS 信号限定在一个理想的体积内。目前临床应用比较广泛的在体 MRS 定位技术有深部分辨表面线圈波谱分析法、在体成像选择波谱分析法、激励回波探测法、点分辨波谱法、化学位移成像定位方法等。

(一) 单体素 MRS

单体素 MRS 是通过 3 个互相垂直的平面选择采集某单一立方体内组织的波谱,该方法定位准确,可直接与 MRI 相对应。目前常用的有点解析波谱(point-resolved spectroscopy, PRESS)方法和激励回波采集方法(stimulated-echo acquisition mode,STEAM)。

1. 点解析波谱方法

在通过化学位移选择性饱和(chemical shift selective saturation,CHESS)技术进行水抑制后,采集序列依次施加 90°,180°,180° 3 个射频脉冲,3 个脉冲位于特定的互相垂直的 3 个平面内,最终得到所选择的感兴趣区的回波。此方法采集全部信号数据,信噪比较高,对匀场和水抑制要求不如激励回波采集方法严格,但该方法本身 TE 较长,难以发现短 T_2 值的代谢物质。

2. 激励回波采集方法

激励回波采集方法也通过 CHESS 技术进行水抑制,但与 PRESS 方法不同的是,STEAM 采用 3 个互相垂直的 90°射频脉冲选择感兴趣区,在第 1 个 90°脉冲后间隔 TE/2 时间发射第 2 个 90°脉冲,而后再间隔与 TE 无关的时间发射第 3 个射频脉冲,最终,在不同时间得到所选择感兴趣区的 4 组不同强度的回波。

这种方法只采集回波的部分信号,信噪比较低,理论上只有 PRESS 方法的 1/2。但 STEAM 可选择较短 TE,适用于观察短 T_2 值的代谢产物。同样在短 TE 的 STEAM 中 J-耦合的作用会比 PRESS 低。在相同的条件下,STEAM 实际测得的感兴趣区容积要大于 PRESS。

单体素 MRS 的优点:采用了完整的脂肪和水抑制,不会受邻近组织的干扰,其结果更可靠。单体素 MRS 的缺点:一次仅能提供一个兴趣区的化学成分信息,完成检查时间约需 2 ~ 6 min,如需检查 1 个以上的解剖结构,则需要再次重复进行检查。

(二)多体素 MRS

多体素 MRS 可测量所选择兴趣区内多个邻近体素的磁共振信息,也称化学位移成像(chemical shift imaging,CSI)或磁共振波谱成像(MRSI)。与 MRI 类似,多体素 MRS 的空间定位采用相位编码梯度;但在数据采集时无频率编码梯度。根据采用相位编码梯度轴向的多少,可分为 1D CSI,2D CSI 和 3D CSI。

在实际应用中,1D CSI 和 2D CSI 在非相位编码方向上常需要采用其他层面选择激励技术。而 3D CSI 的主要限制因素为采集时间、空间分辨率和信噪比 3 者之间的矛盾。在 3D CSI 中,采集时间 $T = TR \times Nacq \times Nx \times Ny \times Nz$,其中 Nacq 为采集次数,Nx,Ny,Nz 分别为 X,Y,Z 方向上的体素数。以各方向上均以 16 个体素为例,仅当次采集,TR 为 1.5 s,就需要 102 min。这样,3D CSI 不得不以每个方向上 8 个体素代替在 2D CSI 中常用的 16 或 32 个体素。空间分辨率和信噪比的降低限制了 3D CSI 的临床应用,因此,对于多病灶的检测,目前临床上更常用 2D CSI 技术。

多体素 MRS 的优势:可以对比体素间不同组织类型的波谱,如病灶本身、邻近部位的浸润或水肿和正常组织的表现,乃至病灶内部的代谢分布;可在检查完成后,选择或合并相应兴趣区的体素,最大限度地接近病变的形态。多体素 MRS 存在的问题包括:① 对含有不同磁敏感性成分的较大体积很难进行很好的匀场和水抑制;② 得到的任何体素的波谱都不可避免地含有邻近体素的成分。快速扫描技术(如平面回波波谱成像)有望解决多体素 MRS 采集时间过长的问题。

三、磁共振波谱的临床应用

在疾病的发展过程中,代谢改变往往先于病理形态的改变,而 MRS 对这种代谢改变的潜在敏感性较高,能提供早期病变检测信息。虽然 MRI 和 MRS 都基于相同的原理,但二者之间还存在许多差异。对于临床来说最大的差别就是 MRI 得到的是解剖图像,MRS 提供的是定量的化学信息,一般以数值或图谱来表达。磁共振波谱成像(MR spectroscopic imaging,MRSI)则以图像形式提供代谢信息。MRS 不仅在脑、心脏、肝脏、肾脏、骨骼肌、前列腺等方面有研究外,还为影像学在分子水平的研究创造了条件。目前 MRS 技术用于癫痫、早老性痴呆、急慢性脑缺血性改变、新生儿缺血缺氧性脑病、脑肿瘤、帕金森综合征、儿童脑发育及心肌梗死等方面的诊断。以下以 MR 脑波谱成像技术为例进行阐述。

(一) 适应证与相关准备

1. 适应证

颅内肿瘤,脑内外肿瘤的鉴别,如脑膜瘤、胶质瘤、转移瘤;良恶性肿瘤的分级,如胶质瘤的分级;颈髓、脑的损伤,如放射性脑坏死、急性颈髓损伤、中脑损伤;脑梗死各期改变;脑白质病;癫痫;新生儿缺氧缺血性脑病;早老年性痴呆症等。

2. 相关准备

与颅脑 MRI 检查相同。

(二) 扫描技术

1. 方法的选择

STEAM 信噪比较低,对运动较敏感,TE 时间短,适用于观察短 T_2 的代谢产物;PRESS 方法信噪比较高,对运动不敏感,对匀场和水抑制的要求不如 STEAM 严格,但是 TE 较长(一般 135 ~ 270 ms),难以发现短 T_2 的代谢产物。

2. 定位技术

为更集中地采集到病变所在部位的病理生理信息,精确的定位技术是非常关键的。MRS 与 MRI 一体化磁共振扫描仪普遍使用之后,先做常规扫描,然后根据扫描得到图像进行空间定位波谱检查。

3. 感兴趣区大小的选择

原则上感兴趣区过小,扫描时间长,所得信号相对低;反之,感兴趣区过大,则易受所测组织之外脂肪、骨骼及液体的污染,谱线变形。目前,^1H 谱感兴趣区最小可达 1 ml。

4. 抑水

抑水是专用于质子波谱的技术,波谱的信号强度与所测物质的浓度成正比。

5. 匀场

内磁场的均匀度越高,线宽越小,基线越平整光滑。新一代的磁共振扫描仪都有自动匀场和抑水功能。

(三) 后处理技术

获得波谱后主要进行的处理包括:选择感兴趣波段;过滤杂波;基线、相位校正;测量各代谢物的峰下面积,进行分析评价。

图 51-21 所示为 MR 脑波谱影像。

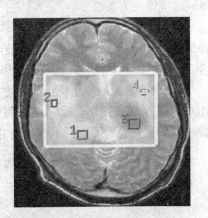

图 51-21　磁共振脑波谱影像

第六节 MR 水成像

MR 水成像(MR hydrography,MRH)又称液体成像(liquid imaging),是指体内静态或缓慢流动液体的 MRI 技术,具有信号强度高、对比度大,在信号背景中含液解剖结构(如胆道、囊腔等)呈高信号的特点。

一、原理

人体内有缓慢流动或处于停滞状态的液体,如脑脊液、胆汁、尿液、滑膜液等,要使其成像则利用重度 T_2WI 的效果,即长 TR、很长 TE 使含水器官显影的原理,长 TR 主要为了消除 T_1 对比的影响,很长 TE 是为了增强水的长 T_2 的效果,TE 是水成像成功的关键。MR 水成像技术对慢流速液体或停滞液体非常灵敏,呈高信号,而使实质性器官和流动液体(如动脉血)呈低信号,从而达到水成像的效果。

MR 水成像主要有两种:第一种采用重 T_2WI 的二维 FSE 序列或三维 FSE 序列,对于腹部要同时应用呼吸门控,扫描结束后用工作站进行最大密度投影组建形成图像;第二种采用半傅里叶采集单次激发快速自旋回波序列,一般只扫描一个层面,层面较厚,对于腹部要求屏气快速扫描,扫描后直接成像,不需要重建。

二、MR 水成像的评价

MR 水成像技术,初期采用重 T_2WI 梯度回波序列,应用 GE-FAST,产生 SSFP 信号。1986年 Henning 用快速采集弛豫增强(rapid acquisition relaxation enhancement,RARE)序列。1991年 Wallner 等根据 SSFP 原理首先应用快速 2D 成像法进行胆道研究。1992 年 Morimoto 等用SSFP序列作 3D 数据处理,改善了成像技术。早期的 RARE 序列采集时间长,有呼吸运动伪影,图像质量差,以后技术虽有改进,但仍不理想,因此不能广泛应用于临床。现阶段用重 T_2 FSE 序列加脂肪抑制技术,有较高的信噪比,可做薄层、无间隔、不屏气 2D 采集,后处理行MIP 3D 重建,得到"三维立体"造影图像。用 3D 重 T_2WI FSE 序列也可采集到斜位平面,在MRCP 成像尤为重要。

随着 MR 成像设备硬件的改进,如高梯度场、高切换率、相控阵线圈以及软件功能的开发,成像时间进一步缩短,应用超长回波链(200 左右)可以更好地显示胆胰管,图像不需工作站再处理,不产生图像信号错位伪影,有较高的分辨率,可任意选择成像平面,避免长时间屏气的痛苦。

MR 水成像具有以下优点:① 为无创性技术,无需插管,也无操作的技术等问题;② 安全,不用对比剂,无对比剂不良反应;③ 能获得多层面、多方位图像;④ 适应证广,可进行 MR 胆胰管成像、MR 尿路成像、MR 脊髓成像、MR 内耳迷路成像、MR 涎腺成像和 MR 输卵管成像等。

三、MR 水成像的临床应用

(一)磁共振尿路造影技术

1. 适应证

肾结石、输尿管结石、肿瘤所致的泌尿系统梗阻;肾、输尿管、膀胱的先天性变异;盆腔内肿瘤的局部侵犯。

2. 检查前准备

患者检查前 12 h 禁食、禁水;排便,憋尿,禁服促进肠液分泌药物,如泻药等。患者检查前

30 min 口服速尿 4 片(10 mg/片),增加泌尿系统水潴留量。在对患者扫描前肌注 10 mg 654—2,以减少胃肠蠕动伪影对图像的影响。训练患者屏气。

3. 扫描技术

(1) 平扫:

① 检查体位:患者仰卧,取头先进,人体长轴与床面长轴一致,双手置于身体两旁。

② 成像中心:移动床面位置,使十字定位灯的纵横交点对准脐部中心,即以腹部相控阵表面线圈中心为采集中心,锁定位置,并送至磁场中心。表面线圈上缘与剑突平齐,嘱患者平静有规律地呼吸,并安放呼吸门控。

③ 扫描方法。

定位成像:采用快速推荐成像序列,同时做冠状位、矢状位、轴状位三方向定位图,在定位片上确定扫描基线、扫描方法和扫描范围。在横断位上定位扫冠状位,在已做好的冠状位上定位扫矢状位,在已做好的矢状位上定位扫冠状位。

成像范围:冠状位包括肾上极至膀胱下缘,横断位则以梗阻部位为中心。

横断位:超重 T_2WI-FSE 序列。成像层厚为 4 mm。成像间距为 0 ~ 0.5 mm。采集矩阵为 256 × 256 或 312 × 256 等。扫描野为 320 mm × 240 mm。信号平均次数为 4 次。回波链为 8 ~ 32。相位编码方向为前后向。

冠状位:超重 T_2WI-FSE 序列加脂肪抑制技术,单次激发快速自旋回波序列。成像层厚为 3 ~ 4 mm。成像间距为 0.5 ~ 1.0 mm。采集矩阵为 256 × 156 或 312 × 256。扫描野为 400 mm × 400 mm。信号平均次数为 4 次。回波链为 8 ~ 32。相位编码方向为左右向加"无卷褶伪影"技术。

尿路脉冲序列的扫描参数见表 51-1。

51-1　尿路脉冲序列的扫描参数

脉冲序列	加权像	TR/ms	TE/ms
FSE	T_2WI	无穷大值	220
SSFSE		无穷大值	无穷大值

图 51-22 所示为磁共振尿路影像。

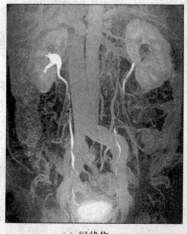
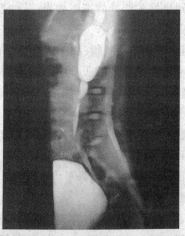

(a) 冠状位　　　　　　　　　　　(b) 矢状位

图 51-22　磁共振尿路影像

磁共振尿路造影有两种方法：一是采用半傅里叶快速采集自旋回波长 TE 重 T_2WI 扫描序列，获得的原始图像经过 MIP 后处理得到可进行 360°旋转的立体像。二是单次激发快速自旋回波技术，该方法不需要图像后处理，扫描一次获得一个斜冠状面的整体投影图。选择 5～9 层，同样获得多个层面的泌尿系统造影。这两种方法都需加脂抑制技术，以突出图像黑背景的效果。

（2）图像处理：冠状位薄层重 T_2WI，经多方位、多角度旋转 MIP 重组后摄片，其余序列按顺序摄片。根据需要删除与尿路重叠的结构（如胃肠道等），以提高图像质量。表 51-2 所示为静态磁共振尿路造影与排泄性磁共振尿路造影的比较。

表 51-2　静态 MRU 与排泄性 MRU 的比较

比较项目	静态 MRU	排泄性 MRU
能否在严重肾功能不全时使用	能	不能
是否需要延迟成像	不需要	需要
是否需要静脉注入对比剂	不需要	需要
显示无扩张的输尿管	差	好
含液体结构的重叠问题	有	无

（二）MR 胰胆管造影（MRCP）

与 ERCP 相比，MRCP 不需要注射对比剂，无任何附加条件就可以显示胆道系统，对碘过敏或 ERCP 不成功者，均可选择 MRCP。胆道感染者优先选择 MRCP 检查，以防止 ERCP 插管逆行感染的可能。但 MRCP 不能达到治疗目的。

1. 适应证

胆道肿瘤；胆道结石；胆道炎症；肝癌；胰腺癌；上消化道手术改建者；不宜或不能进行 ERCP 或 ERCP 失败者。

2. 相关准备

患者空腹 8 h，检查前 3 天素食；检查前 20 min 口服 500 ml 葡萄糖酸铁或硫酸钡糊，其目的是利用它们使 T_2 信号减弱的性质作为胃肠道阴性对比剂，抑制胃肠道内液体信号，突出胆胰管信号，达到良好的胆胰管造影效果；其他准备与肝、胆、脾 MR 检查相同。

3. 扫描技术

（1）线圈、体位：同肝、胆、脾 MR 检查。在肋缘下方放置呼吸门控，表面线圈上缘与乳头平齐，嘱患者平静有规律地呼吸。中心对准剑突下 3 cm。

（2）扫描先采用快速序列半扫描技术做冠、横、矢三位定位像，再采用 SE、TSE、FFE 序列做轴位 T_1WI 和 T_2WI 常规扫描。

（3）冠状位：HT_2WI-FSE 序列及单次激发快速自旋回波序列。层厚为 3～4 mm，70～100 mm（SSFSE）；层间距为 0.5～1.0 mm；采集矩阵为 256×156 或 312×192，384×256（SSFSE）；扫描野为 400 mm×400 mm；信号平均次数为 1～2 次；回波链为 16～32；相位编码方向为左右向加"无卷褶伪影"技术。

（4）横断位：HT_2WI-FSE 序列加脂肪抑制技术。层厚为 3～4 mm；层间距为 0～0.5 mm；采集矩阵为 256×256 或 312×256；扫描野为 320 mm×240 mm；信号平均次数为 1～2 次；回波链为 16～32；相位编码方向为前后向。

4. 后处理

将原始图 3D 成像在轴位图像上以胆总管下段为中心旋转 12°, 共 16～20 层, 用 MIP 重组, 视野包括所显示的肝内胆管部位, 根据需要删除与胆道重叠结构, 如胃肠、脊髓, 以提高图像的质量。

图 51-23 所示为磁共振胰胆管影像。

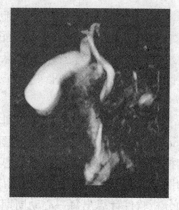

图 51-23　磁共振胰胆管影像

（三）MR 脑脊液定量成像技术

研究表明脑运动驱动脑脊液的流动, 而脑运动是在一个心动周期内不同时相内动脉流入与静脉流出量存在流量差所致。可见, 脑血流与脑实质的运动以及脑脊液的流动存在着密切的关系。脑室系统是脑内的腔隙, 充满脑脊液, 它是分泌、贮存、循环脑脊液的结构。脑脊液在磁共振图像上表现为典型的长 T_1、长 T_2 信号。而且脑脊液随着心动周期呈复杂的、往复的搏动运动。

1. 适应证与相关准备

CSF 流量分析无创、准确, 可用于预测正压性脑积水患者 CSF 分流术后的疗效; 有助于区别梗阻性或交通性脑积水, 确定脑室系统梗阻部位, 避免颅外 CSF 引流带来的创伤; 评价脊髓脊膜膨出修复术后的患者, 中央管是否起代偿作用; 鉴别蛛网膜囊肿与蛛网膜下腔扩大; 为颅内瘘管病因学方面提供工具, 指导外科治疗。相关准备除同颅脑 MR 成像外, 还应给患者沿心轴安放心电门控。

2. 扫描技术

脑脊液的定量分析通常采用以下 3 个参考平面的 2D-PC 电影图像作为测量标准。

（1）倾斜轴位图（扫描野为 16 cm）: 扫描线垂直导水管, 置于四叠体下丘, 通过幕切迹的中脑和导水管（速度编码为 20 cm/s, 方向垂直层面）, 显示中脑的运动情况, 还可以显示导水管和幕切迹的脑脊液的流动情况。

（2）轴位图（扫描野为 16 cm）: 扫描线通过小脑扁桃体和延髓水平（速度编码为 20 cm/s, 方向垂直层面）, 扫描线通过 $C_{2,3}$ 水平, 显示脊髓的运动和蛛网膜下腔脑脊液的流动。

（3）推荐常规扫描方位及序列。

在平面内流体动态观察（in-plane-flow-visualization）图像, 速度编码为 2 cm/s, TR 为 70 ms, TE 为 15.8 ms, 翻转角为 10°, 进行两次激励, 采集矩阵为 144×256, 层厚为 4 mm, 层间无间隔, 扫描时间为 5.4 min; 在垂直于层面的流体定量分析（through-plane-quantification）图像中, 速度编码为 20 cm/s, TR 为 100 ms, TE 为 12 ms, 采集矩阵为 256×512, 层厚为 6 mm, 扫描时间为 10.25 min。均使用心电门控或回顾性心电门控。

（4）序列应用技术与技巧。

由于脑运动与脑脊液的相互关系及蛛网膜下腔错综复杂的空间结构使脑脊液流动形式很复杂, 用相位对比流动分析方法测量复杂区域的 CSF 时会有很多困难, 自旋饱和以及体素内自旋-相位弥散可以导致信号丢失和测量误差, 所以在 CSF 流动通道上确定的测量点应该是受复杂流动影响最小的区域, 而兴趣区的选择应尽量客观反映所测解剖区域的真实大小或具有代表性的区域, 这样才能保证成功应用该技术。

在扫描过程中采用适当的速度编码非常重要, 其强度以采样能产生 180° 相位位移为依据, 速度编码值 Venc 要大于所观测的流体速度, 这是由于当 Venc 小于所观测流体的最大速度时,会产生相位回卷效应,使高流速信号变成低流速信号,造成伪影和速度测量偏低等假象。

在扫描过程中还要注意层面选择要标准化,以避免由于选层不同,而得出不同的结果,在导水管区以四叠体下丘水平为标记,选层平面垂直于导水管;在 $C_{2,3}$ 椎体水平选层平面垂直于该区颈动、静脉和椎动脉。

3. 图像后处理

相位对比电影 MR 脉冲序列产生两组图像,即幅度图像(amplitude imaging)和相位对比流动图像(phase-contrast flow imaging)。扫描所获得的原始数据在一个心动周期内产生 16 幅时间间隔相等的图像,在相位对比图像上勾画出 16 幅兴趣区的截面轮廓,利用流动分析软件计算出每一心动周期内 CSF 的峰速、平均流速(cm/s)、流量(cm^3/s)以及脑组织位移峰速(mm/s)和位移量(mm)。

在相位对比图像中,白色(高信号强度)代表向足侧运动,黑色(低信号强度)代表向头侧运动。正常导水管的脑脊液流量为 $(0.02 \pm 0.01)\ cm^3/s$,通过幕切迹的 CSF 流量或脑组织位移为 $(0.23 \pm 0.03)\ mm$,$C_{2,3}$ 蛛网膜下腔的 CSF 搏动流量是 $(0.60 \pm 0.08)\ cm^3/s$。

图 51-24 所示为脊髓水成像。

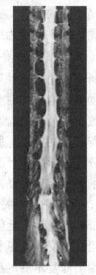

图 51-24　脊髓水成像

(四)磁共振内耳膜迷路造影技术

MR 迷路造影(MR labyrinthography)是 MR 静态液成像的又一临床应用,可以直接显示膜迷路内含液腔,而不像 CT 显示的是骨迷路,其基本原理也是利用快速采集弛豫增强(RARE)序列,获得重 T_2WI,使内耳膜迷路中的液体和周围的骨质间形成较强的信号对比。

1. 适应证

内耳先天异常;迷路炎;耳蜗移植。

2. 扫描技术

(1)扫描方法:在 MR 成像的基础上行内耳 MR 迷路成像。先行冠状位、矢状位、横断位 3 方位定位像,分别在冠状和矢状位图上桥小脑角处设定横断面内耳成像图,先于冠状面定位像上设定横断面扫描层面,使层面与双侧听神经连线平行,再于矢状面像上调整取层范围,最后在横断面像上设定视野范围。

(2)推荐脉冲序列及参数:采用3D-CISS 序列,FA 为70°,TR 为 12.25 ms,TE 为 5.9 ms,Theff 为 0.7 mm,采集矩阵为 230×512,扫描野为 230 mm,采集时间为 8.65 min。

3. 图像后处理

所获得原始图像经 MIP 重建,显示内耳的立体形态。

4. 序列应用技术与技巧

内耳 MR 迷路成像取层非常重要,除严格按上述扫描方法取层外,有时还应将三维取层范围的中心层设置在常规 MRI 上内听道显示最佳的层面,取层不准确,直接影响内耳范围的完整显示。原始图像的 MIP 重建也非常重要,通常要进行靶 MIP,将与内耳无关的背景抑制,最大程度、最佳状态显示内耳的立体结构。体位标准化对迷路显示也很重要。

(五)鼻泪管造影技术

1. 检查前准备

鼻泪管造影是 MR 静态液成像的临床应用,检查时为患者滴 3~5 滴眼药水,以增加泪道的液体,提高检出率;嘱患者闭眼,保持眼球静止状态。

2. 线圈及患者体位

采用颅脑专用线圈或眼部表面线圈;体位同颅脑 MRI 技术。

3. 成像方法

常规取横断面、冠状面,定位方法同眼眶横断面、冠状面定位方法。

4. 推荐成像序列与参数

(1) 单次激发快速自旋回波序列:FA 为 150°,TR 为 10.92 ms,TE 为 87 ms,ETL 为 240,TH 为 5 mm,采集矩阵为 240×256,扫描野为 280 mm,采集时间为 10 s。此序列间距与层厚之比为 1:1,需两次成像,两次成像间中心位置相差 5 mm,两次成像图像按空间位置顺序排列成一个序列再进行 MIP 重组。

(2) 快速自旋回波序列:FA 为 150°,TR 为 2 800 ms,TE 为 100 ms,ETL 为 240,TH 为 50 mm,采集矩阵为 240×256,扫描野为 280 mm,采集时间为 7 s。

(3) CISS(constructive interference in steady state)序列:FA 为 70°,TR 为 12.25 ms,TE 为 5.9 ms,Theff 为 0.70 mm,采集矩阵为 256×512,扫描野为 200 mm,TA 为 6.7 min。

5. 图像后处理

CISS 序列所获得原始数据需经 MIP 重组,亦可进行靶 MIP 对兴趣区重组。

6. 注意事项

在 TSE 序列图像上,泪液呈高信号,同时该序列能充分抑制成像层中脂肪和含水量低的软组织信号,无需 MIP 处理,即可直接得到 MR 泪道造影图像。由于 3D-CISS 序列对脂肪和软组织信号抑制不完全,这使得在用其原始图像做 MIP 时,泪道自身和泪道以外的信号成分较为复杂。脂肪组织多位于泪道的前方和外侧,应选择靶 MIP 兴趣区,将大部分遮盖泪道的脂肪组织去除。

（六）MR 涎管成像

1. 检查技术

用 3D 傅里叶转换、重 T_2WI-FSE 的 MR 成像技术,可增强有液体充盈的内耳迷路与周围骨的对比,常用序列参数:TR 为 4 s;TE 为 250 ms;ETL 为 16;回波间隔为 15 ms;激励次数为 2 次。用标准头部正交线圈或小圆形表面线圈置于双耳。通过 3D 成像技术重建图像。

2. 临床应用

可测量正常内耳结构及显示解剖变异,直接显示内耳迷路的内、外淋巴管和淋巴囊。用以诊断先天性神经性耳聋的病因;发现内耳小的肿瘤,如神经鞘瘤、血管瘤;与增强 T_1WI 结合确定肿瘤与耳蜗神经的关系。

（本篇作者:王　骏　王　林　陈大龙　周学军　王敏杰　吴虹桥　龚　宇）

汉英名词对照（按在文中出现的先后排列）

对比剂	contrast media
离子型对比剂	ionic contrast media
非离子型对比剂	non-ionic contrast media
阴性对比剂	negative contrast media
阳性对比剂	positive contrast media
硫酸钡	barium sulfate
双重造影	double contrast
肾源性系统性纤维化	nephrogenic systemic fibrosis, NSF
伦琴	Rontgen
阳极	anode
碰撞损失	collision loss
辐射损失	radiation loss
韧致辐射	bremsstrahlung
特征辐射	characteristic radiation
X 线强度	intensity of X-ray
X 线的硬度	hardness of X-ray
半价层	half value layer, HVL
穿透作用	penetration action
荧光作用	fluorescence action
电离作用	ionization action
感光作用	sensitization action
着色作用	pigmention action
生物效应	biological effect
吸收衰减	absorption attenuation
扩散衰减	diffusion attenuation
光电效应	photo electric effect
康普顿散射	Compton scattering
电子对效应	electric pair effect
密度	density
感光效应	sensitization effect
对比度	contrast
焦点	focus
失真	distortion
半影	penumbra

电离室	ionization chamber
焦片距	focus film distance, FFD
听眶线	anthropological basal line, ABL
听眦线	orbitomeatal basal line, OML
眉间线	interpupillary or interorbital line, IPL
听鼻线	acanthiomeatal line
听口线	mouthmeatal line
听眉线	glabellomeatal line
高千伏摄影	high-kilovoltage radiography
体层摄影	tomography
数字图像	digital image
灰度级	gray level
灰阶	gray scale
灰标	mark of gray scale
位	bit
计算机 X 线摄影	computed radiography, CR
成像板	imaging plate, IP
光激励存储荧光体	photostimulable storage phosphor, PSP
存储荧光体成像	storage phosphor imaging
数字存储荧光体成像	digital storage phosphor imaging
数字化发光 X 线摄影	digital luminescence radiography
暗盒型	cassette type
无暗盒型	non-cassette type
光激励发光	photostimulable luminescence, PSL
信息采集	acquisition of information
信息转换	transformation of information
信息处理	processing of information
信息的存储与输出	archving and output of information
模数转换器	analog to digital converter, ADC
曝光数据识别器	exposure data recognizer, EDR
影像阅读装置	image reader, IRD
影像处理	image processor, IPC
分割曝光模式识别	partitioned pattern recognition
特征值	characteristic values
能量减影	energy subtraction
时间减影	temporal subtraction
加权减影	weighted subtraction
双能量吸收	dual energy absorption, DXE
一次曝光能量减影法	one-exposure energy subtraction method
二次曝光能量减影法	two-exposure energy subtraction method

数字化 X 线摄影系统	digital radiography, DR
平板探测器	flat panel detector, FPD
多丝正比电离室	multi-wire proportional chamber, MWPC
薄膜晶体管	thin film transistor, TFT
电荷耦合器件	charge coupled device, CCD
帧间转移	frame transfer, FT
行间转移	interline transfer, ILT
数字减影血管造影	digital subtraction angiography, DSA
低剂量直接数字化 X 线机	low-dose digital radiographic device, LDRD
亨斯菲尔德	Hounsfield
计算机断层扫描	computed tomography, CT
螺旋 CT	spiral CT, helical CT
滑环技术	slip ring technique
多层 CT	multi slice CT, MSCT
容积扫描	volume scan
平板探测器	flat panel detector, FPD
密度分辨率	density resolution
MR 血管造影	MR angiography, MRA
空间分辨率	spatial resolution
钡餐检查	barium study
内窥镜	endoscopy
CT 血管成像	computed tomographic angiography, CTA
高压滑环	high voltage slip ring
低压滑环	low voltage slip ring
探测器	detector
数据采集系统	data acquisition system, DAS
工作站	workstation
CT 值	CT number
窗口技术	window technology
窗位	window level
窗宽	window width
双窗	double window
单层螺旋 CT	single slice CT
多层螺旋 CT	multi slice CT 或 multirow detector CT
后准直器	post patient collimator, PPC
扫描架	gantry 或 tilt
线性内插	linear interpolation, LI
层厚响应曲线	slice sensitivity profile, SSP
螺距	pitch
重建间隔	reconstruction increment, reconstruction interval,

	reconstruction spacing
电子束 CT	electron beam computed tomography, EBCT
电子束体层成像	electron beam tomography, EBT
电子束成像系统	electron beam imaging system, EBIS
超高速 CT	ultrafast computed tomography, UFCT
电影 CT	cine-CT
单层扫描方式	single slice mode, SSM
单层定位扫描	single slice preview scan, SSPS
单层步进容积扫描	single slice step volume scan, SSSVS
单层连续容积扫描	single slice continuous volume scan, SSCVS
单层血流扫描	single slice flow scan, SSFS
多层扫描方式	multiple slice mode, MSM
多层定位扫描	multiple slice preview scan, MSPS
多层连续容积扫描	multiple slice continuous volume scan, MSCVS
多层电影扫描	multiple slice movie scan, MSMS
多层血流扫描	multiple slice flow scan, MSFS
多次平均血流检查	multiple averaged flow study, MAFS
飞焦点	flying focus
动态焦点	dynamic focus
剂量调节	care dose
优化采样扫描	optimized sampling scan
滤过内插法	filer interpolation
单排探测器 CT	single slice CT
滤过宽度	filter width, FW
成像控制系统	image control system, ICS
图像重建系统	image reconstruction system, IRS
低对比分辨率	low contrast resolution
高对比分辨率	high contrast resolution
伪影	artifacts
混淆伪影	aliasing artifact
部分容积效应	partial volume phenomena
容积伪影抑制	volume artifact reduction, VAR
周围间隙现象	peripheral space phenomenon
阶梯状伪影	step-stair artifact
图像灰阶	image grey scale
信噪比	signal noise ratio, SNR
算法	algorithm
函数内核	kernel
滤波函数	filter function
CT 值标度	demarcation of CT value

像素	pixel
体素	voxel
矩阵	matrix
显示矩阵	display matrix
采集矩阵	acquistion matrix
探测器孔径	detector aperture
阵列处理机	array processor, AP
反投影	inverse projection
扇形角	sector angle
模型	model
卷积	convolution
原始数据	raw data
显示数据	display data
间距	interval
重建	reconstruction
重组	reformation
阵列处理器	array processor
内插	interpolation
采集时间	acquistion time
重建时间	reconstruction time
扫描野	field of view, FOV
时间分辨率	temporal resolution
点扩散函数	point spread function, PSF
半值宽度	full width at half maximum, FWHM
普通扫描	precontrast scanning or non-contrast scan
定位扫描	scout scan
定位片	scout view
容积扫描	volumetric scan
薄层扫描	thin slice scan
高分辨率 CT 扫描	high resolution CT scan, HRCT
目标扫描	object scan
放大扫描	magnificent scan
靶扫描	target CT scan
重叠扫描	overlap scan
定量 CT	quantitative CT, QCT
增强扫描	enhancement scan
延迟扫描	delayed scan
动态扫描	dynamic scan
团注法	bolus injection
进床式动态扫描	incremental dynamic scanning

同层动态扫描	single level dynamic scanning
螺旋 CT 血管造影	spiral CT angiography,SCTA
最大密度投影	maximum intensity projection,MIP
表面遮盖显示	surface shaded display,SSD
CT 透视扫描	CT fluoroscopy scan
CT 导向穿刺活检	CT guide biopsy
低剂量螺旋 CT	low dose spiral CT,LDSCT
换气灌注	ventilation-perfusion,V-P
磁共振成像	magnetic resonance imaging,MRI
射频	radio frequency,RF
核磁共振	nuclear magnetic resonance,NMR
磁共振波谱学	magnetic resonance spectroscopy,MRS
磁共振血管造影	magnetic resonance angiography,MRA
时间飞越	time of flight,TOF
相位对比	phase contrast,PC
介入磁共振	interventional MRI
磁化率	magnetic susceptibility
自旋	spin
法拉第	Faraday
核磁矩	magnetic moment
布居数	population
旋磁比	gyromagnetic ratio
波尔兹曼分布	Boltzmann distribution
拉莫进动	Larmor precession
翻转角	flip angle
弛豫	relaxation
纵向弛豫	longitudinal relaxation
横向弛豫	transverse relaxation
自由感应衰减	free induction decay,FID
回波时间	echo time,TE
多回波	multi echo
傅里叶变换	Fourier transform,FT
K-空间	K-space
模图像	modulus image
幅度图像	magnitude image
实时图像	real image
虚拟像	imaging image
相位图像	phase map
静磁场	static magnetic field
均匀度	homogeneity

永磁型	permanent magnet
常导型磁体	conventional magnet
阻抗型磁体	resistive magnet
超导磁体	super conducting magnet
混合型磁体	hybrid magnet
无源匀场	passive shimming
有源匀场	active shimming
梯度系统	gradient system 或 gradients
梯度磁场	gradient magnetic field
切换率	slew rate
梯度控制器	gradient control unit ,GCU
数模转换器	digital analogue converter ,DAC
涡电流	eddy current
射频脉冲	radio frequency pulse
射频线圈	RF coil 或 RF resonator
发射线圈	transmit coil
接收线圈	receive coil
头线圈	head coil
射频探头	RF probe
螺线管线圈	solenoidal RF antenna
鞍形线圈	saddle shaped RF antenna
失谐	detuning
调谐	tuning
耦合	coupling
去耦	decoupling
动态去耦	dynamic decoupling
脉冲序列	pulse sequence
自旋回波	spin echo
梯度回波	gradient echo
重复时间	repetition time ,TR
回波时间	echo time ,TE
反转时间	invertion time ,TI
层面厚度	slice thickness
层间距	slice gap
交替失真	cross contamination 或 interference between slices
小角度	low flip angle
信号平均次数	number of signal averaged ,NSA
信号采集次数	number of signal acquisitions ,NA
激励次数	number of excitations ,NEX
回波链长度	echo train length ,ETL

回波间隔时间	echo train spacing,ETS
有效回波时间	effective echo time,ETE
部分饱和	partial saturation,PS
饱和恢复	saturation recovery,SR
自旋回波	spin echo,SE
自旋回波序列族	spin echo sequence family
多层面成像	multi-slice imaging 或 multi-slice acquisition technique
多回波技术	multi-echo acquisition technique
双回波	double echo
反转恢复脉冲序列	inversion recovery,IR
病理加权像	pathology weighted image,PDI
短 TI 反转恢复脉冲序列	short TI inversion recovery,STIR
液体抑制的(也有称流动衰减)反转恢复	fluid-attenuated inversion-recovery,FLAIR
单次激发 Turbo IR 结合半傅里叶采集技术	half fouler acquisition single-shot turbo IR
梯度翻转	gradient reversal
散相脉冲	dephasing pulse
相位重聚脉冲	rephasing pulse
带状伪影	banding artifact
破坏梯度	spoiling gradient
相位重聚梯度	rephasing gradient
相位补偿梯度	gradient compensation
稳态梯度回波序列	gradient recalled acquisition in the steady state,GRASS 或 fast imaging with steady-state precession,FISP
快速梯度序列的磁矩预准备成像	magnetization prepared rapid acquisition
稳态自由进动成像	steady-state free precession,SSFP
稳态双回波序列	dual echo with steady state,DESS
稳态构成干扰序列	constructive inference in steady state,CISS
回波平面成像	echo planar imaging,EPI
实时	real time
灌注成像	perfusion weighted imaging,PWI
多次激发 EPI	multishot EPI,MS-EPI
血氧水平依赖	blood oxygenation level dependent,BOLD
弥散加权成像	diffusion-weighted imaging,DWI
反转恢复 EPI	inversion recovery EPI,IR-EPI
心电触发及门控技术	ECG trigger and gating
心电触发水平	cardiac trigger level
触发延迟	trigger delay

触发类型	trigger type
触发窗宽	trigger window
脉搏触发技术	pulse trigger
导航	navigator
同相位	in phase
反相位	opposed phase
流动相关增强	flow-related enhancement
相位漂移	phase shift
相位弥散	phase dispersion
流动补偿	flow compensation,FC
对比增强磁共振血管造影	contrast-enhanced magnetic resonance angiography,CE MRA
MR 水成像	MR hydrography,MRH
液体成像	liquid imaging
快速采集弛豫增强	rapid acquisition relaxation enhancement,RARE
单次激发快速自旋回波	single shot fast spin echo
半傅里叶采集单次激发快速自旋回波	half-Fourier acquisition single shot turbo spin echo,HASTE
MR 胆胰管成像	MR cholangiopancreatography,MRCP
MR 尿路成像	MR urography,MRU
MR 脊髓成像	MR myelography,MRM
MR 内耳迷路成像	MR labyrinthography
MR 涎腺成像	MR sialography
MR 输卵管成像	MR salpingography
数字减影血管造影	digital subtraction angiography,DSA
介入放射学	interventional radiology
非晶体(亦称无定形)硅探测器	amorphous silicon detector
非晶体硒探测器	amorphous selenium detector
导丝	guide wire
内芯	core or mandrel core
量子探测效率	detective quantum efficiency,DQE
窗口技术	window technique
空间滤过	space filtering
匹配滤过	matched filtering
递推滤过	recursive filtering
脉冲方式	pulse image mode 或称 serial image mode
超脉冲方式	super pulse image mode,SPI
连续方式	continuous image mode
时间间隔差方式	time interval difference mode,TID
术中磁共振成像	intraoperative MRI,iMRI

被动显示	passive visualization
动态 MR	dynamic MR
激光打印机	laser printer
等离子体显示板	plasma display panel, PDP
电致发光显示	electroluminescence display, ECD
发光二极管	light emitting diode, LED
电致发光	electroluminescenes, EL
灰阶标准显示函数	grayscale standard display function
直方图均衡化	local adaptive histogram equalization, LAHE
锐化	sharpening
图像合成	image integrated
连续容积扫描	continuous volume scanning, CVS
多层面重组	multi-planar reformation, MPR
曲面重组	curved planar reformation, CPR
容积呈现	volume rendering
仿真内窥镜成像	virtual endoscopy imaging
纤维内镜	fibre endoscopy, FE
窗中心	window center, WC
定量 CT	quantitative computed topography, QCT
人体骨密度	bone mineral density, BMD
钙化积分	CaSoring
摄片技术	photograph technique
图像显示技术	image producing techniques
计算机辅助诊断	computer aided diagnosis, CAD
计算机辅助检测	computer assisted detection, CAD
图像存档与通讯系统	picture archiving and communication system, PACS
第二阅片者	second reader
预识别	prereader
第二双眼睛	second look
数字乳腺摄影	digital mammography, DM
感兴趣区域	region of interests, ROI
受试者作业特征曲线	receiver operating characteristic, ROC
归一化	normalization
均衡化	equalization
微钙化簇	microcalcification
肿块	mass
梯度方向直方图	gradient orientation histogram
折叠梯度方向	folded gradient orientation
灰度方差	intensity variation
均值灰度偏差	mean intensity difference

逐步特征选择	stepwise feature selection
适应函数	fitness function
适应程度值	fitness value
群体	population
贝叶斯方法	Bayesian method
基于规则	rulebased
决策树	decision tree
模糊决策树	fuzzy decision tree
自适应竞争分类神经网络	adaptive competitiveclassification neural network
美国放射学院	American College of Radiology, ACR
医学数字成像和通信标准	digital imaging and communications in medicine, DICOM
数据描述	value representation
集中管理模式	central management
分布管理模式	distributed management
小型 PACS	departmental PACS 或 mini-PACS
院内图像发布系统	inter-hospital image distribution，IHID 或 mid-PACS
视频捕捉	screen capture
传输控制协议	transmission control protocol, TCP
网际协议	internet protocol, IP
服务质量	quality of service, QoS
双机热备	fail over cluster
虚拟私人网	virtual private network, VPN
服务对	services objects paris, SOP
一致性声明	conformance statements
放射科信息系统	radiology information system, RIS
医院信息系统	hospital information system, HIS
医院管理信息系统	hospital management information system, HMIS
临床信息系统	clinical information system, CIS
联合图片专家组	JointPhotographic Expert Group, JPEG
运动图像专家组	Moving Picture Expert Group, MPEG
无损压缩	lossless compression
有损压缩	lossy compression
全帧图像数据压缩	full-frame image compression
二维离散余弦变换	two-dimensional discrete cosine transform
波涟变换图像数据压缩	wavelet transform image compression
离散余弦转换	discrete cosine transform, DCT
离散小波转换	discrete wavelet transform, DWT
兴趣区	region of interesting, ROI
健康水平 7	health level seven, HL-7
网格	grid

生物医学信息学研究网络	biomedical informatics research network
国际电工委员会	International Electrotechnical Commission, IEC
国际放射线防护委员会	International Commission on Radiation Protection
国际放射学会	International Congress of Radiology, ICR
国际原子能委员会	International Atomic Energy Agency
质量保证	quality assurance, QA
质量控制	quality control, QC
全面质量管理	total quality management, TQM
严重急性呼吸综合征	Severe Acute Respiratory Syndrome, SARS
客观评价法	objective evaluation
调制传递函数	modulation transfer function, MTF
维纳尔频谱	Wiener spectrum, WS
量子检出率	detective quantum efficiency, DQE
等效噪声量子数	noise-equivalent number of quanta, NEQ
综合评价法	colligation evaluation
自动影像质量控制系统	automatic image quality control, AIQC
电影和电视工程师协会	society of motion picture and television engineers, SMPTE
诊断学标准	diagnostic standards
成像技术条件	image technique conditions
临床和相关的性能参数	clinical and relative function indexes
患者辐射剂量	radiation dose of patients
持续质量改善	continuous quality improvement
机器的安装调试与校准	machine installation and calibration
对比噪声比	contrast and noise ration
化学位移伪影	chemical shift misregistration artifact
化学性配准不良伪影	chemical misregistration
卷褶伪影	wrap around artifact
截断伪影	thuncation artifact
磁敏感性伪影	magnetic susceptibility
拉链伪影	zipper artifact
遮蔽伪影	shading artifact
交叉激励	cross excitation
运动伪影	motion artifact
合成时间	integration time 或 C-time
水平稳定度差异	variation in horizontal stability
侧斜位	medio-lateral oblique, MLO
轴位	cranio-caudal, CC
侧位	medio-lateral, ML
分子影像学	molecular imaging
个体化医疗	personalized medicine

靶向治疗学	targeting therapeutics
CT 灌注成像	CT perfusion image
相对组织血容量	relative blood volume, RBV
平均通过时间	mean transit time, MTT
时间密度曲线	time-density curve
正电子发射体层摄影	positron emission computed tomography, PET
外源性促甲状腺素	thyroid stimulating hormone, TSH
高分化甲状腺癌	differentiated thyroid carcinoma, DTC
重组人类 TSH	recombinant human TSH, rhTSH
标准化摄取值	standardized uptake value, SUV
磁共振功能成像	functional MRI, fMRI
磁共振脑功能定位图	functional brain mapping
弥散成像	diffusion imaging
各向同性扩散	isotropic diffusion
各向异性扩散	anisotropic diffusion
弥散张量成像	diffusion tensor imaging, DTI
超张量扩散成像	diffusion super-tensor imaging
灌注成像	perfusion
脑功能成像	functional imaging of the brain
化学交换	chemical exchange
容积兴趣区	volume of interest, VOI
定位	localization
点解析波谱技术	point-resolved spectroscopy, PRESS
化学位移选择性饱和技术	chemical shift selective saturation, CHESS
激励回波采集方式	stimulated-echo acquisition mode, STEAM
平面回波波谱成像	echo-planar spectroscopic imaging, EPSI
磁共振波谱成像 MR	spectroscopic imaging, MRSI
平面内流体动态观察	in-plane-flow-visualization
层面流体定量分析	through-plane-quantification
幅度图像	amplitude imaging
相位对比流动图像	phase-contrast flow imaging

参 考 文 献

[1] 余建明. 医学影像技术学. 北京:科学出版社,2004.

[2] 陈克敏,赵永国,潘自来. PACS 与数字化影像进展. 上海:上海科学技术出版社,2005.

[3] 石明国. CT 影像技术学. 西安:陕西科学技术出版社,1995.

[4] 彭振军. 医用磁共振成像技术. 武汉:湖北科学技术出版社,1997.

[5] 胡军武. 医学数字成像技术. 武汉:湖北科学技术出版社,2001.

[6] 胡军武,冯定义,邹明丽. MRI 应用技术. 武汉:湖北科学技术出版社,2003.

[7] 刘定西,于群. 医学影像技术丛书(MR 成像分册). 武汉:湖北科学技术出版社,2000.

[8] 于兹喜. 医学影像检查技术学. 北京:人民卫生出版社,2003.

[9] 袁聿德. 医学影像检查技术. 北京:人民卫生出版社,2002.

[10] 袁聿德. X 线摄影学. 第 2 版. 北京:人民卫生出版社,1997.

[11] 张云亭,袁聿德. 医学影像检查技术学. 北京:人民卫生出版社,2000.

[12] 康晓东. 现代医学影像技术. 天津:天津科技翻译出版公司,2000.

[13] 贾克斌. 数字医学图像处理、存档及传输技术. 北京:科学出版社,2006.

[14] 黄泉荣. 医学影像设备学. 北京:人民卫生出版社,2001.

[15] 王溶泉. 医用大型 X 线机系统. 北京:人民军医出版社,1995.

[16] 燕树林. 全国医用设备(CT、MR、DSA)使用人员上岗考试指南. 北京:中国人口出版社,2005.

[17] 燕树林. 放射诊断影像质量管理. 杭州:浙江科学技术出版社,2001.

[18] 曾祥阶. 颅脑影像检查技术. 武汉:湖北科学技术出版社,1993.

[19] 冯 亮. CT 手册. 南京:江苏科学技术出版社,1989.

[20] 祁 吉,高野正雄. 计算机 X 线摄影. 北京:人民卫生出版社,1997.

[21] 隋邦森,吴恩惠,陈雁冰. 磁共振诊断学. 北京:人民卫生出版社,1994.

[22] 江 浩. 骨与关节 MRI. 上海:上海科学技术出版社,1999.

[23] 谢敬霞. 核磁共振新技术研究与临床应用. 北京:北京医科大学出版社,2001.

[24] 中华医学会. 临床技术操作规范:影像技术分册. 北京:人民军医出版社,2004.

后 记

　　近 20 年来,医学影像技术发生了深刻的变化,CT、DSA、介入影像学、激光相机、数字成像、网络系统、图像融合、分子影像,直到当今的平板探测器、320 层螺旋 CT、3 源 CT、11T 磁共振,让人目不暇接。传统意义上的放射技术,已发展成为集化学、机械、微电子、计算机、信息学于一身的医学影像技术学。这 20 年,是影像人日夜兼程的 20 年,他们以多维的视野和崭新的知识结构,准确快速地获取信息,完善、扩大了自己的知识面。如果我们还是以传统模式施教,已经难以面对当今医学的发展。为此,我们必须对医学影像技术的内容进行有效重组。这不仅仅是时代的需要,更是我们影像人的责任!

　　2008 年初,当我们把编写《医学影像技术》的思路告诉医学影像技术界的专家时,得到了他们的积极响应。为此,专家们主动放弃周末休息时间,到江苏镇江参加编委会,为本书的编写献计献策,提出了许多宝贵的意见和建议。

　　在编写过程中,我国医学影像技术界的常青树曹厚德教授对我们有着潜移默化的影响,他那敏锐的思维、独特的见地,体现在本书的各章各节中。中华医学会影像技术分会顾问、全军医学影像技术专业委员会名誉主任委员吴泽新教授在百忙之中多次打电话询问该书的进程,亲自为本书作序并审稿,给予了我们莫大的精神支持。江苏大学出版社的各级领导对该书的出版也给予了极大的支持……一句话,我们是站在巨人的肩膀上向上攀登! 在此,我们谨代表全体编委对给予本书无私奉献的人们表示由衷的敬意! 我们站在时代的高度,以医学影像技术发展为主线,全面、系统地介绍了各种成像技术,力争使本书更科学、更完善、更适应临床医学发展的需要。

　　尽管我们鼓足十二分的勇气对现行教材的篇章布局进行了大胆的改革,但因水平有限,错误在所难免。读者可发送电子邮件至 yingsong@ sina. com 或登录医学影像健康网(www. mih365. com) 留言,对该书不妥之处给予批评指正。

　　谨以此书献给为我国医学影像技术发展不懈拼搏的人们!

王 骏 甘 泉

2008 年 8 月 1 日